国家卫生健康委员会“十三五”规划教材

全国高等学历继续教育（专科起点升本科）规划教材

供临床、预防、口腔、护理、检验、影像等专业用

U0879992

诊断学

第 4 版

主　　编　周汉建　谷　秀

副 主 编　陈明伟　李　强　粟　军

人民卫生出版社

图书在版编目(CIP)数据

诊断学/周汉建,谷秀主编.—4版.—北京:
人民卫生出版社,2019
全国高等学历继续教育“十三五”(临床专升本)规划教材
ISBN 978-7-117-26983-4

Ⅰ.①诊… Ⅱ.①周… ②谷… Ⅲ.①诊断学-成人高等教育-教材 Ⅳ.①R44

中国版本图书馆CIP数据核字(2019)第000883号

诊断学
第4版

主　　编:周汉建　谷　秀
出版发行:人民卫生出版社(中继线 010-59780011)
地　　址:北京市朝阳区潘家园南里19号
邮　　编:100021
E - mail:pmph @ pmph.com
购书热线:010-59787592　010-59787584　010-65264830
印　　刷:三河市宏达印刷有限公司
经　　销:新华书店
开　　本:850×1168　1/16　印张:30　插页:8
字　　数:886千字
版　　次:2001年9月第1版　2019年3月第4版
　　　　　2023年5月第4版第4次印刷(总第26次印刷)
标准书号:ISBN 978-7-117-26983-4
定　　价:89.00元

纸质版编者名单

数字负责人 谷 秀 周汉建

编 者（以姓氏笔画为序）

王小艳/长治医学院附属和平医院
尹 凯/南华大学医学院
任明芬/新乡医学院第二附属医院
江 汕/南方医科大学南方医院
许建成/吉林大学第一医院
李 强/深圳大学总医院
谷 秀/中国医科大学附属盛京医院
张 莉/锦州医科大学附属第三医院
张海蓉/昆明医科大学第一附属医院
陈明伟/西安交通大学第一附属医院
周汉建/中山大学附属第三医院
姜忠信/青岛大学附属医院
姜晓峰/哈尔滨医科大学附属第四医院
高凤敏/牡丹江医学院附属红旗医院
梅武轩/湖北科技学院
曹颖平/福建医科大学附属协和医院
粟 军/四川大学华西临床医学院

编写秘书 温景芸/中山大学附属第三医院

数字秘书 刘宏博/中国医科大学附属盛京医院

在线课程编者名单

在线课程负责人 谷 秀

编 者（按姓氏笔画排序）

王 健/中国医科大学附属盛京医院
王丹丹/中国医科大学附属盛京医院
尹 正/中国医科大学附属盛京医院
孔 虹/中国医科大学附属盛京医院
石菲菲/中国医科大学附属盛京医院
田 丰/中国医科大学附属盛京医院
任 丽/中国医科大学附属盛京医院
任明芬/新乡医学院第二附属医院
刘东方/中国医科大学附属盛京医院
李 卉/中国医科大学附属盛京医院
李 澎/中国医科大学附属盛京医院
杨 川/中国医科大学附属盛京医院
肖 琳/中国医科大学附属盛京医院
吴丽娜/中国医科大学附属盛京医院
邹德玲/中国医科大学附属盛京医院
张 迪/中国医科大学附属盛京医院
张 莉/锦州医科大学附属第三医院
张亚杰/中国医科大学附属盛京医院
张佳妮/中国医科大学附属盛京医院
张智洁/中国医科大学附属盛京医院
陈 雯/南华大学衡阳医学院
陈小楠/中国医科大学附属盛京医院
邵 洋/中国医科大学附属盛京医院
周林妍/中国医科大学附属盛京医院
周晓明/中国医科大学附属盛京医院
秦晓松/中国医科大学附属盛京医院
徐小嫚/中国医科大学附属盛京医院
黄 磊/中国医科大学附属盛京医院
董 晶/中国医科大学附属盛京医院
董晓宇/中国医科大学附属盛京医院
蒋玲玲/中国医科大学附属盛京医院
解 莹/中国医科大学附属盛京医院

在线课程秘书 吴 岑/中国医科大学附属盛京医院

第四轮修订说明

随着我国医疗卫生体制改革和医学教育改革的深入推进，我国高等学历继续教育迎来了前所未有的发展和机遇。为了全面贯彻党的十九大报告中提到的“健康中国战略”“人才强国战略”和中共中央、国务院发布的《“健康中国2030”规划纲要》，深入实施《国家中长期教育改革和发展规划纲要(2010—2020年)》《中共中央国务院关于深化医药卫生体制改革的意见》，落实教育部等六部门联合印发《关于医教协同深化临床医学人才培养改革的意见》等相关文件精神，推进高等学历继续教育的专业课程体系及教材体系的改革和创新，探索高等学历继续教育教材建设新模式，经全国高等学历继续教育规划教材评审委员会、人民卫生出版社共同决定，于2017年3月正式启动本套教材临床医学专业(专科起点升本科)第四轮修订工作，确定修订原则和要求。

为了深入解读《国家教育事业发展“十三五”规划》中“大力发展继续教育”的精神，创新教学课程、教材编写方法，并贯彻教育部印发《高等学历继续教育专业设置管理办法》文件，经评审委员会讨论决定，将“成人学历教育”的名称更替为“高等学历继续教育”，并且就相关联盟的更新和定位、多渠道教学模式、融合教材的具体制作和实施等重要问题进行了探讨并达成共识。

本次修订和编写的特点如下：

1. 坚持国家级规划教材顶层设计、全程规划、全程质控和“三基、五性、三特定”的编写原则。

2. 教材体现了高等学历继续教育的专业培养目标和专业特点。坚持了高等学历继续教育的非零起点性、学历需求性、职业需求性、模式多样性的特点，教材的编写贴近了高等学历继续教育的教学实际，适应了高等学历继续教育的社会需要，满足了高等学历继续教育的岗位胜任力需求，达到了教师好教、学生好学、实践好用的“三好”教材目标。

3. 本轮教材从内容和形式上进行了创新。内容上增加案例及解析，突出临床思维及技能的培养。形式上采用纸数一体的融合编写模式，在传统纸质版教材的基础上配数字化内容，以一书一码的形式展现，包括在线课程、PPT、同步练习、图片等。

4. 整体优化。注意不同教材内容的联系与衔接，避免遗漏、矛盾和不必要的重复。

本次修订全国高等学历继续教育“十三五”规划教材临床医学专业专科起点升本科教材29种，于2018年出版。

第四轮教材目录

序号	教材品种	主编	副主编
1	人体解剖学（第4版）	黄文华　徐　飞	孙　俊　潘爱华　高洪泉
2	生物化学（第4版）	孔　英	王　杰　李存保　宋高臣
3	生理学（第4版）	管茶香　武宇明	林默君　邹　原　薛明明
4	病原生物学（第4版）	景　涛　吴移谋	肖纯凌　张玉妥　强　华
5	医学免疫学（第4版）	沈关心　赵富玺	钱中清　宋文刚
6	病理学（第4版）	陶仪声	申丽娟　张　忠　柳雅玲
7	病理生理学（第3版）	姜志胜　王万铁	王　雯　商战平
8	药理学（第2版）	刘克辛	魏敏杰　陈　霞　王垣芳
9	诊断学（第4版）	周汉建　谷　秀	陈明伟　李　强　粟　军
10	医学影像学（第4版）	郑可国　王绍武	张雪君　黄建强　邱士军
11	内科学（第4版）	杨　涛　曲　鹏	沈　洁　焦军东　杨　萍　汤建平　李　岩
12	外科学（第4版）	兰　平　吴德全	李军民　胡三元　赵国庆
13	妇产科学（第4版）	王建六　漆洪波	刘彩霞　孙丽洲　王沂峰　薛凤霞
14	儿科学（第4版）	薛辛东　赵晓东	周国平　黄东生　岳少杰
15	神经病学（第4版）	肖　波	秦新月　李国忠
16	医学心理学与精神病学（第4版）	马存根　朱金富	张丽芳　唐峥华
17	传染病学（第3版）	李　刚	王　凯　周　智
18*	医用化学（第3版）	陈莲惠	徐　红　尚京川
19*	组织学与胚胎学（第3版）	郝立宏	龙双涟　王世鄂
20*	皮肤性病学（第4版）	邓丹琪	于春水
21*	预防医学（第4版）	肖　荣	龙鼎新　白亚娜　王建明　王学梅
22*	医学计算机应用（第3版）	胡志敏	时松和　肖　峰
23*	医学遗传学（第4版）	傅松滨	杨保胜　何永蜀
24*	循证医学（第3版）	杨克虎	许能锋　李晓枫
25*	医学文献检索（第3版）	赵玉虹	韩玲革
26*	卫生法学概论（第4版）	杨淑娟	卫学莉
27*	临床医学概要（第2版）	闻德亮	刘晓民　刘向玲
28*	全科医学概论（第4版）	王家骥	初　炜　何　颖
29*	急诊医学（第4版）	黄子通	刘　志　唐子人　李培武
30*	医学伦理学	王丽宇	刘俊荣　曹永福　兰礼吉

注：1. *为临床医学专业专科、专科起点升本科共用教材

2. 本套书部分配有在线课程，激活教材增值服务，通过内附的人卫慕课平台课程链接或二维码免费观看学习

3.《医学伦理学》本轮未修订

第四届全国高等学历继续教育规划教材

评审委员会名单

前 言

为了深化医学教育改革，全面提升教材质量，经全国高等医学继续教育发展联盟和人民卫生出版社共同组织，《诊断学》第4版教材应运而生。本版修订的原则是要体现教材的延续性、实用性，在坚持“三基、五性、三特定”的基础上，紧扣高等学历继续教育的培养目标，遵循继续教育的教学规律，使更多的医务工作者从中受益。

前几版《诊断学》教材在多年的教学使用过程中，受到广大教师和学生的好评。此次修订我们遴选和召集了各大院校各学科的精英教师，将他们丰富的教学经验以及学生反馈意见加入到此次编写当中对内容进行了整理、优化或更新，精简重复的部分，更加突出了各章的重点。

本版教材的特点：

1. 每章均有“学习目标”“学习小结”“复习参考题”三个模块。章首的“学习目标”，让学生明确需要掌握、熟悉或了解的内容，有目的、有重点地学习，提高学习效率。章末的“学习小结”“复习参考题”，是在总结本章重点的同时，加入编者的临床经验，启发学生深入思考，字简意深。

2. 在问诊内容中，突出医学“以人为本”的主旨，强调与人沟通在医疗中的重要性；修改了问诊范例，让学生懂得如何围绕主要症状，循序渐进地进行病史采集，最终归纳出相关的主诉、现病史等内容。

3. 在病历书写部分，为适应医院信息化建设的改革要求，增加了电子病历的功能以及书写与管理要求，对表格式病历也作了简要介绍。

4. 在诊断步骤和思维方法中，增加了典型病例分析，让学生掌握如何从主要症状或体征入手，结合相关症状的鉴别诊断内容，对疾病进行诊断分析，让学生更好地掌握临床诊断的思维方法。

5. 增加图表数量，通过图表表达能力强、简洁、总结性强、易于领会、便于分析比较的特点，帮助学生寻找规律、引出结论。

6. 全书更新知识、压缩字数、重点突出、删繁就简，以“更新、更简、更实用”为目标，提高教材的实用性。

7. 为了启发读者阅读和提高临床分析思维能力，特将在线课程、PPT、同步练习题放置于融合部分，扫描二维码即可查看，方便学生业余时间复习。

在本版教材修订工作中，全体编委、秘书、在线课程制作人员认真负责，在此表示诚挚的感谢。由于修订涉及内容较广，恳请使用本教材的广大读者批评指正，以求再版时不断完善。

周汉建

2018年12月

目　录

绪论

诊断学(diagnostics)是研究疾病诊断的基本理论、基本知识、基本技能和诊断思维的一门学科,既是临床各学科的基础,又是一座连接基础医学与临床医学的桥梁。

一、诊断学的主要内容

(一)病史采集与症状

病史采集(history taking)是指医师对患者或知情人(患者的家属、亲友、同事等)进行全面、系统询问,了解其疾病发生与发展的过程。病史采集所获得的临床资料,经过综合分析而做出的临床判断,这种诊断方法称问诊。症状(symptom)是指在疾病过程中机体内的一系列功能、代谢和形态结构异常变化所引起的患者主观上的异常感觉。症状是病史采集的重要组成部分,许多疾病通过详细的问诊,配合系统的体格检查,即可提出初步诊断(primary diagnosis)。

(二)体格检查和体征

体格检查(physical examination)是指医师通过自己感官或借助传统工具(听诊器、叩诊锤等)对患者进行细致观察和系统检查,寻找人体正常或异常征象的临床检查方法。由此发现的征象,谓之体征(sign)。体格检查时应注意动作轻柔,既不增加患者痛苦,又能获得明确信息。因此,树立良好的职业道德和掌握精湛检查技艺是获得正确判断的前提。

(三)实验诊断

实验诊断(experimental diagnosis)是指通过物理、化学及生物学等实验方法,对患者的血液、排泄物、分泌物、体液、组织及细胞等进行检测,从而获得疾病病原体、组织病理改变或器官功能状态等客观资料,再结合临床进行全面分析的诊断方法。随着先进技术的不断问世和仪器设备的不断更新,实验诊断已成为现代医学不可缺少的重要组成部分。但是,当实验结果与临床表现相悖时,应结合临床资料进行全面分析或进行必要重复检查,偶尔一次阳性或阴性不能作为肯定或否定诊断的依据。

(四)心电图及内镜检查

应用心电图机将每一个心动周期变化的心电位描成曲线称为心电图(electrocardiogram,ECG)。目前心电图已成为某些心脏疾病的重要检查手段,应努力掌握并正确使用。内镜(endoscopy)检查的优点是能够直接窥见体内脏器的病变,以其鲜明清晰的彩色图像及采集活体标本进行病理检查而提高各系统疾病的诊断率;同时还可通过内镜进行多种治疗,以减少患者因手术带来的痛苦。学习内镜检查要了解其适应证、禁忌证、术前准备方法及其诊断价值。

二、临床诊断

(一)临床诊断的分类

完整的临床诊断既要描述疾病的性质和名称,又要反映患者机体的全面状态,准确的临床诊断是指导治疗和判断预后的前提。临床诊断通常分为:

1. 病因诊断(etiological diagnosis)　是指根据致病因素所提出的诊断,如“病毒性乙型肝炎”、“支原体肺炎”。病因诊断是正确防治疾病的基础,是最理想的临床诊断。

2. 病理解剖学诊断(pathological diagnosis)　是指根据病变部位的形态或组织病理改变所提出的诊断,包括病变部位、范围、器官和组织甚至细胞水平病变的性质,如肝硬化、肺动脉瓣狭窄及间质性肾炎等。应该指出:这些诊断不一定都是经过病理活检才确立的,大多是通过询问病史、体格检查、实验室检查及特殊仪器检查等间接方法获得,只有当上述方法失败时,方可采集活检标本作病理组织学检查,提出病理形态学诊断。

3. 病理生理学诊断(pathophysiological diagnosis)　是指根据疾病引起的机体器官功能状态改变提出的诊断,如呼吸衰竭、心功能不全、肝功能衰竭等。病理生理学诊断除了提示整个机体的功能改变外,还可作为预后评估和劳动力鉴定的重要依据。

4. 疾病的分型与分期(typing and staging of disease)　是指根据疾病发生发展过程、病变范围及疾病严重程度对疾病所提出的进一步诊断。疾病分型与分期不仅有助于疾病的治疗,而且可准确判断疾病的预后,如病毒性肝炎分为急性期、慢性期及迁延期,再根据传染方式和潜伏期的特点又可分为甲型、乙型、丙型、丁型及戊型等不同类型。

5. 并发症诊断(complication diagnosis)　是指根据机体器官组织损害的性质与原发疾病的关系所提出的诊断。虽然并发症在疾病性质上与原发疾病不同,但在发生机制上与原发病有因果联系,如急性重型胰腺炎并发胰腺脓肿或胰腺假性囊肿等。

6. 伴发病诊断(concomitant disease diagnosis)　是指根据疾病与原发病存在的先后及与原发病在发病机制上有无联系所提出的诊断。伴发病是指先于或与主要诊断疾病同时存在,但其发生与主要疾病的发生发展无相关性的疾病。伴发病的存在可能对机体及主要疾病的发展产生影响,如糖尿病对肝硬化、消化性溃疡的影响。

7. 症状诊断(symptomatic diagnosis)　是指根据尚未查明原因的症状或体征提出的诊断,如眩晕、腹痛、黄疸及水肿等,由于原因未明,故临床上一般称为印象或初步诊断,只能为诊断提供方向,原因明确后应立即修正诊断。

(二)临床诊断的步骤

临床诊断通常是在询问病史和体格检查的基础上,通过合理而必要的辅助检查后,经过综合分析提出比较符合实际的判断,即初步诊断。然而疾病状态是经常变化的,即使已被证实的初步诊断,仍需用动态思维进行观察和验证,直至最终获得能够反映疾病本质的正确诊断。随着医学事业不断发展,临床辅助检查手段日趋增多且精确性也明显提高。但是这些检查仅是诊断过程中的一个步骤,临床医师只有通过仔细观察和全面熟悉病情,结合以往经验和教训,经济合理地选择必要的检查,才能有效提高诊断符合率。

三、建立正确的诊断思维

科学的临床思维是指医生以逻辑思维为基础,运用已有的医学理论和经验对疾病现象进行调查、分析、综合、判断、推理等一系列的认识过程。诊断的正确与否,关键还在于是否拥有正确的临床思维。在医学迅猛发展的今天,临床实践日新月异,临床医生面临的问题是如何从众多资料中有效地挑选出符合客观实际的证据,以作出合理的诊断。因此,如何掌握正确的诊断思维,并将其运用于临床诊断中,是每位医学生在学习诊断学时必须注意和开始锻炼的问题。

调查了解、搜集资料是诊断疾病的第一步。对疾病的认识,首先就要了解症状和体征,以及进行必要的辅助检查,正确的诊断来源于周密的调查研究。询问病史、体格检查、实验室检查和其他的辅助检查是正确诊断的基础。面临大量的临床资料,如何去粗取精、去伪存真地分析和思考问题,是每位临床医师所必须应对的严峻挑战。因此,医生在收集上述内容时一定要保证其真实性、系统性及全面性。

患者所提供的资料，往往较零乱，缺乏系统性，有些可能与现病无关。要想完全反映疾病的本质，医生就必须将调查所得到的资料进行归纳整理。去粗取精，去伪存真，加以分析，然后再予以综合、推理，考虑哪种病比较接近患者的实际情况，逐一进行鉴别，最后得出初步诊断。初步诊断提出后，还需在医疗实践中反复验证它是否正确。符合疾病本质的才是正确的诊断，据此进行防治，可以收到预期的效果。但由于搜集的资料并不一定完整，综合分析也不一定完全合乎实际，或由于疾病本身的特点还没有充分表现出来等原因，初步诊断可能不够完善，甚至是错误的。疾病过程常常处于不断变化中，一些临床表现产生了，另一些可能消失了；也可能一个疾病痊愈了，另一个发生了，往往需要分析，综合多个片段，才能对疾病获得较完整和明确的认识。因此，必须用发展的观点进行分析。提出初步诊断后，必须在医疗实践过程中不断地观察思考、验证诊断，及时补充或更正初步诊断，使诊断更符合客观实际，直至最后确定诊断。这种动态的观察，对于明确疾病的诊断是必不可少的。

总之，准确获取完整、真实的临床资料是正确诊断的前提，缜密思考分析是正确诊断的关键，临床动态观察对诊断进行验证是正确诊断的保证。

四、学习诊断学的目的、方法及要求

诊断学的学习方式与基础课程不同，除了实验室以外，大量教学活动是在医院中进行的，其对象就是患者。因此，必须要求学生耐心倾听患者的陈述，细心观察病情的变化，关心体贴患者的疾苦，取得患者的信任和配合，以患者利益为出发点，全心全意地为患者服务，做一名具有高尚职业道德和良好医术能力的医务工作者。

学习诊断学务必认真踏实，一丝不苟，实事求是，精益求精，并在临床实践中反复运用，达到以下基本要求：

1. 能独立进行全面系统的问诊，熟练掌握常见症状、体征及其临床意义。
2. 能独立和正确地进行系统、全面、规范、重点及有序的体格检查。
3. 能正确选择常用实验室检查项目并了解其临床意义。
4. 掌握心电图机的操作程序，熟悉正常心电图及异常心电图图像分析的基本步骤；能辨认心肌供血不足、典型的心肌梗死、房室肥大、期前收缩、心房及心室纤颤等常见心电图的改变。
5. 能将问诊和体格检查资料进行系统整理，撰写出格式正确、文字通顺、表达清晰、字体规范、符合要求的病历。
6. 能根据病史、体格检查、实验室检查和辅助检查的资料，运用正确的临床诊断思维进行分析，并结合相关知识提出初步诊断。

（周汉建）

第一篇　常见症状

症状(symptom)是指患者主观感受到不适或痛苦的异常感觉或某些客观病态改变。症状表现有多种形式,有些是主观感觉到的,如疼痛、眩晕等;有些不仅主观感觉到,客观也能发现,如发热、黄疸、呼吸困难等;也有主观无异常感觉,通过客观检查才能发现,如黏膜出血、腹部包块等;还有某些生命现象发生了质量改变,需要通过客观判定才能确定,如肥胖、多尿、少尿等。体征(sign)则指医生客观检查到的患者身体方面的异常改变,如啰音、心脏杂音等。

症状学主要研究症状的病因、发生机制、临床表现及其在疾病诊断中的作用。了解症状是医师向患者进行疾病调查的第一步,是问诊的主要内容。症状是诊断和鉴别诊断的重要线索和依据,也是反映病情的重要指标之一。同一种疾病可有不同症状,而不同疾病也可有某些相同的症状。因此,医师必须结合患者的症状、体征和必要的辅助检查资料,进行综合分析,才能作出正确的疾病诊断。

第一章　发热

01章

学习目标	
掌握	发热的病因和临床表现。
熟悉	发热的伴随症状和问诊要点。
了解	发热的发病机制。

正常人的体温受体温调节中枢控制,并通过神经和体液因素使产热和散热过程保持动态平衡,因此保持体温在相对恒定的范围内。当机体在致热原作用下或各种原因引起的体温调节中枢的功能障碍,使体温升高超出正常范围,称为发热(fever)。

正常人体温一般在36~37℃左右,不同个体之间的体温可能有所不同,机体的内外环境也对体温造成一定的影响,但波动范围一般不超过1℃。妇女月经前及妊娠期体温略高于正常,老年人因代谢率偏低,体温相对低于青壮年,另外在高温环境下体温也可稍增高。

一、病因与发生机制

（一）病因

导致发热的原因比较复杂、多样（表 1-1-1）。

表 1-1-1　发热的病因与常见情况或疾病

病因	常见情况或疾病
1. 感染性发热	见于各种病原体的感染
2. 非感染性发热	
无菌性坏死物质的吸收	又称吸收热。常见于术后的组织损伤、烧伤；脏器的梗死；细胞的破坏等
抗原-抗体反应	风湿热、药物热、血清病等
内分泌与代谢疾病	甲状腺功能亢进症、重度脱水等
皮肤散热减少	广泛性皮炎等
体温调节中枢功能失常	又称中枢性发热，见于物理性，如中暑；化学性，如重度安眠药中毒；机械性，如脑出血、脑震荡等情况
自主神经功能紊乱	分为原发性低热、感染后低热、夏季低热、生理性低热等

（二）发生机制

任何原因导致的机体产热增加或散热减少，破坏了人体的产热和散热平衡，均可表现为发热。

1. 致热原性发热

（1）内源性致热原：又称白细胞致热原，包括白介素、肿瘤坏死因子、干扰素等。这些物质通过血脑屏障使体温调节中枢的体温调定点上升，体温调节中枢发出冲动，通过垂体内分泌因素使代谢增加或通过运动神经使骨骼肌阵缩，导致产热增加；另外通过交感神经使皮肤血管及竖毛肌收缩，导致排汗停止，散热减少。最终产热大于散热，体温升高。

（2）外源性致热原：各种病原体及其产物、炎性渗出物、无菌坏死组织、抗原-抗体复合物、某些类固醇物质等。这些物质通过激活血液中的中性粒细胞、嗜酸性粒细胞和单核-吞噬细胞系统，使其产生并释放内源性致热原导致发热。

2. 非致热原性发热

（1）体温调节中枢直接受损：如颅脑外伤、出血等。

（2）产热过度的疾病：如甲状腺功能亢进症、癫痫持续状态等。

（3）散热减少的疾病：如广泛性皮肤病、心力衰竭等。

二、临床表现

发热的分度与分型

1. 发热的分度　按照体温的高低进行分度，体温在 37.3～38℃为低热，38.1～39℃为中等度热，39.1～41℃为高热，41℃以上称为超高热。

2. 热型　根据患者不同时间的体温数值，分为不同热型。临床上常见的热型及其特点如下：

（1）稽留热：体温恒定维持在 39～40℃以上数天或数周，24 小时内波动≤1℃，见于大叶性肺炎、斑疹伤寒等。

（2）弛张热：体温常在 39℃以上，24 小时内波动大于 2℃，见于败血症、风湿热、重度肺结核及化脓性炎症等。

（3）间歇热：体温骤升达高峰后持续数小时，又迅速降至正常 1 天至数天，交替出现，见于疟疾、急性肾盂肾炎等。

（4） 波状热：体温逐渐上升达39℃或以上，数天逐渐正常，维持数天后逐渐上升，反复多次出现。见于布氏杆菌病、结缔组织病、肿瘤等。

（5） 回归热：体温骤升达39℃或以上，数天后骤降正常，高热期与无热期各持续数天后规律交替一次。见于回归热、霍奇金病等。

（6） 不规则热：体温无规律，见于结核病、风湿热等。

根据热型的不同有助于发热病因的诊断和鉴别诊断，但必须注意：抗生素、解热镇痛药及糖皮质激素等的应用可导致热型发生变化；个人体质与热型也有一定关系，如老年人休克型肺炎时可仅有低热或无发热，不具备肺炎的典型热型。

三、伴随症状

发热时的伴随症状或体征，可能提示某些疾病的可能（表1-1-2）。

表1-1-2 发热的常见伴随症状及体征与可能的疾病

伴随症状	常见疾病
寒战	肺炎、败血症、急性胆囊炎、急性肾盂肾炎、流脑、疟疾、药物热、钩端螺旋体病、急性溶血、输血反应等
结膜充血	麻疹、出血热、斑疹伤寒、钩端螺旋体病等
单纯疱疹	口唇的单纯疱疹见于大叶性肺炎、流脑、疟疾、流行性感冒等
淋巴结肿大	传染性单核细胞增多症、风疹、淋巴结结核、局灶性化脓性感染、丝虫病、白血病、淋巴瘤、转移癌等
肝脾肿大	传染性单核细胞增多症、病毒性肝炎、肝胆系统感染、布氏杆菌病、疟疾、结缔组织病、白血病、淋巴瘤、黑热病、血吸虫病等
出血	重症感染、某些传染病或血液病等
关节肿痛	败血症、猩红热、布氏杆菌病、风湿热、结缔组织病、痛风等
皮疹	麻疹、猩红热、风疹、水痘、斑疹伤寒、风湿热、结缔组织病、药物热等
昏迷	发热后昏迷见于乙脑、斑疹伤寒、流脑、中毒性痢疾、中暑等，昏迷后发热见于脑出血、巴比妥类中毒等

四、问诊要点

除了询问相关的伴随症状外，还要询问发热本身的特征以及全身各个系统的情况，有助于热型的判断和进一步诊断。

1. 发热出现的具体时间、病程、缓急、程度、诱因及缓解因素，尤其注意药物的影响。

2. 有无畏寒或寒战、出汗、盗汗。

3. 按系统询问有无头痛、咽痛、咳嗽、咳痰、咯血、胸痛、腹痛、腹泻、恶心、呕吐、尿频、尿急、尿痛、腰痛、关节肿痛、口腔及肛周情况。

4. 患病以来的一般情况，包括精神状态、食欲、睡眠及大小便等情况。

5. 诊断及治疗的详细经过（药物、剂量、疗效）。

6. 传染病接触史、疫区史、手术史、过敏史、生产史、服药史及职业等。

（谷　秀）

学习小结

1. 当机体在致热原作用下或各种原因引起的体温调节中枢的功能障碍，使体温升高超出正常范围，称为发热。

2. 发热主要分为感染性发热、非感染性发热。

3. 不同病因的发热性疾病可有不同的伴随症状和相应的热型，有助于疾病的诊断和鉴别诊断。

复习参考题

1. 发热的不同伴随症状与体征和疾病的关系。

2. 发热的不同热型，特定疾病与特殊的热型的关系。

第二章　疼痛

02章

学习目标	
掌握	各种疼痛的病因和临床表现。
熟悉	各种疼痛的伴随症状和问诊要点。
了解	各种疼痛的发病机制。

疼痛(pain)是一种不愉快的主观感觉和情感体验,伴有实质性或潜在的组织损伤。作为临床的一种常见症状和患者就诊最常见的主诉,疼痛对于患者既有保护作用,也有可能导致生理功能紊乱,甚至休克。如何正确评价疼痛是我们临床工作中的基本任务。

第一节　头痛

头痛(headache)通常将局限于头颅上半部,包括眉弓、耳轮上缘和枕外隆突连线以上部位的疼痛统称头痛。头痛可见于多种疾病,大多无特异性,全身感染发热性疾病往往伴有头痛,精神紧张、过度疲劳也可有头痛。但反复发作或持续的头痛,可能是某些器质性疾病的信号,应认真检查,明确诊断,及时治疗。

一、病因与发病机制

(一)病因

头痛的病因包括颅脑病变、颅外病变、全身性疾病及神经官能症。头痛的病因与常见疾病见表 1-2-1。

表 1-2-1　头痛的病因与常见疾病

病因	常见疾病
1. 颅脑病变	
(1) 感染	脑膜炎、脑膜脑炎、脑炎、脑脓肿、脑结核病、脑寄生虫病等
(2) 血管病变	蛛网膜下腔出血、脑出血、脑血栓形成、脑栓塞、脑动脉炎、脑血管畸形等
(3) 占位性病变	脑肿瘤、颅内转移癌、颅内白血病浸润等
(4) 颅脑外伤	脑震荡、脑挫伤、硬膜下血肿、颅内血肿、脑外伤后遗症等
(5) 其他	偏头痛、丛集性头痛、头痛型癫痫、低颅压综合征、颅内压增高症等
2. 颅外病变	
(1) 颅骨疾病	颅底凹陷症、颅骨肿瘤等
(2) 颈部疾病	颈椎病及其他颈部疾病
(3) 神经痛	三叉神经、舌咽神经及枕神经痛等

续表

病因	常见疾病
（4）眼、耳、鼻和牙疾病	青光眼、鼻窦炎等
3. 全身性疾病	
（1）急性感染	如流行性感冒、肺炎、伤寒等发热性疾病
（2）心血管疾病	原发性高血压、心力衰竭等
（3）中毒	如铅、酒精、一氧化碳、有机磷、药物（如颠茄、水杨酸类）等中毒
（4）其他	尿毒症、低血糖、贫血、肺性脑病、系统性红斑狼疮、月经期及绝经期头痛、中暑等
4. 神经官能症	神经衰弱及癔症性头痛等

（二）发病机制

头痛的发病机制复杂，主要是由于颅内外痛敏结构内的痛觉感受器受到刺激，经痛觉传导通路传导到达大脑皮层而引起。颅内痛敏结构包括静脉窦（如矢状窦）、脑膜前动脉及中动脉、颅底硬脑膜、三叉神经（Ⅴ）、舌咽神经（Ⅸ）和迷走神经（Ⅹ）、颈内动脉近端部分及邻近 Willis 环分支、脑干中脑导水管周围灰质和丘脑感觉中继核等；颅外痛敏结构包括颅骨骨膜、头部皮肤、皮下组织、帽状腱膜、头颈部肌肉和颅外动脉、第 2 和第 3 颈神经、眼、耳、牙齿、鼻窦、口咽部和鼻腔黏膜等。机械、化学、生物刺激和体内生化改变作用于颅内外痛敏结构均可引起头痛。具体因素如下：

1. 血管因素　各种原因引起的颅内外血管的收缩、扩张以及血管受牵引、挤压。
2. 脑膜受刺激或牵拉。
3. 具有痛觉纤维的脑神经（Ⅴ、Ⅸ、Ⅹ三对脑神经）和颈神经被刺激、挤压或牵拉。
4. 头、颈部肌肉的收缩。
5. 五官和颈椎病变引起的头面痛。
6. 内分泌紊乱。
7. 神经功能紊乱。

二、临床表现

1. 发病情况　急性起病并有发热者常为感染性疾病所致。急剧的头痛，持续不减，并有不同程度的意识障碍而无发热者，提示颅内血管性疾病（如蛛网膜下腔出血）。长期的反复发作性头痛或搏动性头痛，多为血管性头痛（如偏头痛）或神经官能症。慢性进行性头痛并有颅内压增高的症状（如呕吐、缓脉、视乳头水肿）应注意颅内占位性病变。青壮年慢性头痛，但无颅内压增高，常因焦急、情绪紧张而发生，多为肌收缩性头痛（或称紧张性头痛）。

2. 头痛部位　一侧头痛多为偏头痛及丛集性头痛；颅内病变的头痛常为深在性且较弥散；蛛网膜下腔出血或脑脊髓膜炎除头痛外尚有颈痛；眼源性头痛为浅在性且局限于眼眶、前额或颈部；鼻源性或牙源性也多为浅表性疼痛；高血压头痛多在额部或整个头部；全身性或颅内感染性疾病的头痛多为全头部痛。

3. 头痛的性质　高血压性、血管性及发热性疾病的头痛，常带搏动性；神经痛多呈电击样痛或刺痛；肌肉收缩性头痛多为重压感、紧箍感或钳夹样痛。

4. 头痛的程度　一般分为轻、中、重，但与病情的轻重并无平行关系。三叉神经痛、偏头痛及脑膜刺激的疼痛最为剧烈；脑肿瘤的疼痛多为中度或轻度。

5. 头痛发生与持续时间　某些头痛可发生在特定时间。如颅内占位性病变常于清晨加剧；鼻窦炎头痛也常发生于清晨或上午；偏头痛发作通常持续数小时至 24 小时，或更长时间；丛集性头痛常在晚间发生，每次多持续10～30分钟，在数周至数月内持续存在；三叉神经痛常突发突止，每次持续数秒至1～2分钟；脑肿瘤的头痛多为持续性，可有长短不等的缓解期；女性偏头痛可在月经期发作或加重。

6. 诱发和缓解因素　咳嗽、打喷嚏、摇头、俯身可使颅内高压性头痛、血管性头痛、颅内感染性头痛及肿瘤性头痛加剧；丛集性头痛直立时可缓解；低颅压头痛常在卧位时减轻、直立时加重；偏头痛可因生气、焦虑、激动、兴奋等诱发，应用麦角胺可缓解；颈部肌肉急性炎症所致的头痛可因颈部运动而加剧，慢性或职业性颈部肌肉痉挛所致的头痛，可因活动按摩颈部肌肉而逐渐缓解。

三、伴随症状

1. 呕吐　头痛同时伴剧烈呕吐者提示颅内压增高，头痛在呕吐后减轻者可见于偏头痛。

2. 眩晕　头痛伴眩晕者见于小脑肿瘤、椎-基底动脉供血不足。

3. 发热　头痛伴发热者常见于全身性感染性疾病或颅内感染。

4. 精神症状　慢性进行性头痛伴精神症状者应注意颅内肿瘤。

5. 意识障碍　慢性头痛突然加剧并有意识障碍者提示可能发生脑疝。

6. 视力障碍　头痛伴视力障碍者可见于青光眼或脑疝。

7. 脑膜刺激征　头痛伴脑膜刺激征者提示脑膜炎或蛛网膜下腔出血。

8. 癫痫　头痛伴癫痫发作者可见于脑血管畸形、脑内寄生虫病或脑肿瘤。

9. 自主神经功能紊乱　头痛伴有自主神经功能紊乱症状者可能是神经功能性头痛。

四、问诊要点

1. 起病方式　起病时间、急缓、病程、部位与范围、性质、程度、频度（间歇性、持续性）、诱发或缓解因素。

2. 伴随症状　有无失眠、焦虑、剧烈呕吐（是否喷射性）、头晕、眩晕、晕厥、出汗、抽搐、视力障碍、感觉或运动异常、精神异常及意识障碍等伴随症状。

3. 伴发疾病　有无感染、高血压、动脉硬化、颅脑外伤、肿瘤、精神病、癫痫病、神经症及眼、耳、鼻、齿等相关疾病史。

4. 职业与接触史　职业特点、毒物、特殊药物接触史。

5. 诊治经过　患者治疗经过及效果。

第二节　胸痛

胸痛（chest pain）主要由胸部疾病所引起，但也可由其他部位的病变所致。胸痛程度与原发疾病的严重程度并不完全一致，如何快速诊断和鉴别诊断急性胸痛是临床急诊处理的难点。

一、病因与发病机制

（一）病因

1. 胸壁疾病　急性皮炎、皮下蜂窝织炎、带状疱疹、非化脓性肋软骨炎、肌炎、流行性肌炎、肋间神经炎、肋骨骨折、多发性骨髓瘤、白血病对神经压迫或浸润。

2. 心脏与大血管疾病　心绞痛、急性冠脉综合征、心肌病、急性心包炎、二尖瓣或主动脉瓣的病变、胸主动脉瘤、主动脉窦动脉瘤、肺梗死、心脏神经官能症。

3. 呼吸系统疾病　胸膜炎、胸膜肿瘤、自发性气胸、血胸、血气胸、肺炎、支气管炎、肺癌等。

4. 纵隔疾病　纵隔炎、纵隔脓肿、纵隔肿瘤。

5. 其他　食管炎、食管癌、食管裂孔疝、膈下脓肿、肝脓肿、脾梗死等。

（二）发生机制

各种刺激因子如缺氧、炎症、癌肿浸润、组织坏死以及物理、化学因子都可刺激胸部感觉神经纤维产生痛觉冲动，传入大脑皮质的痛觉中枢引起胸痛。胸部感觉神经纤维有：①肋间神经感觉纤维；②支配心脏和主动脉的交感神经纤维；③支配气管与支气管的迷走神经纤维；④膈神经的感觉纤维。

二、临床表现

1. 发病年龄　青壮年胸痛，应注意胸膜炎、自发性气胸、心肌病、风湿性心脏病，而40岁以上应注意心绞痛、心肌梗死及肺癌。

2. 胸痛部位　包括疼痛部位和放射部位。胸壁疾病疼痛局限于病变部位，局部有压痛；带状疱疹是成簇的水疱沿一侧肋间神经分布伴神经痛，疱疹不超过体表中线；非化脓性肋骨软骨炎多侵犯第一、二肋软骨，呈单个或多个隆起，有疼痛但局部皮肤无红肿表现；食管及纵隔病变，胸痛多在胸骨后；心绞痛及心肌梗死的疼痛多在心前区及胸骨后或剑突下；自发性气胸、胸膜炎及肺栓塞的胸痛多位于患侧的腋前线及腋中线附近；肝胆疾病及膈下脓肿可引起右下胸痛，侵犯膈肌中心部时疼痛向右肩放射。

3. 胸痛性质　带状疱疹呈刀割样痛或灼痛；食管炎则多为烧灼痛；心绞痛呈绞窄性伴有窒息感并向左肩和左臂内侧放射，心肌梗死则疼痛更剧烈而持久；夹层动脉瘤为突发胸背部撕裂样剧痛；干性胸膜炎常呈尖锐的刺痛或撕裂痛；肺癌常有胸部闷痛；肺栓塞则表现突然的较剧烈刺痛，并伴有呼吸困难与发绀。

4. 持续时间　心绞痛发作时间短暂（多持续1～5分钟，不超过15分钟）；心肌梗死持续时间较长（30分钟以上或数小时），且不易缓解；炎症、肿瘤、栓塞所致疼痛多呈持续性。

5. 影响因素　心绞痛可在劳累、精神紧张时诱发，休息或含服硝酸酯类药物可缓解；胸膜炎及心包炎的疼痛可因深呼吸及咳嗽而加剧；反流性食管炎的胸骨后烧灼痛多在饱餐后发生，卧位、弯腰及腹压增高时加重，服用抑酸药和促动力药物可缓解或消失。

三、伴随症状

胸痛伴吞咽困难或咽下痛提示食管疾病；伴有咳嗽、咳痰、发热提示气管、支气管、肺部疾病；伴咯血者见于肺炎、肺结核、肺癌或肺栓塞；伴呼吸困难者提示肺部较大面积病变，如大叶性肺炎或自发性气胸、渗出性胸膜炎以及过度换气综合征（hyperventilation syndrome）；伴面色苍白、大汗、血压下降或休克见于心肌梗死、夹层动脉瘤、主动脉瘤破裂及肺栓塞等。

四、问诊要点

1. 发病特点　发作时部位、疼痛的性质、持续时间、诱因、缓解方式、有无放射痛、胸痛与体位和呼吸的关系等。

2. 伴随症状　有无咳嗽、咯血、呼吸困难、吞咽困难等伴随症状。

3. 全身症状　有无发热，消瘦、体重下降等全身症状。

4. 既往史　有无吸烟史、外伤史、类似发作史、高血压、糖尿病、冠心病、其他慢性疾病史。

第三节　腹痛

腹痛（abdominal pain）是临床极其常见的症状。多由腹部脏器疾病所致，但腹腔外疾病及全身性疾病也可引起腹痛。病变的性质可为器质性，也可能是功能性。由于病因比较复杂，须仔细询问病史，认真进行全面体格检查和必要的辅助检查(包括化验检查与器械检查),才能做出正确的诊断。临床上一般将腹痛分为急性与慢性腹痛。其中属于外科范围(须作外科紧急处理)的急性腹痛称“急腹症”(acute abdomen)。

一、病因与发病机制

(一)病因

1. 急性腹痛　有起病急、病情重和变化快的特点。

(1) 腹膜炎症:多由胃肠穿孔、肠梗阻等引起,偶可见自发性腹膜炎。

(2) 腹腔器官急性炎症:如急性胃炎、急性肠炎、急性胰腺炎、急性出血坏死性肠炎、急性胆囊炎等。

(3) 空腔脏器阻塞或扩张:如肠梗阻、胆道结石、胆道蛔虫症、泌尿系结石梗阻等。

(4) 脏器扭转或破裂:如肠扭转、肠绞窄、肠系膜或大网膜扭转、卵巢扭转、肝破裂、脾破裂,异位妊娠破裂等。

(5) 腹腔内血管阻塞:如缺血性肠病、腹主动脉夹层等。

(6) 胸腔疾病所致的腹部牵涉性痛:如肺炎、肺梗死、心绞痛、心肌梗死、急性心包炎、胸膜炎、食管裂孔疝。

(7) 腹壁疾病:如腹壁挫伤、腹壁脓肿及腹壁带状疱疹。

(8) 全身性疾病所致的腹痛:如腹型过敏性紫癜、腹型风湿热、尿毒症、铅中毒、血卟啉病等引起的腹痛。

2. 慢性腹痛　起病缓慢、病程长,疼痛多为间歇性,或为急性起病后腹痛迁延不愈。疼痛多为钝痛、隐痛或烧灼痛,也可有绞痛发作。

(1) 腹腔内脏器的慢性炎症:如反流性食管炎、慢性胃炎、慢性胆囊炎及胆道感染、慢性胰腺炎、结核性腹膜炎、慢性溃疡性结肠炎、克罗恩病等。

(2) 溃疡:如胃、十二指肠溃疡。

(3) 腹腔内脏器的扭转或梗阻:如慢性肠梗阻。

(4) 包膜张力增加:实质性器官因病变肿胀,导致包膜张力增加而发生的腹痛,如肝淤血、肝癌、肝炎、肝脓肿等常引起右上腹的持续性胀痛。

(5) 中毒与代谢障碍:如铅中毒、尿毒症。

(6) 肿瘤压迫及浸润:以恶性肿瘤居多,可能与肿瘤不断肿大压迫与浸润感觉神经有关,多为钝痛。

(7) 胃肠神经功能紊乱:如胃神经官能症、肠易激综合征等。

(二)发病机制

腹痛的机制可分为内脏性腹痛、躯体性腹痛和牵涉痛。

1. 内脏性腹痛　是腹内某一器官的痛觉信号由交感神经传入脊髓引起,其疼痛特点为:①疼痛部位不确切,接近腹中线;②疼痛感觉模糊,多为痉挛、不适、钝痛、灼痛;③常伴恶心、呕吐、出汗等自主神经兴奋症状。

2. 躯体性腹痛　是由来自腹膜壁层及腹壁的痛觉信号,经体神经传至脊神经根,反映到相应脊髓节段所支配的皮肤所引起。其特点是:①定位准确,可在腹部一侧;②程度剧烈而持续;③可有局部腹肌强直;④腹痛可因咳嗽、体位变化而加重。

3. 牵涉痛　指内脏性疼痛牵涉到身体体表部位,即内脏痛觉信号传至相应脊髓节段,引起该节段支配的体表部位疼痛。特点是定位明确,疼痛剧烈,有压痛、肌紧张及感觉过敏等。

二、临床表现

1. 腹痛部位　一般腹痛部位多为病变所在。如胃、十二指肠疾病、急性胰腺炎,疼痛多在中上腹部;胆囊炎、胆石症、肝脓肿等疼痛多在右上腹；急性阑尾炎在右下腹麦氏点；小肠疾病疼痛多在脐部或脐周；结肠疾病疼痛多在左下腹部；膀胱炎、盆腔炎症及异位妊娠破裂，疼痛在下腹部；弥漫性或部位不定的疼痛见于急性弥漫性腹膜炎（原发性或继发性）、机械性肠梗阻、急性出血坏死性肠炎、急性血卟啉病、铅中毒、腹型过敏性紫癜等。

2. 腹痛性质和程度　突发的中上腹剧烈刀割样痛、烧灼样痛，多为胃、十二指肠溃疡穿孔；中上腹持续性隐痛多考虑慢性胃炎及胃、十二指肠溃疡；上腹部持续性钝痛或刀割样疼痛呈阵发性加剧多为急性胰腺炎；胆石症或泌尿系统结石常为阵发性绞痛，程度较剧烈；阵发性剑突下钻顶样疼痛是胆道蛔虫症的典型表现；持续性、广泛性剧烈腹痛伴腹壁肌紧张或板样强直，提示急性弥漫性腹膜炎；隐痛或钝痛多为内脏性疼痛，多由胃肠张力变化或轻度炎症引起，胀痛可能为实质脏器包膜牵张所致。

3. 诱发因素　胆囊炎或胆石症发作常因进食油腻食物诱发；急性胰腺炎发作前常有酗酒、暴饮暴食史；部分机械性肠梗阻多与腹部手术有关；腹部受暴力作用引起的剧痛并有休克者，可能是肝、脾破裂所致。

4. 发作时间　餐后痛可能由于胆胰疾病、胃部肿瘤或消化不良所致；周期性、节律性上腹痛见于胃、十二指肠溃疡；子宫内膜异位者腹痛与月经来潮相关；异位妊娠破裂多发生于育龄期女性停经 6 周后；卵泡破裂者发作在月经间期。

5. 与体位的关系　胃黏膜脱垂患者左侧卧位可使疼痛减轻；十二指肠壅滞症患者膝胸或俯卧位可使腹痛及呕吐等症状缓解；胰体癌患者仰卧位时疼痛明显，而前倾位或俯卧位时减轻；反流性食管炎患者烧灼痛在躯体前屈时明显，直立位时减轻。

三、伴随症状

1. 发热、寒战　腹痛伴发热、寒战提示有炎症存在，见于急性胆道感染、胆囊炎、肝脓肿、腹腔脓肿，也可见于腹腔外感染性疾病。

2. 黄疸　腹痛伴黄疸可能与肝胆胰疾病有关，急性溶血性贫血也可出现腹痛与黄疸。

3. 休克　腹痛伴休克，同时有贫血者可能是腹腔脏器破裂（如肝、脾或异位妊娠破裂）；无贫血者则见于胃肠穿孔、绞窄性肠梗阻、肠扭转、急性出血坏死性胰腺炎等。腹腔外疾病如心肌梗死、肺炎也可有腹痛与休克，应特别警惕。

4. 呕吐、腹泻　腹痛伴呕吐、反酸、腹泻，提示食管、胃肠病变，呕吐量大提示胃肠道梗阻；伴反酸、嗳气者提示胃十二指肠溃疡或胃炎；伴腹泻者提示消化吸收障碍或肠道炎症、溃疡或肿瘤。

5. 血尿　腹痛伴血尿，可能为泌尿系疾病（如泌尿系结石）所致。

四、问诊要点

1. 腹痛起病情况　有无饮食、外科手术等诱因，起病急缓、缓解因素。

2. 腹痛的部位　明确腹痛范围及最严重的部位，不能指出部位者或部位不定者应注意精神心理因素。

3. 腹痛的性质和程度　腹痛的性质是钝痛、锐痛、胀痛、绞痛还是钻顶样剧痛，严重程度有多重等。

4. 腹痛的时间　特别是与进食、活动、体位的关系。

5. 伴随症状　腹痛是否伴发热、呕吐、腹泻、反酸、嗳气、血尿等。

6. 既往病史　有无消化性溃疡；育龄妇女有无停经史；有无酗酒史等。

（尹　凯）

学习小结

1. 疼痛是临床上常见的症状，其程度可因个体痛阈的差异而不同，与疾病病情轻重程度不完全一致。

2. 疼痛病因繁多，必须详细了解其发病情况，部位，程度和性质、加重或缓解的因素及其伴随症状等，结合辅助检查结果进行综合分析判断。

复习参考题

1. 头痛、胸痛、腹痛的常见病因？
2. 头痛、胸痛、腹痛的临床表现？
3. 头痛、胸痛、腹痛的问诊要点？

第三章 水肿

03章

学习目标

掌握	水肿的常见病因和临床表现。
熟悉	水肿的伴随症状、问诊要点。
了解	水肿的发病机制。

水肿(edema)是人体组织间隙因过多的液体潴留而使组织肿胀。轻度的液体潴留可无水肿,当体内液体存储量达4~5kg以上时,即可出现肉眼可见的水肿。水肿分为全身性与局限性,当液体在体内组织间隙弥漫性分布时呈全身性水肿(常为凹陷性);液体积聚在局部组织间隙时呈局部性水肿;液体积聚在体腔内时称积液,如胸腔积液、腹腔积液、心包腔积液等。水肿不包括脑水肿、肺水肿等内脏器官的局部水肿。

一、病因与发病机制

(一)病因

水肿的病因与常见疾病见表1-3-1。

表1-3-1　水肿的病因与常见疾病

病因	常见疾病
1. 全身性水肿	
(1) 心源性水肿	见于各种原因引起的右心衰竭，如肺源性心脏病、风湿性心脏病、冠心病、缩窄性心包炎等
(2) 肾源性水肿	见于各型肾炎和肾病，如急慢性肾小球肾炎、肾病综合征、梗阻性肾病、微小病变性肾病、特发性膜性肾病等
(3) 肝源性水肿	见于肝硬化失代偿期、重症肝炎、肝肿瘤等
(4) 营养不良性水肿	见于慢性消耗性疾病长期营养缺乏、胃肠吸收不良、维生素缺乏等
(5) 内分泌性水肿	见于黏液性水肿、经前期紧张综合征、皮质醇增多症等
2. 局部性水肿	
(1) 局部静脉回流受阻	见于上、下腔静脉阻塞综合征、静脉血栓和血栓性静脉炎、静脉曲张等
(2) 淋巴回流受阻	见于丝虫病
(3) 毛细血管壁的通透性增加	见于局部炎症、创伤、过敏引起的血管神经性水肿等
3. 其他	
(1) 药物性水肿	见于使用肾上腺皮质激素、性激素、甘草制剂、扩血管药物等
(2) 特发性水肿	一种原因未明的水肿综合征，可能是多因素作用的结果

（二）发病机制

在正常人体中，血管内液体不断地从毛细血管小动脉端滤出至组织间隙成为组织液，而组织液又不断从毛细血管小静脉端回吸收入血管中，两者保持动态平衡，因而组织间隙无过多液体积聚。保持这种平衡的主要因素有：①毛细血管内静水压；②血浆胶体渗透压；③组织间隙机械压力（组织压）；④组织液的胶体渗透压。当维持体液平衡的因素发生障碍，出现组织液的生成大于回吸收，则可产生水肿。

产生水肿的主要因素为：①钠与水的潴留，如肝硬化、继发性醛固酮增多症等；②毛细血管滤过压升高，如右心衰竭等；③毛细血管通透性增高，如急性肾炎等；④血浆胶体渗透压降低，如血清白蛋白减少等；⑤淋巴回流受阻，如丝虫病等。

二、临床表现

发生水肿时，患者的皮肤（全身或局部）紧张、发亮，原有的皮肤皱纹变浅、变少或消失，甚至有液体渗出，以手指按压后局部常发生凹陷，但有些疾病引起的水肿可为非凹陷性，必要时可监测体重变化，并与疾病前比较或动态观察。

根据引起水肿的病因不同，可分为：

1. 全身性水肿

（1）心源性水肿：见于右心功能衰竭。水肿首先出现于身体低垂部位（通常以踝内侧明显，长时间卧床者以腰骶部明显），而颜面部一般不肿。水肿为对称性、凹陷性，严重时可出现胸水、腹水。此外，通常伴有颈静脉怒张、肝大、肝-颈静脉反流征阳性等右心衰竭表现。

（2）肾源性水肿：见于各型肾炎和肾病。水肿特点是首先出现于眼睑与颜面，晨间起床时明显，以后发展为全身水肿（肾病综合征时为重度水肿）。常伴有尿常规改变、高血压、肾功能损害的表现（表 1-3-2）。

表 1-3-2　肾源性水肿与心源性水肿的鉴别

鉴别点	肾源性水肿	心源性水肿
开始部位	从眼睑、颜面开始而延及全身	从足部开始，向上延及全身
发展快慢	发展常迅速	发展较慢
水肿性质	软而移动性大	比较坚实，移动性较小
伴随病征	伴有其他肾病体征：如高血压、蛋白尿、血尿、管型尿、眼底改变等	伴有心功能不全体征：如心脏增大、心脏杂音、肝大、静脉压升高等

（3）肝源性水肿：见于失代偿期肝硬化。水肿常先出现踝部，逐渐向上蔓延，而头面部及上肢常无水肿。肝硬化失代偿期最突出的表现为腹水。此外，可伴有肝病的症状和体征，如蜘蛛痣、肝掌、腹壁静脉曲张、肝质地变硬、脾大等。实验室检查可见低蛋白血症、白球蛋白比例倒置、肝功能损害等。

（4）营养不良性水肿：见于慢性消耗性疾病长期营养缺乏、蛋白丢失性胃肠病、重度烧伤等。营养不良患者维生素 B_1 缺乏引起的心脏病可加重水肿的程度。水肿常从足部开始逐渐蔓延至全身，水肿移动性大，身体低垂部位的水肿明显。可伴有肌肉萎缩、皮下脂肪减少、皮肤弹性减低、消瘦等表现。其特点是水肿发生前常有消瘦、体重减轻等表现。

（5）内分泌性水肿：包括：①黏液性水肿：见于甲状腺功能减退者。水肿特点为非凹陷性水肿（因组织液中蛋白含量较高），以颜面及下肢明显，水肿部位皮肤增厚、粗糙、苍白、温度降低。②经前期紧张综合征：其特点为月经前 7~14 天出现眼睑、踝部及手部轻度水肿，可伴乳房胀痛及盆腔沉重感，月经后水肿逐渐消退。③皮质醇增多症：水肿特点为全身性，下肢水肿为凹陷性，而面部因皮下脂肪积聚而使水肿凹陷性不明显。

2. 局部性水肿　常见于局部静脉、淋巴回流受阻或毛细血管通透性增加所致。如肢体血栓形成致血栓性静脉炎、丝虫病致象皮腿、局部炎症、创伤或过敏等。

3. 其他　①药物性水肿：见于应用某些药物之后，如肾上腺皮质激素、性激素、胰岛素、甘草制剂和扩张血管药物，特别是钙拮抗剂等，目前认为与水钠潴留有关，不同药物引起的水肿，其临床表现亦不相同。②特发性水肿：多见于妇女，原因未明，目前认为是内分泌功能失调与直立体位的反应异常所致。其特点为周期性水肿，主要出现在身体低垂部分，立卧位水试验有助于诊断。

三、伴随症状

水肿的伴随症状及体征与常见疾病见表 1-3-3。

表 1-3-3　水肿的伴随症状及体征与常见疾病

伴随症状	常见疾病
呼吸困难、发绀	心脏病、上腔静脉阻塞综合征等
肝大	心源性、肝源性与营养不良性水肿，若同时出现颈静脉怒张者，则为心源性水肿
蛋白尿、管型尿	肾源性水肿，可伴少尿、血尿等
黄疸、蜘蛛痣、肝大	肝源性水肿
乏力、怕冷、毛发脱落、迟钝	黏液性水肿
消瘦、贫血	营养不良性水肿

四、问诊要点

1. 水肿特点　水肿出现的时间、急缓、部位（开始部位及蔓延情况）、全身性或局部性、是否对称、是否有凹陷性，与体位变化及活动的关系。

2. 伴随症状　对判断水肿的原因有帮助（见表 1-3-3）。

3. 相关病史　有无心、肾、肝、内分泌及过敏性疾病史。

4. 其他　水肿与药物、饮食及月经、妊娠的关系。

（周汉建）

学习小结

1. 水肿是人体组织间隙因过多的液体潴留而使组织肿胀。

2. 全身性水肿的常见病因：心源性水肿、肾源性水肿、肝源性水肿、营养不良性水肿、内分泌性水肿。

3. 局部性水肿常见于局部静脉、淋巴回流受阻或毛细血管通透性增加所致。

复习参考题

1. 水肿可分为轻、中、重度水肿，如何判断？

2. 如何鉴别心源性水肿和肾源性水肿？

第四章 皮肤黏膜出血

04章

学习目标	
掌握	皮肤黏膜出血的临床表现和常见病因。
熟悉	皮肤黏膜出血的伴随症状和问诊要点。
了解	皮肤黏膜出血的发病机制。

皮肤黏膜出血(mucocutaneous hemorrhage)是由于机体的止血或凝血功能障碍致皮肤黏膜自发性出血或轻微外伤后出血不止,血液自毛细血管进入皮肤或黏膜下组织。

一、病因与发生机制

皮肤黏膜出血的基本病因有:①毛细血管壁缺陷;②血小板数量或功能异常;③凝血因子缺乏或活性不足;④血液中抗凝物质增多或纤维蛋白溶解亢进。

1. 毛细血管壁缺陷　正常情况下血管受损后,局部小血管立即发生反射性收缩,引起远端毛细血管闭合,随后在血管收缩素等作用下持久收缩,利于止血。当毛细血管壁因遗传性缺陷或病变时,可致皮肤黏膜出血。常见于:①遗传性:如遗传性出血性毛细血管扩张症、血管性血友病等;②紫癜:如过敏性紫癜、老年性紫癜、单纯性紫癜等。③严重感染、代谢障碍:如败血症、维生素C缺乏、尿毒症等。

2. 血小板异常　血小板的主要生理功能是参与止血与血栓形成。血小板可在血管损伤处相互黏附,聚集形成白色血栓阻塞血管伤口。活化的血小板通过促使血栓素A_2形成、释放血小板第三因子(PF_3)等进一步促进血小板聚集、血凝块收缩及更强烈的血管收缩而促进止血。因此,血小板数量或功能异常均可导致皮肤黏膜出血,常见于:

(1) 血小板减少:①原发性:如特发性血小板减少性紫癜;②继发性:如药物、某些感染、再生障碍性贫血、白血病、弥散性血管内凝血及脾功能亢进等。

(2) 血小板功能异常:如先天性血小板无力症;继发于药物、肝脏疾病及尿毒症等的血小板功能异常。

(3) 血小板增多:如原发性血小板增多症,以及继发于感染、创伤和脾切除后等。此类疾病由于凝血活酶生成迟缓或伴有血小板功能异常也可引起出血现象。

3. 凝血因子缺乏或活性不足　凝血过程是一系列血浆凝血因子相继酶解激活的过程。任一凝血因子缺乏或功能不足均可引起凝血障碍而致皮肤黏膜出血。常见于:①先天性:如血友病、低纤维蛋白原血症及凝血因子V缺乏症等。②继发性:如维生素K缺乏症、严重肝脏疾病、尿毒症等。

4. 血液中抗凝物质增多或纤溶亢进　临床常见抗凝药物(如肝素、维生素K拮抗剂等)使用过量,以及某些病理状态下出现的继发性纤维蛋白溶解亢进等。

二、临床表现

皮肤黏膜出血形成红色或暗红色的斑点，一般不高出皮面，按压不褪色。根据出血面积大小可分为瘀点（又称出血点，直径不超过 2mm）、紫癜（直径 3~5mm）、瘀斑（直径大于 5mm）和血肿（大片皮下出血伴皮肤明显隆起）。某些患者还可同时出现鼻出血、牙龈出血、月经过多等。

毛细血管壁缺陷及血小板异常所致的出血多表现为皮肤黏膜瘀点、瘀斑。凝血因子缺乏或活性不足引起的出血则常为内脏、肌肉、关节腔出血或软组织血肿，且常有家族史或肝脏病史。

三、伴随症状

1. 广泛皮肤黏膜紫癜伴有牙龈出血、鼻出血、便血及血尿等，见于血小板减少性紫癜、弥散性血管内凝血。

2. 紫癜伴有黄疸，见于肝脏疾病。

3. 四肢对称性紫癜伴有关节痛、腹痛及血尿，见于过敏性紫癜。

4. 自幼即有轻伤后出血不止、伴有关节腔内出血及家族病史，见于血友病、先天性血小板功能异常。

四、问诊要点

1. 出血的部位、诱因、出血特点及伴随症状　应注意询问皮肤黏膜出血的部位、大小、分布、持续天数、消退情况、出血的频度及有无伴随症状。

2. 初发年龄、性别　自幼出血提示先天性出血性疾病，而成年后发病多为获得性因素所致。在先天性出血性疾病中，血友病几乎均为男性，而血管性血友病男女均可发病。

3. 既往史、服药史　应注意询问既往病史及诊断治疗经过、是否接受过抗凝治疗或其他服药史。

4. 个人史、饮食习惯、营养状况、居住环境、职业、有否接触放射性物质及毒物等。女性患者有无月经过多或产时、产后大出血史。家族中有无类似出血表现者。

（江　汕）

学习小结

1. 皮肤黏膜出血的基本病因有：毛细血管壁缺陷、血小板异常、凝血因子异常、抗凝或纤溶异常。

2. 皮肤黏膜出血的表现为：瘀点、紫癜、瘀斑、血肿或内脏出血。

3. 皮肤黏膜出血的伴随症状：牙龈出血、鼻出血；黄疸；关节痛、腹痛及血尿；关节腔出血等。

复习参考题

1. 皮肤黏膜出血的基本病因是什么？

2. 如何区分瘀点、紫癜、瘀斑、血肿？

第五章　呼吸困难

05章

学习目标

掌握	呼吸困难的临床表现和问诊要点。
熟悉	呼吸困难的概念及病因。
了解	呼吸困难的发生机制。

呼吸困难(dyspnea)是指患者主观感到空气不足,呼吸费力,客观上表现为呼吸运动用力,严重时出现张口呼吸、鼻翼扇动、端坐呼吸、甚至发绀,并有呼吸频率、深度及节律的改变。

一、病因

引起呼吸困难的病因如下:

1. 呼吸系统疾病　常见于:

(1) 呼吸道阻塞或气流受限:如支气管哮喘、慢性支气管炎、阻塞性肺气肿、慢性阻塞性肺部疾病及喉、气管和支气管的炎症、水肿、肿瘤或异物等所致的狭窄或阻塞。

(2) 肺部疾病:如大叶性肺炎、支气管肺炎、肺结核、肺不张、肺癌、肺水肿、肺脓肿、肺淤血、肺间质疾病、肺泡癌等。

(3) 胸壁、胸廓及胸膜腔疾病:如胸腔积液、自发性气胸、胸壁炎症、广泛性胸膜粘连、严重胸廓脊柱畸形、结核及外伤等。

(4) 神经肌肉疾病:如脊髓灰质炎、重症肌无力、急性多发性神经根炎及药物所致呼吸肌麻痹等。

(5) 膈肌活动受限:如膈肌麻痹、大量腹水、腹腔巨大肿瘤、胃扩张及妊娠末期等。

2. 循环系统疾病　如各种原因引起的心力衰竭、心脏压塞、肺栓塞及肺动脉高压等。

3. 中毒　如亚硝酸盐中毒、一氧化碳中毒、有机磷杀虫药中毒、氰化物中毒、吗啡类药物中毒及糖尿病酮症酸中毒等。

4. 血液系统疾病　常见于重度贫血、高铁血红蛋白血症及硫化血红蛋白血症等。

5. 神经精神性疾病　如脑出血、脑外伤、脑肿瘤、脑炎、脑膜炎、脑脓肿等颅脑疾病引起呼吸中枢功能障碍及癔症等精神性因素所致的呼吸困难。

二、发病机制

1. 肺源性呼吸困难　主要是由于呼吸系统疾病引起通气不足或换气功能障碍导致缺氧和(或)二氧化碳潴留所致。其机制为:①呼吸道疾患引起呼吸道狭窄或阻塞致肺通气减少;②肺部疾病使弥散膜面积减少和肺泡通气/血流比例失调，影响肺换气功能；③胸壁、胸廓及胸腔疾患使胸壁顺应性降低，呼吸运动受限，肺通气明显减少，肺泡氧分压降低，引起缺氧；④呼吸肌功能障碍限制呼吸运动，同时影响肺通气和换气功能。

2. 心源性呼吸困难　主要由左心和（或）右心衰竭所致。左心衰竭时呼吸困难更为严重。

左心衰竭发生呼吸困难的主要原因是肺淤血和肺泡弹性降低。其机制为：①肺淤血使气体弥散功能降低；②肺泡张力增高，刺激牵张感受器，通过迷走神经反射兴奋呼吸中枢；③肺泡弹性减退，使肺活量减少；④肺循环压力升高对呼吸中枢的反射性刺激。急性左心衰竭时常出现夜间阵发性呼吸困难伴喘息，称为"心源性哮喘（cardiac asthma）"。其发生的机制为：①睡眠时迷走神经兴奋性增高，使冠状动脉收缩，心肌供血不足，心功能降低；②仰卧时肺活量减少和下半身静脉回流量增多，致肺淤血加重；③迷走神经兴奋性增高等引起小支气管收缩，肺泡通气量减少；④呼吸中枢敏感性降低，对肺淤血引起的轻度缺氧反应迟钝，当淤血加重、缺氧明显时，才刺激呼吸中枢作出应答反应。

右心衰竭严重时也可引起呼吸困难，但程度较左心衰竭轻。右心衰竭时呼吸困难的原因主要是体循环淤血。其发生机制为：①右心房和上腔静脉压升高，刺激压力感受器反射性地兴奋呼吸中枢；②血氧含量减少，乳酸、丙酮酸等代谢产物增加，刺激呼吸中枢；③淤血性肝肿大、腹腔积液和胸腔积液，使呼吸运动受限，肺受压，气体交换面积减少。临床上主要有慢性肺源性心脏病、某些先天性心脏病或由左心衰竭发展而成。渗出性或缩窄性心包炎虽无右心衰竭，但由于大量心包积液致心脏压塞或心包纤维性增厚、钙化、缩窄，使心脏舒张受限，既引起体循环静脉淤血也可引起呼吸困难。

3. 中毒性呼吸困难　①尿毒症、糖尿病酮症酸中毒时，血中酸性代谢产物增多，刺激颈动脉窦、主动脉体化学感受器或直接兴奋呼吸中枢使呼吸深而规则；②某些药物如吗啡类、巴比妥类等中枢抑制药物和有机磷杀虫药中毒时，可抑制呼吸中枢致呼吸减弱、减慢；③亚硝酸盐和苯胺类中毒时，使血红蛋白生成高铁血红蛋白失去携氧的能力而导致缺氧；一氧化碳中毒时，吸入的一氧化碳与血红蛋白结合形成碳氧血红蛋白，失去携带氧的能力导致缺氧而产生呼吸困难；氰化物和含氰化物较多的苦杏仁、木薯中毒时，氰离子抑制细胞色素氧化酶的活性，影响细胞的呼吸作用，导致组织缺氧引起呼吸困难，严重时可引起脑水肿抑制呼吸中枢。

4. 血源性呼吸困难　多由于红细胞携带氧减少，血氧含量减少，刺激呼吸中枢所致，如重度贫血、高铁血红蛋白血症等。大出血或休克时，因缺氧和血压下降，刺激呼吸中枢，也可出现呼吸困难。

5. 神经精神性呼吸困难　常因颅内压增高和脑供血减少刺激呼吸中枢、神经肌肉麻痹、或过度通气而发生呼吸性碱中毒等引起。临床上还可见到精神性呼吸困难，即无器质性疾病的呼吸困难，常见于焦虑症、癔症的患者。

三、临床表现

1. 肺源性呼吸困难　临床上常分为如下三种类型：

（1）吸气性呼吸困难：由于喉部水肿、气管肿瘤、气管和支气管内膜结核等原因引起喉部、气管、大支气管的狭窄和阻塞所致。表现为吸气显著费力，吸气加深，常伴有干咳及高调吸气性喉鸣，严重者由于呼吸肌极度用力，胸腔负压增加，吸气时可见"三凹征（three depression sign）"，即胸骨上窝、锁骨上窝和肋间隙明显凹陷。

（2）呼气性呼吸困难：常见于喘息型慢性支气管炎、慢性阻塞性肺疾病、支气管哮喘及弥漫性细支气管炎等。表现为呼气缓慢、费力，呼气时间明显延长，常伴有呼气相哮鸣音，常由于小支气管痉挛、炎症和（或）肺泡弹性下降所致。

（3）混合性呼吸困难：见于肺部和胸膜疾病如重症肺炎、重症肺结核、大面积肺栓塞、弥漫性肺间质病变、大量胸腔积液、气胸及广泛性胸膜增厚等。表现为吸气相与呼气相均感呼吸费力，呼吸浅快，可伴有呼吸音异常和病理性呼吸音，常由于肺或胸膜腔病变使肺呼吸面积减少导致肺换气功能障碍所致。

2. 心源性呼吸困难　左心衰竭时呼吸困难表现为混合性呼吸困难，活动时呼吸困难出现或加重，休息时减轻或消失，仰卧时加重，坐位减轻。这是由于活动时心脏负荷加重，机体耗氧量增加，坐位时下半身回心血量减少，肺淤血减轻，且坐位时膈肌位置较低，膈肌活动增大，肺活量增加。当患者病情较重时，患者常常被迫取半坐位或端坐体位呼吸(orthopnea)。

急性左心衰竭时，常出现夜间阵发性呼吸困难，表现为睡眠中突感胸闷气急，被迫坐起，惊恐不安。轻者数分钟或数十分钟后症状逐渐消失，重者可见端坐呼吸、面色发绀、出汗，有哮鸣音，咳浆液性粉红色泡沫痰，两肺底有较多湿啰音，心率加快，可有奔马律。这种呼吸困难称"心源性哮喘"。是由于各种心脏病发生急性左心功能不全，导致急性肺水肿所致。右心衰竭严重时也可引起呼吸困难，主要见于慢性肺心病，患者亦常取半坐位以缓解呼吸困难。心包疾病患者常取坐位前倾位，以减轻增大心脏对左肺的压迫。

3. 中毒性呼吸困难　代谢性酸中毒所致的呼吸困难表现为深长而规则的呼吸，可伴有鼾音，称为酸中毒深大呼吸(Kussmaul 呼吸)。见于尿毒症、糖尿病酮症等。吗啡类、巴比妥类等中枢抑制药和有机磷杀虫药中毒时，呼吸中枢受到抑制，呼吸变浅变慢，且常伴有呼吸节律的改变如 Cheyne-Stokes 呼吸(潮式呼吸)或 Biots 呼吸(间停呼吸)。

4. 血源性呼吸困难　由于红细胞数量减少或携氧能力降低，使血氧含量降低，表现为代偿性的呼吸浅快，心率快。

5. 神经精神性呼吸困难　神经性呼吸困难主要是由于呼吸中枢受增高的颅内压影响，呼吸变的慢而深，并常伴有呼吸节律的改变，如双吸气(抽泣样呼吸)、呼吸遏制(吸气突然停止)等。精神性呼吸困难，临床上常见于癔症患者。癔症患者呼吸困难发作的特点是突然出现，主要表现为呼吸频率快而浅，1 分钟可达 60~100 次，常因通气过度而发生呼吸性碱中毒，出现口周、肢体麻木和手足搐搦，严重时可有意识障碍。叹息样呼吸，患者自述呼吸困难，但并无呼吸困难的客观表现，偶尔出现一次深大吸气，伴有叹息样呼气，在叹息之后自觉轻快。

四、伴随症状

1. 发作性呼吸困难伴哮鸣音　多见于支气管哮喘、心源性哮喘。突发严重的呼吸困难伴哮鸣音，见于急性喉水肿、气管异物、大面积肺栓塞、自发性气胸等。

2. 呼吸困难伴发热　见于肺炎、肺脓肿、肺结核、胸膜炎、急性心包炎等。

3. 呼吸困难伴一侧胸痛　见于大叶性肺炎、急性渗出性胸膜炎、肺栓塞、气胸、肺癌及急性心肌梗死等。

4. 呼吸困难伴咳嗽、咳痰　见于慢性阻塞性肺疾病、肺部感染、支气管扩张症及肺脓肿等；伴有脓痰者常见于呼吸系统感染；伴大量泡沫痰可见于有机磷中毒；伴粉红色泡沫痰见于急性肺水肿。

5. 呼吸困难伴意识障碍　多见于脑出血、脑膜炎、糖尿病酮症酸中毒、尿毒症、肺性脑病、急性中毒及重症肺炎等。

五、问诊要点

1. 呼吸困难发生的诱因　是否伴有呼吸系统疾病、循环系统疾病、肾功能不全、糖尿病的症状；是否伴有药物、毒物摄入史、头痛、意识障碍、颅脑外伤史、骨折及长期卧床史等。

2. 呼吸困难发生的方式　起病呈突然、缓慢或渐进性发生，或者有明显的时间性对疾病的诊断具有重要意义。如既往体健突发呼吸困难时，对小儿应询问有无异物吸入，成人注意有无气胸。发作性呼吸困难多为支气管哮喘或心源性哮喘。

3. 呼吸困难的特点　是吸气性呼吸困难、呼气性呼吸困难，还是混合性呼吸困难。

4. 呼吸困难与活动、体位的关系　如左心衰竭引起的呼吸困难多在活动后或者夜间卧位时发生。

5. 伴随症状　是否伴有发热、咳嗽、咳痰、胸痛、咯血及发绀等症状。

6. 其他病史　有无排尿、饮食异常、高血压、肾病与代谢疾病病史；有无药物、毒物摄入史；有无头痛、意识障碍或颅脑外伤史等。

（陈明伟）

学习小结

1. 引起呼吸困难的病因有：呼吸系统疾病、循环系统疾病、中毒、血液系统疾病、神经精神性疾病。

2. 呼吸困难患者的临床表现：①肺源性呼吸困难可表现为吸气性、呼气性和混合性呼吸困难；②心源性呼吸困难可有端坐呼吸、咳粉红色泡沫样痰；③代谢性酸中毒所致的呼吸困难表现为 Kussmaul 呼吸；④呼吸中枢受抑制时呼吸变浅变慢，急性感染时兴奋呼吸中枢，使呼吸频率增快。

3. 问诊要点包括：呼吸困难发生的诱因、方式；呼吸困难的特点，与活动、体位的关系；伴随症状及患者既往其他病史等。

复习参考题

1. 导致呼吸困难的可能病因有哪些，请举例说明。

2. 由呼吸系统疾病引起的呼吸困难临床上有何特点？

3. 心源性呼吸困难和其他呼吸困难如何鉴别？

第六章　咳嗽与咳痰

学习目标	
掌握	咳嗽、咳痰的临床特点和问诊方法。
熟悉	咳嗽、咳痰的病因。
了解	咳嗽、咳痰的发生机制。

咳嗽(cough)、咳痰(expectoration)是临床常见的症状。咳嗽是一种反射性防御动作,通过咳嗽可以清除呼吸道内分泌物及气道内异物,如咳嗽过于剧烈或持久,会影响工作和休息,严重可引起血管、肺泡破裂致咯血及气胸等不利的一面。痰是气管、支气管的分泌物或肺泡内的渗出液,借助咳嗽将其排出称为咳痰。

一、病因

1. 呼吸道疾病　当鼻咽部至小支气管整个呼吸道黏膜受到刺激时,均可引起咳嗽。如咽、喉、气管、支气管和肺,由于刺激性气体、异物、炎症、出血、免疫反应、结核、肿瘤或大气道外压等刺激,均可引起咳嗽和(或)咳痰。呼吸道感染是引起咳嗽、咳痰最常见的病因。

2. 胸膜疾病　各种原因所致的胸膜炎、胸膜间皮瘤及自发性气胸等均可引起咳嗽。

3. 心血管疾病　二尖瓣狭窄或其他原因所致的左心衰竭引起肺淤血或肺水肿,因肺泡及支气管内有浆液性或血性渗出液,可引起咳嗽。此外,右心及体循环静脉栓子、羊水、瘤栓及菌栓等所致的肺栓塞时也可引起咳嗽。

4. 中枢神经因素　如皮肤受冷刺激或由三叉神经分布的鼻黏膜及舌咽神经支配的咽峡部黏膜受刺激时,可反射性引起咳嗽。脑炎、脑膜炎时也可出现咳嗽。

5. 其他　如服用血管紧张素转化酶抑制剂后咳嗽、胃食管反流病所致咳嗽和习惯性及心理性咳嗽等。

二、发病机制

咳嗽的神经调节中枢在延髓。感受器(包括鼻、咽、喉、支气管及胸膜等,尤以喉部勺状间隙和气管分叉部黏膜最敏感)接受刺激后,经迷走神经、舌下神经和三叉神经传入延髓咳嗽中枢,再将冲动传向喉下神经、膈神经和脊髓神经,分别引起咽肌、膈肌和其他呼吸肌运动来完成咳嗽动作,即深吸气后,声门关闭,随即呼吸肌、膈肌及腹肌收缩,胸内压迅速升高,气流冲出狭窄的声门裂隙产生咳嗽动作和发出声音。

咳痰是一种病理现象。正常支气管黏膜腺体和杯状细胞只分泌少量黏液,以保持呼吸道黏膜的湿润。当各种原因(如感染、理化刺激或过敏反应等)引起呼吸道炎症时,可致呼吸道黏膜充血、水肿,黏液分泌增多，毛细血管壁通透性增加，浆液渗出，渗出物和黏液、吸入的尘埃和某些组织坏死物等混合而成痰。在呼吸道及肺部感染和肺寄生虫病时，痰中查找病原体有助于疾病的诊断和治疗。

三、临床表现

1. 咳嗽的性质　湿性咳嗽是指咳嗽伴有咳痰，常见于慢性支气管炎、支气管扩张症、肺炎、肺脓肿和空洞性肺结核等。干性咳嗽为一种无痰或痰量极少的咳嗽，常见于急慢性咽喉炎、喉癌、急性支气管炎初期、气管受压、支气管异物、肺癌及胸膜疾病、肺动脉高压、二尖瓣狭窄等。

2. 咳嗽的时间和规律　发作性咳嗽见于百日咳、咳嗽变异性哮喘及支气管内膜结核等。突发性咳嗽常由于吸入刺激性气体或异物、气管或支气管分叉处受淋巴结或肿瘤等压迫引起。长期慢性咳嗽，多见于慢性阻塞性肺疾病、哮喘、慢性鼻炎、慢性鼻窦炎、胃食管反流、支气管扩张症、肺脓肿或肺结核等。夜间咳嗽加重常见于急性左心衰竭、支气管哮喘等。周期性咳嗽见于慢性支气管炎或支气管扩张，且往往于清晨起床或晚上躺下时(即体位改变时)咳嗽加剧。

3. 咳嗽的音色　指咳嗽声音的特点。如：①咳嗽声音嘶哑，多为声带的炎症或肿瘤压迫喉返神经所致；②金属音咳嗽，常因纵隔肿瘤、主动脉瘤或肺癌直接压迫气管所致；③鸡鸣样咳嗽，多见于百日咳、会厌、喉部疾患或气管受压，表现为连续阵发性剧咳伴有高调吸气回声；④咳嗽声音低微或无力，见于严重肺水肿、声带麻痹及极度衰弱的患者。

4. 痰量和性质　痰量和性质的改变是病情观察及疗效判断的指标之一，痰的性质可分为脓性痰、黏液性痰、浆液痰和血性痰等。脓性痰见于化脓性细菌感染。黏液性痰多见于急性支气管炎、支气管哮喘及大叶性肺炎的初期，也可见于慢性支气管炎、肺结核等。浆液性痰多见于肺水肿。血性痰是由于呼吸道黏膜受侵害、损害毛细血管或血液渗入肺泡所致。支气管扩张症、肺脓肿和支气管胸膜瘘时脓性痰较多，排痰与体位有关。肺脓肿痰液静置后可出现分层现象：上层为泡沫，中层为浆液或浆液脓性，下层为坏死物质。痰液的颜色和气味对某些肺部疾病常有提示作用，如恶臭痰提示厌氧菌感染；铁锈色痰为典型肺炎球菌肺炎的特征；黄绿色或翠绿色痰，提示铜绿假单胞菌感染；痰白黏稠且牵拉成丝难以咳出，提示真菌感染；粉红色泡沫痰是肺水肿的特征；每日若咳出数百至上千毫升浆液泡沫痰，要警惕肺泡癌的可能。

四、伴随症状

1. 咳嗽伴发热　多见于急性呼吸道感染、肺炎、支气管扩张并感染、肺结核及肺脓肿等。

2. 咳嗽伴胸痛　常见于肺炎、胸膜炎、自发性气胸、肺栓塞及肺癌等。

3. 咳嗽伴咯血　常见于支气管扩张症、肺结核、肺癌、肺脓肿、肺栓塞、二尖瓣狭窄及支气管结石等。

4. 咳嗽伴大量咳痰　常见于支气管扩张症、肺脓肿及支气管胸膜瘘。

5. 咳嗽伴有哮鸣音　多见于支气管哮喘、慢性喘息性支气管炎、心源性哮喘或弥漫性泛细支气管炎，固定性哮鸣音见于气管和支气管异物、支气管内膜结核及肺癌等。

6. 咳嗽伴有杵状指(趾)　常见于支气管扩张症、慢性肺脓肿、肺癌及脓胸等。

7. 咳嗽伴呼吸困难　见于喉水肿、喉肿瘤、支气管哮喘、重症肺炎、肺结核、慢性阻塞性肺疾病、气胸、肺淤血、大量胸腔积液、肺水肿、气管或支气管异物。

8. 咳嗽伴有发绀　常见于重症心肺疾患，如自发性气胸、肺源性心脏病伴有心功能不全。

五、问诊要点

1. 性别和年龄　异物吸入或支气管淋巴结肿大是儿童呛咳的主要原因；长期咳嗽对青壮年应首先考虑肺结核、支气管扩张症，而对40岁以上男性吸烟者应考虑慢性支气管炎、肺水肿及支气管肺癌，对青年女性患者需注意支气管内膜结核和支气管腺瘤。

2. 详细询问咳嗽的时间和规律、程度和音色，痰的颜色、异味、痰量的变化等情况，对咳嗽病因的诊断和鉴别以及疗效判断均具有重要意义。

3. 询问咳嗽伴随症状，有助于疾病的诊断和鉴别诊断。

4. 个人史　如有无吸烟、职业性粉尘接触史等。

（陈明伟）

学习小结

1. 引起咳嗽的病因有：呼吸道疾病、胸膜疾病、心血管疾病、中枢神经因素等。呼吸道感染是导致咳嗽咳痰最常见的原因。

2. 咳嗽的问诊要点包括：咳嗽的性质特点、时间和规律、咳嗽的音色、痰量和性质、伴随症状，以及患者年龄、性别、工作环境和性质、有无吸烟等。

复习参考题

1. 慢性阻塞性肺疾病患者的咳嗽有何特点？

2. 支气管肺癌患者的咳嗽有何特点？

第七章　咯血

学习目标

掌握	咯血的临床表现和问诊方法；咯血和呕血的鉴别。
熟悉	咯血的病因。
了解	咯血的发生机制。

咯血(hemoptysis)是指喉及喉部以下的呼吸道及肺任何部位的出血,经口腔咯出。

呼吸系统血液供应为两套,肺动脉是低压低阻的功能血管(肺循环),负责气体交换,支气管动脉是压力较高的营养血管(体循环)。前者受损出血缓慢,量也偏少;后者受损出血凶猛,量也较多。因此咯血量的多少与病变部位密切相关,与病变局部的严重程度呈非直线关系。少量咯血仅表现为痰中带血,但大量咯血时,血液和血凝块可以阻塞呼吸道,造成窒息。咯血时,需要与上呼吸道及上消化道出血相鉴别。应先检查口腔和鼻咽部,观察局部有无出血灶。鼻出血多自前鼻孔流出,常见鼻前庭有血迹或在鼻中隔发现出血灶。鼻咽部出血,往往沿咽后壁下流,易与咯血相混淆,需认真鉴别。上消化道出血,如胃、十二指肠出血,当胃内积血量达到250ml时可以呕血。由于呕血和咯血均是从口腔排出,所以应仔细鉴别(表1-7-1)。

表1-7-1　咯血与呕血区别

项目	咯血	呕血
病因	肺结核、支气管扩张、支气管肺癌、肺脓肿、肺炎、心脏病等	消化性溃疡、肝硬化、急性出血性胃炎、胆道出血、胃癌等
出血前症状	咽部不适、咳嗽、胸闷等	上腹部不适、恶心、呕吐等
出血方式	咯出	呕出，可为喷射状
血色	多为鲜红色	暗红色、咖啡样或鲜红
血中混合物	泡沫、痰	食物残渣、胃液
酸碱性	偏碱性	偏酸性
黑便	无，若咽下血液量较多时可有	有，可为柏油便、呕血停止后仍可持续数日
出血后痰性状	常有血痰数日	无痰

一、病因与发病机制

咯血主要见于呼吸系统疾病,循环系统疾病和其他全身疾病。

1. 支气管与肺部疾病　支气管扩张、支气管结核、支气管结石及支气管腺瘤等支气管疾病和肺结核、肺炎、肺脓肿、肺癌、肺栓塞等肺部疾病是引起咯血的常见原因。肺结核是我国咯血最常见的病因,特别是继发性肺结核中的浸润型、空洞型或干酪型肺炎易出现咯血，咯血量变数较大，可由痰中带血到大咯血，甚至危及生命，并常为排菌性肺结核患者。引起咯血主要机制是：①炎症使毛细血管通透性增高，血液渗出；②炎症破坏血管壁或形成小动脉瘤；③反复感染引起继发性支气管扩张，形成动静脉瘘等。

2. 心血管疾病　二尖瓣狭窄是循环系统中最常见的咯血原因，咯血量一般少于呼吸系统疾病。主要原因是心功能不全引起肺淤血、肺血管压力增高，肺泡壁或支气管内膜毛细血管破裂所致。其他心血管疾病，如肺动脉高压、肺血管炎、高血压病等亦可引起咯血。急性左心衰肺水肿时，可出现粉红色或白色泡沫痰。

3. 其他　血液系统疾病（如白血病、血小板减少性紫癜或过敏性紫癜、再生障碍性贫血等）、某些急性传染病（如流行性出血热、肺出血型钩端螺旋体病等）、结缔组织疾病（如结节性多动脉炎、系统性红斑狼疮及坏死性肉芽肿性血管炎等）或肺出血-肾炎综合征、支气管子宫内膜异位症等均可引起咯血。

二、临床表现

1. 年龄　儿童咯血较成年人少，多为少量咯血，最常见的原因是支气管和肺部感染，部分由心脏病引起。青壮年咯血多见于肺结核、支气管扩张及风湿性心脏病。40 岁以上有长期吸烟史者，特别是伴有刺激性呛咳或高调咳嗽的咯血，要警惕支气管肺癌的可能。

2. 咯血量　每日咯血量在 100ml 以下（含痰中带血或血痰）为小量咯血，500ml 以上或一次 300~500ml 为大量咯血，介于二者之间为中量咯血。大量咯血主要见于累及支气管动脉的支气管扩张、支气管结核等。因为癌组织有不断浸润和持续破坏的特点，故支气管肺癌多为持续性少量咯血。慢性支气管炎和支原体肺炎患者剧烈咳嗽时，可以损伤小血管，出现少量咯血。

3. 咯血的性状　咳铁锈色痰，主要见于肺炎双球菌肺炎和肺吸虫病，因红细胞破坏后，含铁血黄素与分泌物混合呈铁锈色；砖红色胶冻样血痰主要见于克雷伯杆菌肺炎，特点是黏稠；鲜红色血痰常见于肺结核、支气管扩张、肺脓肿及出血性疾病；暗红色血痰多见于二尖瓣狭窄导致的肺淤血引起；粉红色泡沫样痰多由左心衰竭引起的急性肺水肿所致。

三、伴随症状

咯血时的伴随症状或体征，提示某些疾病的可能（表 1-7-2）。

表 1-7-2　咯血伴随症状及体征与常见疾病

伴随症状	常见疾病
发热	肺结核、肺炎、肺脓肿、支气管肺癌、肺出血型钩端螺旋体病流行性出血热等
胸痛	肺炎、肺栓塞、肺结核及支气管肺癌等
呛咳	支气管肺癌、大中气道异物、支原体肺炎等
脓痰	支气管扩张、肺脓肿及空洞性肺结核继发感染等，干性支气管扩张则仅表现为反复咯血而无脓痰
皮肤黏膜出血	血液病、风湿病及流行性出血热、肺出血型钩端螺旋体病等急性传染病
杵状指（趾）	支气管扩张、肺脓肿及支气管肺癌等
黄疸	钩端螺旋体病、肺炎球菌肺炎、肺栓塞等

四、问诊要点

1. 确定咯血　询问出血前有无呼吸系统的既往疾病，是否有咳嗽等前驱症状，出血的速度、血液颜色、血中有无混合物等。注意与上呼吸道及上消化道出血相鉴别。

2. 询问发病年龄、咯血量、颜色和性状，对确定咯血病因有较大意义。

3. 了解咯血的伴随症状，有助于疾病的诊断和鉴别诊断。

4. 个人史　注意传染病接触史、吸烟史、职业性粉尘接触史、生食海鲜史及月经史等。

（谷　秀）

学习小结

1. 咯血是指喉及喉部以下的呼吸道及肺任何部位的出血，经口腔咯出。

2. 咯血需与口腔、鼻咽部出血以及呕血相鉴别。

3. 患者发病年龄、咯血量、颜色和性状以及相关伴随症状，对咯血病因的诊断和鉴别有重要意义。

复习参考题

1. 咯血和呕血如何鉴别？

2. 咯血伴随的不同症状与不同的疾病的关系。

第八章　发绀

08章

学习目标

掌握	发绀的临床表现和常见病因。
熟悉	发绀的伴随症状和问诊要点。
了解	发绀的发病机制。

发绀(cyanosis)是指血液中还原血红蛋白增多或出现异常血红蛋白(如高铁血红蛋白、硫化血红蛋白等),使皮肤黏膜呈青紫色改变的一种现象,又称为紫绀。常呈现于皮肤较薄、色素较少和毛细血管丰富的部位,如口唇、舌、鼻尖、耳廓、颊部和甲床等。

一、病因与发生机制

发绀主要因为血液中还原血红蛋白含量绝对增多或存在异常血红蛋白所致。

1. 还原血红蛋白增多　还原血红蛋白指未与氧结合的血红蛋白,一般情况下当血液中还原血红蛋白含量>50g/L时,皮肤黏膜就会出现发绀。此时,动脉血氧饱和度(SaO_2)一般<85%。某些情况下,当患者血红蛋白增多达180g/L时,虽然SaO_2>85%亦可出现发绀,而当重度贫血(Hb<60g/L)时,即使SaO_2明显降低,也常不能显示发绀。因此,发绀是缺氧的典型表现,但缺氧不一定发绀。

2. 血液中存在异常血红蛋白衍化物

(1) 高铁血红蛋白血症:正常人血液中高铁血红蛋白仅占血红蛋白总量的1%左右,并且较为恒定。某些药物或化学物质(如亚硝酸盐、苯胺、硝基苯、磺胺类等)中毒,引起血红蛋白分子中亚铁离子被铁离子所取代,失去与氧结合的能力。当血中高铁血红蛋白含量达到30g/L时可出现发绀。

(2) 硫化血红蛋白血症:患者便秘或服用某些含硫药物后,在肠内形成大量硫化氢,作用于血红蛋白形成硫化血红蛋白。当血液中硫化血红蛋白达到4%或超过5g/L时,可出现发绀。

二、临床表现

1. 血液中还原血红蛋白增多引起的发绀

(1) 中心性发绀:由于心、肺疾病引起呼吸功能不全、通气与换气功能障碍、肺氧合作用不足使SaO_2降低所致。其特点是全身性发绀,包括四肢、颜面、黏膜及躯干皮肤,但受累的皮肤温度正常,局部按摩或加温,发绀仍存在。

1) 肺性发绀:主要因为肺通气不足、换气障碍等因素导致体循环中还原血红蛋白增加而致发绀。见于急性呼吸系统疾病,如气管梗阻、哮喘、急性呼吸窘迫综合征、肺栓塞等;慢性呼吸系统疾病,如阻塞性肺气肿、慢性支气管炎、弥漫性肺间质纤维化等；肺血管疾病，如肺动脉硬化、肺淤血、肺动脉高压等。

2）心性发绀：主要由于心内或大血管间存在异常通道，使部分静脉血未通过肺的氧合作用而直接分流混入体循环动脉血中，当分流量超过心排出量1/3时，可出现发绀。见于右向左分流的先天性心血管病，如法洛四联症、大血管错位、先天性肺动脉狭窄等。

（2）周围性发绀：由于周围循环血流障碍所致，其特点是肢体末梢与下垂部分（如肢端、耳垂与鼻尖）发绀。受累的皮肤发凉，按摩或温暖局部皮肤，发绀可消失。一般分为：

1）淤血性周围性发绀：由于体循环淤血、周围组织血流缓慢，组织过多摄氧，导致局部还原血红蛋白增多，出现发绀。见于右心功能不全、缩窄性心包炎、局部静脉病变（如血栓性静脉炎、上腔静脉阻塞综合征、糖尿病足、下肢静脉曲张）等。

2）缺血性周围性发绀：由于心排血量减少、周围组织血管收缩、末梢循环障碍而致局部组织灌注下降，缺血缺氧，出现发绀。常见于严重休克、暴露于寒冷中和血栓闭塞性脉管炎等。

（3）混合性发绀：中心性发绀与周围性发绀同时存在，常见于心力衰竭。

2. 血液中存在异常血红蛋白引起的发绀

（1）高铁血红蛋白血症：一般分为先天性和后天获得性两类。

1）先天性高铁血红蛋白血症：自幼即有发绀，身体一般状况较好，通常有家族史，而无心、肺疾病及引起异常血红蛋白的其他原因。先天性高铁血红蛋白血症是由于NADH（烟酰胺腺嘌呤二核苷酸还原酶）缺乏引起，属于常染色体隐性遗传性疾病。

2）后天获得性高铁血红蛋白血症：临床特点是患者有中毒的病史，发绀出现急骤，病情危重，经过氧疗发绀不能改善，静脉血呈深棕色，分光镜检查可证实血中有高铁血红蛋白存在。轻度高铁血红蛋白血症（高铁血红蛋白占血红蛋白总数20%～30%），患者仅需休息，停止接触氧化剂24～72小时后，高铁血红蛋白血可自行降至正常。当高铁血红蛋白超过40%时，必须立即给予还原剂亚甲蓝（美蓝）或大量维生素C治疗，发绀可在30～60分钟内消失。

（2）硫化血红蛋白血症：临床特点是发绀持续时间长，可达数月以上。因硫化血红蛋白一经形成便不能逆转为血红蛋白，只有含这种异常硫化血红蛋白的红细胞被破坏，它才离开血液循环被清除，异常的血红蛋白才能消失。患者血液呈蓝褐色，分光镜检查可证明有硫化血红蛋白的存在。

三、伴随症状

1. 发绀伴呼吸困难　常见于心力衰竭、呼吸衰竭及急性呼吸道阻塞、气胸、大量胸腔积液等。

2. 发绀伴杵状指（趾）　提示病程较长，主要见于发绀型先天性心脏病及某些慢性肺部疾病。

3. 急性发绀伴意识障碍　主要见于某些药物或化学物质中毒、休克、急性重度肺部感染或急性心功能衰竭等。

四、问诊要点

1. 发绀的起病情况　起病的急缓、时间、年龄、可能的诱因。幼年发绀多考虑先天性疾病，如心脏病、高铁血红蛋白血症等。成年发绀多考虑慢性呼吸及循环系统疾病。

2. 发绀的特点及严重程度　发绀的部位与范围、全身性还是局部性、青紫的程度；发绀部位皮肤的温度，经按摩或加温后发绀能否消退。

3. 与发绀有关的病史　有无心肺疾患等其他相关疾病病史；有无家族史；有无相关药物、化学物品、变质蔬菜摄入史；有无在持久便秘情况下过食蛋类或硫化物病史等。红细胞增多者发绀明显，而休克和贫血者发绀不明显。

4. 发绀的伴随症状　发绀是否伴有呼吸困难、杵状指或意识障碍。心肺疾病发绀严重者常伴呼吸困难，异常血红蛋白血症者一般无呼吸困难。

（江　汕）

学习小结

1. 发绀的病因与发生机制:血液中还原血红蛋白增多或出现异常血红蛋白。

2. 血液中还原血红蛋白增多者表现为中心性发绀、周围性发绀和混合性发绀；异常血红蛋白者表现为高铁血红蛋白血症或硫化血红蛋白血症。

3. 发绀的伴随症状：呼吸困难、杵状指（趾）或意识障碍。

4. 发绀的问诊要点：起病情况、发绀特点和相关病史。

复习参考题

简述发绀的问诊要点。

第九章 心悸

09章

学习目标

掌握	心悸的病因。
熟悉	心悸的伴随症状和问诊要点。
了解	心悸的发病机制。

心悸(palpitation)是指患者自觉心跳或心慌的不适感。心悸是心血管疾病最常见的症状之一,发生时,心率可以加快、减慢或心律失常,部分患者心率和心律亦可正常。

一、发病机制

心悸的发病机制目前尚未完全清楚,一般认为心脏活动过度是心悸发生的基础,常与心率、心律及心排血量改变有关,部分与自主神经功能紊乱、儿茶酚胺分泌过多或对β肾上腺素能激活过度敏感有关。心悸的发生与精神因素及注意力有关,焦虑、紧张及注意力集中时易于出现。某些器质性心脏病或心律失常患者可无心悸,如慢性心房颤动患者可因逐渐适应不规律的心室律而无明显心悸。老年人伴有糖尿病引起的神经病变或伴有其他严重症状时,心悸症状可不明显或被其他症状掩盖。

二、病因

心悸病因与常见的临床情况或疾病见表1-9-1。

表1-9-1 心悸病因与常见临床情况或疾病

病因	常见情况或疾病
(一) 心脏搏动增强	
1. 生理性	见于健康人剧烈运动或精神过度紧张时;饮酒、喝浓茶或咖啡后;应用某些药物,如肾上腺素、麻黄碱、咖啡因、阿托品、甲状腺片、利尿剂、氨茶碱、钙离子拮抗剂(如硝苯地平)等
2. 病理性	见于甲状腺功能亢进、贫血、发热、缺氧、低血糖、嗜铬细胞瘤等
(二) 心律失常	
1. 心动过速	见于窦性心动过速、阵发性室上性或室性心动过速、快室率的心房颤动或心房扑动等
2. 心动过缓	见于高度房室传导阻滞、重症窦性心动过缓、慢室率的心房颤动或心房扑动、病态窦房结综合征等
3. 心律不齐	见于房性或室性的期前收缩、心房扑动或颤动等
(三) 器质性心脏病	见于冠状动脉粥样硬化性心脏病、高血压心脏病、心脏瓣膜病、心肌病、心肌炎、肺源性心脏病、某些先天性心脏病、心肌代谢障碍性疾病(如维生素B_1缺乏)等
(四) 心脏神经症	多见于青壮年女性,心脏本身并无器质性病变,与自主神经功能紊乱有关

三、伴随症状

心悸的伴随症状与常见疾病见表1-9-2。

表1-9-2 心悸伴随症状与常见疾病

伴随症状	常见疾病
伴心前区疼痛	见于冠状动脉粥样硬化性心脏病（如心绞痛、心肌梗死）、主动脉瓣狭窄或关闭不全、肥厚梗阻型心肌病、心肌炎、心包炎，亦可见于心脏神经症等
伴发热	见于急性传染病、风湿热、心肌炎、心包炎、感染性心内膜炎等
伴晕厥或抽搐	见于高度房室传导阻滞、心室颤动或阵发性室性心动过速、病态窦房结综合征等
伴皮肤苍白	见于贫血。如急性失血，常伴有虚汗、脉搏微弱、血压下降或休克；如慢性贫血，则心悸多在劳累后较明显
伴呼吸困难	见于急性心肌梗死、心包积液、心力衰竭、重症贫血、阻塞性肺气肿、气胸等
伴消瘦及出汗	见于甲状腺功能亢进

四、问诊要点

1. 心悸发作的诱因、时间、频率、病程、年龄。

2. 伴随症状　了解有无心前区痛、头晕、头痛、晕厥、抽搐、发热、呼吸困难、消瘦及多汗、失眠、焦虑等相关症状，对心悸的诊断和鉴别有极大帮助，见表1-9-2。

3. 有无心脏病、内分泌疾病、贫血、神经症等病史。

4. 有无嗜好浓茶、咖啡、烟酒情况，有无精神刺激史。

（周汉建）

学习小结

1. 心悸是患者自觉心跳或心慌的不适感，是心血管疾病最常见的症状之一。

2. 心悸的常见病因包括：心脏搏动增强、心律失常、器质性心脏病、心脏神经症等。

复习参考题

1. 引起心悸的生理性原因主要有哪些？

2. 如何确定心脏神经症引起心悸？

第十章　恶心与呕吐

学习目标

掌握	恶心与呕吐的分类及常见病因、临床表现。
熟悉	恶心与呕吐的伴随症状及问诊要点。
了解	恶心与呕吐的机制。

恶心(nausea)是一种想将胃内容物经口吐出的紧迫不适的主观感觉。可伴有头晕、面色苍白、出冷汗、心动过缓、血压降低等迷走神经兴奋症状。呕吐(vomiting)是通过胃的强烈收缩迫使胃或部分小肠内容物,通过食管逆流经口腔排出体外的过程。如恶心同时伴有呕吐动作,而未将胃内容物吐出则称为干呕。恶心、干呕、呕吐可单独发生,亦可伴随出现。

一、病因及发病机制

(一)病因及分类

引起恶心和呕吐的疾病极多,按疾病发病机制分类见表 1-10-1。

表 1-10-1　恶心、呕吐的类型与病因

分类	病因
1. 反射性呕吐	
(1)咽部受刺激	吸烟、咳嗽、鼻咽部炎症等
(2)胃、十二指肠疾病	胃肠炎、消化性溃疡、急性胃扩张或幽门梗阻、上消化道出血等
(3)肠道疾病	急性阑尾炎、肠梗阻、腹型过敏性紫癜等
(4)肝胆胰疾病	肝炎、肝硬化、肝癌、胆囊炎、胆石症、胰腺炎等
(5)腹膜、肠系膜疾病	腹膜炎、急性肠系膜淋巴结炎、肠系膜动脉栓塞等
(6)泌尿系统疾病	肾输尿管结石、急性肾盂肾炎等
(7)其他	盆腔炎、宫外孕、心肌梗死、心力衰竭、青光眼、屈光不正等
2. 中枢性呕吐	
(1)神经系统疾病	颅内感染、脑血管疾病、颅脑损伤、癫痫等
(2)全身性疾病	感染性疾病、糖尿病酮症酸中毒、妊娠性呕吐、尿毒症等
(3)药物反应	某些抗生素、抗肿瘤药、洋地黄、吗啡等
(4)中毒	一氧化碳、有机磷、酒精、重金属等
(5)精神性因素	癔症、神经性厌食、胃神经官能症等
3. 前庭性呕吐	迷路炎、晕动病(晕车、晕船)、梅尼埃病、化脓性中耳炎等

（二）发病机制

呕吐是一种复杂的协调反射运动，这种反射运动是通过位于延髓的呕吐中枢来完成的。呕吐中枢位于延髓外侧网状结构的背部，是呕吐通路的共同起点，不同的呕吐通路将信号转导至呕吐中枢，由呕吐中枢传出信号激发呕吐。呕吐中枢主要接受来自 3 个方面的刺激：①来自前庭系统的刺激；②来自消化系统、泌尿系统、心脏等内脏神经末梢的传入冲动；③来自化学感受器触发区（chemoreceptor trigger zone，CTZ）、皮质及脑干等中枢性刺激，化学感受触发区主要位于延髓第四脑室底部的 Postrema 区，其主要接受血液循环中的化学物质或药物（阿扑吗啡、洋地黄、左旋多巴、溴隐亭等）及内生代谢产物如感染、酮症酸中毒、尿毒症等的刺激。这些刺激物主要作用于 CTZ 的神经递质如 5-羟色胺（5-HT_3）、多巴胺、P 物质、脑啡肽等，继之刺激呕吐中枢诱发呕吐。

呕吐中枢被激活后，通过传出神经将呕吐信号传至相应的效应器官，从而完成呕吐的全过程。呕吐是一个复杂的过程，分为恶心、干呕与呕吐。恶心常在呕吐之前，多有胃张力及蠕动减弱、十二指肠张力增强。而干呕则是胃上部放松胃窦部短暂性的收缩。呕吐时腹肌、膈肌和肋间肌收缩，腹压增加，食管下段括约肌松弛，胃窦持续性收缩，迫使胃内容物快速逆流到食管经口排出体外。

二、临床表现

1. 病程的长短　急性起病者，常见于腹膜炎、急性胃肠炎、幽门梗阻、肠梗阻、肠穿孔、肾绞痛、胰腺炎、胆道系统疾病、酮症酸中毒、高钙血症、药物、毒物及中枢系统急症；慢性起病者，常见于消化道不全梗阻、功能性疾病、妊娠、慢性颅内压升高等疾病。

2. 呕吐发生时间　清晨空腹时恶心、呕吐常见于妊娠、尿毒症、功能性消化不良、慢性酒精中毒及颅内压升高等；鼻窦炎患者起床后脓液经鼻后孔刺激咽部，亦可致晨起恶心、干呕；晚上或夜间呕吐见于幽门梗阻。

3. 呕吐与进食的关系　餐后不久即发生呕吐，特别是集体发病者，多由食物中毒所致；进食过程中或餐后即刻呕吐，可能为幽门管溃疡或精神性呕吐；餐后 1 小时以上呕吐者称延迟性呕吐，提示胃张力下降或排空延迟；餐后较久呕吐且呕吐物中含有部分消化的食物或隔夜宿食，可见于幽门梗阻或胃轻瘫。

4. 呕吐的特点　精神性或颅内高压症性呕吐，恶心很轻或缺如；颅内高压症特点为喷射状呕吐。

5. 呕吐物的性状　呕吐物带发酵、腐败气味，提示幽门梗阻、胃潴留或十二指肠淤滞；带粪臭味，提示低位肠梗阻；含大量酸性液体，提示可能为胃泌素瘤或十二指肠溃疡；有食物残渣而无酸者，提示为严重贲门失弛缓症或大的食管憩室；呕吐物含胆汁，可见于多次呕吐后十二指肠内容物反流、外科胃肠吻合后或梗阻平面在十二指肠乳头以下；含咖啡渣样物质，常提示上消化道出血；慢性幽门梗阻合并继发性细菌过度繁殖时，呕吐物亦可带粪臭味。

三、伴随症状

不同的伴随症状可提示导致恶心、呕吐的疾病不同（表 1-10-2）。

表 1-10-2　恶心、呕吐的常见伴随症状与可能的疾病

伴随症状	常见疾病
腹痛、腹泻	急性胃肠炎、细菌性食物中毒、霍乱
头痛	颅内感染、脑血管疾病、颅内肿瘤
发热、寒战伴右上腹痛	胆囊炎、胆石症
眩晕、眼球震颤	晕动症、梅尼埃病

四、问诊要点

1. 呕吐的起病情况　注意有无确定的诱因或病因，如有无不洁饮食史、颅脑外伤史、腹部手术史、服药史、女性月经史。

2. 呕吐的发作特点　急性发病还是缓慢起病，晨起还是夜间，集体发病还是散发，病程的长短，有无喷射性呕吐，与进食、体位及活动的关系，加重或缓解因素。

3. 呕吐物的性状　常可提示病变部位。

4. 呕吐的伴随症状　可提示疾病病因。

（张海蓉）

学习小结

1. 恶心与呕吐的病因可分为：中枢性呕吐、反射性呕吐、前庭性呕吐；其呕吐物的性质常代表病变发生的部位，如呕吐物带发酵、腐败气味，提示幽门梗阻、胃潴留或十二指肠淤滞；带粪臭味，提示低位肠梗阻。

2. 恶心与呕吐的伴随症状常提示发生的病因，如恶心伴眩晕者需注意前庭性疾病；恶心伴呕吐要考虑到头颅疾病等情况。

复习参考题

1. 恶心与呕吐的发生机制及其分类。

2. 常见恶心与呕吐的诊治流程。

第十一章　呕血

11章

学习目标	
掌握	呕血常见病因、临床表现。
熟悉	呕血的伴随症状及问诊要点。
了解	呕血与咯血的鉴别。

呕血(hematemesis)指喉及喉部以下的消化道或邻近部位出血,经食管由口腔排出体外的现象。上消化道出血是指屈氏韧带以上的食管、胃、十二指肠和胆胰疾病、胃空肠吻合术后吻合口附近疾病引起的出血,是呕血的主要原因。根据血液在胃内停留的时间长短,呕血可呈鲜红色、暗红色或咖啡色。鼻腔、口腔及咽喉等部位出血经口腔排出体外,不属于呕血范畴,呼吸道疾病出血经口腔咯出称为咯血,应注意与呕血相鉴别(参见咯血章节)。

一、病因

呕血主要由上消化道疾病或全身疾病导致,便血则以下消化道疾病为主,但上消化道出血量较大,可导致便血。常见的呕血病因见表 1-11-1。

表 1-11-1　呕血常见原因

病因	常见疾病
1. 非静脉曲张性上消化道出血	
（1）消化系统疾病	
食管疾病	食管炎症、肿瘤、异物、Mallory-Weiss 综合征、食管裂孔疝、食管损伤等
胃及十二指肠疾病	消化性溃疡、急性胃黏膜病变、胃十二指肠肿瘤、胃黏膜脱垂、急性胃扩张、胃息肉、微血管畸形等
（2）上消化道邻近器官疾病	胆管及胆囊结石、胆道蛔虫、胆囊及胆管癌、胰腺癌合并脓肿破裂、主动脉破入食管、肝癌或肝脓肿破入胆道
（3）全身性疾病	
血液系统疾病	过敏性紫癜、血友病、血小板减少性紫癜、弥散性血管内凝血、白血病、淋巴瘤等
感染性疾病	流行性出血热、钩端螺旋体病、败血症、登革热等
结缔组织病	结节性多动脉炎、系统性红斑狼疮、其他血管炎症
其他	尿毒症、呼吸功能衰竭等
2. 静脉曲张性上消化道出血	肝硬化、门静脉血栓、门静脉癌栓、Budd-Chiari 综合征、胰腺假性囊肿及其他胰腺疾病引起的胰源性门脉高压等

二、临床表现

1. 呕血与黑便　是上消化出血的特征性表现，呕血前常有上腹不适及恶心，随后呕出血性胃内容物。通常呕血提示出血部位位于幽门以上，但幽门以上病变若出血量少或速度较慢，常常也只出现黑便而无呕血。黑便常提示出血部位位于幽门以下，若幽门以下出血量大、速度快，血液反流入胃，也可引起呕血。

呕出血液的颜色主要取决于血液是否经过酸性胃液的作用。若出血量多、速度快、胃内停留时间短，呕吐物颜色多呈鲜红或暗红，或混有凝血块；若出血量少，胃内停留时间长，因血红蛋白与胃酸作用形成酸化正铁血红蛋白，呕吐物可呈咖啡色或棕褐色。呕血的同时因部分血液流入肠道，血红蛋白经肠内硫化物作用而形成硫化亚铁，故大便呈黑色或柏油样。

2. 失血性周围循环障碍　根据患者的全身表现常可大致估计出患者的出血量。出血量占循环血容量10%~15%以下时，患者多无明显临床表现；若表现为出冷汗、口渴、四肢厥冷、脉搏增快及少尿等急性失血症状，常提示出血量占循环血容量20%以上；若有脉搏微弱、血压下降、皮肤发绀、神志淡漠及无尿等急性周围循环衰竭表现，常提示出血量多占循环血容量30%以上。

3. 血象改变　早期由于周围血管及脾脏收缩、红细胞重新分布的调节，红细胞、血红蛋白以及血细胞比容等仍可在正常范围内。出血后3~4小时以后由于组织液渗出及补液等因素，血红蛋白和红细胞因稀释而降低，因而血红蛋白及血细胞比容都不是反映急性出血时轻重的可靠指标。大量失血后，白细胞计数可升高，出血停止后48~72小时后常恢复正常。

4. 发热　出血量较大的患者，在24小时内常出现低热，持续数天至1周。其确切原因不清，可能与血液中分解产物的吸收有关。

三、伴随症状

详细了解呕血的相关伴随症状，对判断呕血的病因有很大帮助。①中青年人，伴慢性反复发作的上腹部疼痛，与季节、饮食节律变化有关，常提示为消化性溃疡；②中老年人，长期反复上腹痛，疼痛无明显周期及节律性，伴消瘦、贫血等症状，常提示为恶性肿瘤；③伴肝脏进行性增大，并有乏力、食欲缺乏、消瘦、肝区疼痛，触诊肝脏质地坚硬、表面凹凸不平呈大小不等的结节或肿块，多为肝癌；④伴脾脏肿大，具有内分泌失调、肝掌、蜘蛛痣、腹水或腹壁静脉曲张，常提示为肝硬化所致门脉高压；⑤伴皮肤瘀点、瘀斑，常提示为血液系统疾病或感染性疾病；⑥伴黄疸、发热、皮肤黏膜瘀点、瘀斑者，常提示感染性疾病，如钩端螺旋体病；⑦伴黄疸、腹痛、发热者提示可能为胆道系统疾病引起；⑧伴剧烈恶心呕吐后而吐血者，多为食管贲门黏膜撕裂综合征。

四、问诊要点

1. 呕血的确定　应注意排除咯血或口腔、鼻咽部的出血。

2. 呕血的诱因　有无服用非甾体类抗炎药物史或大量饮酒史；有无严重外伤、大面积烧伤或颅脑外伤。

3. 呕血的性状及量　可判断出血的部位及速度。

4. 呕血的伴随症状　对疾病的鉴别诊断和严重程度评估具有重要参考价值。

5. 个人史及家族史　既往是否有类似出血病史、慢性肝脏疾病史、出血性疾病家族史以及接触疫区史。

（张海蓉）

学习小结

1. 呕血是上消化道出血的典型症状。呕血的确定需要排除口腔、鼻咽部出血以及呼吸道疾病导致的咯血。

2. 呕血常见的四大原因：消化性溃疡、胃癌、食管胃底静脉曲张破裂、胃癌。呕血的伴随症状对病因的判断有很大帮助。

3. 呕血的临床表现常可提示出血量多少，对判定其严重程度至关重要。

复习参考题

1. 呕血与咯血的如何鉴别?

2. 呕血的常见四大原因。

3. 急性周围循环衰竭的临床表现是什么?

第十二章　便血与黑便

12章

学习目标

掌握	便血的常见病因。
熟悉	便血的临床表现和问诊要点。
了解	便血常见的伴随症状。

便血(hematochezia)是指消化道或邻近部位出血,血液由肛门排出。大便的色泽常与出血部位距肛门的距离、出血量及血液在肠腔存留时间相关,若表现为肉眼可辨的血色者称为便血,表现为黑色甚至柏油样者称为黑便。少量出血不造成粪便色泽改变,需经隐血试验才能确定者,称为隐血(occult blood)。

一、病因

下消化道出血主要以便血为主,上消化道出血主要以黑便为主。当上消化道出血量大、速度快,可导致便血;若下消化道出血量少、速度慢亦可引起黑便。引起便血的病因很多(表 1-12-1)。

表 1-12-1　便血的病因与常见情况或疾病

病因	常见疾病
1. 消化系统疾病	
（1）上消化道疾病	见本篇第十一章呕血，表 1-11-1
（2）下消化道疾病	
小肠疾病	肠结核、急性坏死出血性肠炎、肠伤寒、小肠肿瘤、Meckel 憩室、憩室病、炎症性肠病（克罗恩病）、药物相关性溃疡、肠套叠等
结肠疾病	结肠癌、淋巴瘤、溃疡性结肠炎、肠道感染（急性细菌性痢疾、阿米巴痢疾）、结肠息肉、结肠憩室炎等
直肠肛管疾病	痔疮、肛裂、肛瘘、直肠癌、直肠息肉、直肠肛管损伤等
血管病变	血管畸形、血管瘤、毛细血管扩张症、血管曲张、主动脉小肠瘘等
2. 全身性疾病	
（1）血液疾病	白血病、血小板减少性紫癜、再生障碍性贫血、血友病等
（2）感染性疾病	败血症、流行性出血热等
（3）结缔组织病	系统性红斑狼疮、血管炎等
（4）其他	尿毒症、肝脏衰竭、药物毒性作用等

二、临床表现

粪便的色泽、性状取决于出血部位、出血量、出血速度及在肠道内停留的时间。上消化道或小肠出血并在肠腔内停留时间较长时,红细胞被破坏后,释放出的血红蛋白经肠内硫化物作用而形成硫化亚铁,故粪便呈黑色，又因硫化亚铁刺激肠黏膜分泌较多黏液，使粪便黑而发亮，类似柏油，即所谓的柏油便（tarry stool）。下消化道出血主要表现为便血，可表现为慢性隐性出血、慢性少量显示出血和急性大量出血。出血部位越低、出血量越大、速度越快，粪便颜色则越鲜红。根据失血量多少可有疲乏无力、头晕、呼吸困难、心悸、甚至休克等表现。

便血可全为血液或粪便与血液相混合。粪便的颜色、性状以及血与大便是否混合等常可提示致便血的原因。鲜血便常见于直肠息肉、直肠癌、肛裂及痔疮等；脓血样或血便伴有黏液及脓液时，可见于细菌性痢疾、结肠血吸虫病、溃疡性结肠炎等；果酱样脓血便常见于阿米巴性痢疾；洗肉水样血便可见于急性出血坏死性肠炎与副溶血性弧菌食物中毒等。

应注意食用动物血、猪肝、铋剂、铁剂、炭粉及中药等后也可使粪便呈黑色。消化道出血量在每日 5ml 以下，粪便外观无异常，肉眼和显微镜均不能证实的出血者称为隐血便，此时常用隐血试验确定。一般的隐血试验方法，虽敏感性高，但有一定的假阳性。近年推荐使用抗人血红蛋白单克隆抗体的免疫学检测，可避免隐血试验的假阳性。

三、伴随症状

导致便血的原因众多，熟悉便血的伴随症状，对明确便血的病因有很大帮助。①伴周期性及节律性腹痛者，见于消化性溃疡；②腹痛伴血便或脓血便，便后缓解时，需考虑细菌性痢疾、阿米巴痢疾或溃疡性结肠炎；③上腹绞痛或黄疸伴便血者，应考虑胆道出血；④脐周或中上腹阵发性绞痛伴血便者，可见于出血坏死性肠炎、肠套叠、肠系膜血栓或栓塞；⑤发热伴出血者常见于感染性疾病，如流行性出血热、钩端螺旋体病、败血症，亦可见于某些恶性肿瘤，如肠道淋巴瘤、白血病等；⑥皮肤黏膜出血伴便血者，可见于感染性疾病及某些血液疾病，如流行性出血热、血友病、重症肝炎等；⑦便血伴有腹部肿块者，需考虑结肠癌、克罗恩病、肠结核以及肠套叠等；⑧便血伴脾脏增大、肝掌及蜘蛛痣者，常提示为肝硬化所致出血。

四、问诊要点

1. 便血的病因以及诱因　有无不洁饮食史；有无服用非甾体类抗炎药物史或大量饮酒史；有无严重外伤、大面积烧伤或颅脑外伤。

2. 便血的颜色、性状及量　可帮助判断出血的病因，以及评估失血严重程度。

3. 便血的伴随症状　对便血的鉴别诊断具有重要的参考价值。

4. 个人史及家族史　既往是否有类似出血病史、慢性肝脏疾病史、出血性疾病家族史以及接触疫区史。

（张海蓉）

学习小结

1. 便血是指消化道或邻近部位出血，血液由肛门排出。表现为便血、黑便和隐血。

2. 便血的原因很多，包括消化系统疾病和全身性疾病。下消化道出血主要以便血为主，上消化道出血主要以黑便为主。当上消化道出血量大、速度快，亦可导致便血；若下消化道出血量少、速度慢亦可引起黑便。

3. 粪便的颜色、性状以及血与大便是否混合等常可提示便血的原因。

复习参考题

1. 列举出至少五种不同颜色、性状不同的大便并说明其相应意义。

2. 请列举出常见的消化道出血原因。

第十三章　腹泻

13章

学习目标	
掌握	腹泻的临床表现。
熟悉	腹泻的病因、发生机制和问诊方法。
了解	腹泻的伴随症状。

腹泻(diarrhea)指排便次数增多,粪质稀薄,或带有黏液、脓血或未消化的食物。如解液状便,每日3次以上,或每天粪便总量大于200g,其中粪便含水量大于80%,则可认为是腹泻。腹泻按病程可分为急性与慢性两种,超过2个月者属慢性腹泻。

一、病因

1. 急性腹泻

(1) 肠道疾病:包括由病毒、细菌、真菌、原虫或蠕虫等感染引起的肠炎及急性出血坏死性肠炎,克罗恩病或溃疡性结肠炎急性发作、急性缺血性肠病。此外,医院内感染、长期应用抗生素所致的抗生素相关性小肠或结肠炎等都可以导致腹泻。

(2) 急性中毒:如服食毒蕈、桐油、河豚、鱼胆及化学药物(如砷、磷、铅、汞)等引起的腹泻。

(3) 全身性感染:如败血症、伤寒或副伤寒、钩端螺旋体病等。

(4) 其他:如变态反应性肠炎、过敏性紫癜;服用某些药物,如氟尿嘧啶、利血平及新斯的明等;某些内分泌疾病,如肾上腺皮质功能减退危象和甲亢危象。

2. 慢性腹泻

(1) 消化系统疾病:①胃部疾病:如慢性萎缩性胃炎、胃大部分切除术后胃酸缺乏等;②肠道感染:如肠结核、慢性细菌性痢疾、慢性阿米巴痢疾、血吸虫病、肠鞭毛原虫病、钩虫病及绦虫病等;③肠道非感染性病变:如溃疡性结肠炎、克罗恩病、结肠多发性息肉及吸收不良综合征等;④肠道肿瘤:如结肠绒毛状腺瘤、肠道恶性肿瘤;⑤胰腺疾病:如慢性胰腺炎、胰腺癌、胰腺切除术后;⑥肝胆疾病:如肝硬化、胆汁淤积性黄疸、慢性胆囊炎及胆石症等。

(2) 全身性疾病:①内分泌及代谢障碍疾病:如甲状腺功能亢进症、肾上腺皮质功能减退、胃泌素瘤、血管活性肠肽(VIP)瘤、类癌综合征及糖尿病性肠病等;②其他系统疾病:如系统性红斑狼疮、硬皮病、尿毒症及放射性肠炎等;③药物副作用:如利血平、甲状腺素、洋地黄类药物、考来烯胺等;某些抗肿瘤药物和抗生素可引起腹泻;④神经功能紊乱:如肠易激综合征等。

二、发病机制

腹泻的发病机制相当复杂，有些因素又互为因果，从病理生理角度可归纳为以下几个方面：

1. 分泌性腹泻　系指肠道分泌大量液体超过肠黏膜吸收能力所致。霍乱弧菌外毒素引起的大量水样腹泻即属于典型的分泌性腹泻。

2. 渗透性腹泻　系指肠内容物渗透压增高，阻碍肠内水分及电解质的吸收而引起。

3. 渗出性腹泻　系指由于肠黏膜炎症、糜烂、溃疡或肿瘤浸润性病变，使肠腔产生大量炎性渗出物所引起。

4. 动力性腹泻　系指由于肠蠕动亢进使肠内食糜停留时间缩短，未被充分吸收所致。

5. 吸收不良性腹泻　系指由于肠黏膜本身病变导致吸收障碍或肠黏膜吸收面积减少所引起。

三、临床表现

1. 起病和病程　急性腹泻起病急骤，病程较短，多为感染或食物中毒所致。慢性腹泻起病缓慢，病程较长，多见于慢性感染、非特异性炎症、消化吸收功能障碍、肠道肿瘤或神经功能紊乱等。

2. 腹泻次数和粪便性状　急性感染性腹泻常有不洁饮食史，于进食 24 小时内发病，每天排便数次甚至数十次，多呈糊状或水样便。慢性腹泻表现为每天排便次数增多，可为稀便，亦可带黏液、脓血，常见于慢性细菌性痢疾、炎症性肠病及结肠、直肠癌等。阿米巴痢疾的粪便呈暗红色或果酱样。粪便中带大量黏液而无病理性成分者常见于肠易激综合征。

3. 腹泻与腹痛的关系　急性腹泻常有腹痛，尤以感染性腹泻为明显。小肠疾病的腹泻疼痛常位于脐周，便后腹痛缓解不明显；结肠病变的疼痛多在下腹部，便后疼痛常可缓解；分泌性腹泻多无明显腹痛。

四、伴随症状

1. 发热　提示急性细菌性痢疾、伤寒或副伤寒、肠结核、肠道淋巴瘤、克罗恩病、溃疡性结肠炎急性发作期及败血症等。

2. 里急后重　提示病变以直肠乙状结肠为主，如急性细菌性痢疾、直肠炎及肿瘤等。

3. 消瘦　多提示病变位于小肠，如胃肠道恶性肿瘤、肠结核及吸收不良综合征等。

4. 皮疹或皮下出血　提示败血症、伤寒或副伤寒、麻疹、过敏性紫癜及糙皮病等。

5. 腹部包块　提示胃肠道恶性肿瘤、肠结核、克罗恩病及血吸虫性肉芽肿。

6. 重度失水　见于分泌性腹泻，如霍乱、细菌性食物中毒及尿毒症等。

7. 关节痛或肿胀　提示克罗恩病、溃疡性结肠炎、系统性红斑狼疮、肠结核及 Whipple 病等。

五、问诊要点

1. 腹泻的起病　是否有不洁饮食、旅行、聚餐等病史，是否与摄入脂肪餐有关或与紧张、焦虑有关。

2. 诱因　有不洁饮食、辛辣刺激性或油腻食物史，多提示急性胃肠炎、胆胰疾病等；长期应用抗生素提示抗生素相关小肠结肠炎；服用利血平、甲状腺素、洋地黄类药物者，应注意可能与药物不良反应有关。

3. 大便次数及量　有助于判断腹泻的类型及病变部位。分泌性腹泻粪便量常超过每日 1L，而渗出性腹泻粪便远少于此量。次数多而量少多与直肠刺激有关。

4. 粪便性状和臭味　除仔细观察大便性状外，配合大便常规检查，可大致区分感染与非感染、炎症渗出性与分泌性、动力性腹泻。大便奇臭多有消化吸收障碍，无臭多为分泌性水泻；黏液脓血便伴腹痛、发热，提示急性细菌性痢疾或溃疡性结肠炎；粪便呈暗红色或果酱样提示阿米巴痢疾；大量水样便伴脐周疼痛，便后不缓解提示小肠性腹泻；稀便伴里急后重，便后腹痛缓解提示大肠性腹泻；粪便带油腻或不消化食物提示胆胰疾病。

5. 伴随症状　对腹泻疾病的鉴别诊断有重要参考价值。

6. 加重和缓解的因素　如与进食、与油腻食物的关系及抗生素使用史等。进食后腹泻增加，禁食后减少提示高渗性腹泻；禁食后腹泻无减轻提示分泌性腹泻。

7. 一般情况变化　如有无失水、乏力、消瘦和四肢抽搐等症状。功能性腹泻、远端结肠病变对患者一般情况影响较小；而器质性疾病（如炎症、肿瘤、肝胆胰疾患）和小肠病变影响则较大。

8. 注意同食者群集发病史及地区和家族中的发病情况　了解上述情况，对诊断食物中毒、流行病、地方病及遗传病具有重要价值。

（梅武轩）

学习小结

1. 腹泻指排便次数增多，粪质稀薄，或带有黏液、脓血或未消化的食物。按病程可分为急性与慢性腹泻两种，超过 2 个月者属慢性腹泻。

2. 根据腹泻的发病机制，可分为：分泌性腹泻、渗透性腹泻、渗出性腹泻、动力性腹泻及吸收不良性腹泻等。

3. 腹泻问诊要点有：腹泻的起病情况、诱因、大便次数及量、粪便性状和臭味、伴随症状、加重和缓解的因素、一般情况变化、同食者群集发病史及地区和家族中的发病情况等。

复习参考题

1. 举例说明腹泻的发生机制。

2. 腹泻的临床表现特点。

第十四章 便秘

14章

学习目标

熟悉	便秘的临床表现、问诊要点。
了解	便秘的病因、发生机制。

便秘(constipation)系指排便次数减少,一般每周少于3次,伴排便困难、粪便干结。正常人排便习惯变异较大,只要无排便困难,每日排便2~3次或每2~3天排便1次均属正常范围。

一、病因

1. 功能性便秘 ①进食、饮水量少或食物缺乏纤维素,导致对结肠运动的刺激减少;②生活习惯(排便时间、地点或生活条件)改变,精神因素等可干扰或抑制排便习惯;③滥用泻药导致泻药依赖性,停止使用则不易排便;④结肠运动功能紊乱,常见于肠易激综合征;⑤腹肌及盆肌张力不足,排便推动力不足,难以将粪便排出体外;⑥结肠冗长。

2. 器质性便秘 ①直肠与肛门病变引起肛门括约肌痉挛,因排便疼痛造成惧怕排便,如痔疮、肛裂、肛周脓肿或溃疡和直肠炎等;②结肠完全或不完全性梗阻:结肠肿瘤、腹部手术后、克罗恩病及先天性巨结肠症等;③腹腔或盆腔内肿瘤压迫,如子宫肌瘤等;④全身性疾病使肠肌松弛,排便无力,如尿毒症、糖尿病、甲状腺功能减退、脑血管疾病、截瘫、多发性硬化和皮肌炎等,此外,血卟啉病及铅中毒等引起肠肌痉挛,也可导致便秘;⑤药物副作用:应用吗啡类药、抗胆碱能药、钙通道阻滞剂、神经阻滞药、镇静剂、抗抑郁药以及含钙、铝的制酸剂等使肠肌松弛引起便秘;⑥局部病变导致排便无力,如大量腹水、膈肌麻痹、系统性硬化症和肌营养不良等。

二、发病机制

从形成粪团到产生便意和排便动作的各个环节,均可因神经系统活动异常、肠平滑肌病变及肛门括约肌功能障碍而发生便秘。就排便过程而言,其生理活动包括:①粪团在直肠内膨胀所致的机械性刺激,引起便意及排便反射和随后一系列肌肉活动;②直肠平滑肌的推动性收缩;③肛门内、外括约肌的松弛;④腹肌与膈肌的收缩使腹压增高,最后将粪便排出体外。其中只要有一个环节发生障碍或存在缺陷即可导致便秘。

三、临床表现

急性便秘多有腹痛、腹胀,甚至恶心、呕吐,多见于各种原因所致的肠梗阻。慢性便秘多无特殊表现,部分患者可诉口苦、食欲减退、腹胀、下腹不适或头晕、头痛、疲乏等神经功能紊乱症状,但多不严重。排便困难者,排出的粪便坚硬如羊粪,可有左侧腹部或下腹部痉挛性疼痛和下坠感,常能在左下腹触及痉挛的乙状结肠,严重者可因痔疮血管破裂或肛裂而便血。患者亦可因此而紧张、焦虑。慢性习惯性便秘多发生于中老年人,女性更为多见。多可问及上述某些病因,主要表现为不同程度的大便干结、排便困难和频率减少,且常有用药不当历史。

四、伴随症状

1. 呕吐、腹胀及腹部绞痛　常见于各种原因所致的肠梗阻。

2. 腹部包块　应考虑结肠肿瘤(注意勿将左下腹痉挛的乙状结肠或其内之粪便块误认为肿瘤)、肠结核、克罗恩病及腹腔肿瘤。

3. 便秘与腹泻交替　多见于肠易激综合征、溃疡性结肠炎、肠结核等。

4. 便血或大便变细　提示痔疮、肛裂、肛周脓肿或溃疡、直肠炎、肠结核、溃疡性结肠炎及直肠肿瘤等。

5. 伴随生活环境改变、精神紧张出现便秘　多为功能性便秘。

五、问诊要点

1. 询问患者大便的性状、频度、排便量、排便是否费力,以确定是否为便秘。

2. 询问便秘的起病与病程、持续或间歇发作、是否因精神紧张、工作压力诱发。并了解年龄、职业、生活习惯、食物是否含足量纤维素和有无偏食等。

3. 长期用药史　询问有无服用泻药史,药物种类、名称及疗程、效果;有无服用致便秘药物史,如吗啡、鸦片制剂、可待因、肠道吸收剂、抗胆碱能药物及钙通道阻滞剂等。

4. 便秘的伴随症状　对便秘的鉴别诊断具有重要的参考价值。

5. 其他　如有无内分泌代谢障碍病、慢性铅中毒等;腹部、盆腔手术史;以及体重、饮食和精神睡眠的变化等。

(梅武轩)

学习小结

1. 便秘系指排便次数减少,一般每周少于 3 次,伴排便困难、粪便干结。

2. 急性便秘多有腹痛、腹胀,甚至恶心、呕吐,多见于各种原因所致的肠梗阻;慢性便秘多无特殊表现,部分患者可诉口苦、食欲减退、腹胀、下腹不适或头晕、头痛、疲乏等神经功能紊乱症状。

3. 便秘问诊要点有:确定是否为便秘、便秘的起病与病程、伴随症状、是否长期服药史、询问其他疾病情况。

复习参考题

1. 功能性便秘见于哪些情况?

2. 便秘的临床表现。

3. 便秘的问诊要点。

第十五章　黄疸

学习目标

掌握	不同类型黄疸的鉴别。
熟悉	胆红素的正常代谢、黄疸的病因、发病机制和问诊方法。
了解	黄疸的辅助检查。

黄疸(jaundice)是指血清中胆红素浓度增高,致使皮肤、黏膜及巩膜出现黄染的症状和体征。正常血清总胆红素浓度为1.7~17.1μmol/L。胆红素在17.1~34.2μmol/L,皮肤、黏膜及巩膜黄染常不易被察觉,称为隐性黄疸(latent jaundice)。超过34.2μmol/L(2.0mg/dl)时可出现黄疸。

一、胆红素的正常代谢

体内胆红素主要来源于血红蛋白,其中来源于血液循环中衰老红细胞血红蛋白产生的胆红素占80%~85%;来源于骨髓幼稚红细胞血红蛋白和肝内含亚铁血红素蛋白质(如过氧化氢酶、过氧化物酶、细胞色素酶及肌红蛋白)产生的胆红素约占15%~20%。上述胆红素不具有水溶性,直接胆红素试验呈间接阳性,故称为间接胆红素或非结合胆红素(unconjugated bilirubin,UCB),它与血清清蛋白结合,通过血液循环运送至肝脏,在肝窦内与清蛋白分离并经Disse间隙被肝细胞微突摄取。在肝细胞内由胞浆载体蛋白Y和Z携带,转运至光面内质网的微粒体部分,经葡萄糖醛酸转移酶催化与葡萄糖醛酸结合,形成胆红素葡萄糖醛酸酯,这部分胆红素具有水溶性,直接胆红素试验阳性,故又称直接胆红素或结合胆红素(conjugated bilirubin,CB)。CB通过肝细胞排入肠腔,经肠道细菌的脱氢作用还原为尿胆原,大部分随粪便排出,称为粪胆原;小部分(约10%~20%)经回肠下段或结肠重吸收,通过门静脉回到肝脏,大部分再转变为胆红素,又随胆汁排入肠道,形成所谓"胆红素的肠肝循环"。被吸收回肝脏的小部分尿胆原,经体循环由肾排出体外,每日不超过6.8μmol/L(图1-15-1)。正常情况下,胆红素进入与离开血液循环保持动态平衡,故血中胆红素的浓度保持相对恒定。

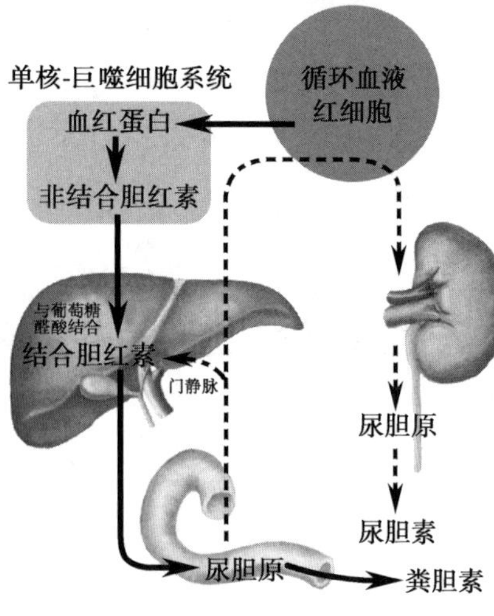

图1-15-1　胆红素正常代谢示意图

二、分类

1. 病因学分类　①溶血性黄疸;②肝细胞性黄疸;③胆汁淤积性黄疸;④先天性非溶血性黄疸。临床以前三类为多见。

2. 按胆红素性质分类 ①以 UCB 增高为主的黄疸;②以 CB 增高为主的黄疸。

三、病因、发病机制和临床表现

1. 溶血性黄疸

(1) 病因和发病机制:凡能引起溶血的疾病都可产生溶血性黄疸。①先天性溶血性贫血,如珠蛋白生成障碍性贫血、遗传性球形红细胞增多症等;②后天性获得性溶血性贫血,如自身免疫性溶血性贫血、异型输血后溶血、新生儿溶血、遗传性葡萄糖-6-磷酸脱氢酶缺乏(蚕豆病)、阵发性睡眠性血红蛋白尿、某些药物或毒物(如伯氨喹、蛇毒、蕈毒)引起的溶血等。由于红细胞大量破坏,形成大量 UCB,超过肝细胞摄取、结合和排泌能力,同时溶血性贫血引起的缺氧和红细胞破坏释放的毒性物质,均可削弱肝细胞对胆红素的代谢功能,胆红素超过正常水平而发生黄疸(图 1-15-2)。

(2) 临床表现:患者多为轻度黄疸,呈浅柠檬色,不伴皮肤瘙痒,其他症状主要为原发病的表现。急性溶血时可发热、寒战、腰痛、头痛和呕吐,并有不同程度的贫血貌和血红蛋白尿(尿呈酱油色或浓茶色),严重者可发生急性肾衰竭。慢性溶血多为先天性,除贫血外尚有脾大。

(3) 实验室检查:血清 TB 增加,以 UCB 为主,CB 基本正常或轻度增高。由于血中 UCB 增加,故从胆管排至肠腔的 CB 代偿性增加,粪胆素也相应增多,便色加深。随着肠内尿胆原增加,被重吸收至肝脏的量也增多,由于缺血和毒素作用,肝脏处理尿胆原的能力下降,使血中尿胆原升高,经肾脏排出,导致尿中尿胆原增加,但无胆红素。急性溶血时尿中有血红蛋白排出,隐血试验阳性。血液学检查有贫血、网织红细胞增加、骨髓红细胞系列增生旺盛等。

2. 肝细胞性黄疸

(1) 病因和发病机制:各种使肝细胞严重损害的疾病均可导致黄疸发生,如病毒性肝炎、肝硬化、中毒性肝炎、钩端螺旋体病和败血症等。由于肝细胞的损伤致其对胆红素的摄取、结合功能降低,因而血中的 UCB 增加。而未受损的肝细胞仍能将部分 UCB 转变为 CB。部分 CB 仍经毛细胆管从胆管排泄,另一部分则由于毛细胆管和胆小管阻塞使胆汁排泄受阻而反流入血液循环中,致血中 CB 亦增加而出现黄疸(图 1-15-3)。

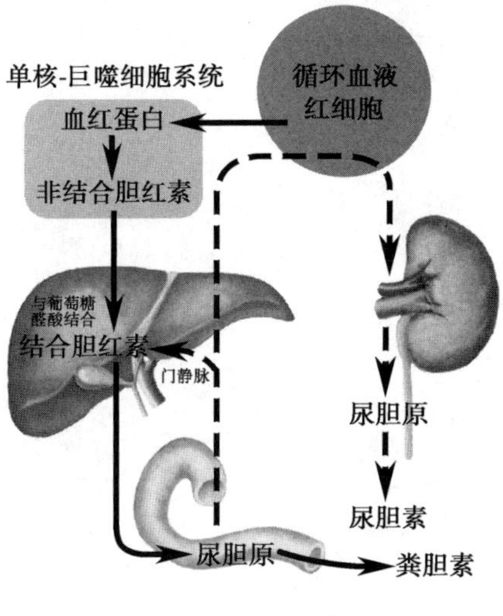

图 1-15-2 溶血性黄疸发生机制示意图

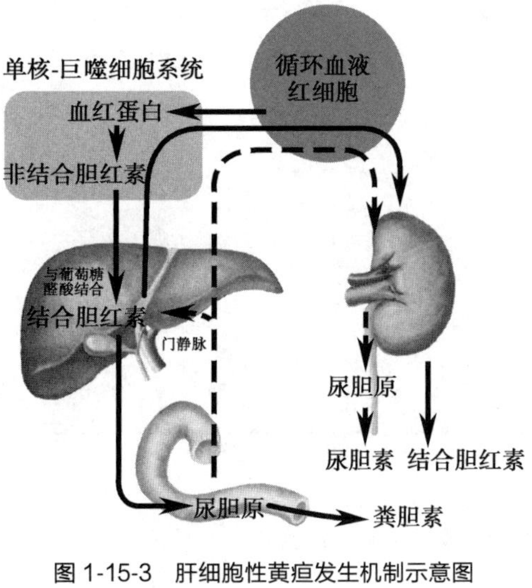

图 1-15-3 肝细胞性黄疸发生机制示意图

(2) 临床表现:多为轻、中度黄疸,皮肤、黏膜和巩膜呈浅黄色至深黄色,可有皮肤瘙痒,其他为肝脏原发病的表现,如疲乏及食欲减退,严重者可有出血倾向、腹水、昏迷等。

（3）实验室检查:血中 UCB 和 CB 均增高。黄疸型肝炎时,CB 增加幅度多高于 UCB。尿中 CB 定性试验阳性,尿胆原轻度增加或正常。肝功能试验有不同程度异常。

3. 胆汁淤积性黄疸

（1）病因和发病机制:根据胆汁淤积发生的解剖部位不同,可分为肝内性和肝外性。肝内性又可分为肝内阻塞性和肝内胆汁淤积。前者见于肝内胆管泥沙样结石、原发性肝癌侵犯肝内胆管或形成癌栓、华支睾吸虫等;肝内胆汁淤积见于病毒性肝炎、药物性黄疸(如氯丙嗪、甲睾酮和口服避孕药等)、原发性胆汁性肝硬化及妊娠期复发性黄疸等。肝外性胆汁淤积可由胆总管结石、狭窄、炎性水肿、肿瘤及蛔虫等阻塞所引起。胆管阻塞使梗阻上方胆管内压力不断升高,胆管扩张,引起小胆管和毛细胆管破裂,致使胆汁中的胆红素反流入血(图 1-15-4)。

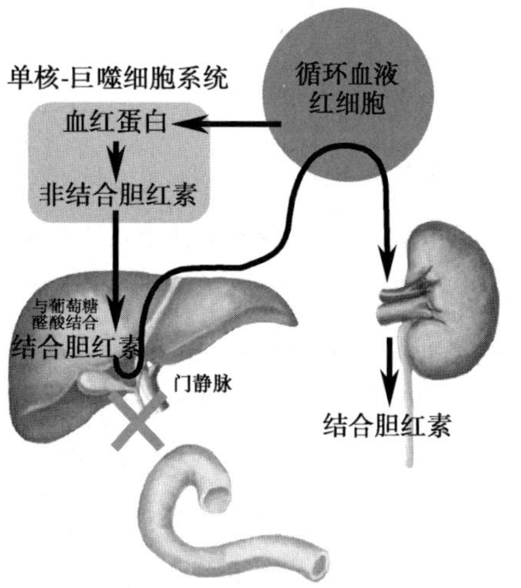

图 1-15-4 胆汁淤积性黄疸发生机制示意图

（2）临床表现:患者多呈中、重度黄疸,皮肤、黏膜和巩膜呈暗黄色,完全阻塞时颜色更深,甚至呈黄绿色,伴皮肤瘙痒及心动过缓,尿色深,粪便色泽浅淡或呈白陶土色。

（3）实验室检查:血清 CB 显著增加,UCB 轻度增加,尿胆红素试验阳性,尿胆原及粪胆素减少或缺如,血清碱性磷酸酶及总胆固醇增高。

4. 先天性非溶血性黄疸 此型黄疸系肝细胞对胆红素的摄取、结合及排泄有先天性缺陷所致。临床上少见,有 Gilbert 综合征、Dubin-Johnson 综合征、Rotor 综合征、Crigler-Najjar 综合征。

综上所述,黄疸可根据血生化及尿常规检查作出初步分类,再根据临床表现及辅助检查确定病因和性质。三种黄疸实验室检查的鉴别要点见表 1-15-1。

表 1-15-1 三种黄疸实验室检查的鉴别要点

项目	溶血性	肝细胞性	胆汁淤积性
TB	增加	增加	增加
CB	正常	增加	明显增加
CB/TB	<0.2	0.2~0.5	>0.5
尿胆红素	−	+	++
尿胆原	增加	轻度增加	减少或消失
ALT、AST	正常	明显增高	可增高
ALP	正常	增高	明显增高
GGT	正常	增高	明显增高
PT	正常	延长	延长
对 VitK 反应	无	差	好
胆固醇	正常	轻度增加或降低	明显增加
血浆蛋白	正常	清蛋白降低 球蛋白升高	正常

四、辅助检查

1. B 型超声波检查 对确定肝内外胆管有无扩张有重要价值,可以识别肝脏、胆囊和胰腺占位和结石、脾脏肿大等。

2. 内镜逆行胰胆管造影(ERCP) 可直接观察壶腹区与乳头部有无病变,经造影识别肝外或肝内胆管和胰管阻塞的部位。

3. 经皮肝穿刺胆管造影(PTC)　能清楚地显示整个胆管系统,可区分肝外胆管阻塞与肝内胆汁淤积性黄疸,并了解胆管阻塞的部位、程度及范围。

4. 上腹部CT扫描　对显示肝、胆、胰等病变及鉴别引起黄疸的疾病较有帮助。对胆管扩张与占位病变有较高参考价值。

5. 磁共振成像(MRI)　对肝脏的良恶性肿瘤的鉴别优于CT,亦可用于检测代谢性、炎症性肝病。磁共振胰胆管造影(MRCP)可清晰显示胆管系统的形态结构,是一种无创性胆管显像技术,对各种原因引起的梗阻性黄疸胆管扩张情况可以作出比较客观的诊断。

五、伴随症状

1. 发热　多见于急性胆管炎、肝脓肿、钩端螺旋体病、败血症和大叶性肺炎等。病毒性肝炎或急性溶血可先有发热而后出现黄疸。

2. 上腹疼痛　可见于胆管结石、肝脓肿或胆管蛔虫病。右上腹剧痛、寒战高热和黄疸为夏科三联征(Charcot triad),提示急性化脓性胆管炎;持续性右上腹钝痛或胀痛可见于病毒性肝炎、肝脓肿或原发性肝癌;先有右上腹痛,后有黄疸多为胆石梗阻。

3. 皮肤瘙痒　常提示胆汁淤积性黄疸或重度肝细胞性黄疸。

4. 肝大　若轻度至中度肿大,质地软或中等硬度且表面光滑,见于病毒性肝炎、急性胆管感染或胆管阻塞;明显肿大,质地坚硬,表面凹凸不平有结节者见于原发或继发性肝癌;肝大不明显,而质地较硬边缘不整,表面有小结节者见于肝硬化。

5. 脾大　见于病毒性肝炎、钩端螺旋体病、败血症、疟疾、肝硬化、各种原因引起的溶血性贫血及淋巴瘤等。

6. 胆囊肿大　提示胆总管梗阻,常见于胰头癌、壶腹癌及胆总管癌、胆总管结石等。

7. 腹水　常见于重症肝炎、肝硬化失代偿期及肝癌等。

六、问诊要点

1. 确定是否黄疸　应与皮肤苍黄、球结膜下脂肪及高胡萝卜素血症相鉴别。应询问有无长期服用胡萝卜素史,仔细检查巩膜有无黄染及尿色有无改变。

2. 黄疸的起病　急性起病或缓慢起病,有无群集发病、外出旅游、药物使用史,有无长期酗酒或肝胆胰疾病史。

3. 黄疸的持续时间与波动情况　有利于胆汁淤积性与肝细胞性黄疸的区别以及结石与癌性梗阻的区别。

4. 伴随症状　了解黄疸的伴随症状对判断其病因有重要帮助。

5. 黄疸对全身健康的影响　肝细胞性黄疸的深度与肝功能的损害程度呈正相关,先天性非溶血性黄疸全身情况较好。

（梅武轩）

学习小结

1. 黄疸是指血清中胆红素浓度增高,致使皮肤、黏膜及巩膜黄染的症状和体征。胆红素在17.1~34.2μmol/L,皮肤、黏膜及巩膜黄染常不易被察觉,称为隐性黄疸。

2. 黄疸按病因学分类:溶血性黄疸、肝细胞性黄疸、胆汁淤积性黄疸和先天性非溶血性黄疸。

3. 溶血性黄疸、肝细胞性黄疸和胆汁淤积性黄疸三种类型黄疸可根据血生化及尿常规检查作出初步分类，再根据临床表现及辅助检查确定病因和性质。

4. 黄疸问诊要点是：确定是否黄疸、黄疸的起病、黄疸的时间与波动情况、黄疸对全身健康的影响等。

复习参考题

1. 溶血性黄疸、肝细胞性黄疸和胆汁淤积性黄疸的实验室检查鉴别要点。

2. 常见的辅助检查对黄疸诊断及鉴别的意义。

第十六章　眩晕

学习目标

掌握	眩晕的常见病因。
熟悉	眩晕的伴随症状。
了解	眩晕的机制。

眩晕(vertigo)是患者感到自身或周围环境物体旋转、摇晃的一种主观感觉障碍,常伴有客观的平衡障碍,一般无意识障碍。主要由迷路、前庭神经、脑干和小脑病变引起,全身其他系统及器官疾病也可引起眩晕。

一、发病机制

眩晕的发生有多种因素,根据病因不同,可分为:

1. 周围性眩晕(耳性眩晕)　由内耳前庭至前庭神经颅外段病变引起。

(1) 梅尼埃(Meniere)病:是由于内耳的淋巴代谢失调、淋巴分泌过多或吸收障碍,引起内耳膜迷路积水所致,亦有人认为是变态反应,维生素B族缺乏等因素所致。

(2) 迷路炎:常由于中耳病变(胆脂瘤、炎症性肉芽组织等)直接破坏迷路的骨壁引起,少数是炎症经血行或淋巴扩散所致。

(3) 药物中毒:由于对药物敏感、内耳前庭或耳蜗受损所致。

(4) 晕动病:是由于乘坐车、船或飞机时,内耳迷路受到机械性刺激,引起前庭功能紊乱所致。

2. 中枢性眩晕(脑性眩晕)　由前庭神经颅内段、前庭神经核及其纤维联系、小脑、大脑等病变引起的眩晕。

常见于脑动脉粥样硬化、椎-基底动脉供血不足、颅内占位性病变、颅内感染性病变、癫痫、脑震荡等。

3. 全身疾病性眩晕　常见于心血管疾病,如高血压、心脏瓣膜病、病态窦房结综合征等;也可见于贫血、出血等血液病及中毒性疾病。

二、病因与临床表现

1. 周围性眩晕

(1) 特点:起病急,常呈发作性,眩晕突然发生,而且程度较重。每次发作持续时间较短,自数分钟、数小时乃至数天。常伴有耳鸣及恶心呕吐等自主神经紊乱症状。眼球震颤多为水平性,无神经系统其他体征。

（2）常见疾病：①迷路炎：大部分患者在起病前先有病毒性呼吸道或胃肠道感染史，伴恶心呕吐，闭目卧床，丝毫不敢动，动时眩晕呕吐加重，检查除持续性自发快速眼球震颤外，神经系统无其他体征。通常发作2~3天后症状减轻，也可持续达6周左右。②前庭神经元炎。③耳部带状疱疹及前庭神经炎。④梅尼埃病：典型的临床表现为发作性眩晕、恶心呕吐、耳鸣耳聋和眼球震颤。发作多短暂，很少超过2周，常反复发作。⑤迷路外伤及迷路手术后遗症等。⑥位置性眩晕：头部处于一定位置时出现眩晕和眼球震颤的症状群，必须详查病因。可见于迷路和中枢病变。⑦晕动病：常见于晕车、船，多伴有恶心、呕吐、面色苍白及出冷汗等。⑧药物中毒：如链霉素、卡那霉素、庆大霉素及苯妥英钠等都可以引起眩晕。砷类药物、苯及一氧化碳中毒也可产生眩晕，有时头发染料也可引起眩晕。

2. 中枢性眩晕

（1）特点：眩晕感可轻可重，发作时间较持久，可达数周、数月、甚至与原发病同始终。耳鸣少见，恶心呕吐相对较轻、眼球震颤可为水平性、垂直性或旋转性。神经系统检查根据病因不同可出现相应的体征。

（2）常见疾病：①血管性疾病：椎-基底动脉供血障碍、延髓背外侧综合征、小脑出血和梗死及高血压脑病等；②各种原因所致的小脑、脑干病变，如颅脑外伤、颅底凹陷症及后颅凹蛛网膜炎等；③听神经瘤；④四脑室肿瘤；⑤脱髓鞘疾病如多发性硬化；⑥其他颅内高压，癫痫等。

3. 其他全身性疾病　严格来讲下述疾病引起的属于头昏而并非眩晕，表现为头昏沉感、头重脚轻感。常见于：①眼部疾病：如屈光不正及眼肌麻痹等；②发热、感染性疾病；③心血管疾病，如阵发性心动过速、房颤、房室传导阻滞、低血压及高血压病等；④中毒及代谢性疾病，如尿毒症、严重肝病及糖尿病等；⑤血液病，如贫血及真性红细胞增多症等；⑥神经官能症。

三、伴随症状

1. 伴进行性双侧听力减退，提示梅尼埃病。
2. 伴头痛、单侧耳鸣、行走偏斜、站立不稳，提示听神经瘤及桥小脑角占位性病变。
3. 伴高血压、高血脂、动脉硬化症，提示椎-基底动脉供血不足。
4. 伴进行性头痛、呕吐等颅高压症状，提示颅内占位性病变。

四、问诊要点

1. 发作时间，病程，诱发因素，是否与转颈、仰头、起卧、翻身有关系。
2. 是否有晕车、晕船及服药史。
3. 有无耳鸣、听力减退、恶心、呕吐、步态不稳及肢体麻木等。
4. 有无发热、急性感染、颅脑外伤及脑内疾病、心血管疾病、肝肾疾病及糖尿病等病史。

（任明芬）

学习小结

眩晕的病因涉及内科、神经内科、耳科、眼科等多个学科，通过本章的学习，要掌握眩晕的类型及临床表现，掌握问诊的技巧，了解眩晕的机制及伴随症状，以便临床准确诊断及治疗。

复习参考题

1. 什么是眩晕？
2. 周围性眩晕常见于什么疾病？

第十七章　惊厥

学习目标

掌握	惊厥的临床表现与病因。
熟悉	惊厥的伴随症状。
了解	惊厥的发病机制。

惊厥(convulsion)指四肢、躯干与面部骨骼肌短促、无规律性强直与阵挛性抽搐,可遍及全身,伴有或不伴意识丧失。惊厥与癫痫有相同点也有不相同点。癫痫大发作与惊厥的概念相同,而癫痫小发作则不应称为惊厥。

一、病因

惊厥的病因可分为特发性与症状性两大类。特发性是指患者的脑部并无目前可以解释症状的结构变化或代谢异常,而和遗传因素有较密切的关系。症状性则由多种脑部病损和全身性疾病所引起。症状性惊厥病因有:

1. 脑部疾病

(1) 感染:见于各种细菌性脑膜炎、脑脓肿、病毒性脑炎、肉芽肿及脑结核瘤等。

(2) 颅内肿瘤:生长于额叶及中央前回皮质附近的胶质细胞瘤、脑膜瘤、星形细胞瘤和转移性癌肿等。

(3) 外伤:如颅脑外伤、产伤等。

(4) 脑缺氧:脑缺氧造成大脑神经元坏死和胶质增生,在婴儿和儿童中较为多见。高热惊厥所致的缺氧和水肿,约2%~3%可有癫痫发作。

(5) 脑血管病:除脑血管畸形和蛛网膜下腔出血产生癫痫时年龄较轻外,脑卒中后癫痫多见于中、老年人。大约5%脑卒中患者在病后一年左右发生癫痫。

(6) 寄生虫病:脑囊虫病、脑血吸虫、弓形虫及脑型疟疾等。

(7) 其他:如先天性脑发育障碍、原因未明的大脑变性等。

2. 全身性疾病

(1) 感染:中毒性菌痢、败血症及急性感染所致的小儿高热惊厥等。

(2) 中毒:①外源性:如酒精、砷、汞、铅、一氧化碳中毒等;②内源性:如妊娠高血压综合征、尿毒症及肝性脑病等。

(3) 心血管疾病:如阿-斯综合征、高血压脑病等。

（4）内分泌：少数患者仅在经期内发作，称为经期性癫痫；更有少数患者仅在妊娠早期发作，称为妊娠性癫痫。

（5）营养代谢障碍：儿童佝偻病、低血糖状态、糖尿病、甲亢、甲状旁腺功能减退、急性间歇性卟啉病、子痫及维生素 B_6 缺乏症等均可有惊厥发作。

（6）风湿病：如系统性红斑狼疮、脑血管炎等。

（7）其他：如突然撤停安眠药、抗癫痫药、氯喹、阿托品及异烟肼过量等。

3. 神经官能症　如癔症性惊厥（非癫痫）。

二、发病机制

未完全明了，目前认为可能是运动神经元的异常放电所致。可能由代谢、营养、脑皮质肿物或瘢痕激发，与遗传、免疫、内分泌、微量元素、精神因素等引起的神经元膜电位不稳定有关。

根据引起肌肉异常收缩的兴奋信号的来源不同，可分为：①非大脑功能障碍：如破伤风、低钙血症、某些药物中毒；②大脑功能障碍：如癫痫大发作。

三、临床表现

患者突然意识模糊或丧失，全身强直，呼吸暂时中断，面色自苍白转为青紫，继而四肢发生阵挛性抽搐，呼吸不规则，小便失禁，约半分钟至 1 分钟自行停止，也有反复发作或呈持续状态者（癫痫大发作）。发作时两侧瞳孔散大，对光反应消失，眼球上翻，可能咬破舌头，双侧病理反射阳性等。发作时出现心率加快，血压升高，汗液、唾液及支气管分泌物增加等，通常对发作过程无记忆。

四、伴随症状

1. 伴发热，多见于小儿急性感染，也见于胃肠功能紊乱、重度失水等。
2. 伴高血压，可见于高血压病、急性肾炎及子痫、铅中毒等。
3. 伴脑膜刺激征，可见于各种脑膜炎及蛛网膜下腔出血等。
4. 伴两侧瞳孔扩大及舌头咬伤，可见于癫痫大发作。
5. 发作前有激烈头痛及呕吐，可见于高血压、急性感染、颅脑外伤、蛛网膜下腔出血及瘤性卒中等。
6. 伴意识丧失，见于癫痫大发作、重度颅脑疾病等。

五、问诊要点

1. 发作时间、发作持续时间，惊厥的发生部位（局部还是全身）。
2. 发作诱因。
3. 发作时有无意识障碍、有无大小便失禁。
4. 有无颅脑外伤及颅内疾病病史，患儿有无产伤及生长发育史。
5. 有无全身性疾病。
6. 有无毒物接触史。

（任明芬）

学习小结

惊厥与抽搐除了详细询问内科和神经内科情况外，还要注意患者的智力和生长发育情况。通过本章的学习，要掌握惊厥与抽搐的病因及临床表现，掌握问诊的技巧，了解惊厥与抽搐的机制及伴随症状，以便临床准确诊断。

复习参考题

1. 惊厥与抽搐常见于什么疾病？

2. 癫痫大发作常见的临床表现。

第十八章　意识障碍

学习目标

掌握	意识障碍的临床表现与病因。
熟悉	意识障碍的伴随症状。
了解	意识障碍的发病机制。

意识障碍(disturbance of consciousness)是由各种原因导致弥漫性的大脑皮质或脑干网状结构病变所致,主要表现为人对周围环境及自身状态识别和察觉能力出现障碍。临床可表现为嗜睡、意识模糊、昏睡和谵妄,严重者可昏迷。

一、病因

1. 急性脑血管病:如脑出血、大面积脑梗死和蛛网膜下腔出血。
2. 各种病原体所致的脑炎。
3. 外源性中毒:如安眠药中毒、有机磷中毒、一氧化碳中毒等。
4. 急性颅脑损伤和脑占位性病变。
5. 内分泌与代谢障碍:如肝性脑病、肺性脑病、糖尿病性昏迷、垂体功能低下等。
6. 物理性损害:如热射病、电击伤及高山病等。
7. 水电解质平衡紊乱:如稀释性低钠血症、低氯性碱中毒、高氯性酸中毒等。
8. 其他引起脑缺血缺氧性疾病、休克、阿-斯综合征、癫痫持续状态等。

二、发病机制

维持意识清醒状态需要有正常的大脑皮质及脑干上行网状激活系统。由于脑缺血、缺氧、葡萄糖供给不足、酶代谢异常等因素可引起脑细胞代谢紊乱,导致大脑皮质及脑干上行网状激活系统出现器质性损害或功能受抑制并达到一定程度时即出现意识障碍,根据病变部位和程度不同可发生不同程度的意识障碍。

三、临床表现

意识障碍可有下列不同程度的表现:

1. 嗜睡(somnolence)　是最轻的意识障碍,患者陷入持续的睡眠状态,表情淡漠、精神萎靡,用言语或痛刺激能唤醒,醒后能正确回答问题和配合检查。但当刺激停止后很快又再入睡。

2. 意识模糊(confusion)　是意识水平轻度下降,患者能保持简单的精神活动,但对时间、地点、人物的定向能力出现障碍。

3. 昏睡(stupor)　意识清晰度较嗜睡降低,近于不省人事。患者对较重的痛觉或较响言语刺激方可应答,但常答非所问,含糊不清。当外界刺激停止后立即进入熟睡。

4. 谵妄(delirium)　是一种以兴奋增高为主的高级神经中枢急性活动失调状态,主要表现为意识模糊、定向力丧失、感觉错乱(错觉、幻觉)、躁动不安、言语杂乱。谵妄可见于代谢障碍(如肝性脑病)、某些药物中毒(酒精、颠茄)、急性感染发热期、循环障碍或中枢神经疾患等。

5. 昏迷(coma)　是严重的意识障碍,意识持续中断或完全丧失。按其轻重程度可分为:

(1) 轻度昏迷:意识大部分丧失,无自主运动,对强烈刺激(如压眶上缘)可有痛苦表情及躲避反应。生命体征稳定,角膜反射、瞳孔对光反射、吞咽反射等可存在。

(2) 中度昏迷:介于浅昏迷和深昏迷之间。对周围事物及各种刺激均无反应,剧烈刺激时可出现防御反射,眼球无转动,瞳孔对光反射迟钝。

(3) 深度昏迷:对各种刺激均无反应,全身肌肉松弛,各种反射均消失,生命体征不稳定。

四、伴随症状

1. 伴发热　可见于各种颅内感染性疾病、热射病。
2. 伴偏瘫　应考虑急性脑血管病。
3. 伴全身性抽搐　见于癫痫或癫痫持续状态,伴血压明显增高的患者应考虑高血压脑病、子痫、脑出血、尿毒症等。
4. 伴脑膜刺激征　多见于各种原因所致的脑膜炎、蛛网膜下腔出血及各种原因所导致的颅高压等。
5. 伴呼吸缓慢　常见于中毒如巴比妥类、吗啡及有机磷农药中毒等。
6. 伴心动过缓　可见于颅内压增高、房室传导阻滞及毒蕈类中毒等。
7. 伴皮肤黏膜改变　口唇呈樱桃红色提示一氧化碳中毒,严重感染和出血性疾病可出现出血点、瘀斑和紫癜。
8. 伴低血压　见于各种原因的休克。
9. 伴瞳孔散大　见于癫痫、低血糖状态及某些药物中毒(颠茄类、酒精、氰化物)等。
10. 伴瞳孔缩小　见于吗啡类、巴比妥类、有机磷杀虫药等中毒。

五、问诊要点

1. 意识障碍发生的时间、地点、周围环境、诱因及起病的急缓等。
2. 既往有无颅内疾病、癫痫、高血压、心血管疾病、糖尿病、肝肾疾病等。
3. 有无发热、头痛、呕吐等。
4. 近期有无外伤、安眠药及有毒物质接触史,有无服毒史。

(任明芬)

学习小结

本章首先通过意识障碍的概念、发病机制、临床表现、问诊、伴随症状等详细阐述了如何确定意识障碍的病因。通过本部分的学习，能初步认识不同程度意识障碍的临床表现及伴随的症状，熟悉问诊技巧，学会初步诊断病例。

复习参考题

1. 意识障碍的不同程度是如何分度的?
2. 意识障碍的常见病因有哪些?

第十九章 血尿

19章

学习目标

掌握	血尿的定义、血尿的临床表现。
熟悉	血尿的伴随症状和问诊要点。
了解	血尿的病因。

血尿(hematuria)包括镜下血尿和肉眼血尿,前者是指尿色正常,需经显微镜检查方能确定,通常离心沉淀后的尿液镜检每高倍视野有红细胞3个以上;后者是指尿色呈洗肉水色或血色,肉眼即可见的血尿。

一、病因

血尿是泌尿系统疾病最常见的症状之一,98%的血尿都是由泌尿系统疾病引起,其余2%的血尿由全身性疾病或泌尿系统邻近器官病变所致。

1. 泌尿系统疾病　肾小球疾病如急、慢性肾小球肾炎、IgA肾病、遗传性肾炎和薄基底膜肾病;各种间质性肾炎、尿路感染、泌尿系统结石、结核、肿瘤、多囊肾、血管异常包括肾静脉受到挤压如胡桃夹现象(nutcracker phenomenon)、尿路憩室、息肉和先天性畸形等。

2. 全身性疾病

(1) 感染性疾病:如败血症、流行性出血热、猩红热、钩端螺旋体病和丝虫病等。

(2) 血液病:如白血病、再生障碍性贫血、血小板减少性紫癜、过敏性紫癜和血友病等。

(3) 免疫和自身免疫性疾病:如系统性红斑狼疮、结节性多动脉炎、皮肌炎、类风湿性关节炎、系统性硬化症等引起肾损害时。

(4) 心血管疾病:如亚急性感染性心内膜炎、急进性高血压、慢性心力衰竭、肾动脉栓塞和肾静脉血栓形成等。

3. 尿路邻近器官疾病　前列腺炎、精囊炎、急性盆腔炎或脓肿、宫颈癌、输卵管炎、阴道炎、急性阑尾炎、直肠和结肠癌等。

4. 化学物品或药品对尿路的损害　如磺胺药、吲哚美辛、甘露醇、重金属(汞、铅、镉等)、环磷酰胺、肝素过量等。

5. 功能性血尿　健康人运动量突然增加后可出现。

二、发病机制

血尿的发病机制非常复杂,有许多因素参与,如自身免疫、感染、遗传、药物、环境等,其中免疫损伤是多数肾小球源性血尿发生机制中的共同环节。

三、临床表现

1. 尿颜色的改变　见表 1-19-1。

表 1-19-1　尿颜色与病因

血尿特点	病因或出血量
尿与血混合均匀，尿呈暗红色	肾脏出血
尿色鲜红，有时有血凝块	膀胱或前列腺出血
尿呈暗红色或酱油色，不混浊无沉淀，镜检无或仅有少量红细胞	血红蛋白尿
尿呈棕红色或葡萄酒色，不混浊，镜检无红细胞	卟啉尿
尿呈红色，但镜检无红细胞	服用某些药物如大黄、利福平、或进食某些红色蔬菜
尿呈淡红色，像洗肉水样	每升尿含血量超过 1ml
尿呈血样	出血严重

2. 分段尿异常　见表 1-19-2。

表 1-19-2　尿三杯试验

血尿分段	病变部位
起始段血尿	尿道
终末段血尿	膀胱颈部、三角区或后尿道的前列腺和精囊腺
全程血尿	肾脏或输尿管

3. 镜下血尿　尿颜色正常，但显微镜检查可确定血尿，并可判断是肾性或肾后性血尿。如镜下红细胞大小不一、形态多样，为肾小球性血尿，见于肾小球肾炎，其原因在于红细胞从肾小球基底膜漏出，通过具有不同渗透梯度的肾小管时，化学和物理作用使红细胞膜受损，血红蛋白逸出而变形。如镜下红细胞形态单一，与外周血近似，为均一型血尿，提示血尿来源于肾后，见于肾盂肾盏、输尿管、膀胱和前列腺病变。

4. 症状性血尿　如伴有肾区钝痛或绞痛，提示病变在肾脏；如伴有尿频、尿急和排尿困难，提示膀胱和尿道病变。

5. 无症状性血尿　见于某些疾病的早期，如隐匿性肾炎、肾结核、肾癌、膀胱癌早期。

四、伴随症状

见表 1-19-3。

表 1-19-3　血尿伴随症状与可能疾病

血尿伴随症状	可能疾病
1. 肾绞痛	肾或输尿管结石
2. 尿流中断	膀胱和尿道结石
3. 尿流细和排尿困难	前列腺炎、前列腺癌
4. 尿频、尿急、尿痛	膀胱炎和尿道炎，如同时伴有腰痛、高热、畏寒，提示肾盂肾炎
5. 水肿、高血压、蛋白尿	肾小球肾炎
6. 肾肿块	单侧可见于肿瘤、肾积水、肾囊肿；双侧肿大见于先天性多囊肾，触及移动性肾脏见于肾下垂或游走肾
7. 皮肤黏膜及其他部位出血	血液病、某些感染性疾病
8. 乳糜尿	丝虫病、慢性肾盂肾炎

五、问诊要点

1. 患者年龄、起病情况、伴随症状，是否存在诱因，如劳累、运动、上呼吸道感染等。

2. 个人史，如肾炎、结石、前列腺疾病及类似发作史等。

3. 家族史，有无肾炎、耳鸣、视力障碍及多囊肾等。

4. 是否伴有其他部位出血。

5. 用药情况，近期是否使用过磺胺类药物、抗生素（如氨基糖苷类抗生素）、解热镇痛药、抗癌药、抗凝药物等。

6. 近期是否有剧烈运动，有无腹部或腰部外伤及尿路器械检查史。

（李　强）

学习小结

1. 血尿包括镜下血尿和肉眼血尿，通常离心沉淀后的尿液镜检每高倍视野有红细胞 3 个以上，称为镜下血尿。

2. 血尿的病因包括：泌尿系统疾病、全身性疾病、尿路邻近器官疾病、化学物品或药品对尿路的损害、功能性血尿等。

复习参考题

1. 何谓镜下血尿？

2. 如何根据尿色改变判断血尿病因？

第二十章　尿频、尿急与尿痛

20章

学习目标

掌握	尿频、尿急与尿痛的定义，伴随症状。
熟悉	尿频、尿急与尿痛的病因与临床表现。
了解	尿频、尿急与尿痛的问诊要点。

尿频(frequent micturition)是指单位时间内排尿次数增多。正常成人白天排尿 4~6 次,夜间 0~2 次。尿急(urgent micturition)是指患者一有尿意即迫不及待需要排尿,难以控制。尿痛(odynuria)是指患者排尿时感觉耻骨上区、会阴部和尿道内疼痛或烧灼感。尿频、尿急和尿痛合称为膀胱刺激征(bladder irritation sign)。

一、病因与临床表现

1. 尿频　见表 1-20-1。

表 1-20-1　尿频的病因、临床表现与常见疾病

病因	临床表现	常见疾病
1. 病理性尿频		
（1） 多尿性尿频	排尿次数增多，每次尿量不少，全日总尿量增多	见于糖尿病、尿崩症，精神性多饮和急性肾衰竭多尿期
（2） 炎症性尿频	尿频而每次尿量少，多伴有尿急和尿痛，尿液镜检可见炎性细胞	见于膀胱炎、尿道炎、前列腺炎和尿道旁腺炎等
（3） 神经性尿频	尿频而每次尿量少，不伴尿急尿痛，尿液镜检无炎性细胞	见于中枢及周围神经病变，如癔症、神经源性膀胱
（4） 膀胱容量减少性尿频	表现为持续性尿频，药物治疗难以缓解，每次尿量少	见于膀胱占位性病变，妊娠子宫增大或卵巢囊肿等压迫膀胱，膀胱结核引起膀胱纤维性缩窄
（5） 尿道口周围病变		见于尿道口息肉、处女膜伞和尿道旁腺囊肿等
2. 生理性尿频	属正常现象，特点是每次尿量不少，也不伴随其他症状	因饮水过多，精神紧张或气候寒冷时致排尿次数增多

2. 尿急　常见于下列情况:

(1) 炎症:急性膀胱炎,尿道炎,特别是膀胱三角区和后尿道炎症,尿急症状特别明显;急性前列腺炎常有尿急;慢性前列腺炎因伴有腺体增生肥大,故有排尿困难,尿线细和尿流中断。

(2) 膀胱和尿道结石和异物。

（3）肿瘤：膀胱癌和前列腺癌。

（4）神经源性：精神因素和神经源性膀胱(neurogenic bladder)。

（5）高温环境下尿液高度浓缩，酸性高的尿可刺激膀胱或尿道黏膜产生尿急。

3. 尿痛　疼痛部位多在耻骨上区，会阴部和尿道内，尿痛性质可为灼痛或刺痛。尿道炎多在排尿开始时出现疼痛。后尿道炎，膀胱炎和前列腺炎常出现终末性尿痛。

二、伴随症状

见表1-20-2。

表1-20-2　伴随症状与可能疾病

伴随症状	可能疾病
1. 尿频伴尿急和尿痛	见于膀胱炎和尿道炎；膀胱刺激征存在但不剧烈而伴有双侧腰痛，见于肾盂肾炎；伴有会阴部，腹股沟和睾丸胀痛，见于急性前列腺炎
2. 血尿、午后低热、乏力盗汗	见于膀胱结核
3. 多饮、多尿和口渴，不伴尿急和尿痛	见于精神性多饮、糖尿病和尿崩症
4. 尿频、尿急伴无痛性血尿	见于膀胱癌
5. 老年男性尿频伴有尿线细、进行性排尿困难	见于前列腺增生
6. 伴尿流突然中断	见于膀胱结石堵住出口或后尿道结石嵌顿

三、问诊要点

1. 患者年龄、发病时间，排尿频率、特点、尿量、疼痛的部位、性质、持续时间和反射区域，有无发热、腰痛、排尿困难等伴随症状，尿道口有无红肿及脓性分泌物等。

2. 近期是否做过导尿、尿路器械检查及人工流产手术等。

3. 是否患有泌尿系统疾病、糖尿病、神经系统疾病及妇产科疾病；有无泌尿系统及盆腔手术史；是否存在精神和心理疾病。

4. 对疑有性传播性疾病的患者，注意询问患者或其配偶有无不洁性生活史。

（李　强）

学习小结

1. 尿频是指单位时间内排尿次数增多。包括病理性尿频和生理性尿频。

2. 病理性尿频常见有多尿性尿频、炎症性尿频、神经性尿频、膀胱容量减少性尿频、尿道口周围病变等。

复习参考题

1. 何谓膀胱刺激征？

2. 病理性尿频的主要病因有哪些？

第二十一章　尿失禁与尿潴留

学习目标

掌握	尿失禁与尿潴留的病因和临床表现。
熟悉	尿失禁与尿潴留的伴随症状。
了解	尿失禁与尿潴留的发生机制。

第一节　尿失禁

尿失禁(incontinence of urine)是由于膀胱括约肌损伤或神经功能障碍导致排尿自控能力下降或丧失，使尿液不自主地流出。尿失禁可以发生在任何年龄及性别，以女性及老年人多见。

一、病因及分类

尿失禁的病因：①先天性疾患，如尿道上裂；②创伤，如妇女生产时的创伤、骨盆骨折等；③手术，如前列腺手术、尿道狭窄修补术、后尿道瓣膜手术等；④各种原因引起的神经源性膀胱。

按病程可分为：①暂时性尿失禁：见于尿路感染、急性精神错乱性疾病、药物反应和心理性忧郁症。②长期性尿失禁：见于脑卒中、痴呆、骨盆外伤损伤尿道括约肌、骨髓炎和慢性前列腺增生。

二、发生机制

1. 尿道括约肌受损　正常男性的尿液控制依靠：①近端尿道括约肌，包括膀胱颈部及精阜以上的前列腺部尿道括约肌；②远端尿道括约肌，包括精阜以下的后尿道括约肌和尿道外括约肌。当男性近端尿道括约肌功能完全丧失(如前列腺增生手术后)而远端尿道括约肌完好，仍能控制排尿；如远端尿道括约肌功能同时受到损害，则可引起尿失禁。不论男性或女性，膀胱颈部(交感神经所控制的尿道平滑肌)是制止尿液外流的主要力量。女性膀胱颈部功能完全丧失时会引起压力性尿失禁。糖尿病性膀胱也常伴有括约肌受损。

2. 逼尿肌无反射　患者的逼尿肌收缩力及尿道闭合压力(即尿道阻力)都有不同程度的降低，不能完全主动地将尿液排出，须依靠增加腹压排尿。当残余尿量过多，尿道阻力很低时可有压力性尿失禁；尿潴留时可发生充溢性尿失禁。

3. 逼尿肌反射亢进　①脑桥上中枢神经病变，对排尿反射的抑制不足，发生率为75%～100%；②糖尿病等引起骶髓周围神经病变；③膀胱出口梗阻，在膀胱贮尿期出现膀胱逼尿肌不自主收缩，引起膀胱内压升高，称为逼尿肌过度活动或膀胱过度活动；④膀胱壁的神经、肌肉改变。

4. 逼尿肌和括约肌功能协同失调　①逼尿肌收缩过程中外括约肌出现持续性痉挛而导致尿潴留，随后出现充溢性尿失禁；②上运动神经元病变引起的尿道外括约肌突然发生无抑制性松弛（伴或不伴逼尿肌的收缩）而引起尿失禁，常无残余尿。脑桥-骶髓间病变，多表现为逼尿肌反射亢进和逼尿肌外括约肌协同失调，其特点是尿急，有或无急迫性尿失禁常伴有尿频和夜尿。也见于糖尿病性膀胱。

5. 膀胱膨出　产伤造成维持膀胱正常位置的骨盆底筋膜及肌肉的损伤而又未及时修复，膀胱向阴道前壁膨出，严重时尿道也膨出，属女性生殖系统损伤。轻者无症状，重症时常感腰酸下坠，自觉有物自阴道脱出，排尿后肿物会缩小。常伴有排尿困难及尿不尽的感觉。多伴有张力性尿失禁，绝经后症状加重。

三、临床表现

尿失禁根据其程度可分为：①轻度：仅在咳嗽、打喷嚏、抬重物时出现尿溢出；②中度：在走路、站立、轻度用力时出现尿失禁；③重度：直立或卧位时均可发生尿失禁。根据症状表现形式和持续时间可分为：

1. 持续性溢尿　见于完全性尿失禁，尿道阻力完全丧失，膀胱内不能储存尿液而连续从膀胱中流出，膀胱呈空虚状态。常见于外伤、手术或先天性疾病引起的膀胱颈和尿道括约肌的损伤。还可见于尿道口异位、女性膀胱阴道瘘等。

2. 间歇性溢尿　膀胱过度充盈而造成尿液不断溢出。见于下尿路有较严重的机械性（如前列腺增生）或功能性梗阻、上运动神经病变。

3. 急迫性溢尿　患者尿意感强烈，有迫不及待排尿感，尿液自动流出，多伴有尿频、尿急等膀胱刺激症状和下腹部胀痛。见于上运动神经元病变或急性膀胱炎等。

4. 压力性溢尿　当腹压增加时（如咳嗽、打喷嚏、上楼梯或跑步）即有尿液自尿道流出。主要见于女性，特别是多次分娩或产伤者。

四、伴随症状

1. 膀胱刺激征　见于急性膀胱炎。
2. 排便功能紊乱（如便秘、大便失禁等）者见于神经源性膀胱。
3. 进行性排尿困难　见于前列腺增生、前列腺癌等。
4. 肢体瘫痪（单瘫、偏瘫、截瘫）、肌张力增高、腱反射亢进、有病理反射见于上运动神经元病变。
5. 慢性咳嗽、气促　见于慢性阻塞性肺疾病所致的腹内压过高。
6. 多饮、多尿、消瘦　见于糖尿病性膀胱。

五、问诊要点

1. 患者年龄、尿失禁的特点。
2. 尿失禁的持续时间、频数、发生时间、尿失禁量。
3. 是否有诱因：如咳嗽、运动等。
4. 尿失禁的伴随症状，如有无尿频、尿急、尿痛或排尿困难。
5. 有无糖尿病、神经系统疾病、泌尿生殖系统疾病，有无外伤，手术史（如前列腺、盆腔及会阴部手术等）。

第二节　尿潴留

排尿困难是指排尿时须增加腹压才能将尿液排出体外。尿潴留（urine retention）是指膀胱内充满尿液而不能排出。通常尿潴留是由排尿困难逐渐发展到一定程度所致。根据起病急缓可分为急性和慢性两大类。根据病史及典型特点，临床诊断尿潴留并无困难，超声检查即可确诊。临床上尿潴留应与无尿相鉴别，后者是由上尿路完全梗阻或肾衰竭所致，膀胱内并无尿液。

一、病因及发生机制

排尿困难可分为阻塞性和功能性两大类：

1. 阻塞性排尿困难

（1）膀胱颈部病变：见于膀胱颈部阻塞（如结石、肿瘤、血块、异物阻塞），膀胱颈部受压（如子宫肌瘤、卵巢囊肿、晚期妊娠压迫），膀胱颈部器质性狭窄（如炎症、先天或后天获得性狭窄）等使尿液排出受阻。

（2）后尿道疾患：因前列腺肥大、前列腺癌、前列腺急性炎症、出血、积脓、纤维化压迫后尿道；后尿道本身的炎症、水肿、结石、肿瘤、异物等。

（3）前尿道疾患：见于前尿道狭窄、结石、肿瘤、异物或先天畸形如尿道外翻、阴茎包皮嵌顿、阴茎异常勃起等。

2. 功能性排尿困难

（1）神经受损：①中枢神经受损，膀胱的压力感受不能上传，而致尿潴留。②外周神经受损，如支配膀胱逼尿肌的腹下神经、支配内括约肌的盆神经和支配外括约肌的阴部神经，可因下腹部手术，特别是肛门、直肠、子宫等盆腔手术或麻醉而造成暂时或永久性排尿障碍。

（2）膀胱平滑肌和括约肌病变：见于糖尿病、使用某些促使平滑肌松弛的药物（如阿托品、654-2、硝酸甘油等）。

（3）精神因素：精神意识过度控制，主要在排尿环境不良的情况下引起，如病房男女同室、需绝对卧床的疾病（如急性心肌梗死、心脏手术等）、下腹部手术（如肛门直肠手术）等。

二、临床表现

不同病因所致的排尿困难，其原发病的表现和临床特点有所不同。

1. 膀胱颈部结石　在排尿困难出现前，下腹部有绞痛史，疼痛向大腿会阴方向放射，疼痛时或疼痛后出现肉眼血尿或镜下血尿，膀胱内有尿潴留。膀胱镜可发现结石的存在，超声和 CT 检查在膀胱颈部可发现结石阴影。

2. 膀胱内血块　常继发于血液病如血友病、白血病、再生障碍性贫血等，依靠血液实验室的检查不难确诊。外伤引起的膀胱内血块，往往有明确的外伤史，外伤后出现肉眼血尿，逐渐出现排尿困难，超声检查在尿道内口处可发现阴影，膀胱镜检查可确诊。

3. 膀胱肿瘤　排尿困难逐渐加重。病程一般较长，晚期可发现远处转移肿瘤病灶，无痛性肉眼或镜下血尿是其特点，膀胱镜下取活检可确定肿瘤的性质。

4. 前列腺良性肥大和前列腺炎　尿频、尿急常为首发症状，早期多因前列腺充血刺激所致，以夜尿增多为主。之后随着膀胱残余尿增加而症状逐渐加重。以后出现进行性排尿困难、排尿踌躇、射尿无力、尿流变细、排尿间断、尿末滴沥和尿失禁。肛门指诊可确定前列腺大小、质地、表面光滑度，对区分良性肿大和前列腺癌十分重要。前列腺按摩取前列腺液行常规检查和细菌培养，对诊断前列腺炎十分重要。

5. 后尿道损伤　会阴区有外伤史，外伤后排尿困难或无尿液排出，膀胱内有尿液潴留，尿道造影检查可确定损伤的部位和程度，是术前必要的手段。

6. 前尿道狭窄　见于前尿道瘢痕、结石、异物等。

7. 脊髓损害引起　见于各种原因导致截瘫的患者，除排尿困难、尿潴留外尚有运动和感觉障碍。

8. 隐性脊柱裂　发病年龄早，夜间遗尿，幼年尿床时间长是其特点，腰骶椎 X 线片可确诊。

9. 糖尿病神经源性膀胱　有糖尿病史，实验室检查血糖、尿糖升高可确诊。

10. 药物　见于阿托品中毒、麻醉药物等。

11. 低血钾　临床上有引起低血钾的原因(如大量利尿、洗胃、呕吐、禁食等),心率快、心电图病理性U波出现、血生化检查表现血钾低,随着补钾排尿困难应随即消失。值得注意的是肾小管性酸中毒、棉酚中毒、甲状腺功能亢进、结缔组织病等亦可引起顽固性低血钾。

三、伴随症状

1. 伴尿频、尿急、排尿踌躇、射尿无力、尿流变细、排尿间断甚至尿失禁,见于前列腺增生。

2. 伴有下腹部绞痛并向大腿会阴部方向放射,见于膀胱颈部结石。

3. 伴有血尿,见于后尿道损伤、膀胱颈部结石、血液病等。

4. 脊髓损伤如脊柱骨折、肿瘤压迫、结核、脊髓炎等引起排尿困难伴有运动和感觉障碍甚至截瘫和尿潴留。

5. 糖尿病神经性膀胱致排尿困难常伴有血糖、尿糖明显升高。

四、问诊要点

1. 患者年龄,尿潴留发生的时间和程度。

2. 尿潴留前是否有尿频、尿急、尿痛,有无排尿困难,有无伴发全身症状(如发热、乏力、消瘦等)。

3. 是否有泌尿生殖系统疾病、中枢神经或周围神经系统疾病、糖尿病等病史;有无颅脑、脊髓、泌尿系统的外伤和手术史。

4. 是否正在服用导致排尿困难及尿潴留的药物。如抗胆碱能制剂、抗抑郁药、抗组胺药及阿片制剂等。

(李　强)

学习小结

1. 尿失禁是由于膀胱括约肌损伤或神经功能障碍导致排尿自控能力下降或丧失，使尿液不自主地流出。

2. 根据尿失禁的表现形式和持续时间可分为：持续性溢尿、间歇性溢尿、急迫性溢尿、压力性溢尿。

3. 排尿困难是指排尿时须增加腹压才能将尿液排出体外。尿潴留是指膀胱内充满尿液而不能排出，通常是由排尿困难逐渐发展所致。

4. 排尿困难可分为阻塞性和功能性两大类。

复习参考题

1. 何谓尿失禁，有哪些常见病因?

2. 何谓排尿困难? 何谓尿潴留?

3. 阻塞性排尿困难有哪些常见病因?

第二篇　问诊与接诊方法

第一章　问诊

01章

学习目标

掌握	问诊的内容。
熟悉	问诊的方法及注意事项。
了解	问诊的重要性。

第一节　问诊的重要性

问诊是医师通过对患者或知情人进行全面、系统询问而获取病史资料，经过综合分析而作出临床判断的一种诊断方法。问诊是病史采集的重要手段，而病史的完整性和准确性对疾病的诊断和处理有很大的影响，因此问诊是每个临床医师必须掌握的基本技能。

问诊是获得诊断依据的重要方法。在临床工作中，解决诊断问题的大多数线索和依据都来源于病史采集所获取的资料。某些疾病，尤其是疾病的早期，患者仅有自觉症状，而无客观体征，且辅助检查暂无阳性发现时，详细问诊所获取的资料却能作为早期诊断的重要依据。实际上，如上呼吸道感染、急性气管-支气管炎、心绞痛、消化性溃疡及癫痫病等，仅通过问诊即可基本确诊。

问诊是掌握病情变化最主要的方法。任何疾病的发生与发展都有其一定的演变规律。患者本人对患病全过程体会最深切，通过问诊，才能了解疾病的发生、发展、诊治经过、既往健康状况和患病情况，为正确诊断提供依据，也为随后对患者进行体格检查和各种实验室检查提供重要的资料及线索。相反，若忽视问诊，必然使病史资料残缺不全，病情了解不够详细准确，往往会造成漏诊或误诊。对病情复杂而又缺乏典型症状和体征的病例，深入细致的问诊显得更为重要。

1. 问诊为进一步检查提供重要线索　一些病例，通过问诊还不能完全明确地诊断，需要进一步检查，此时问诊所获得的资料就成为选择检查方法的重要依据之一。在各种诊断新技术日益增多的情况下，能够精准地选择对疾病诊断起到重要意义的检查，问诊更显得尤其重要。

2. 问诊为建立良好医患关系奠定基础　采集病史是医生诊治患者的第一步，其重要性还在于它是医患沟通、建立良好医患关系的重要时机。通过正确的问诊方法和良好的问诊技巧，可以使患者感受到医生的亲切和可信，愿意与医生合作并建立战胜疾病的信心，这对诊治疾病也十分重要。问诊时既要收集患者的疾病资料用于诊断和治疗，还要了解患者的心理感受与期望，向患者提供相关医疗信息并进行健康教育。因此，医生不仅应具有医学方面的知识，还要有人文科学、社会科学方面的修养，掌握良好的交流与沟通技能，同时还要做到：严肃认真；尊重患者隐私；对任何患者一视同仁；对同道不随意评价；注重对患者的教育及健康指导。

随着现代医学的发展，新的特殊仪器诊断技术广泛应用于临床，使疾病诊断水平不断提高，但问诊所获取的临床资料是各种先进检查无法替代的，深入细致的问诊对疾病的诊断至关重要。医学生更需认真学习，反复实践，掌握问诊的方法与技巧，并能熟练地应用于临床工作中。

根据问诊时的临床情景和目的不同，大致可将问诊分为全面系统问诊和重点问诊。前者是对住院患者的全面系统的问诊，重点问诊则主要应用于急诊和门诊。前者的学习和掌握是后者的基础，初学者自然是从学习全面系统的问诊开始。

第二节　问诊的内容

为保证病史采集的准确性、完整性，避免遗漏而规定出如下的问诊内容。临床工作中，根据具体情况，可以允许适当调整顺序以利于问诊的进度。

一、一般项目

一般项目（general data）包括：姓名、性别、年龄（应填写实足年龄）、籍贯、出生地、民族、婚姻、住址、联系方式、工作单位、职业、入院日期、记录日期、病史陈述者及可靠程度等。为避免问诊初始过于生硬，可将某些一般项目的内容如职业、婚姻等放在个人史中穿插询问。

二、主诉

主诉（chief complaint）为患者感受最主要的痛苦或最明显的症状或（和）体征及其持续时间。如："发热、咳嗽1周"；"心慌、气短10年，伴双下肢水肿5天"；"多饮、多食、多尿2年"等。主诉是患者就诊的主要原因及持续的时间，是认识和分析疾病的主要依据。通过确切的主诉，可以初步估计疾病的范畴、类别、轻重缓急，为诊断提供方向。

记录主诉应简明扼要，以一两句话加以概括，并同时注明主诉自发生到就诊的时间。尽量用患者描述的症状，或将患者述说的主要疾苦改用医学术语，不可用方言或医师对患者的诊断用语。如"患溃疡病2年"或"心脏病5年"，而应记录"间断上腹痛、反酸2年"或"劳累后心悸、气短5年"等。多个主诉时，应按照时间先后顺序写。对病程较长、病情比较复杂的病例，由于症状、体征较多，或由于患者诉说太多，应综合分析归纳出更能反映其患病特征的主诉。有时对病情没有连续性的情况，可以灵活掌握，如"8年前发现皮肤黄染，1个月来腹胀、食欲缺乏"。对当前无症状，诊断资料和入院目的又十分明确的患者，也可以用以下方式记录主诉。如"患白血病1年，经检验复发3天"。

三、现病史

现病史（history of present illness）即病史中的主体部分，主要记录患者患病后全过程，即疾病发生、发展、演变和诊治经过。现病史应围绕主诉进行详细询问。现病史包括以下内容：

1. 起病情况与患病时间　包括起病的具体时间、起病的急缓、起病的相关因素如休息、运动、情绪激动等。例如急性肺栓塞起病急骤、肺结核起病缓慢；脑血栓多发生在夜间休息过程中，而脑出血多在活动、饮酒、情绪激动的状态下发生。患病时间是指从起病到就诊或入院的时间。如先后出现几个症状则需追溯到首发症状的时间，并按时间顺序询问整个病史后分别记录，如“腹泻、黏液脓血便 2 年，加重伴发热 2 周”。时间长短可按数年、数月、数日计算，发病急骤者可按小时、分钟为计时单位。

2. 主要症状的特点　包括主要症状出现的部位、性质、持续时间和程度，缓解或加剧的因素。详细了解这些特点，对判断疾病所在的系统或器官以及病变的部位、范围和性质很有帮助。如上腹部痛多为胃、十二指肠、胰腺或胆系疾病；右下腹急性腹痛则多为阑尾炎，女性患者还应考虑到卵巢或输卵管疾病；全腹痛则提示病变广泛或腹膜受累。对症状的性质也应作有鉴别意义的询问，如灼痛、绞痛、胀痛、隐痛等，以及症状为持续性或阵发性，发作及缓解的时间等。

3. 病因与诱因　尽可能了解与本次发病有关的病因（如外伤、中毒、感染及与传染病患者密切接触史等）和诱因（如气候、环境、情绪、饮食变化等），有助于明确诊断。如胸痛在骑车等活动过程中发生，休息即可缓解，诊断心绞痛的可能性很大；高血压患者，饮酒、情绪激动后突然出现头痛、呕吐、肢体运动障碍等，则脑出血可能性大。病因和诱因并不是每个患者都能察觉，发病也可能是不明原因的，问诊时医生应注意分析并鉴别。

4. 病情的发展与演变　详细了解病情发展与演变的全过程也是明确诊断的重要依据，包括患病过程中主要症状的变化或新症状的出现。如肺气肿患者突然出现剧烈胸痛和呼吸困难应考虑自发性气胸的可能性较大；如心绞痛患者，近来发作疼痛加剧、持续时间较长时应考虑有心肌梗死可能。

5. 伴随症状　在主要症状的基础上又同时出现一系列的其他症状。这些伴随症状常常是诊断和鉴别诊断的重要依据。例如，患者主要症状是咳嗽与咯血，根据患者伴有心悸、水肿及其他表现，考虑为“风湿性心脏病”。但咳嗽与咯血也是肺结核常见的主要症状，所以还应询问有无午后低热、夜间盗汗、消瘦、乏力等与肺结核有关的伴随症状。若无这些症状，应在病历中记录，以资与肺结核鉴别。又如患者出现急性上腹痛，伴有恶心、呕吐、发热，特别是又出现了黄疸和休克，应考虑到急性胆道感染的可能。但当某一症状按一般规律应出现的伴随症状而实际上没有出现，也应将其记录于现病史中以备进一步观察，因为这种阴性症状往往具有更重要的鉴别诊断意义。

6. 诊治经过　患者于本次就诊前已经接受过其他医疗单位诊治时，则应询问曾做过何种检查，检查结果、诊断为何种疾病、有无药物治疗（包括药名、剂量、用途、用药时间、疗效）情况等。为本次诊治疾病提供参考。

7. 病程中的一般情况　在现病史的最后应记录患者患病后的精神、体力状态，食欲及食量的改变，睡眠与大小便的情况等。这部分内容对全面评估患者病情的轻重和预后十分有用，有时对鉴别诊断也能够提供重要的参考资料。

四、既往史

既往史（past history）包括患者既往健康状况和过去曾患有的疾病（包括各种传染病），特别是与目前所患有的疾病有密切关系的情况。如风湿性心瓣膜病应询问过去有无游走性关节痛、咽部疼痛史；脑血管意外患者有无高血压病史等。既往史中所患疾病可能一直持续到现在，如高血压、糖尿病、高脂血症等，但由于不是主诉的内容，一般放在既往史中陈述。注意在记载既往史时，不要和现病史发生混淆，如目前所获肺炎，不应把数年前也患过肺炎（肺炎可治愈）的情况写入现病史；而对于消化性溃疡（慢性病）患者，目前消化性溃疡复发，可把历年发作情况写入现病史。此外，对居住和生活地区的主要传染病和地方病史、外伤、手术、预防接种史以及对食物、药物和其他接触物的过敏史，也应该按时间顺序记录于既往史中。

五、系统回顾

系统回顾（review of systems）由一系列直接提问组成，用于作为最后一遍搜集病史资料，避免问诊过程中患者或医师所忽略或遗漏的内容。它可以帮助医师在短时间内扼要地了解患者除现在所患疾病以外其他各系统是否发生过疾病，目前尚存在或已痊愈，以及这些疾病与本次疾病之间是否存在着因果关系。主要情况应分别记录在现病史或既往史中。

系统回顾涉及的临床疾病很多，实际应用时，可在每个系统询问 2 至 4 个症状，如有阳性结果，再全面深入地询问该系统的症状；如为阴性，一般可以过渡到下一个系统。在现病史中已叙述过的疾病不需在既往史中重复。

1. 呼吸系统　咳嗽的性质、程度、频率、与气候变化及体位改变的关系；咳痰的颜色、黏稠度和气味等；咯血的性状、颜色和量；呼吸困难的性质、程度和出现的时间；胸痛的部位、性质以及与呼吸、咳嗽和体位的关系。

2. 循环系统　心悸发生的时间与诱因，心前区疼痛的性质、程度以及出现和持续的时间，有无放射，放射的部位，引起疼痛发作的诱因和缓解方法。呼吸困难出现的诱因和程度，发作时与体力活动和体位的关系。水肿出现的部位和时间；尿量多少；有无腹水、肝区疼痛、头痛、头晕等。如女性患者应询问妊娠、分娩时有无高血压和心功能不全的情况。

3. 消化系统　有无食欲减退、吞咽困难、嗳气、反酸、腹胀、腹泻等及其出现的缓急、程度、持续的时间、进展的情况及有无精神因素的影响。呕吐的诱因、次数、呕吐物的内容、量、颜色及气味；呕血的量及颜色；腹痛的部位、程度、性质和持续时间，有无规律性，是否向其他部位放射，与饮食、气候及精神因素的关系，按压时疼痛减轻或加重；排便次数、粪便颜色、性状、量和气味及排便时有无腹痛和里急后重；有无发热、皮肤巩膜黄染；体力和体重的改变。

4. 泌尿生殖系统　有无尿痛、尿急、尿频和排尿困难；尿量和夜尿量，尿液的颜色（洗肉水样或酱油色）、清浊度，有无尿潴留及尿失禁等；有无腹痛，疼痛的部位，有无放射痛；有无伴发咽炎、水肿或出血及高血压病史等。

5. 造血系统　皮肤黏膜有无苍白、黄染、出血点、瘀斑、血肿、骨骼痛及淋巴结、肝、脾大等；有无乏力、头晕、眼花、耳鸣、烦躁、记忆力减退、心悸、舌痛、吞咽困难及恶心等；营养、消化和吸收情况。

6. 内分泌系统与代谢　有无怕热、多汗、乏力、畏寒、头痛、视力障碍、心悸、食欲异常、烦渴、多尿或水肿等；有无肌肉震颤及痉挛；性格、智力、体格、性器官的发育，骨骼、甲状腺、体重、皮肤、毛发、色素沉着等改变；有无产后大出血。

7. 肌肉骨骼系统　有无肢体肌肉麻木、无力、疼痛、痉挛、萎缩或瘫痪等；有无关节肿痛、畸形、运动障碍、外伤、骨折、关节脱位等。

8. 神经、精神系统　有无头痛、失眠、嗜睡、记忆力减退、意识模糊、晕厥、痉挛、瘫痪、视力障碍、感觉及运动异常、性格改变、定向障碍、精神状态、思维过程、智力、能力、自知力等。

六、个人史

个人史（personal history）主要包括以下几个方面：

1. 社会经历　包括出生地、居住地、留居时间、受教育程度、经济生活、业余爱好等。

2. 职业及工作条件　包括工种、劳动环境、对工业毒物的接触情况。

3. 习惯与嗜好　起居卫生习惯、饮食的规律与质量、饮酒嗜好、吸毒及其他异嗜物和麻醉药品、毒品等。注意与现病史有关的嗜好，如慢性阻塞性肺疾病患者需要详细记录吸烟史，如“吸烟史 25 年，每天吸烟 20 支”。

4. 冶游史　有无不洁性交、淋病、尖锐湿疣、下疳等。

七、婚姻史

婚姻史（marital history）记述患者未婚或已婚，结婚年龄、结婚/离婚，配偶健康状况，性生活情况及夫妻关系等。

八、月经史

月经史(menstrual history)包括月经初潮的年龄、月经周期和经期天数,经血的量和颜色、经期症状、有无痛经与白带异常等,末次月经日期、闭经日期及绝经年龄。记录格式如下:

$$\text{初潮年龄}\ \frac{\text{行经天数(天)}}{\text{月经周期(天)}}\ \text{末次月经时间或绝经年龄}$$

例:

$$13\text{ 岁}\ \frac{3\sim5\text{ 天}}{28\sim30\text{ 天}}\ 47\text{ 岁}$$

九、生育史

生育史(childbearing history)包括妊娠与生育次数和年龄,人工或自然流产的次数,有无早产、死产、手术产、产褥感染及计划生育状况等。男性患者应询问有无患过影响生育的疾病。

十、家族史

家族史(family history)包括询问父母与兄弟、姐妹及子女的健康与疾病情况,特别应询问是否有与患者同样的疾病,有无与遗传有关的疾病,如白化病、血友病、糖尿病、高血压病、支气管哮喘、精神病等。对已经死亡的直系亲属要问明死因与年龄,某些遗传疾病还涉及父母双方的亲属,也应了解。

第三节　问诊的方法

一、开放式询问

问诊开始,接诊医师可先向患者自我介绍,讲明自己的职责,使用恰当的语言表示愿意解除患者的病痛和满足他的要求,尽自己所能。可先从一般性问题开始,然后再进入正式询问。如"您多大岁数了?""做什么工作?"以一种友好、坦诚的措辞与患者交谈。从而使医师获得更多有用的临床资料,同时也建立良好的医患关系。开放式问诊,常用于问诊开始,这种询问可在现病史、过去史及个人史等每一部分开始时使用。如:"你今天来,有哪里不舒服?"待获得一些信息后,再着重追问一些重点问题。

二、启发式询问

尽可能让患者充分地陈述和强调他认为重要的情况和感受,应先提一些一般性的简单易答的问题,如先问:"你哪里不舒服?""你这种症状有多长时间了?"然后围绕主诉,逐步进行深入询问。当患者所述曾患某种疾病时,应将其主要症状的特点询问清楚,环环相扣问到底,然后推测其重要性。沿着患者述说的症状,启发患者讲述出病情的发生、发展、诊治经过等。如果交谈中患者的陈述离病情较远时,医师可灵活地加以启发和引导,直接将话题引导至与疾病有关的内容,切不可生硬地切断患者的思路,用自己主观的推测去代替患者的感受,否则可能会歪曲病情的经过。因为只有患者的亲身感受和病情变化的实际过程,才能为诊断提供客观的依据。

三、直接询问

即询问患者本人,如果患者由于病重、意识不清或年纪幼小等原因,不能自述病史时,则应向其家属或了解情况者询问。一旦患者病情好转，必须直接询问患者，以保障病史的可靠性。直接询问用于收集一些特定的有关细节，使获得的信息更有针对性，如"您何时开始咳嗽的呢?""阑尾切除时您多大年龄?"另一种选择直接询问是在要求患者回答"是"或"不是"，或者对提供的选择作出回答时，如"您曾有过咯血吗?""您的胸痛是针扎样痛还是钝痛?"为了系统有效地获得准确的资料，医师应遵循从一般提问到直接提问的原则。

四、插问

由于时间限制，患者对病情叙述常有不够详细确切，或回答未得要领，使采集病史不够顺利，此时可通过插问来确认其病情。根据初步判断，在患者提供不相关的内容时，巧妙地打断，同时仔细观察患者有无思维混乱的情况，必要时应按精神科要求采集病史和进行精神检查。应注意礼貌，切勿表现得不耐心而失去患者的信任。

五、倒问

急病多用此法问诊，即先询问最近一次的发病情况，再追溯首发症状开始的确切时间，直至目前的演变过程。紧急情况下，可采用"连珠炮式"的询问，尽快问清主要情况。如有几个症状同时出现，必须确定其先后顺序。虽然收集资料时，不必严格地按症状出现先后提问，但所获得的资料应是以按时间顺序口述或写出主诉和现病史。例如："一名 54 岁男性患者，间断性上腹疼痛 1 年，复发 3 天加重伴恶心、呕吐 2 小时就诊。1 年来，患者常于受凉或进食生冷食物后发生上腹痛，进食后可缓解。半年前，上腹痛发作频繁，经胃镜检查诊断为"胃溃疡"，服用奥美拉唑肠溶胶囊 20mg，每日 2 次；枸橼酸铋钾冲剂 110mg，每日 4 次，治疗后疼痛消失。3 天前上腹痛再发，呈阵发性疼痛，服用奥美拉唑效果不佳。2 小时前疼痛转为全腹痛，呈持续性胀痛，伴恶心、呕吐 2 次，为胃内容物"。如此收集的资料能准确反映疾病的时间发展过程。

六、归纳小结

在每一部分问诊结束时，及时进行归纳小结可以达到以下目的：①可使医师在问诊时条理清晰，问诊不丢项，收集到的病史资料较为完整；②促使医师现场整理获取的病史资料，以保证病史的系统性；③在叙述归纳小结过程中，让患者知道医师如何理解他的病史；④提供再一次印证患者所述病情的机会，使病史资料更加真实。

通过周密的问诊和认真的归纳，可以获得比较完整、系统和真实可靠的病历。小结主诉和现病史时，要尽量详细，尤其是主要症状或体征的特点、诱因、发展与演变过程一定要讲明白，要真实准确；小结家族史时，只需要简短概括即可，尤其是阴性或不复杂的阳性家族史；小结系统回顾时，只需要小结阳性发现，没有出现的症状不必要再重复。

第四节　问诊的注意事项

问诊的对象主要是患者，它有别于一般的交谈。要从不同文化层次、不同思想状态的患者中采集到准确、客观和完整的病史，问诊的方法和技巧是很重要。问诊时应注意以下事项：

1. 建立和谐的问诊氛围　由于患者对医疗环境的生疏和对疾病的恐惧等，常有紧张情绪，往往不能有序地陈述病史，故医师应该主动进行过渡性交谈，表现出体贴和关心，解除患者不安心情绪，缩小医患之间的距离，使患者有条理地陈述病情。如患者病情复杂或病程较长，可耐心启发患者回忆和思考。如"不用着急，您再想想""有什么诱因吗?""哪些情况可以诱发?"等。有利于患者向医生提供真实、详细的病史经过，为诊断和治疗打下一个良好的基础。

2. 注意保护患者隐私和语言对患者无伤害　最好不要当着陌生人开始问诊。如果患者要求家属在场,医师可以同意。一般从礼节性的交谈开始。应依法为患者保密。问诊中注意言行得体,使病史采集能顺利地进行下去。

3. 充分尊重患者的陈述　在问诊中,医师一定要高度尊重患者的陈述,因为患者对自己疾病感受最清楚最深刻。患者对病情的直接陈述,不仅能反映疾病的发生、发展变化的真实过程,同时能反映疾病在患者个体上的演变情况。这是保证病史真实所在,在问诊中至关重要。适时适当的肯定患者的陈述。

4. 避免暗示性提问(诱问)和逼问　暗示性提问是一种能为患者提供带倾向性的特定答案的提问方式,很易使患者为满足医生而随声附和,如“你的胸痛放射到左手吗?”恰当的提问应是“你除胸痛外还有什么地方痛吗?”

5. 避免重复提问　提问时要注意系统性、目的性和必要性,以及要全神贯注地倾听患者的回答。

6. 注意及时核实患者陈述中不确切或有疑问的情况,以免含糊地记录于病历中,影响病史的真实性。

7. 问诊的语言要通俗易懂,避免使用医学术语。如发绀、腹泻、里急后重等。患者使用医学术语时要问清具体含义,患者使用诊断名词时,记录要冠以引号。

8. 对危重患者,问诊应简单扼要。重点体格检查后可先行处理,详细病情待患者好转后补充。

9. 对外院的病情介绍、病史资料只能作为参考。

10. 对于涉及职业病、伤害等与法律或者赔偿有关的情况,应注意相关人员提供病史的真实性。有些情况如因果关系,不要不加分析记录在病历上,有时需要作相应的调查分析。对关键病史的真实性表示怀疑又无从查证时,可以添加引号或者记录叙述人姓名。

(张　莉)

学习小结

1. 问诊是医师通过对患者或知情人进行全面、系统询问而获取病史资料，经过综合分析而作出临床判断的一种诊断方法。

2. 问诊的主要内容包括：一般项目、主诉、现病史、既往史、系统回顾、个人史、婚姻史、月经史、生育史、家族史等。

3. 熟悉问诊的方法及注意事项，为以后从事临床工作打好基础。

复习参考题

1. 简述现病史包括哪些内容?

2. 简述问诊的方法有几种? 都有哪些方法?

第二章　临床不同情况的接诊方法与技巧

02章

学习目标

掌握	急诊患者与重危患者的接诊方法与技巧。
熟悉	各种不同情况下的接诊方法与技巧。
了解	患者患病时的一般心理反应。

医师在对患者采集病史、体格检查、诊断及治疗的过程中，都必须同患者或家属进行接触。医师的接诊方法与技巧，与获取病史资料的数量及质量有着密切的关系。由于患者和家属是来自社会各个不同阶层的人，若不懂得在不同情况下接诊的方法和技巧，就无法满意地获取患者完整的病史、家族史和社会关系等全方位的资料。因此，医师必须要掌握不同的接诊方法与技巧。

第一节　患者患病时的一般心理反应

由于患者所患疾病的病种与病情不同，性格特点、文化背景、人生价值观及对疾病的心理承受能力也各有不同，轻者患者有挫折感，重者存在严重的心理应激反应。患者患病后的一般心理反应有以下几个方面：

（一）缄默与忧伤

有些患者缄默不语，在医师问诊时不主动向医生叙述其病史，可能是由于疾病使患者对治疗丧失信心或感到绝望所致，但并不意味着患者没有求医动机。对此，医师应注意观察患者的表情、目光，揣摩他的心理需求。另一方面，也要以尊重的态度，耐心向患者表明医师理解其痛苦，并通过言语给患者以信任感，鼓励其客观地积极的叙述其病史。有时医师所提的问题触及患者的敏感方面而使其伤心；也可能由于批评性的提问使患者沉默或不悦，或因医师用过多、过快的直接提问，使患者不知如何回答，对这些都应及时察觉，予以避免。如果患者伤心或哭泣，情绪低落，医师应予安抚、理解并适当等待、减慢问诊的速度，使患者镇定后继续叙述病史。

（二）焦虑与抑郁

有些患者患病后，由于病痛的折磨或是经济压力，经常会出现焦虑与抑郁，应鼓励焦虑患者讲出其感受，给予宽慰，比如“不用担心，一切都会好起来的”这一类话，但要注意表述的方式，以免适得其反，使患者产生抵触情绪，交流更加困难。抑郁是最常见的临床问题之一，且易于忽略，应予特别重视。如询问患者通常的情绪如何，对未来、对生活的看法，如疑诊抑郁症，应按精神科要求采集病史和做精神检查。

（三）不满与愤怒

患者因受疾病的困扰，心情本就不悦，或在就诊过程中，有可能在某些环节、某些部门或与其他科室医务人员发生了摩擦，产生了不满与愤怒，恰巧患者将这份不满发泄于接诊医师，尤其是年轻医师。如果患者认为接诊医师态度生硬、语言冲撞，更可能激发患者愤怒或怀有敌意。无论对待以上哪种情况，医师一定不能发怒，应采取坦然、理解、不卑不亢的态度，尽早获知患者发怒的原因并予以解释，注意切勿使其迁怒他人或医院其他部门。提问应该缓慢而清晰，尽可能回避比较敏感的问题，询问要十分谨慎，或分次进行，以免触怒患者。

（四）恐病与多疑

有的患者总怀疑自己患有多种疾病，或得了不能医治的重病，似乎医师问及的所有症状都有，尤其是慢性过程又无侧重时，应注意在其描述的大量症状中抓住关键、把握主症。另外，在注意排除器质性疾病的同时，亦考虑其可能由精神因素引起，谨慎询问，一经核实，不必深究，必要时建议做精神科检查。但初学者在判断功能性因素时应特别谨慎，切记首先需要排除器质性疾病。

（五）说谎和对医师不信任

患者有意说谎是少见的，但患者对所患疾病的看法和医学知识的欠缺会影响其对病史的叙述。如患者的叔父死于肺癌，那他可能将各种呼吸系统疾病都视为一种致命性疾病，而把病情叙述得很重。有的患者求医心切，可能夸大某些症状，或害怕面对可能的疾病而淡化甚至隐瞒某些病史。医师应判断和理解这些情况，给予恰当的解释，避免记录下不可靠、不准确的病史资料。

某些患者恐惧各种有创性检查、恐惧其会带来许多难以预料的情况发生。恐惧会改变人的行为，患者对过去信任的环境也变得不信任，有时医师能感觉到患者对医师的不信任和说谎，医师不必强行纠正，待患者情绪稳定后再询问病史资料。若有人没病装病或怀有其他非医学目的的有意说谎时，医师应根据医学知识综合判断，予以鉴别。

以上是患者患病后常见的心理反应。其实，在临床工作中还会遇到各种各样的情况，在疾病发展的各个阶段中每个人的表现又各不相同。只有充分了解不同患者在不同状况下的心理状况，利用医学知识进行宣教，通过有礼节和友善的举止，给患者一定的赞扬与鼓励，表现出耐心细致、态度真诚、语言亲切，才能获得患者的信任，获取准确而全面的信息，更好地完成接诊任务。

第二节　常见不同情况的接诊方法与技巧

（一）重点问诊的方法

重点的病史采集（focused history taking）是指针对就诊的最主要或“单个”问题（现病史）来问诊，并收集除现病史外的其他病史部分中与患者主要病情密切相关的资料。要采集重点病史，要求医生已经深入学习和掌握全面问诊的内容和方法，并具有丰富的病理生理学和疾病的知识，具有病史资料分类和提出诊断假设的能力。需要做这种重点病史采集的临床情况主要是急诊和门诊。

应根据患者表现出的主要问题，选择那些直接给患者造成最痛苦的内容进行问诊，并以较为简洁的形式和调整过的顺序来进行询问。但问诊仍必须获得主要症状的以下资料：全面的时间演变和病情发生发展情况，即发生、发展、性质、强度、频度、加重和缓解因素及相关症状等。通常患者的主要症状或主诉提示了需要做重点问诊的内容。因此，随着问诊的进行，医生逐渐形成诊断假设，判断该患者可能是哪些器官系统患病，从而考虑下一步在过去史、个人史、家族史和系统回顾中选择相关内容进行问诊，而医生可以有选择性地省略那些对解决本次就诊问题无关的病史内容。

一旦明确现病史的主要问题，指向了某（或某些）器官系统，医生经过临床诊断思维的加工就会形成诊断假设，就应重点对该系统的内容进行全面问诊，通过直接提问收集有关本系统中疑有异常的更进一步的资料，对阳性的回答应一环扣一环地问到底，而阴性症状也应记录下来。例如一个主要问题是气短的病史，心血管和呼吸系统疾病是其主要的原因，因此，与这些系统和器官相关的其他症状就应包括在问诊之中，如询问有无劳力性呼吸困难、端坐呼吸、夜间阵发性呼吸困难、胸痛、心悸、踝部水肿或有无咳嗽、喘息、咯血、咳痰和发热。还应询问有无支气管哮喘或其他肺部疾病的历史，阳性回答应分类并按恰当的发生时间顺序记录，阴性的回答也应加以分类并记录。这对明确诊断或做进一步的鉴别诊断很有意义。

采集过去史资料是为了能进一步解释目前的问题或进一步证实诊断假设，如针对目前考虑的受累器官，系统询问是否患过疾病或是否作过手术，患者过去是否有过该病的症状或类似的症状。如果是，应该询问当时的病情怎么样？诊断是什么（不是用来作为现在的诊断，而仅作为一种既往的资料），结果怎么样？不必全面询问过去史问诊的全部内容，除非询问者认为这样对解决目前问题很有帮助。但一般说来，药物和过敏史对每个患者都应询问。对育龄期妇女，应询问有无妊娠的可能性。

是否询问家族史或询问家族史中的哪些内容，决定于医生的诊断假设。个人史的情况也相同，如一个气短的患者，应询间有无吸烟史或接触毒物的历史，无论阴性、阳性回答都能提供有用的资料。

当然，对每个患者几乎都应询问更普通的个人史资料，包括年龄、职业、生活状况、近来的精神状态和体力情况。

较好地完成重点的病史采集以后，医生就有条件选择重点的体格检查内容和项目，体格检查结果将支持、修正或否定病史中建立的诊断假设。

（二）门诊患者的接诊方法与技巧

1. 热情询问，充分关心　患者第一次到门诊就诊时，由于对医疗环境的陌生和对疾病的恐惧等原因，容易产生紧张焦虑情绪，因此，医师应热忱接待患者，并给予充分的关心和同情，主动创造一种轻松、和谐的环境，以解除其不安情绪，打消其顾虑以建立良好的医患关系，缩短医患之间距离。同时医生应注意保护患者隐私，不要当着陌生人问诊，使病史采集能顺利地进行。

2. 全神贯注，有条不紊　门诊的患者较多、繁忙，要求医师问诊时全神贯注，有条不紊，抓住主要症状，一环扣一环地去问诊，边问诊、边思考，用医学术语整理内容记录在门诊病历中，一项内容不能反复去问，不但耽误时间，还会引起患者的不信任。力争在短时间内完成问诊任务。

3. 耐心聆听，巧妙转移　患者对疾病的亲身感受，对病情变化的实际过程最有发言权，因此医师要耐心细致地倾听患者的表述，尽可能让患者充分地陈述和强调他认为重要的情况和感受。如果患者的叙述离题太远，可巧妙地利用谈话中的某些内容将话题转移到与疾病有关的问题上，切不可生硬地打断患者的叙述，也不能用医生自己主观的推测去取代患者的亲身感受。

4. 正确指导与告知进一步的检查及治疗　医师在完成了对患者的接诊后，要根据不同情况，正确指导患者作进一步的检查及治疗：①如病情较轻且诊断明确，可嘱患者按处方药进行治疗；②如病情较严重或诊断不明确，需要住院进一步诊治，应及时开出住院证，指导患者办理住院；③如初步诊断依据不足，医师应及时开出必要的检查项目，并指导患者作相关检查；④如是重症、疑难病例或三次门诊难以确诊者，应将患者介绍给上级医师诊治，以免延误病情。

5. 清楚解释疾病转归　诊断和治疗方案明确后，医师应对疾病转归向患者作必要的解释：①如果病情较轻，可告知患者按医嘱用药即可；②如病情较重，应向患者及家属告知由于诊治的艰难性而需要耐心配合诊治过程；③如疾病转归不理想，尤其是对癌症患者，要注意严格执行保护性医疗制度，采取适当的方式向患者交代病情，同时向家属交代真实的病情，下一步诊治计划及预后。

（三）急诊患者的接诊方法与技巧

急诊科患者的共同特点为：起病急、病情重、甚至危及生命，需紧急抢救处理。主要包括：急性心血管疾病、急性脑血管病、急性肺栓塞、休克、急腹症、大出血、中毒及损伤等。因此对急诊患者或知情人应做重点问诊，抓紧时机做必要的检查，尽快明确诊断并果断进行下一步抢救与处理。

1. 分清轻与重，先急后缓　在接诊不同患者时注意分清其所患疾病的轻重缓急，首先处理病情危重、紧急有生命危险的患者。如内科急诊患者中，同时有急性心肌梗死、发热待查等患者就诊，应先处理心肌梗死患者。

2. 稳定情绪，陈述要害　有的患者由于突然发生意外事故而表现为表情漠然、无主诉的“情绪休克”状态，接诊医师要随时注意到，并熟练而有条不紊地工作，边询问、边安慰、边处置，尽快使患者及其家属消除紧张情绪，加速和患者及其家属的沟通，稳定其情绪，陈述疾病的要害及重点，尽早获取全面、准确的临床资料，便于进行下一步诊断和处理。

3. 抓紧时机，果断处理　对病情虽急但不严重的患者，可嘱患者按处方回家服药；对症状较重或有潜在危险的患者进行留观治疗；对病情危重者则收住入院进一步治疗。

（四）重危患者的接诊技巧

对重危患者的接诊，首先需要了解重要的病史，主要的症状及疾病发生、发展的过程均需在短时间内了解，并尽可能同时进行必要的体格检查，结合现有的辅助检查得出初步诊断并给予紧急处理，待病情稳定后，再详细询问病史。

1. 十分关心，耐心引导　病情重危的患者常常反应变慢、迟钝或因治疗无望产生拒绝、孤独、抑郁等情绪时，医师在理解的同时应给予特别关心，不应生硬、急躁的催促患者，而应尽可能耐心引导。

2. 答复中肯恰当　患者及家属急迫地想详知患者所患疾病的诊断及预后，接诊医师对患者病情的诊断及预后等方面的答复应力求中肯恰当，避免发生与其他医师回答相矛盾的情况，如对病情不清楚或不了解，应及时向上级医师请示或汇报，应妥善交代或做出适当许诺，待以后详细说明。

3. 信任与鼓励　患者对疾病的治疗丧失信心或感到绝望时，往往表现出缄默不语，甚至不主动叙述病史，医师应注意观察其表情、目光和举止行为，通过恰当的言语和躯体语言给患者以信任，鼓励其客观地叙述其病史。如患者出现伤心、哭泣和沮丧时，医师应予安抚、理解、适当等待及减慢问诊速度，使患者情绪稳定后再继续叙述病史。

（五）住院患者的接诊方法

医师应根据患者在住院期间的不同阶段采取不同的接诊方式，以获得满意的结果。

1. 入院开始　患者办理住院手续进入病房后，医护人员应及早向患者介绍主管医护人员、病房环境和相关制度，以帮助其尽快熟悉和适应周围环境而稳定其焦虑等不良情绪。

2. 住院期间　在住院期间，医师应向患者交代其病情的轻重缓急、治疗的难易程度和转归，及时消除患者心中的疑惑和恐惧感，帮助患者树立战胜疾病的信心并积极配合医师的诊治；同时医师应尽量创造条件，积极对患者进行诊断治疗。在不违反医院的规章制度和社会公德前提下，尽量满足患者的不同需要；给患者调整饮食或尽快安排检查；如果患者对某种药物不能适应或经济条件受限，可用同类药物代替或更换治疗方案等；对晚期癌肿患者，手术已难以切除，可设法增强其体质，采取营养支持及其他治疗方法，以减轻患者的思想负担，延长寿命。

3. 出院指导　在患者出院时，应告知患者及家属目前的病情及预后，并指导患者如何办理出院手续、交代出院后相关事宜，如出院后如何服药、如何进行康复锻炼、如何控制饮食、如何改善生活方式、何时复诊、哪些检查尚需监测、何时监测及何时随访等，都要交代清楚，使患者尽快适应出院后的生活，并增加其复诊和随访的依从性。

（六）手术患者的接诊方法与技巧

手术是为了抢救生命和最大限度地保全机体的生理功能而采用的一种创伤性治疗手段，但也可能给患者带来副损伤，对患者也是一种严重的不良心理刺激，因此医师应向患者或家属告知，帮助患者消除心理障碍，增强其战胜疾病的信心，以提高手术的成功率。

1. 做好术前准备，增强患者对手术的信心

（1）术前告知，做好解释与疏导：术前医师要同患者作一次详细的谈话，告知患者手术的名称、方法、术中的感受，术前用药的作用和可能出现的症状，术中可能出现的问题及其相应处理措施以及术后的注意

事项，让患者了解手术的大致情况和应对办法。

（2）在局部麻醉下进行腹部手术前，应告诉患者在牵拉脏器时会有不舒服或疼痛感，可作几次深呼吸，尽量放松，以减轻不适感，若仍无好转，医师会酌情给予止痛剂。在胸部手术前，应教会患者在咳嗽排痰时如何用双手保护手术切口。

（3）在甲状腺手术前，应教会患者在手术时如何配合回答麻醉医师的问话，以使术者明确喉返神经有无损伤。在气管插管术后需鼻饲时可能说话会不方便，在这种情况下应教会患者如何表达自己的要求。

总之，医师要根据患者具体情况向患者交代术前、术中及术后的注意事项，使得患者有充分的心理准备。调动患者主观能动性，医师在术前应加强培养患者的自我分析、控制和联想能力，充分调动患者主观能动性，尽情发挥其自身能力，指导患者加强自我训练，以配合医务人员顺利进行手术，相关内容均需记录在病历中。

2. 制订最佳手术方案　手术能否成功取决于医师的责任心、手术技巧及熟练程度和术中的具体情况等条件。因此医师在手术前，应明确手术指征，制订手术方案，作好充分准备。手术决策的决定取决于以下几个方面：

（1）手术治疗是否是最佳方案、手术近期效果和远期效果如何、患者不同意手术时应该如何处理、手术疗法及其他疗法如何配合、手术后能否增加患者的精神及经济负担。

（2）采取何种手术方式，如急诊手术、限期手术或择期手术；拟采用何种手术方法，本院是否具备手术条件；在手术难度大或风险大时，首先要考虑的是患者疾病情况与生命安全。

（3）手术中遇到问题应该如何处置，在抢救生命和保持机体功能发生矛盾时应该如何处理。只有经过周密谨慎和认真细致的考虑，权衡利弊后，才能制订出针对患者的最佳手术方案。尤其对于特殊的手术，要注意尽量保全患者的相关功能。

3. 正确处理手术前签字　在通常情况下，医师应征得患者或家属同意后才能决定手术。因此，手术前手术医师需要找患者、家属、必要时找其单位领导谈话，告知手术方式目的、方法和手术风险等事项，并在谈话记录上签字。

（1）患者和家属承诺与签字的法律意义：患者对自身治疗有自主权。手术的目的是治疗疾病，但也存在损伤及风险，患者是否接受这种治疗，自己完全有权决定。一般情况下，医师不能无（承诺）签字时进行手术；大多患者及其家属对医师是无比信任的，而对医师来说，则是责任重大。医师不能把患者和家属的签字当作推卸责任的凭据，但患者及家属的承诺和签字也是防止个别人无理取闹的必要手段。

（2）医师同患者及其家属谈话时应注意的问题：实事求是地向他（她）们讲清楚手术的目的、作用、效果、必要性、手术的危险性和失败率，以供其选择。如果家属不愿让患者知道实情，而患者又很想知道自己的病情，应在执行保护性医疗制度的情况下，和家属协商一妥善的交代内容，满足患者的愿望。

4. 术中注意事项

（1）言谈须谨慎：在仔细进行手术的同时，医护人员要尽量避免不合时宜的言谈，举止表情也要从容安详，避免给患者造成心理负担及不良的印象。

（2）严格执行各种相关规章制度：手术是一种创伤性治疗手段，只有按手术规定的诊疗制度与规范去做，才能保证手术不出差错。因此，医师要严格遵守技术操作规程，认真对待查对制度、汇报制度，防止差错事故。出现差错事故时，一定要如实汇报，不可掩盖、隐瞒或弄虚作假。一旦遇到意外情况，要积极冷静处理，不可忙中出错。

（3）特殊手术要慎重：对一些会影响到患者终生的特殊手术，如重要脏器的切除手术、生殖系统手术、破坏容貌手术及截肢手术等，只有在不实施手术治疗会危及患者生命的情况下才能进行。术前医师要反复向患者讲清手术所能带来的后果，并在取得患者同意并签字后才能手术。

5. 术后注意事项　术后要严密观察病情变化，因为许多病情变化往往都发生在手术后，因此术后应注意:①及时开具医嘱,连续观察直到病情平稳,同时要合理使用止痛剂,避免患者发生持续性疼痛的同时也要防止过量及成瘾。②正确指导患者术后活动,及时处理手术伴发的病理心理反应,如有些已经成功进行手术的患者,常会主诉疼痛加剧,术后身心反应严重,情绪不安定,因此医师要给予积极正确的指导,以增强患者战胜疾病的信心。

(七)对特殊患者的接诊技巧

1. 老年患者的接诊技巧　老年患者往往存在不同程度的体力、视力和听力减退,部分患者甚至还有反应缓慢或思维障碍,对问诊的顺利进行产生一定的影响。需要注意以下技巧:①先用简单清楚、通俗易懂的一般性问题提问,并同时注意观察患者的反应,判断其是否听懂,有无思维障碍和精神失常,注意其精神状态、外貌言行、与家庭及子女的关系等,必要时向患者家属和朋友收集补充病史。②减慢问诊速度,使其有足够时间回忆和思索,必要时作适当的重复。③耐心仔细地进行系统回顾,以便发现重要线索;仔细询问过去史、用药史及个人史,重点询问个人嗜好、生活习惯改变等。

2. 儿童患者的接诊技巧　小儿大多不能自述病史,需要由最了解情况、最能早期发现小儿病情变化的家长或保育人员代述病情。

(1) 家长或保育人员因子女患病常常情绪焦虑、烦躁,询问病史时应注意体谅他们的情绪,要态度和蔼,认真地对待家长或保育人员所提供的每个线索,但要注意所提供的病史材料是否可靠翔实,与他们对患儿观察的能力、接触的密切程度有关,对此应予注意并在病历记录中说明。

(2) 对稍年长的儿童患者,可让患儿补充叙述一些有关病情的细节,充分了解有些患儿由于惧怕住院、打针等而不肯说出真实病情的心理状况,在与他们交谈时应注意其记忆及表达的准确性,仔细观察并全面分析,有助于判断病史的可靠性。

3. 残疾患者的接诊技巧　医师在接诊时除了给予更多的关心同情和耐心细致外,还需要花更多时间收集病史,与其谈话时声音应洪亮清晰,态度应和蔼友善,避免歧视。

(1) 对听力损害或聋哑人,可用简单明了的手势或其他肢体语言进行沟通;必要时作书面提问和交流。请患者亲属或朋友解释或代述病情时,应注意患者表情,揣测他们欲表达的意思。

(2) 对于盲人,应先搀扶患者就座,向患者自我介绍并介绍现场情况,告诉患者其他现场人员和室内家具或装置,尽量保证患者有舒适体位,以减轻患者的恐惧,获得患者的信任。仔细聆听患者的病史叙述并及时作出语言的应答,使患者能够放心积极进行配合。

4. 精神疾病患者的接诊技巧　自知力是人们对自我心理、生理状态的认识能力,在医学上表示患者对自身疾病的认识能力。①对有自知力的精神疾病患者,问诊对象可以是患者本人。②对缺乏自知力的患者,其病史往往是由患者家属或相关人员提供。接诊时须注意由于不是患者本人的患病经历和感受,且家属对病情的了解程度不同,因此对于他们提供的资料,医师应结合医学知识综合分析并归纳整理后记录。

第三节　问诊范例

(一)问诊范例

医生:您好,我是您的经治医生,我姓张,您就叫我张医生好了。

医生:您叫什么名字?今年多大啦?是做什么工作的?

病人:我叫赵××,26 岁了,铁路工人。

医生:您哪里不舒服?

病人:我最近咳嗽很厉害。

医生:多长时间了?

病人:3 个月了。

医生:在3个月前发生咳嗽时有什么诱因吗?

病人:没什么诱因。

医生:目前每次咳嗽发生时有什么诱因吗?比如闻到什么气味、吃什么食物?

病人:每当我做菜时闻到油烟味或和吸烟的人在一起我的咳嗽就更厉害。有时吃点咸的或甜的咽部不适,然后就咳嗽一阵。

医生:咳嗽白天厉害,还是晚上厉害?

病人:晚上较厉害。

医生:有痰吗?

病人:很少有痰,有时剧烈咳嗽后,可咳出少量痰。

医生:什么颜色的痰?有痰中带血吗?痰有气味吗?

病人:白色黏痰,多夜间,无痰中带血,没闻到什么气味。

医生:您目前除咳嗽外,还有其他什么不舒服?

病人:有时胸闷,咳得厉害时还有点胸痛。

医生:胸闷、胸痛在哪个部位?

病人:胸骨后痛。

医生:不咳嗽的时候、还有胸闷、胸痛吗?

病人:有时胸闷。如果不咳嗽,一般胸不痛。

医生:这3个月期间,到医院看过病吗?

病人:2个月前,到×××医院呼吸科门诊去看过。

医生:做了哪些检查?诊断是什么?用了哪些药?效果如何?

病人:做了肺部CT,报告提示正常,大夫说是“支气管炎”,就给我开了肺力咳及罗红霉素。吃了1周,咳嗽一直没好,还有些加重。

医生:这两种药您是按多少剂量吃的?

病人:肺力咳每次3粒,1天3次;罗红霉素片每次1片,1天2次。

医生:3个月来,还有过发热、鼻塞、喘息等其他别的不适症状吗?

病人:没有。

医生:反酸、嗳气吗?

病人:没有。

医生:您的饮食、睡眠、大小便有什么异常吗?

病人:食欲不佳,睡眠还行,大便干燥2~3天一次,小便正常。

医生:您以前有过这种情况发生吗?

病人:没有。

医生:您平时身体如何?以前得过什么病吗?

病人:平时身体还不错,没得过什么大病。

医生:有过敏性鼻炎吗?吃过什么药吗?

病人:我有过敏性鼻炎5年,严重时我就吃氯雷他定片,其他病没有,也没经常吃药。

医生:父母身体都好吗?患过什么病吗?

病人:我母亲有支气管哮喘病史,但不重。

医生:您姊妹几个?您结婚了吗?

病人:我是独子,目前还没有结婚.

医生:您直系亲属中有患有遗传疾病的吗?

病人:没有

(二)归纳本案例的主诉、现病史、既往史及个人史的情况

归纳如下:

1. 主诉　咳嗽3个月。通过主诉常可初步估计疾病的范畴、类别及病势的轻重缓急,因此,主诉具有重要的诊断价值,是进一步认识、分析疾病的主要线索和依据,临床上要善于围绕主诉,进行深入而细致的问诊。

2. 现病史　3个月来患者出现刺激性咳嗽,少痰,多与闻到油烟味或香烟等特殊气味为诱发。2个月前,到×××医院呼吸科门诊就诊。做肺部CT检查,报告提示正常,诊断"支气管炎",给予"肺力咳胶囊"3粒,1天3次口服;"罗红霉素片"1片,1天2次,口服1周,咳嗽不见好转。咳嗽剧烈时伴有胸痛,有时胸闷。为进一步诊治到本院就诊。发病以来,睡眠尚可,小便正常,大便秘结,2~3天1次。

3. 既往史　有"过敏性鼻炎"5年。

4. 个人史　平时身体尚可,无不良嗜好。

5. 家族史　其母亲患有支气管哮喘病史。

(张　莉)

学习小结

1. 医师在对患者采集病史、体格检查、诊断及治疗的过程中,都必须同患者或家属进行接触。医师的接诊方法与技巧,与获取病史资料的数量及质量有着密切的关系。

2. 通过本章学习,需重点掌握门诊、急诊、危重症、住院患者的接诊方法与技巧;熟悉手术及特殊患者的接诊技巧。了解患者患病时的一般心理反应。

复习参考题

1. 简述门诊患者的接诊方法与技巧。

2. 简述手术患者的接诊方法与技巧。

第三篇　检体诊断

第一章　基本检查法

01章

学习目标

掌握	视诊、触诊、叩诊、听诊及嗅诊的基本方法。
熟悉	基本检查法的注意事项。
了解	基本检查法的重要性。

第一节　视诊

视诊(inspection)是医师用眼睛观察患者全身或局部表现的诊断方法。视诊可用于全身一般状态和许多体征的检查,如年龄、发育、营养、意识状态、面容、表情、体位、姿势和步态等。局部视诊可以发现皮肤、黏膜、眼、耳、鼻、口、舌、头颈、胸廓、腹形、肌肉、骨骼及关节等部位的异常表现。特殊部位的视诊需借助于某些仪器如内镜、耳镜、鼻镜、喉镜等进行检查。视诊最好在自然光下进行,灯光下不利于判别黄疸、发绀和皮疹等。

不同部位的视诊内容和方法不同,但它简便易行,适用范围广,常能提供重要的诊断资料和线索,有时仅用视诊就可明确一些疾病的诊断。但视诊又是一种常被忽视的检查方法。只有在丰富的医学知识和临床经验的基础上才能减少和避免视而不见的现象;只有反复的临床实践,才能深入、细致、敏锐地观察;只有将视诊与其他检查方法紧密结合起来,将局部征象与全身表现结合起来,才能发现具有重要诊断意义的临床征象。

第二节　触诊

触诊(palpation)是医师通过手接触被检查部位时的感觉来进行判断的诊断方法。触诊可以进一步核实视诊发现的内容,也可以明确视诊未能确定的体征,如体温、湿度、震颤、波动、压痛、摩擦感以及包块的特征等。触诊的适用范围广,尤以腹部检查更为重要。手指的指腹对触觉较为敏感,掌指关节部掌面皮肤对震动较为敏感,手背皮肤对温度较为敏感。因此,触诊时运用这些部位较多。

一、触诊方法

触诊时，由于检查目的不同而施加的压力有轻有重，故触诊方法可分浅部触诊法和深部触诊法。

（一）浅部触诊法（light palpation）

触诊时，将一手放在被检查部位，利用掌指关节和腕关节的协同动作以旋转或滑动方式轻压和触摸。适用于体表浅在病变的检查和评估，如关节、软组织、浅部动脉、静脉、神经、阴囊和精索等的检查。可触及的深度约为 1cm 左右。浅部触诊常不会造成患者痛苦和肌肉紧张，因此，有利于发现腹部的压痛、抵抗感、搏动、包块和某些肿大脏器等。

（二）深部触诊法（deep palpation）

检查时用单手或两手重叠，由浅入深，逐渐加压以达到深部触诊的目的。腹部深部触诊法触及的深度常在 2cm 以上，主要用于检查和评估腹腔病变和脏器情况。根据检查目的和手法不同可分为以下几种：

1. 深部滑行触诊法（deep slipping palpation） 检查时患者张口平静呼吸，或谈话以转移其注意力，使腹肌尽量松弛。医师右手并拢，示、中、环指平放在腹壁上，以手指末端逐渐触向腹腔脏器或包块，在被触及的对象上作上下左右滑动触摸，如为肠管或索条状包块，应自与长轴垂直的方向进行触诊。这种触诊方法常用于腹腔脏器、包块和胃肠病变的检查。

2. 双手触诊法（bimanual palpation） 将左手掌置于被检查脏器或包块的背后部，并向右手方向托起，使被检脏器或包块更接近体表，有利于右手触诊检查。主要用于肝、脾、肾和腹腔肿物的检查。

3. 深压触诊法（deep press palpation） 用一或两个手指并拢、逐渐深压腹壁被检查部位，用于探测腹腔深在病变的部位或确定腹腔压痛点，如阑尾压痛点、胆囊压痛点及输尿管压痛点等。检查反跳痛时，在手指深压的基础上迅速将手抬离，并询问患者是否疼痛加重或查看面部是否出现痛苦表情。

4. 冲击触诊法（ballottement） 又称为浮沉触诊法。检查时，右手并拢的示、中、环三个手指取 70°~90°角，置于腹壁检查部位，作数次急速而有力的冲击动作，在冲击腹壁时，以指端感觉有无腹腔脏器或包块浮沉碰撞。一般用于检查大量腹水时的肝、脾或腹腔包块难以触及者。冲击触诊会使患者感到不适，操作时应避免用力过猛（图 3-1-1）。

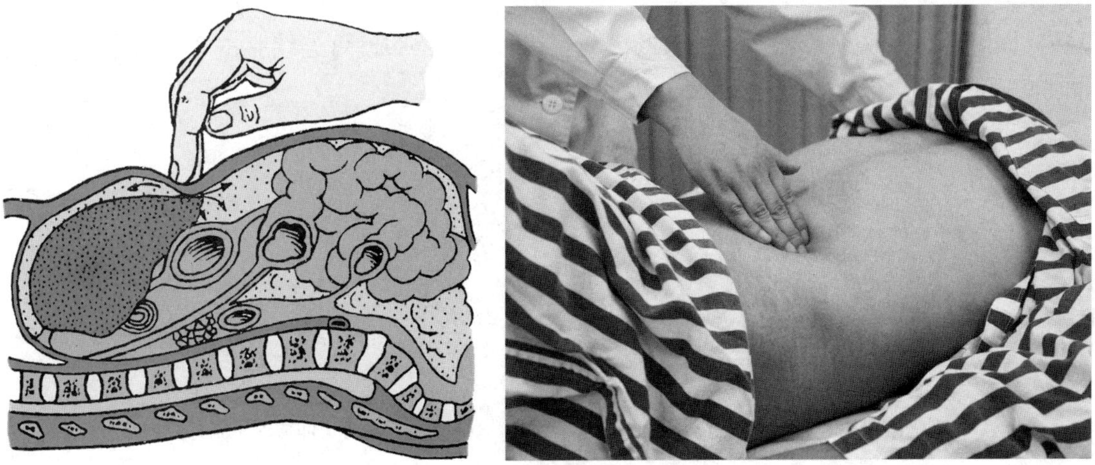

a b

图 3-1-1 冲击触诊法

二、触诊注意事项

1. 检查前要向患者讲清触诊目的，消除紧张情绪，以取得患者的密切配合。

2. 医师的手应温暖，手法轻柔，以免引起肌肉紧张，影响检查效果。在检查过程中，应随时观察患者表情。

3. 患者应采取适当体位。医师站于患者右侧，面向患者，随时观察患者表情。患者通常取仰卧位，双腿稍屈，腹肌尽可能放松。检查肝、脾、肾时也可以取侧卧位。

4. 触诊下腹部时，应嘱患者事先排尿，以免将充盈的膀胱误认为包块。有时需要患者排便后检查。

5. 检查者应当手脑并用，边检查边思索，注意病变的部位、特点与毗邻关系，并判别病变的性质和来源。

第三节　叩诊

叩诊（percussion）是用手指叩击身体表面某一部位，使之震动而产生音响，根据音响的特点判断被检查部位有无异常的一种方法。叩诊主要用于评估肺尖宽度、肺下缘位置、胸膜病变、胸膜积液、气胸、肺部占位性病变、纵隔宽度、心界大小、肝脾边界、腹水以及子宫、卵巢、膀胱有无肿大等情况。另外，用手或叩诊锤直接叩击被检查部位以检查反射情况和疼痛反应也属叩诊范畴。

一、叩诊方法

根据叩诊目的和叩诊手法的不同可分为直接叩诊法和间接叩诊法两种。

（一）直接叩诊法（direct percussion）

医师右手中间三手指并拢，以其掌面直接拍击被检查部位，根据拍击反响和指下震动的感觉来判断病变的方法称为直接叩诊法。其主要用于检查胸部和腹部范围较广泛的病变，如胸膜粘连或增厚、胸水、气胸或腹水等。

（二）间接叩诊法（indirect percussion）

为应用最多的叩诊方法。医师将左手中指第二指节紧贴于叩诊部位，其他手指稍微抬起，勿与体表接触，右手指自然弯曲，用中指指端叩击左手中指末端指关节处或第二节指骨的远端，该处易与被检部位紧密接触，且对于被检查部位的震动较敏感。叩击方向应与叩诊部位的体表垂直（图 3-1-2）。叩击时应以腕关节与掌指关节活动为主，避免肘关节和肩关节参与运动。叩击动作要灵活、短促、富有弹性。叩击后右手中指应立即反弹离开，以免影响对叩诊音的判断。在同一部位叩诊可连续叩击 2~3 下，如叩诊音不满意，可再叩击 2~3 下。

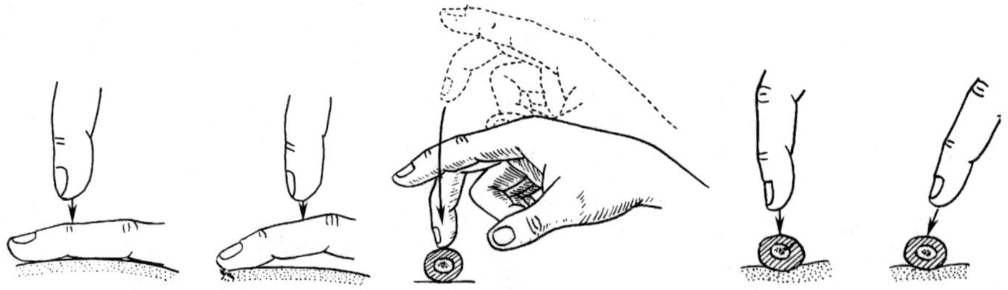

图 3-1-2　叩诊方法正误图

为了检查患者肝区或肾区有无叩击痛时，医师可将左手手掌平置于被检查部位，右手握成拳状，并用其尺侧轻轻叩击左手手背，询问并观察患者有无局部疼痛感。

（三）叩诊的注意事项

1. 环境安静。

2. 根据叩诊部位不同，患者应采取合适的体位，如叩诊胸部时，可采取坐位或卧位；叩诊腹部时常采取仰卧位;确定有无少量腹水可采取肘膝位。

3. 叩诊时应注意对称部位的比较。

4. 叩诊时要同时兼顾叩诊声响的变化和不同病灶震动感的差异。

5. 叩诊操作应规范,用力要均匀适当,根据不同的检查部位、病变性质、位置深度和范围大小等,采取不同的力度。

二、叩诊音

叩诊时被叩击部位产生的反响称为叩诊音(percussion sound)。叩诊音的不同取决于被检查部位的致密度、弹性、含气量及与体表的间距。叩诊音根据音响的频率(高音者调高,低音者调低)、振幅(大者音响强,小者音响弱)和是否乐音(音律和谐)的不同,分为清音、浊音、鼓音、实音及过清音等五种。

1. 清音(resonance)　是正常肺部的叩诊音。一种频率约为 100~128 次/s,振幅持续时间较长,音响不甚一致的非乐性音。提示肺组织的弹性、含气量、致密度正常。

2. 浊音(dullness)　是一种音调较高,音响较弱,振动持续时间较短的非乐性叩诊音。除音响外,板指感觉的震动也较弱。浊音见于少量含气组织覆盖的实质脏器,如叩击心脏或肝脏被肺段边缘所覆盖的部分,或肺炎时(肺组织含气量减少)的叩诊音等。

3. 鼓音(tympany)　如同击鼓声,是一种和谐的乐音,音响比清音强,振动持续时间也较长,见于含有大量气体的空腔脏器。正常时可见于胃泡区和腹部。病理情况下可见于肺内空洞、气胸及气腹等。

4. 实音(flatness)　是一种音调较浊音更高,音响更弱,振动持续时间更短的非乐性音。见于叩击心、肝等实质脏器。病理状态下可见于大量胸腔积液或肺实变等。

5. 过清音(hyperresonance)　介于鼓音与清音之间,属于鼓音范畴的一种变音,音调较清音低,音响较清音强,也为一种类乐性音。临床上常见于肺组织含气量增多、弹性减弱时,如肺气肿。过清音具有病理意义,正常成人不会出现。

几种叩诊音及其特点见表 3-1-1。

表 3-1-1　几种叩诊音及其特点

叩诊音	音响强度	音调	持续时间	正常可出现的部位
清音	强	低	长	正常肺
鼓音	强	高	较长	胃泡区和腹部
过清音	更强	更低	更长	可见于肺气肿
浊音	较强	较高	较短	心、肝被肺遮盖部分
实音	弱	高	短	实质脏器

第四节　听诊

听诊(auscultation)是医师根据病人身体各部分活动时发出的声音判断正常与否的一种诊断方法,广义的听诊包括身体各个部位发出的任何声音,如呼吸音、咳嗽声、关节活动音及摩擦音等。临床常用的听诊是医生直接用耳或借助于听诊器在被检查者体表听取身体各部发出的声音,为临床诊断提供有用的线索。

一、听诊方法

听诊分为直接听诊和间接听诊两种方法。

1. 直接听诊法(direct auscultation)　医生将耳廓直接贴附于被检查者体表进行听诊。这种方法所能听到的体内声音很弱，这是听诊器出现之前所采用的听诊方法，目前只在特殊和紧急情况下才会采用。

2. 间接听诊法（indirect auscultation） 是用听诊器进行听诊的一种检查方法。听诊器对器官活动的声音具有放大作用，故听诊效果好，且能阻断环境中的噪声。除用于心、肺、腹的听诊外，还可以听取血管音、皮下气肿音、关节活动音和骨折面摩擦音等。

二、听诊器的选择

要正确使用听诊器。听诊器（stethoscope）通常由耳件、体件和软管三部分组成，其长度应与医师手臂长度相适应。听诊前应检查耳件方向是否正确，硬管和软管管腔是否通畅。体件有钟型和膜型两种：钟型体件适用于听取低调声音，如二尖瓣狭窄的隆隆样舒张期杂音；膜型体件适用于听取高调声音，如主动脉瓣关闭不全的杂音及呼吸音、肠鸣音等（图 3-1-3）。

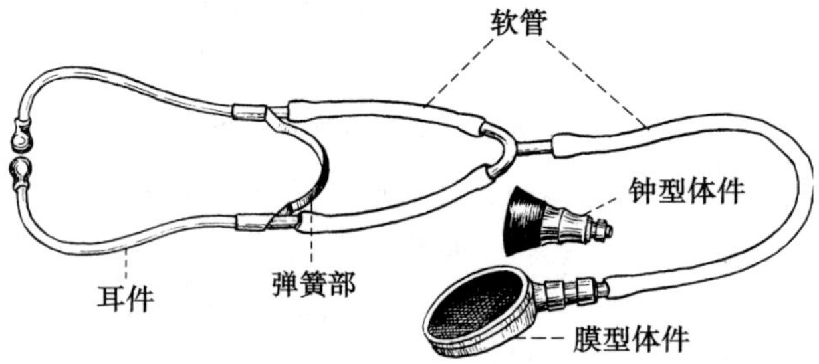

图 3-1-3 听诊器模式图

三、听诊注意事项

1. 听诊环境要安静，避免干扰。
2. 切忌隔着衣服听诊，听诊器体件直接接触皮肤以获取确切的听诊结果。
3. 根据听诊的需求，嘱患者采取适当的体位。
4. 要正确使用听诊器。注意应用不同的体件听取不同的声音。
5. 听诊时需要集中注意力，如听肺部时要摈弃心音的干扰。

第五节 嗅诊

嗅诊（olfactory examination）是通过嗅觉来判断发自患者的异常气味与疾病之间关系的一种诊断方法。患者的异常气味来自皮肤、黏膜、呼吸道、胃肠道、呕吐物、排泄物、分泌物、脓液及血液等。

1. 汗液气味 正常汗液无特殊气味。酸性汗味见于风湿热和长期服用解热镇痛药物的患者；蒜味见于有机磷杀虫药中毒；烂苹果味见于糖尿病酮症酸中毒者；氨味见于尿毒症；肝腥味见于肝性脑病者；特殊的狐臭味见于腋臭患者等。

2. 呼吸气味 呼吸或痰液呈恶臭味，见于支气管扩张症或肺脓肿等有厌氧菌感染者；恶臭的脓液可见于气性坏疽。

3. 呕吐物味 呕吐物呈粪臭味见于肠梗阻患者。

4. 粪便味 粪便腐败性臭味见于胰腺功能低下，消化不良者；腥臭味见于细菌性痢疾；肝腥味见于阿米巴性痢疾等。

5. 尿液味 尿液有大蒜味，见于大量食蒜者或有机磷农药中毒；出现浓烈的氨味，见于膀胱炎，是尿液在膀胱内被细菌发酵所致。

临床工作中,嗅诊可迅速提供具有特征性意义的诊断线索,但必须结合其他检查才能做出正确的诊断。

（谷　秀）

学习小结

1. 视诊、触诊、叩诊、听诊及嗅诊是临床查体最基本的检查方法，不同的疾病需要全面、熟练及有侧重地使用不同的检查方法。

2. 基本检查法的注意事项及其影响因素。

复习参考题

1. 常用的叩诊方法及其注意事项。

2. 嗅诊的常见气味与疾病的关系。

第二章　一般检查

学习目标

掌握	一般检查内容的表现及主要临床意义。
熟悉	一般检查的基本内容。
了解	一般检查的重要性。

一般检查为整个体格检查的第一步，是对患者全身状态的概括性观察，以视诊为主，配合触诊、听诊和嗅诊进行检查。检查的内容包括：性别、年龄、体温、呼吸、脉搏、血压、发育、体型、营养、意识状态、面容表情、体位、姿势、步态、皮肤和淋巴结等。

第一节　全身状态检查

一、性别

性别（sex）根据性征判断，其正常发育与雌激素及雄激素有关。疾病的发生与性别有一定的关系。某些疾病或性染色体异常可引起性征改变，如临床上的两性畸形；有些疾病的发生率与性别有关，如甲状腺疾病和系统性红斑狼疮以女性多见，而甲型血友病多见于男性；某些疾病对性征有影响，如肾上腺皮质肿瘤或长期使用糖皮质激素，可导致女性患者男性化，肝硬化可致睾丸功能受损，肾上腺皮质肿瘤及某些支气管肺癌可使男性患者乳房发育（文末彩插 3-2-1）以及其他第二性征如皮肤、毛发、脂肪分布及声音等发生改变。

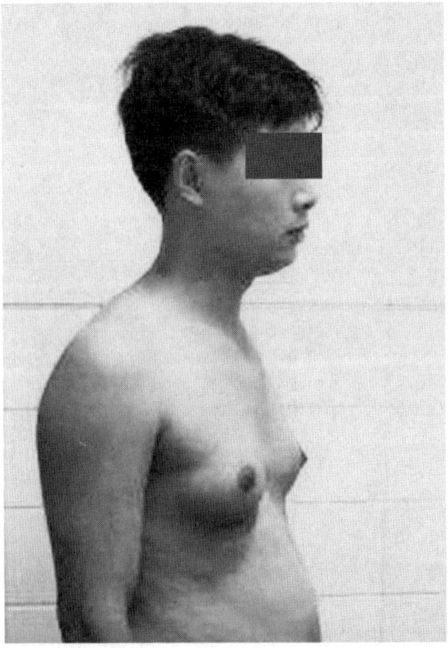

彩插 3-2-1　男性乳腺发育

二、年龄

随着年龄（age）的增长，机体出现生长发育、成熟、衰老等一系列改变，不同的年龄其疾病的发生及预后有所不同。如佝偻病、麻疹及白喉等多发生于幼儿及儿童；结核病、风湿热多发生于青少年；动脉硬化性疾病、某些恶性肿瘤等疾病易发生于老年。年龄一般通过问诊得知。但在某些情况下，如昏迷、死亡或隐瞒年龄时则需作大体估计，其方法是通过观察皮肤的弹性与光泽、肌肉的状态、毛发的颜色和分布、面与颈部皮肤的皱纹及牙齿的状态等进行大致的判断。但环境因素和疾病可导致发育速度和衰老程度差异,可能难以准确估计其年龄。但绝大多数情况下均可从患者及相关人员处获得真实年龄。

三、生命体征

生命体征(vital sign)是评价生命活动存在与否及其质量的重要指标,包括体温、脉搏、呼吸和血压,为体格检查的必检项目之一。

(一)体温

1. 体温(temperature)测量的方法及其正常值　体温的测量用体温计,通常有口测和肛温计两种,国内一般用摄氏度(degree Celsius,℃)单位进行记录。测量的方法通常有3种:

(1) 口测法:取消毒后的体温计置于患者舌下,嘱其紧闭口唇用鼻呼吸,5分钟后取出读数。正常值为36.3~37.2℃。该法结果较可靠,但不能用于婴幼儿及神志不清者。

(2) 肛测法:患者取侧卧位,将肛温计水银端涂润滑剂后,徐徐插入肛门内达体温计长度的一半为止,放置5分钟后取出读数。正常值为36.5~37.7℃。肛测法一般较口测法读数高0.3~0.5℃。该法结果稳定,多用于婴幼儿及神志不清者。

(3) 腋测法:先擦干腋窝汗液,将体温计水银端置于患者腋窝深处,嘱患者用上臂将体温计夹紧,10分钟后取出读数。正常值为36~37℃。该法简便、安全,且不易发生交叉感染,为最常用的体温测定方法。

2. 体温的正常范围　生理情况下,体温有一定的波动。早晨体温略低,下午略高,24小时内波动幅度一般不超过1℃;运动或进食后体温略高;老年人体温略低,妇女月经期前或妊娠期体温略高。

体温高于正常值称为发热,37.3~38℃为低热,38.1~39℃为中度发热,39.1~41℃为高热,41℃以上为超高热。发热的病因见第一篇第一章。体温低于正常称为体温过低,见于休克、严重营养不良、甲状腺功能低下及低温暴露过久等情况。

3. 体温的记录方法　体温测定的结果应及时记录于病历的体温记录单上,并描绘出体温曲线。多数发热性疾病,其体温曲线的变化具有一定的规律性,称为热型,见第一篇第一章。

4. 体温测量误差的原因　临床上如发现体温测量结果与患者的病情不符,应排除以下几个因素:①测量前未将体温计的水银柱甩到35℃以下,使测量结果高于实际体温;②采用腋测法时,由于患者明显消瘦、病情危重或神志不清而不能将体温计夹紧,或腋窝有汗、腋窝处作过冷敷等使测量结果低于实际体温;③检测口温前数分钟内喝过开水或冰水;测肛温前用过冰水灌肠等,均可对测定结果造成影响。

(二)呼吸

检测方法与临床意义见本篇第五章。

(三)脉搏

检测方法与临床意义见本篇第五章。

(四)血压

测量并记录血压,检测方法与临床意义见本篇第五章。

四、发育与体型

(一)发育

发育(development)状态常通过患者年龄、智力、体格成长状态(包括身高和体重)及第二性征进行综合评价。成人发育正常的指标为:头长为身高的1/8~1/7;胸围为身高的1/2;双上肢展开后左右指端的距离约等于身高;坐高约等于下肢的长度。正常人各年龄组的身高与体重之间存在一定的对应关系。

临床上的病态发育与内分泌改变密切相关。发育成熟前出现腺垂体功能亢进,可出现体格异常高大称为巨人症(gigantism),反之垂体功能减退,则可致体格异常矮小称为垂体性侏儒症(pituitary dwarfism)(文末彩插 3-2-2)。甲状腺在体格发育过程中有重要作用,发育成熟前患甲状腺功能减退可导致体格矮小和智力低下,称为呆小症(cretinism)。性激素决定第二性征的发育,对体格发育也有一定的影响。

(二)体型

体型(habitus)是身体各部发育的外观表现,包括骨骼、肌肉的成长与脂肪分布的状态等。成年人的体型大致可分为以下 3 种。

1. 无力型　即瘦长型,体高肌瘦、颈细长、肩窄下垂、胸廓扁平以及腹上角小于 90°。

2. 正力型　即均称型,身体各个部分结构匀称适中,腹上角 90°左右。一般正常成人均为此型。

3. 超力型　即矮胖型,体格粗壮、颈粗短、面红、肩宽平、胸围大及腹上角大于 90°(文末彩插 3-2-3)。

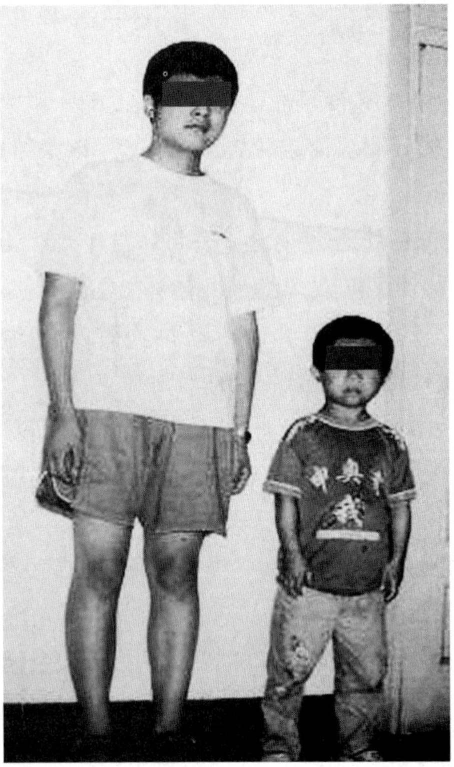

彩插 3-2-2　侏儒症与同龄正常人比较

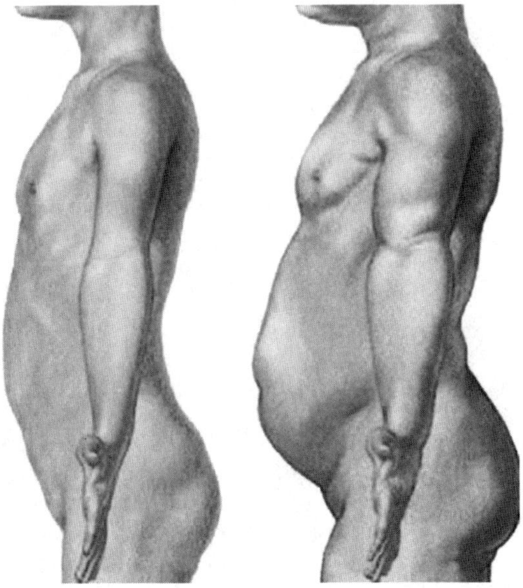

彩插 3-2-3　正力与超力体型

五、营养状态

营养状态(state of nutrition)与年龄和个体对食物的摄入、消化、吸收和代谢等因素有关,是评定健康和疾病程度的标准之一。营养状态常根据皮肤、毛发、皮下脂肪和肌肉的发育情况参考其性别、年龄、身高及体重,进行综合判断。最简便的方法是观察皮下脂肪充实的程度,选择前臂内侧或上臂背侧下 1/3 处,作为脂肪厚度判别最佳部位。此外,在一定时间内监测体重的变化也可反映机体的营养状态。

(一)营养状态的分级

营养状态分为良好、中等、不良三个等级。

1. 良好　黏膜红润,皮肤有光泽、弹性良好,皮下脂肪丰满而有弹性,肌肉结实,指甲、毛发润泽,肋间隙及锁骨上窝深浅适中,肩胛部和臀部肌肉丰满。

2. 不良　皮肤黏膜干燥、弹性降低,皮下脂肪菲薄,肌肉松弛无力,指甲粗糙无光泽,毛发稀疏,肋间隙、锁骨上窝凹陷,肩胛骨和髂骨嶙峋突出。

3. 中等　介于两者之间。

（二）常见的几种营养状态异常

临床上常见的营养状态异常包括营养不良和营养过度两个方面。

1. 营养不良　由于摄食不足和(或)消耗增多引起。一般轻微或短期的疾病不易导致营养状态的异常。营养不良多见于长期或严重的疾病。通过以下环节引起:①摄食障碍:食管、胃、肠、肝、胆和胰腺疾病等;②消化障碍:见于胃、肠、胰腺、肝脏及胆道疾病所引起消化液或酶的合成和分泌减少,影响消化和吸收;③消耗增多:慢性消耗性疾病和严重神经精神因素的影响,如长期活动性肺结核、恶性肿瘤、糖尿病、甲状腺功能亢进及产后垂体功能减退症等。当体重减轻超过正常的10%时称为消瘦,极度消瘦者称为恶病质(cachexia)(文末彩插3-2-4)。

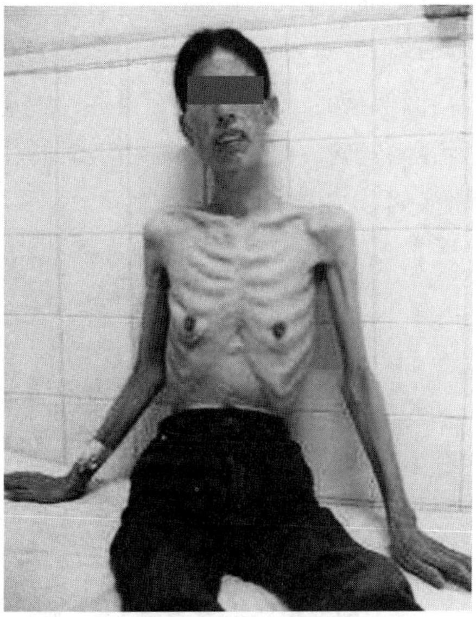

彩插3-2-4　恶病质

2. 营养过度　体内脂肪积聚过多,表现为体重增加,当超过标准体重的20%以上者称为肥胖。肥胖的原因主要是热卡摄入过多而消耗过少,热能贮存后转化为脂肪所致。亦与内分泌、遗传、生活方式、运动和精神因素有关。肥胖可分为外源性和内源性两类。外源性肥胖为摄入热量过多所致,表现为全身脂肪均匀分布,体型一般无异常,多有遗传倾向。内源性肥胖多由某些内分泌疾病所致,如肥胖性生殖无能综合征(Frohlich综合征),肾上腺皮质功能亢进(库欣综合征)呈向心性肥胖;甲状腺功能低下等可引起具有一定特征的肥胖及其他异常表现,如皮肤干燥,智能障碍等。

六、意识状态

意识(consciousness)是大脑皮质功能活动的综合表现,包括记忆、思维、定向力和情感,以及对环境的知觉状态。大脑因疾病出现功能活动障碍导致意识改变,称为意识障碍(disturbance of consciousness)。根据程度可分为嗜睡、意识模糊、昏睡、昏迷以及谵妄(详见第一篇第十八章)。

判断患者意识状态的方法主要采用问诊,通过与患者交谈了解其思维、反应、情感及定向力(即对时间、人物、地点的分析判断能力)。让其作某些简单计算,图形识别组联等。对较为严重者,应进行痛觉试验、瞳孔反射等检查以确定患者意识障碍的程度。

七、语调与语态

语调(tone)是指言语过程中的音调,音调受神经、发音器官和精神状态等影响,正常人语调高昂有抑扬顿挫,如出现声音嘶哑或失声提示咽喉、声带炎性水肿、喉返神经麻痹、声带息肉,喉肿瘤及病危等。语音障碍可分为失音(不能发音)、失语(不能言语,包括运动性失语和感觉性失语)和口吃。

语态(voice)异常是指语言节奏紊乱,表现语言不流畅、快慢不均和音节不清,见于帕金森病和某些脑实质及脑血管病变、舞蹈症及手足徐动症等。

八、面容与表情

面容是指面部呈现的状态。表情是在面部或姿态上思想感情的表现。

1. 健康人表情神态自然。

2. 常见异常面容:①急性病容:面色潮红,兴奋不安,鼻翼扇动,口唇疱疹,表情痛苦,多见于急性感染性疾病,如肺炎、疟疾及流行性脑脊髓膜炎等;②慢性病容:面容憔悴,面色晦暗或苍白,目光暗淡,见于慢性消耗性疾病,如恶性肿瘤、肝硬化及严重结核病等;③贫血面容:面色苍白,唇舌色淡,表情疲惫,见于各种原因所致的贫血；④二尖瓣面容：面色晦暗，双颊紫红，口唇轻度发绀，见于风湿性心瓣膜病二尖瓣狭窄（文末彩插 3-2-5）；⑤甲状腺功能亢进面容：面容惊愕，眼裂增宽，眼球凸出，目光闪烁，兴奋不安，烦躁易怒（文末彩插 3-2-6）；⑥黏液性水肿面容：颜面虚肿苍白，睑厚面宽，目光呆滞，举止迟钝，见于甲状腺功能减退症；⑦肢端肥大症面容：头颅增大，面部变长，下颌增大并向前突出，眉弓及两颧隆起，耳鼻增大，唇舌肥厚，见于肢端肥大症（文末彩插 3-2-7）；⑧满月面容：面圆如满月，皮肤发红，常伴痤疮和小须，见于库欣综合征及长期服用糖皮质激素者（文末彩插 3-2-8）；⑨伤寒面容：表情淡漠，反应迟钝，呈无欲状，见于肠伤寒、脑脊髓膜炎及脑炎等高热衰竭患者；⑩苦笑面容：牙关紧闭，面肌痉挛，呈苦笑状，见于破伤风；⑪面具面容：面部呆板、无表情、似面具样，见于帕金森病、脑炎等。⑫肾病面容：面色苍白，眼睑、颜面水肿，舌色淡，舌缘有齿痕，见于慢性肾脏疾病；⑬肝病面容：面色晦暗，额部、鼻背、双颊部有褐色色素沉着，见于慢性肝脏疾病。

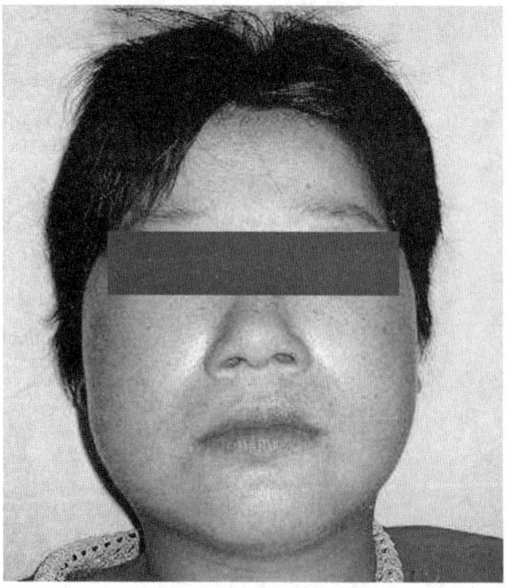

彩插 3-2-5 二尖瓣面容

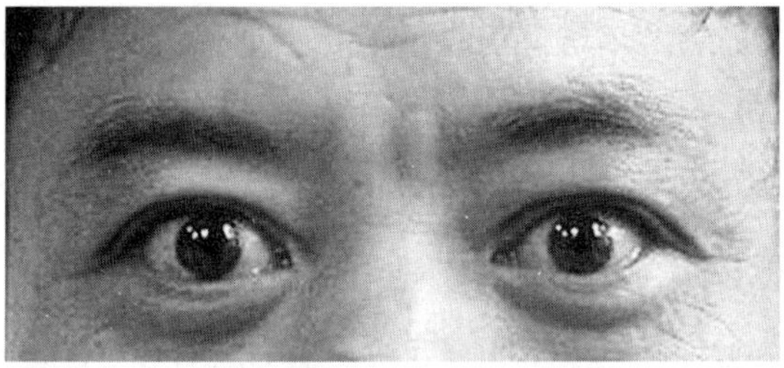

彩插 3-2-6 甲状腺功能亢进面容

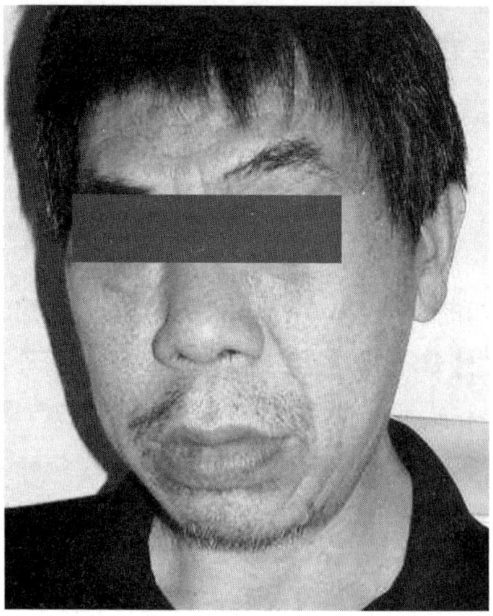

彩插 3-2-7 肢端肥大症面容

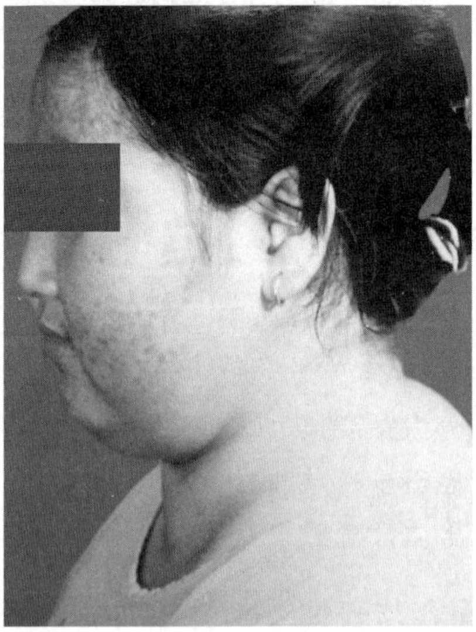

彩插 3-2-8 满月面容

九、体位

体位（position）是指患者身体在卧床时所处的状态。在病态中，患者为减轻痛苦而采取的体位，对某些疾病的诊断具有一定的意义。常见的体位有以下几种：

1. 自主体位　身体活动自如，不受限制。见于正常人、轻症和疾病早期患者。

2. 被动体位　患者不能自主调整或变换身体的位置。见于极度衰竭或意识丧失者。

3. 强迫体位　患者为减轻痛苦，被迫采取某种特殊的体位。临床上常见的强迫体位有以下几种：

（1）强迫仰卧位：患者仰卧，双腿蜷曲，以减轻腹部肌肉紧张诱发的腹痛。见于急性腹膜炎等。

（2）强迫俯卧位：患者俯卧以减轻脊背肌肉紧张诱发的疼痛。常见于脊柱疾病。

（3）强迫侧卧位：有胸膜疾病的患者多采取患侧卧位，以限制患侧胸廓活动而减轻疼痛，并有利于健侧代偿呼吸。见于一侧胸膜炎和大量胸腔积液。

（4）强迫坐位：亦称端坐呼吸（orthopnea），患者不能平卧而坐于床沿，双手扶持床边，双腿下垂，以减轻呼吸困难。见于心、肺功能不全者。

（5）强迫蹲位：患者在活动时，突发呼吸困难和心悸，可能借停止活动并采用蹲踞位或膝胸位以缓解症状。见于先天性发绀型心脏病。

（6）强迫停立位：在步行时心前区疼痛突然发作，患者常被迫立刻站立，并以右手按抚心前部位，待疼痛稍缓解后才继续行走。见于心绞痛。

（7）辗转体位：患者腹痛时辗转反侧，坐卧不安。见于胆石症、胆道蛔虫症及肾绞痛等。

（8）角弓反张位：患者颈及脊背肌肉强直，出现头向后仰，胸腹前凸，背过伸，躯干呈弓形。见于破伤风及小儿脑膜炎。

十、姿势

姿势（posture）是指举止的状态。常受机体健康状况及精神状态的影响，如疲劳和情绪低落时可出现肩垂、弯背。不同的疾病，患者可出现不同的姿势，如腹部疼痛发生于坐卧位时，可有躯干制动或弯曲；溃疡病或胃肠痉挛性疼痛如发作于活动状态时，患者常捧腹而行；颈部活动受限则提示颈椎疾病；充血性心力衰竭患者多采取坐位。

十一、步态

步态（gait）是指走路时所表现的姿态。某些疾病的步态有一定的特征性，有助于疾病的诊断。常见的典型异常步态有以下几种：

1. 蹒跚步态　患者在走动时身体左右摇摆似鸭步，见于佝偻病、大骨节病、进行性肌营养不良或先天性双侧髋关节脱位等。

2. 醉酒步态　患者行走时躯干重心不稳，步态紊乱，如醉翁，见于小脑疾病、酒精及巴比妥中毒。

3. 偏瘫步态　由于瘫痪侧肢体肌张力增高，行走时患侧上肢屈曲、内收及旋前，下肢伸直、外旋、足跖屈，步行时患侧下肢由外向内弧形内划圈，见于脑性偏瘫。

4. 共济失调步态　起步时一脚高抬，骤然垂落，且双目向下注视，两脚间距增宽，以防身体倾斜，闭目时则不能保持平衡，见于脊髓疾病患者。

5. 慌张步态　起步后小步急速趋行，重心前移，身体前倾，有难以止步之势，见于帕金森病患者。

6. 跨阈步态　由于踝部肌腱、肌肉弛缓，患足下垂，行走时必须抬高下肢才能起步，见于腓总神经麻痹。

7. 剪刀式步态　由于双下肢肌张力增高，尤以伸肌和内收肌张力增高明显，移步时下肢内收过度，两腿交叉呈剪刀状，见于脑性瘫痪与截瘫患者（文末彩插3-2-9）。

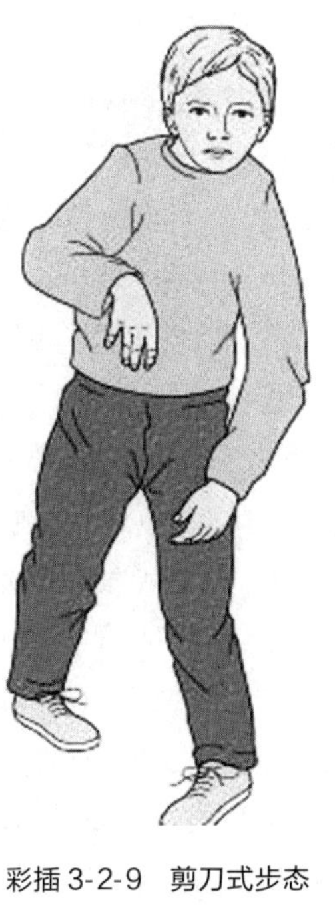

彩插3-2-9　剪刀式步态

8. 间歇性跛行　步行中，因下肢突发性酸痛乏力，患者被迫停止行进，需稍休息后始能继续行进，见于高血压、动脉硬化和血栓闭塞性脉管炎患者。

第二节　皮肤

皮肤病变的检查一般通过视诊观察，有时也需与触诊相配合。检查皮肤时，应注意其颜色、湿度、弹性、皮疹、出血点与紫癜、水肿及瘢痕等。

一、颜色

皮肤的颜色与毛细血管的分布、血液的充盈度、色素量的多少、皮下脂肪的厚薄有关。在某些疾病过程中，患者皮肤常发生不同的改变。临床常见的几种皮肤颜色改变如下：

1. 苍白(pallor)　全身皮肤膜苍白，见于贫血、休克、虚脱以及主动脉瓣关闭不全等。身体肢端苍白，可能与局部供血不足有关，如雷诺病、血栓闭塞性脉管炎等。

2. 发红(redness)　全身皮肤发红是由于毛细血管扩张充血、红细胞数量增多所致。生理情况下见于运动、饮酒后；病理情况下见于发热性疾病。皮肤持久性发红见于cushing综合征及真性红细胞增多症。局部皮肤发红肿胀见于炎症早期。

3. 发绀(cyanosis)　皮肤呈青紫色，常出现于口唇、耳廓、面颊及肢端，多见于末梢循环不良、还原型血红蛋白增多或异常血红蛋白血症等。

4. 黄染(stained yellow)　皮肤黏膜呈黄色，主要见于黄疸，早期或轻微时仅见于巩膜及软腭膜，较重时始见于皮肤。多因胆道阻塞、肝细胞损害或溶血性疾病所致(文末彩插3-2-10)。

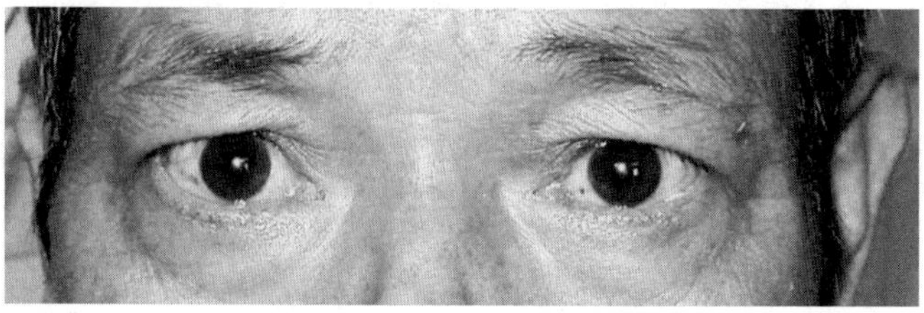

彩插3-2-10　黄疸

此外过多食用胡萝卜时可于手掌、足底、前额及鼻部出现黄染，而巩膜及口腔黏膜不明显。长期服用带有黄色素的药物，如米帕林、呋喃类，也可导致皮肤黄染，严重者可出现巩膜黄染，其与黄疸所致者的不同之处在于以角膜周围黄染最明显。

5. 色素沉着(pigmentation)　由于表皮基底层的黑色素增多引起部分或全身皮肤色泽加深，称为色素沉着。身体的外露部分、乳头、腋窝、生殖器官、关节及肛门周围等处皮肤色素较深属正常状态。如以上部位的色素明显加深，原来正常的部位出现色素沉着，则提示为病理征象。如慢性肾上腺皮质功能减退(文末彩插3-2-11)、肝硬化以及使用某些药物如砷剂和抗肿瘤药物等。妊娠妇女面部、额部可出现斑片状棕褐色对称性色素斑，称为妊娠斑。老年人也可出现全身或面部的散在色素斑，称为老年斑。

6. 色素脱失　正常皮肤均含有一定的色素，当缺乏酪氨酸酶导致体内的酪氨酸不能转化为多巴胺而形成黑色素时，即发生色素脱失。常见的有白癜风、白斑及白化症。

(1) 白癜风(vitiligo)：为多形性大小不等的色素脱失斑片(文末彩插3-2-12)，斑片呈缓进性扩大，但无自觉症状，见于白癜风。甲状腺功能亢进、肾上腺皮质功能减退及恶性贫血患者偶可出现。

(2) 白斑(leukoplakia)：多为圆形或椭圆形色素脱失斑片，面积一般不大，常发生于口腔黏膜及女性外阴部，白斑有癌变趋势，应定期检查。

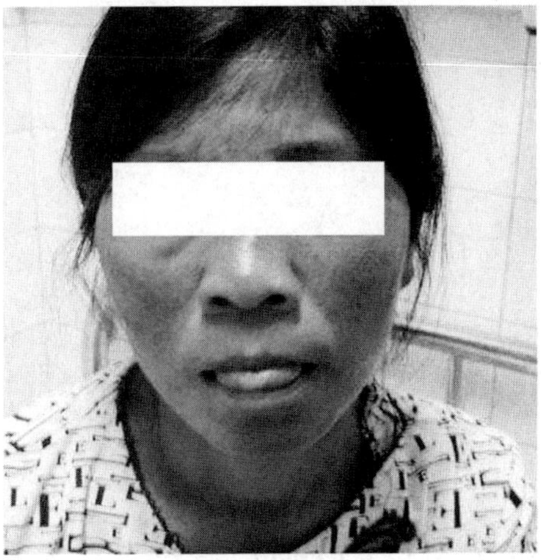

彩插 3-2-11　慢性肾上腺皮质功能不全的色素沉着

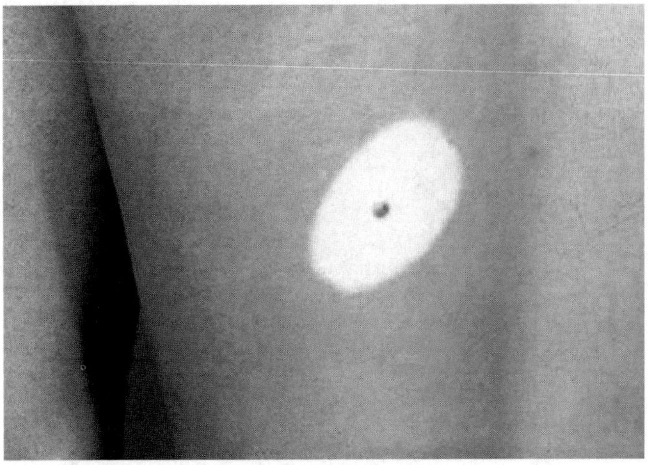

彩插 3-2-12　皮肤白斑

（3）白化症（albinismus）：由于先天性酪氨酸酶合成障碍引起的全身皮肤和毛发色素脱失的遗传性疾病。

二、湿度

皮肤的湿度（moisture）与汗腺分泌功能有关。出汗多者皮肤湿润，出汗少者较干燥。在气温高、湿度大的环境中出汗增多是生理现象。病理情况下出汗增多或无汗都具有一定的诊断价值。如风湿热、布鲁菌病、甲状腺功能亢进、佝偻病及脑炎后遗症者出汗多。夜间睡着后出汗称为盗汗，多见于结核病。四肢末端皮肤发凉发绀而大汗淋漓称为冷汗，见于休克和虚脱患者。无汗时皮肤异常干燥，见于维生素 A 缺乏症、黏液性水肿、硬皮病、尿毒症和脱水等。

三、弹性

皮肤弹性（elasticity）因年龄、性别有差异：儿童及青年皮肤紧张富有弹性；中年以后皮肤组织逐渐松弛，弹性减弱；老年人皮肤组织萎缩，皮下脂肪减少，弹性减退。检查皮肤弹性时，常选择上臂内侧肘上 3~4cm 处皮肤，医师以右手拇指和示指将皮肤提起，片刻后松手，如皮肤皱褶迅速平复为弹性正常，如皱褶平复缓慢为弹性减弱，后者见于长期消耗性疾病或严重脱水者。发热时血液循环加速，周围血管充盈，可使皮肤弹性增加。

四、皮疹

皮疹（skin eruption）多为全身疾病的表现之一。是诊断某些传染病、皮肤病、药物及其他物质所致的过敏反应等疾病的重要依据。皮疹出现的规律和形态有一定的特异性，检查皮疹时应仔细观察和记录其出现与消失的时间、发展顺序、分布部位、形态大小、颜色、压之是否褪色、平坦或隆起、有无瘙痒及脱屑等。皮疹的种类较多，临床上常见的皮疹有以下几种：①斑疹（maculae）：表现为局部皮肤发红，一般不凸出皮面。见于斑疹伤寒、丹毒及风湿性多形性红斑等（文末彩插 3-2-13）。②玫瑰疹（roseola）：为直径 2~3mm 的鲜红色圆形斑疹，按压可使皮疹消退，松开时又复出现，多出现于胸腹部。为伤寒和副伤寒的特征性皮疹。③丘疹（papules）：除局部颜色改变外，病灶凸出皮面，用手触及有隆起感。见于药物疹、麻疹及湿疹等，可呈局限或全身性分布。④斑丘疹（maculopapulae）：在隆起的丘疹周围有皮肤发红的底盘称为斑丘疹。见于风疹、猩红热和药物疹。⑤荨麻疹（urticaria）：为稍隆起于皮肤表面的苍白色或红色的局限性水肿。大小不等，形态各异，轻者局限，重者周身分布，有瘙痒及烧灼感，多为皮肤变态反应所致。见于各种过敏反应。⑥疱疹(bleb):为局限性高出皮面的腔性皮损,颜色可因腔内的液体不同而异。腔内液体为血清、淋巴液,直径小于1cm者为小水疱,可见于单纯疱疹、水痘等。直径大于1cm为大水疱。腔内含有脓者为脓疱,脓疱可以原发也可由水疱感染而来,可见于糖尿病足和烫伤患者。

五、脱屑

正常皮肤因表层不断角化和更新可有少量脱屑(desquamation),大量皮肤脱屑多为疾病所致。如米糠样脱屑常见于麻疹;片状脱屑常见于猩红热;银白色鳞状脱屑见于银屑病。

六、皮下出血

根据其直径大小及伴随情况分为以下几种。小于2mm称为瘀点(petechia),3~5mm称为紫癜(purpura),大于5mm称为瘀斑(ecchymosis);片状出血并伴有皮肤显著隆起称为血肿(hematoma)。检查时小的瘀点应与红色皮疹或小红痣相鉴别。皮疹受压时可褪色,瘀点和小红痣受压后不褪色,但小红痣高于皮面,且表面光亮。瘀点不突出皮肤。皮肤黏膜出血常见于造血系统疾病、重症感染、毒物或药物中毒所致的血管损害等。

七、蜘蛛痣与肝掌

皮肤小动脉末端分支扩张所形成的血管痣,形似蜘蛛,称为蜘蛛痣(spider angioma)。蜘蛛痣出现的部位大多在上腔静脉分布区域,如面、颈、手背、上臂、前胸和肩部等处(文末彩插3-2-14)。检查时用铅笔尖或火柴杆压迫蜘蛛痣的中心,其辐射状小血管网即消退,去除压力后又复出现。蜘蛛痣的出现可能与肝脏对雌激素的灭活作用减弱有关,常见于慢性肝炎或肝硬化。慢性肝病患者手掌大小鱼际处常点状发红,加压后褪色,称为肝掌,发生机制与蜘蛛痣相同。

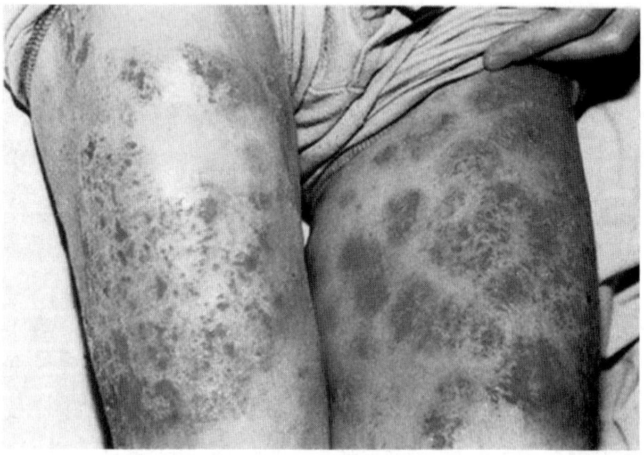

彩插3-2-13　皮肤斑疹

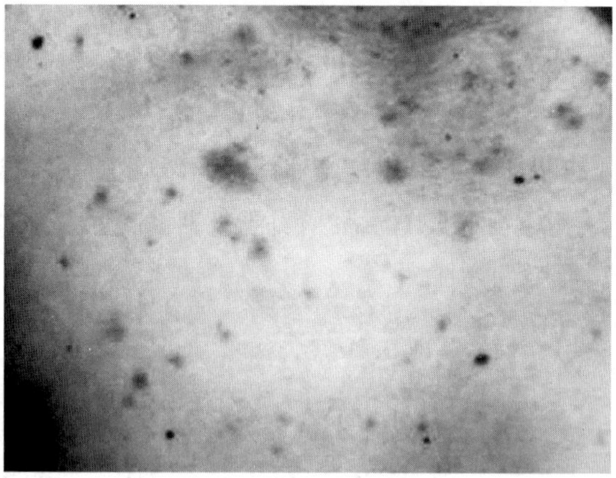

彩插3-2-14　蜘蛛痣

八、水肿

皮下组织的细胞内及组织间隙内液体积聚过多称为水肿(edema)。检查皮肤水肿应将视诊和触诊相结合,注意水肿部位、性质和程度。根据部位,水肿可分为局部水肿和全身水肿。局部水肿有炎症性和非炎症性。炎症性水肿常伴有皮肤发红、灼热、压痛。非炎症性水肿多见于血管和淋巴引流区水肿。全身性水肿常继发于全身性疾病。指压后可出现凹陷称凹陷性水肿(pitting edema)。而黏液性水肿及象皮肿受压后并无凹陷,只有韧性感,故称非凹陷水肿。根据水肿的程度可分为轻、中、重三度:①轻度:仅见于眼睑、眶下软组织、胫骨前、踝部皮下组织，指压后可见组织轻度下陷，平复较快；②中度：全身均见明显水肿，指压后可出现明显的或较深的组织下陷，平复缓慢；③重度：全身组织严重水肿，身体低位皮肤紧张发亮，甚至有液体渗出，伴有胸腔、腹腔积液，外阴部亦有水肿。

九、皮下结节

皮下结节(subcutaneous nodules)的检查需视诊与触诊相结合，视诊发现结节出现的部位后，触诊检查其大小、硬度、活动度及有无压痛等。位于关节附近，长骨骺端，无压痛，圆形硬质小结节多为风湿小结；位于皮下肌肉表面，硬韧可推动，无压痛，多为猪肉绦虫囊蚴结节；如结节沿外周动脉分布，多见于结节性多动脉炎；如指尖、足趾及大小鱼际肌腱部位存在粉红色有压痛的小结节，称为 Osler 小结，见于感染性心内膜炎。耳廓软骨出现质硬结节，见于痛风。

十、瘢痕

瘢痕(scar)指皮肤外伤或病变愈合后结缔组织增生形成的斑块。其表面光亮、有时出现不规则的突起。外伤、感染、皮肤烧烫伤及手术等均可在皮肤上遗留瘢痕；患过皮肤疖疮者可发现在相应部位瘢痕；患过天花者，在其面部或其他部位有多数大小类似呈凹陷状瘢痕；颈淋巴结结核患者皮肤破溃愈合后常在颈部遗留瘢痕。

十一、毛发

某些病理情况下，毛发的分布可显示出特征性改变。如脂溢性皮炎常有不规则脱发，以头顶部明显；斑秃为大小不一圆形脱发；肠伤寒和系统性红斑狼疮、黏液性水肿、腺垂体功能减退、过量的放射线照射以及某些抗癌药物等可引起毛发脱落；轻者毛发稀疏；严重者形成秃头。肾上腺皮质功能亢进或长期使用糖皮质激素的患者，毛发可异常增多，女性患者除一般体毛增多外，还可出现胡须。阴毛过早出现为性早熟的标志，无阴毛者则提示可能有内分泌功能障碍。

第三节　淋巴结

淋巴结分布于全身，一般检查只能发现身体各部位表浅淋巴结的变化。正常情况下，表浅淋巴结很小，直径多为 0.2~0.5cm，质地柔软，表面光滑，无压痛，与毗邻组织无粘连，常呈链状与组群分布，通常不易被触及。

（一）淋巴结的分布

1. 头颈部

（1）耳前淋巴结：位于耳屏前方。

（2）耳后淋巴结：位于耳后乳突表面、胸锁乳突肌止点处，亦称为乳突淋巴结。

（3）枕后淋巴结：位于枕部皮下，斜方肌起点与胸锁乳突肌止点之间。

（4）颌下淋巴结：位于颌下腺附近，在下颌角与颏部之中间部位。

（5）颏下淋巴结：位于颏下三角内，下颌舌骨肌表面，两侧下颌骨前端中点后方。

（6）颈前淋巴结：位于胸锁乳突肌表面及下颌角处。

（7）颈后淋巴结：位于斜方肌前缘。

（8）锁骨上淋巴结：位于锁骨与胸锁乳突肌所形成的夹角处。

2. 上肢

（1）腋窝淋巴结：是上肢最大的淋巴结组群，可分为五群：①外侧淋巴结群：位于腋窝外侧壁。②胸肌淋巴结群：位于胸大肌下缘深部。③肩胛下淋巴结群：位于腋窝后皱襞深部。④中央淋巴结群：位于腋窝内侧壁近肋骨及前锯肌处。⑤腋尖淋巴结群：位于腋窝顶部。

（2）滑车上淋巴结：位于上臂内侧，内上髁上方3~4cm处，肱二头肌与肱三头肌之间的间沟内。

3. 下肢

（1）腹股沟淋巴结：位于腹股沟韧带下方股三角内，它又分为上、下两群：①上群：位于腹股沟韧带下方，与韧带平行排列，故又称为腹股沟韧带横组或水平组。②下群：位于大隐静脉上端，沿静脉走向排列，故又称为腹股沟淋巴结纵组或垂直组。

（2）腘窝淋巴结：位于小隐静脉和腘静脉的汇合处。

（二）淋巴结的检查

1. 检查顺序　全身体格检查时，淋巴结的检查应在相应身体部位检查过程中进行。为了避免遗漏应特别注意淋巴结的检查顺序。头颈部淋巴结的检查顺序是：耳前、耳后、枕后、颌下、颏下、颈前、颈后、锁骨上淋巴结。上肢淋巴结的检查顺序是：腋窝淋巴结、滑车上淋巴结。腋窝淋巴结应按尖群、中央群、胸肌群、肩胛下群和外侧群的顺序进行。下肢淋巴结的检查顺序是：腹股沟部（先查上群、后查下群）、腘窝部。

2. 检查方法　检查淋巴结的方法是视诊和触诊。视诊时不仅要注意局部征象（包括皮肤是否隆起，颜色有无变化，有无皮疹、瘢痕、瘘管等），也要注意全身状态。触诊是检查淋巴结的主要方法。检查者将示、中、环三指并拢，其指腹平放于被检查部位的皮肤上进行滑动触诊。这里所说的滑动是指腹按压的皮肤与皮下组织之间的滑动。滑动的方式应取相互垂直的多个方向或转动式滑动，这有助于淋巴结与肌肉和血管结节的区别。

3. 检查内容　应注意部位、大小与形状、数目与排列、表面特性、质地、有无压痛、活动度、界限是否清楚及局部皮肤有无红肿、瘢痕、瘘管等。

（三）淋巴结肿大的原因

1. 局限性淋巴结肿大

（1）非特异性淋巴结炎：淋巴结肿大，质地柔软、有压痛、表面光滑及无粘连，为急性淋巴结炎。慢性炎症时，淋巴结质地较硬，炎症消退后淋巴结可缩小或消退。

（2）淋巴结结核：身体任何部位均可发生，以颈部多见。常为多发性，质地稍硬，大小不等，可相互粘连或与周围组织粘连。如发生干酪性坏死，则可触及波动感。破溃后可形成瘘管，愈合后遗留瘢痕。

（3）恶性肿瘤淋巴结转移：淋巴结质地硬，或有象皮样感，表面光滑或突起，与周围组织粘连不易推动，一般无压痛。淋巴结出现以上改变应在其引流区器官寻找原发病灶。如肺癌可向右侧锁骨上窝或腋窝淋巴结群转移；胃癌多向左侧锁骨上窝淋巴结群转移，因此处系胸导管进颈静脉的入口，这种肿大的淋巴结称为Virchow淋巴结，常为胃癌、食管癌转移的标志。

2. 全身性淋巴结肿大　淋巴结肿大的部位可遍及全身，大小不等。

（1）感染性疾病：如传染性单核细胞增多症，艾滋病等。

（2）非感染性疾病：血液系统疾病，如白血病、淋巴瘤、恶性组织细胞病等；结缔组织疾病，如系统性红斑狼疮、干燥综合征、结节病等。

（谷　秀）

学习小结

1. 一般检查为全身体格检查过程的第一步，以视诊为主，配合触诊、听诊和嗅诊。 检查内容包括：性别、年龄、体温、呼吸、脉搏、血压、发育与营养、意识状态、面容表情、体位姿势、步态等，还有皮肤和淋巴结。

2. 特殊的面容、姿势、步态等与不同的疾病相关，需全面及熟练掌握。

复习参考题

1. 常见的典型面容改变包括哪些种？与哪些疾病相关？

2. 常见的异常步态有哪些种？与哪些疾病相关？

3. 常见皮疹有哪几种？与哪些疾病相关？

第三章　头部检查

03章

学习目标	
掌握	头部检查的基本方法；认识正常体征，辨别异常体征及其临床意义。
熟悉	具体疾病的头部检查相关体征特点。
了解	头部检查的临床诊疗思路和鉴别诊断。

第一节　头发和头皮

一、头发

头发(hair)检查应注意颜色、疏密度、脱发的类型与特点。营养不良时，头发枯萎，无光泽。伤寒、甲状腺功能低下及红斑狼疮可引起脱发；某些物理与化学因素，如放射治疗和抗癌药物治疗等也可出现脱发，轻微脱发可见头发稀疏，严重者可大范围无毛发。检查时要注意脱发的部位、形态、斑点状还是片状脱发。

二、头皮

头皮(scalp)检查时需用手指分开头发，观察头皮颜色、头皮屑，有无头癣、疖痈、外伤、血肿及瘢痕等。

第二节　头颅

一、观察头颅

头颅(skull)应注意大小、外形和有无异常活动。结合触诊了解有无压痛和异常隆起。头颅的大小以头围来衡量，测量时以软尺自眉间绕到颅后通过枕骨粗隆。头围在发育阶段的变化为：新生儿约34cm，出生后前半年增加8cm，后半年增加3cm，第二年增加2cm，第三、四年约增加1.5cm，4～10岁共增加约1.5cm，到18岁可达53cm或以上，以后几乎不再变化。矢状缝和其他颅缝大多在生后6个月内骨化。

头颅的大小异常或畸形是某些疾病的体征之一。如：①小颅(microcephalia)：小儿囟门过早闭合所致，常伴有智力发育障碍；②尖颅(oxycephaly)：亦称塔颅(tower skull)，即头顶部高尖，与颜面的比例失常，多因矢状缝与冠状缝过早闭合所致，见于先天性尖颅并指(趾)畸形(acrocephalo -syndactylia)，即Apert综合征；③方颅(squared skull)：前额左右突出，头顶平坦呈方形，见于小儿佝偻病或先天性梅毒；④巨颅(large skull)：额、顶、颞及枕部膨大呈圆形，颈部静脉充盈，颜面相对变小，由于颅内压增高，推压眼球，形成双目下视，巩膜外露的特殊表情，称落日现象，见于脑积水(文末彩插 3-3-1)；⑤长颅(dolichocrany)：从颅顶至下颌部的长度明显增大，见于马方综合征及肢端肥大症。

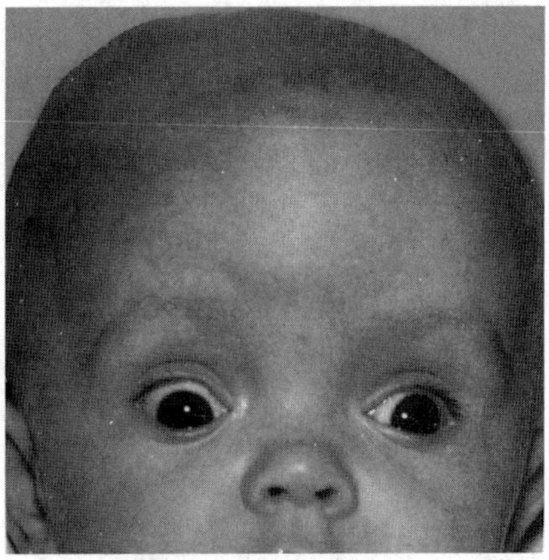

彩插 3-3-1　脑积水

二、头部的活动异常

头部活动受限，如患者转动头部时，常需身体转动，见于颈椎疾患；头部不随意地颤动，见于帕金森病；与颈动脉搏动一致的点头运动，称 Musset 征，见于严重主动脉瓣关闭不全。

三、头颅触诊

先用双手手指分散从两侧按压头部，判断出大体状况后，再用示指和中指按压病变部位。正常时头皮紧贴颅骨，触之光滑而硬，如有头皮下血肿和严重水肿，则触之柔软；颅骨缺损时可触及柔软的组织，颅骨骨折和头皮挫伤时局部可有压痛。

第三节　颜面及其器官

颜面(face)为头部前面不被头发遮盖的部分，一般可分三个类型：即椭圆形、方形及三角形。面部肌群在神经支配下协调表情。各种面容和表情的临床意义如前文所述。但检查时应注意外形及运动是否对称。除面部器官本身的疾病外，许多全身性疾病在面部及其器官上有特征性改变，对疾病的诊断具有重要意义。

一、眼

(一)眼眉(eyebrow)

正常人的眉毛内侧与中间部分较浓密，外侧部分较稀疏。如果外 1/3 的眉毛过于稀疏或脱落，见于黏液性水肿和腺垂体功能减低症。眼眉明显稀疏或脱落应考虑麻风病。

(二)眼睑(eyelids)

1. 睑内翻(entropion)　由于瘢痕形成使睑缘向内翻转，见于沙眼。

2. 上睑下垂(ptosis)　双侧眼睑下垂见于先天性上睑下垂、重症肌无力；单侧上眼睑下垂见于蛛网膜下腔出血、白喉、脑脓肿、脑炎及外伤等引起的动眼神经麻痹。

3. 眼睑闭合障碍　双侧眼睑闭合障碍可见于甲亢，多因眼肌运动障碍或突眼所致；单侧闭合障碍见于面神经麻痹。

4. 眼睑水肿　眼睑皮下组织疏松，轻度水肿即可在眼睑表现出来。常见原因为肾炎、慢性肝病、营养不良、贫血及血管神经性水肿等。此外，还应注意眼睑有无包块、压痛及倒睫等。

(三)泪囊

请患者向外上看，检查者用一手拇指轻压患者眼眦下方，即骨性眶缘下内侧，挤压泪囊，同时观察有无分泌物或泪液自上、下泪点溢出。若有黏液脓性分泌物流出，应考虑慢性泪囊炎。有急性炎症时应避免作此检查。

(四)结膜(conjunctiva)

结膜分睑结膜、穹窿部结膜与球结膜三部分。检查上睑结膜时需翻转眼睑。方法是以示指和拇指捏住上眼睑中部边缘，嘱患者向下看，拇指向上提，示指下压睑板，即可翻开。如结膜充血发红，见于结膜炎、

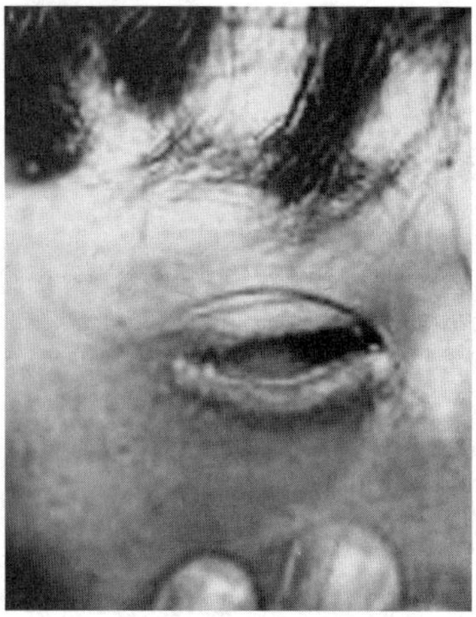

彩插 3-3-2　结膜充血发红

角膜炎(文末彩插 3-3-2);结膜上有颗粒与滤泡见于沙眼;结膜苍白见于贫血;若有多少不等散在的出血点时,可见于亚急性感染性心内膜炎;若有大片的结膜下出血,见于高血压、动脉硬化。

(五)眼球外形与运动

1. 眼球突出(exophthalmos)　双侧眼球突出见于甲状腺功能亢进。良性突眼仅睑裂增宽,眼球稍突,目光炯炯。甲亢并恶性突眼,眼球突出明显,闭眼时睑裂不能遮住眼球,造成结膜充血、水肿,眼睑外翻有角膜溃疡(文末彩插 3-3-3)。甲亢患者除突眼外,还有以下征象:①Stellwag 征:瞬目减少;②Graefe 征:眼球下转时上睑不能相应下垂;③Mobius 征:表现为眼球集合运动减弱,即目标由远处逐渐移近眼球时,两侧眼球不能适度内聚;④Joffroy 征:上视时无额纹出现。单侧眼球突出,多由于局部炎症或眶内占位性病变所致。

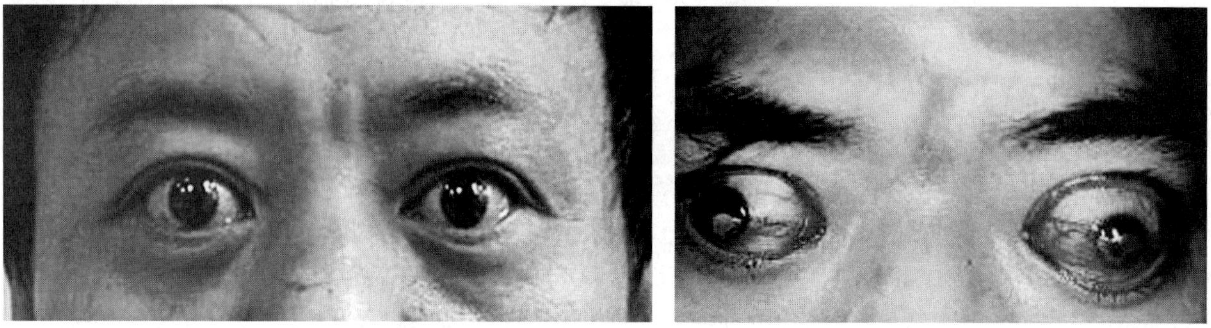

彩插 3-3-3　良性及恶性突眼

2. 眼球下陷　双侧眼球下陷见于严重脱水或较为消瘦的老年人;单侧眼球下陷,见于 Horner 综合征和眶尖骨折。

3. 眼球运动　医师置目标物(棉签或手指尖)于受检者眼前 30~40cm 处,嘱患者固定头部,眼球随目标方向移动,一般按患者左→左上→左下,右→右上→右下 6 个方向的顺序进行,每检查一个方向,医师的手指应回到中位,不应沿 6 个方向划圈。每一方向代表双眼的一对配偶肌的功能,若有某一方向运动受限提示该对配偶肌功能障碍。眼球运动受动眼、滑车、外展 3 对脑神经支配,这些神经麻痹时就会出现眼球运动障碍,并伴有复视(diplopia)。由支配眼肌的神经核、神经或眼外肌本身器质性病变所产生的斜视称为麻痹性斜视(paralytic squint),多由颅脑外伤、鼻咽癌、脑炎、脑膜炎、脑脓肿及脑血管病变所引起。

双侧眼球发生一系列有规律的快速往返运动,称为眼球震颤(nystagmus)。运动的速度起始时缓慢,称为慢相;复原时迅速,称为快相;运动方向以水平方向为常见,垂直和旋转方向较少见。检查方法是嘱患者眼球随医师手指方向运动(水平或垂直),运动数次后观察有无震颤。自发的眼球震颤见于耳源性眩晕、小脑疾患和视力严重低下等。

4. 眼内压　眼压减低,双眼球凹陷,见于眼球萎缩或脱水。眼内压增高,见于青光眼。

(六)巩膜

巩膜(sclera)不透明,血管少,为瓷白色。在黄疸时巩膜黄染最早出现。中年以后在内眦部可出现黄色斑块为脂肪沉着,斑块呈不均匀性分布,应与黄疸鉴别。血液中黄色色素增多时黄染只出现于角膜周围。

(七)角膜

角膜(cornea)表面有丰富的感觉神经末梢,故感觉灵敏。医师在斜照光下观察角膜,有无云翳、白斑、软化、溃疡及新生血管等。云翳与白斑如发生在瞳孔部位则不同程度影响视力。角膜周边的血管增生多因沙眼刺激所致。角膜软化见于婴幼儿营养不良、维生素 A 缺乏等。角膜边缘出现灰白色混浊环，多见于老年人，故称为老年环，是类脂质沉着的结果。角膜边缘若出现黄色或棕褐色的色素环，环的外缘较清晰，内缘较模糊，称为 Kayser-Fleischer 环，是铜代谢障碍的结果，见于肝豆状核变性（Wilson 病）。

（八）虹膜

虹膜（iris）是眼球葡萄膜的最前部分，中央为瞳孔，虹膜内有瞳孔括约肌与扩大肌，调节瞳孔的大小。正常虹膜纹理近瞳孔部分呈放射状排列，周边呈环形排列。虹膜纹理模糊或消失见于虹膜炎、水肿或萎缩。虹膜形态异常或有裂孔，见于虹膜前粘连、外伤及先天性虹膜缺损等。

（九）瞳孔

瞳孔（pupil）是虹膜中央的小孔，正常直径为 2～5mm。检查瞳孔应注意形状、大小、位置、双侧是否等圆、等大及对光反射是否灵敏等。观察瞳孔大小时应避免光源直接照射瞳孔。

1. 瞳孔形状　正常为圆形，双侧等大。青光眼或眼内肿瘤时可呈椭圆形；虹膜粘连时形状不规则。生理情况下，婴幼儿、老年人和处于光亮处瞳孔较小；青少年、精神兴奋时或在暗处瞳孔扩大。病理情况下，瞳孔缩小，见于虹膜炎症、中毒（有机磷类农药、毒蕈中毒）及药物反应（毛果芸香碱、吗啡、氯丙嗪）等。瞳孔扩大见于外伤、颈交感神经刺激、青光眼绝对期、完全失明、视神经萎缩及药物影响（阿托品、可卡因）等。双侧瞳孔散大伴有对光反射消失见于濒死状态。

2. 瞳孔大小　两侧瞳孔不等大多见于颅内病变，如脑外伤、脑肿瘤、中枢神经梅毒及脑疝等。双侧瞳孔不等大，且变化不定，可能是中枢神经和虹膜的神经支配障碍；如瞳孔不等大且伴有对光反射减弱或消失以及神志不清，为中脑损害的表现。

3. 对光反射　对光反射包括直接对光反射和间接对光反射。前者是指光线直接照射瞳孔时观察其是否立即缩小，移开光源后瞳孔是否迅速复原。后者是指光线照射一侧瞳孔时观察对侧瞳孔是否缩小。检查间接对光反射时，应以一手挡住光线以免光照射检查眼形成直接对光反射。瞳孔对光反射迟钝或消失，见于严重昏迷患者。

4. 集合反射　嘱患者注视 1m 以外的目标（通常是检查者的示指尖），然后将目标逐渐移近眼球（距眼球约 10cm），正常人此时可见双眼内聚，瞳孔缩小，称为集合反射。集合反射消失，见于动眼神经功能损害、睫状肌和双眼内直肌麻痹。

（十）眼功能检查

1. 视力（vision）　视力分为中央视力与周边视力两种。中央视力是检查眼底黄斑中心凹的功能，周边视力即视野的检查，是指黄斑中心凹以外的视网膜功能。中央视力的检测通用国际标准视力表进行，包括远距离视力表和近视力表。检查视力时，必须遮盖未检查眼。在距视力表 5m 处，能看清“1.0”行视标者为正常视力。若在 1 米处不能看见远距离视力表上最大一行视标，则可检查患者能否数手指，或判断手动。如上述都不行，直接用手电光照射眼球，然后询问患者有无光感。近视力检查是在距视力表 33cm 处，能看清“1.0”行视标为正常。该项检查主要了解眼的调节能力，与远视力检查配合诊断散光、近视、远视等屈光不正。

2. 视野　采用对比检查法可粗略地测定视野。

3. 色觉（color sensation）　色觉检查要在适宜的光线下进行，让受检者在 50cm 距离处在 5～10 秒内读出色盲表上的数字或图像，对某种颜色的识别能力减低为色弱；色盲为对某种颜色的识别能力丧失。可分为先天和后天性色盲。先天性多为遗传所致；后天多由视神经萎缩和球后视神经炎引起。色觉障碍的患者不适于从事交通运输、服兵役（包括警察）、美术、印染、医疗、化验等项工作，因而色觉检查已被列为体格检查的常规项目之一。

（十一）眼底检查

借助检眼镜检查，重点观察视乳突，视网膜血管及黄斑区等。高血压动脉硬化、慢性肾炎、糖尿病及白血病均有相应的眼底改变。

二、耳

耳是听觉和平衡器官，分外耳、中耳、内耳三个部分。

（一）外耳

1. 耳廓（auricle）　注意耳廓的外形、大小、位置和对称性，是否有发育畸形、瘘口、低垂耳、外伤瘢痕、红肿及结节等。耳廓红肿并有局部发热和疼痛，见于感染。牵拉和触诊耳廓引起疼痛，常提示有炎症。耳廓上有硬性结节多为痛风。

2. 外耳道　注意皮肤是否正常，有无溢液。如有黄色液体流出并有痒痛者为外耳道炎；外耳道内有局部红肿疼痛，并有耳廓牵拉痛则为疖肿；有脓液流出并有全身症状，则应考虑急性中耳炎。外伤后如有血液或脑脊液从中耳流出则应考虑到颅底骨折。

3. 中耳　借助耳镜检查，观察鼓膜有无内陷或外突、穿孔流脓。

（二）乳突

外壳由骨密质组成，内腔为大小不等的骨松质小房，乳突内腔与中耳道相连。故患化脓性中耳炎引流不畅时可继发乳突炎。检查乳突时应注意有无红肿、压痛、瘘管或瘢痕等。

（三）听力

体格检查时可先用粗略的方法了解被检查者的听力，检测方法：在静室内嘱患者闭目坐于椅子上，并用手指堵塞一侧耳道，医师持手表或以拇指与示指互相摩擦，自 1m 以外逐渐移近被检查者耳部，直到被检查者听到声音为止，测量距离；同样方法检查另一耳。同时与医师本人的听力进行对照。一般在 1m 处可闻机械表声或捻指声。听力减退见于耳道有耵聍或异物、听神经损害、内耳血管硬化、中耳炎及耳硬化等。

三、鼻

（一）鼻的外形

视诊时注意鼻部皮肤颜色和鼻外形的改变。如鼻梁部皮肤出现红色斑块，病损处高起皮面并向两侧面颊部扩展，见于系统性红斑狼疮。如发红的皮肤损害主要在鼻尖和鼻翼，并有毛细血管扩张和组织肥厚，见于酒糟鼻（rosacea）。鼻外伤时应仔细检查有无鼻骨的骨折或移位。

鼻腔完全堵塞使外鼻变形，鼻梁宽平如蛙状，称为蛙状鼻，见于巨大鼻息肉患者。鞍鼻是由于鼻骨破坏、鼻梁凹陷所致，见于鼻骨骨折、鼻骨发育不良、先天性梅毒和麻风病。

（二）鼻翼扇动

鼻翼扇动（nasal ala flap）表现为吸气时鼻孔张大，呼气时鼻孔回缩，见于伴有呼吸困难的疾病如大叶性肺炎、支气管哮喘和心源性哮喘，特别是以幼儿多见。

（三）鼻中隔

正常鼻中隔有轻度偏曲，如明显偏曲有通气障碍者，称为鼻中隔偏曲。严重的高位偏曲可压迫鼻甲，引起头痛，也可因偏曲部骨质刺激黏膜而引起出血。鼻中隔出现孔洞称为鼻中隔穿孔。患者呼吸时可听到鼻腔中有哨声，检查时用小型手电筒照射一侧鼻孔，可见对侧有亮光透入。多为鼻腔慢性炎症、外伤等引起。

（四）鼻出血

鼻单侧出血多为鼻腔局部病变引起，如外伤、鼻腔感染、血管损伤、鼻咽癌及鼻中隔偏曲等。双侧出血则多由全身性疾病引起，如某些发热性传染病（流行性出血热、伤寒等）、血液系统疾病（血小板减少性紫癜、再生障碍性贫血、白血病、血友病）、高血压病、肝脾疾患及维生素 C 或 K 缺乏等。

（五）鼻腔黏膜

借用鼻镜检查中鼻甲、中鼻道、嗅裂和鼻中隔上部。注意有无鼻黏膜肿胀充血，有无鼻塞和流涕，急性鼻炎时常有以上改变。慢性鼻黏膜肿胀多为黏膜组织肥厚，见于各种因素引起的慢性鼻炎。鼻黏膜萎缩、鼻腔分泌物减少、鼻甲缩小、鼻腔宽大及嗅觉减退或丧失，见于慢性萎缩性鼻炎。

（六）鼻腔分泌物

鼻腔黏膜受到各种刺激时会产生过多的分泌物。清稀无色的分泌物为卡他性炎症，黏稠发黄或发绿的分泌物为鼻或鼻窦的化脓性炎症所引起。

（七）鼻窦

鼻窦为鼻腔周围含气的骨质空腔，共四对，均有窦口与鼻腔相通，当引流不畅时易发生炎症。鼻窦炎时出现鼻塞、流涕，鼻镜检查可见相应的窦口有分泌物溢出。并注意各鼻窦区有无压痛。检查方法如下：

1. 上颌窦　医师双手固定于患者的两侧面部，将拇指分别置于左右颧部向后按压，询问有无压痛，并比较两侧压痛有无区别。也可用右手中指直接叩击颧部，并询问有无叩击痛。

2. 额窦　一手扶持患者枕部，用另一拇指或示指置于眼眶上缘内侧用力向后向上按压，或以两手掌固定头侧部，双手拇指置于眼眶上缘内侧向后、向上按压，询问有无压痛，两侧有无差异。也可用中指叩击该区，询问有无叩击痛。

3. 筛窦　双手固定患者两侧耳后，双侧拇指分别置于鼻根部与眼内眦之间向后方按压，询问有无压痛。

四、口

（一）口唇

健康人口唇红润光泽。口唇苍白，见于虚脱、主动脉瓣关闭不全和贫血；口唇深红，见于急性发热性疾病。口唇发绀为血液中还原血红蛋白增加所致，见于心力衰竭和呼吸衰竭等。口唇干燥并有皲裂，见于严重脱水患者。口唇疱疹为口唇黏膜与皮肤交界处发生的成簇的小水疱（文末彩插 3-3-4），半透明，多为单纯疱疹病毒感染所引起，常伴发于大叶性肺炎、感冒、流行性脑脊髓膜炎及疟疾等。唇裂为先天性发育畸形。口唇肥厚增大见于黏液性水肿、肢端肥大症及克汀病等。口唇突发痛性肿胀，见于血管神经性水肿。

（二）口腔黏膜

正常口腔黏膜光洁呈粉红色。如出现蓝黑色色素沉着斑片多为肾上腺皮质功能减退症（Addison 病）。如见大小不等的黏膜下出血点或瘀斑，则可能为各种出血性疾病或维生素 C 缺乏所引起。若在相当于第二磨牙的颊黏膜处出现帽针头大小白色斑点，称为麻疹黏膜斑（Koplik 斑），为麻疹的早期特征。此外，黏膜充血、肿胀并伴有小出血点，称为黏膜疹，多为对称性，见于猩红热、风疹和某些药物中毒。黏膜溃疡可见于口腔黏膜病（文末彩插 3-3-5）、维生素缺乏及白色念珠菌感染等，后者多见于久病衰弱的幼儿或老年患者，也可出现于长期使用广谱抗生素和抗癌药之后。

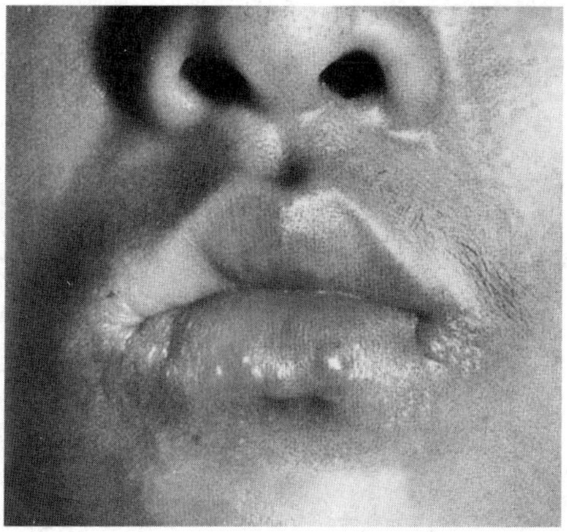

彩插 3-3-4　口唇疱疹

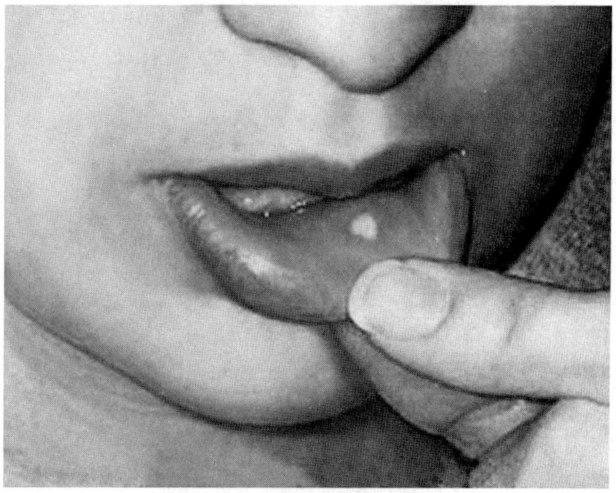

彩插 3-3-5　口腔黏膜溃疡

（三）牙齿

牙齿（teeth）检查时应注意有无龋齿、残根、缺齿和义齿等。如发现牙齿疾患，应按下列格式标明所在部位。

								上									
右	8	7	6	5	4	3	2	1	1	2	3	4	5	6	7	8	左
	8	7	6	5	4	3	2	1	1	2	3	4	5	6	7	8	
								下									

1. 中切牙　2. 侧切牙　3. 尖牙　4. 第一前磨牙　5. 第二前磨牙

6. 第一磨牙　7. 第二磨牙　8. 第三磨牙

如：

$\underline{1|}$ 为右上中切牙；$\overline{4|}$ 为右下第一前磨牙；$\frac{5|}{|7}$ 示右上第二前磨牙及左下第二磨牙为病变部位。

牙齿的色泽与形状对某些疾病有诊断意义。如牙齿呈黄褐色称斑釉牙，可能与长期饮用含氟量过高的水有关；中切牙切缘呈月牙形凹陷且牙隙分离过宽，称为 Hutchinson 齿，为先天性梅毒的体征之一；单纯牙隙过宽见于肢端肥大症。

（四）牙龈

正常牙龈（gums）呈粉红色，质坚韧。牙龈肿胀见于慢性牙周炎，牙龈缘出血常为口腔内局部因素引起，如牙石等；也可由全身性疾病所致，如维生素 C 缺乏症、血液系统疾病或出血性疾病等。挤压齿龈有脓液溢出见于慢性牙周炎、齿龈瘘管等。

（五）舌

舌（tongue）的感觉、舌质舌苔、舌的形态和运动改变，常为诊断许多局部或全身疾病的依据。

1. 舌痛（sore tongue）　可因局部因素如舌或舌系带外伤溃疡等引起（文末彩插 3-3-6），也可能为全身性疾病的症状之一，如糙皮病、核黄素缺乏症及维生素 C 缺乏症。巨幼红细胞性贫血、重金属中毒、苯妥英钠中毒、尿毒症及抗生素过敏等均可有舌痛。

2. 舌质舌苔　正常人舌质淡红、湿润。病理情况下可出现以下改变：①舌质干燥，见于鼻通气不良而张口呼吸时，也可因大量吸烟、阿托品作用致唾液缺乏引起；严重的舌干燥可见舌体缩小并有纵沟，见于严重脱水，可同时伴有皮肤弹性减退。②舌面上出现黄色上皮细胞堆积而成的隆起部分，状如地图称为地图舌（文末彩插 3-3-7），舌面的上皮隆起部分数日即可剥脱恢复正常，如再形成新的黄色隆起部分，称移行性舌炎，原因尚不明确，可能为核黄素缺乏引起。③舌面上出现横向裂纹，称为裂纹舌，见于 Down 病与核黄素缺乏，后者有舌痛，纵向裂纹见于梅毒性舌炎。④舌乳头肿胀、发红类似草莓称草莓舌，见于猩红热或长期发热患者。⑤舌面绛红如生牛肉状，称为牛肉舌，见于糙皮病（烟酸缺乏）。⑥舌萎缩，舌体较小，舌面光

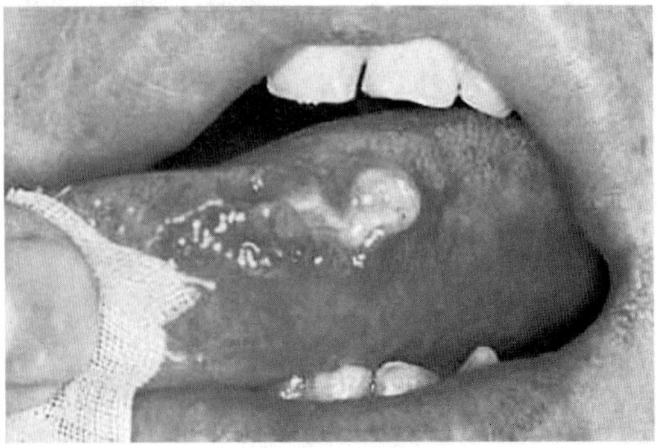

彩插 3-3-6　舌外伤性溃疡

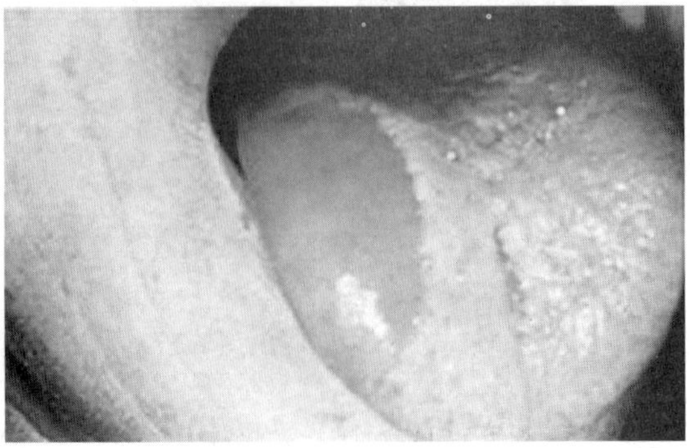

彩插 3-3-7　地图舌

滑呈粉红色或红色，称为镜面舌，亦称光滑舌，见于缺铁性贫血、恶性贫血及慢性萎缩性胃炎。⑦舌面敷有黑色或黄褐色毛，称毛舌，此为丝状乳头缠绕了真菌丝以及其上皮细胞角化所形成，见于久病衰弱或长期使用广谱抗生素引起真菌生长所致。

3. 舌体增大　暂时性肿大见于舌炎、口腔炎、舌的蜂窝织炎、脓肿、血肿及血管神经性水肿等。长时间增大见于黏液性水肿、先天性甲状腺功能减退症和先天愚型、舌肿瘤等。

4. 舌的运动异常　震颤见于甲状腺功能亢进症，偏斜见于舌下神经麻痹。

（六）咽部及扁桃体

咽部可分三个部分（文末彩插 3-3-8）。

1. 鼻咽　位于软腭平面之上、鼻腔的后方，检查鼻咽部应注意有无水肿，充血，黏液分泌物及局限性隆起。如一侧有血性分泌物，局部有新生物，并伴有耳鸣、耳聋，应考虑鼻咽癌。

2. 口咽　位于软腭平面之上、会厌上缘的上方；前方直对口腔，软腭向下延续形成前后两层黏膜皱襞，前称舌腭弓，后称咽腭弓。扁桃体位于舌腭弓和咽腭弓之间的扁桃体窝中。弓的后方称咽后壁，一般咽部检查即指这个范围。

检查方法：患者取坐位，头略后仰，张大口，医师用压舌板在舌的前 2/3 与后 1/3 交界处迅速下压，令患者发“啊”音，此时软腭上抬，在照明的配合下观察软腭、悬雍垂、软腭弓、扁桃体和咽后壁，有无充血、水肿及分泌物增多等。急性咽炎时常有以上改变；咽部黏膜充血、表面粗糙，并可见淋巴滤泡呈簇状增殖，见于慢性咽炎；扁桃体发炎时，腺体红肿、增大，在扁桃体隐窝内有黄白色分泌物，或渗出物形成的苔片状假膜，此膜易剥离；而白喉假膜不易剥离，若强行剥离则易引起出血（文末彩插 3-3-9）。扁桃体增大一般分为三度：不超过咽腭弓者为Ⅰ度；超过咽腭弓者为Ⅱ度；达到或超过咽后壁中线者为Ⅲ度。检查时未见扁桃体，可用压舌板刺激咽部，引起恶心反射后如看到扁桃体，为包埋式扁桃体，扁桃体隐窝有脓栓时常构成反复发热的隐匿性病灶。

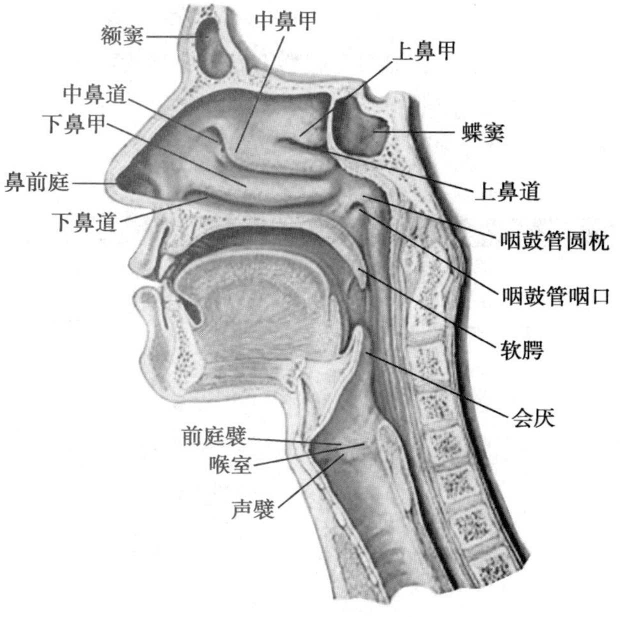

彩插 3-3-8　鼻咽喉矢状面

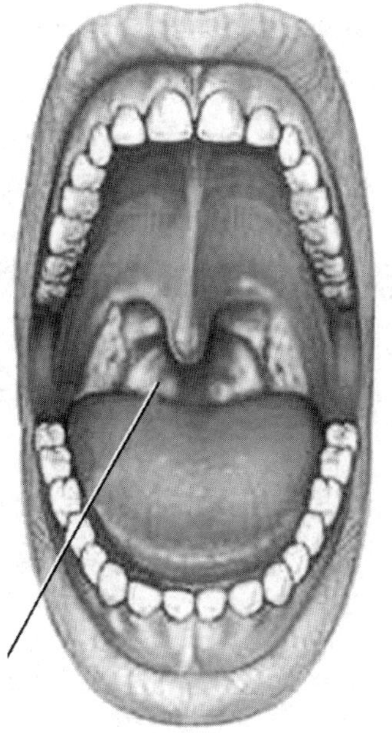

彩插 3-3-9　白喉

3. 喉咽　位于口咽之下，也称下咽部，其前方通喉腔，下端通食管，此部分的检查需用间接或直接喉镜才能进行。

（七）喉

位于喉咽之下，喉下连接气管，是发音的主要器官。喉部病变常出现声音变异。急性嘶哑或失音常见于急性炎症;慢性失音见于喉癌和喉结核。喉的神经支配有喉上神经与喉返神经。如纵隔或喉肿瘤压迫上述神经时,可引起声带麻痹而失音。

(八)口腔的气味

健康人口腔无特殊气味。饮酒、吸烟的人可有烟酒味,如有特殊气味称为口臭,可由口腔局部疾病引起,如齿龈炎、龋齿及牙周炎;齿槽脓肿有腥臭味;齿龈出血有血腥味。全身性疾病引起的口臭见于:糖尿病酮症酸中毒可有烂苹果味;尿毒症患者可发出氨味;肝坏死患者口腔中有肝臭味;肺脓肿患者呼吸时可发出组织坏死的臭味;有机磷中毒患者口腔中有大蒜味。

五、腮腺

腮腺(parotid land)位于耳屏、下颌角、颧弓所构成的三角区内,正常腮腺体薄而软,触诊时摸不出腺体轮廓。腮腺肿大时可见以耳垂为中心的隆起,并可触及边缘不明显的包块。腮腺导管位于颧骨下 1.5cm 处,横过咀嚼肌表面,开口相当于上颌第二磨牙对面的颊黏膜上。检查时注意导管口有无分泌物。腮腺肿大见于:①急性流行性腮腺炎:腮腺肿大迅速,先单侧后累及对侧,检查时有压痛,急性期能累及胰腺、睾丸或卵巢;②急性化脓性腮腺炎:见于抵抗力低下的重症患者,多为单侧性,检查时在导管口处加压后有脓性分泌物流出,多见于胃肠道术后及口腔卫生不良者;③腮腺肿瘤:混合瘤质韧呈结节状,边界清楚,可有移动性;恶性肿瘤质硬、有痛感,发展迅速,与周围组织有粘连,可伴有面瘫;④腮腺导管结石:腮腺肿大,进食时肿胀和疼痛加重;⑤Mikulicz 综合征:除腮腺肿大外,还同时有泪腺、颌下腺肿大,无压痛。

(王小艳)

学习小结

1. 头颅检查应注意大小、外形和有无异常活动。头颅的大小异常或畸形是某些疾病的体征之一,如小颅、尖颅、方颅、巨颅、长颅等。

2. 颜面及其器官:眼、耳、鼻检查;口腔检查:唇、口腔黏膜、牙及牙龈、扁桃体、咽和腭、舌等的检查及临床意义。

3. 扁桃体的检查方法,扁桃体肿大一般分为三度:不超过咽腭弓者为Ⅰ度;超过咽腭弓者为Ⅱ度;达到或超过咽后壁中线者为Ⅲ度。

复习参考题

1. 简述常见头颅畸形及其临床意义。
2. 简述口咽部体格检查的方法及其临床意义。
3. 简述甲状腺功能亢进症的眼征变化。
4. 简述各鼻窦区压痛的检查方法。

第四章 颈部检查

学习目标

掌握	甲状腺检查方法，甲状腺肿大分度及临床意义、气管偏移的临床意义。
熟悉	颈部包块及颈部血管异常的临床意义。
了解	颈部姿势与运动异常的临床意义。

颈部的检查应在平静、自然的状态下进行，患者取舒适的坐位或卧位，解开内衣，充分暴露颈、肩部。按以下顺序进行详细检查。

第一节 颈部的外形与分区

一、颈部外形

正常人颈部直立，两侧对称，体型瘦长者颈显细长，矮胖型者颈显粗短。男性甲状软骨比较突出，女性则比较平坦。

二、颈部分区

为描述和标记颈部病变的部位，根据解剖结构，将颈部每侧分为两个大三角区域。在转头时可见胸锁乳突肌突起，更能清晰显示这两个大三角区域。

1. 颈前三角　为胸锁乳突肌内缘、下颌骨下缘与前正中线之间的区域。
2. 颈后三角　为胸锁乳突肌的后缘、锁骨上缘与斜方肌前缘之间的区域。

第二节 颈部的姿势与运动

一、颈部姿势

正常人颈部伸曲、转动自如。头部向一侧偏斜称为斜颈（torticollis），见于颈肌外伤、瘢痕收缩、先天性颈肌挛缩和斜颈。先天性斜颈的患者胸锁乳突肌粗短，此时可让患者摆正头位，则病侧胸锁乳突肌的胸骨端表现出隆起，此为本病的特征性表现。

二、颈部运动

检查颈部运动时应注意颈部动态与静态的变化。

1. 颈部松软无力，抬不起头，见于严重消耗性疾病的晚期、重症肌无力、脊髓前角细胞炎、进行性肌萎缩等。

2. 颈部运动受限并伴有疼痛，见于软组织炎症、颈肌扭伤、肥大性脊椎炎、颈椎结核或肿瘤等。

3. 颈项强直为脑膜受刺激的特征，见于各种脑膜炎、蛛网膜下腔出血等。

第三节　颈部皮肤与包块

一、颈部皮肤

检查颈部皮肤时应注意有无蜘蛛痣、感染（疖、痈、结核等）、瘢痕、瘘管及神经性皮炎等皮肤损害。蜘蛛痣常见于前颈根部皮肤，而神经性皮炎好发于背侧颈部。

二、颈部包块

颈部包块或巨大淋巴结常可见颈部局限性隆起（文末彩插 3-4-1）。触诊检查颈部包块应注意其部位、大小、数目、质地、活动度、与邻近器官的关系及有无压痛等特点，并询问发生和增长的情况，结合全身情况进行判断。

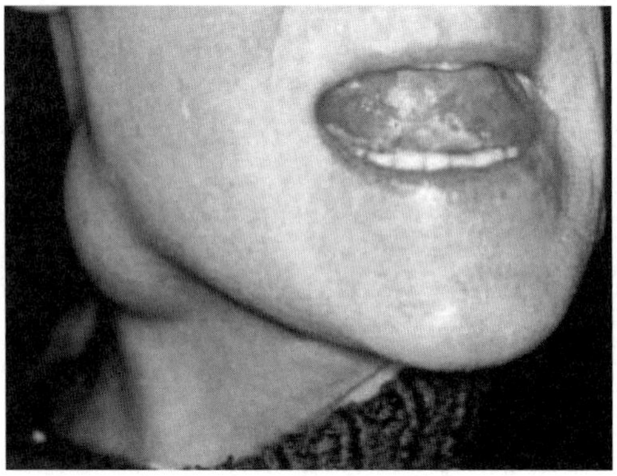

彩插 3-4-1　淋巴结肿大

1. 非特异性淋巴结炎引起的淋巴结肿大往往质地不硬、有轻度压痛；而恶性肿瘤的淋巴结转移，则质地较硬且伴有纵隔、胸或腹腔病变的症状或体征。

2. 血液系统疾病常有全身性、无痛性淋巴结肿大。

3. 颈部囊状瘤的包块常呈圆形、表面光滑、有囊样感、压迫能缩小。若颈部包块弹性大又无全身症状，则应考虑囊肿的可能。

4. 甲状腺肿大或来源于甲状腺的包块在做吞咽动作时，包块可随吞咽向上移动，以此与其他颈前包块进行鉴别。

第四节　颈部血管

一、颈静脉怒张

正常人立位或坐位时颈外静脉常不显露，平卧时可稍见充盈，充盈的水平仅限于锁骨上缘至下颌角距离的下 2/3 以内。若取 30°~45°的半卧位时，颈静脉明显充盈超过正常水平，称为颈静脉怒张，提示静脉压增高，见于右心衰竭、缩窄性心包炎、心包积液或上腔静脉阻塞综合征。也可见于胸、腹腔压力增加等情况。

二、颈动脉和颈静脉搏动

正常人在剧烈活动后或心搏出量增加时可见颈部动脉微弱的搏动。颈动脉的触诊方法是用示指和中指指尖或末节指腹在胸锁乳突肌内侧和甲状软骨之间触及,以指尖有搏动感为准。

1. 在安静状态下出现颈动脉的明显搏动,多见于主动脉瓣关闭不全、高血压、甲状腺功能亢进及严重贫血患者。三尖瓣关闭不全时颈静脉怒张并出现搏动。

2. 颈动脉和颈静脉都会发生搏动,但静脉搏动比较柔和,范围弥散,触诊时无搏动感;而动脉搏动则比较强劲,为膨胀性,搏动感明显。

三、颈部血管杂音

在颈部若发现异常杂音,应注意其部位、性质、强度、音调、传导方向及出现时间,同时也应注意患者体位改变及呼吸对杂音的影响。

1. 在颈部大血管区听到血管性杂音,多为颈或椎动脉狭窄引起。这种杂音音量因血管狭窄程度不同,一般在收缩期明显,往往提示大动脉炎或颈动脉粥样硬化狭窄。

2. 在锁骨上窝听到杂音,则可能为锁骨下动脉狭窄,见于颈肋压迫。若在该处听到连续性静脉“嗡鸣”音,则可能为颈静脉流入上腔静脉口径较宽的球部所产生,这种静脉音是生理性的,用手指压迫颈静脉后即可消失。

第五节　甲状腺

甲状腺(thyroid)位于甲状软骨下方和两侧,正常约15~25g,表面光滑,柔软不易触及。

一、甲状腺检查方法

(一)视诊

观察甲状腺的大小和对称性。正常人甲状腺外观不突出,青春发育期女性可出现单纯性甲状腺增大。检查时嘱被检查者做吞咽动作,可见甲状腺随吞咽动作而上下移动,地方性甲状腺肿可出现巨大甲状腺(文末彩插3-4-2)。如不易辨认时,可嘱被检者头向后仰,双手置于枕后再进行观察则显示明显。

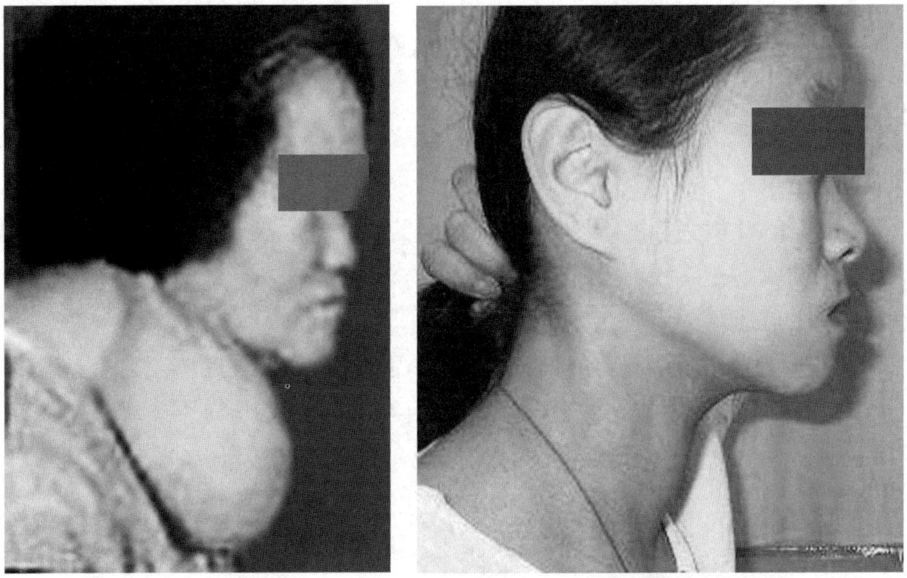

地方性甲状腺肿　　单纯性甲状腺肿

彩插3-4-2　地方性和单纯性甲状腺肿

(二)触诊

触诊比视诊更能明确甲状腺的轮廓及病变的性质,包括甲状腺峡部和甲状腺侧叶的检查。具体方法如下：

1. 甲状腺峡部　位于环状软骨下方第二至第四气管环前面。检查者站于受检者前面，用拇指或站于受检者后面用示指从胸骨上切迹向上触摸至甲状腺峡部部位，嘱受检者吞咽，可感到气管前软组织在手指下滑动，由此判断有无肿大和肿块。

2. 甲状腺侧叶

（1）前面触诊：一手拇指施压于一侧甲状软骨，将气管推向对侧，另一手示指、中指和环指在对侧胸锁乳突肌后缘向前推挤甲状腺侧叶，拇指在气管旁，使甲状腺在此四指之间，配合吞咽动作（文末彩插 3-4-3），以拇指滑动触摸甲状腺。用同样方法检查另一侧甲状腺。

（2）后面触诊：类似前面触诊。一手示指和中指施压于一侧甲状软骨，将气管推向对侧，另一手拇指向前推挤对侧胸锁乳突肌后缘，示指和中指在其前缘触诊甲状腺（文末彩插 3-4-4），配合吞咽动作，重复检查。用同样方法检查另一侧甲状腺。

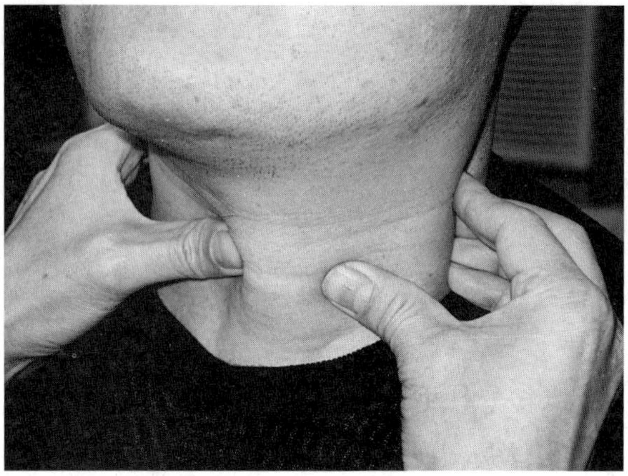

彩插 3-4-3　甲状腺前面触诊

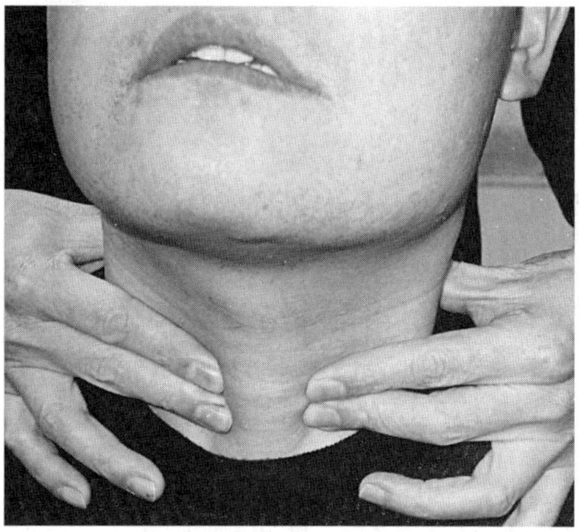

彩插 3-4-4　甲状腺后面触诊

（三）听诊

当触到甲状腺肿大时，用钟型听诊器直接放在肿大的甲状腺上，如听到低调连续的静脉“嗡鸣”音，则有助于甲状腺功能亢进症的诊断。此外，在弥漫性甲状腺肿伴功能亢进者还可听到收缩期动脉杂音。

二、甲状腺肿大

（一）甲状腺肿大分度

甲状腺肿大分为三度：Ⅰ度为不能看出肿大但能触及者；Ⅱ度为能看到肿大又能触及，但在胸锁乳突肌以内；Ⅲ度为甲状腺肿大超过胸锁乳突肌外缘者。

（二）甲状腺肿大的临床意义

1. 甲状腺功能亢进　肿大的甲状腺质地较柔软，可有震颤并可听到“嗡鸣”样血管杂音。

2. 单纯性甲状腺肿　甲状腺腺体可弥漫性肿大，也可为结节性，不伴有甲亢体征。

3. 甲状腺癌　触诊时包块可有结节感，不规则、质硬。因发展较慢，体积有时不大，易与甲状腺腺瘤、颈前淋巴结肿大相混淆。

4. 慢性淋巴性甲状腺炎（桥本甲状腺炎）　甲状腺呈弥漫性或结节性肿大时，易与甲状腺癌相混淆。由于肿大的炎性腺体可将颈总动脉向后方推移，因而在腺体后缘可以摸到颈总动脉搏动，而甲状腺癌则往往将颈总动脉包绕在癌组织内，触诊时摸不到颈总动脉搏动，此点可作鉴别。

5. 甲状旁腺腺瘤　甲状旁腺位于甲状腺之后，故发生腺瘤时可推动甲状腺向外突出，检查时也可随吞咽移动，需结合甲亢的临床表现加以鉴别。

第六节 气管

一、气管位置及检查方法

正常人气管位于颈前正中部。检查气管时让患者取舒适坐位或仰卧位，使颈部处于自然正中位置，医师将示指与环指分别置于两侧胸锁关节上，然后将中指置于气管之上，观察中指是否在示指与环指中间，或以中指置于气管与两侧胸锁乳突肌之间的间隙，根据两侧间隙是否等宽来判断气管有无偏移。

二、气管偏移的临床意义

根据气管的偏移方向可以判断病变的性质。某些病变可导致气管偏移如：大量胸腔积液、大量胸腔积气、纵隔肿瘤、单侧巨大囊肿或腺瘤以及单侧甲状腺肿大可将气管推向健侧；而肺不张、肺纤维化、胸膜粘连等可将气管拉向患侧。此外，主动脉弓动脉瘤时，由于心脏收缩时膨大的瘤体将气管压向后下，因而每随心脏搏动可以触到气管的向下拽动，称为 Oliver 征。

（王小艳）

学习小结

1. 根据胸锁乳突肌将颈部分为颈前三角和颈后三角两个大三角区域。

2. 颈静脉怒张，见于右心衰竭、缩窄性心包炎、心包积液或上腔静脉阻塞综合征。颈静脉怒张并出现搏动见于三尖瓣关闭不全；颈动脉的明显搏动，则多见于主动脉瓣关闭不全、高血压、甲状腺功能亢进及严重贫血患者。

3. 甲状腺肿大分为Ⅰ、Ⅱ、Ⅲ三度。甲状腺肿大多见于甲状腺功能亢进、单纯性甲状腺肿、甲状腺癌、慢性淋巴性甲状腺炎（桥本甲状腺炎）、甲状旁腺腺瘤。

4. 气管位置检查方法，根据气管偏移的方向可判断病变的性质。

复习参考题

1. 检查颈部包块应注意哪些内容？有何临床意义？

2. 如何检查气管有无偏移？气管偏移的原因有哪些？

第五章 胸部

学习目标

掌握	胸壁、胸廓和乳房的检查方法；肺部、心脏的检查方法及临床意义；脉搏、血压的检查方法及临床意义。
熟悉	呼吸系统、心血管系统常见疾病的主要症状和体征；周围血管征的检查方法及临床意义。
了解	胸部骨性标志、划线、肺和胸膜的界限以及血管杂音、周围血管征的临床意义。

胸部位于颈部和腹部之间，由胸壁、胸腔和胸腔内器官组成。胸廓（文末彩插 3-5-1）由 12 个胸椎和 12 对肋骨、锁骨及胸骨组成。其前后径较短，左右径稍长。胸部检查包括视诊、触诊、叩诊和听诊四个部分。检查时视病情或检查需要嘱患者取坐位或仰卧位，检查内容包括胸廓外形、胸壁、乳房、胸壁血管、纵隔、支气管、肺、胸膜、心脏和淋巴结等。一般先检查前胸部及两侧胸部，然后再检查背部。体征按体表标志记录。

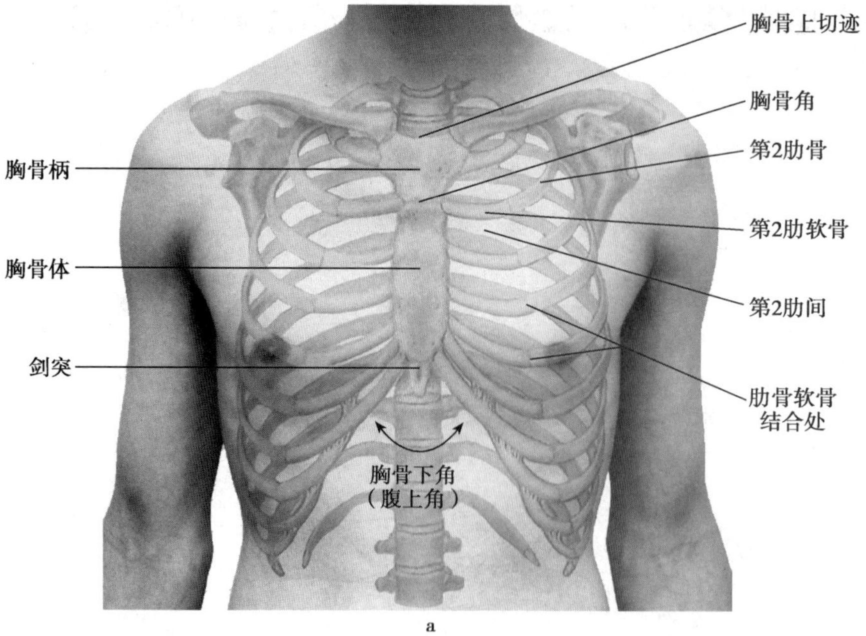

a

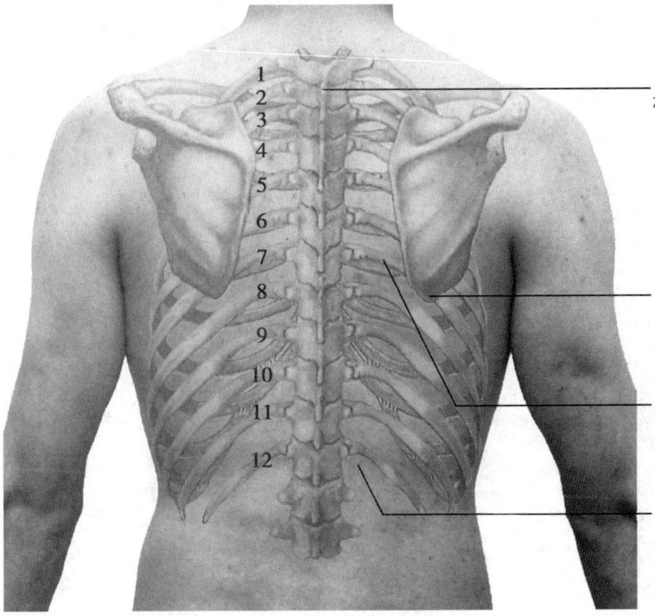

b

彩插 3-5-1　胸廓的骨骼结构
a. 正面观;b. 背面观

第一节　胸部的体表标志

一、骨性标志

1. 胸骨上切迹(suprasternal notch)　位于胸骨柄的上方,正常情况下气管位于切迹正中。

2. 胸骨柄(manubrium sterni)　为胸骨上端略呈六角形的骨块。其上部两侧与左右锁骨的胸骨端相连接,下方与胸骨体相连。

3. 胸骨角(sternal angle)　由胸骨柄与胸骨体的交界处向前突起形成,又称为 Louis 角。胸骨角两侧分别与左右第 2 肋软骨连接,是计数肋骨和肋间隙顺序的重要标志,胸骨角与气管分叉、心房上缘和上下纵隔交界处及第 5 胸椎水平基本一致。

4. 剑突(xiphoid process)　为胸骨体下端的突出部分,呈三角形,底部朝上与胸骨体相连。正常人剑突的长短有较大差异。

5. 肋骨(rib)　共 12 对。在背部与相应的胸椎相连,由后上向前下走行,第 1~7 肋骨在前胸部与相应的肋软骨连接,第 8~10 肋骨和肋软骨连接后与胸骨相连,构成了胸廓的骨性支架。第 11、12 肋骨前端游离,称为浮肋。

6. 肋间隙(intercostal space)　为两个肋骨之间的空隙,用以标记病变的水平位置。

7. 胸骨下角(infrasternal angle)　又称腹上角,为两侧 7~10 肋软骨相互连接而成的左右肋弓在胸骨下端会合而成的夹角。腹上角正常约为 70°~110°,瘦长体型者较小,矮胖者较大,深吸气时可增宽。腹上角相当于横膈的穹窿部,其后为肝脏左叶、胃及胰腺所在的区域。剑突与肋弓之间称为剑肋角,左侧剑肋角是心包穿刺常用进针部位之一。

8. 肩胛骨(scapula)　位于后胸壁第 2~8 肋骨之间。肩胛骨的最下端为肩胛下角。当受检者取直立位两上肢自然下垂时,肩胛下角相当于第 7 或第 8 肋间水平。

9. 肋脊角(costalspinal angle)　为第 12 肋骨与脊柱构成的夹角,其前为肾和输尿管上端所在的位置。

10. 脊柱棘突(spinous process)　是后正中线的标志。第7颈椎棘突最为突出,常以此作为计数胸椎的标志(文末彩插3-5-2)。

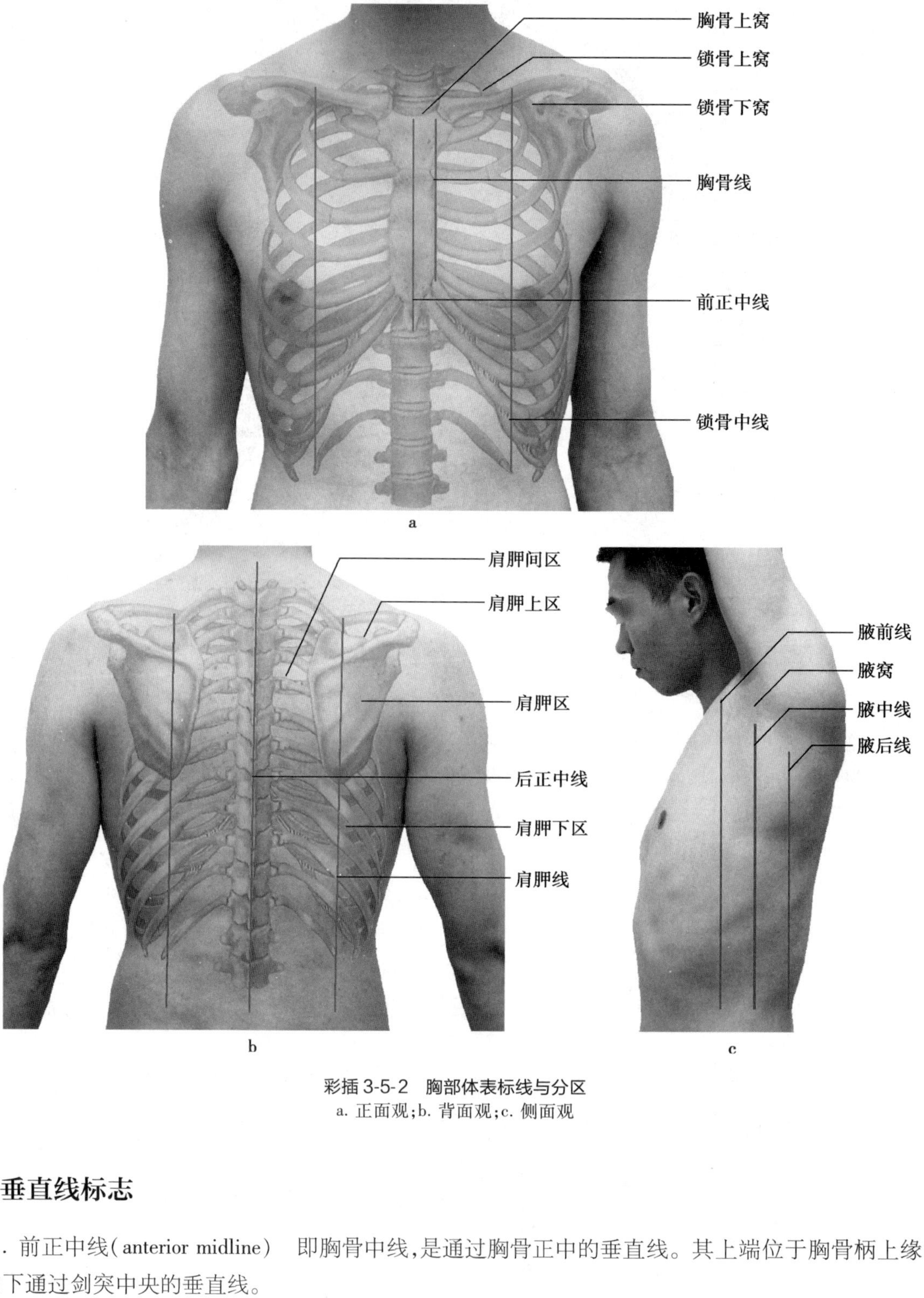

彩插3-5-2　胸部体表标线与分区
a. 正面观;b. 背面观;c. 侧面观

二、垂直线标志

1. 前正中线(anterior midline)　即胸骨中线,是通过胸骨正中的垂直线。其上端位于胸骨柄上缘的中点,向下通过剑突中央的垂直线。

2. 锁骨中线(midclavicular line)　为通过锁骨的肩峰端与胸骨端两者中点的垂直线。即通过锁骨中点向下的垂直线。

3. 胸骨线(sternal line)　为沿胸骨边缘的竖直线,与前正中线平行。

4. 胸骨旁线(parasternal line)　为通过胸骨线与锁骨中线连线中点的垂直线,与锁骨中线相平行。

5. 腋前线(anterior axillary line)　为通过腋窝前皱襞沿前侧胸壁向下的垂直线。

6. 腋中线(midaxillary line)　为自腋窝顶端、通过腋前线和腋后线连线中点的垂直线。

7. 腋后线(posterior axillary line)　为通过腋窝后皱襞沿后侧胸壁向下的垂直线。

8. 肩胛线(scapular line)　为双臂下垂时通过肩胛下角、并与后正中线平行的垂直线。

9. 后正中线(posterior midline)　即脊柱中线,为通过脊柱棘突,沿脊柱正中下行的垂直线。

三、自然陷窝和解剖区域

1. 腋窝(axillary fossa)　为上肢内侧与胸壁相连的凹陷部。

2. 胸骨上窝(suprasternal fossa)　为胸骨柄上方的凹陷部,正常气管位于其后。

3. 锁骨上窝(supraclavicular fossa)　为左右锁骨上方的凹陷部,相当于两肺上叶肺尖的上部。

4. 锁骨下窝(infraclavicular fossa)　为左右锁骨下方的凹陷部,相当于两肺上叶肺尖的下部。

5. 肩胛上区(suprascapular region)　为肩胛冈以上的区域,其外上界为斜方肌的上缘,相当于上叶肺尖的部位。

6. 肩胛下区(infrascapular region)　为两肩胛下角连线与第12胸椎水平线之间的区域。后正中线将此区分为左右两部。

7. 肩胛间区(interscapular region)　为左右肩胛骨内缘之间的区域,后正中线将此区分为左右两部。

四、肺和胸膜的界限

气管自颈部前部正中下行进入胸廓内,在胸骨角水平分为左、右主支气管。右主支气管粗短而陡直,左主支气管细长而倾斜。右主支气管分为3支分别进入右肺上、中、下肺叶;左主支气管分为2支分别进入左肺的上、下肺叶。之后逐渐分支形成细支气管、呼吸性细支气管、肺泡管、肺泡囊。每一肺叶在胸壁上的投影有一定的位置,了解其投影位置,对肺部疾病的定位诊断具有重要的意义。

(一)肺尖

肺尖常突出于锁骨之上,其最高点近锁骨的胸骨端,达第1胸椎的水平。

(二)肺上界

于前胸壁始于胸锁关节向上至第1胸椎水平,之后转折向下至锁骨中、内1/3交界处。

(三)肺外界

肺外侧界由肺上界向下延伸而成,与侧胸壁的壁层胸膜相接触。

(四)肺内界

两肺前内界自胸锁关节处下行,分别沿前正中线两侧下行,至第4肋软骨水平分开,右侧继续向下至第6肋软骨水平向右转折,与右肺下界相连。左侧于第4肋软骨水平向左至第4肋骨前端,沿第4~6肋骨向下,至第6肋软骨水平向左、向下,与左肺下界相连。

(五)肺下界

两侧肺下界的位置基本相同。肺下界在锁骨中线、腋中线、肩胛线上分别为第6、8、10肋间水平。

(六)叶间隙

肺叶之间由脏层胸膜形成的间隙。右肺有水平裂、斜裂,左肺只有斜裂。斜裂始于后正中线第3胸椎,向外下方斜行,在腋后线上与第4肋骨相交,然后向前下方延伸,止于第6肋骨与肋软骨的连接处。水平裂始于腋后线第4肋骨,终于第3肋间隙的胸骨右缘(文末彩插3-5-3)。

(七)胸膜

位于胸廓内面、膈上面及纵隔的胸膜称为壁层胸膜(parietal pleura);位于肺脏表面的胸膜称为脏层胸膜(visceral pleura)。脏层胸膜与壁层胸膜在肺根部反折,形成左右两个完全封闭的腔隙,称为胸膜腔。胸膜腔内为负压,腔内有少量液体。肋胸膜与膈胸膜的转折处称为肋膈窦(sinus phrenicocostalis)。

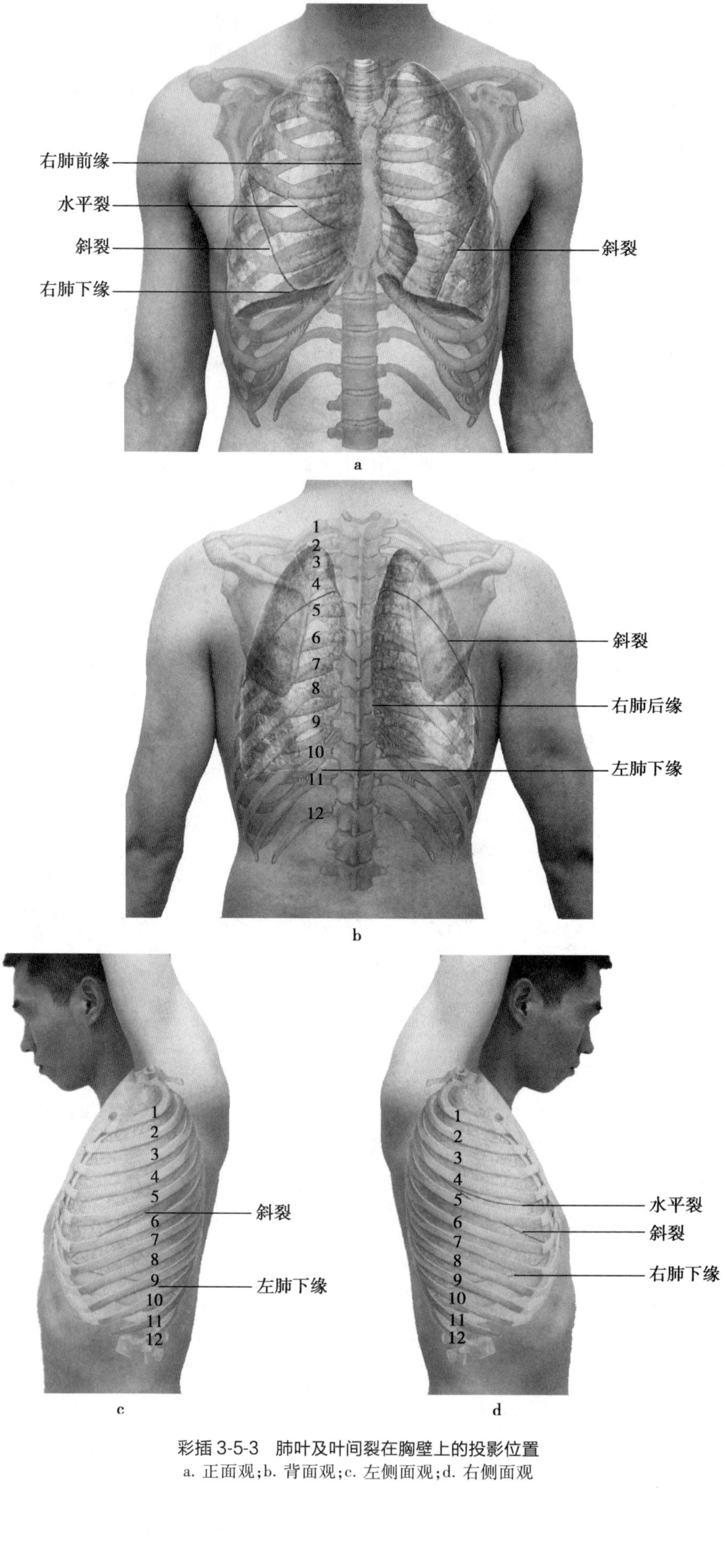

彩插 3-5-3 肺叶及叶间裂在胸壁上的投影位置

a. 正面观；b. 背面观；c. 左侧面观；d. 右侧面观

（陈明伟）

第二节　胸壁、胸廓与乳房

一、胸壁

（一）静脉

正常胸壁静脉不显露，当上、下腔静脉血流受阻可出现胸壁静脉充盈或曲张。有胸壁静脉曲张时须检查血流方向，用示指和中指压迫血管并分别向两侧推移，使两手指之间的静脉缺血塌陷，然后放松压迫上端血管的手指，如血管迅速被充盈，证明血流方向由上而下，提示有上腔静脉阻塞。如放松压迫下端血管的手指，血管迅速被充盈，说明血流方向由下而上，提示下腔静脉阻塞。

（二）皮下气肿

皮下气肿（subcutaneous emphysema）是指皮下组织有气体积存。见于气管、肺、胸膜损伤后，气体自病变部位逸出存积于皮下即可出现皮下气肿，也可见于局部产气杆菌的感染。检查时按压皮下气肿部位的皮肤，可有握雪感或捻发感。用听诊器按压皮下气肿的部位时，可听到类似捻头发的声音，称皮下气肿捻发音。

（三）胸壁压痛

当肋间神经炎、肋软骨炎、胸壁软组织炎、肋骨骨折或急性白血病时，用手指轻压受累局部的胸壁、胸骨可有压痛。若为急性白血病，常同时伴有胸骨痛。

（四）肋间隙

肋间隙增宽见于张力性气胸、大量胸腔积液、支气管哮喘或严重肺气肿患者。胸壁肿瘤、主动脉瘤或婴幼儿心脏明显增大者，其肋间隙也可增宽。吸气时肋间隙凹陷提示呼吸道阻塞，如大气道的堵塞等。

（五）水肿

仰卧位时，水肿往往在背部。用手指轻压皮肤，可见到凹陷性水肿。

二、胸廓

成人胸廓前后径较左右径短，前后径与左右径之比为 1∶1.5，小儿和老年人前后径略小于左右径或几乎相等，呈圆柱形。正常及常见的胸廓畸形见图 3-5-4。

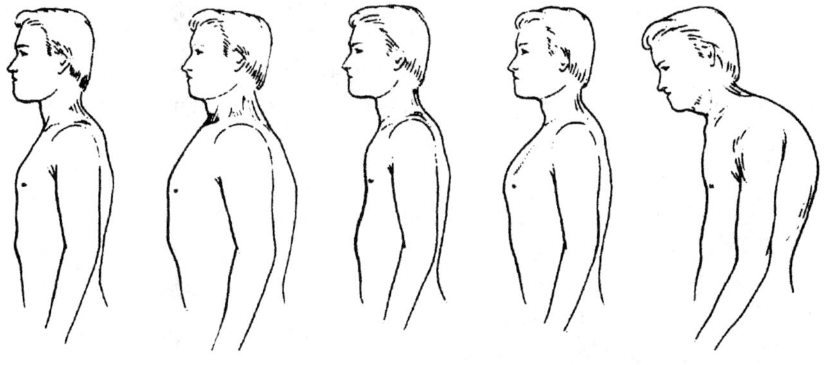

a　　b　　c　　d　　e

图 3-5-4　正常及异常胸廓外形的改变
a. 正常胸；b. 桶状胸；c. 漏斗胸；d. 鸡胸；e. 脊柱后突

（一）扁平胸（flat chest）

扁平胸指胸廓扁平，前后径小于左右径的一半，常见于瘦长体型者或肺结核等慢性消耗性疾病者。

（二）佝偻病胸（rachitic chest）

佝偻病胸指佝偻病所致的胸廓改变，多见于儿童。佝偻病胸包括：①佝偻病串珠：指沿胸骨两侧各肋软骨与肋骨交界处隆起形成串珠状；②肋膈沟：下胸部前面的肋骨外翻，沿膈附着的部位其胸壁向内凹陷形成的沟状带；③漏斗胸：胸骨剑突处明显内陷，形似漏斗；④鸡胸：指胸廓的前后径略长于左右径，其上下距离较短，胸骨下端前突，胸廓前侧壁肋骨凹陷，形似鸡胸。

（三）桶状胸（barrel chest）

桶状胸指胸廓前后径增加，几乎与左右径相等或超过左右径，呈圆桶状，肋间隙增宽，腹上角增大，常见于严重肺气肿患者，亦可见于老年或矮胖体型者。

（四）胸廓局部隆起

可见于心脏明显增大、心包大量积液、主动脉瘤、胸内或胸壁肿瘤和胸壁脓肿等。还可见于肋软骨炎和肋骨骨折等，前者于肋软骨突起处常有压痛，后者在前后挤压胸廓时，可出现局部剧痛，于骨折断端处常可查到骨摩擦音。

（五）脊柱畸形

脊柱前凸、后凸或侧凸，胸廓两侧不对称，肋间隙增宽或变窄，常见于脊柱结核。严重畸形可引起呼吸、循环功能障碍。

三、乳房

正常儿童及男性乳房不明显，正常女性乳房在青春期逐渐长大，呈半球形。检查乳房时，患者取坐位、站立位或仰卧位，一般先作视诊，然后再作触诊。还应注意检查引流乳房部位的淋巴结。

（一）视诊

1. 乳房的形态变化　包括双侧乳房的位置、大小、形态、是否对称及有无溃疡、瘢痕、色素沉着、水肿等。孕妇及哺乳期妇女乳房明显增大，向前突出或下垂，乳晕扩大，色素加深，腋下丰满，乳房皮肤可见浅表静脉扩张。

局部皮肤发红提示局部化脓性炎症或乳癌。急性乳腺炎时乳房有皮肤发红、肿胀、发热、疼痛等表现；乳腺癌常因累及浅表淋巴管可引起癌性淋巴管炎，局部皮肤呈深红色，皮肤浅表血管可见。乳房水肿见于炎症和乳腺癌，炎症时皮肤毛囊和毛囊开口明显。乳腺癌时毛囊及毛囊孔明显下陷，局部皮肤可呈"橘皮"样改变。出现乳房皮肤回缩需注意有无恶性肿瘤的可能。

2. 乳头（nipple）　正常男性乳头一般位于第四肋间锁骨中线处。青春期女性乳头逐渐长大呈圆柱形。检查时应注意乳头的位置、大小、是否对称及是否有分泌物等。乳头近期回缩，要高度警惕乳癌。乳腺导管有病变时，乳腺分泌物可呈浆液性、血性、黄绿色。血性分泌物常见于导管内良性乳突状瘤，乳癌患者也可出现血性分泌物。肾上腺皮质功能减退时乳晕可出现明显的色素沉着。非哺乳期妇女乳头糜烂脱屑，乳晕周围湿疹，应注意湿疹样癌。

（二）触诊

触诊乳房时，受检者采取坐位，先两臂下垂，然后双臂高举超过头部或双手叉腰再进行检查。通常以通过乳头水平线和垂直线将乳房分为4个象限，分别为1（外上）、2（外下）、3（内下）、4（内上），以便于乳房病变的定位。检查左侧乳房时由外上象限开始，然后顺时针方向进行由浅入深触诊直至4个象限检查完毕为止，最后触诊乳头。以同样的方式检查右侧乳房，但沿逆时针方向进行（文末彩插3-5-5）。

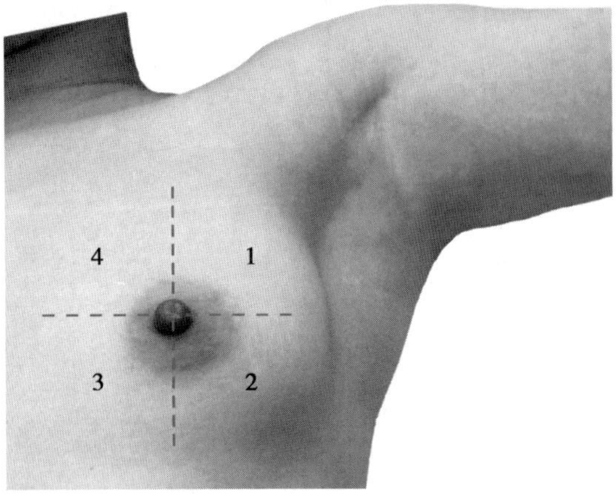

彩插3-5-5　乳房病变的定位与划区

触诊时，先查健侧，后查患侧。检查者的手指和手掌应平置在乳房上，用指腹轻施压力，以旋转或来回滑动方式触诊。小的中央区肿块不易扪及，可用左手将乳房托起，用右手扪诊。触诊时注意乳房的硬度、弹性、有无压痛及包块。包块描述应注意部位、大小、外形、硬度、压痛及活动度。乳房触诊后，还应触诊腋窝、锁骨上窝及颈部淋巴结有无肿大。

（1）部位：应说明包块的确切部位。定位方法以乳头为中心，按时钟钟点的方位和轴向予以描述。还应记录包块与乳头间距离，使包块位置明确。

（2）大小：应详细描述包块大小，包括其长度、宽度和厚度，以便与下次检查结果对比。

（3）外形：包块的形状、是否规则、与周围组织是否粘连。良性肿瘤外形多数规整、光滑、活动性好；癌性肿块外形凹凸不平，与周围组织粘连。

（4）质地硬度：包块的质地硬度应具体描述。如柔软、囊性、中等硬度或质硬等。良性肿瘤多呈柔软或囊性感觉；质硬且表面不规则者多提示恶性病变。

（5）压痛：炎性病变常表现为轻中度至重度压痛，多数恶性病变压痛则不明显。

（6）活动度：在水平和垂直方向分别检查包块的活动度，判断包块与周围组织有无粘连。良性包块多数活动度较大，炎性病变多有粘连、固定，恶性包块早期活动度可，发展到晚期时与周围组织粘连明显、固定。

检查腋窝淋巴结群时，医生面对患者，以右手触诊患者左侧腋窝，以左手触诊患者右侧腋窝。嘱患者抬起上肢，用手指掌侧面依次检查腋顶、腋前壁、腋后壁淋巴结，之后检查对侧。触及肿大的淋巴结时，要描述其位置、数目、大小、质地、有无触痛和移动度等。乳腺良性病变一般不引起腋窝淋巴结肿大。

（陈明伟）

第三节　肺和胸膜

肺和胸膜的检查应按照视诊、触诊、叩诊、听诊顺序逐步检查。

一、视诊

（一）呼吸运动

呼吸运动是通过膈肌和肋间肌的收缩和松弛，使胸廓随呼吸扩大和缩小。吸气时胸廓增大，胸膜腔负压增高，肺扩张，空气经呼吸道进入肺内。呼气时胸廓缩小，胸膜腔负压降低，肺内气体呼出。成年人静息呼吸时，潮气量约为500ml。一般情况下，辅助呼吸肌不参与呼吸运动，在疾病或运动时，辅助呼吸肌参与呼吸运动。

静息状态下健康人的呼吸运动稳定而有节律。病理情况下呼吸节律会发生变化，如高碳酸血症可抑制呼吸中枢使呼吸变浅、代谢性酸中毒时呼吸变得深大、缺氧时患者的呼吸浅而快。

以胸廓活动为主的呼吸称为胸式呼吸。以胸廓下部及上腹部活动为主的呼吸称为腹式呼吸。正常男性和儿童的呼吸以腹式为主，女性则以胸式为主。某些疾病时可使胸、腹式呼吸出现改变。腹式呼吸增强而胸式呼吸减弱，见于肺或胸膜疾病如肺炎、肺不张、胸膜炎、重症肺结核、气胸、肋间神经痛、肋骨骨折等；胸式呼吸增强而腹式呼吸减弱，可见于腹膜炎、肝脾肿大、腹腔大量积液、腹腔巨大肿瘤、妊娠分娩等所致的膈肌运动受限时。胸腹式呼吸矛盾运动见于膈肌麻痹，表现为吸气时腹壁下陷、呼气时则隆起。

根据呼吸困难发生的时相不同，可分为吸气性呼吸困难和呼气性呼吸困难。吸气性呼吸困难表现为吸气费力、吸气时间延长，见于气管异物、气管肿瘤等所致大气道阻塞的患者。吸气时患者可出现胸骨上窝、锁骨上窝及肋间隙向内陷，称为“三凹征”。呼气性呼吸困难表现为呼气费力，呼气时间延长，见于支气管哮喘或慢性阻塞性肺疾病的患者。

（二）呼吸频率

正常人静息状态下呼吸频率为12～20次/min，呼吸与脉搏之比为1∶4。新生儿为40次/min左右，随年龄增长而逐渐减慢。节律均匀整齐,深浅适度。病理状态下,可出现呼吸频率、节律和深度的变化。

1. 呼吸过缓(bradypnea)　呼吸频率低于 12 次/min 称为呼吸过缓,呼吸浅慢见于麻醉剂或镇静剂过量及颅内高压等。

2. 呼吸过速(tachypnea)　呼吸频率超过 20 次/min 称为呼吸过速,见于发热、贫血、甲状腺功能亢进、大量胸腔积液或气胸、心肺功能不全者等。情绪激动或剧烈运动时也可出现呼吸过速。

3. 呼吸深度的变化　呼吸浅快,见于肺部或胸腔疾患时,如严重肺炎、胸膜炎、胸腔积液、气胸等。呼吸深快见于剧烈运动、情绪激动或紧张时。糖尿病酮症酸中毒和尿毒症性酸中毒时可出现深大的呼吸(Kussmaul 呼吸)。

(三)呼吸节律

正常人两侧胸廓活动一致、幅度相等,病理状态下可出现各种呼吸节律的改变。

1. 呼吸暂停　指呼吸出现暂时性停止。睡眠呼吸暂停患者于睡眠时可多次发生呼吸暂停,一般每小时超过 5 次,每次持续时间超过 10 秒以上。

2. 潮式呼吸　指呼吸由浅慢逐渐变为深快,达到高峰后再由深快逐渐变为浅慢,然后中间经过一段呼吸暂停,再重复上述变化。常见于药物引起的呼吸抑制、充血性心力衰竭及呼吸中枢损伤等。

3. 间停呼吸　指一段规则呼吸后突然出现时间长短不一的呼吸暂停,然后又开始规则呼吸,如此周而复始,即周而复始的间停呼吸,又称比奥呼吸。常见于药物引起的呼吸抑制、颅内压增高及发生于延髓水平的大脑损害等。

4. 叹气样呼吸　正常的呼吸节律中出现深吸气和深而长的呼气,常伴有叹气声,故名叹气样呼吸。此多为功能性改变,见于神经衰弱、精神紧张或抑郁症(图 3-5-6)。

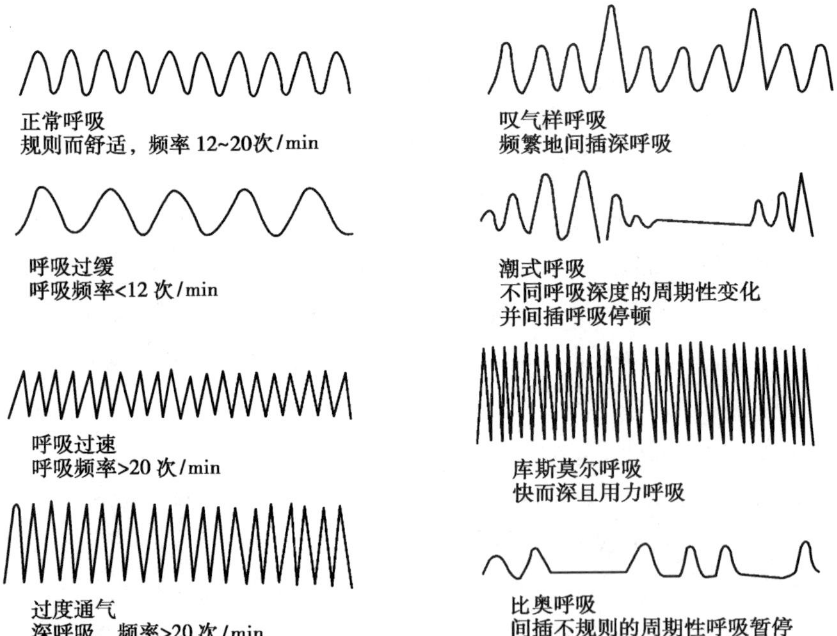

图 3-5-6　常见呼吸类型及其特点

二、触诊

(一)胸壁触诊

触诊胸壁时,应注意胸壁弹性、有无压痛及捻发感。有无皮下肿块、结节等。

(二)胸廓扩张度

正常吸气时胸廓扩张,呼气时复原,呼吸时胸廓的扩张幅度称为胸廓扩张度。检查时检查者将两手平置于被检者胸廓下面的前侧部，左右拇指分别沿两侧肋缘指向剑突，拇指尖在前正中线两侧对称部位，手掌和伸展的手指置于被检者前胸侧壁，嘱被检者作深呼吸运动，观察比较两手的动度是否一致（文末彩插 3-5-7）。背部胸廓扩张度的测定则将两手平置于被检者背部第 10 肋骨水平，拇指与中线平行，并将两侧皮肤向中线轻推。嘱被检者作深呼吸运动，观察比较两手的动度是否一致。胸膜炎胸膜钙化、胸部外伤、大量胸腔积液、气胸及肺不张时，患侧胸廓活动受限。

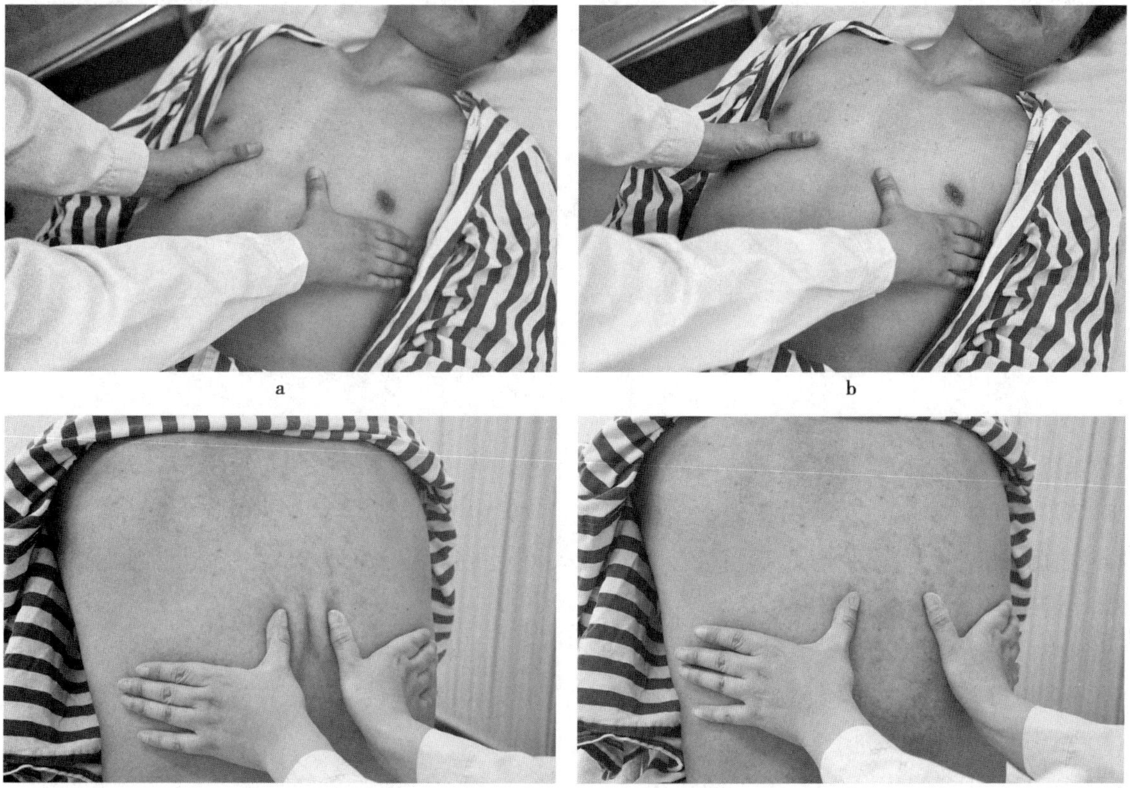

a　　b

c　　d

彩插 3-5-7　检查胸廓呼吸动度的方法

a. 前胸部呼气相；b. 前胸部吸气相；c. 后胸部呼气相；d. 后胸部吸气相

（三）语音震颤

发音时可通过共鸣引起的胸壁振动，触诊检查该胸壁的震动强度称为语音震颤或触觉语颤。检查时检查者将两手掌的尺侧缘或手掌面轻放在被检者两侧胸壁的对称部位，然后嘱被检者用同样的强度重复发长“yi”音，从上至下，从内到外、两侧交叉对比相应部位语音震颤的强度，注意有无增强或减弱（文末彩插 3-5-8、彩插 3-5-9）。

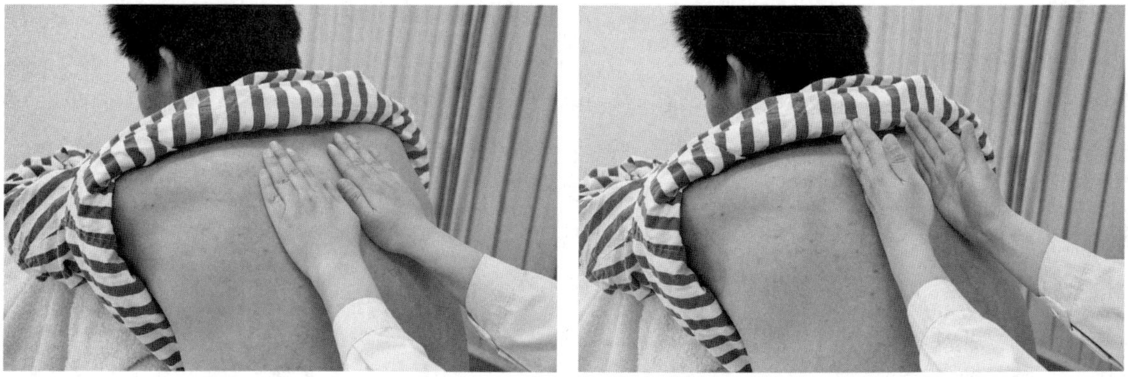

a　　b

彩插 3-5-8　语音震颤检查手法

a. 双手手掌检查法；b. 手掌尺侧缘检查法

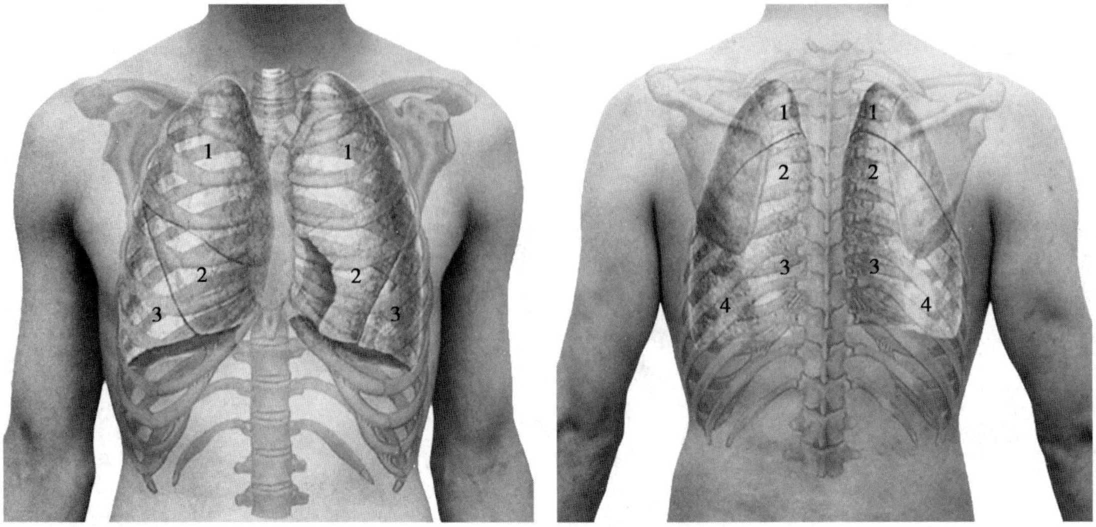

a　　　　　　　　　　b

彩插 3-5-9　语音震颤检查的部位及顺序

a. 前胸部；b. 后胸部

影响语音震颤的因素有：气道是否通畅、肺组织的弹性、发音强弱、音调高低、胸壁厚薄及支气管至胸壁的距离等。主支气管靠近胸壁的区域语音震颤强，正常人肩胛间区及左右胸骨旁第 1、2 肋间隙部位语音震颤最强，肺底最弱。一般情况下，男性较女性强，成人较儿童强，瘦者较胖者强，前胸上部较下部强，后胸下部比上部强，右上部较左上部强。

语颤增强见于：①肺组织实变：如大叶性肺炎实变期、肺结核、大片肺梗死等。②肺组织内有大空洞：且空洞靠近胸壁并与支气管相通，如肺脓肿、肺结核空洞等。③压迫性肺不张：在胸腔积液上方肺组织被压缩，肺组织变得致密，有利于声音的传导。

语音震颤减弱或消失主要见于：①肺组织含气量增多：如肺气肿。②支气管阻塞：如阻塞性肺不张。③大量胸腔积液或气胸。④胸壁皮下气肿。⑤胸膜高度增厚粘连等。

（四）胸膜摩擦感

急性胸膜炎患者呼吸时，脏层和壁层胸膜互相摩擦可产生胸膜摩擦感。通常在吸气末或呼气初时明显，屏住呼吸时消失。检查者两手放在患者呼吸幅度最大的下前侧胸壁，嘱患者做深呼吸运动，可触到与呼吸同步的摩擦感，即为胸膜摩擦感。常见于各种原因所致的胸膜炎早期，大量胸腔积液时则消失。

三、叩诊

胸部叩诊的方法有间接和直接叩诊法两种，其中间接叩诊应用的最为普遍。

（一）叩诊的方法

1. 直接叩诊法　检查者用右手中间三指并拢，用其掌面对胸壁直接进行拍击，根据拍击反响声音判断疾病状况。

2. 间接叩诊法　左手中指第 1 和第 2 指节紧贴胸壁（板指），右手中指（叩诊指）叩击左手中指板指，根据叩击的声音判断疾病状况。

检查时患者取坐位或仰卧位，按前胸、侧胸、背部顺序进行检查。检查侧胸壁时，嘱受检者上肢举起置于头部。检查背部时，受检查者头向前稍低，两手交叉抱肩或抱肘，尽可能使肩胛骨移向外侧方向。叩击主要由右手腕关节的运动完成，力量适度，不宜太快或太慢，每次叩击 2~3 下，按照自上而下，自外至内，左右对比的原则，注意双侧叩诊音的变化。检查前胸部和侧胸壁时，板指平贴在肋间隙与肋骨平行。检查肩胛间区时，板指应与脊柱平行，检查肩胛下区时，板指贴于肋间隙并与肋骨平行。

影响叩诊音的主要因素有：胸壁厚薄对叩诊音有较大影响，如肌肉层较厚、皮下脂肪较多，乳房等都可以使叩诊音变浊、肺部疾病、胸腔疾病等对叩诊音都可以产生影响。

（二）正常叩诊音

1. 正常肺部叩诊音　健康者肺部叩诊音为清音。其音响的强弱和高低与肺脏含气量的多少、胸壁的厚薄以及邻近器官的影响有关。惯用右手者的右胸大肌较左侧发达，故右上肺叩诊相对较浊；肺上叶的体积较下叶小、含气量较少，且上胸部的肌肉较厚，故前胸上部较下部叩诊音相对较浊；背部肌肉较多，故背部的叩诊音较前胸部稍浊；右侧腋下部因受肝脏的影响叩诊音稍浊，左侧腋前线下方有胃泡的存在，故叩诊可呈鼓音（文末彩插 3-5-10）。

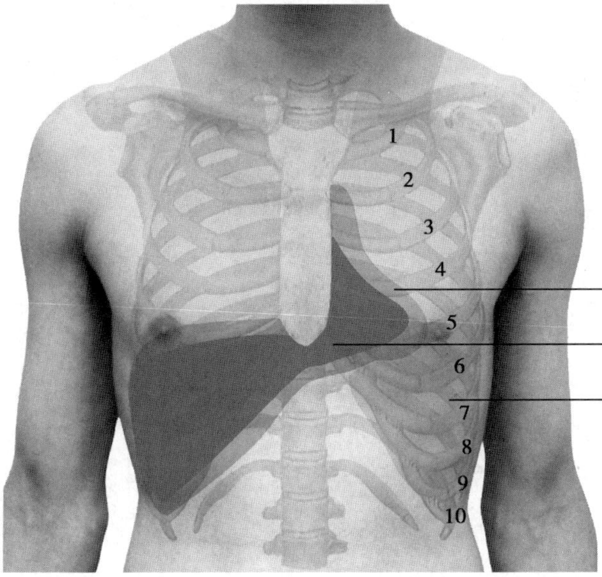

彩插 3-5-10　正常胸部叩诊音

2. 正常肺界的叩诊

（1）肺上界：即肺尖的宽度，其内侧为颈肌，外侧为肩胛带。叩诊的方法是：自斜方肌前缘的中央部开始，逐渐向外侧叩诊，由清音变为浊音时，标记该点为肺上界的外侧点。然后再从上述中央部向颈部方向叩诊，至清音变浊音时，再标记该点为肺上界的内侧点。上述两点间的距离即为肺尖的宽度。正常宽度为4～6cm，又称 Kronig 峡。正常人因右肺尖位置稍低，且右侧肩胛带的肌肉较发达，故右侧较左侧稍窄。肺上界变窄或叩诊浊音，常见于肺结核、肺不张。肺上界变宽，可见于肺气肿的患者。

（2）肺前界：正常的肺前界相当于心脏的绝对浊音界。左肺前界相当于胸骨旁线自第 4～6 肋间隙的位置，右肺前界相当于胸骨线的位置。当心脏扩大、心包积液、主动脉瘤、肺门淋巴结明显肿大时，可使肺前界的浊音区扩大，而肺气肿时肺前界的浊音区则缩小。

（3）肺下界：右肺下界在锁骨中线、腋中线、肩胛线上分别位于第 6、8、10 肋间隙。左肺下界除锁骨中线的下端因受心脏浊音区及胃泡鼓音区的影响外，其他与右肺基本相同。叩诊时，嘱患者平静呼吸，分别沿锁骨中线、腋中线、肩胛线往下叩诊，由清音变为实音时，即为肺下界。正常肺下界的位置可因体型、发育情况的不同而有差异，矮胖者肺下界可高一肋间隙，瘦长者则可低一肋间隙。病理情况下，一侧肺下界上移，见于同侧肺不张、胸腔积液、膈下脓肿等。两侧肺下界下移常见于肺气肿；两侧肺下界上升常见于腹内压升高，如大量腹水、气腹、巨大腹腔肿瘤。

（4）肺下界的移动范围：即呼吸时肺下界的移动范围。检查时，首先嘱患者平静呼吸，于肩胛线上叩出肺下界的位置，然后嘱其深吸气后屏住呼吸的同时，立即沿肩胛线继续向下叩诊，当由清音变为浊音时，该点即为肩胛线上肺下界的最低点；当患者恢复平静呼吸后，同样先于肩胛线上叩出平静呼吸时的肺下界，然后再嘱其深呼气后屏住呼吸，立即沿肩胛线向上叩诊，直到由浊音变为清音时作标记，该点为肩胛线上肺下界的最高点。两个标记点之间的距离为肺下界移动范围（文末彩插 3-5-11）。双侧锁骨中线和腋中线的肺下界移动范围由同样方法叩得。正常人肺下界移动范围为 6～8cm。肺气肿、肺不张、肺炎时，肺下界移动度减小。胸腔大量积液、气胸、胸膜广泛粘连时，肺下界及其移动度难以叩出。膈神经麻痹患者，肺下界移动度亦消失。

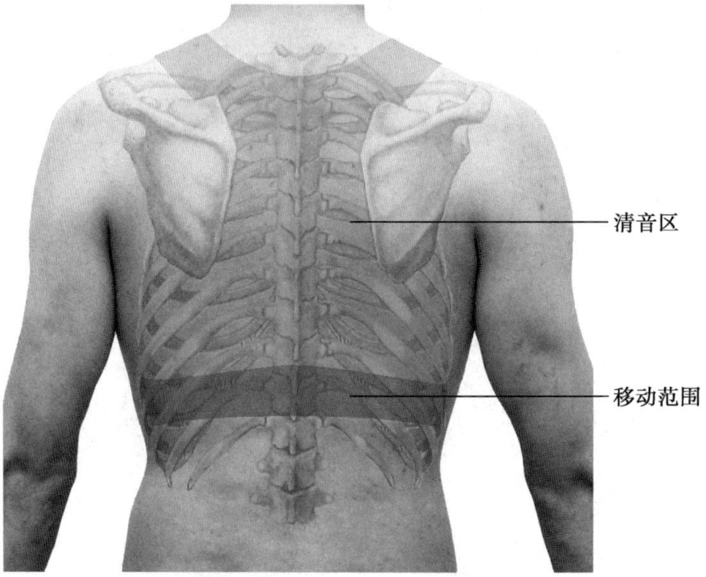

彩插 3-5-11　正常肺尖宽度与肺下界移动范围

（三）胸部异常叩诊音

除遮盖心脏、肝脏的肺脏外，正常肺脏的叩诊音均为清音，如出现浊音、实音、鼓音或过清音则为异常叩诊音，多提示肺、胸膜或胸壁有病理改变。异常叩诊音的类型取决于病变的性质、范围的大小及部位的深浅。距胸壁 4cm 以上的病灶、或直径小于 3cm 的小病灶或少量胸腔积液，叩诊音变化常不明显。

肺含气量减少、胸腔巨大占位病变、胸壁肿物、胸腔积液等病变可使叩诊呈浊音或实音。如肺炎、肺不张、肺结核、肺梗死、肺纤维化、肺水肿、肺癌等。肺含气量增多时，叩诊呈过清音，如肺气肿患者。鼓音见于气胸，如空洞巨大且位置表浅，或张力性气胸的患者，叩诊时局部也可呈鼓音。浊鼓音是一种具有浊音和鼓音特点的混合性叩诊音，见于肺泡松弛，肺泡含气量减少的情况，如肺不张，肺炎充血期或消散期和肺水肿等。

胸腔积液时，积液区叩诊为浊音，积液区的下部多呈实音。中等量积液时，积液上界可呈凹面向上的弧线，最高点在腋后线上，由此向内下方下降，最低点位于脊柱旁，此弧线称为 Damoiseau 曲线。该线的形成与胸腔外侧的腔隙较大，且该处的肺组织离肺门较远，液体所承受的阻力最小之故。在 Damoiseau 曲线与脊柱之间可叩得一轻度浊鼓音的倒置三角区，称为 Garland 三角区。同样，叩诊前胸部时，于积液区浊音界上方靠近肺门处，亦可叩得一浊鼓音区，称为 Skoda 叩响，该两个浊鼓音区的产生，认为是由于肺的下部被积液推向肺门，使肺组织弛缓所致。此外，在健侧肺的脊柱旁还可叩得一个三角形的浊音区，称为 Grocco 三角区。该区系由 Damoiseau 曲线与脊柱的交点向下延长至健侧的肺下界线，以及脊柱所组成，三角形的底边为健侧的肺下界，其大小视积液量的多少而定。此三角形浊音区系因患侧积液将纵隔移向健侧和积液充盈的胸膜窦向健侧移动所形成（文末彩插 3-5-12）。

四、听诊

气流进出呼吸道及肺泡产生湍流可引起肺组织振荡，发出音响，通过传导在体表能听到的声音称为肺部听诊音。肺部听诊检查内容包括正常呼吸音、异常呼吸音、啰音、语音共振及胸膜摩擦音。

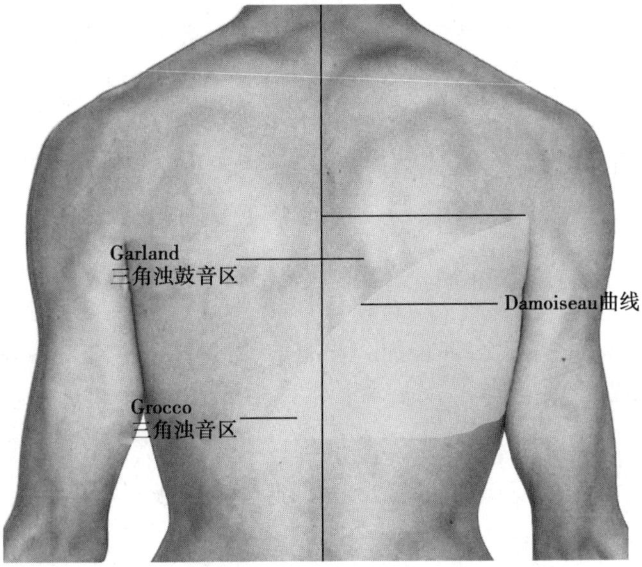

彩插 3-5-12　中等量胸腔积液的叩诊音区（背面）

（一）听诊的方法及注意事项

听诊的方法有直接听诊和间接听诊两种。间接听诊时听诊器应紧贴胸壁，施加一定压力，避免在皮肤上移动产生混杂音。肺部听诊的顺序与叩诊相同，由肺尖开始，自上而下、自外向内，分别检查前胸部、侧胸部和背部。听诊前胸部应沿锁骨中线和腋前线；听诊侧胸部应沿腋中线和腋后线；听诊背部要沿肩胛线，自上至下逐一肋间进行，要在上下、左右对称部位进行对比。注意呼吸音的性质、强度、音调高低以及时相的长短，有无啰音、摩擦音等。

（二）正常呼吸音

1. 气管呼吸音（tracheal breath sound）　在气管前听及的响亮、高调呼吸音，吸气相与呼气相相当。由空气进出气管所致。

2. 支气管呼吸音（bronchial breath sound）　类似舌尖抬高呼出空气时所发出的“哈”音，为吸入的空气在声门、气管或主支气管形成湍流所产生的声音，呼气相强、长、高（文末彩插 3-5-13）。支气管呼吸音主要分布于喉部、胸骨上窝、背部第 6、7 颈椎和第 1、2 胸椎附近的区域，越靠近气管区，其音响越响，音调也渐降低。

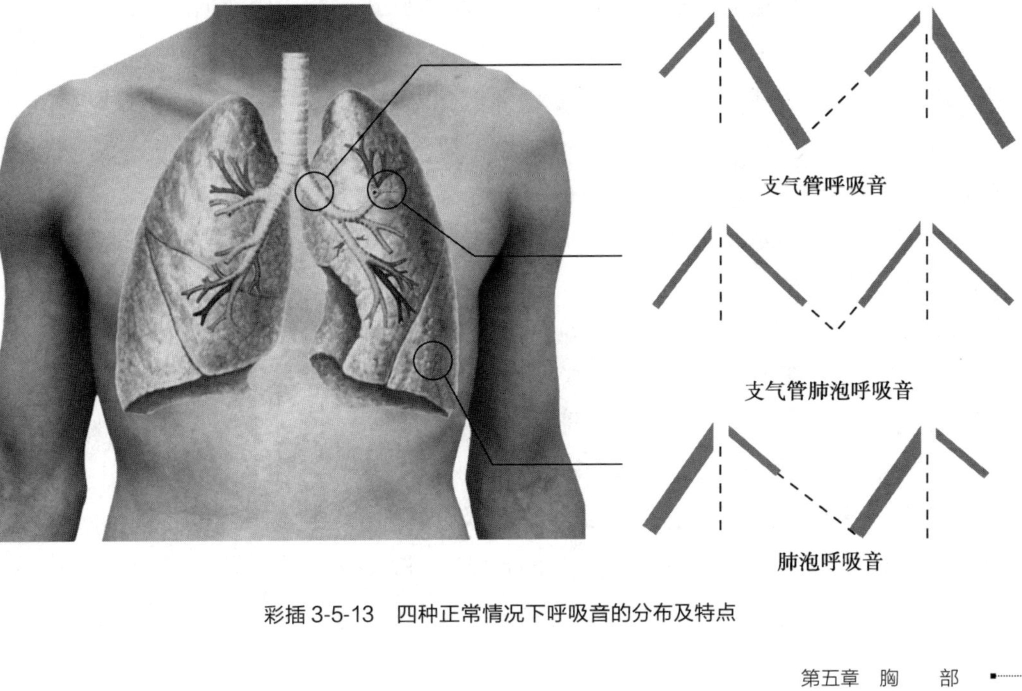

彩插 3-5-13　四种正常情况下呼吸音的分布及特点

3. 肺泡呼吸音(vesicular breath sound)　肺泡呼吸音类似上齿咬下唇吸气时所产生的“夫”(fu-fu)音,声音柔和,有如微风吹拂的声音。在大部分肺野都可闻及,其特点是吸气相长、强、高(见文末彩插 3-5-13)。正常肺泡呼吸周期中吸气相长于呼气相,两者之比约为 5∶2,肺泡呼吸音分布在除支气管呼吸音及支气管肺泡呼吸音分布区以外的所有肺部。正常人肺泡呼吸音的强弱与性别、年龄、呼吸的深浅、肺组织弹性大小及胸壁的厚薄等有关。男性呼吸运动的力量较强,且胸壁皮下脂肪较少,所以男性肺泡呼吸音较女性强;儿童的胸壁较薄且肺泡富有弹性,而老年人的肺泡弹性较差,所以儿童肺泡呼吸音较老年人强;矮胖体型者肺泡呼吸音较瘦长者为弱。

4. 支气管肺泡呼吸音(bronchovesicular breath sound)　为兼有支气管呼吸音和肺泡呼吸音特点的混合性呼吸音,又称为混合性呼吸音。其吸气相和呼气相大致相当。其吸气音的性质与肺泡呼吸音相似,但音调较高且较响亮;呼气音的性质与支气管呼吸音相似,但强度稍弱,音调稍低(见文末彩插 3-5-13)。支气管肺泡呼吸音主要分布在胸骨两侧第 1、2 肋间隙、肩胛间区第 3、4 胸椎水平以及肺尖前后部。若在其他部位听到支气管肺泡呼吸音则提示有病变存在。

四种正常呼吸音的特性比较见表 3-5-1。

表 3-5-1　四种正常呼吸音特性的比较

特征	强度	音调	吸:呼	性质	正常听诊区域
气管呼吸音	极响亮	极高	1∶1	粗糙	气管
支气管呼吸音	响亮	高	1∶3	管样	胸骨柄
支气管肺泡呼吸音	中等	中等	1∶1	沙沙声，但管样	主支气管
肺泡呼吸音	柔和	低	3∶1	轻柔的沙沙声	大部分肺野

(三)异常呼吸音

三种正常呼吸音若在声音强度、持续时间、部位等方面出现异常改变时,称为异常呼吸音。

1. 异常肺泡呼吸音　包括肺泡呼吸音增强、减弱或消失,呼气延长、断续呼吸音、粗糙呼吸音等。

双侧肺泡呼吸音增强,见于运动、发热或代谢亢进等状态。酸中毒时呼吸深长也可出现肺泡呼吸音增强。一侧胸部或肺脏病变时,健侧肺可出现代偿性肺泡呼吸音增强。

肺泡呼吸音减弱或消失,可见于慢性阻塞性肺疾病、支气管狭窄或阻塞,重症肌无力等呼吸肌病变,也可见于胸腔积液、气胸所致的压迫性肺不张或胸廓活动受限时,大量腹腔积液或腹部巨大肿瘤也可出现呼吸音减低。

呼气音延长见于支气管哮喘、支气管炎及慢性阻塞性肺疾病患者。断续呼吸音的产生是由于局部炎症或支气管狭窄,导致空气不能均匀地进入肺泡所致,又称齿轮呼吸音。常见于肺结核和肺炎等,也可见于寒冷、疼痛和精神紧张时。

粗糙性呼吸音是由于支气管黏膜轻度水肿或炎症浸润而不光滑或狭窄,气流进出不畅所致。见于支气管或肺部炎症的早期。

2. 异常支气管呼吸音　指在应该听到肺泡呼吸音的部位而听到了支气管呼吸音,称为异常支气管呼吸音,亦称管样呼吸音。主要见于大叶性肺炎实变期、肺脓肿空洞形成或空洞型肺结核。胸腔积液患者积液区上方可闻及支气管呼吸音,但强度相对较弱。管样呼吸音的部位、范围和音调与病变部位、大小有关。实变范围越大、越浅,其声音越强,反之则较弱。

3. 异常支气管肺泡呼吸音　指在应该听到肺泡呼吸音的部位听到支气管肺泡呼吸音,称为异常支气管肺泡呼吸音。其产生与肺部实变区域小且与正常含气肺组织混合存在,或与肺实变部位较深并被正常肺组织所覆盖有关。常见于支气管炎、肺结核、大叶性肺炎初期或胸腔积液上方。

（四）啰音

啰音（crackles，rales）是呼吸音以外的附加音，在正常情况下并不存在。啰音按其性质可分为以下几种。

1. 干啰音（wheezes，rhonchi） 干啰音的产生是由于气道狭窄或部分阻塞，气流通过狭窄的管腔发生湍流所产生的声音即为干啰音（图 3-5-14）。如气管、支气管或细支气管炎症引起的黏膜充血水肿和分泌物增多、支气管平滑肌痉挛、管腔内有肿瘤或异物阻塞、或管外压迫致管腔变窄等。干啰音为一种持续时间较长、带乐性的呼吸附加音，音调较高，吸气相或呼气相均可听到，以呼气时为著，干啰音的强度、性质和部位易变化，不同性质的干啰音可同时存在。发生于主支气管以上大气道的干啰音，不用听诊器有时也能听到，称为喘鸣。根据音调高低不同，分为高调和低调两种：

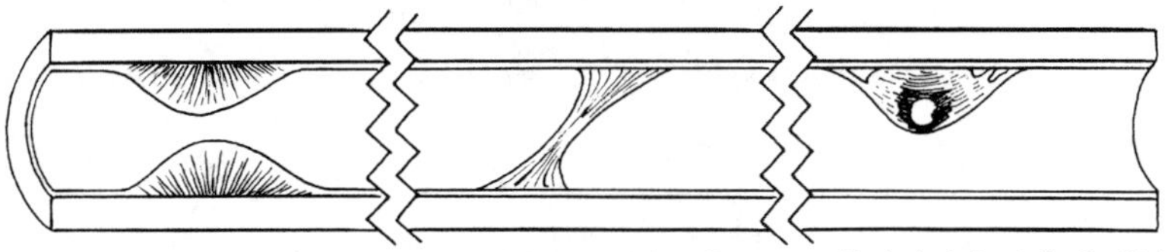

图 3-5-14 干啰音的产生机制

（1）高调干啰音（sibilant wheezes）：又称哨笛音。音调高，类似哨笛发出的声音。多发生在较小的支气管或细支气管（文末彩插 3-5-15）。其特点是呼气时间明显延长，一般两肺均能听到。

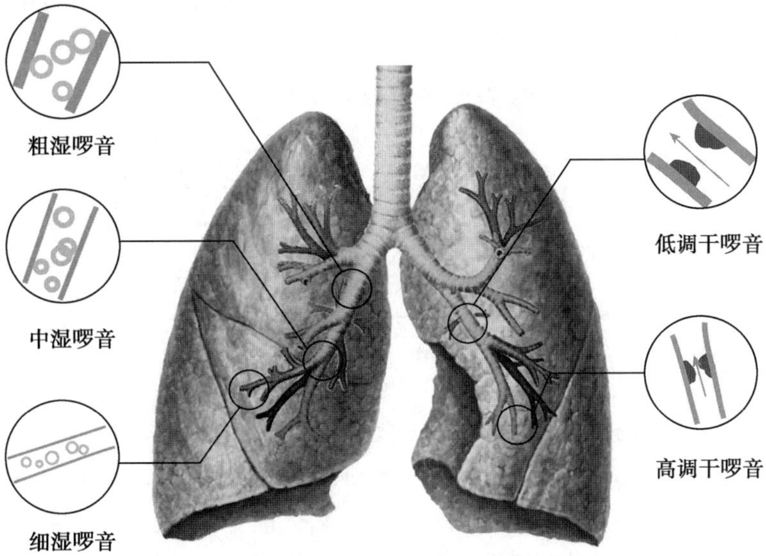

彩插 3-5-15 啰音的发生机制

（2）低调干啰音（sonorous wheezes）：又称鼾音。音调低，似呻吟声或熟睡时的鼾音，多发生在气管或主支气管（见文末彩插 3-5-15）。

两肺干啰音可见于支气管哮喘、心源性哮喘、慢性阻塞性肺疾病急性发作时。局部支气管狭窄所致的局限性干啰音见于支气管内膜结核或肿瘤等。两肺广泛分布的高调干啰音同时伴呼气明显延长，称为哮鸣音，见于支气管哮喘急性发作时。

2. 湿啰音（moist crackles） 吸气时气流通过气道内稀薄分泌物（如渗出液、痰液、血液等）形成水泡破裂所产生的声音，故又称水泡音。或小气管壁因分泌物黏着而陷闭，吸气时突然张开重新充气所产生的爆裂音。

湿啰音为呼吸音以外的附加音，断续而短暂，一次呼吸常连续出现多个，吸气相或呼气早期较为明显，部位相对恒定，性质不易变化，咳嗽后可减轻或消失。

按湿啰音声音大小，可分为大、中、小水泡音和捻发音（图 3-5-16）：①大水泡音（coarse crackles）：发生于气管、主支气管和空洞内，多出现在吸气早期，见于肺结核或肺脓肿空洞、肺水肿、支气管扩张等，明显时不用听诊器也可听及，称为痰鸣音；②中水泡音（medium crackles）：发生在中等大小的支气管，多出现于吸气的中期，见于支气管肺炎、肺梗死、肺结核等；③小水泡音（fine crackles）：发生在小支气管或肺泡内，多在吸气后期出现，常见于细支气管炎、肺淤血、肺梗死及支气管肺炎等。弥漫性间质肺炎或肺间质纤维化患者吸气后期出现的细湿啰音，其音调高，颇似近耳撕开尼龙扣带时发出的声音，谓之 Velcro 啰音；④捻发音（crepitus）：是在吸气末听到的一种极细、均匀一致的声音，好像在耳边用手指捻搓一束头发所发出的声音，其产生是吸气时气流冲开因分泌物存在而相互粘着陷闭的细支气管和肺泡壁所发出的高音调、高频率的细小爆裂音，多见于细支气管和肺泡炎症或充血，如肺淤血、肺泡炎和肺炎早期等。长期卧床的患者或者正常老年人，于肺底亦可听及捻发音，在数次深呼吸或咳嗽后可消失，一般无临床意义。

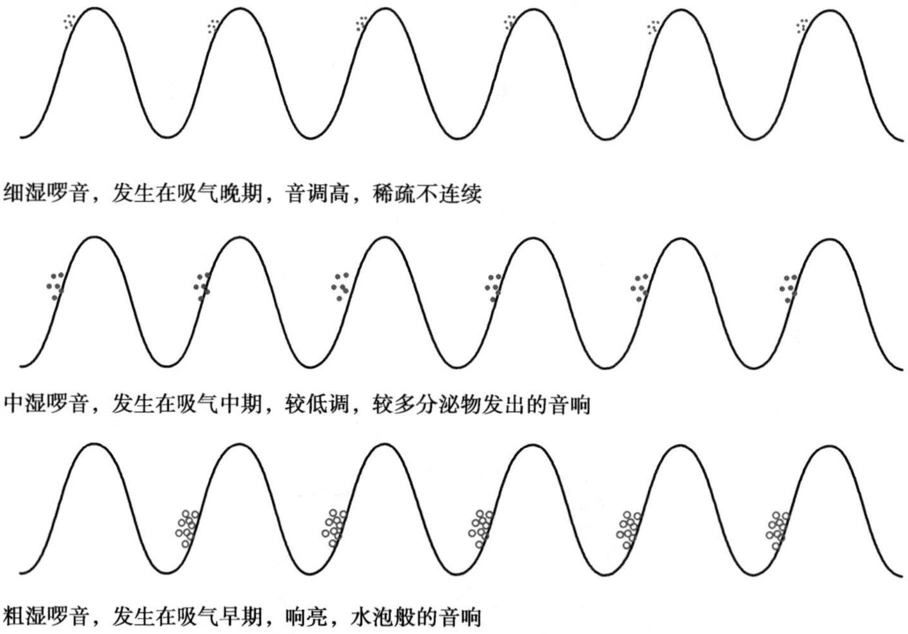

图 3-5-16　湿啰音示意图

肺部出现局限性啰音，常提示该部有病变如支气管扩张、肺脓肿、肺炎或肺结核等。如发生在双侧肺底，可为支气管肺炎或心功能不全所致肺淤血等。如双肺野满布湿啰音，则多见于急性肺水肿和严重支气管肺炎。心衰时肺部湿啰音特点：双侧广泛分布、肺底多、与体位有关（随体位而移动）。慢性阻塞性疾病（COPD）多为吸气早期啰音；肺炎为吸气后期啰音；心衰则吸气早期、后期均有。

（五）语音共振（vocal resonance）

又称听觉语音。语音共振产生的方式与语音震颤基本相同，但较其更为灵敏。检查方法是嘱受检者用一般的声音强度重复发“yi”长音，喉部发音产生的振动经气管、支气管、肺泡传送至胸壁，由听诊器听及。正常情况下，听到的语音共振言词并非响亮清晰，音节亦含糊难辨。语音共振一般在气管和大支气管附近听到的声音最强，在肺底则较弱。

语音共振减弱，见于胸腔积液、支气管阻塞、胸膜增厚、胸壁水肿、肺气肿及肥胖等疾病。语音共振增强，见于肺实变和中等量胸腔积液上方肺被压缩时。在病理情况下，语音共振的性质发生变化，根据听诊音的差异，语音共振分为以下几种：

1. 支气管语音（bronchophony）　为语音共振的强度和清晰度均增加，常同时伴有语音震颤增强，叩诊呈浊音和听诊可及病理性支气管呼吸音，见于肺实变患者。

2. 胸语音(pectoriloquy) 是一种更强、更响亮和较近耳的支气管语音,言词清晰可辨,容易听及,见于大范围的肺实变区域。有时在支气管语音尚未出现之前,即可查出。

3. 羊鸣音(egophony) 不仅语音强度增加,而且语音性质发生改变,带有鼻音性质,颇似"羊叫声"。嘱受检者说"yi-yi-yi"音,往往听到的是"a-a-a",则提示有羊鸣音存在。常在中等量胸腔积液的上方肺受压的区域或在肺实变伴有少量胸腔积液的部位听及。

4. 耳语音(whispered) 是一种增强的音调较高的语音。嘱受检者用耳语声调发"yi-yi-yi"音,正常人在肺泡呼吸音听诊部位,仅能听及极微弱的音响,而肺实变时,则可听到清晰的音调增强的耳语音,对肺实变的诊断具有重要价值。

(六)胸膜摩擦音(pleural friction rub)

正常胸膜表面光滑,胸膜腔内有微量液体存在,因此,呼吸时胸膜脏层和壁层之间相互滑动并无声响发生。胸膜摩擦音是胸膜发生炎症或纤维渗出时,随呼吸运动脏层和壁层胸膜相互摩擦所产生的声音。这种声音颇似用一手掩耳,以另一手指在其手背上摩擦时所听到的声音。一般在吸气末或呼气初较为明显,屏气时即消失。深吸气或在听诊器体件上加压时,摩擦音的强度可增加。胸膜摩擦音最易听到的部位是前下侧胸壁,因呼吸时该区域的呼吸动度最大。反之,肺尖部呼吸动度较胸廓下部小,故胸膜摩擦音很少在肺尖部听及。胸膜摩擦音可随体位的改变而消失或复现。当胸腔积液较多时,两层胸膜被分开,摩擦音可消失,在积液吸收过程中当两层胸膜又接触时,可再出现。当纵隔胸膜发炎时,于呼吸及心脏搏动时均可闻及胸膜摩擦音。胸膜摩擦音常发生于纤维素性胸膜炎、肺梗死、胸膜肿瘤及尿毒症等患者。

(陈明伟)

第四节 呼吸系统常见疾病的主要症状和体征

呼吸系统常见疾病有大叶性肺炎、慢性支气管炎并发肺气肿、支气管哮喘、胸腔积液及自发性气胸等,表3-5-2中列举了其主要症状和典型体征。

表3-5-2 呼吸系统常见疾病的主要症状和体征

疾病	症状	视诊	触诊	叩诊	听诊
大叶性肺炎	寒战、高热、患侧胸痛、咳嗽、咳铁锈色痰	患侧呼吸运动减弱	病变区域语音震颤增强	病变区域浊音或实音	患侧肺泡呼吸音减弱、出现异常支气管呼吸音,语音共振增强、湿啰音
肺气肿	咳嗽、气短、喘息	桶状胸、肋间隙增宽、呼吸运动减弱	双侧语音震颤减弱	过清音、肺下界下移、肝上界下移	呼吸音减弱、呼气相延长、语音共振减弱、心音减弱
支气管哮喘	发作性咳嗽、喘息或胸闷	发作时有端坐呼吸、发绀、胸廓饱满、呼吸运动减弱	语音震颤减弱	发作时双肺叩诊过清音	双肺广泛哮鸣音、语音共振减弱
胸腔积液	干咳、胸痛、胸闷、气短	患侧呼吸运动减弱或消失、肋间隙饱满	患侧语音震颤减弱或消失、气管向健侧移位	患侧浊音或实音	患侧肺泡呼吸音、语音共振减弱或消失
气胸	突发胸痛、咳嗽、胸闷、气短	患侧胸廓饱满、呼吸运动减弱或消失	语音震颤减弱或消失、气管向健侧移位	患侧鼓音	患侧肺泡呼吸音、语音共振减弱或消失

(谷 秀)

第五节　心脏检查

心脏的视、触、叩、听诊检查是诊断心血管疾病的基本手段，也是每个医生必须熟练掌握的基本检查方法。在详细询问患者病史的基础上，进一步仔细地进行心脏检查，常常可以及早做出准确的诊断。检查时，需有一个安静、光线及温度适宜的环境，患者多取仰卧位或坐位，听诊时，可根据病情或需要嘱被检查者采取左侧卧位或者前倾坐位，被检者应充分坦露胸部，不宜隔着衣服检查。

一、视诊

患者尽可能取仰卧位，医生站在患者右侧，视线与患者胸廓同高，以便观察心前区异常搏动和隆起。在心尖搏动视诊时，视线应与心尖区呈切线位置。

（一）隆起与凹陷

正常人心前区与右侧胸部相应部位对称，无异常隆起及凹陷。儿童时期患心脏疾病如先天性心脏病或风湿性心脏瓣膜病伴有心脏增大者，特别是右室增大时，使发育中的左侧前胸壁受压而向外隆起。大量心包积液时，心前区胸壁受挤压而向外膨隆，外观饱满。

（二）心尖搏动

心尖搏动：心尖主要由左室构成。心脏收缩时，心尖冲击心前区胸壁对应部位，使局部胸壁向外搏动，称为心尖搏动。

1. 正常心尖搏动　正常心尖搏动位置在胸骨左缘第5肋间，锁骨中线内0.5~1.0cm处，搏动的范围直径为2.0~2.5cm。一般明显可见。肥胖者或女性乳房垂悬时不易看见。

2. 心尖搏动的改变　主要指心尖搏动位置、强弱及范围的改变。

（1）心尖搏动位置的改变

1）生理条件下，心尖搏动的位置可因体位改变和体型不同有所变化：①仰卧时，心尖搏动略上移。②左侧卧位时，心尖搏动可左移2~3cm。③右侧卧位时，心尖搏动可向右移1.0~2.5cm。④小儿、矮胖体型者及妊娠时，心脏呈横位，心尖搏动向上外移，可达第4肋间；瘦长体型者，心脏呈垂位，心尖搏动向下移，可达第6肋间。

2）病理情况下，心尖搏动的位置可因以下原因发生改变：①心脏疾病：左室增大导致心尖搏动向左下移位；右室增大导致心尖搏动向左移位，可稍向上移位但不向下移位；左、右室增大导致心尖搏动向左下移位并可伴有心界向两侧扩大；右位心时心尖搏动位于胸骨右缘第5肋间，即正常心尖搏动的镜相位置。②胸部疾病：一侧胸腔积液或积气导致心尖搏动稍向健侧移位；一侧肺不张或胸膜粘连则导致心尖搏动向患侧移动；如侧卧位时心尖搏动无明显移位，亦提示心包纵隔胸膜粘连；胸廓或脊柱畸形时，心脏位置发生改变，心尖搏动亦相应发生移位。③腹部疾病：大量腹水、腹腔巨大肿瘤等导致心脏呈横位，使得心尖搏动位置上移。

（2）心尖搏动强度及范围的变化

1）生理条件下变化：①胸壁增厚（肥胖、乳房大）或肋间变窄时，心尖搏动减弱，搏动范围也减小。②胸壁薄（消瘦、儿童）或肋间增宽时，心尖搏动强，范围增大。③在剧烈运动或情绪激动时，心搏有力和心率加快，心尖搏动也可增强。

2）病理性变化：①心尖搏动增强：见于左室肥大、甲状腺功能亢进、发热及贫血时，尤其在左室肥大时，心尖搏动增强更为明显。②心尖搏动减弱：见于心肌病变、左侧胸腔大量积液或积气时，心尖搏动减弱或消失。③负性心尖搏动：心脏收缩时，心尖搏动内陷者，称为负性心尖搏动。常见于粘连性心包炎（Broadbent 征）。但当右室明显肥大时，因心脏顺钟向转位，左室向后移位，亦可出现负性心尖搏动。

（三）心前区异常搏动

1. 胸骨左缘第 2 肋间搏动　见于肺动脉高压，有时也可见于正常青年人。

2. 胸骨左缘第 3~4 肋间搏动　见于右室肥大。

3. 剑突下搏动　见于各种原因引起右室肥大时，亦可见于腹主动脉瘤。鉴别方法如下：①嘱患者深吸气，如搏动增强则为右室搏动；反之，搏动减弱则为腹主动脉瘤。②以手指平放于剑突下，指端指向剑突，从剑突下向后上方加压，如搏动冲击指尖且吸气时增强，则为右室搏动，如搏动冲击掌面且吸气时减弱，则为腹主动脉瘤。

4. 胸骨右缘第 2 肋间及其邻近部位或胸骨上窝搏动　见于升主动脉瘤或主动脉弓瘤。

二、触诊

心脏触诊要点：检查者常用右手，以全手掌、手掌尺侧（小鱼际）或 2~4 指并拢以指腹触诊。检查震颤常用手掌尺侧，检查心尖搏动常用 2~4 指的指腹。

（一）心尖搏动及心前区搏动

用触诊法确定心尖搏动的位置、强弱和范围，较视诊法更为准确，尤其在视诊看不清心尖搏动的情况下，必须进行触诊方能确定。当左室肥大时，手指被强有力的心尖搏动抬起并停留片刻，称为抬举性搏动，是左室肥大的可靠体征。由于心尖搏动外向运动标志着心室收缩期，内向运动为舒张期，故可以此帮助确定收缩期和舒张期。除心尖搏动外，心前区其他部位的搏动也可触及。

（二）震颤

震颤是指用手触诊时感觉到的一种细小振动，与在猫喉部摸到的呼吸震颤类似，又称猫喘。

1. 发生机制　震颤系血流经狭窄的瓣膜口或异常通道流至较宽广的部位产生漩涡，使瓣膜、心壁或血管壁产生振动传至胸壁所致。一般情况下，震颤的强弱与病变狭窄程度、血流速度和压力阶差成正比。如狭窄越重，震颤越强，但过度狭窄则可无震颤。发现震颤后应确定其部位、发生时期（收缩期、舒张期）、临床意义。

2. 震颤与杂音的关系　震颤的产生机制与杂音相同，杂音越响，越易触到震颤，有震颤一定可听到杂音，但听到杂音不一定能触到震颤。这是因为人体触觉对低频振动较敏感，听觉对高频振动较敏感。如声波频率处于既可触知又可听到的范围，则既可触及震颤，又可听到杂音；如声波振动频率超过可触知的上限，则只可闻及杂音而触不到震颤。

3. 临床意义　震颤具有重要的临床意义。它是器质性心血管病的特征性体征之一。如触到震颤则可肯定心脏有器质性病变，常见于某些先天性心脏病及心脏瓣膜病（如动脉导管未闭、二尖瓣狭窄等）。

不同类型的病变，震颤出现的部位及时期不同，其临床意义亦不同。按出现的时期可分为收缩期震颤、舒张期震颤和连续性震颤三种（表 3-5-3）。

表 3-5-3　心前区震颤的临床意义

部位	时期	常见疾病
胸骨右缘第 2 肋间	收缩期	主动脉瓣狭窄
胸骨左缘第 2 肋间	收缩期	肺动脉瓣狭窄
胸骨左缘 3~4 肋间	收缩期	室间隔缺损
胸骨左缘第 2 肋间	连续性	动脉导管未闭
心尖部	舒张期	二尖瓣狭窄
心尖部	收缩期	重度二尖瓣关闭不全

（三）心包摩擦感

1. 部位　心包摩擦感通常在胸骨左缘第三、四肋间处较易触及，坐位前倾及呼气末心包摩擦感更明显。

2. 发生时期　多在收缩期和舒张期双相的粗糙摩擦感。以收缩期、前倾体位和呼气末更为明显。

3. 机制　心包摩擦感是由于心包膜发生炎性变化时，渗出的纤维蛋白使其表面变得粗糙。当心脏跳动时，脏层、壁层心包发生摩擦产生的振动经胸壁传导到体表而触到的摩擦感，称为心包摩擦感。

心包摩擦感与胸膜摩擦感相似，但触诊部位不同。这是因为该处心脏表面无肺脏覆盖，故较易触及。而胸膜摩擦感在胸廓两侧呼吸动度最大的部位最清楚。与胸膜摩擦感不同，心包摩擦感与呼吸运动无关，心包摩擦感不会因屏气而消失。当心包渗出液增多，使脏层和壁层分离，则心包摩擦感消失。

三、叩诊

心脏叩诊可确定心界大小及形状。心浊音界包括相对浊音界和绝对浊音界，心脏左、右缘被肺遮盖的部分叩诊呈相对浊音，而不被肺遮盖的部分，叩诊呈绝对浊音（图 3-5-17）。叩心界是指叩诊心脏相对浊音界，其能真实反映心脏的实际大小，具有重要的临床意义。

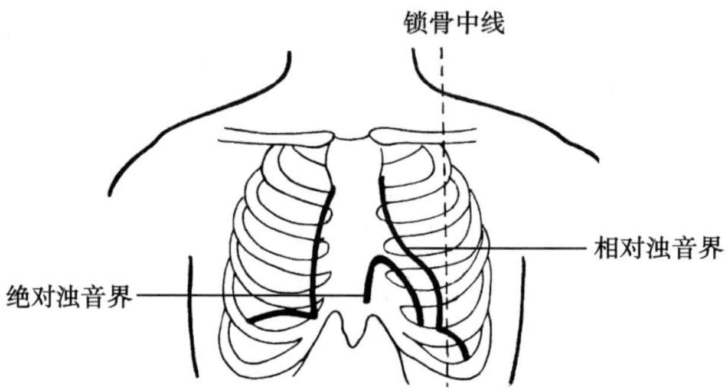

图 3-5-17　心脏绝对浊音界和相对浊音界

（一）叩诊方法

心脏叩诊通常采用间接叩诊法。

1. 体位　患者坐位时，检查者左手叩诊板指与肋间垂直；患者仰卧时，检查者立于患者右侧，则左手叩诊板指与肋间平行。

2. 叩诊力度　要适中，根据患者胖瘦采取适当力度叩诊，肥胖者要用力，消瘦者要少用力，用力要均匀。

（二）心脏顺序

心脏叩诊的顺序是先叩左界，后叩右界，由下而上，由外向内。

1. 左界叩诊　从心尖搏动最强点外 2~3cm 处开始（一般为第 5 肋间左锁骨中线稍外），由外向内，叩至由清音变为浊音时用笔作一标记，如此向上逐一肋间进行，直至第 2 肋间。

2. 右界叩诊　先叩出肝上界，于其上一肋间（通常为第 4 肋间）由外向内叩出浊音界，逐一肋间向上叩诊，直至第 2 肋间，分别作标记。

用硬尺测量前正中线至各标记点的垂直距离，再测量左锁骨中线至前正中线的距离。

（三）正常心浊音界

正常人心左界在第 2 肋间几乎与胸骨左缘一致，第 3 肋间以下心界逐渐向外形成一外凸弧形，达第 5 肋间。右界除第 4 肋间处稍偏离胸骨右缘以外，其余各肋间几乎与胸骨右缘一致。正常成人左锁骨中线至前正中线的距离为 8~10cm。正常人心界与前正中线的距离（表 3-5-4）。

表 3-5-4 正常心脏相对浊音界

右界（cm）	肋间	左界（cm）
2~3	Ⅱ	2~3
2~3	Ⅲ	3.5~4.5
3~4	Ⅳ	5~6
	Ⅴ	7~9

注：左锁骨中线距前正中线 8~10cm

（四）心浊音界各部的组成

心脏左界第 2 肋间处相当于肺动脉段，其下第 3 肋间为左房耳部，第 4、5 肋间为左室，其中血管与心脏左心交界处向内凹陷，称心腰。心脏右界第 2 肋间相当于升主动脉和上腔静脉，第 3 肋间以下为右房。心脏上界相当于第 3 肋骨前端下缘水平，其上即第 2 肋间以上为心底部浊音区，相当于主动脉、肺动脉段。心脏下界由右室及左室心尖部组成（图 3-5-18）。

（五）心浊音界改变及其临床意义

心浊音界大小、形态和位置可由于心脏本身病变及心外因素而发生改变。

1. 心脏本身因素

（1）左心室增大：心脏左界向左下扩大，心浊音界呈靴形。常见于主动脉瓣狭窄和关闭不全、高血压性心脏病，故又称主动脉型心或靴型心（图 3-5-19）。

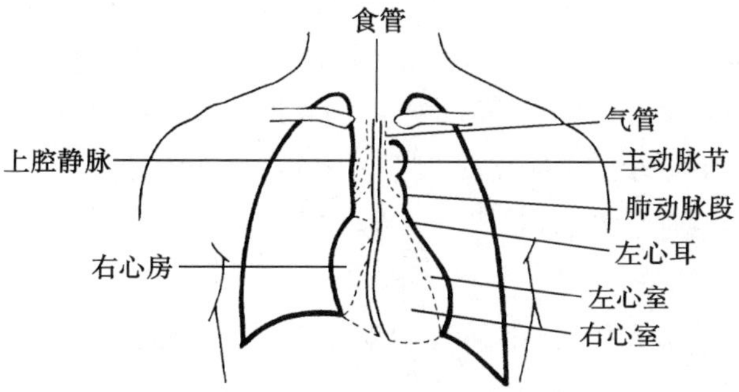

图 3-5-18 心脏各部在胸壁的投影

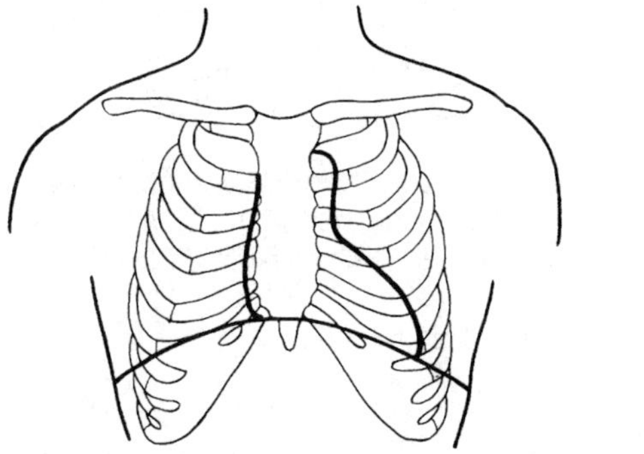

图 3-5-19 主动脉瓣关闭不全的心浊音界（靴型心）

（2）右心室增大：轻度增大时，心左界叩诊不增大；显著增大时，相对浊音界向左、右扩大，因心脏长轴发生顺钟向转位，故向左增大明显，但不向下扩大。常见于肺心病、单纯二尖瓣狭窄等。

（3）双心室增大：心浊音界向两侧扩大，且左界向下扩大，称普大型心。常见于扩张型心肌病、重症心肌炎及全心衰竭等。

（4）左心房及肺动脉扩大：肋骨左缘第 2、3 肋间心浊音界向外扩大。心腰饱满或膨出，心浊音界呈梨形，因常见于二尖瓣狭窄，故又称二尖瓣型心，或梨型心（图 3-5-20）。

（5）心包积液：心界向两侧扩大，心浊音界随体位改变而变化，坐位时心浊音界呈三角形（烧瓶型），仰卧位时心底部浊音区增宽，这种心浊音界的改变是心包积液的重要特征。

（6）主动脉扩张及升主动脉瘤：胸骨右缘第 1、2 肋间浊音区增宽。

2. 心外因素

（1）大量胸腔积液、积气：患侧的心界叩不出，健侧心浊音

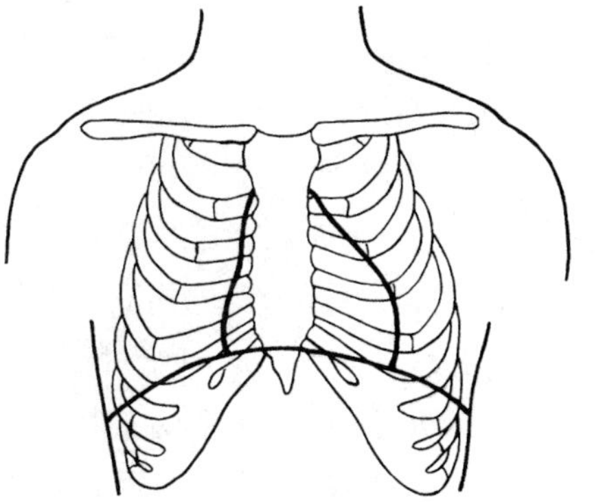

图 3-5-20 二尖瓣狭窄的心浊音界（梨型心）

界外移。

（2）肺实变、肺肿瘤或纵隔淋巴结肿大：如与心浊音界重叠，则心界叩不出。

（3）肺气肿：心浊音界变小，甚至叩不出。

（4）大量腹腔积液或腹腔巨大肿瘤：心脏呈横位，心界向左扩大。

四、听诊

听诊是心脏体格检查的重要方法，也是较难掌握的心脏体格检查部分。通过听诊可获得极重要的临床线索或资料而成为诊断疾病的有力依据。心脏听诊时，需要安静的环境，检查医师应聚精会神，高度集中思想，按照规范的方法进行。患者多采取仰卧位，门诊患者也可采取坐位，医生站在病床的右侧，有时为了更好地听清和辨别心音或杂音，需让患者改变不同体位，做深吸气或深呼气，或做适当的运动。

（一）心脏瓣膜听诊区

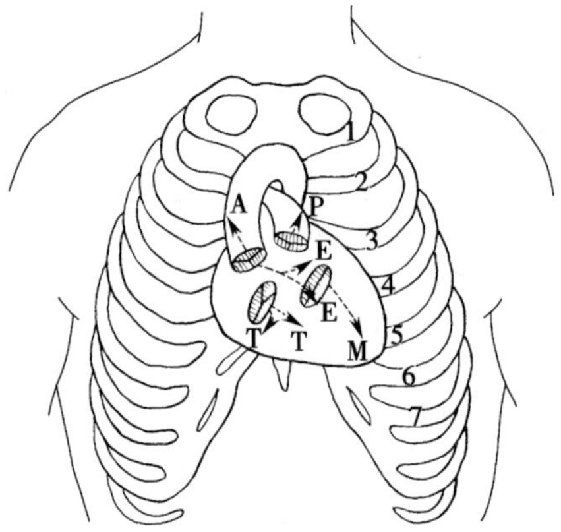

图 3-5-21　心脏瓣膜解剖部位及瓣膜听诊区
M：二尖瓣区；A：主动脉瓣区；E：主动脉瓣第二听诊区（Erb 区）；P：肺动脉瓣区；T：三尖瓣区

心脏瓣膜听诊区是指心脏各瓣膜开闭时产生的声音传导至体表最易听清楚的部位，与其解剖位置并不完全一致。通常有5个瓣膜听诊区（图 3-5-21）。

1. 二尖瓣区　位于心尖搏动最强点。

2. 肺动脉瓣区　位于胸骨左缘第 2 肋间。

3. 主动脉瓣区　位于胸骨右缘第 2 肋间，主动脉瓣狭窄时收缩期喷射性杂音在此听诊区听诊。

4. 主动脉瓣第二听诊区　位于胸骨左缘第 3 肋间，又称 Erb 区。主动脉瓣关闭不全时舒张期叹气样杂音在此听诊较清晰。

5. 三尖瓣区　位于胸骨体下端左缘，即胸骨左缘第 4、5 肋间。

对疑有心脏疾病的患者，需要根据心脏结构改变的特点和血流方向，适当移动听诊部位，扩大听诊范围。

（二）听诊顺序

通常心脏听诊的规范顺序是按逆时针方向依次听诊，即从二尖瓣区→肺动脉瓣区→主动脉瓣区→主动脉瓣第二听诊区→三尖瓣区。也可从心底开始，依次进行各个瓣膜区的听诊。

（三）听诊内容

听诊内容应包括心率、心律、心音、额外心音、杂音及心包摩擦音等。

1. 心率　指每分钟心跳的次数。正常人心率为 60～100 次/min，大多数为 70～80 次/min，女性稍快。3 岁以下儿童多在 100 次/min 以上。老年人、体力劳动者或运动员心率多偏慢。成人心率超过 100 次/min，婴幼儿心率超过 150 次/min，称为心动过速，心率低于 60 次/min 称为心动过缓。

2. 心律　指心脏跳动的节律。正常成人节律规整，青年和儿童心律可稍有不齐，随呼吸出现的心律不齐称为窦性心律不齐，表现为吸气时心率增快，呼气时心率减慢，一般无重要临床意义。听诊能发现的心律失常最常见的是期前收缩和心房颤动（简称房颤）。

（1）期前收缩：在规则心跳基础上突然提前出现一次心跳，其后有一较长间歇（代偿间歇），患者会有心脏停搏感，听诊时很容易发现这种心律失常。

（2）房颤：由于心房内异位节律点发出异位冲动而产生的多个折返所致。患者会有心脏不规则跳动感，主要听诊特点是：①心律绝对不齐；②第一心音强弱不等；③脉搏短绌（短绌脉），指脉率少于心率的现象。房颤病因常见于风湿性心脏病二尖瓣狭窄、冠心病、甲状腺功能亢进等，少数原因不明称之为特发性房颤。

3. 心音　心音有四个，按其在心动周期中出现的先后次序依次命名为第一心音（S_1）、第二心音（S_2）、第三心音（S_3）和第四心音（S_4）。通常只能听到 S_1 和 S_2，在某些健康儿童和青少年也可听到 S_3。S_4 一般听不到，如能听到一般则为病理性(图 3-5-22)。

(1) 第一心音：出现在心室收缩早期，标志着心室收缩(收缩期)的开始。

1) S_1产生机制：心室收缩开始时的二尖瓣和三尖瓣突然关闭而导致瓣膜紧张引起振动产生。其他如血流冲击左室和主动脉产生的室壁和大血管壁的振动、半月瓣的开放、心室肌收缩及心房收缩终末部分，也参与 S_1的形成。

2) 第一心音听诊的特点：①音调较低(55~58Hz)；②强度较响；③性质较钝；④历时较长(持续约 0.1 秒)；⑤心尖部听诊最清晰；⑥与心尖搏动同时出现。

(2) 第二心音：出现在心室舒张时，标志着心室舒张(舒张期)开始。

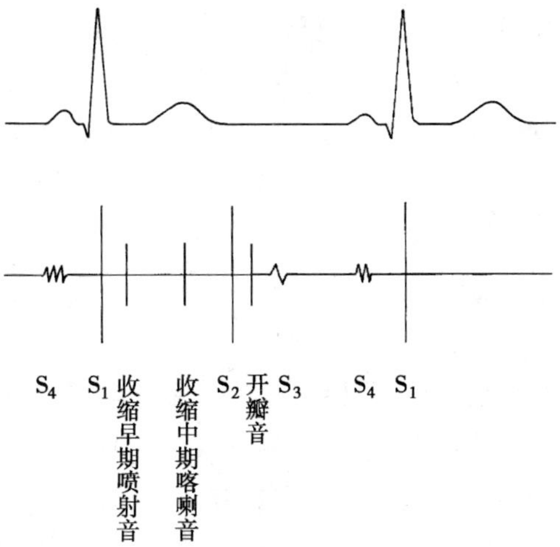

图 3-5-22 心动周期与额外心音出现的时间

1) S_2产生机制：心室舒张开始时主动脉瓣和肺动脉瓣突然关闭引起的瓣膜振动所产生。其他如血流加速和对大血管壁冲击引起的振动、房室瓣的开放、心室肌的舒张和乳头肌及腱索的振动也参与 S_2的形成。

2) 第二心音听诊特点：①音调较高(62Hz)；②强度较 S_1 为低；③性质较 S_1 清脆；④历时较短(0.08 秒)；⑤心底部听诊最清楚；⑥在心尖搏动之后出现。

心脏听诊最基本的技能是判定第一心音和第二心音，只有正确区分 S_1和 S_2，才能正确判定心脏收缩期和舒张期，明确异常心音或杂音出现的时期及其与 S_1、S_2的时间关系。

(3) 第三心音：出现在心室舒张早期，第二心音之后 0.12~0.18 秒。

1) S_3的产生机制：心室快速充盈时，血流冲击心室壁引起室壁(包括乳头肌和腱索)振动所致。

2) S_3听诊特点：①音调低(<50Hz)；②强度弱；③性质重浊而低钝，似为 S_2之回声；④持续时间短(0.04 秒)；⑤心尖部及其内上方听诊较清晰；⑥仰卧位或左侧卧位清晰，抬高下肢可使其增强，坐位或立位时减弱至消失；⑦一般在呼气末较清楚。S_3通常只在儿童和青少年可听到。

(4) 第四心音：S_4是心房收缩产生的低频振动所致，正常人耳听不到。S_4听诊特点：音低调、弱而沉浊，在 S_1之前，在心尖部及其内侧听诊清楚。

4. 心音改变 包括心音强度、心音性质改变和心音分裂。

(1) 心音强度改变：影响心音强度的主要因素有：胸壁厚度和肺含气量，心室充盈情况与瓣膜位置，瓣膜完整性与活动性，心室收缩力与收缩速率等。

1) 第一心音强度改变

S_1增强常见于以下情况：①二尖瓣狭窄，由于二尖瓣狭窄时，心室充盈减少，心室开始收缩时二尖瓣位置低垂，瓣叶经过较长距离到达闭合位置，导致振动幅度大；另由于左室充盈减少，收缩时间缩短，左室内压迅速上升，二尖瓣关闭速度加快导致振动幅度大，使 S_1明显增强。若瓣叶显著增厚、钙化较重，瓣膜活动明显减小，则 S_1反而减弱。②P-R 间期缩短，由于 P-R 间期缩短，左室充盈减少，瓣膜位置低，使 S_1增强。③心动过速及心室收缩力加强，如运动、发热、甲状腺功能亢进等，上述原因导致舒张期变短，心室充盈不足，瓣膜在舒张晚期处于低垂状态使得其关闭速度加快，故 S_1增强。④完全性房室传导阻滞，由于出现房室分离现象，当心房与心室同时收缩时，S_1极其响亮，称为“大炮音”。

S_1减弱见于以下情况：①二尖瓣关闭不全，因瓣膜关闭不全致左室过度充盈，二尖瓣位置较高，活动幅度变小，S_1减弱。②P-R 间期延长，导致左室过度充盈，瓣膜位置较高，S_1减弱。③心肌炎、心肌病、心肌梗死和左心衰竭等疾病导致心肌收缩力下降时，S_1低钝。

S_1强弱不等：主要见于心房颤动、频发室性期前收缩、室性心动过速及完全性房室传导阻滞等。

2）第二心音强度改变：影响S_2强度的主要因素是主动脉、肺动脉内压力及半月瓣的完整性和弹性等。S_2有两个主要成分，即主动脉瓣成分（A_2）和肺动脉瓣成分（P_2），通常A_2在主动脉瓣区听诊最清晰，P_2在肺动脉瓣听诊区最清晰。儿童及青年期$P_2>A_2$，老年人则相反，成人$P_2=A_2$。

主动脉瓣区第二心音（A_2）增强：主要由于主动脉内压力增高所致，常见于高血压、主动脉粥样硬化等。

肺动脉瓣区第二心音（P_2）增强：主要由于肺动脉内压力增高所致。常见于：①二尖瓣狭窄、二尖瓣关闭不全、左心衰竭等；②伴有左至右分流的先天性心脏病，如房间隔缺损、室间隔缺损及动脉导管未闭等，因肺循环血量明显增多，肺动脉瓣关闭时受到血流冲击较大，右室流出道血流骤减引起的振动也较大，导致P_2增强。③呼吸系统疾病如肺气肿、肺栓塞等也可使肺动脉压增高导致P_2亢进。

主动脉瓣区第二心音（A_2）减弱：由于主动脉内压力降低所致。主要见于主动脉瓣狭窄、主动脉瓣关闭不全、主动脉瓣粘连或钙化等。

肺动脉瓣区第二心音（P_2）减弱：由于肺动脉内压力降低所致。主要见于肺动脉瓣狭窄及肺动脉瓣关闭不全等。

3）第一、第二心音同时改变：①S_1、S_2同时增强：常见于心脏活动增强时，如运动、情绪激动及贫血等。胸壁薄者，也会出现听诊心音有力，但并非真正心音增强。②S_1、S_2同时减弱：常见于心肌炎、心肌病及心肌梗死等心肌严重受损或休克等循环衰竭时；心包积液、左侧胸腔大量积液、肺气肿及胸壁水肿时，因心音传导受阻，使S_1、S_2同时减弱；体胖者胸壁较厚，听诊时心音减低。

（2）心音性质改变：心肌严重受损时，S_1失去原有的低钝性质，而与S_2相似，且多伴有心率增快，舒张期缩短而与收缩期相等，似钟摆之"嘀嗒"声，称为钟摆律。由于该音调常见于胎儿心音，故又称胎心律。钟摆律为心肌严重受损的重要体征，主要见于急性心肌梗死、重症心肌炎及扩张性心肌病等。

（3）心音分裂：生理情况下，心室收缩时二尖瓣与三尖瓣关闭并不完全同步，三尖瓣关闭略迟于二尖瓣0.02~0.03秒；心室舒张时主动脉瓣与肺动脉瓣的关闭也不完全同步，肺动脉瓣关闭略迟于主动脉瓣0.02~0.03秒，这种差别在一般情况下人耳不能分辨，故听诊仍为单一的S_1和S_2。在某些情况下，这种差别增大，在听诊时出现一个心音分成两个部分的现象，称为心音分裂。构成S_1两个成分即二尖瓣和三尖瓣关闭时间差距加大，形成S_1分裂；构成S_2两个成分即主动脉瓣和肺动脉瓣关闭时间差加大，形成S_2分裂。

1）S_1分裂：在生理情况下，只有少数儿童和青年可听到S_1分裂。在病理情况下，主要是机械或电活动延迟，使三尖瓣关闭明显迟于二尖瓣，在心尖部便可听到S_1分裂。①机械延迟：见于心衰、肺动脉高压及Ebstein畸形等，由于右室充盈时间延长，三尖瓣关闭明显延迟。②电延迟：见于右束支传导阻滞，右室激动和开始收缩时间均晚于左室，三尖瓣关闭延迟，引起S_1分裂。

2）S_2分裂：临床较常见，分为以下几种类型：①生理分裂：在生理情况下，正常人中，尤其是儿童和青年，深吸气末可以听到S_2分裂，呼气时又成为单一的S_2，这种情况称为生理性分裂。其产生机制是：吸气时胸腔负压增加，右心回心血量增多，右室排血时间延长，使肺动脉瓣关闭明显迟于主动脉瓣关闭（>0.035秒），形成S_2分裂。呼气时这两个成分的时距缩短，变为单一S_2。②通常分裂：是最常见的类型，一方面是由于某些疾病，使右室排血时间延长，肺动脉瓣关闭明显迟于主动脉瓣关闭，常见于完全性右束支传导阻滞、肺动脉瓣狭窄及二尖瓣狭窄等，另一方面或由于主动脉瓣关闭提前，左室射血时间缩短，主动脉瓣提前关闭，因而出现S_2分裂，常见于二尖瓣关闭不全、室间隔缺损等。③固定分裂：指S_2分裂几乎不受呼气、吸气的影响，分裂的两个成分的时距相对固定，常见于房间隔缺损。其产生机制为：吸气时右房回心血量增多，压力增高，使左向右分流减少；呼气时，回心血量虽较吸气时减少，但左向右分流增加，右房容量保持不变，右室排血时间大致相同，导致S_2分裂相对固定。④反常分裂（逆分裂）：较少见，是指主动脉瓣关闭迟于肺动脉瓣，即P_2在前，A_2在后，吸气时分裂变窄，呼气时分裂变宽。S_2反常分裂是重要的病理性心脏体征，常见于完全性左束支传导阻滞、主动脉瓣狭窄等（图3-5-23）。

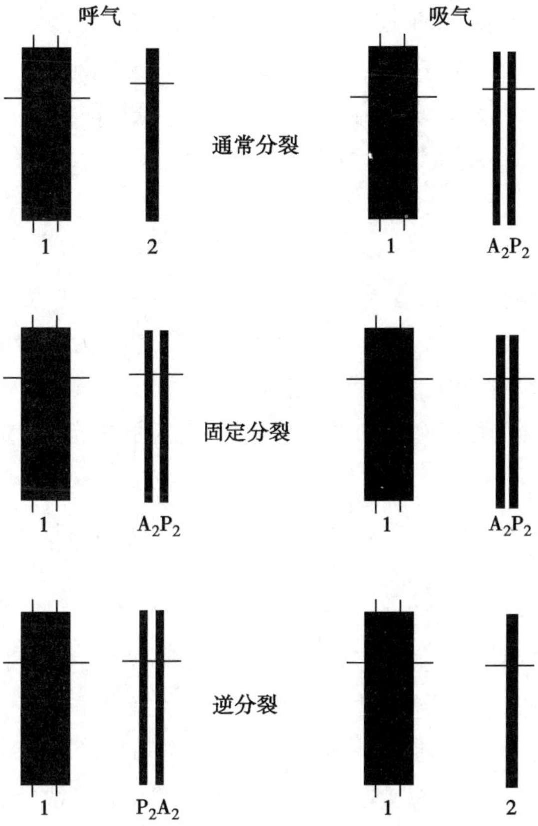

图 3-5-23　第二心音的分裂示意图

5. 额外心音　是指在原有心音之外，额外出现的病理性附加心音。额外心音大部分出现在 S_2 之后，S_1 之前，即舒张期；也可出现于 S_1 之后，S_2 之前，即收缩期；大多数是一个附加音，构成三音律；少数为两个附加音，构成四音律。由病理性 S_3 和(或)S_4 与原有的 S_1、S_2 构成的三音律或四音律，通常称为奔马律。

(1) 舒张期额外心音

1) 奔马律：由出现在 S_1 之后的病理性 S_3 或 S_4，与原有的 S_1、S_2 组成的节律，在心率快时(>100 次/min)，似马奔跑时的蹄声，故称奔马律。奔马律是心肌严重受损的重要体征，常见于心力衰竭、急性心肌梗死、心肌炎、扩张型心肌病、二尖瓣关闭不全、高血压性心脏病以及左向右分流量比较大的先天性心脏病(如室间隔缺损、动脉导管未闭等)等，它的出现和消失都具有重要的临床意义。经过正确治疗，奔马律可以消失，故也是心衰及心肌功能改善的标志。按出现时间的早晚，奔马律可分为三种：

①舒张早期奔马律：发生在舒张期较早时段，因为是由病理性 S_3 与 S_1、S_2 所构成的节律，又称第三心音奔马律。

产生机制：由于舒张期心室负荷过重，心肌张力减低，心室壁顺应性减退，在舒张早期心房血液快速注入心室时，引起已过度充盈的心室壁产生振动所致，故也称室性奔马律。这一机制与生理性第三心音产生机制相似，且发生时间、声音性质也大致相同，但两者又有明显区别(表 3-5-5)。

表 3-5-5　室性奔马律与生理性第三心音区别

室性奔马律	生理性第三心音
有严重器质性心脏病	健康人，儿童和青少年多见
心率常大于 100 次/min	心率常小于 100 次/min
不受体位影响	于坐位或立位时消失
额外心音距 S_2 较远，三个心音间隔大致相等，声音较响	S_3 距 S_2 较近，声音较低

舒张早期奔马律按其来源分为左室奔马律和右室奔马律，两者在听诊部位和临床意义方面略有不同，而以左室奔马律为常见，临床意义较重要，右室奔马律较少见。一般所言舒张早期奔马律通常是指左室奔马律。

听诊特点：a. 音调较低；b. 强度较弱；c. 额外心音出现在舒张期即 S_2后；d. 听诊最清晰部位，左室奔马律在心尖部，右室奔马律在胸骨下端左缘；e. 左室奔马律呼气末明显，吸气时减弱；右室奔马律吸气时明显，呼气时减弱。

临床意义：舒张早期奔马律反映左室功能低下，左室舒张期容量负荷过重，心肌功能严重障碍。它的出现提示左室充盈压、左房压和肺毛细血管楔嵌压明显升高，心脏指数和左室射血分数下降。

②舒张晚期奔马律：在收缩期开始之前即 S_1前 0.1 秒，故又被称为收缩期前奔马律。由于它实际上是由病理性 S_4与 S_1、S_2所构成的节律，也称为第四心音奔马律。

产生机制：舒张末期左室压力增高和顺应性降低，左房为克服来自心室的充盈阻力而加强收缩所致，因而也称为房性奔马律。

听诊特点：a. 音调较低；b. 强度较弱；c. 额外心音距 S_2较远，距 S_1近；d. 心尖区稍内侧听诊最清晰；e. 呼气末最响。

临床意义：反映心室收缩期压力负荷过重，室壁顺应性降低，多见于压力负荷过重引起心室肥厚的心脏病，如高血压性心脏病、肥厚型心肌病、主动脉瓣狭窄及肺动脉瓣狭窄等；也可见于心肌受损出现的心肌顺应性下降等疾病，如缺血性心肌病、心肌炎等。

③重叠奔马律：当同时存在舒张早期奔马律和舒张晚期奔马律时，听诊呈四个音响，如火车头奔驰时轮机发出的声音，称为四音律，又称“火车头”奔马律。当心率增至相当快（>120 次/min）时，舒张早期奔马律的 S_3与舒张晚期奔马律的 S_4互相重叠，称为重叠奔马律。心率减慢时，又恢复为四音律。常见于左或右心衰竭伴心动过速时。

2）开瓣音：S_2后出现的一个高调而清脆的额外音，又称二尖瓣开放拍击音。

产生机制：二尖瓣狭窄时的舒张早期，血液自左房快速经过狭窄的二尖瓣口流入左室，弹性尚好的二尖瓣迅速开放到一定程度又突然停止，引起瓣叶张帆式振动，产生拍击样声音。

听诊特点：①音调较高；②响亮、清脆、短促，呈拍击样；③心尖部及其内侧听诊清楚；④呼气时增强。

临床意义：开瓣音提示二尖瓣轻、中度狭窄，瓣膜弹性和活动性较好，因而常作为二尖瓣分离术、经皮二尖瓣球囊扩张术的适应证的参考条件。如狭窄严重、瓣膜钙化或伴有明显二尖瓣关闭不全，则开瓣音消失。三尖瓣狭窄也可产生开瓣音，但极少见。

3）心包叩击音：缩窄性心包炎时，在 S_2后约 0.1 秒出现的一个较响的短促声音，可在心前区听到，以心尖部和胸骨下段左缘最清晰。其产生机制：心包增厚、粘连，使心室舒张受限，在心室快速充盈时，心室舒张受心包阻碍被迫骤然停止，使室壁振动产生的声音。临床意义：主要见于缩窄性心包炎，也可见于慢性心包渗液、心包增厚及粘连等。单纯心包积液时偶可闻及。

4）肿瘤扑落音：带蒂的心房黏液瘤（多在左房）在左室舒张时，随血流进入左室，冲击二尖瓣叶，由于黏液瘤蒂柄突然紧张而产生振动，称为肿瘤扑落音。听诊特点：与开瓣音相似，音调不及开瓣音响，较开瓣音出现晚，在 S_2后，常随体位改变而变化。在心尖部及胸骨左缘 3、4 肋间听诊清楚。其临床意义为：为心房黏液瘤常见体征。

（2）收缩期额外心音：心脏在收缩期也可出现额外心音，如收缩期喷射音和喀喇音，其临床意义较小。收缩期额外心音可发生于收缩早期、中期或晚期。

1）收缩早期喷射音：亦称收缩早期喀喇音。出现于收缩早期，即 S_1后约 0.05~0.07 秒。按发生部位，收缩早期喷射音可分为肺动脉喷射音和主动脉喷射音。

产生机制：①主动脉、肺动脉由于某种原因扩张或压力增高，在左、右心室射血时引起突然紧张发生振动。②如存在主、肺动脉瓣狭窄而瓣膜活动尚好时，在左、右心室射血起始时瓣膜凸向主、肺动脉，而产生振动。

听诊特点：①出现时间紧跟在 S_1之后；②音调高而清脆、时间短促；③在心底部听诊最清楚，肺动脉喷射音在胸骨左缘第 2、3 肋间最响，主动脉喷射音在胸骨右缘第 2、3 肋间最响；④肺动脉喷射音于呼气时增强，吸气时减弱，主动脉喷射音的响度不受呼吸影响。

临床意义：肺动脉瓣喷射音常见于肺动脉高压、轻中度肺动脉瓣狭窄、房间隔缺损及动脉导管未闭等疾病；主动脉喷射音常见于主动脉瓣狭窄、主动脉瓣关闭不全、主动脉缩窄及高血压等疾病。

2）收缩中、晚期喀喇音：喀喇音出现于 S_1后 0.08 秒者称收缩中期喀喇音，出现于 0.08 秒以后者称收缩晚期喀喇音。

听诊特点：①调高、较强、短促，如关门落锁的“咔嗒”声；②最响部位在心尖区及其稍内侧；③随体位改变而变化，即某一体位可听到，改变体位可能消失。

产生机制：由于二尖瓣后叶（多见）或前叶在收缩中、晚期突入左房，引起“张帆”声响，也可由于腱索、瓣膜过长或乳头肌收缩无力，在收缩期突然被拉紧产生振动所致，这种现象称为二尖瓣脱垂。由于二尖瓣瓣叶突入左房，使二尖瓣关闭时闭合不严，血液反流至左房，部分患者可出现收缩晚期杂音。收缩中期喀喇音合并收缩晚期杂音称为二尖瓣脱垂综合征。

（3）医源性额外心音：由于人工器材的置入，造成的异常心音。目前主要有两种：①人工起搏音：由于置入人工心脏起搏器的电极引起，发生于 S_1前，呈高调，短促带喀喇音性质，在心尖区及胸骨左缘第 4、5 肋间清晰。②人工瓣膜音：由于置换人工瓣膜（金属瓣膜），在开放和关闭时瓣膜搏击金属支架所致。

6. 心脏杂音　指除心音和额外心音之外，由心室壁、瓣膜或血管壁振动产生的异常声音，其特点是持续时间较长，性质特异，可与心音分开或连续，甚至掩盖心音。杂音的不同特性，对某些心脏病的诊断具有重要意义。

（1）杂音产生的机制：正常人血液在血管内向前流动呈层流状态，如血流加快、管径异常或血黏度改变，则血流由层流变为湍流，进而形成旋涡，撞击心壁、瓣膜、腱索或大血管壁使之产生振动，在相应的部位可听到声音即杂音。具体机制见图 3-5-24。

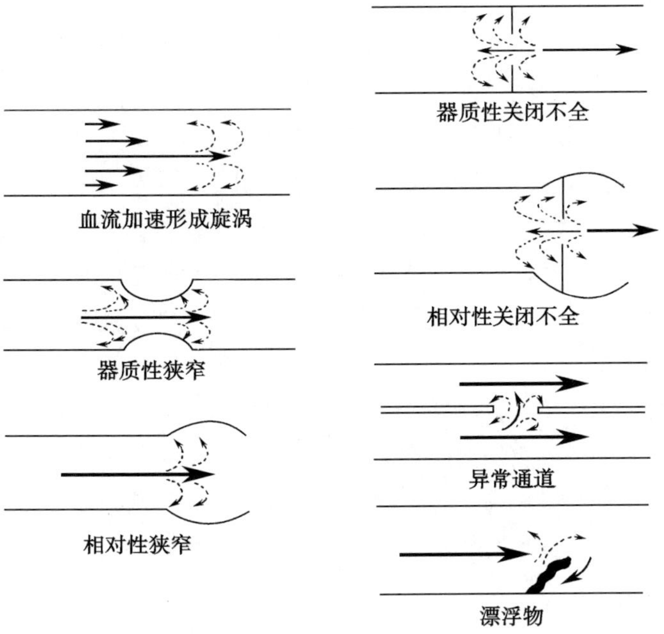

图 3-5-24　杂音产生机制示意图

1）血流加速：血流加速可形成旋涡。血流速度越快，旋涡就越容易产生，杂音也越响。正常人剧烈运动、高热、严重贫血及甲状腺功能亢进等，使血流速度加快，可出现杂音或使原有杂音增强。

2）瓣膜口狭窄或关闭不全：由于血流通过狭窄或关闭不全部位产生旋涡而出现杂音。①器质性狭窄：见于二尖瓣狭窄、主动脉瓣狭窄及肺动脉瓣狭窄等。②相对性狭窄：见于心室腔或主、肺动脉根部扩大引起的瓣膜口相对狭窄。③器质性关闭不全：见于二尖瓣关闭不全、主动脉瓣关闭不全等。④相对性关闭不全：见于左室扩大引起的二尖瓣关闭不全、右室扩大引起的三尖瓣关闭不全等。

3）异常通道：心脏内或相邻的大血管间存在异常通道而产生分流时，形成旋涡产生杂音。如室间隔缺损、动脉导管未闭及动静脉瘘等。

4）心腔内漂浮物：由于乳头肌、腱索断裂等导致断端在心腔内摆动，或瓣膜的赘生物等干扰血流，产生旋涡而引起杂音。

5）血管腔扩大或狭窄：动脉壁由于病变或外伤发生局限性扩张，形成动脉瘤。血液流入扩张部位时产生漩涡，形成杂音。血管狭窄亦可产生漩涡出现杂音，如主动脉缩窄、大动脉炎及肾动脉狭窄等。

（2）杂音听诊的要点：听诊杂音应按下述要点仔细听诊，以正确识别和判定杂音及其临床意义。

1）最响部位：杂音的最响部位与病变部位相关，也与血流方向有关。杂音在某瓣膜听诊区最响，常提示相应的瓣膜有病变。如杂音在心尖部最响，提示二尖瓣病变；在主动脉瓣区最响，提示主动脉瓣病变；在肺动脉瓣区最响，提示肺动脉瓣病变；在胸骨下端最响，提示三尖瓣病变；在胸骨左缘第3、4肋间听到响亮而粗糙的收缩期杂音，可能为室间隔缺损；在胸骨左缘第2、3肋间有连续性机器样粗糙杂音，则提示动脉导管未闭。

2）时期：按心动周期的变化，杂音可分为收缩期杂音、舒张期杂音和连续性杂音三种。收缩期和舒张期分别出现杂音时，则称为双期杂音。按杂音在收缩期或舒张期出现的早晚和持续时间长短，可进一步分为早期、中期、晚期和全期杂音。不同时期出现的杂音，常反映不同的病变。如心尖部听到的杂音，二尖瓣关闭不全时杂音在收缩期出现，而二尖瓣狭窄时的杂音则在舒张期出现。所以听诊时一定要注意区分杂音出现的时期。如二尖瓣狭窄的杂音，出现在舒张中、晚期，二尖瓣关闭不全的杂音占据整个收缩期甚至可遮盖第一心音，称全收缩期杂音。主动脉瓣或肺动脉瓣狭窄的杂音常为收缩中期杂音。主动脉瓣关闭不全的杂音则在舒张早期出现。一般认为，舒张期和连续性杂音均为病理性器质性杂音，收缩期杂音则有器质性和功能性两种，应注意区别。

3）性质：杂音的性质是指由于振动的频率不同而表现为音色和音调的不同。临床上常用生活中的类似声音来形容，如吹风样、隆隆样、叹气样、机器样、乐音样、鸟鸣样等。此外，还可按音调性质进一步分为柔和、粗糙两种。功能性杂音常较柔和，器质性杂音多较粗糙。不同病变产生的杂音性质也不同，如心尖区粗糙的吹风样收缩期杂音，常提示二尖瓣关闭不全，舒张期隆隆样杂音是二尖瓣狭窄的特征性体征；叹气样杂音常见于主动脉瓣区，为主动脉瓣关闭不全的特点；机器样杂音主要见于动脉导管未闭，杂音如机器声样粗糙；乐音样杂音为高调、类似音乐的杂音，多由于瓣膜穿孔、乳头肌或腱索断裂形成，常见于感染性心内膜炎、梅毒性心脏病及外伤等；鸟鸣音是另一种特殊的收缩期乐性杂音，调高而尖，如海鸥鸣，可见于风湿性心脏瓣膜病。

4）传导：杂音常沿血流方向传导，也可经周围组织传导。杂音越响，传导越广。故可根据杂音最响部位及其传导方向判断杂音来源及其病理性质。①二尖瓣关闭不全时的收缩期杂音向左腋下、左肩胛下区传导。②二尖瓣狭窄时舒张期杂音较局限。③主动脉瓣狭窄时收缩期杂音向右颈部或双侧颈部、胸骨上窝传导。④主动脉瓣关闭不全时舒张期杂音主要沿胸骨左缘下传并可达心尖。⑤三尖瓣关闭不全时收缩期杂音可传至心尖部。

杂音传导越远则声音越弱，但性质不变。在某瓣膜听诊区听到杂音应鉴别是该瓣膜产生的杂音还是传导而来的，可通过以下方法进行判断：移动听诊器，由听到杂音的一个瓣膜区向另一个瓣膜区移动，如杂音逐渐减弱，则此杂音来自于该瓣膜，另一瓣膜区的杂音可能是传导而来；如杂音先逐渐减弱，当移至靠近另一瓣膜区时，杂音又增强，则考虑两个瓣膜皆有病变。

5）强度：为杂音的响度。杂音的强度取决于以下几方面因素：①狭窄程度：一般来说，狭窄越重则杂音越强，但极度狭窄时则杂音反而减弱或消失。②血流速度：速度越快，杂音越强。③压力阶差：狭窄口两侧压力阶差越大，杂音越强。④心肌收缩力：心力衰竭时，心肌收缩力减弱，杂音减弱，心衰纠正后，收缩力增强，杂音增强。

杂音强度变化可用心音图记录，构成一定形态。常见的有 5 种形态：①递增型杂音：杂音开始较弱，逐渐增强，如二尖瓣狭窄时舒张期隆隆样杂音。②递减型杂音：杂音开始时较强以后逐渐减弱，如主动脉瓣关闭不全时舒张期叹气样杂音。③递增递减型杂音，又称菱形杂音，即杂音开始较弱，逐渐增强后又逐渐减弱，如主动脉瓣狭窄时收缩期杂音。④连续型杂音：杂音由收缩期开始（S_1后），逐渐增强，至 S_2时达最高峰，在舒张期逐渐减弱，直至下一心动周期的 S_1前消失。其形态实际上是个大菱形杂音，菱峰在 S_2处，如动脉导管未闭时的杂音。⑤一贯型杂音：杂音的强度始终保持大体一致，如二尖瓣关闭不全时的收缩期杂音（图 3-5-25）。

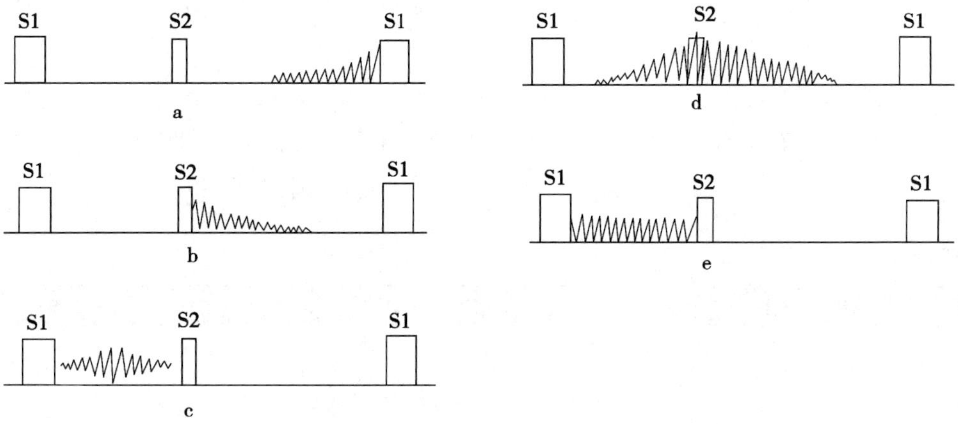

图 3-5-25　心脏各类杂音示意图

a. 递增型；b. 递减型 c. 递增递减型；d. 连续型；e. 一贯型

杂音强度的记录方法：通常采用 Levine 6 级分级法（表 3-5-6）。杂音的级别为分子，6 级分类法为分母，例如，响度为 2 级，则记为 2/6 级杂音。舒张期杂音是否分级，尚无统一意见。一般认为，2/6 级以下的杂音多为功能性，常无病理意义。3/6 级和 3/6 级以上的杂音多为器质性，具有病理意义。

表 3-5-6　杂音强度分级（Levine 6 级）

级别	响度	听诊特点	震颤
1	最轻	弱，易被忽略	无
2	轻度	较易听到，不太响亮	无
3	中度	杂音明显，较响亮	无或可有
4	响亮	杂音响亮	有
5	很响	杂音很强，向四周甚至背部传导，但听诊器离开胸壁即听不到	明显
6	最响	杂音最响，震耳，即使听诊器离胸壁一定距离也能听到	强

6）体位、呼吸和运动对杂音的影响：不同体位或改变体位、调整呼吸、运动等动作，可使某些杂音增强或减弱，有助于对杂音的判定和鉴别。

体位：①某些体位使杂音较易听到，如左侧卧位时，可使二尖瓣狭窄的舒张期隆隆样杂音更明显；坐位前倾时，可使主动脉瓣关闭不全的舒张期杂音更明显；仰卧位时，可使二尖瓣、三尖瓣关闭不全和肺动脉瓣关闭不全的杂音更明显。②迅速改变体位，使得血液分布和回心血量发生变化，导致杂音强度也会发生变化，如由卧位或下蹲位到迅速站立，瞬间回心血量减少，可使二尖瓣和三尖瓣关闭不全、肺动脉瓣狭窄和关闭不全、主动脉瓣关闭不全的杂音均减弱，而特发性肥厚型主动脉瓣下狭窄的杂音增强；如由立位或坐位迅速平卧，并抬高下肢，使回心血量增加，则上述立位时减弱的杂音均增强，而特发性肥厚型主动脉瓣下狭窄的杂音减弱。

呼吸：呼吸可使左、右心室的排血量及心脏的位置发生改变而影响杂音的响度，有助于判定杂音。①深吸气时，使右心排血量增加，使右心发生的杂音（如三尖瓣关闭不全或狭窄、肺动脉瓣关闭不全或狭窄）增强。②深呼气时，使左心的血量增加，使左心发生的杂音（如二尖瓣关闭不全或狭窄、主动脉瓣关闭不全或狭窄）增强。③吸气后，用力作呼气动作（valsalva 动作）时，回心血量减少，左、右心发生的杂音一般均减弱，而特发性肥厚型主动脉瓣下狭窄的杂音增强。

运动：运动时使器质性杂音增强，可用以发现较弱的杂音。如轻度二尖瓣狭窄时，患者运动后杂音增强，有助于诊断。

（3）杂音的临床意义：杂音对判定心血管疾病有着重要的临床意义，但健康人在某些条件下（如运动、发热及妊娠等）也可出现杂音，而有些心脏病（如冠心病、高血压性心脏病等）也可不出现杂音。因此不能单纯根据杂音来判定有无器质性心脏病。

在确定杂音的临床意义时应区分功能性和器质性杂音。二者鉴别具有重要临床价值。功能性杂音通常是指产生杂音的部位没有器质性病变，器质性杂音是指产生杂音的部位有器质性损害。由于舒张期杂音绝大多数为器质性杂音，故一般仅将收缩期杂音分为功能性与器质性（表 3-5-7）。

表 3-5-7　功能性与器质性杂音的鉴别

鉴别点	功能性	器质性
年龄	儿童、青少年多见	不定
部位	肺动脉瓣区和（或）心尖区	不定
性质	柔和，吹风样	粗糙，吹风样，常呈高调
持续时间	短促	较长，常为全收缩期
强度	一般为 3/6 级以下	常在 3/6 级以上
震颤	无	常伴有
传导	局限或传导不远	传导广远

功能性杂音虽无器质性病变，但有一些功能性杂音仍具有相当重要的临床意义。如二尖瓣狭窄时，三尖瓣本身并无器质性病变，但右室扩大可导致相对性三尖瓣关闭不全，使得三尖瓣区可闻及全收缩期吹风样杂音。这种由于心室腔、瓣环扩大引起的关闭不全或由于单位时间通过瓣膜的血流量增多引起的狭窄，分别称为相对性关闭不全或狭窄。

（4）各瓣膜区杂音的特点及意义

1）收缩期杂音

二尖瓣区：①功能性：常见于发热、轻中度贫血、甲状腺功能亢进、妊娠、剧烈运动等，听诊特点是杂音呈吹风样，性质柔和，2/6 级以下，时限较短，较局限，原因去除后杂音消失。②相对性：常见于扩张型心肌病、贫血、高血压性心脏病等，由于左室扩张，引起相对性二尖瓣关闭不全而产生杂音，听诊特点是呈吹风样，柔和，不向远处传导，随病情好转，杂音可减弱。③器质性：主要见于风湿性心脏病二尖瓣关闭不全、二尖瓣脱垂、乳头肌功能失调等，听诊特点是杂音呈粗糙的吹风样，高调，强度常在 3/6 级以上，持续时间长，占整个收缩期，可遮盖第一心音，常向左腋下传导，吸气时减弱，呼气时加强，左侧卧位时更明显。

三尖瓣区：①相对性：大多数是由于右室扩大引起相对性三尖瓣关闭不全而产生杂音，听诊特点与二尖瓣关闭不全相似，但杂音吸气时增强，呼气时减弱，此杂音随右室增大可传导至心尖区，易误诊为二尖瓣关闭不全。②器质性：三尖瓣器质性关闭不全极少见，杂音特点与二尖瓣器质性关闭不全相同。

主动脉瓣区：①器质性：多见。主要见于主动脉瓣狭窄，听诊特点是杂音为喷射性、吹风样，与第一心音之间有间隔，不掩盖第一心音，呈菱形，性质粗糙，常伴有震颤，向颈部传导，伴 A_2减弱。②相对性：主要见于主动脉粥样硬化、主动脉扩张、高血压等，听诊特点是杂音较柔和，一般无震颤，杂音常可沿胸骨右缘向下传导，常有 A_2亢进。

肺动脉瓣区：①功能性：多见于健康儿童或青少年，听诊特点为杂音柔和、吹风样，音调低，常为 2/6 级以下，不向远处传导，卧位时明显，坐位时减轻或消失。②相对性：在二尖瓣狭窄、房间隔缺损时，肺动脉高压导致肺动脉扩张，引起肺动脉瓣相对关闭不全而产生杂音，听诊特点与功能性杂音大致相同。③器质性：见于先天性肺动脉瓣狭窄。听诊特点为杂音呈喷射性，响亮而粗糙，强度为 3/6 级或 3/6 级以上，常伴有震颤，呈菱形，向上下肋间、左上胸及背部传导，P_2常减弱并有 S_2分裂。

其他部位：室间隔缺损时，可于胸骨左缘第 3、4 肋间听到响亮而粗糙的收缩期杂音，强度 3/6 级以上，向心前区传导，常伴有震颤。

2）舒张期杂音

二尖瓣区：①器质性：主要见于风湿性心脏病二尖瓣狭窄，听诊特点是心尖区舒张中晚期隆隆样杂音，先递减后递增，局限不传导，常伴有震颤及 S_1增强，可有开瓣音，这些特点是确定二尖瓣狭窄极为重要的根据。②相对性：主要见于主动脉瓣关闭不全引起的相对性二尖瓣狭窄，左室血容量增多及舒张期压力增高，使二尖瓣膜处于较高位置，呈现相对狭窄，因而产生杂音，称为奥斯汀·弗林特杂音（Austin Flint 杂音），此杂音应与器质性二尖瓣狭窄杂音相鉴别（表 3-5-8）。

表 3-5-8　二尖瓣器质性与相对性狭窄杂音的鉴别

鉴别点	器质性	相对性
杂音特点	粗糙，递增型，舒张中晚期	柔和，递减型，舒张早期
震颤	常伴	无
S_1亢进	常有	无
开瓣音	可有	无
心房颤动	常有	无
X 线	心影呈二尖瓣型，右室、左房增大	呈主动脉型，左室增大

三尖瓣区：器质性三尖瓣狭窄，极少见。听诊特点为杂音呈隆隆样，局限于胸骨左缘第 4、5 肋间，吸气时增强。

主动脉瓣区：主要见于主动脉瓣关闭不全，听诊特点是舒张早期叹气样杂音，递减型，胸骨左缘第 3 肋间最清楚，向下传导达心尖部，坐位前倾更易听到，呼气末屏气时杂音增强。

肺动脉瓣区：常见于二尖瓣狭窄、肺源性心脏病、原发性肺动脉高压等，由于肺动脉扩张引起瓣膜相对关闭不全，极少由器质性病变引起。听诊特点是舒张期吹风样或叹气样杂音，递减型，胸骨左缘第 2 肋间听诊最响，向第 3 肋间传导，平卧位及吸气时增强。此杂音又称为格雷厄姆·斯蒂尔杂音（Graham Steell 杂音）。

3）连续性杂音：常见于动脉导管未闭。听诊特点：杂音性质粗糙、响亮而嘈杂，称机器样杂音或 Gibson 杂音。杂音从 S_1后不久开始，持续整个收缩期和舒张期，呈大菱形杂音，S_2常被掩盖。杂音最响部位在胸骨左缘第 2 肋间，向上胸部和肩胛间区传导，常伴有震颤。此外，连续性杂音还可见于动静脉瘘及主动脉窦瘤破裂等。

7. 心包摩擦音　是指壁层和脏层心包由于炎症或其他原因出现纤维蛋白沉着，两层心包表面粗糙，随心脏搏动互相摩擦而产生的振动。

听诊特点：性质粗糙，呈搔抓样，与心跳一致，与呼吸无关，屏气时摩擦音仍出现，此点可与胸膜摩擦音相鉴别。摩擦音可在整个心前区听到，但以胸骨左缘3、4肋间最响，坐位前倾时更明显。以听诊器胸件向胸壁加压时，摩擦音可加强。

临床意义：心包摩擦音常见于心包炎（结核性、非特异性、风湿性及化脓性），也可见于急性心肌梗死、尿毒症和系统性红斑狼疮等。

（高凤敏）

第六节　血管检查

各种疾病均可累及包括动脉、静脉和毛细血管在内的全身血管。血管检查可为疾病的诊断提供极有价值的资料，是体格检查中不可忽略的部分。本节主要讲解周围血管检查，重点阐述脉搏、血压和血管杂音检查。

一、脉搏

脉搏检查是每个患者必做的常规检查。检查脉搏主要用触诊法。脉搏计可描记脉搏波形，床边监护仪可连续显示和记录脉搏搏动情况，直接观察脉搏波形、节律及频率等变化。

检查脉搏时，必须选择浅表动脉，临床多用桡动脉，也可检查颞动脉、颈动脉、肱动脉、股动脉和足背动脉等。检查者手指并拢，以示指、中指和环指指腹平放于动脉处，感觉脉搏搏动情况。两侧均须触诊，以作对比。正常人两侧差异很小，某些疾病时，两侧脉搏出现明显差异。例如，头臂型多发性大动脉炎，桡动脉两侧脉搏强弱不等，或一侧消失（多为左侧）。有些疾病如胸腹主动脉型多发性大动脉炎、主动脉缩窄等，脉搏上下肢强弱不等，故检查时还应作上下肢脉搏对比，并应同时作上下肢血压测量。

检查脉搏应注意脉率、脉律、紧张度、强弱、波形和动脉壁的情况。

（一）脉率

脉率可因年龄、性别、体力活动和精神情绪状态不同而有一定范围的变动。正常成人脉率为60～100次/min，儿童较快，3岁以下婴幼儿多在100次/min以上，老年人偏慢，女性稍快；白昼较夜间睡眠时快；餐后、活动后或情绪激动时增快。病理情况下，脉搏可增快或减慢。例如，发热、贫血、疼痛、甲状腺功能亢进、心力衰竭、休克及心肌炎等脉率增快；颅内压增高、阻塞性黄疸、伤寒、病态窦房结综合征、二度以上房室传导阻滞、甲状腺功能减退或服用某些药物如洋地黄类、β受体阻滞剂等脉率减慢。

除注意脉率增快或减慢之外，还应注意脉率与心率是否一致。正常人脉率与心率相等。某些心律失常时，如心房颤动、频发室性过早搏动时，脉率少于心率。这是由于部分心搏的搏出量显著下降，使周围动脉不能产生搏动，故每分钟的脉搏次数少于心搏次数。这种现象称为脉搏短绌（pulse deficit）。

（二）脉律

脉搏的节律是心搏节律的反映。正常人脉律规则，儿童、青少年和部分窦性心律不齐的成年人可出现吸气时脉搏增快，呼气时减慢现象。各种心律失常患者均可影响脉律，使脉搏不规则。如心房颤动者脉律绝对不规则，有期前收缩呈二联律或三联律者可形成二联脉、三联脉。二度房室传导阻滞时，心房的激动不能下传至心室，使心搏出现脱漏，脉搏亦相应脱落，脉律也不规则，称为脱落脉（dropped pulse），与短绌脉有根本区别。

（三）紧张度与动脉壁状态

脉搏的紧张度与血压高低（主要是收缩压）及动脉硬化的程度有关。检查时可将示指、中指和环指置于桡动脉上，近心端手指用力按压桡动脉，远心端手指触不到脉搏，表明近端手指已完全阻断了桡动脉血流，此时以所施的压力大小及感知的血管壁弹性情况判断脉搏的紧张度。正常人动脉壁光滑、柔软，并有一定的弹性，用手指压迫时，其远端脉搏不能触及。早期硬化仅可能触及动脉壁弹性消失；如动脉呈条索状，硬、且有迂曲和结节，提示有动脉硬化存在。

（四）强弱

脉搏的强弱决定于心搏出量、脉压和周围血管阻力大小。心搏出量增加，脉压增大，周围动脉阻力减低时，脉搏增强而振幅大，称为洪脉，见于高热、甲状腺功能亢进、主动脉瓣关闭不全、严重贫血等。心搏出量减少，脉压减小，周围动脉阻力增大时，脉搏减弱而振幅低，称为细脉，见于心力衰竭、主动脉瓣狭窄和休克等。

（五）波形

了解脉搏变化有助于心血管疾病的诊断，临床上通过触诊及无创脉搏示波描记可以记录脉搏波形。

1. 正常脉波　由升支（叩击波）、波峰（潮波）和降支（重搏波）三部分构成。升支发生在左心室收缩早期，为左室射血、主动脉压骤然升高引起，故较陡直；降支发生于左室舒张期，主动脉内仍维持一定压力，推动血液继续流向周围动脉，故降支较平缓。降支上有一切迹，继之以小的波峰称之为重搏波，这是由于主动脉瓣关闭，部分血流冲向主动脉瓣以及主动脉弹性回缩所致。在明显动脉硬化时重搏波趋于不明显（图 3-5-26）。

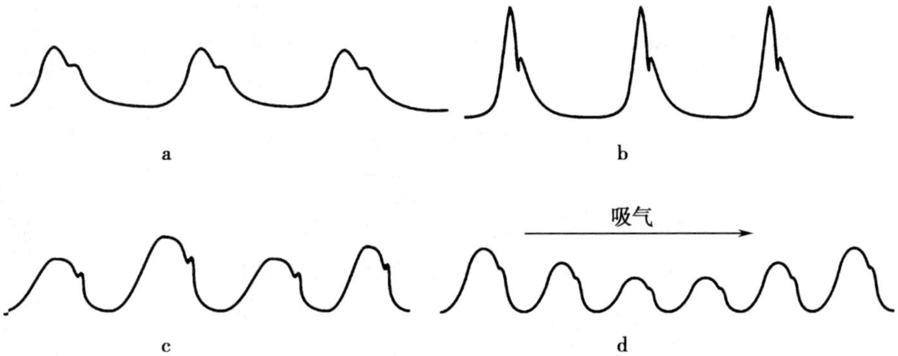

图 3-5-26　各种脉波波形

a. 正常脉波；b. 水冲脉；c. 交替脉；d. 奇脉

2. 水冲脉（water hammer pulse）　脉搏骤起骤落，如潮水涨落，故名水冲脉。检查方法是将患者前臂抬高过头，检查者用手紧握其手腕掌面，可明显感知犹如水冲的急促而有力的脉搏冲击。这是由于周围血管扩张或存在分流、反流导致脉压增大所致。前者见于甲状腺功能亢进、严重贫血、脚气病等，后者主要见于主动脉瓣关闭不全、动脉导管未闭、动静脉瘘等。

3. 迟脉（pulsus tardus）　脉压减小所致。升支上升缓慢，波顶平宽，降支亦较缓，振幅低。主要见于主动脉瓣狭窄、急性心肌梗死、严重心力衰竭。

4. 交替脉（pulsus alternans）　指节律正常而强弱交替出现的脉搏。其机制尚未完全肯定，一般认为是左室收缩力强弱交替所致。交替脉是左室衰竭的重要体征。常见于高血压性心脏病、急性心肌梗死、主动脉瓣关闭不全等。

5. 奇脉（paradoxical pulse）　又称吸停脉，指吸气时脉搏明显减弱甚至消失的现象。其产生机制是由于左室排血量减少所致。正常人吸气时，回心血量增多，肺循环血量增多，而肺静脉血流进入左室的量较呼气时无明显改变，左室搏出量亦无明显变化，故吸气呼气时脉搏强弱无显著变化。如心包积液、缩窄性心包炎、心包填塞时，心室舒张受限，吸气时肺循环容纳血量虽增加，但体静脉回流受限，右室排入肺循环血量减少，致使肺静脉回流亦减少，故左室搏出量锐减，脉搏减弱。明显的奇脉在触诊时即可感知，不明显的奇脉可在听诊血压时发现。当袖带放气出现动脉音后，稳定在舒张压与收缩压之间听诊，吸气时此音明显减弱，且伴有收缩压较呼气时降低 10mmHg 以上。

6. 无脉（pulseless） 即脉搏消失，可见于两种情况：①严重休克时，脉搏触不到；②多发性大动脉炎时，由于大动脉闭塞，相应部位的脉搏触不到。

二、血压

血压（blood pressure，BP）指体循环动脉血压，为重要的生命体征。当心室收缩时，主动脉内压力急剧升高，在收缩中期达到最高值，称为收缩压（systolic blood pressure，SBP）；心室舒张时，主动脉内压力逐渐下降，在舒张末期达到最低值，称为舒张压（diastolic blood pressure，DBP）；收缩压和舒张压之差为脉压（pulse pressure）。动脉血压的平均值称为平均动脉压。

（一）测量方法

测量血压有两种方法：①直接测量方法，即将特制导管经周围动脉穿刺，送入主动脉，导管末端经传感器，通过监护仪，自动显示血压数值，此法优点是精确、实时，且不受周围动脉收缩的影响，但为有创方法，需专用设备，技术要求高，故仅适用于危重、疑难病例和大手术患者。②间接测量法，即目前广泛采用的袖带加压法，以血压计测量。血压计有水银式、弹簧式和电子血压计，诊所和医院常用水银式血压计和电子血压计，推荐使用经国际标准认证合格的上臂式电子血压计。间接测量法的优点是简便易行，但易受多种因素影响，尤其是周围动脉舒缩的影响。目前，高血压指南推荐24小时动态血压监测（ambulatory blood pressure monitoring，ABPM），其在高血压诊断、血压类型判断、降压药物疗效评价等方面具有较高应用价值。

间接测血压的操作规程：

1. 打开血压计开关，检查水银柱是否在“0”。患者半小时内禁烟、禁咖啡、排空膀胱，在安静环境下休息5～10分钟。

2. 采取仰卧位或坐位，被测的上肢裸露、伸直并轻度外展，肘部应与心脏同一水平。袖带气囊中间对准肱动脉，紧贴皮肤束于上臂，袖带下缘距肘弯横纹上2～3cm。袖带松紧以能放一个手指为宜。

3. 检查者先于肘窝处触知肱动脉搏动，再将听诊器胸件置于肱动脉上，轻压听诊器胸件与皮肤紧密接触，不得与袖带接触，更不可塞在袖带下。然后，向袖带内充气，边充气边听诊，待肱动脉搏动消失再将汞柱升高20～30mmHg。

4. 松开充气旋钮并缓慢放气，两眼平视汞柱缓慢下降，汞柱下降速度以2～4mm/s为宜。按Korotkoff分期法，听到第一次声响时的汞柱数值为收缩压（第1期），随着汞柱下降，声音逐渐加强（第2期），继而出现吹风样杂音（第3期），然后声音突然变小而低沉（第4期），最终声音消失（第5期），声音消失时汞柱数值为舒张压。某些疾病（如多发性大动脉炎）需测双上肢血压，以作对比。有些疾病（如主动脉缩窄、多发性大动脉炎等），还需测下肢血压。

5. 血压至少应测量2次，间隔1～2分钟，取其平均值。如收缩压或舒张压2次读数相差5mmHg以上，应再次测量，以3次读数的平均值作为测量结果。

6. 血压测量完毕后，将气囊排气，并卷好气袖平整放入血压计中。然后使玻璃管中汞柱完全进入水银槽，关闭汞柱开关和血压计。测下肢血压的方法与测上肢血压相同，但患者应采取俯卧位，选用较宽的袖带，束于腘窝上方3～4cm处，听诊器体件置于腘窝处动脉上，判定收缩压、舒张压方法同上。正常人两上肢的血压可有5～10mmHg的差异。上下肢血压以袖带法测量时，下肢血压较上肢高约20～40mmHg，但在动脉穿刺或插管直接测量时则无显著差异。

袖带选择：袖带大小要适合患者的上臂臂围，至少应包裹80%上臂，所以，应根据患者手臂的粗细选择合适的袖带，以保证血压测量的准确性。

（二）血压标准

流行病学研究证实，血压水平随年龄增长而升高，且随性别、种族、职业、生理情况和环境条件不同而有差异，如健康人卧位所测得的血压较坐位时稍低；活动、饮茶或咖啡、吸烟、饮酒、情绪激动或精神紧张时，血压可稍上升，且以收缩压为主，对舒张压影响较小。由于影响血压的因素较多，因此不能依据一次测量血压的结果判定其正常与否，应该根据在几个不同的场合下，多次血压测量的结果加以判断。

随着流行病学和临床研究的不断深入，高血压的诊断标准曾被多次修改。中国高血压防治指南（2010年修订版）标准如表 3-5-9。

表 3-5-9　血压水平的定义和分类

类别	收缩压（mmHg）	舒张压（mmHg）
正常血压	<120	<80
正常高值	130~139	85~89
高血压		
1 级高血压（轻度）	140~159	90~99
2 级高血压（中度）	160~179	100~109
3 级高血压（重度）	≥180	≥110
单纯收缩性高血压	≥140	<90

注：当患者收缩压和舒张压分属于不同级别时，以较高的分级为准

相关链接

2017 年美国 ACC/AHA 高血压指南标准

类别	收缩压（mmHg）		舒张压（mmHg）
正常血压	<120	和	<80
正常高值	120~129	和	<80
高血压			
1 级高血压	130~139	或	80~89
2 级高血压	≥140	或	≥90

（三）动态血压监测

动态血压监测：是高血压诊治中的一项进展。通常采用 2 种方法：即以袖带麦克风感知柯氏音法或震荡法，按设定的时间间期测定血压。通常设白昼时间为 6：00am~10：00pm，15 分钟或 20 分钟测量血压一次；晚间为每 30 分钟记录一次。动态血压的国内正常参考标准：24 小时平均血压值<130/80mmHg，白天平均值<135/85mmHg，夜间平均值<125/75mmHg。动态血压避免了传统的诊所或临床血压测量次数少、观察误差、不能了解昼夜节律变化、血压波动等情况。临床不仅用于诊断“单纯性诊所高血压”（即“白大衣高血压”）、顽固性高血压、发作性高血压或低血压、血压波动大的患者，而且也用于临床研究，如正常或异常心血管调节机制、血压波动及夜间低血压的临床意义、抗高血压新药或联合用药治疗的降压评价等提供科学的手段。

（四）血压变动的临床意义

1. 高血压　收缩压≥140mmHg，和（或）舒张压≥90mmHg 即为高血压。仅仅收缩压达到高血压水平者，称单纯收缩期高血压。高血压 95% 为原发性高血压（essential hypertension），5% 为继发性高血压（secondary hypertension），如肾脏疾病、肾上腺皮质和髓质肿瘤、肢端肥大症、甲状腺功能亢进及颅内压增高等。

2. 低血压　血压低于 90/60mmHg 时，称为低血压（hypotension）。持续的低血压常见于严重疾病，如休克、急性心肌梗死、心力衰竭、心脏压塞、肺梗死及肾上腺皮质功能减退等，也可见于极度衰弱者。如果患者平卧 5 分钟以上，然后站立 1 分钟和 5 分钟，其收缩压下降 20mmHg 以上，并伴有头晕或晕厥，称直立性

低血压。

3. 两上肢血压不对称　指两上肢血压相差达5~10mmHg，若超过此范围则属异常，主要见于多发性大动脉炎、先天性动脉畸形及血栓闭塞性脉管炎等。

4. 上下肢血压差异常　正常下肢血压应较上肢血压高20~40mmHg，如等于或低于上肢血压，则提示相应部位动脉狭窄或闭塞。见于主动脉缩窄、胸主动脉型大动脉炎、闭塞性动脉硬化、髂动脉或股动脉栓塞等。

5. 脉压改变　当脉压>40mmHg，称为脉压增大。主要见于主动脉瓣关闭不全、老年主动脉硬化、动脉导管未闭、动静脉瘘、甲状腺功能亢进和严重贫血等。脉压<30mmHg称为脉压减小。主要见于主动脉瓣狭窄、严重心力衰竭、低血压、心包积液及缩窄性心包炎等。

三、血管杂音及周围血管征

（一）静脉杂音

由于静脉压力低，不易出现显著压力阶差和旋涡，故杂音多不明显。临床较有意义的有颈静脉"营营"声（无害性杂音），听诊部位在右锁骨上窝，特点为低调、柔和的连续性杂音，坐位和立位时明显，卧位时减弱或消失，颈部转向对侧或头后仰时杂音出现或加强，用手指压迫颈静脉暂时中断血流则杂音消失。易误为甲状腺功能亢进之血管杂音。肝硬化时，由于门静脉高压，腹壁侧支循环静脉扩张，血流增快，于脐周或上腹部闻及连续的静脉嗡鸣音。

（二）动脉杂音

动脉杂音多见于周围动脉、肺动脉和冠状动脉。如：①甲状腺功能亢进时的颈部血管杂音，为连续性杂音；②多发性大动脉炎时，根据累及部位不同，可在两侧锁骨上、颈后三角区或背部听到收缩期杂音；③肾动脉狭窄时，可在上腹部及腰背部听到收缩期杂音；④周围动静脉瘘时，可在病变部位听到连续性杂音；⑤肺内动静脉瘘时，可在胸部相应部位听到连续性杂音。

（三）周围血管征

脉压增大除可触及水冲脉外，还可有周围血管征，包括颈动脉搏动增强、毛细血管搏动征、枪击音、Duroziez双重杂音。

1. 毛细血管搏动征（capillary pulsation）　正常人毛细血管搏动极难看出。当脉压增大时，则可出现毛细血管搏动。检查方法：用手指轻压患者指甲末端，或以玻片轻压患者口唇黏膜使局部变白，当心脏收缩和舒张时发白的局部边缘出现有规律的红、白交替改变即为毛细血管搏动征。主要见于主动脉瓣重度关闭不全、甲状腺功能亢进、严重贫血等。

2. 枪击音（pistol shot sound）　在外周较大动脉表面，常选择股动脉，轻放听诊器膜型体件可闻及与心搏一致短促如射枪的声音。主要见于主动脉瓣关闭不全。

3. Duroziez双重杂音　将听诊器钟型体件置于股动脉上，并使体件方向稍偏近心端，稍加压力，可闻及收缩期与舒张期双期连续性吹风样杂音。这是由于脉压增大时，听诊器加压，人为造成动脉狭窄，血流往返于狭窄处形成杂音。见于主动脉瓣重度关闭不全、严重贫血、甲状腺功能亢进等。

（任明芬）

第七节　循环系统常见疾病的临床症状和体征

一、二尖瓣狭窄

二尖瓣狭窄（mitral stenosis）主要由风湿热引起，少数为先天性狭窄或老年性二尖瓣环或环下钙化。病理解剖变化为瓣膜交界处和基底部炎症水肿，瓣叶广泛增厚僵硬、粘连，腱索融合缩短，导致瓣口变形和狭窄。正常二尖瓣质地柔软，瓣口面积约 4~6cm^2。当瓣口减至 1.5~2.0cm^2时为轻度狭窄，1.0~1.5cm^2时为中度狭窄，<1.0cm^2时为重度狭窄。当二尖瓣狭窄时，左房血液在舒张期流入左室受阻，使左房内压增高，左房代偿性扩张和肥厚，肺静脉和肺毛细血管发生淤血和扩张，继而出现肺动脉压增高，右心室负荷过重而发生肥厚和扩张，导致右心衰竭。此外，由于左心房扩大，难于维持正常的心电活动，故常发生心房颤动。快速的心房颤动可使肺毛细血管压力上升，易加重肺淤血或诱发肺水肿。

1. 症状　早期症状为劳力性呼吸困难、夜间阵发性呼吸困难，严重时端坐呼吸甚至出现肺水肿，可伴有咳痰、痰中带血，咳粉红色泡沫样痰、咯血，当发生右心功能衰竭时，可出现少尿和下肢水肿。

2. 体征

（1）视诊：可有二尖瓣面容，心尖搏动可在正常位置或略向左移，如儿童期发病，因右室增大可出现心前区隆起。

（2）触诊：心尖部可触及舒张期震颤，当右心室肥大时，胸骨左下缘或剑突下可触及抬举性搏动。

（3）叩诊：轻度二尖瓣狭窄时心界无扩大，中度以上狭窄时可因右室增大和肺总动脉扩张，出现心浊音界稍向左扩大，心腰部膨出，呈梨形。

（4）听诊：特征性改变为心尖部闻及较局限的隆隆样舒张中晚期杂音，以左侧卧位、呼吸末及活动后更明显。可闻及第一心音亢进，开瓣音、肺动脉瓣区第二心音亢进伴分裂，有时可听到 Graham-Steell 杂音，出现心房纤颤时，心律绝对不齐，心音强弱不等，脉搏短绌。

二、二尖瓣关闭不全

二尖瓣关闭不全（mitral insuffciency）可分为急性和慢性两种类型。急性常由感染或缺血坏死引起腱索断裂或乳头肌坏死以及人工瓣膜置换术后开裂而引起。慢性多见于风湿热造成的瓣叶损害，其他可见于二尖瓣脱垂、冠心病乳头肌功能失调、老年退行性瓣膜病变等。主要病理改变为瓣叶纤维化、增厚、僵硬和缩短、乳头肌和腱索粘连，使瓣膜不能正常关闭。主要病理生理改变是收缩期左心室部分血流反流入左心房，使左心房扩张及肥厚，肺毛细血管扩张，肺静脉淤血，在舒张期左心室充盈量增多，使左心室肥厚和扩大。持续负荷加重，可出现左心衰竭。左心室舒张末压增高，肺淤血加重，继之，肺动脉压也增高，出现右心室肥厚和右心室衰竭。

1. 症状　轻度二尖瓣关闭不全患者可无症状，较重者可有乏力、心悸、活动后气促。可合并心房颤动，但肺水肿及咯血较二尖瓣狭窄少见。

2. 体征

（1）视诊：心尖搏动向左下移位。

（2）触诊：心尖搏动可呈抬举性，在重度患者可触及收缩期震颤。

（3）叩诊：心浊音界向左下扩大，晚期可向两侧扩大。

（4）听诊：心尖部可闻及吹风样全收缩期杂音，性质粗糙、强度为 3/6 级以上，向左腋下和左肩胛下角区传导。此外，第一心音常减弱或被杂音掩盖，可闻及肺动脉瓣区第二心音亢进伴分裂，吸气时明显。

三、主动脉瓣狭窄

主动脉瓣狭窄（aortic stenosis）主要病因有风湿性、先天性及老年退行性钙化等。风湿性主动脉瓣狭窄为瓣叶增厚，交界处粘连所致，瓣叶缩短时常伴有关闭不全。正常主动脉口面积约为 3cm^2。当瓣口面积<1cm^2时，左心室排血受阻，左心室压力增加，逐渐引起左心室肥厚。当心功能不全时，可有左心室扩张，顺应性减低，心排出量减少，左心室舒张末压增高和肺淤血。由于心排血量减少及左心室肥厚，心肌耗氧量增加，活动后可有心肌缺血、心绞痛、各种心律失常及大脑供血不足。

1. 症状:轻者可多年无症状,严重狭窄者可有晕厥,心绞痛或心衰,少数可发生猝死。

2. 体征

(1) 视诊:心尖搏动增强,位置可正常或向左下移位。

(2) 触诊:心尖搏动有力,可呈抬举性,胸骨右缘第二肋间可触及收缩期震颤。

(3) 叩诊:心浊音界可正常或向左下扩大。

(4) 听诊:胸骨右缘第二肋间可听到收缩期喷射性杂音,粗糙而响亮,常为3/6级以上,向颈部传导。此外,主动脉瓣区第二心音减弱,第二心音反常分裂。

四、主动脉瓣关闭不全

主动脉瓣关闭不全(aortic insufficiency)主要病因为风湿热,其他包括退行性变、马方综合征等。主要病理生理改变为舒张期血液从主动脉反流回左室,导致左室容量负荷过重,引起左心室代偿性扩张及肥厚,最终出现左心衰竭。当主动脉瓣反流明显时,主动脉舒张压下降直接影响冠脉供血,可有心绞痛。由于舒张压下降,脉压加大,可出现周围血管征。由于左室舒张期容量增加,二尖瓣前侧叶处于较高位置,可出现相对性二尖瓣狭窄。

1. 症状　可有头颈部搏动感,心悸、头晕、心绞痛等。

2. 体征

(1) 视诊:心尖搏动可向左下移位,搏动范围较广。

(2) 触诊:心尖搏动向左下移位,呈抬举性搏动。

(3) 叩诊:心浊音界向左下扩大,心腰不大,心浊音区呈靴型。

(4) 听诊:主动脉瓣区或主动脉瓣第二听诊区可闻及叹气样、递减型舒张期杂音,向胸骨左下方及心尖部传导,坐位前倾及呼气末屏住呼吸时更明显。主动脉瓣关闭不全明显时,可在心尖部出现Austin-Flint杂音,为柔和、低调、递增型舒张早中期隆隆样杂音。此外,脉压增大时,可出现周围血管征:如颈动脉搏动、点头运动、水冲脉、毛细血管搏动征、枪击音、Duroziez双重杂音等。

五、心包积液

心包积液(pericardial effusion)指心包腔内液体量异常增加(正常心包液约30~50ml)。病因有感染性(病毒、结核、化脓性等)和非感染性(尿毒症、风湿性、肿瘤性等)。由于心包腔内液体量增加,心包腔内的压力随之升高,影响心室舒张和静脉回流,导致心室充盈及心排血量减少,从而引起一系列血流动力学改变。大量或急性心包积液量较大时可出现心包填塞。

1. 症状　症状的轻重与积液的绝对量和积液的增加速度有关。常见症状为心前区闷痛、心悸、呼吸困难、腹胀、水肿等。如大量心包积液压迫邻近器官,可产生干咳、声音嘶哑、吞咽困难等。

2. 体征

(1) 视诊:心尖搏动明显减弱或消失。

(2) 触诊:心尖搏动弱,不易触到。

(3) 叩诊:心浊音界向两侧扩大,并随体位变动,坐位时浊音界心尖部增宽,卧位时心底部增宽。

(4) 听诊:少量心包积液,可闻及心包摩擦音。心包积液量增多时,心包摩擦音消失,心音弱而遥远。此外,大量心包积液时,可出现颈静脉怒张,深吸气时更明显(Kussmaul征);脉压小,脉搏细弱,可出现奇脉。当左肺下叶因心包积液的挤压出现肺不张时,可于左肩胛下区出现语音震颤增强,叩诊浊音,听诊闻及支气管肺泡呼吸音,称为Ewart征。

(周汉建)

学习小结

1. 胸部常用的标志包括有：骨性标志、垂直线标志、自然陷窝。

2. 乳房的检查主要采用视诊、触诊。 在描述乳腺包块时应注意部位、大小、外形、硬度、压痛及活动度。 乳房触诊后，还应触诊腋窝、锁骨上窝及颈部淋巴结有无肿大。

3. 肺部的检查包括：视诊（呼吸运动、呼吸频率、呼吸节律），触诊（胸壁、胸廓扩张度、语音震颤和胸膜摩擦感），叩诊（叩诊音、正常的肺界和肺下界移动度），听诊（呼吸音、异常呼吸音、啰音、胸膜摩擦音）。

4. 心脏的检查包括视诊、触诊、叩诊、听诊，重点是掌握心脏触、叩检查方法、顺序、异常改变的临床意义，难点是心脏听诊，听诊内容。

5. 掌握血压测量的正确方法，牢记高血压、正常血压、低血压的诊断标准，掌握脉搏的检查方法，了解周围血管征。

复习参考题

1. 请描述典型大叶性肺炎肺实变期的胸部体征。

2. 请描述典型慢阻肺急性加重期的胸部体征。

3. 请描述典型左侧中等量胸腔积液的胸部体征。

4. 请描述典型左侧气胸的胸部体征。

5. 何为心尖搏动？心尖搏动的正常部位？

6. 试述心脏震颤的定义和发生机制？

7. 试述心浊音界改变的心脏因素及临床常见疾病？

8. 简述瓣膜听诊区？

9. 试述第一心音和第二心音的区别？

10. 试述额外心音的分类？

11. 试述心脏杂音的发生机制？

12. 试述心脏杂音的特性与听诊要点？

13. 试述生理性与器质性心脏杂音的鉴别要点？

14. 何谓 Graham-Steell 杂音？何谓 Austin-Flint 杂音？

15. 周围血管征包括哪些？

第六章　腹部

学习目标

掌握	腹部检查的基本方法，特别是腹部触诊的方法、主要内容及临床意义。
熟悉	腹部常见症状、体征及临床意义。
了解	腹部检查的注意事项。

腹部主要由腹壁、腹腔和腹腔内脏器组成。腹部范围上起自横膈,下至骨盆,前面与两侧为腹壁,后面为脊柱和腰肌,中间为腹腔。腹腔内脏器较多,与消化、泌尿、内分泌、血液、心血管各系统均有联系。腹腔脏器交错重叠,正常脏器与异常病变易于混淆,需要仔细检查与辨别。

第一节　腹部的体表标志及分区

一、体表标志

腹部常用的体表标志有:①肋弓下缘;②剑突;③腹上角;④脐;⑤髂前上棘;⑥腹直肌外缘;⑦腹中线;⑧腹股沟韧带;⑨耻骨联合;⑩肋脊角(图 3-6-1)。

二、腹部分区

借助腹部体表标志和几条人为画线可以将腹部划分为几个区域。目前临床常用以下两种分区分法。

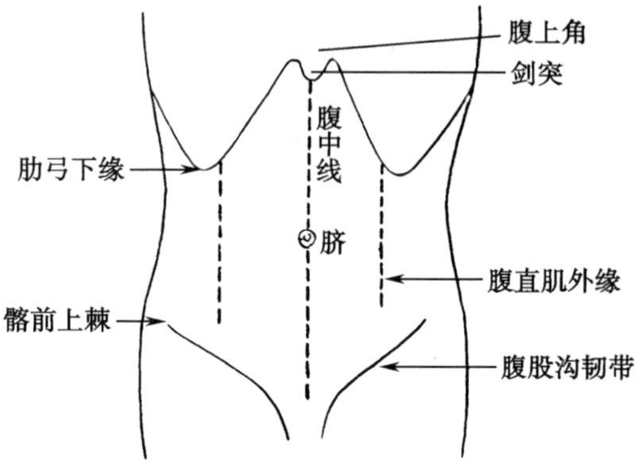

图 3-6-1　腹部前面体表标志示意图

(一)四区分法

经过脐分别划一水平线和垂直线,将腹部划分为四区,即右上腹部、右下腹部、左上腹部、左下腹部(图 3-6-2)。各区所包含的主要脏器如下:

1. 右上腹部　肝、胆囊、幽门、十二指肠、小肠、胰头、右肾及肾上腺、结肠肝曲、部分横结肠及腹主动脉、大网膜。

2. 右下腹部　盲肠、阑尾、部分升结肠、小肠、充盈的膀胱、女性增大的子宫以及右侧卵巢和输卵管、男性右侧精索及右侧输尿管。

3. 左上腹部　肝左叶、脾脏、胃、小肠、胰体、胰尾、左肾和肾上腺、结肠脾曲、部分横结肠及腹主动脉、大网膜。

4. 左下腹部　乙状结肠、小肠、充盈的膀胱、女性增大的子宫、左侧卵巢和输卵管、男性左侧精索及左输尿管。

（二）九区分法

由两条水平线和两条垂直线将腹部划分为“井”字形的九区。两条水平线为:两侧肋弓下缘连线和两侧髂前上棘连线。两条垂直线为:通过左、右髂前上棘与腹中线连线中点的垂直线。四条线相交,将腹部分成左、右季肋部,左、右腹(腰)部,左、右髂窝部,上腹部、脐部(中腹部)、下腹部(耻骨上部)(图 3-6-3)。各区所包含的主要脏器如下:

1. 右季肋部　肝右叶、胆囊、结肠肝曲、右肾及右肾上腺。

2. 右腹(腰)部　升结肠、部分空肠、右肾。

3. 右髂部　盲肠、阑尾、回肠下段、淋巴结、女性右侧输卵管和卵巢、男性右侧精索。

4. 上腹部　胃、肝左叶、十二指肠、胰头、胰体、横结肠、腹主动脉、大网膜。

5. 中腹部(脐部)　十二指肠、空肠、回肠、下垂的胃或横结肠、肠系膜及其淋巴结、输尿管、腹主动脉、大网膜。

6. 下腹部(耻骨上部)　回肠、乙状结肠、输尿管、充盈的膀胱、女性增大的子宫。

7. 左季肋部　脾、胃、结肠脾区、胰尾、左肾、左肾上腺。

8. 左腹(腰)部　降结肠、空肠、回肠、左肾。

9. 左髂部　乙状结肠、淋巴结、女性左侧输卵管和卵巢、男性左侧精索。

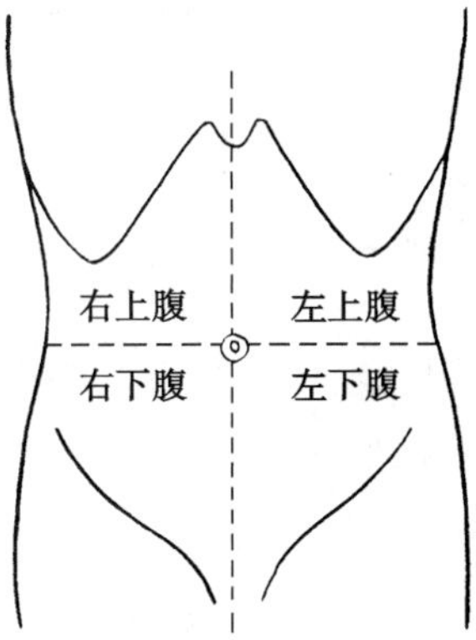

图 3-6-2　腹部体表分区示意图(四区分法)

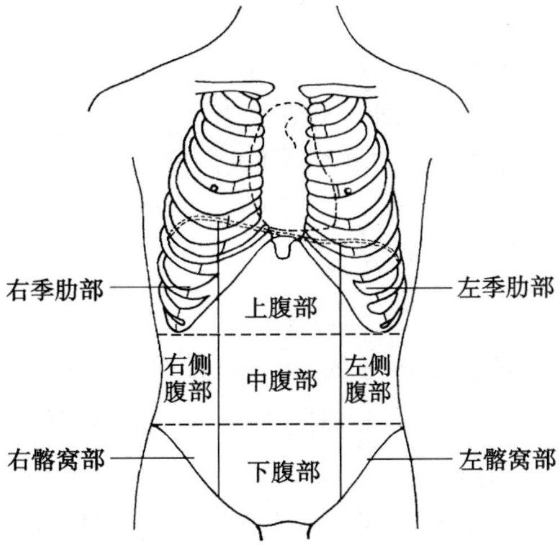

图 3-6-3　腹部体表分区示意图(九区分法)

(张海蓉)

第二节　腹部的检查

一、视诊

基本要求:光线充足柔和,室内温度适宜,充分暴露,躯干及其他部位应遮盖。检查者站在患者右侧,被检查者应先取仰卧位,两手平放于躯干两侧,两腿弯曲并稍分开,张开嘴缓缓腹式呼吸。光线自头侧或足侧射来,这样有利于观察腹部表面的器官轮廓、包块、肠型和蠕动波。

内容:腹部外形、呼吸运动、腹壁静脉、胃肠型和蠕动波、腹壁其他情况。

（一）腹部外形

健康正力型成年人平卧时,前腹面大致处于肋缘至耻骨联合平面或略凹,称为腹部平坦。肥胖者及小儿前腹面可高出肋缘至耻骨联合平面,称为腹部饱满。老年人和消瘦者前腹面低于肋缘至耻骨联合平面,称腹部低平。腹部外形异常的病理情况见于:

1. 腹部膨隆(abdominal bulge)　仰卧时,前腹壁明显高于肋缘至耻骨联合水平,外形呈凸起状,称腹部膨隆。

(1) 全腹膨隆:腹部外形可呈球状或蛙腹状。除肥胖症和妊娠外,其他原因的全腹膨隆多为疾病所致。

1) 腹腔积液:腹水量很大、或同时合并腹膜炎症或肿瘤侵犯时,腹部膨隆可呈球状,见于肝硬化、结核性腹膜炎、心力衰竭、缩窄性心包炎以及腹膜原发或转移癌、肾病综合征、胰源性腹水等。腹腔大量积液时,平卧位腹壁松弛,液体由于重力分布于腹腔两侧,腹部呈扁而宽状,外形呈蛙状腹(frog belly)。

2) 胃肠胀气:胃肠道内大量积气可引起全腹膨隆,呈球状(球形腹),见于各种原因引起的肠梗阻或肠麻痹。

3) 气腹(pneumoperitoneum):气体积聚在腹腔,见于消化道穿孔或治疗性人工气腹。

4) 腹腔内巨大包块:如巨大卵巢囊肿和畸胎瘤等。

(2) 局部膨隆:①局部腹块,主要见于增大的脏器、肿瘤、炎性包块;②局部胀气:胃或部分肠胀气;③腹壁肿块和疝等;④局部积液。要注意膨隆的部位、外形、与体位或呼吸的关系以及有无搏动等。

右上腹膨隆可见于肝脏肿大、胆囊肿大及结肠肝曲肿瘤。左上腹膨隆可见于脾脏肿大、结肠脾曲肿瘤或巨结肠。上腹部膨隆可见于肝左叶肿大、胃癌、胃扩张、胰腺假性囊肿或肿瘤等。腰部膨隆见于多囊肾、巨大肾上腺瘤、肾盂大量积水或积脓。脐部膨隆可见于脐疝、腹部炎性包块。下腹部膨隆可见于子宫增大(妊娠、肌瘤等)、卵巢囊肿或膀胱胀大。后者导尿后消失。右下腹膨隆可见于回盲部结核或克罗恩病、肿瘤或阑尾周围脓肿等。左下腹膨隆可见于降结肠及乙状结肠肿瘤等。

腹壁包块和腹腔内包块均可引起腹部局部膨隆。两者可采取以下方法鉴别(抬头试验):被检查者仰卧,两腿伸直,让被检者主动抬头,使其腹壁紧张。如包块更加明显,说明包块位于腹壁;反之,如包块不明显或消失,说明位于腹腔内。

2. 腹部凹陷(abdominal retraction)　仰卧位时前腹面明显低于肋缘至耻骨联合水平面,称腹部凹陷。

(1) 全腹凹陷:仰卧时,全腹壁呈弥漫性的显著内凹,见于消瘦、脱水、膈肌麻痹、上呼吸道梗阻(吸气)、膈疝(腹腔脏器入胸腔)、腹膜炎腹肌痉挛性收缩等。严重时前腹壁几乎贴近脊柱,肋弓、髂嵴和耻骨联合异常显露,腹部外形呈舟状,称舟状腹(scaphoid abdomen),见于极度消瘦、严重脱水、恶病质(cachexia),如恶性肿瘤晚期、慢性消耗性疾病晚期(结核病、败血症等)以及神经性厌食等疾病。

(2) 局部凹陷:较少见。手术后腹壁瘢痕收缩引起的局部凹陷,患者立位或加大腹压时,凹陷可更为显著。白线疝(腹直肌分裂)或切口疝患者卧位时凹陷明显,立位或加大腹压时,局部反而膨出。

（二）呼吸运动

正常人呼吸时腹壁可上下起伏,称为呼吸运动。男性和小儿以腹式呼吸为主,成年女性以胸式呼吸为主。①腹式呼吸减弱或消失:见于腹膜炎症(腹肌、膈肌痉挛强直),剧烈腹痛,膈肌麻痹,大量腹水,腹腔内巨大肿物,妊娠。②腹式呼吸增强:少见,可见于癔症和胸腔积液等。

（三）腹壁静脉

正常人的腹壁静脉一般不显露,消瘦、皮肤白皙、腹壁薄而松弛的老年人隐约可见,但无迂曲、扩张。腹壁静脉曲张(abdominal wall varicosis)见于门脉高压症或上、下腔静脉回流受阻,并出现侧支循环形成时。部分门脉高压显著者,在脐部可以见到曲张静脉以脐为中心呈簇状向四周延伸,如水母头(caput medusae)。检查腹壁血流方向，有助于判断静脉阻塞部位（图 3-6-4）。门静脉回流受阻时，脐周围静脉显著曲张，血流方向与正常人相同，脐以上向上，脐以下向下（图 3-6-5）。下腔静脉阻塞引起的腹壁静脉曲张多见于腹壁两侧，脐上、脐下腹壁静脉血流方向均向上（图 3-6-6）；反之上腔静脉阻塞时，脐上、脐下的腹壁静脉血流方向均向下。

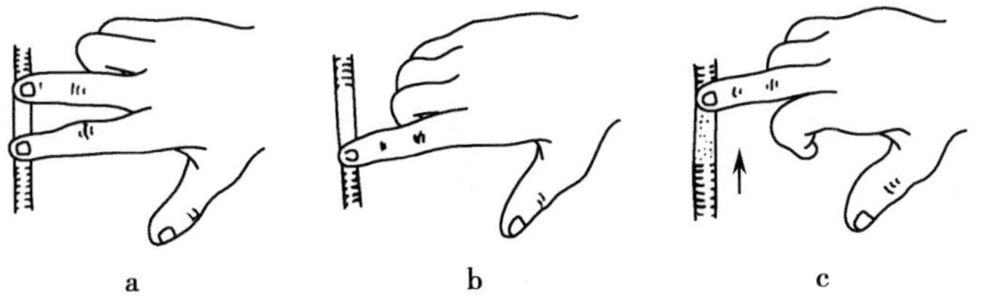

图 3-6-4　检查静脉血流方向手法示意图

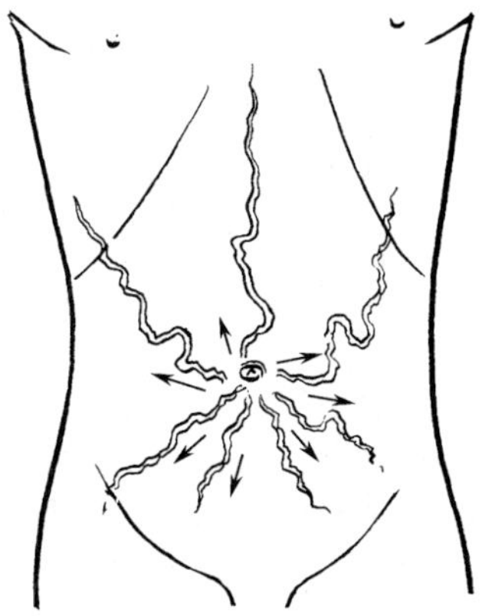

图 3-6-5　门静脉高压时腹壁浅静脉血流分布和方向

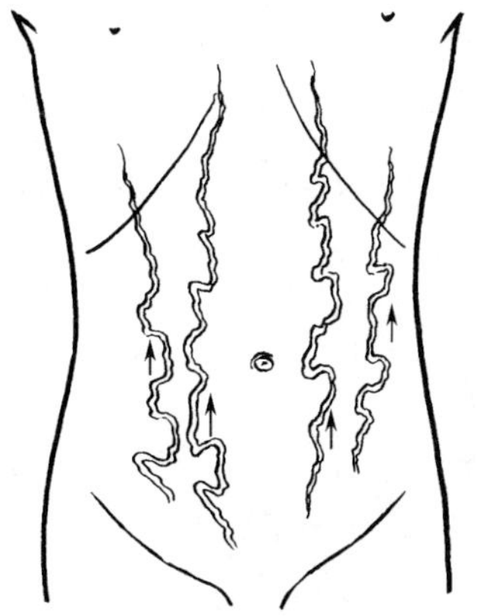

图 3-6-6　下腔静脉梗阻时腹壁浅静脉血流分布和方向

（四）胃肠型和蠕动波

正常人腹部很少出现胃和肠的轮廓及蠕动波。腹壁菲薄而又松弛的经产妇或极度消瘦者可能见到轻微的蠕动波。胃肠道发生梗阻时，梗阻近段的胃或肠段由于胀气和积液，饱满而隆起，可显现出各自轮廓，称为胃型或肠型（gastral or intestinal pattern）。梗阻近段的胃肠蠕动强烈，在腹壁上可见到蠕动波（peristalsis）。在幽门梗阻时，除了可以见到缓慢地向右推的胃蠕动波在相当于幽门部位消失外，尚可见到自右向左的逆蠕动波。小肠梗阻时可以见到管状突起的肠型和肠蠕动波，多位于脐区。

（五）腹壁其他情况

1. 皮疹　不同类型的皮疹提示不同疾病，充血性或出血性皮疹常出现于发疹性高热疾病或某些传染病（如麻疹、猩红热、斑疹伤寒等）。紫癜或荨麻疹可能是过敏性疾病全身表现的一部分。一侧腹部或腰部的疱疹（延脊神经走行分布）提示带状疱疹的诊断。

2. 色素　正常人腹部皮肤颜色较暴露部位稍淡。皮肤皱褶处如腹股沟及系腰带处有褐色素沉着，提示可能为慢性肾上腺皮质功能减退症（Addison 病）。急性出血坏死性胰腺炎或宫外孕破裂时，部分患者因腹腔内出血或后腹膜出血，两侧腰部出现淤血呈青紫色或蓝色，称 Grey-Turner 征；脐周围出现者，称 Cullen 征。部分妊娠女性的脐至耻骨之间中线上褐色素沉着，分娩后可逐渐消失。

3. 腹纹　有的肥胖者下腹部可以见到银白色条纹，称白纹，为腹壁真皮裂开所致。妊娠纹大多分布于下腹部和髂部，腹纹处皮肤稍薄，妊娠期呈淡蓝色或粉红色，产后变为银白色，长期存在。皮质醇增多症常出现皮肤紫纹，分布于下腹部和臀部以及股上部。

4. 瘢痕　既往有腹部外伤、手术、腹壁感染等，常可留下瘢痕。根据手术瘢痕分布的特定部位，可以判定患者的手术史，如右下腹 McBurney 点处的切口瘢痕表明既往为阑尾手术，右上腹腹直肌旁切口提示为胆囊摘除术。

5. 疝　腹部疝可分为腹内疝和腹外疝两大类。后者多见，为腹腔内容物经腹壁或骨盆壁的间隙或薄弱部分向外突出于体表而成。脐疝多见于婴幼儿；切口愈合不良或腹膜缝合断裂者，直立时切口瘢痕处可见有隆起，称切口疝；股疝位于腹股沟韧带中部，多见于女性；腹股沟斜疝则偏于内侧，多见于男性。腹股沟斜疝可下降至阴囊，站立或用力咳嗽时明显，卧位时可缩小或消失，可以用手法还纳，嵌顿时，患者会出现急腹症。

6. 脐　正常脐稍凹陷或与腹壁相平，明显肥胖者脐多深陷。腹水或妊娠时，由于腹内压力增高，脐部向外明显凸出。脐部红肿、糜烂或有脓液者，多为脐部炎症。

7. 腹部体毛　男性胸骨前的体毛可向下延伸达脐部。男性的阴毛分布多呈三角形，尖端向上，可沿前正中线直达脐部；女性阴毛分布为倒三角形，上缘为一水平线，止于耻骨联合上缘处，界限清楚。腹部体毛增多或女性阴毛呈男性型分布见于皮质醇增多症或肾上腺性变态综合征。腹部体毛稀少见于腺垂体功能减退症、黏液性水肿或性腺功能减退症。

8. 上腹部搏动　上腹部搏动大多由腹主动脉搏动传导而来，一般不可见，但可见于正常人较瘦者。病理状态下，上腹部搏动常见于：①腹主动脉及分支的肿瘤；②肿大的脏器或肿块压在腹主动脉上；③肝血管瘤（肝脏搏动）；④二尖瓣狭窄或三尖瓣关闭不全引起的右室肥大（剑下搏动）。

二、触诊

腹部触诊是腹部检查的主要方法。触诊既可验证视诊所见，又能发现视诊未能察觉到的体征，如腹部脏器肿大、包块、腹膜刺激征等。某些疾病如急性阑尾炎、急性胆囊炎、宫外孕及弥漫性腹膜炎等，触诊对诊断具有决定性作用。

腹部触诊主要采用浅部触诊法和深部触诊法。触诊时，被检者取仰卧位，手平放于身体两侧，双腿屈曲并稍分开，以放松腹肌，充分暴露腹部，嘱被检者作平静腹式呼吸，使膈下脏器随呼吸上下移动。检查者站在被检者右侧，面对被检者，先以全手掌放于腹壁上，使其适应片刻，并感受被检者腹壁紧张程度，然后轻柔地按顺序依次触诊腹部各区。一般先从左下腹开始，按逆时针方向进行触诊，原则上先检查健康部位，后检查病痛所在部位，由浅入深，由轻至重，并观察被检者反应。腹部触诊内容包括：腹壁紧张度、压痛及反跳痛、脏器触诊、腹部肿块、液波震颤、振水音等。

（一）腹壁紧张度

正常人腹壁有一定张力，但触之柔软，较易压陷，称腹壁柔软。某些病理情况下可使全腹或局部腹壁紧张度增加、减弱或消失。

腹壁紧张度增加：按压腹壁阻力较大，有明显的抵抗感。可分为：

（1）全腹肌紧张：一般由于腹腔内炎症、大量积气和（或）积液所致。①板状腹：又称全腹高度紧张，表现为全腹壁强直硬如木板，见于急性胃肠穿孔或实质脏器破裂所致急性弥漫性腹膜炎；②腹壁揉面感或柔韧感：表现为全腹紧张度增加，触之犹如揉面团一样，为慢性炎症对腹壁的刺激，腹膜增厚，肠管、肠系膜粘连所致。常见于结核性腹膜炎、癌性腹膜炎。

（2）局限性腹壁紧张：提示该处腹内脏器的炎症侵及邻近腹膜所致，如阑尾炎（右下腹肌紧张）、胆囊炎（右上腹肌紧张）。

（3）腹壁紧张度减低或消失：表现为触诊腹部，手指按压时感腹壁松软无力，失去弹性。多见于老年人、经产妇、慢性消耗性疾病、大量放腹水后、腹肌瘫痪（脊髓损伤）、重症肌无力等。局部腹壁紧张度降低见于腹壁疝。

（二）压痛及反跳痛

1. 压痛　正常腹部触摸时不引起疼痛，重按时仅有一种压迫感。真正的压痛来自腹壁或腹腔内病变。腹壁病变较浅，可借抓捏腹壁或仰卧位作屈颈抬肩动作使腹壁肌肉紧张时触痛更明显，而有别于腹腔内病变引起。腹腔内病变,如脏器炎症、淤血、肿瘤、破裂、扭转以及腹膜的刺激等均可引起压痛。压痛的部位常提示存在相关脏器的病变,如上腹压痛常见于肝、胆、胃、十二指肠、胰及横结肠的病变;某些疾病如心梗、胸膜炎、肺下部炎症,可出现上腹部或季肋部压痛(牵涉痛)。

局限而固定的压痛,称之为压痛点,压痛点具有定位诊断价值。常见压痛点:①胃、十二指肠点:上腹剑下正中偏左或偏右;②胆囊点:右腹直肌外缘与肋弓交界处;③阑尾点(Mc Burney 点):右髂前上棘与脐连线的外 1/3 处。

2. 反跳痛　触诊有压痛时,用并拢的 2、3、4 指按压于原处停留片刻,然后突然抬起,若被检者腹痛骤然加重,表情痛苦,称为反跳痛。反跳痛是腹膜壁层受到炎症波及的表现,多见于腹内脏器病变累及邻近腹膜,也可见于原发性腹膜炎。如患者同时存在腹肌紧张、压痛与反跳痛,称腹膜刺激征,是临床诊断急性腹膜炎的可靠体征。

(三)脏器触诊

1. 肝脏触诊　主要用于了解肝脏下缘的位置和肝脏的质地、表面、边缘及搏动等。可采用单手触诊或双手触诊。

(1) 单手触诊:医师站在被检者右侧,右手四指并拢,掌指关节伸直,与肋缘大致平行地放在被检者右侧腹部,用示指、中指末端桡侧进行触诊。随被检者呼气时,手指压向腹深部,吸气时,手指向前上迎触下移的肝脏,如此反复进行,手指不能离开腹壁,并逐渐向肋缘方向滑动,直到触及肝脏或肋缘为止(文末彩插 3-6-7)。需在右锁骨中线及前正中线上,分别进行触诊,并测量其与肋缘或剑突根部的距离,以厘米表示。

(2) 双手触诊:右手位置同单手触诊手法,左手托住被检者右腰部,拇指张开置于季肋部,触诊时左手向上托推,右手触诊方法与单手触诊相同(文末彩插图 3-6-8)。

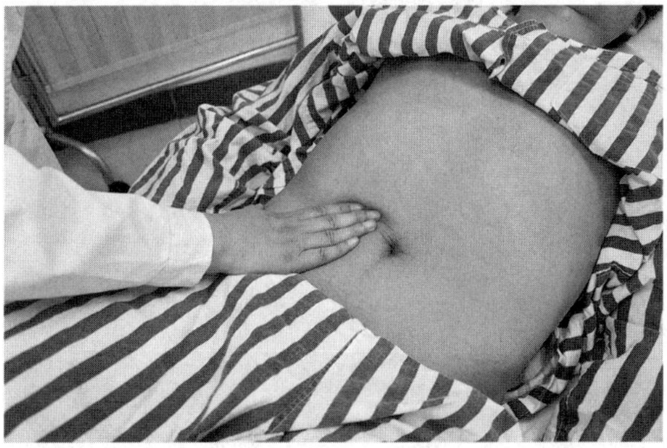

彩插 3-6-7　肝脏单手触诊法

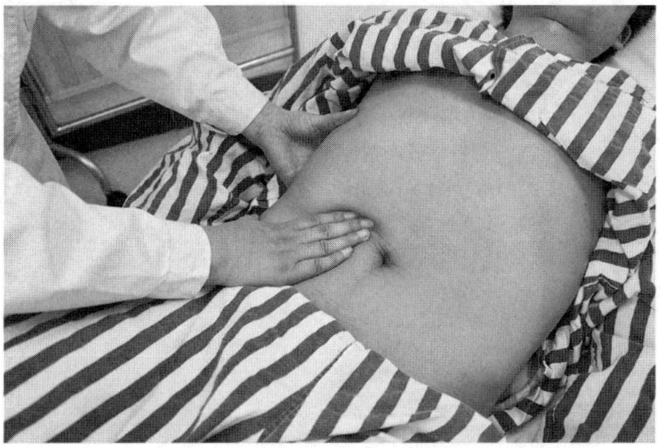

彩插 3-6-8　肝脏双手触诊法

(3) 触诊内容:触诊肝脏时,应详细体会并描述下列内容:

1) 大小:正常成人肝脏一般在右肋缘下触诊不到,但腹壁松软或消瘦者,于深吸气时可触及肝下缘,在右肋缘下不超过 1cm,在剑突下 3cm 左右。腹上角较锐利的瘦高者,在剑突下可达 5cm。超出上述标准者,如肝脏质地柔软,表面光滑,无压痛,应首先考虑肝脏下移,此时可用叩诊法叩出肝上界,如肝上界也相应降低,肝上下径正常,则为肝脏下移,如肝上界正常或升高,则提示肝大。

肝脏下移常见于内脏下垂、肺气肿、右侧胸腔大量积液导致膈肌下降。肝肿大可分为弥漫性或局限性,弥漫性肿大常见于肝炎,肝淤血,脂肪肝;局限性肿大常见于肝肿瘤,肝脓肿,肝囊肿。肝脏缩小见于急性和亚急性重型肝炎、肝硬化晚期,病情极为严重。

2) 质地:分为 3 级:质软、质韧、质硬。①质软,如触口唇和舌样,见于正常肝脏;②质韧,如触鼻尖,常见于急慢性肝炎,脂肪肝,肝淤血;③质硬,如触前额,常见于肝硬化、肝癌。如触及囊性感,多为肝囊肿。

3）表面情况与边缘情况：表面是否光滑，有无结节，边缘的厚薄是否整齐。

4）压痛：正常肝脏无压痛。肝包膜因炎症或其他因素被绷紧，则有压痛；肝炎、肝淤血时，呈弥漫性压痛；肝脓肿时，呈局限性压痛或叩击痛。

5）搏动：正常肝脏以及因炎症、肿瘤等原因引起的肝脏肿大时并不伴搏动。如触到搏动需进行鉴别：三尖瓣关闭不全、肝血管瘤时可呈扩张性搏动；肿大肝脏压迫腹主动脉时，可呈传导性（单向性）搏动。

6）肝区摩擦感：肝周围炎时，肝表面与邻近腹膜因有纤维素性渗出物而粗糙，呼吸时相互摩擦产生震动。

7）肝震颤：见于肝棘球蚴病，包囊内子囊浮动撞击囊壁形成震颤。

2. 脾脏触诊

（1）触诊体位及方法：包括仰卧位触诊和侧卧位触诊，一般采用双手触诊法。仅在脾脏明显肿大而位置又较表浅时（如巨脾），采用右手单手触诊。

1）仰卧位触诊：被检者取仰卧位，双腿屈曲，充分暴露腹部。医师站在被检者右侧，左手绕过腹前方，手掌置于左腰部第 9~11 肋处，试将脾脏从后向前托起，右手掌平放于脐部，右手三指（示、中、环指）伸直并拢，与左侧肋弓大致成垂直方向，从脐水平开始，配合被检者腹式呼吸，用示指、中指末端桡侧进行触诊，以手指弯曲的力量下压腹壁，直至触及脾缘或左肋缘（文末彩插 3-6-9）。

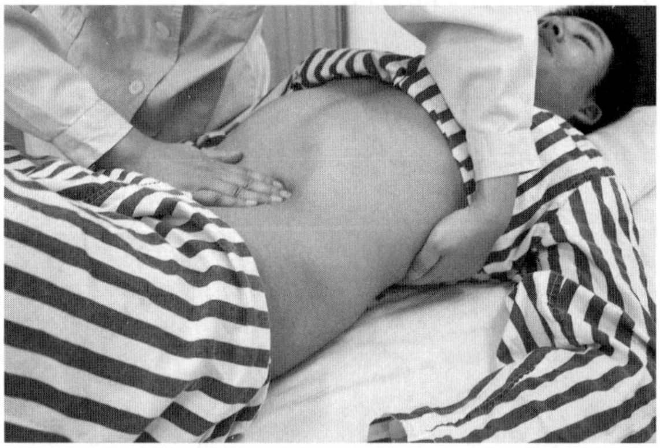

a

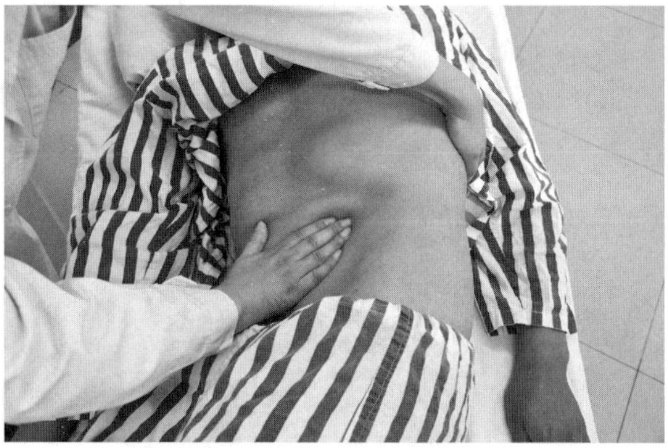

b

彩插 3-6-9　脾脏触诊法

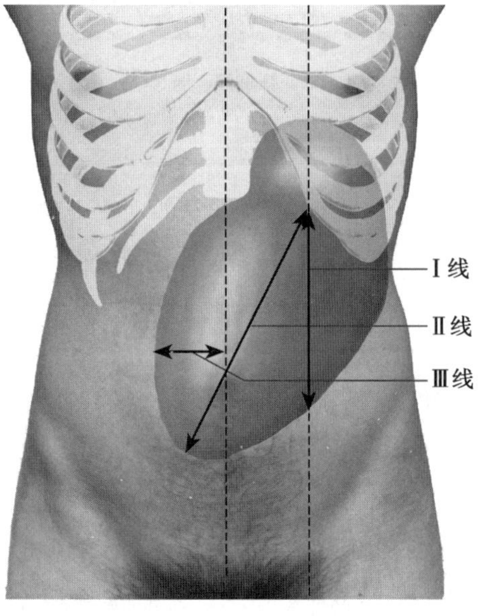

彩插 3-6-10　脾脏肿大测量法

2）侧卧位触诊：当脾脏较小时，仰卧位触诊不到脾脏时，可采用侧卧位触诊。嘱被检者取右侧卧位，右下肢伸直，左下肢屈曲，用双手触诊法进行操作。左手掌置于被检者左腰部第 9~11 肋处，试将脾脏从腰背部向腹部紧推，右手三指伸直并拢，与左侧肋弓大致呈垂直方向，配合被检者腹式呼吸，用示指、中指末端桡侧进行触诊，直至触及脾缘或左肋缘（见文末彩插 3-6-9）。

（2）脾脏肿大的测量：①第Ⅰ线：左锁骨中线上，肋缘至脾脏下缘之间的距离，以 cm 表示。脾脏轻度肿大只作第Ⅰ线测量。②第Ⅱ线：左锁骨中线与肋缘交点至脾脏最远点之间的距离。③第Ⅲ线：脾脏右缘距前正中线之间的距离。脾脏向右越过前正中线测量为正值，反之为负值（文末彩插 3-6-10）。

（3）脾脏肿大的分度及常见病因

1）轻度：指脾缘不超过肋下 2cm 者，常见于急慢性肝炎、伤寒、急性疟疾等。

2）中度：指脾缘超过肋下 2cm，但在脐水平线以上者，常见于肝硬化早期、慢淋、淋巴瘤等。

3）重度：指脾缘超过脐水平线或前正中线者，常见于巨脾症、晚期血吸虫病、慢粒、骨髓纤维化等。

（4）触诊内容：触及肿大脾脏时，需详细描述其大小、质地、表面情况、边缘情况，有无压痛，搏动、摩擦感。在左肋缘下还可能触动其他包块，如增大的左肾、肿大的肝左叶、胰尾部囊肿、结肠脾曲肿物、第 11 肋前端等，应注意鉴别。

3. 胆囊触诊

（1）胆囊的定位：胆囊点位于右腹直肌外缘与肋缘交界处或右锁骨中线与肋缘的交界处。

（2）触诊体位及方法：采用单手滑行触诊法触诊胆囊。检查者站于被检者的右侧，右手四指并拢，掌指关节伸直，与右侧肋缘大致平行地放在被检者右上腹部，嘱被检者缓慢深呼吸，当被检者深呼气时，手指压向腹部深处。在被检者深吸气时，手指向前向上在胆囊点下方滑行触诊下移的胆囊。

（3）正常情况下，胆囊在肋下触不到。

（4）墨菲征（Murphy）：采用钩指触诊法进行，左手掌平放于被检者右胸下部，以拇指指腹勾压于右肋缘下胆囊点处，然后嘱被检者缓慢深吸气。在吸气过程中，发炎的胆囊下移时，碰到用力按压的拇指，即可引起剧烈触痛或因疼痛而屏住呼吸或停止深吸气，即为 Murphy 征阳性，主要见于急性胆囊炎。

（5）无痛性胆囊肿大：又称库瓦西耶征（Courvoisier sign），常见于胰头癌、壶腹癌，压迫胆总管导致胆道阻塞，表现为渐进性阻塞性黄疸及无痛性大胆囊。

4. 肾脏的触诊

（1）检查方法：一般采用双手触诊法。患者仰卧，两腿稍屈起，医生位于患者右侧。触诊右肾时，右手掌放在患者右季肋部肋弓的下方，左手掌顶住患者右后腰部。随着患者呼吸运动将右手逐渐压向腹腔深部，同时用左手将后腹壁顶向前方，当两手相互配合触诊时即可触及肾脏。如未触到，让患者深吸气，使肾脏下降，如果肾脏大部分能被触及，则可以将其在两手间夹住，有时仅能触及肾脏下极。在触诊左肾时，左手绕过患者身体前方，左手托住患者左侧后腰部，右手掌平放在左侧季肋部，手指微弯，指端置于肋弓下方，然后以同样方法检查。需要注意的是，由于右肾位置较左侧低，所以右肾较左肾易触及。

（2）临床意义：正常情况下，肾脏触不到。仅在瘦长型患者身上可触及右肾下极。正常肾脏表面光滑而钝圆，质地坚实而有弹性，有浮沉感。触及肿大的肾脏时，患者常有酸痛、类似恶心的感受。常触及肿大的肾脏的情况及特点为：①肾盂积水或积脓：质地软弱而有弹性，有波动感。②肾肿瘤：表面不平，质地坚硬。③多囊肾：不规则形增大，囊性感。

（3）泌尿系统压痛点：当肾和尿路有炎症或其他疾病时，可在相应部位出现压痛点（文末彩插 3-6-11）：①季肋点：第 10 肋骨前端，若压痛明显，提示肾病变。②上输尿管点：脐水平线腹直肌外缘，若压痛明显，提示输尿管结石、结核或化脓性炎症。③中输尿管点：髂前上棘水平腹直肌外缘（即输尿管第二狭窄处），若压痛明显，提示输尿管结石、结核或化脓性炎症。④肋脊点（肋脊角）：第 12 肋骨与脊柱的夹角顶点，出现压痛提示肾脏炎症，常见于肾盂肾炎、肾脓肿、肾结核。⑤肋腰点（肋腰角）：第 12 肋与腰肌外缘的夹角顶点，出现压痛也提示肾脏炎症，如肾盂肾炎、肾脓肿、肾结核。

5. 膀胱触诊　正常膀胱空虚时隐存在盆腔内，不易触到。当膀胱积尿充盈胀大时，才越出耻骨上缘而在下腹中部触到。

（1）检查方法：膀胱触诊一般采用单手滑行触诊法。在仰卧屈膝情况下，医师用右手自脐开始向耻骨方向触摸，触及肿块后应详查其性质，鉴别其为膀胱、子宫或其他肿物。膀胱大多由积尿所致，呈扁圆形或圆形，触之有囊性感，不能用手推移。按压时憋胀有尿意，排尿或导尿后缩小或消失。借此可与妊娠子宫、卵巢囊肿及直肠肿物等鉴别。

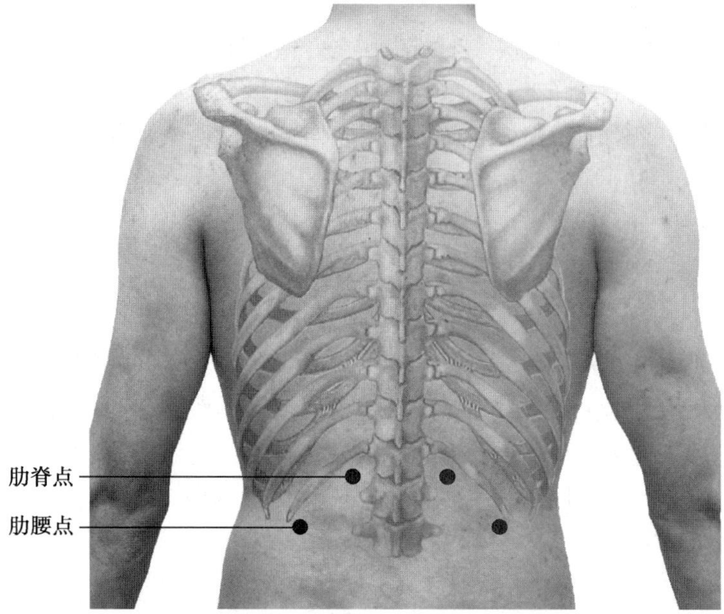

a

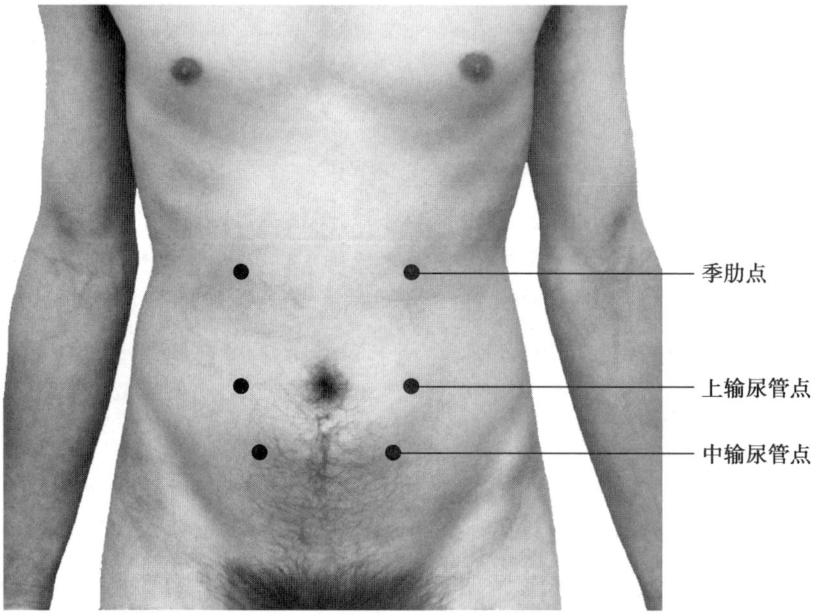

b

彩插 3-6-11　肾脏和尿路疾病压痛点

（2）临床意义：膀胱胀大常见于尿路梗阻（如前列腺肥大或癌）、脊髓病（如截瘫）所致的尿潴留，也见于昏迷、腰椎或骶椎麻醉后、手术后局部疼痛患者。

6. 胰腺触诊　胰腺位于腹膜后，位置深而柔软，故不能触及。在上腹部相当于第 1、2 腰椎处，胰头和胰颈位于中线偏右，而胰体、胰尾在中线左侧。当胰腺有病变时，则可在上腹部出现体征。在上腹中部或左上腹有横行呈带状压痛及肌紧张，并涉及左腰部者，提示胰腺炎症。如起病急同时有胁腹部皮下淤血而发蓝，则提示急性重症胰腺炎。如在上腹部触及质硬而无移动性横行条索状的肿物时，应考虑慢性胰腺炎。如呈坚硬块状，表面不光滑似有结节，则可能为胰腺癌。癌发生在胰头部者，可出现梗阻性黄疸及胆囊肿大而无压痛（即 Courvoisier 征阳性）。在上腹部肋缘下或左上腹部触到囊性肿物，多为胰腺假性囊肿，需与胃部肿瘤相鉴别。

7. 腹部包块

（1）腹部包块的来源

1）正常人：有时可触及到腹直肌外缘、主动脉腹部、L4、L5 椎体、骶骨岬、乙状结肠、横结肠、盲肠、右肾下极及妊娠子宫等。

2）病理情况：肿大的或异位的脏器，肿瘤、囊肿、炎性组织或肿大的淋巴结、胃内结石、肠内粪块等。

（2）检查方法：常采用仰卧位及深部滑行触诊法，双手触诊法有助于肿块的触及。右手示指、中指、环指三指并拢，将腹壁压陷至少 2cm 以上，进行深部滑行触诊，然后指端逐渐触向腹部包块，并做滑行触诊，滑动方向应与包块长轴垂直。

（3）腹部包块的描述内容：包括位置、大小、形态、硬度及质地、有无压痛、搏动、移动度、与邻近组织的关系。

1）位置：某区的包块多来源于该区的脏器，但带蒂包块，肠系膜、大网膜包块位置则多变。

2）大小：凡触及包块均应测量其上下径、左右径和前后径。巨大包块常来源于卵巢、肾、肝、胰、子宫（胃、肠肿物很少超过其内腔）。

3）形态：形状，轮廓，边缘，表面光滑与否，有无特征，如肿大的脾脏、肿大的胆囊。

4）质地：柔软常为囊肿、脓肿；质韧常为急性炎性包块；坚硬常为恶性肿瘤、炎性包块。

5）压痛：炎性包块常有明显的压痛，恶性肿瘤压痛可轻重不等。

6）搏动：腹腔内触到明显的膨胀性搏动，常提示为腹主动脉及分支动脉瘤；主动脉附近的包块可因传导触到搏动。

7）移动度：肝、脾、肾、胃或其肿物，胆囊、横结肠可随呼吸移动；肠、肠系膜包块常可推动；带蒂的肿物（游走脾、游走肾）则移动度较大。

8）与邻近的关系：确定与邻近脏器、皮肤和腹壁的关系。如：炎性包块多与邻近组织粘连，压痛明显，不易推动；良性肿瘤包块边界清楚，表面光滑，质地不坚，压痛不显著，活动度较大；恶性肿瘤包块巨大，边界模糊，表面不平，质地坚硬，移动度差。

8. 液波震颤

（1）体位及方法：采用仰卧位，嘱被检者或助手将一手掌尺侧缘压于腹中线上协助检查，检查者以一手掌面贴于被检者一侧腹壁，另一手四指并拢稍屈曲，用指端叩击被检者对侧腹壁。

（2）临床意义：如被检者有大量腹腔积液，则贴于腹壁手掌面可有被液体波动冲击的感觉，即为液波震颤阳性，即波动感，提示腹水量>3000~4000ml。

9. 振水音　采用仰卧位，检查者以一耳凑近或将听诊器置于上腹部，同时右手四指并拢于上腹部腹壁向下冲击振动胃部。如在空腹情况下，听到气、液撞击的声音，为振水音阳性，常提示胃扩张或幽门梗阻。

三、叩诊

腹部叩诊主要用于叩知腹腔脏器的大小、叩击痛、胃肠道充气情况、腹腔内有无积气、积液、包块等。腹部叩诊法包括直接法及间接法，一般常采用间接法。叩诊内容如下：

（一）腹部叩诊音

1. 左下腹开始逆时针方向至右下腹部，再至脐部，可获得腹部叩诊音的总体印象。在正常情况下大部分为鼓音，只有肝、脾所在位置，增大的膀胱、子宫所占据的部位，以及两侧腹部近腰肌处叩诊为浊音。腹部鼓音与胃肠道及腹腔内积气、积液的多少相关，故鼓音的范围有很大的变异。

2. 鼓音范围缩小，常见于肝、脾或其他脏器极度肿大，腹腔内肿瘤或大量腹水，病变部位可呈浊音或实音。鼓音范围明显增大或出现在不应出现鼓音的位置，常见于胃肠道高度胀气或胃肠道穿孔所致气腹。

（二）腹腔脏器叩诊

1. 肝脏及胆囊叩诊

（1）肝上、下界叩诊：肝脏叩诊一般沿右锁骨中线、右腋中线及右肩胛线，由肺区向下叩向腹部，当由清音转为浊音时，即为肝上界。该位置为肺与肝脏重叠区，故又称之为肝相对浊音界。继续向下叩1～2肋间，则浊音转为实音，此处肝脏直接贴近胸壁，称肝绝对浊音界（亦为肺下界）。确定肝下界时，从腹部鼓音区沿右锁骨中线或正中线向上叩最佳，当由鼓音转为浊音时，即肝下界。该位置常与胃、结肠等重叠，较难叩准，故多采用触诊或叩听法明确。

（2）正常肝浊音界：匀称体型者的正常肝脏在右锁骨中线上，其上界位于第5肋间，下界在右季肋下缘，两者之间的距离为肝上下径，约为9～11cm；在右腋中线上，其上界为第7肋间，下界位于第10肋骨水平；在右肩胛线上，其上界位于第10肋间。矮胖体型者肝上下界均可高一个肋间，瘦长体型者则可低一个肋间。

（3）肝浊音界异常的临床意义：肝浊音界扩大可见于肝癌、肝脓肿、肝炎、肝淤血和多囊肝等。膈下脓肿致肝下移和膈升高也可出现肝浊音界扩大，但肝脏本身并无增大。肝浊音界缩小见于急性重型肝炎、肝硬化和胃肠胀气等。肝浊音界消失代之为鼓音者，常见于急性胃肠穿孔所致肝脏表面覆有气体的情况，但也可见于腹部大手术后数日内，间位结肠（结肠位于肝与横膈之间）、全内脏转位。肝浊音界向上移位见于右肺纤维化、右下肺不张及气腹鼓肠等。肝浊音界向下移位见于肺气肿、右侧张力性气胸等。

（4）肝区叩击痛：对于诊断肝炎、肝脓肿或肝癌有一定临床意义。

（5）胆囊叩击痛：为胆囊炎的重要体征，因胆囊位置较深，不能用叩诊检查其大小。

2. 脾脏叩诊　脾脏叩诊沿左腋中线进行，宜采用轻叩法。适用于脾脏触诊不满意或在左肋下触到很小的脾缘，须进一步采用脾脏叩诊检查脾脏大小。正常情况下，脾浊音区位于左腋中线第9～11肋之间，其长度约为4～7cm，前方不超过腋前线。脾浊音区扩大见于各种原因所致脾肿大。脾浊音区缩小见于左侧气胸、胃扩张或肠胀气等。

3. 胃泡鼓音区　正常情况下（除饱餐后），胃泡鼓音区应该存在且其大小与胃内含气量的多少和周围器官组织病变相关。其上界为横膈及肺下缘，下界为肋弓，左界为脾脏，右界为肝左缘，约呈半圆形。此区明显缩小或消失见于中、重度脾肿大，左侧胸腔积液、心包积液、肝左叶肿大，也可见于急性胃扩张或溺水者。

4. 移动性浊音　腹腔内积液较多时，因重力作用，液体多潴留于腹腔的低处，此处叩诊呈浊音，而相对高处由于含气肠管在液面浮起，叩诊呈鼓音。检查时让患者仰卧，自腹中部脐水平面开始向患者左侧叩诊，发现浊音时，板指固定不动，嘱患者右侧卧，再度叩诊，如若呈鼓音，表示浊音移动。同样方法向右侧叩诊，叩得浊音后嘱患者左侧卧，以核实浊音是否移动。这种因体位不同而出现浊音区位置变动的现象称为移动性浊音（shifting dullness），此为发现有无腹腔积液的重要检查方法。当腹腔内游离腹水在1000ml以上时，即可查出移动性浊音。

下列情况易误诊为腹水，应注意鉴别：

（1）肠梗阻时肠管内大量液体潴留，可因患者体位变化出现移动性浊音，但常伴有肠梗阻的体征。

（2）巨大卵巢囊肿时亦可出现大面积浊音，但并非移动性。鉴别点如下：①仰卧位时卵巢囊肿所致浊音位于腹中部，鼓音区则位于腹部两侧，与腹水浊音区相反，这是由于肠管被巨大的卵巢囊肿挤至两侧腹部所致（图3-6-12）。②卵巢囊肿的浊音不呈移动性。③尺压试验（ruler pressing test）也可鉴别。即当患者仰卧位时，用一硬尺横置于腹壁上，检查者两手将硬尺下压，如为卵巢囊肿，则腹主动脉的搏动可经囊肿壁传到硬尺，使尺发生节奏性跳动；如为腹水，则搏动不能被传导，硬尺无此种跳动。

5. 肋脊角叩击痛　主要用于检查肾脏病变。检查时嘱患者采取坐位或侧卧位，医师用左手掌平放在其肋脊角处（肾区），右手握拳用轻至中等的力量叩击左手背。正常时肋脊角处无叩痛。当患有肾炎、肾盂肾炎、肾结石、肾结核及肾周围炎时，肾区可有不同程度的叩击痛。

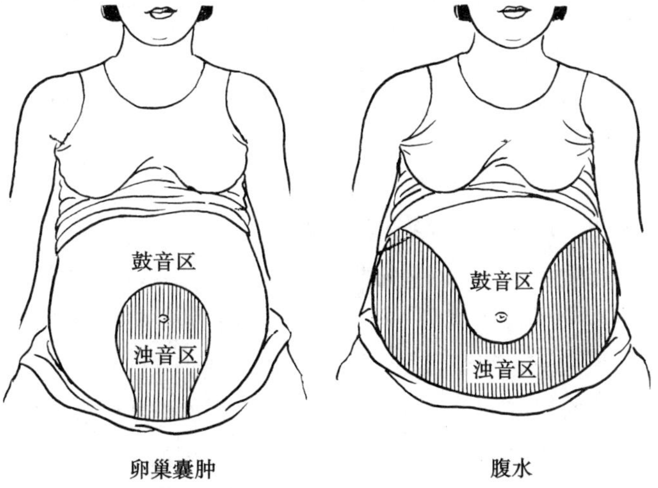

图 3-6-12　卵巢囊肿与腹水叩诊音的鉴别示意图

6. 膀胱叩诊　膀胱触诊结果不满意时，可采用叩诊来判断膀胱膨胀的程度。从耻骨联合上方由上向下叩诊，由鼓音转为浊音。膀胱空虚时，因耻骨上方有肠管存在，叩诊呈鼓音，故叩不出膀胱轮廓。膀胱充盈时，耻骨上方叩诊呈圆形浊音区。应与妊娠时子宫增大，子宫肌瘤或卵巢肿瘤的浊音相鉴别。排尿或导尿后复查，若浊音区转为鼓音，即为膀胱充盈所致。耻骨上方叩诊浊音也可见于腹水时，但此区的弧形上缘凹向脐部，而膀胱肿大时的浊音区的弧形上缘凸向脐部。

四、听诊

腹部听诊即将听诊器模型体件放置于腹壁上，移动位置，全面、仔细而有重点地进行听诊，上腹部、中腹部、腹部两侧及肝、脾各区为听诊重点区域。听诊内容主要包括：肠鸣音、血管杂音、摩擦音及搔弹音等。

（一）肠鸣音

1. 正常肠鸣音　肠蠕动时，由于肠管内气体和液体流动，产生的一种断断续续的咕噜声或气过水声，称之为肠鸣音。通常以右下腹部为肠鸣音听诊点，正常情况下，肠鸣音约 4~5 次/min，其频率、声响及音调变异性较大，餐后频繁而明显，休息时稀疏而微弱，须靠检查者的经验来判断是否正常。

2. 肠鸣音活跃　肠鸣音达 10 次/min 以上，但音调不特别高亢，称之为肠鸣音活跃，见于急性胃肠炎、服泻药后或胃肠道大出血时。

3. 肠鸣音亢进　若次数多且音调高亢，甚至呈金属音或叮当音，称为肠鸣音亢进，见于机械性肠梗阻。

4. 肠鸣音减弱　如肠梗阻持续存在，因肠壁肌肉劳损致肠壁蠕动减弱时，肠鸣音亦减弱或数分钟才可听到一次，称为肠鸣音减弱，见于老年性便秘、腹膜炎、电解质紊乱（低血钾）及胃肠动力低下等。

5. 肠鸣音消失　若持续听诊 3~5 分钟未闻及肠鸣音，用手指轻叩或搔弹腹部仍未听到肠鸣音，称为肠鸣音消失，见于急性腹膜炎或麻痹性肠梗阻。

（二）血管杂音

腹部听诊听到血管杂音对某些疾病有一定作用，包括动脉性和静脉性杂音。

1. 动脉性杂音　常在腹中部或腹部两侧。腹中部的收缩期血管杂音（喷射性杂音）常提示有腹主动脉瘤或腹主动脉狭窄。前者可触及该部为搏动的肿块，后者则搏动减弱，下肢血压较上肢低，严重者甚至无法触到足背动脉搏动。若收缩期血管杂音在上腹两侧，常提示肾动脉狭窄，见于患有高血压的年轻患者。如出现在下腹两侧，则考虑髂动脉狭窄。当癌肿压迫肝动脉或腹主动脉时，也可在肿块部位听到收缩期吹风样杂音。

2. 静脉性杂音　无收缩期和舒张期之分，为连续性。常在脐周或上腹部，以腹壁静脉曲张严重时明显,提示门静脉高压所致侧支循环形成,称为克-鲍综合征(Cruveilhier-Baumgarten's syndrome)。

(三)摩擦音

当脾梗死、脾周围炎、肝周围炎或胆囊炎累及局部腹膜,可于深呼吸时,在各自相应部位听到摩擦音(friction sound),严重时甚至可触及摩擦感。

(四)搔弹音

腹部听诊搔弹音的改变可协助测定肝下缘和微量腹水。

1. 肝下缘测定　当患者腹壁较厚或不能满意地配合触诊时,可采用搔弹法协助测定肝下缘。患者取仰卧位,医师左手持听诊器模型体件置于剑突下的肝左叶上,右手沿右锁骨中线从脐部向上轻弹或搔刮腹壁,当搔弹处未及肝缘时,只听到遥远而轻微的声音,当搔弹至肝脏表面,声音明显增强而近耳。

2. 微量腹水测定 或称水坑征。患者取肘膝位数分钟,使腹水积聚在腹腔内最低处的脐区,将听诊器模型体件贴于此处脐旁腹壁,医师以手指在一侧腹壁稳定、快速轻弹,一边听其声响,同时逐步移动体件至对侧腹部,如声音突然变得响亮,该处即为腹水边缘之上。此法可鉴定出少至120ml的游离腹水。

(张海蓉)

第三节　腹部常见病变的主要症状和体征

一、胃、十二指肠溃疡

消化性溃疡(peptic ulcer)系指发生在胃和十二指肠的慢性溃疡,即胃溃疡和十二指肠溃疡。溃疡的黏膜缺损超过黏膜肌层,不同于糜烂。

(一)症状

1. 主要症状　为慢性周期性节律性上腹痛,其疼痛特点如下。

(1) 部位:胃溃疡的疼痛多位于上腹部正中或偏左;十二指肠溃疡则常位于上腹部偏右或脐部。疼痛范围一般如手掌大小,相应部位的皮肤可有过敏区。如溃疡较深或位于胃、十二指肠球后壁,疼痛常放射至腰背部。

(2) 性质:疼痛的性质不一,常为持续性钝痛、隐痛、胀痛、烧灼样痛、饥饿痛等。急性发作时亦可有剧痛,如绞拧或刀割样痛。当溃疡穿透至浆膜层或穿孔,即可出现持续性剧痛。

(3) 节律性:消化性溃疡的疼痛与进餐有一定关系。胃溃疡的疼痛多在餐后1小时内发生,至下一餐前消失,即进餐-疼痛-缓解。十二指肠溃疡的疼痛则多在两餐之间发生,持续至下次进餐后缓解,即疼痛-进餐-缓解,故又称饥饿痛或空腹痛,还可出现夜间痛。疼痛时服制酸药或进食食物可缓解。

(4) 周期性:发作与自发缓解相交替,发作期可为数周或数月,缓解期亦长短不一。发作常有季节性,好发季节为秋末冬初或冬春之交。此外过度紧张、劳累、焦虑、忧郁、生冷饮食及烟酒等均可诱发疼痛发作。

(5) 慢性反复发作:溃疡愈合后容易复发,可每年定期发作,延续数年至数十年,每次发作时间数周至数月不等。

2. 其他症状 常有餐后腹胀、反酸、嗳气、流涎、恶心、呕吐、食欲减退、便秘或体重下降。严重时可伴上消化道出血,表现为黑便和(或)呕血。

(二)体征

消化性溃疡活动时,上腹部常有压痛点,与疼痛部位一致,胃溃疡偏左侧,十二指肠溃疡偏右侧,缓解期则不明显。后壁溃疡穿孔,可有明显背部压痛,出血时可见贫血表现,如心率加快、血压下降、皮肤及结膜苍白等。

二、肝硬化

肝硬化(liver cirrhosis)是一种以肝组织弥漫性纤维化、再生结节和假小叶形成为特征的慢性肝病。临床上有多系统受累,以肝功能损害和门静脉高压为主要表现,晚期常出现上消化道出血、肝性脑病、继发感染等严重并发症。

(一)症状

代偿期症状较轻微,常缺乏特征性,可有食欲减退、消化不良、腹胀、恶心及大便不规则等消化系症状及乏力、头晕和消瘦等全身症状。

失代偿期则上述症状加重,并可出现下肢水肿、腹水、黄疸、皮肤黏膜出血、发热、肝性脑病、少尿、无尿等症状。

(二)体征

肝硬化患者常呈肝病面容,面色灰暗,缺少光泽,皮肤、巩膜可有黄染。面部、颈部及上胸部皮肤可见毛细血管扩张或蜘蛛痣,手掌大、小鱼际及末端指腹发红称为肝掌。男性患者可有乳房发育伴压痛。肝脏由肿大而缩小,质地变硬,表面不光滑。脾脏轻度至中度肿大,下肢可出现指凹性水肿。肝性脑病时可出现扑翼样震颤。

肝硬化失代偿期患者均可出现门静脉高压的表现。

1. 腹水　是肝硬化失代偿期最突出的临床表现。患者腹壁紧张度增加,直立时下腹部饱满,仰卧时腰部膨隆呈蛙腹状,称蛙腹。脐变浅或突出,大量腹水致腹内压力明显增高时,脐可突出形成脐疝。叩诊有移动性浊音,腹水量多时有液波震颤。因横膈抬高和运动限制,可发生呼吸困难和心悸。腹水本身压迫下腔静脉可引起肾淤血和下肢水肿。部分患者伴有胸水,后者系通过从腹腔进入胸腔的淋巴管或穿过横膈而形成。

2. 静脉侧支循环的建立与开放　系肝硬化门脉高压的特征性表现,临床上较重要的侧支循环有三条。

(1) 食管胃底静脉曲张:常因进食粗糙食物或腹内压突然升高,致曲张静脉破裂出血,或由于食管下段炎症糜烂,侵蚀静脉而出血。患者表现为呕血、黑便,甚至休克和肝性脑病等,严重时危及生命。

(2) 脐周及腹壁静脉曲张:脐以上的静脉血流向上,流入胸壁静脉、腋静脉和乳内静脉进入上腔静脉;脐以下的静脉血流方向向下,流入大隐静脉经髂外静脉进入下腔静脉,有时在脐周或剑突下可听到静脉"营营"音。本征对门脉高压的诊断具有重要临床价值。

(3) 直肠静脉丛扩张:可形成痔核,破裂时引起便血。

3. 脾大和脾功能亢进　门静脉高压时,脾脏因长期淤血而肿大,可发生脾功能亢进,表现为外周血白细胞、红细胞和血小板减少。

三、急性腹膜炎

当腹膜受到细菌感染或化学物质如胃液、肠液、胰液及胆汁等刺激时,可引起腹膜急性炎症,称为急性腹膜炎(acute peritonitis)。急性腹膜炎按炎症范围分为弥漫性和局限性;按发病的来源分为继发性和原发性;按炎症发生的性质分为无菌性及感染性腹膜炎。临床上以细菌感染所致者最为严重。

(一)症状

急性弥漫性腹膜炎常见于消化性溃疡穿孔和外伤性胃肠穿孔。主要表现为突然发生的持续性剧烈腹痛,开始一般以原发病灶处最显著,但常迅速发展,波及全腹,于深呼吸、咳嗽或变换体位时疼痛加剧。常伴有恶心、呕吐,系腹膜受到刺激而出现的反射性恶心呕吐,时有时无,呕吐物多为胃内容物,有时带有胆汁。严重者可引起麻痹性肠梗阻,呕吐变为持续性,呕吐物为棕黄色的肠内容物,有恶臭。全身表现为发热及毒血症症状，严重者可出现感染性休克。

急性局限性腹膜炎往往发生于病变脏器部位，如急性阑尾炎时腹膜炎可局限于右下腹；胆囊炎时则局限于右上腹。此为脏器炎症逐渐发展扩散波及邻近腹膜壁层所造成，临床表现主要是病变局部的持续性钝痛。

（二）体征

急性弥漫性腹膜炎患者呈急性危重病容、冷汗和痛苦表情。患者强迫仰卧位，两下肢屈曲。随病情进展，由于高热、不进饮食、失水和酸中毒等，患者出现精神差、面色灰白、皮肤及舌面干燥、眼球及两颊内陷、脉搏细弱和血压下降等。

腹部检查可发现典型的腹膜炎三联症——腹壁肌紧张、腹部压痛和反跳痛。在局限性腹膜炎，三者可局限于腹部的病变部位；在弥漫性腹膜炎则遍及全腹，并可见腹式呼吸明显减弱或消失，腹壁运动受限。当腹腔渗出液增多及肠管发生麻痹时，可显示腹部膨胀。腹腔内有较多游离液体时，可叩出移动性浊音。肠鸣音常减弱或消失。溃疡穿孔时，由于胃酸的剧烈刺激，可出现板状腹，腹腔内游离气体使肝浊音界缩小或消失。如局部已形成脓肿，或炎症使附近的大网膜及肠袢粘连成团，则可在该处触及明显压痛的肿块。

四、急性阑尾炎

急性阑尾炎（acute appendicitis）系指阑尾的急性炎症性病变，是外科最常见的急腹症。

（一）症状

主要症状是腹痛，早期为上腹痛或脐周围痛，数小时后，炎症累及浆膜，刺激壁层腹膜而出现定位清楚的右下腹痛，即为转移性右下腹痛。在病程早期，常伴有恶心、呕吐，儿童常有腹泻，部分患者有轻度发热。

（二）体征

急性阑尾炎早期炎症尚未累及壁层腹膜时，可不出现右下腹压痛，而表现为上腹或脐周位置不固定的压痛。起病数小时后，右下腹 Mc Burney（阑尾点）会出现显著且固定的压痛和反跳痛，这是诊断阑尾炎的重要依据。若右手加压左下腹降结肠区，再用左手反复按压前上端，患者诉右下腹痛，称为结肠充气征（Rovsing sign）阳性，这是由于内脏的移动和大肠内气体的倒流而刺激发炎的阑尾所致。若患者左侧卧位，两腿伸直，当使右下肢被动向后过伸时发生右下腹痛，称为腰大肌征阳性，提示炎症阑尾位于盲肠后位。

阑尾炎进展至坏死、穿孔后，患者会出现高热、右下腹压痛和反跳痛更为明显，伴有局部腹壁紧张。形成阑尾周围脓肿时，可触及压痛明显的包块。

五、肠梗阻

肠梗阻（intestinal obstruction）系指肠内容物在肠道内通过受阻产生的一种临床常见急腹症。根据发生的基本原因，肠梗阻可以分为三大类型：机械性肠梗阻、动力性肠梗阻和血运性肠梗阻；根据肠梗阻的程度，又分为完全性和不完全性肠梗阻；根据肠梗阻的发展快慢，分为急性和慢性肠梗阻。临床上肠梗阻随其病理过程的不断发展和演变，可以由单纯性发展成绞窄性；由不完全性变为完全性；由慢性变为急性；机械性肠梗阻如存在时间延长，可转化为麻痹性肠梗阻。

（一）症状

1. 腹痛　机械性肠梗阻时，梗阻近端肠段平滑肌产生强烈收缩，患者有剧烈的阵发性绞痛，约数分钟一次，并可见到或扪到肠型，听到高亢肠鸣音。如果是不完全性肠梗阻，当气体通过梗阻后，疼痛骤然减轻或消失：肠扭转和肠套叠时，因肠系膜过度受牵拉，疼痛为持续性并阵发性加重；到病程晚期由于梗阻以上肠管过度扩张、收缩乏力，疼痛的程度和频率都减轻；当出现肠麻痹后，腹痛转变为持续性胀痛。

2. 呕吐　呕吐的频率、呕吐量及呕吐物性状随梗阻部位的高低而有所不同。高位梗阻（主要指十二指肠和空肠上段）呕吐出现较早、较频繁，呕吐量较多，呕吐物为胃液、十二指肠液、胰液及胆汁；低位梗阻呕吐出现较晚，次数也较少，呕吐量较少，且由于细菌繁殖的作用，呕吐物常有粪臭味。

3. 腹胀　梗阻时因肠管扩张而引起腹胀。腹胀程度因梗阻是否完全及梗阻部位而异。梗阻越完全，部位越低，腹胀越明显；有时梗阻虽完全，但由于肠管贮存功能丧失，呕吐早而频繁，亦可不出现腹胀。闭襻型肠梗阻常表现出不对称性腹部膨胀，有时可在该处触及扩张的肠管。

4. 排气排便停止　肠梗阻时肠内容物运送受阻，不能排出体外，故肛门停止排气排便。但必须注意，梗阻部位远端的肠内容物仍可由蠕动下送。因此，即使完全梗阻，在这些内容物排净之前，患者可继续有排气排便，只是在排净之后才不再有排气排便。当然，在不完全性梗阻，排气排便现象不会完全消失。

5. 其他表现　晚期伴有腹腔感染时可有畏寒、发热等症状。

（二）体征

患者常呈重症病容，痛苦表情，脱水貌，呼吸急促，脉搏增快，甚至休克。腹部膨胀，腹壁紧张，有压痛。绞窄性肠梗阻有反跳痛。机械性肠梗阻时可见肠型及蠕动波，肠鸣音明显亢进，呈金属音调。麻痹性肠梗阻时无肠型可见，肠鸣音减弱或消失。

六、急性胰腺炎

急性胰腺炎（acute pancreatitis）是多种病因导致胰腺组织自身消化所致的胰腺水肿、出血及坏死等炎性损伤。临床以急性上腹痛及血淀粉酶或脂肪酶升高等为特点。多数患者病情轻、预后好；少数患者可伴发多器官功能障碍及胰腺局部并发症，病死率高。

（一）症状

1. 腹痛　常在胆石症发作、暴饮暴食或酗酒后突然发病。疼痛剧烈而持续，呈钝痛、钻痛、绞痛或刀割样痛，可有阵发性加剧。腹痛常位于上腹部、上腹正中或左上腹，常向腰背部呈带状放射，取弯腰抱膝或前倾坐位可使疼痛减轻，一般解痉药无效。极少数年老体弱患者腹痛轻微甚或无腹痛。

2. 恶心、呕吐及腹胀　恶心、呕吐多频繁而持久，呕吐出食物和胆汁，呕吐后腹痛并不减轻，常伴有腹胀。

3. 发热　多数伴有中度以上发热，一般持续3~5天。继发感染时发热可持续1周以上，且呈弛张高热。

（二）体征

1. 轻症急性胰腺炎　腹部体征较轻，常与腹痛症状不相称，可有上腹轻压痛，但无腹肌紧张和反跳痛，可有肠鸣音减弱。

2. 重症急性胰腺炎　常呈急性重病面容，痛苦表情，脉搏增快，呼吸急促，血压下降。腹肌紧张，全腹显著压痛和反跳痛，伴麻痹性肠梗阻时有明显腹胀，肠鸣音减弱或消失。可出现移动性浊音，腹水多呈血性。少数患者两侧胁腹部皮肤呈灰紫色斑，称为Grey-Turner征，或出现脐周皮肤青紫，称为Cullen征。如有胰腺脓肿或假性囊肿形成，上腹部可触及肿块。胰头炎性水肿压迫胆总管时，可出现黄疸。低血钙时有手足抽搐提示预后不良。

（梅武轩）

学习小结

1. 腹部的常见体表标志：肋弓下缘、剑突、腹上角、脐、髂前上棘、腹直肌外缘、腹中线、腹股沟韧带、耻骨联合、第十二肋骨、腰方肌外缘、肋脊角。

2. 腹部分区：四分法和九分法。

3. 掌握腹部视、触、叩、听等检查方法及具体内容。

4. 腹部检查常见体征及其临床意义。

5. 腹部常见的疾病有：消化性溃疡、肝硬化、急性腹膜炎、急性阑尾炎、肠梗阻、急性胰腺炎，了解每个疾病的症状和体征特点。

复习参考题

1. 腹部触诊的内容有哪些？
2. 腹部触诊时触及肿块的鉴别诊断？
3. 触到肿大肝脏时应如何描述？
4. 消化性溃疡主要症状有哪些？
5. 肝硬化失代偿期门静脉高压的表现有哪些？
6. 急性腹膜炎的主要症状和体征有哪些？

第七章　生殖器、肛门、直肠检查

07章

学习目标	
掌握	生殖器、肛门、直肠检查的基本方法。
熟悉	生殖器、直肠常见异常及其临床意义。
了解	肛门、直肠检查的重要性。

生殖器、肛门和直肠的检查是全身体格检查的一部分，正确的检查结果对临床诊断和治疗具有重要意义。但在临床实际工作中，非专科医师对该项检查的意义认识不足，加之有时患者不愿接受检查，以致发生误诊或漏诊，延误治疗，造成严重后果。因此，对有检查指征的患者应对其说明检查的目的、方法和重要性，使之接受并配合检查。男医师检查女患者时，必须有女医务人员在场。

第一节　男性生殖器

男性生殖器包括阴茎、阴囊、前列腺及精囊等。阴囊内有睾丸、附睾及精索等。检查时应让患者充分暴露下身，双下肢取外展位，先检查外生殖器阴茎及阴囊，后检查内生殖器前列腺及精囊。

一、阴茎

阴茎(penis)为前端膨大的圆柱体，分头、体、尾三部分，正常成年人阴茎长7～10cm，由3个海绵体构成。其检查顺序如下。

(一) 包皮 (prepuce)

阴茎的皮肤在阴茎颈前向内翻转覆盖于阴茎表面称为包皮。成年人包皮不应掩盖尿道口，翻起包皮后应露出阴茎头，若翻起后仍不能露出尿道外口或阴茎头者称为包茎(phimosis)，可见于先天性包皮口狭窄或炎症、外伤后粘连。若包皮长超过阴茎头，但翻起后能露出尿道口或阴茎头，称包皮过长(prepuce redundant)。包皮过长或包茎易引起尿道外口或阴茎头感染、嵌顿，常被视为阴茎癌的致病因素之一，故提倡早期手术治疗。

(二) 阴茎头 (glans penis) 与阴茎颈 (neck of penis)

阴茎前端膨大部分称为阴茎头俗称龟头。在阴茎头、颈交界部位有一环形浅沟，称为阴茎颈或阴茎头冠(corona of glans penis)。检查时应将包皮上翻暴露全部阴茎头及阴茎颈，观察其表面的色泽，有无充血、水肿、分泌物及结节等。如有硬节并伴有暗红色溃疡、易出血或融合成菜花状，应考虑阴茎癌的可能性。如出现暗红色小丘疹融合成蕈样乳突状突起，多为尖锐湿疣(文末彩插3-7-1)。阴茎颈部发现单个椭圆形质硬溃疡称为下疳(chancre),治愈后留有瘢痕,此征对诊断梅毒有重要价值。

(三)尿道口

医师用示指与拇指轻轻挤压龟头使尿道口张开(文末彩插3-7-2)。检查尿道口时,观察尿道口有无红肿、分泌物及溃疡,淋病奈瑟菌或其他病原体感染所致的尿道炎常可见以上改变;观察尿道口是否狭窄,先天性畸形或炎症粘连常可出现尿道口狭窄;并注意有无尿道口异位,尿道下裂时尿道口位于阴茎腹面。

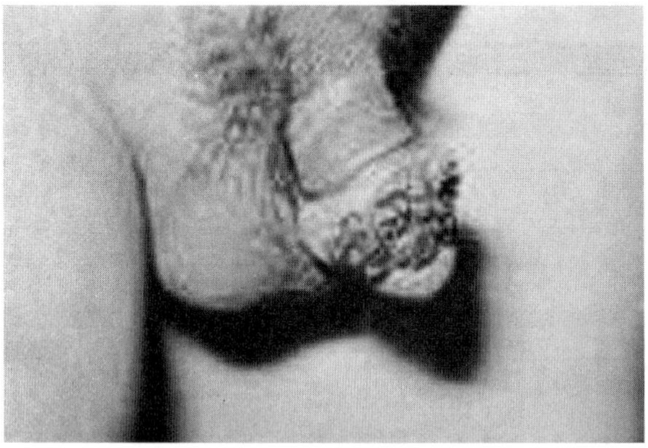

彩插3-7-1 尖锐湿疣

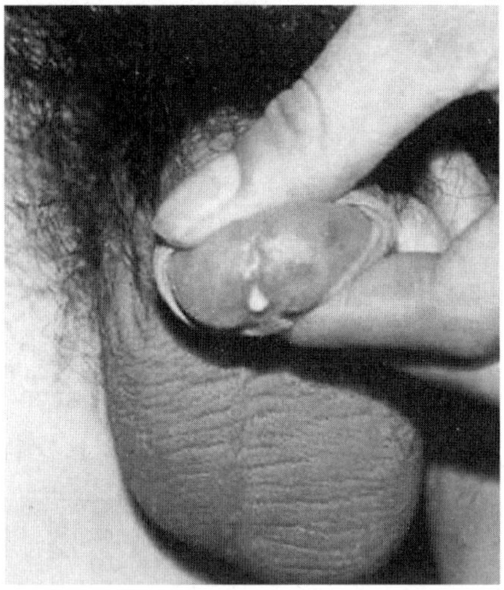

彩插3-7-2 尿道口检查

(四)阴茎大小与形态

成年人阴茎过小呈婴儿型阴茎,见于垂体功能或性腺功能不全患者;在儿童期阴茎过大呈成人型阴茎,见于性早熟。真性性早熟见于促性腺激素过早分泌;假性性早熟见于睾丸间质细胞瘤患者。

二、阴囊

阴囊(scrotum)为腹壁的延续部分,囊壁由多层组织构成。阴囊内中间有一隔膜将其分为左右两个囊腔,每囊内含有精索、睾丸及附睾。检查时患者取立位或仰卧位,两腿稍分开。先观察阴囊皮肤及外形,后进行阴囊触诊,方法是医师将双手的拇指置于患者阴囊前面,其余手指放在阴囊后面,双手同时触诊。根据先视诊后触诊的原则,按以下顺序进行检查。

(一)阴囊皮肤及外形

注意观察阴囊皮肤有无皮疹及脱屑等皮肤损害,然后观察阴囊外形有无肿胀及肿块。常见病变有:

1. 阴囊湿疹(scroti eczema) 阴囊皮肤增厚呈苔藓样,并有小片鳞屑,或者皮肤呈暗红色,并有糜烂和大量浆液渗出,有时形成软痂,伴有顽固性奇痒,此种改变为阴囊湿疹的特征。

2. 阴囊水肿 阴囊皮肤常因水肿而紧绷,为全身性水肿的一部分,如肾病综合征,也可为局部因素所致,如局部炎症或过敏反应、血液或淋巴液回流受阻等。

3. 阴囊象皮肿(chyloderma) 阴囊皮肤水肿粗糙、增厚如象皮样,称为阴囊象皮肿或阴囊象皮病(scrotium elephantiasis),多为血丝虫病引起的淋巴管炎或淋巴管阻塞所致。

4. 阴囊疝(scrotal hernia) 是指肠管或肠系膜经腹股沟管下降至阴囊内所形成,表现为一侧或双侧阴囊肿大,触之有囊样感。有时可推回腹腔,但患者用力咳嗽使腹腔内压增高时腹腔内容物可再降入阴囊。

5. 鞘膜积液 阴囊肿大触之有水囊样感,应考虑鞘膜积液(文末彩插3-7-3),鞘膜积液时透光试验显示阴囊呈橙红色均质的半透明状,而阴囊疝或睾丸肿瘤则不透光。透光试验方法简便易行,可用不透明的纸片卷成圆筒,一端置于肿大的阴囊部位,对侧阴囊以手电筒照射,从纸筒另一端观察阴囊透光情况。也可把房间关暗，用电筒照射阴囊后观察。

（二）精索

精索（spermatic cord）呈柔软的圆形索条状结构，由腹股沟管外口延续至附睾上端，它由输精管、提睾肌、动脉、静脉、精索神经及淋巴管等组成。精索在左、右阴囊腔内各有一条，位于附睾上方，检查时医师用拇指和示指触诊精索，从附睾摸到腹股沟环。正常精索呈柔软的索条状，无压痛，若呈串珠样肿胀，见于输精管结核；若有挤压痛且局部皮肤红肿多为精索急性炎症；靠近附睾的精索触及硬结，常由血丝虫病所致；精索有蚯蚓团样感多为精索静脉曲张所致（文末彩插 3-7-4）。

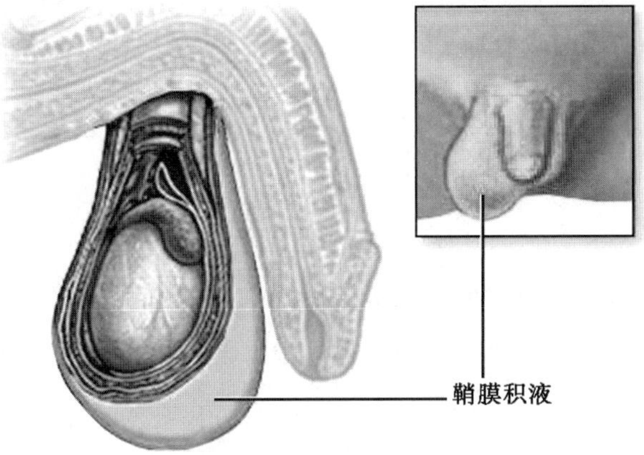

彩插 3-7-3　鞘膜积液

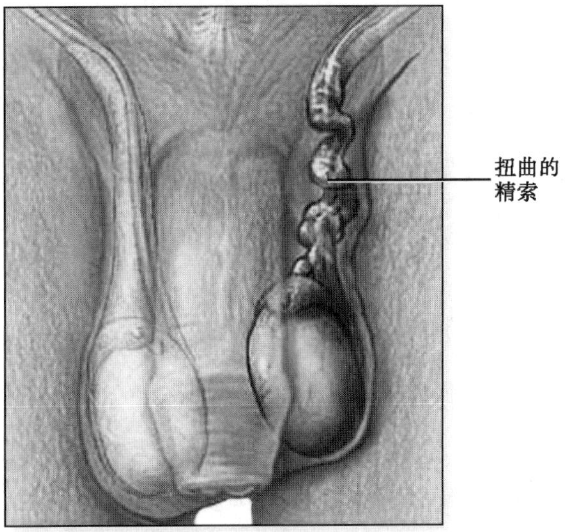

彩插 3-7-4　精索静脉曲张

（三）睾丸

睾丸（testis）左、右各一，椭圆形，表面光滑柔韧。检查时医师用拇指、示指和中指触及睾丸，注意其大小、形状、硬度及有无触压痛等，并作两侧对比。睾丸急性肿痛，压痛明显者，见于急性睾丸炎，常继发于流行性腮腺炎或淋病等。睾丸慢性肿痛多由结核引起；一侧睾丸肿大、质硬并有结节，应考虑睾丸肿瘤或白血病细胞浸润。睾丸萎缩可由流行性腮腺炎或外伤后遗症及精索静脉曲张所致；睾丸过小常为先天性或内分泌异常引起，如肥胖性生殖无能症等。

如果睾丸未降入阴囊内而隐居在腹腔、腹股沟管内或阴茎根部、会阴部等处，称为隐睾症（cryptorchism）。触诊时应仔细触及以上部位。有时正常小儿因受冷或提睾肌强烈收缩，可使睾丸暂时隐匿于阴囊上部或腹股沟管内，检查时可由上方将睾丸推入阴囊，嘱小儿咳嗽也可使睾丸降入阴囊。无睾丸常见于性染色体数目异常所致的先天性无睾症，可为单侧或双侧。双侧无睾症患者生殖器官及第二性征均发育不良。

（四）附睾

附睾（epididymis）位于睾丸后外侧，上端膨大为附睾头，下端细小如囊锥状为附睾尾。检查时医师用拇指、示指和中指触诊。应注意附睾大小，有无结节和压痛。急性炎症时肿痛明显；慢性附睾炎则附睾肿大而压痛轻。若附睾肿胀而无压痛，质硬并有结节感，伴有输精管增粗且呈串珠状，多为附睾结核。结核灶可与阴囊皮肤粘连，破溃后易形成瘘管。

三、前列腺

前列腺（prostata）位于膀胱下方、耻骨联合后约 2cm 处，形状像前后稍扁的栗子，其上端宽大，下端细小。后面较平坦，正中有纵行浅沟，将其主体部分分为左、右两叶，尿道从中纵行穿过，前列腺排泄管开口于尿道前列腺部。检查时患者取肘膝卧位，跪卧于检查台上。医师示指戴指套（或手套），指端涂以润滑剂，徐徐插入肛门，向腹侧触诊。正常前列腺，质韧而有弹性，左、右两叶之间可触及正中沟。良性前列腺肥大时正中沟消失，表面光滑、韧，无压痛及粘连；前列腺肿大且有明显压痛，多见于急性前列腺炎；前列腺肿大、质硬、无压痛，表面有结节者多为前列腺癌。

前列腺触诊时可同时作前列腺按摩留取前列腺液行实验检查。方法为医师的示指先向前、向内方向按摩，左、右按摩各数次后，再沿正中沟向尿道外口方向滑行挤压，可见前列腺液从尿道口流出体外，收集标本立即送检。取前列腺液时应嘱患者松弛肛门，避免精神紧张，否则前列腺液难以挤出。

四、精囊

精囊（seminal vesicle）位于前列腺外上方，为菱锥形囊状非成对的附属性腺，其排泄管与输精管末端汇合成射精管。正常时，肛诊一般不易触及。如精囊可触及索条状肿胀并有触压痛多为炎症所致；精囊表面呈结节状多为结核所致，精囊病变常继发于前列腺疾病。

第二节　女性生殖器

一般情况下女性患者的生殖器应由妇产科医师或助产师进行检查。检查时患者应排空膀胱，暴露下身，仰卧于检查台上，两腿外展、屈膝，医师戴无菌手套进行检查。女性生殖器包括内、外两部分，检查顺序与方法如下。

一、外生殖器

（一）阴阜

阴阜（monsveneris）位于耻骨联合前面，为皮下脂肪丰富、柔软的脂肪垫。性成熟后皮肤有阴毛，呈倒三角形分布。若阴毛明显稀少或缺如，见于性功能减退症或席汉病等；阴毛明显增多，呈男性分布，多见于肾上腺皮质功能亢进。

（二）大阴唇

大阴唇（labium majuspudendi）为一对纵行长圆形隆起的皮肤皱襞，皮下组织松软，富含脂肪及弹力纤维。性成熟后表面有阴毛，未生育妇女两侧大阴唇自然合拢遮盖外阴；经产妇两侧大阴唇常分开；老年人或绝经后则常萎缩。

（三）小阴唇

小阴唇（labium minus pudendi）位于大阴唇内侧，为一对较薄的皮肤皱襞，两侧小阴唇常合拢遮盖阴道外口。小阴唇表面光滑、呈淡红色，后端彼此会合形成阴唇系带。小阴唇炎症时常有红肿疼痛；局部色素脱失见于白斑症；若有结节、溃烂应考虑癌变可能；如出现淡红色蕈样小丘疹见于尖锐湿疣（文末彩插 3-7-5）。

（四）阴蒂

阴蒂（clitoris）为两侧小阴唇前端会合处与大阴唇前连合之间的隆起部分，外表为阴蒂包皮，其内具有男性阴茎海绵体样组织，性兴奋时能勃起。阴蒂过小见于性发育不全；过大应考虑两性畸形；红肿见于外阴炎症（文末彩插 3-7-6）。

（五）阴道前庭

阴道前庭（vestibulum vaginae）为两侧小阴唇之间的菱形裂隙，前部有尿道口，后部有阴道口。前庭大腺分居于阴道口两侧，如黄豆粒大，若有炎症时则局部红肿、硬痛并有脓液溢出；若肿大明显、压痛轻，可见于前庭大腺囊肿。

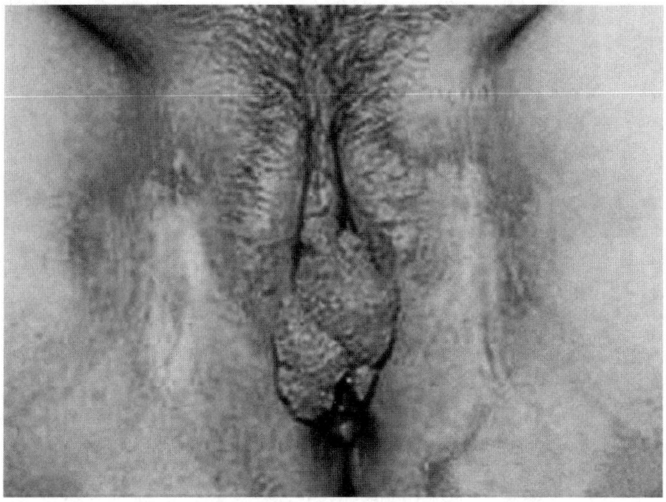

彩插 3-7-5　尖锐湿疣

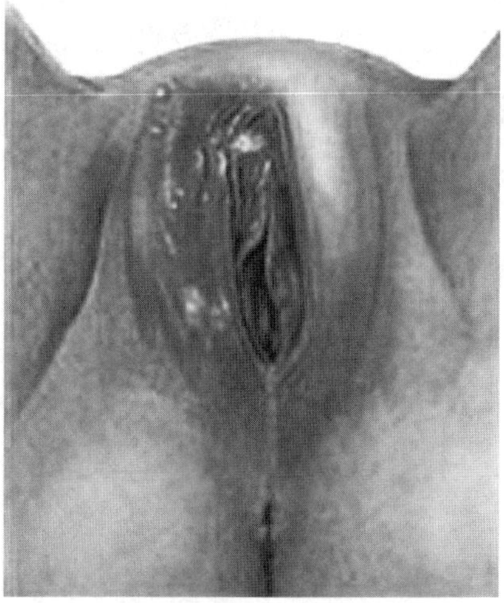

彩插 3-7-6　外阴炎症

二、内生殖器

（一）阴道

阴道（vagina）平常前后壁相互贴近，内腔狭窄，但富于伸展性。分开两侧小阴唇在前庭后部可见阴道外口，其周围有处女膜（hymen）。未婚女性一般不做阴道检查，但已婚妇女有指征者不能省略该项检查。正常阴道膜呈淡红色，表面柔软而光滑。

（二）子宫

子宫（uterus）位于骨盆腔中央，呈倒梨形。触诊子宫应以双合诊法进行检查。正常成年未孕子宫长约7.5cm，宽约4.5cm，厚约2.5cm；产后妇女子宫增大，触之较韧，光滑无压痛，子宫均匀性体积增大见于妊娠；非均匀性增大见于各种肿瘤。

（三）输卵管

输卵管（oviduct）长约8~14cm。正常输卵管表面光滑、质韧无压痛。输卵管肿胀、增粗或有结节，弯曲或僵直，且常与周围组织粘连、固定，明显触压痛者，多见于急、慢性炎症或结核。明显肿大可为输卵管积脓或积水。双侧输卵管病变，管腔变窄或梗阻，常造成受精卵运行受阻，则难以受孕或出现宫外孕。

（四）卵巢

卵巢（ovary）为一对扁椭圆形性腺，成年女子的卵巢约4cm×3cm×1cm，表面光滑、质软。绝经后萎缩变小、变硬；增大有压痛常见于卵巢炎症；卵巢囊肿常可出现卵巢不同程度肿大。

第三节　肛门与直肠检查

直肠（rectum）全长约12~15cm，下连肛管（anal canal）。肛管下端在体表的开口为肛门（anus），位于会阴中心体与尾骨尖之间。肛门与直肠的检查方法简便，常能发现许多有重要临床价值的体征。

检查肛门与直肠时可根据病情需要，让患者采取不同的体位，以便达到所需的检查目的，常用的体位有：①肘膝位（文末彩插3-7-7）：患者两肘关节屈曲，置于检查台上，胸部尽量靠近检查台，两膝关节屈曲成直角跪于检查台上，臀部抬高，此体位最常用于前列腺、精囊及内镜检查；②左侧卧位（文末彩插3-7-8）：患者取左侧卧位，右腿向腹部屈曲，左腿伸直，臀部靠近检查台右边，医师位于患者背后进行检查，适用于病重、年老体弱或女性患者；③仰卧位或截石位：患者仰卧于检查台上，臀部垫高，两腿屈曲、抬高并外展，适用于重症体弱患者或膀胱直肠窝的检查，亦可进行直肠双合诊，即右手示指在直肠内，左手在下腹部，双手配合，以检查盆腔脏器或病变情况；④蹲位：患者下蹲呈排大便的姿势，屏气向下用力，适用于检查直肠脱出、内痔及直肠息肉等。

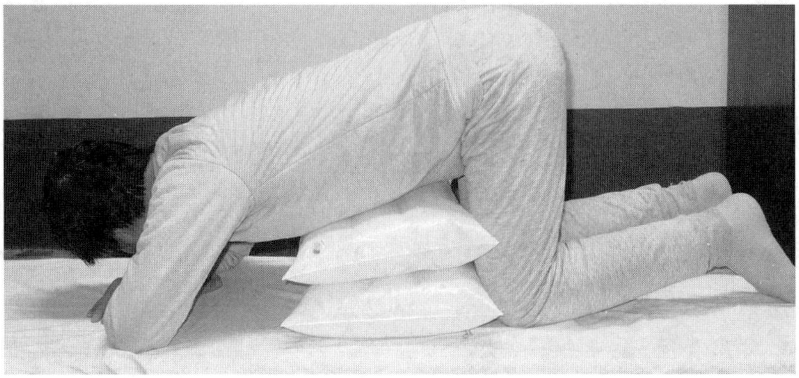

彩插 3-7-7　肘膝位

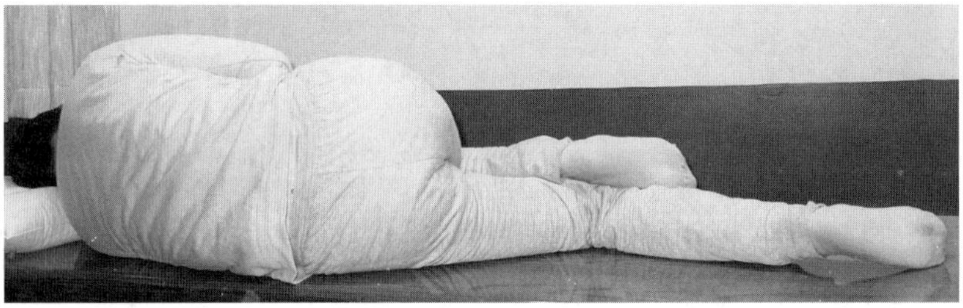

彩插 3-7-8　左侧卧位

肛门与直肠检查结果及其病变部位应按时钟方向进行记录，并注明其体位。如肘膝位时肛门后正中点为 12 点钟位，前正中点为 6 点钟位，而仰卧位的时钟位则与此相反。肛门与直肠的检查方法以视诊、触诊为主，辅以内镜检查。

一、视诊

医师用手分开患者臀部，观察肛门及其周围皮肤颜色及皱褶，正常颜色较深，皱褶呈放射状。让患者收缩肛门括约肌时皱褶更明显，做排便动作时皱褶变浅。另外，还应观察肛门周围有无脓血、黏液、肛裂、外痔、瘘管口或脓肿等。

（一）肛门闭锁与狭窄

肛门闭锁（anal atresia，proctatresia）与狭窄多见于新生儿先天性畸形。因感染、外伤或手术引起的肛门狭窄，常可在肛周发现瘢痕。

（二）肛门瘢痕与红肿

肛门周围瘢痕，多见于外伤或手术后。肛门周围有红肿及压痛，常为肛门周围炎症或脓肿。

（三）肛裂

肛裂（anal fissure）是肛管下段（齿状线以下）深达皮肤全层的纵行及梭形裂口或感染性溃疡。患者自觉排便时疼痛，排出的粪便周围常附有少许鲜血。检查时肛门有明显触压痛（文末彩插 3-7-9）。

（四）痔

痔（hemorrhoid）是直肠下端膜下或肛管边缘皮下的内痔静脉丛或外痔静脉丛扩大和曲张所致的静脉团。多见于成年人，患者常有大便带血、痔块脱出、疼痛或瘙痒感。内痔（internal hemorrhoid）位于齿状线以上，表面被直肠下端膜所覆盖，在肛门内口可查到柔软的紫红色包块，排便时可突出肛门口外（文末彩插3-7-10)；外痔(external hemorrhoid)位于齿状线以下，表面被肛管皮肤所覆盖，在肛门外口可见紫红色柔软包块；混合痔(mixed hemorrhoid)是齿状线上、下均可发现紫红色包块，下部被肛管皮肤所覆盖，具有外痔与内痔的特点。

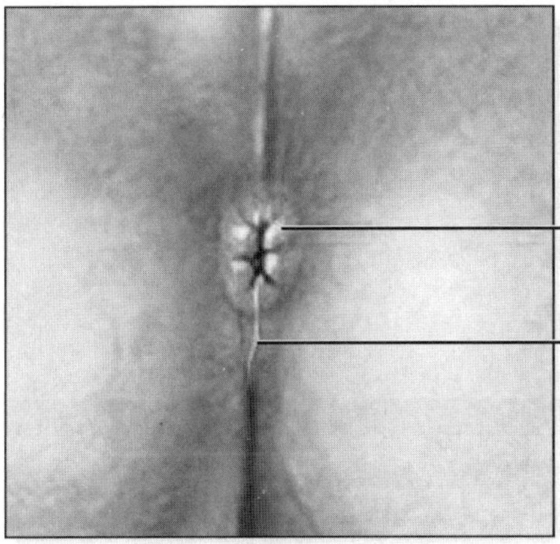

彩插 3-7-9　肛裂

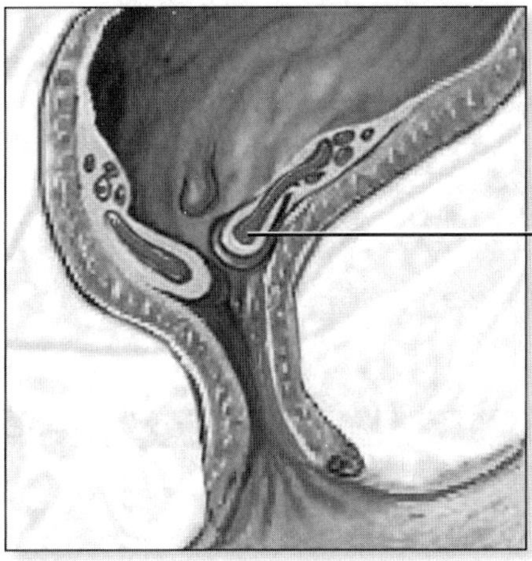

彩插 3-7-10　内痔

（五）肛门直肠瘘

简称肛瘘(anal fistula，hedrosyrinx)，是直肠、肛管与肛门周围皮肤相通的瘘管，多为肛管或直肠周围脓肿与结核所致，不易愈合，检查时可见肛门周围皮肤有瘘管开口，在直肠或肛管内可见瘘管的内口或伴有硬结(文末彩插3-7-11)。

（六）直肠脱垂

直肠脱垂(proctoptosis)又称脱肛，是指肛管、直肠甚至乙状结肠下端的肠壁，部分或全层向外翻而脱出于肛门外。检查时让患者取蹲位，观察肛门外有无突出物。让患者屏气做排便动作时在肛门外更易看到紫红色球状突出物，此即直肠部分脱垂(膜脱垂)；若突出物呈椭圆形块状物，表面有环形皱襞，即为直肠完全脱垂(直肠壁全层脱垂)(文末彩插3-7-12)。

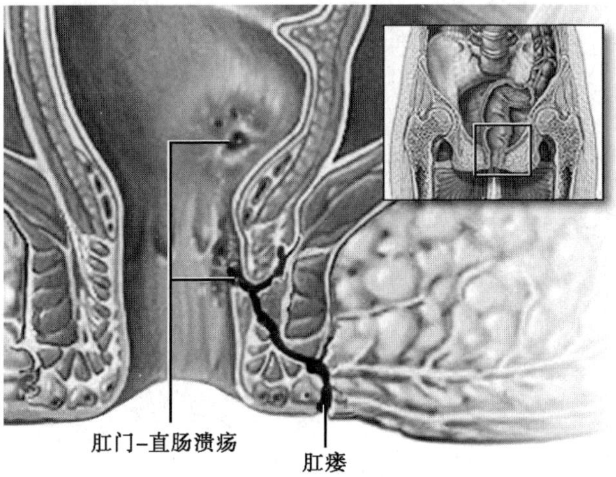

彩插 3-7-11　肛瘘

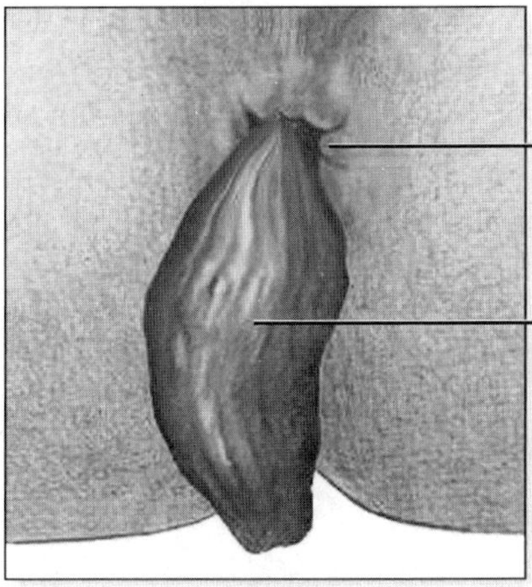

彩插 3-7-12　直肠脱垂

二、触诊

肛门和直肠触诊通常称为肛诊或直肠指诊。患者可采取肘膝位、左侧卧位或仰卧位等。触诊时医师右手示指戴指套或手套，并涂以润滑剂，如肥皂液、凡士林或液体石蜡后，将示指置于肛门外口轻轻按摩，等患者肛门括约肌适应放松后，再徐徐插入肛门、直肠内。先检查肛门及括约肌的紧张度，再查肛管及直肠的内壁。注意有无压痛及膜是否光滑，有无肿块及搏动感。男性还可触诊前列腺与精囊，女性则可检查子宫颈、子宫和输卵管等，必要时配用双合诊。

直肠指诊时应注意有无以下异常改变：①直肠剧烈触痛，常因肛裂及感染引起。②触痛伴有波动感见于肛门、直肠周围脓肿。③直肠内触及柔软、光滑而有弹性的包块，多为直肠息肉(rectalpolyp，porctopolypus)。④触及坚硬凹凸不平的包块，应考虑直肠癌。⑤指诊后指套表面带有黏液、脓液或血液，应取其涂片镜检或作细菌学检查。如有以上改变，应进一步作内镜检查，以助鉴别。

（王小艳）

学习小结

1. 男性生殖器包括阴茎、阴囊、前列腺及精囊的检查方法。透光试验阳性见于鞘膜积液。

2. 女性外生殖器（阴阜、大阴唇、小阴唇、阴蒂、阴道前庭）和女性内生殖器（阴道、子宫、输卵管、卵巢）的检查方法。

3. 肛门和直肠的视诊和触诊检查。观察肛门及其周围皮肤颜色和皱褶，有无脓血、黏液、肛裂、外痔、瘘管口或脓肿等。肛诊的检查方法及异常改变。

复习参考题

1. 简述男性生殖器检查内容。

2. 简述阴囊透光试验的检查方法及其临床意义。

第八章 脊柱与四肢检查

学习目标

掌握	脊柱的病理性变形。
熟悉	脊柱的活动度和常见活动受限的原因；脊柱压痛和叩击痛的检查方法；四肢及关节形态的异常。
了解	脊柱构成、生理性弯曲、正常关节的活动度。

第一节 脊柱检查

脊柱(spine)位于背部中央，构成人体的中轴。椎管内有神经枢纽(脊髓、马尾神经和神经根)，脊柱起到保护脊髓、胸、腹、盆腔及支撑人体的作用。脊柱由7个颈椎、12个胸椎、5个腰椎、5个骶椎和4个尾椎构成。脊柱病变主要表现为局部疼痛、姿态异常、活动受限等。检查时患者站立位或者坐位，按照视、触、叩的顺序进行，应注意其形态、活动度及有无压痛和叩击痛等。

一、脊柱弯曲度

(一) 生理性弯曲

从脊柱侧面观察，脊柱可见有颈、胸、腰、骶4个生理性弯曲，从整体上看，脊柱弯曲有利于重心的维持和震荡的吸收。其中胸曲及骶曲凹向前方，在胚胎时已形成；颈曲及腰曲凸向前方，为出生后代偿性弯曲。检查方法是让患者取站立或坐位，从后面观察脊柱有无侧弯。用手指沿脊椎的棘突尖以适当的压力从上往下划压，皮肤即出现一条红色充血线，以此线为标准，观察脊柱有无侧弯。

(二) 病理性变形

1. 脊柱后凸(kyphosis) 俗称驼背(gibbus)，是指脊柱过度向后弯曲，多发生于胸段脊柱。多表现为胸部塌陷、头颈部前移、腹部前凸。脊柱胸段向后凸的原因很多，表现也不同，常见病因有：

(1) 佝偻病：多在小儿或儿童期发病，坐位时胸段脊柱明显向后弯曲，仰卧位时弯曲可消失。

(2) 结核病：椎体中心型结核多见于10岁以下儿童，以胸椎居多。由于椎体骨质破坏、形成病理性楔状压缩性骨折所致。脊柱畸形以后凸最常见。临床上常伴有其他器官的结核病变，如肺结核等。

(3) 强直性脊柱炎：多见于成年人，病变可发生于任何脊柱节段，表现为脊柱强直固定，仰卧位时不能伸直。颈椎也可发生融合。

(4) 骨质退行性变：多见于老年人，胸椎椎体压缩性改变可造成胸椎后凸。

(5) 其他：如外伤所致脊椎骨折后造成脊柱向后突出，任何年龄均可发生。青少年胸段下部及腰椎呈均匀性后凸,见于发育期姿势不良或脊椎骨软骨炎。

2. 脊柱前凸(lordosis) 多见于腰椎部位,表现为脊柱过度前凸性弯曲。患者腹部明显向前凸出,臀部明显向后突出,如晚期妊娠、大量腹水、腹腔巨大肿瘤、先天性髋关节后脱位及髋关节结核等。

3. 脊柱侧弯(scoliosis) 即脊柱偏离后正中线向右或左偏曲,多发生在脊柱的胸、腰段,大多凸向右侧,凸向左侧者较少。按其发病原因可分为:

(1) 先天性脊柱侧弯:如先天性半椎体、楔形椎体等先天性畸形可引起。

(2) 后天性脊柱侧弯:①姿态性脊柱侧弯:由于不正确的姿势引起,常发生于学龄儿童,易于矫正;②代偿性脊柱侧弯:见于一侧肢体短缩或增长等;③瘢痕性脊柱侧弯:如胸背部烧伤病侧瘢痕挛缩;④胸源性脊柱侧弯:如儿童脓胸或胸廓成形术后;⑤神经源性脊柱侧弯:如小儿麻痹症后遗症引起的两侧肌力不平衡。

(3) 特发性脊柱侧弯:约80%的脊柱侧弯病因不明。

二、脊柱活动度

(一) 正常活动度

脊柱有一定的活动范围,但各节段的活动度不同。颈、腰椎段的活动度最大;胸椎段活动度最小;骶椎融合成一个整体称骶骨,两侧与髋骨相连,较为固定,故没有活动度;尾椎各节也融合固定无活动度。

检查时嘱患者作前屈、后伸、左右侧弯等动作,观察脊柱的活动度。但脊柱有骨折或关节脱位时检查应慎重,避免损伤脊髓,尤其在上颈段,要注意患者呼吸及避免造成四肢瘫痪。正常人直立、臂部固定的条件下,颈段、胸段及腰段的活动度见表3-8-1。

表3-8-1 颈、胸椎与腰椎活动范围

椎体节段	前屈	后伸	左右侧弯	旋转(侧)
颈椎	35°~45°	35°~45°	各45°	60°~80°
胸椎	30°	20°	各20°	35°
腰椎	75°~90°	30°	各20°~35°	30°
全脊柱	128°	125°	各73.5°	115°

注:活动范围与年龄、运动训练及机体本身结构的差异等因素相关,个体差异大

(二) 活动受限

颈段脊柱活动受限常见于:①颈后纵韧带退变及项韧带节段性钙化;②颈椎间盘退变而致椎间隙狭窄;③暴力伤所致颈椎骨折、脱位或神经根损伤;④肿瘤或结核破坏颈椎骨质。

腰段脊柱活动受限常见于:①腰肌肌纤维炎及腰肌韧带劳损;②腰椎骨质增生;③腰椎间盘突出;④结核或肿瘤浸润破坏腰椎骨质;⑤腰椎骨折或脱位。应注意询问有无外伤病史,检查时观察局部有无肿胀或变形等。

三、脊柱压痛与叩击痛

(一) 压痛

脊柱痛的检查方法是让患者取端坐位,身体稍向前倾。检查者以右手拇指自上而下逐个按压脊椎棘突及椎旁肌肉。对于确定压痛部位,临床上往往以第7颈椎棘突为骨性标志,推算出病变椎体位置。

(二) 叩击痛

脊柱叩击痛的检查方法有两种:①直接叩击法:检查者手指或叩诊锤直接叩击各椎体的棘突,多用于检查胸椎与腰椎。②间接叩击法:患者取坐位,检查者将左手掌面置于患者头顶部,右手半握拳以小鱼际

肌部位叩击左手背，观察患者有无脊柱疼痛。压痛与叩击痛的病变多见于脊椎结核、脊椎骨折、椎间盘突出或脊椎外伤、骨折等。

四、脊柱检查的几种特殊试验

（一）颈椎特殊试验

1. Jackson 压头试验　患者取端坐位，检查者双手重叠放于其头顶部，向下加压，如患者出现颈痛或上肢放射痛即为阳性。多见于颈椎病及颈椎间盘突出症。

2. 前屈旋颈试验（Fenz 征）　嘱患者头颈部前屈，并左右旋转，如果颈椎处感觉疼痛，则属阳性，多提示颈椎小关节退行性改变。

3. 颈静脉加压试验（压颈试验）　患者仰卧位，检查者以双手指按压患者两侧颈静脉，如其颈部及上肢疼痛加重，为根性颈椎病，因为脑脊液回流不畅致蛛网膜下腔压力增高所致。此实验也常用于下肢坐骨神经痛患者的检查，颈部加压时若下肢症状加重，则提示其下肢的疼痛症状源于腰椎管内病变，即根性坐骨神经痛。

4. 旋颈试验　患者取坐位，头略后仰，并自动向左、右旋转。如果患者出现头昏、头痛、视力模糊等症状，提示椎动脉型颈椎病。因转动头部时椎动脉受到扭曲，加重了椎-基底动脉供血不足，头部停止转动，症状亦随即消失。

（二）腰骶椎的特殊试验

1. 摇摆试验　患者平卧，屈膝、髋关节，双手抱于膝前。检查者手扶患者双膝，左右摇摆，如腰部疼痛为阳性。多见于腰骶部病变。

2. 拾物试验　将一物品放在地上，嘱患者拾起。如患者先以一手扶膝蹲下，腰部挺直地用手接近物品，即为拾物试验阳性。多见于腰椎病变如腰椎间盘脱出、腰肌外伤及炎症等。

3. 直腿抬高试验（Lasegue 征）　患者仰卧，双下肢平伸，检查者一手握患者踝部，一手置于大腿伸侧，分别做双侧直腿抬高动作，腰与大腿正常可达 80°~99°。若抬高不足 70°，且伴有下肢后侧的放射性疼痛，则为阳性。见于腰椎间盘突出症，也可见于单纯性坐骨神经痛。

4. 屈颈试验（Linder 征）　患者仰卧，也可取端坐位或者直立位，检查者一手置于患者胸前，另一手置于枕后，缓慢、用力地上抬其头部，使颈前屈，若出现下肢放射痛，则为阳性。见于腰椎间盘突出症的“根肩型”患者。屈颈时，硬脊膜上移，脊神经根被动牵扯，加重了突出的椎间盘对神经根的压迫，因而出现下肢的放射痛。

5. 股神经牵拉试验　患者俯卧，髋、膝关节完全伸直。检查者将一侧下肢抬起，使髋关节过伸，如大腿前方出现放射痛为阳性。见于高位腰椎间盘突出症（腰 2~3 或腰 3~4）患者。上述动作加剧了股神经本身及组成股神经的腰 2~4 神经根的紧张度，加重了对受累神经根的压迫，因而出现上述症状。

第二节　四肢与关节检查

四肢（four limbs）及其关节（articulus）的检查以视诊及触诊为主，两者相互配合。仔细观察四肢及其关节的形态、肢体位置、活动范围及运动情况等。正常人应四肢与关节左右对称，形态正常，无肿胀及压痛，活动不受限制。

一、四肢

（一）形态异常

1. 匙状甲（koilonychia）　又称反甲，其特点为指甲中央凹陷，边缘翘起，指甲变薄，表面粗糙、干脆有条纹。常为缺铁或某些氨基酸代谢紊乱所致营养障碍(图 3-8-1)。

2. 杵状指(趾)(acropachy) 手指或足趾末端增生、肥大,呈杵状膨大称为杵状指或鼓槌状指。其特点为末端指(趾)节明显增宽增厚,指(趾)甲从根部到末端呈拱形隆起(图 3-8-2)。杵状指(趾)发生机制一般认为与肢体末端的慢性缺氧、代谢障碍及中毒性损害有关,致使末梢毛细血管增生、扩张以及软组织增生所造成。临床常见于:①呼吸系统疾病:如支气管肺癌、支气管扩张、肺脓肿、脓胸、胸腔肿瘤及肺性肥大性骨关节病变。②某些心血管疾病:如发绀型先天性心脏病、感染性心肌炎、亚急性感染性心内膜炎等。③营养障碍性疾病:如吸收不良综合征、克罗恩病、溃疡性结肠炎、肝硬化等。④其他:锁骨下动脉瘤可引起同侧的杵状指。

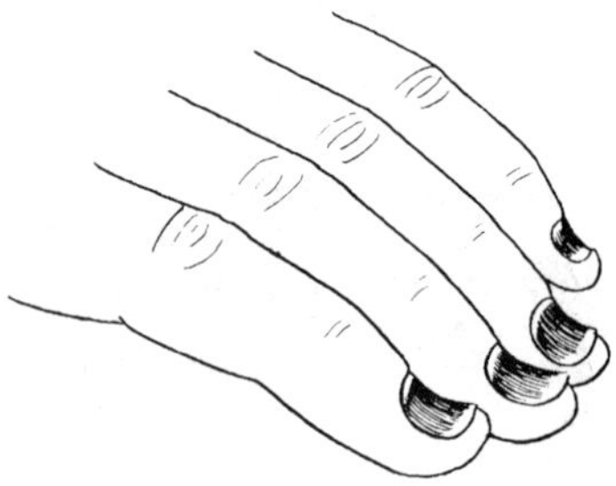

图 3-8-1 匙状指

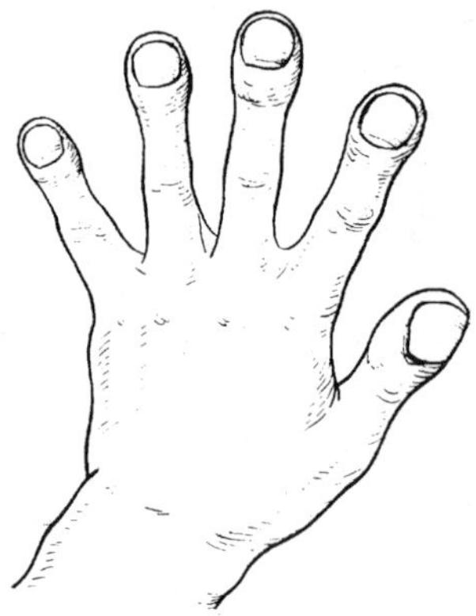

图 3-8-2 杵状指

3. 肢端肥大症(acromegaly) 表现为骨末端及其韧带等软组织增生、肥大,致肢体末端部位异常粗大,以手、足、面部等表现突出,并伴有皮肤多毛、粗糙、增厚等,见于生长激素分泌增多的垂体瘤或增生等。

4. 膝内、外翻(genuavalgum,genuavarum) 正常人双脚并拢直立时,两膝及双踝均能靠拢,如双脚的内踝靠拢时,而两膝却向外侧弯曲呈"O"形,称膝内翻("O"形腿)(图 3-8-3)。当两膝关节靠近时,两小腿斜向外方呈"X"形弯曲,使两脚的内踝分离,称为膝外翻("X"形腿)(图 3-8-4)。膝内、外翻畸形可见于佝偻病和大骨节病等。

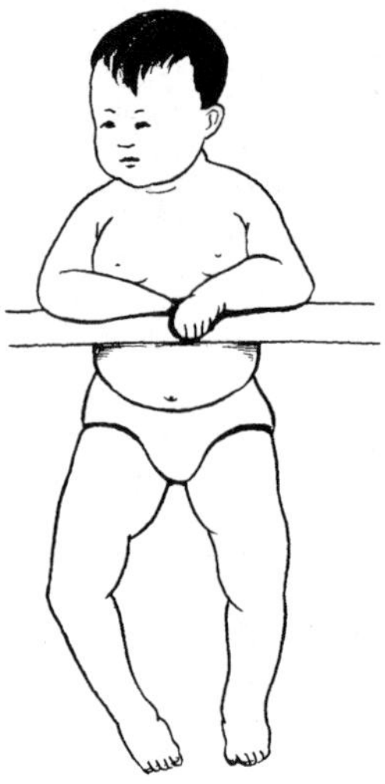

图 3-8-3 膝内翻

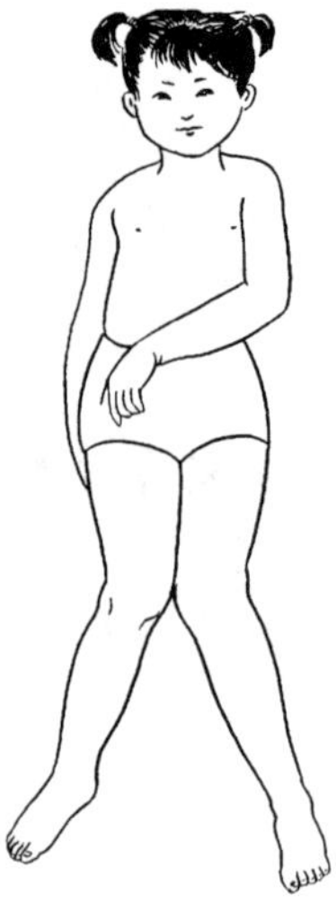

图 3-8-4 膝外翻

5. 足内、外翻(talipesvarus,talipes valgus)　正常人当膝关节固定时,足掌可向内翻、外翻达35°。若足掌部活动受限呈固定性内翻、内收畸形,称为足内翻。足掌部呈固定性外翻、外展,称为足外翻(图3-8-5)。足内翻或外翻畸形多见于先天性畸形及脊髓灰质炎后遗症。

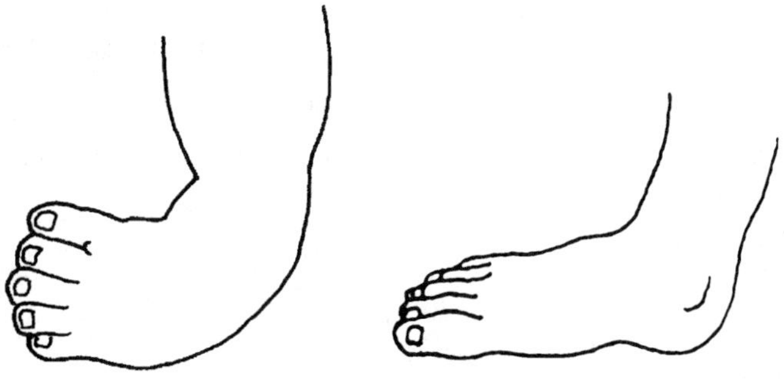

图3-8-5　足内翻、足外翻

6. 扁平足(flat foot)　正常人直立时足跟与足掌前部及足趾部位平稳着地,而足底中部内侧则离开地面约1cm。若足底变平,足底中部内侧也能着地,称为平跖足或扁平足,多为先天性异常。平跖足者不能持久站立及长时间行走。

7. 马蹄足(talipesequinus)　表现为足前部不能提起,跟腱挛缩于站立时足跟悬空,只能以足前部着地。主要原因是胫前肌瘫痪。常见于脊髓灰质炎患者。

8. 下肢静脉曲张(varicose vein of lower limb)　其特点为下肢静脉呈蜿蜒而曲张状态,严重者小腿肿胀,局部皮肤颜色暗紫或有色素沉着,甚至形成溃疡经久不愈或遗留棕褐色瘢痕。多发生于持久从事站立工作或体力劳动的人。主要原因是小腿浅静脉血液回流受阻或深浅静脉交通支静脉瓣功能不全。

9. 水肿(edema)　全身性水肿时,往往双下肢较上肢明显,表现为凹陷性水肿,如右心功能不全、低蛋白血症、慢性肾功能不全等。非凹陷性双下肢水肿常见于甲状腺功能减退等。单侧下肢水肿多由于静脉血液或淋巴液回流受阻所致。静脉回流受阻多见于血栓性静脉炎或肢体偏瘫压迫静脉血管所致。淋巴液回流受阻常见于丝虫病或其他原因所致的淋巴管阻塞,导致淋巴管扩张、破裂、淋巴液外溢,使纤维组织大量增生,皮肤增厚,指压无凹陷,称淋巴性水肿(lymphedema)或象皮肿(elephantiasis)。

10. 肌肉萎缩(muscle atrophy)　患者某一肢体的部分或全部肌腹的体积变小、松弛无力,称为肌肉萎缩。常见于下运动神经元病变、周围神经外伤、吉兰-巴雷综合征、多发性神经炎、横贯性脊髓炎及外伤性截瘫后遗症、脑卒中后失用性萎缩、进行性脊肌萎缩症、肌萎缩侧索硬化症等。

11. 骨折(fracture)与关节脱位(abarticulation)　骨折可使肢体缩短或变形,局部可有红肿、压痛。有时可触到骨擦感或听到骨擦音。关节脱位后可有肢体位置异常,关节活动受限,如伸屈、内翻、外展或旋转功能发生障碍。

(二)运动功能障碍与异常

四肢的运动功能是在运动神经的支配下由相应的肌肉、肌腱带动所属的关节活动来完成的,其中任何一个环节受损害,都会造成运动功能障碍与异常。检查方法是测试四肢的伸、屈、外展、内收、旋转和抵抗能力等。

二、关节

关节(articulation)是骨骼的间接连接点。典型的关节主要部分由关节囊和关节腔等组成。关节腔内有少量滑液,以利于两骨骼间的活动。某些病变时关节可发生不同程度的肿胀、变形、运动受限等。如外伤或急性炎症时可出现关节的红、肿、热、痛,关节明显肿大、变形、正常的凹陷消失,触之有波动感,表示关节腔内有较多积液。

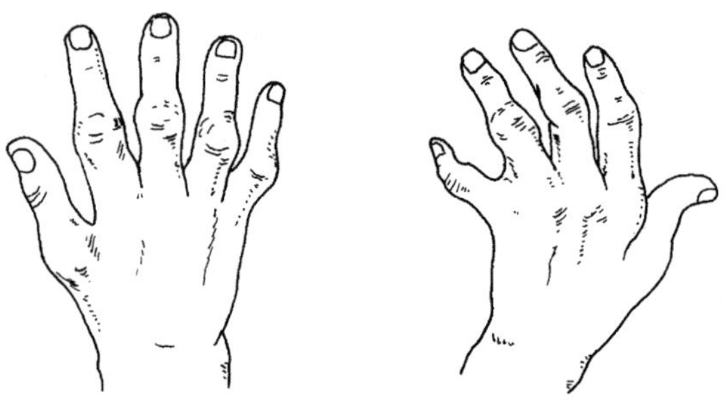

图 3-8-6 梭形指关节

（一）形态异常

1. 指关节(finger joint) 指关节可以伸直、屈曲及握紧成拳。指关节异常如下：

(1) 梭形指关节：见于类风湿性关节炎，关节内有积液，使关节囊膨胀、肿痛，往往多关节呈对称性受累伴活动受限，关节成梭状畸形(图 3-8-6)。

(2) 爪形手(claw hand)：是指手指关节呈鸟爪样变形，见于尺神经损伤、进行性肌萎缩、脊髓空洞症、类风湿性关节炎及麻风病患者。

(3) 骨关节炎：老年性骨关节炎多发生于远端的指间关节，病变部位常有坚硬的结节，坚硬不活动，可使患指屈向一侧，同时常有其他关节病变。

2. 腕关节(wrist joint) 常见异常有：

(1) 腱鞘滑膜炎：多发生在腕关节背面和掌面，关节部位呈结节状隆起，触摸柔软，可有压痛，影响关节活动。常由类风湿性关节炎引起。

(2) 腱鞘囊肿：多发生在腕关节背面或桡侧，为圆形无痛性隆起，有坚韧感，推之可沿肌腱的垂直方向稍微移动。

(3) 腱鞘纤维脂肪瘤：常发生在腕关节背面，为圆形无痛性包块，触摸之柔软或柔韧，推动肌腱时可随之移动。

(4) 其他：腕关节及其附近的软组织炎症、外伤与骨折等，均可使关节外形发生改变。

3. 膝关节(knee joint) 常见异常为膝关节肿胀。如膝关节出现红、肿、热、痛或影响运动，多为炎症所致，常见于风湿性关节炎发作期。若因轻伤后引起关节的肌肉或皮下出血、肿胀，可见于血友病。关节腔内有过多液体积聚，称为关节腔积液，其特点为关节周围明显肿胀，当膝关节屈曲成 90°时，髌骨两侧的凹陷消失。触诊有浮动感并出现浮髌现象(floating patella phenomenon)。

浮髌现象检查方法：患者平卧位，患肢伸直放松。检查者左手拇指和其他手指分别固定在肿胀关节上方两侧并加压，右手拇指和其他手指分别固定于关节下方两侧并加压，使关节腔内的积液不能上、下流动，然后用右手示指将髌骨连续向后方按压数次。当按压时有髌骨与股骨关节面的碰触感，松开时有髌骨随手浮起感，称为浮髌试验阳性(图 3-8-7)。若为结核性膝关节腔积液时，由于结核病变破坏关节软骨，且滑膜有肉芽增生，髌骨与关节面相碰，有一种如同触及绒垫的柔软感。

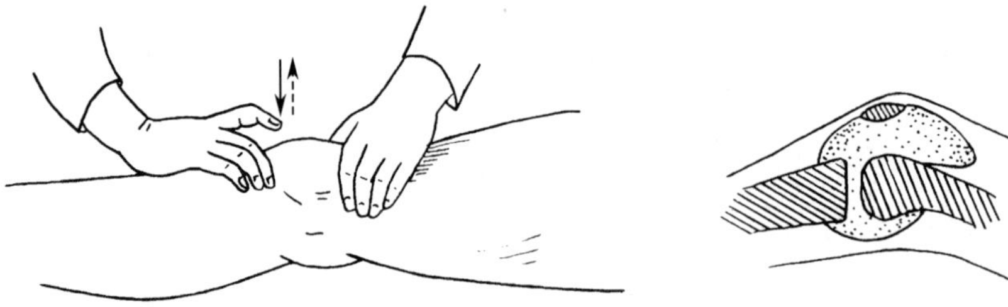

图 3-8-7 浮髌试验

4. 痛风(gout podagra) 由于尿酸盐在关节附近的骨骼或滑膜腔、腱鞘中沉积，并能侵蚀、破坏骨质，使关节僵硬、肥大或畸形，亦可在关节周围形成结节样痛风结石，甚至使局部溃破形成瘘管经久不愈。通常累及趾及跖趾关节，其次为踝、腕、膝、肘等关节。

（二）运动功能

检查运动功能时，让被检查者各关节向各方向充分地作主动和被动运动，观察其活动度及有无疼痛。

1. 正常各关节的活动范围

（1）肩关节：前屈可达90°，后伸可达60°，肩关节固定外展可达90°，内收时肘部可达前正中线，外旋约30°，内旋约80°。

（2）肘关节：只能作屈伸运动。握拳屈腕、屈肘时拇指可触及肩部；伸直可成180°；如超过180°即为肘关节过伸。

（3）腕关节：伸约45°，屈约60°～70°，外展约25°，内收约30°。

（4）指关节：各指关节可以伸直，屈指可握拳。

（5）髋关节：屈曲时股前部与腹壁相贴，后伸可达30°，外展约60°，内收约30°，外旋与内旋各45°。

（6）膝关节：屈曲时小腿腓肠肌可与股后部相贴，伸直可达180°，膝关节在半屈位时，小腿可作小幅旋转动作。

（7）踝关节：立位时足跖部与小腿成直角，背屈约35°，跖屈约45°，内、外翻各约35°。

2. 运动异常　关节的疾病可引起软组织疼痛、肌肉痉挛、关节囊及其周围组织的炎症及粘连等，均可影响关节的运动功能。常见的病因有炎症、痛风、骨折、脱位及肌腱或软组织损伤等。

另外，关节活动时出现响声可为无症状的生理性关节弹响。亦可因关节内病变，如膝关节半月板撕裂、关节软骨磨损、关节滑囊挤压等。

（王小艳）

学习小结

1. 脊柱的正常曲度有颈、胸、腰、骶4个生理性弯曲，常见的病理变形是脊柱后凸，常见病因佝偻病、结核病、强直性脊柱炎、骨质退行性变及其他。

2. 脊柱的压痛和直接、间接叩击法，压痛与叩击痛的病变多见于脊椎结核、脊椎骨折、椎间盘突出或脊椎外伤、骨折等。

3. 脊柱检查的几种特殊试验：Jackson压头试验、前屈旋颈试验（Fenz征）、颈静脉加压试验、旋颈试验、摇摆试验、拾物试验、直腿抬高试验等。

4. 四肢形态异常如：匙状甲、杵状指（趾）、膝（足）内、外翻等表现特征及其常见病因，指、腕、膝关节常见异常及运动障碍。

复习参考题

1. 简述脊柱检查的主要内容。

2. 简述四肢和关节检查的主要内容。

第九章　神经系统检查

09章

学习目标

掌握	脑神经检查和神经反射检查的方法及临床意义。
熟悉	运动功能、感觉功能检查的方法及注意事项。
了解	自主神经功能检查的方法。

掌握神经系统的基本检查方法，能获取对疾病的定位与定性诊断信息，对于疾病诊治至关重要。

第一节　脑神经检查

脑神经（nervi cerebrales，cranial nerve）共 12 对，按其功能可分为三类：①单纯感觉神经：嗅神经、视神经、位听神经；②单纯运动神经：动眼神经、滑车神经、展神经、面神经、副神经、舌下神经；③混合神经：包括运动和感觉两种功能，如三叉神经、舌咽神经、迷走神经。

检查脑神经对颅脑病变的定位诊断极为重要，应按先后顺序进行，以免重复和遗漏。

一、嗅神经

嗅神经（olfactory nerve）系第Ⅰ对脑神经。

1. 检查方法　先压住一侧鼻孔，用无刺激性气味的物品置于另一侧鼻孔下，让患者辨别嗅到的各种气味，然后换另一侧鼻孔进行检查。

2. 病理意义　嗅觉功能障碍如能排除鼻黏膜病变，常见于同侧嗅神经损害。常见于颅脑创伤、前颅凹占位性病变和脑膜结核等。

二、视神经

视神经（optic nerve）系第Ⅱ对脑神经。

1. 检查方法　包括视力、视野检查和眼底检查。

2. 病理意义　视野异常改变提示视神经通路的损害，对定位诊断有重要意义。

三、动眼神经、滑车神经、展神经

动眼神经（oculomotor nerve）、滑车神经（trochlear nerve）、展神经（abducent nerve）分别为第Ⅲ、Ⅳ、Ⅵ对脑神经，共同管理眼球运动，合称眼球运动神经。

1. 检查方法　见头部检查。

2. 病理意义

(1) 眼球运动向内、向上及向下活动受限，以及上睑下垂、调节反射消失，均提示有动眼神经麻痹。

(2) 如眼球向下及向外运动减弱，提示滑车神经有损害。

(3) 眼球向外转动障碍为展神经受损。

(4) 瞳孔反射异常可由动眼神经或视神经受损所致。

(5) 眼球运动神经的麻痹可出现相应外肌的功能障碍导致麻痹性斜视，单侧眼球运动神经的麻痹可导致复视。

四、三叉神经

三叉神经(Trigeminal nerve)为第Ⅴ对神经，是混合性神经。感觉神经纤维分布于面部皮肤、眼、鼻、口腔黏膜；运动神经纤维支配咀嚼肌、颜肌和翼状内外肌。

1. 检查方法

(1) 面部感觉：嘱患者闭眼，以针刺检查痛觉、棉絮检查触觉和盛有冷或热水的试管检查温度觉，两侧对比，观察患者的感觉反应是否减退、消失或过敏，同时确定感觉障碍区域。

(2) 角膜反射：①直接角膜反射：嘱患者睁眼向内侧注视，以捻成细束的棉絮从患者视野外接近并轻触外侧角膜，避免触及睫毛，正常反应为被刺激侧迅速闭眼。②间接角膜反射：刺激一侧角膜，对侧也出现眼睑闭合反应。

(3) 运动功能：检查者双手触按患者颜肌、咀嚼肌，患者做咀嚼动作，对比双侧肌力强弱；再嘱者作张口运动，观察张口时下颌有无倾斜。

2. 病理意义　①直接与间接角膜反射均消失，见于三叉神经病变(传入障碍)。②直接反射消失，间接反射存在，见于面神瘫痪(传出障碍)。③一侧咀嚼肌肌力减弱或出现萎缩，张口时翼状肌瘫痪下颌偏向病侧，见于病侧三叉神经运动纤维受损。

五、面神经

面神经(facial nerve)为第Ⅶ对脑神经，主要支配面部表情肌和舌前2/3味觉功能。

1. 检查方法

(1) 运动功能：首先观察双侧额纹、鼻唇沟、眼裂及口角是否对称，然后，嘱患者做皱额、闭眼、露齿、微笑、鼓腮或吹哨动作。面神经受损可分为周围性和中枢性损害两种：①一侧面神经周围性(核或核下性)损害：病侧额纹减少、眼裂增大、鼻唇沟变浅，不能皱额、闭眼、微笑或露齿时口角歪向健侧，鼓腮及吹口哨时病变侧漏气。②中枢性(核上的皮质脑干束或皮质运动区)损害：由于上半部面肌受双侧皮质运动区的支配，皱额闭眼无明显影响，只出现病灶对侧下半部面部表情肌的瘫痪。

(2) 味觉检查：嘱患者伸舌，将少量不同味感的物质(食糖、食盐、酸或奎宁溶液)以棉签涂于舌面测试味觉，每种味觉试验完成后，用水漱口，再试下一种味觉。

2. 病理意义　①一侧面神经周围性损害，见于核或核下性病变。②中枢性损害，见于核上的皮质脑干束或皮质运动区病变。③舌前2/3味觉丧失，见于面神经损害。

六、位听神经

位听神经(acoustic neuroma)为第Ⅷ对脑神经，包括前庭及耳蜗两种感觉神经。

检查方法

(1) 听力检查：测定耳蜗神经的功能，见头部检查。

(2) 前庭功能检查:询问患者有无眩晕、平衡失调,检查有无自发性眼球震颤,通过外耳灌注冷、热水试验或旋转试验,观察有无前庭功能障碍所致的眼球震颤反应减弱或消失。

七、舌咽神经、迷走神经

舌咽神经(glossopharyngeal nerve)、迷走神经(vagus nerve)为第Ⅸ、Ⅹ对神经,在解剖与功能上关系密切,常同时受损。

1. 检查方法

(1) 运动检查:检查时注意患者有无发音嘶哑或带鼻音;是否呛咳、有无吞咽困难;观察患者张口发"啊"音时悬雍垂是否居中,两侧软腭上抬是否一致。

(2) 咽反射:用压舌板轻触左侧或右侧咽后壁,正常者出现咽部肌肉收缩和舌后缩,并有恶心反应。

(3) 感觉:可用棉签轻触两侧软腭和咽后壁,观察感觉。

2. 病理意义　①一侧软腭上抬减弱、悬雍垂偏向健侧,见于该侧神经受损;②咽反射迟钝或消失,见于神经损害;③舌后 1/3 的味觉减退,见于舌咽神经损害。

八、副神经

副神经(spinal accessory nerve)为第Ⅺ对神经,支配胸锁乳突肌及斜方肌。

1. 检查方法　注意肌肉有无萎缩,患者做耸肩及转头运动,比较两侧肌力。

2. 病理意义　一侧肌力下降,或肌肉萎缩,见于副神经受损。

九、舌下神经

舌下神经(Hypoglossal nerve)为Ⅻ对神经。

1. 检查方法　嘱患者伸舌,注意观察有无伸舌偏斜、舌肌萎缩及肌束颤动。

2. 病理意义　伸舌舌尖偏向病侧,见于单侧舌下神经麻痹;不能伸舌,见于双侧麻痹者。

第二节　运动功能检查

运动功能包括随意运动和不随意运动,随意运动由锥体束司理,不随意运动由锥体外系和小脑司理。

一、肌力

肌力(Muscle strength)是指肌肉运动时的最大收缩力。

1. 检查方法　让患者做肢体伸屈动作,检查者从相反方向给予阻力,测试患者对阻力的克服力量,注意进行两侧比较。

2. 肌力的记录　采用 0~5 级的六级分级法(表 3-9-1)。

3. 病理意义　不同程度的肌力减退可分为完全性瘫痪和不完全性瘫痪(表 3-9-2)。

表 3-9-1　肌力的六级分级法

分级	肌力	分级	肌力
0 级	完全瘫痪，测不到肌肉收缩	3 级	肢体能抬离床面，但不能抗阻力
1 级	仅测到肌肉收缩，但不能产生动作	4 级	能做抗阻力动作，但较正常差
2 级	肢体在床面上能水平移动，但不能抬离床面	5 级	正常肌力

表 3-9-2 不同形式的瘫痪

名称	特点	病因
单瘫	单一肢体瘫痪	脊髓灰质炎
偏瘫	一侧肢体（上、下肢）瘫痪，常伴有同侧脑神经损害	颅内病变或脑卒中
交叉性偏瘫	一侧肢体瘫痪及对侧脑神经损害	多见于脑干病变
截瘫	双侧下肢瘫痪，是脊髓横贯性损伤的结果	脊髓外伤、炎症等

二、肌张力

肌张力(muscle tension)是指静息状态下的肌肉紧张度,其实质是一种牵张反射,即骨骼肌受到外力牵拉时产生的收缩反应,这种收缩是通过反射中枢控制的。检查时,嘱患者肌肉放松,医生的双手握住患者肢体,用不同的速度和幅度,反复做被动的伸屈和旋转运动,感到的轻度阻力就是这一肢体有关肌肉的张力,以同样方法进行各个肢体及关节的被动运动,并做两侧比较。肌张力改变及其病因见表 3-9-3。

表 3-9-3 肌张力改变及其病因

改变	体征	病因
肌张力增高	1. 痉挛状态：在被动伸屈其肢体时，起始阻力大。终末突然阻力减弱，也称折刀现象。	锥体束损害
	2. 铅管样强直：即伸肌和屈肌的肌张力均增高，做被动运动时各个方向的阻力增大是均匀一致的	锥体外系损害
肌张力降低	肌肉松软，伸屈其肢体时阻力低，关节运动范围扩大。	周围神经炎，前角灰质炎和小脑病变

三、不自主运动

不自主运动(involuntary movement)是指患者在意识清楚的情况下,随意肌不自主收缩所产生的一些无目的的异常动作,多为锥体外系损害的表现。

1. 震颤　为两组拮抗肌交替收缩引起的不自主动作,可有以下几种类型:①静止性震颤:静止时表现明显,而在运动时减轻,睡眠时消失,常伴肌张力增高,见于帕金森病;②意向性震颤:又称动作性震颤,震颤在休息时消失,动作时发生,愈近目标愈明显,见于小脑疾患。

2. 舞蹈样运动　为面部肌肉及肢体的快速、不规则、无目的、不对称的不自主运动,表现为做鬼脸、转颈、耸肩、手指间断伸屈、摆手和伸臂等舞蹈样动作,睡眠时可减轻或消失,多见于儿童期脑风湿性病变。

3. 手足徐动　为手指或足趾的一种缓慢持续的伸展扭曲动作,见于脑性瘫痪、肝豆状核变性和脑基底节变性。

四、共济运动

共济运动(coordination)是指机体任一动作的完成均依赖于某组肌群协调一致的运动,包括主动肌、对抗肌、协同肌及固定肌等四组肌肉的精确配合,依靠小脑、前庭系统、深感觉、锥体外系统的共同调节。当上述结构发生病变,动作协调发生障碍,称为共济失调(ataxia)。共济失调的检查方法和临床意义见表 3-9-4。

表 3-9-4 共济失调检查

检查方法	体征	病理意义
指鼻试验	同侧指鼻不准	小脑半球病变
	睁眼时指鼻准确，闭眼时出现障碍	感觉性共济失调
跟-膝-胫试验	动作不稳	小脑损害
	闭眼时出现该动作障碍	感觉性共济失调
轮替动作	动作缓慢、不协调	共济失调
闭目难立征	闭目出现身体摇晃或倾斜	小脑病变
	睁眼时能站稳而闭眼时站立不稳	感觉性共济失调

第三节 感觉功能检查

检查感觉功能首先必须患者配合，检查者应耐心细致，多次重复，左右侧比较，远近端比较，一般从感觉缺失部位至正常部位。检查时往往需要患者闭目，以避免主观或暗示作用。

（一）浅感觉检查

1. 痛觉 用大头针的针尖均匀地轻刺患者皮肤，注意两侧对称对比，同时记录痛觉障碍类型（正常、过敏、减退或消失）与范围。痛觉障碍见于脊髓丘脑侧束损害。

2. 触觉 用棉签轻触患者的皮肤或黏膜。触觉障碍见于脊髓丘脑前束和后索病损。

3. 温度觉 用盛有热水（40~50℃）或冷水（5~10℃）的试管交替测试患者皮肤。温度觉障碍见于脊髓丘脑侧束损害。

（二）深感觉检查

1. 运动觉 检查者轻轻夹住患者的手指或足趾两侧，上或下移动，令患者根据感觉说出“向上”或“向下”。运动觉障碍见于后索病损。

2. 位置觉 检查者将患者的肢体摆成某一姿势，请患者描述该姿势或用对侧肢体模仿。位置觉障碍见于后索病损。

3. 震动觉 用震动着的音叉（128Hz）柄置于骨突起处，询问有无震动感，判断两侧有无差别。震动觉障碍见于后索病损。

（三）复合感觉检查

复合感觉是大脑综合分析的结果，也称皮质感觉。检查方法及临床意义见表 3-9-5。

表 3-9-5 复合感觉检查方法及病理意义

复合感觉	检查方法	病理意义
皮肤定位觉	检查者以手指或棉签轻触患者皮肤某处，让患者指出被触部位	皮质病变
两点辨别觉	以钝脚分规轻轻刺激皮肤上的两点，逐渐缩小双脚间距，直到患者感觉为一点	额叶病变
实体觉	患者用单手触摸熟悉的物体，并说出物体的名称	皮质病变
体表图形觉	患者闭目，在其皮肤上画图形或写简单的字，观察其能否识别	丘脑水平以上病变

第四节 神经反射检查

神经反射（nervous reflex）由反射弧完成，反射弧（reflex arcs）包括感受器、传入神经元、中枢、传出神经元和效应器等。反射弧中任一环节有病变都可影响反射，使其减弱或消失。反射又受高级神经中枢控制，如锥体束以上病变,可使反射活动失去抑制而出现反射亢进。反射包括生理反射和病理反射,根据刺激的部位,又可将生理反射分为浅反射和深反射两部分。

一、浅反射

浅反射(superficial reflex)系刺激皮肤、黏膜或角膜等引起的反应。

1. 角膜反射　见本章第一节。

2. 腹壁反射　检查时,患者仰卧,下肢稍屈曲,使腹壁松弛,然后用钝头竹签分别沿肋缘下(胸髓7~8节)、脐水平(胸髓9~10节)及腹股沟上(胸髓11~12节)的方向,由外向内轻划两侧腹壁皮肤(文末彩插3-9-1),分别称为上、中、下腹壁反射。正常反应是上、中、下部局部腹肌收缩。反射消失分别见于上述不同平面的胸髓病损。双侧上、中、下部反射均消失也见于昏迷和急性腹膜炎患者。一侧上、中、下腹壁反射均消失见于同侧锥体束病损。肥胖、老年人及经产妇,由于腹壁过于松弛也会出现腹壁反射减弱或消失,应予以注意。

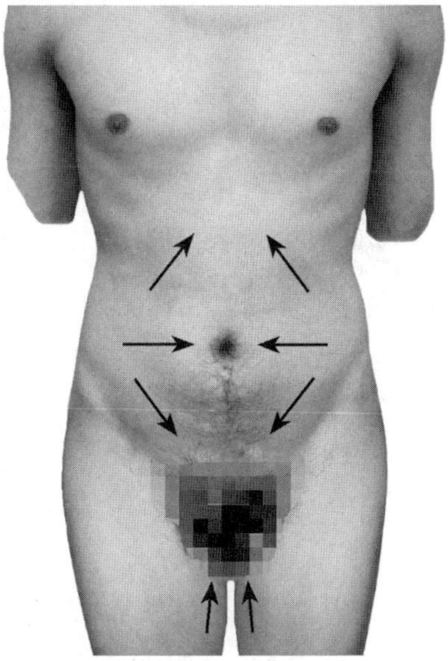

彩插 3-9-1　腹壁反射和提睾反射检查示意图

3. 提睾反射　竹签由下而上轻划股内侧上方皮肤,可引起同侧提睾肌收缩,睾丸上提。双反射消失为腰髓1、2节病损;一侧反射减弱或消失见于锥体束损害;局部病变如腹股沟疝、阴囊水肿等也可影响提睾反射(见文末彩插3-9-1)。

4. 跖反射　患者平卧,下肢伸直,检查者手持患者踝部,用钝头竹签划足底外侧,由足跟向前至近小趾跖关节处转向踇趾侧,正常反应为足跖屈曲(即Babinski征阴性)。反射消失为骶髓1~2节病损。

5. 肛门反射　用大头针轻划肛门周围皮肤,可引起肛门外括约肌收缩。反射障碍为骶髓4、5节、肛尾神经受损。

二、深反射

刺激肌腱、骨膜经深部感受器完成的反射称深反射(deep reflection),又称腱反射。检查时患者要合作,肢体肌肉应放松,检查者叩击力量要均等,两侧要对比。

反射强度通常分为以下几级:①0级:反射消失。②+:肌肉收缩存在,但无相应关节活动,为反射减弱。③++:肌肉收缩并导致关节活动,为正常反射。④+++:反射增强,可为正常或病理状况。⑤++++:反射亢进并伴有阵挛,为病理状况。⑥+++++:反射明显亢进并伴有持续性的痉挛。

1. 桡骨膜反射　被检者前臂置于半屈半旋前位,检查者以左手托起其腕部,并使腕关节自然下垂,随即以叩诊锤轻叩桡骨茎突,可引起肱桡肌收缩,发生屈肘和前臂旋前动作(图3-9-2)。反射中枢为颈髓5~6节。

2. 肱二头肌反射　患者前臂屈曲,检查者以左手拇指置于患者肘部肱二头肌腱上,然后右手持叩诊锤叩击左拇指,可使肱二头肌收缩,前臂快速屈曲(图3-9-3)。反射中枢为颈髓5~6节。

3. 肱三头肌反射　患者外展上臂,半屈肘关节,检查者用左手托住其前臂,右手用叩诊锤直接叩击鹰嘴上方的肱三头肌肌腱,可使肱三头肌收缩,引起前臂外展(图3-9-4)。反射中枢为颈髓6~7节。

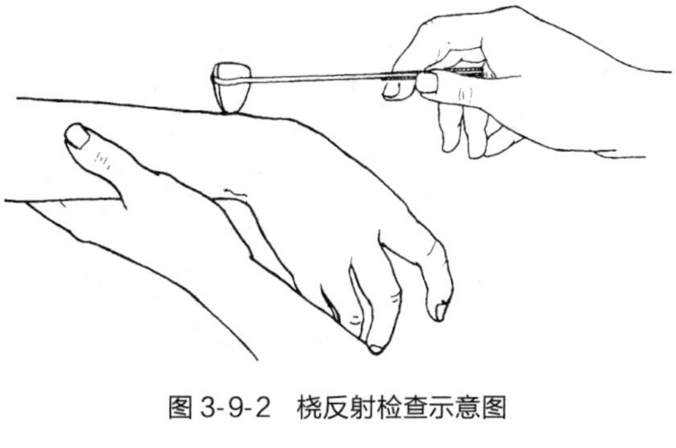

图 3-9-2　桡反射检查示意图

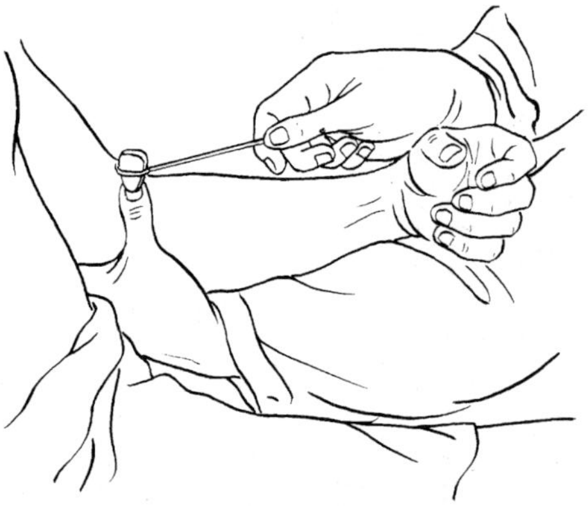

图 3-9-3　肱二头肌反射检查示意图

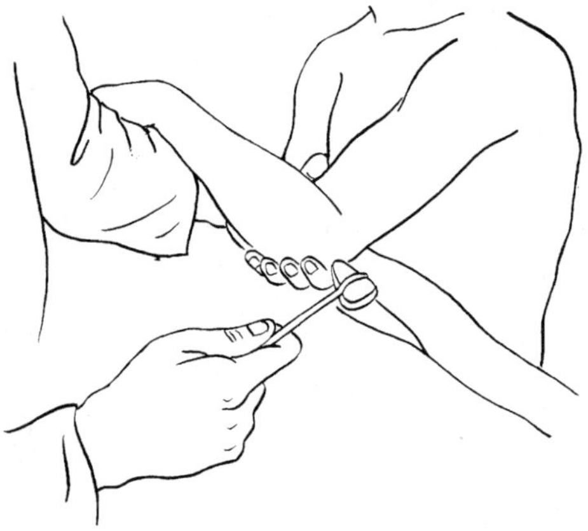

图 3-9-4　肱三头肌反射检查示意图

4. 膝反射　患者取坐位或卧位，检查者左手托其双侧腘窝处，膝关节自然放松，呈稍屈状，然后以叩诊锤叩击髌骨下方的肌腱处，反应为小腿伸展（图 3-9-5）。反射中枢在腰髓 2~4 节。

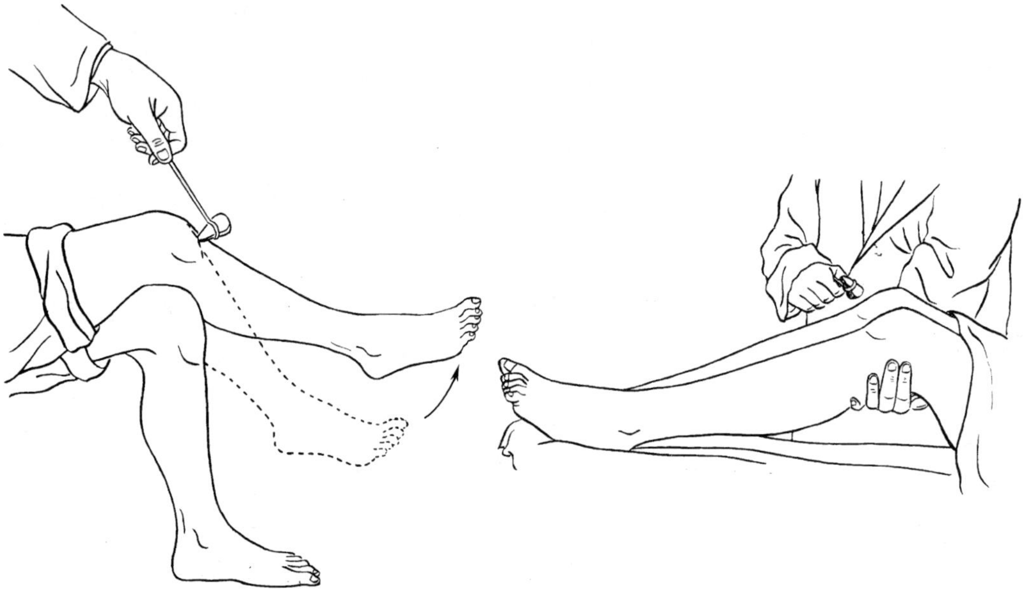

图 3-9-5　膝反射检查示意图

5. 跟腱反射　又称踝反射。患者仰卧位，检查者左手托其左、右足，足呈过伸位，髋及膝关节稍屈曲，下肢呈外旋外展位，然后以叩诊锤叩击跟腱，反应为腓肠肌收缩，足向跖面屈曲（图 3-9-6）。反射中枢为骶髓 1~2 节。

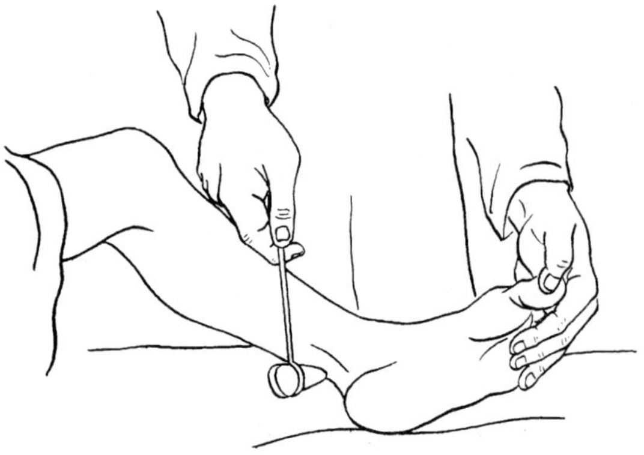

图 3-9-6　跟腱反射检查示意图

6. 阵挛　锥体束以上病变导致深反射亢进时，用力使相关肌肉处于持续性紧张状态，该组肌肉则发生节律性收缩，称为阵挛，常见的有以下两种：

（1）踝阵挛：患者仰卧，髋与膝关节稍屈，医师一手持患者小腿，一手持患者足掌前端，突然用力使踝关节背屈并维持之。阳性表现为腓肠肌与比目鱼肌发生连续性节律性收缩，而致足部呈现交替性屈伸动作（图 3-9-7）。

（2）髌阵挛：患者卧位，下肢伸展，检查者用拇指和示指捏住髌骨上缘，用力向足尖方向快速推动数次，然后适度压住不放。阳性时髌骨上下来回颤动，股四头肌腱节律性收缩(图 3-9-8)。

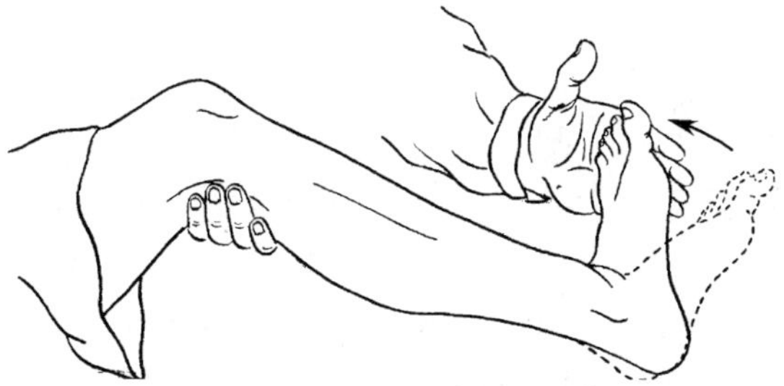

图 3-9-7　踝阵挛检查示意图

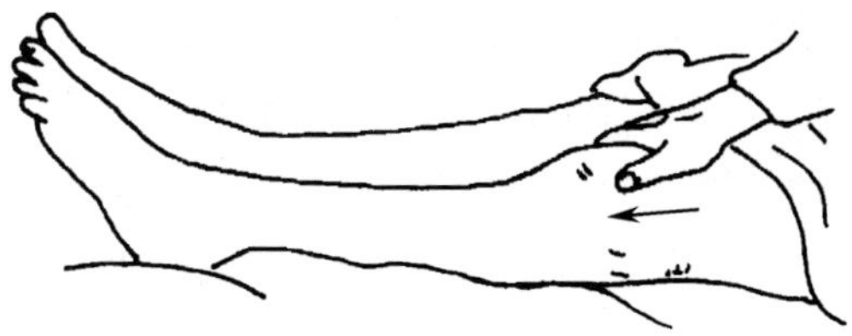

图 3-9-8　髌阵挛检查示意图

三、病理反射

病理反射指锥体束病损时，大脑失去了对脑干和脊髓的抑制作用而出现的异常反射。1 岁半以内的婴幼儿由于神经系统发育未完善，也可出现这种反射，不属于病理性。

1. 巴宾斯基征(Babinski 征)　取位与检查跖反射一样，用竹签沿患者足底外侧缘，由后向前至小趾近足跟部并转向内侧，阳性反应为踇趾背伸，余趾呈扇形展开(图 3-9-9)

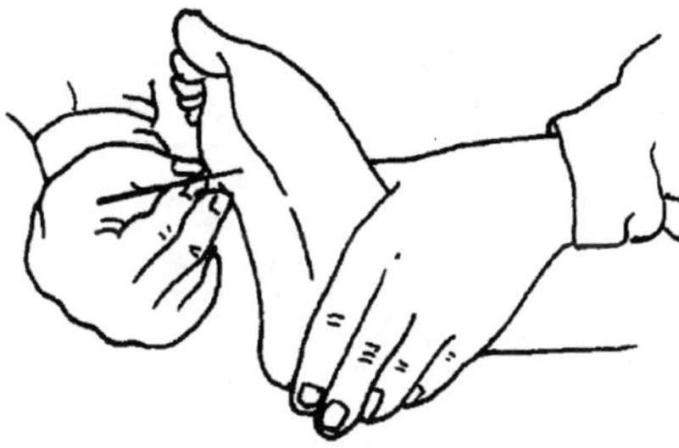

正常跖反射

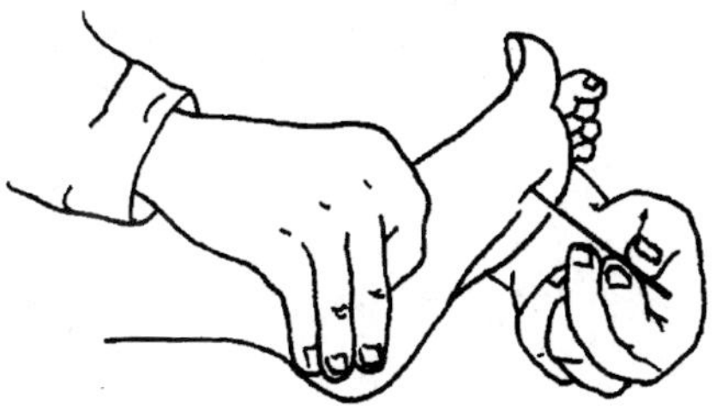

巴宾斯基征

图 3-9-9　正常跖反射

2. 奥本海姆征(Oppenheim 征)　以拇指、示指两指沿患者胫骨前自上而下加压推移。阳性表现与巴宾斯基征相同。

3. 戈登征(Gordon 征)　用手挤压腓肠肌，阳性表现与巴宾斯基征相同。

4. 查多克征(Chaddock 征)　用棉签从外踝下方向前划至足背外侧。阳性表现与巴宾斯基征相同(图 3-9-10)。

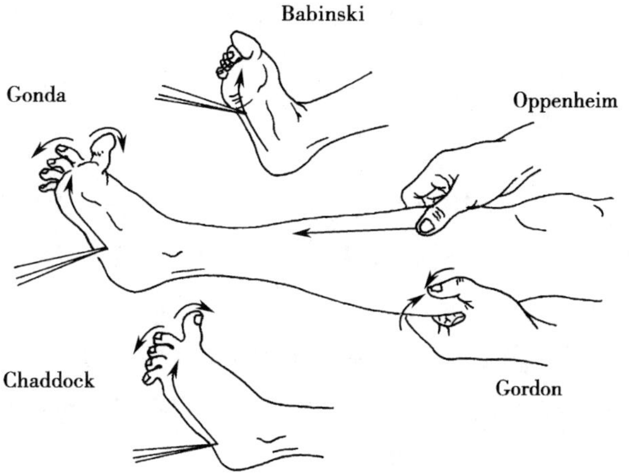

图 3-9-10　几种病理反射检查法示意图

5. 贡达征(Gonda 征)　将手置于足外侧两趾背面,然后向足趾面按压,数秒后突然松开,阳性反应与巴宾斯基征相同。

四、脑膜刺激征

脑膜刺激征为脑膜受激惹的体征,见于脑膜炎、蛛网膜下隙出血和颅内压增高等。

1. 颈强直　患者仰卧,检查者以一手托患者枕部,另一手置于胸前作屈颈动作,如感觉到抵抗力增强,即为颈部阻力增高或颈强直。在除外颈椎或颈部肌肉局部病变后,可认为有脑膜刺激征。

2. 凯尔尼格征(Kernig sign)　患者仰卧,屈髋屈膝成直角,检查者抬高患者小腿,正常人可达 135°以上。若屈肌痉挛,伸膝受限并有疼痛及阻力,称为凯尔尼格征阳性(图 3-9-11)。

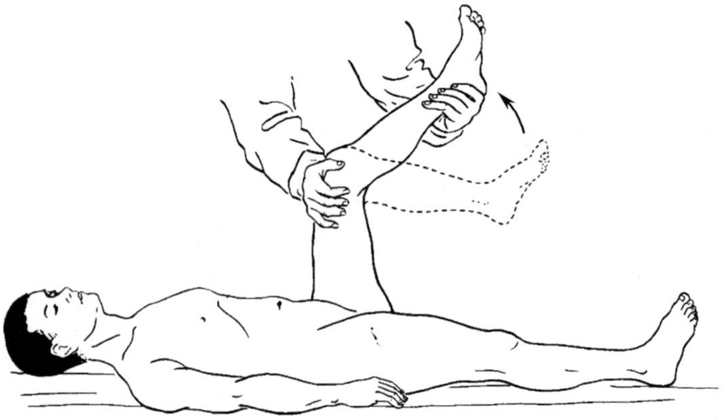

图 3-9-11　凯尔尼格征检查示意图

3. 布鲁津斯基征(Brudzinski sign)　患者仰卧,下肢伸直,检查者一手托起患者枕部,另一手按其胸前。当头部前屈时,双髋与膝关节同时屈曲则为阳性(图 3-9-12)。

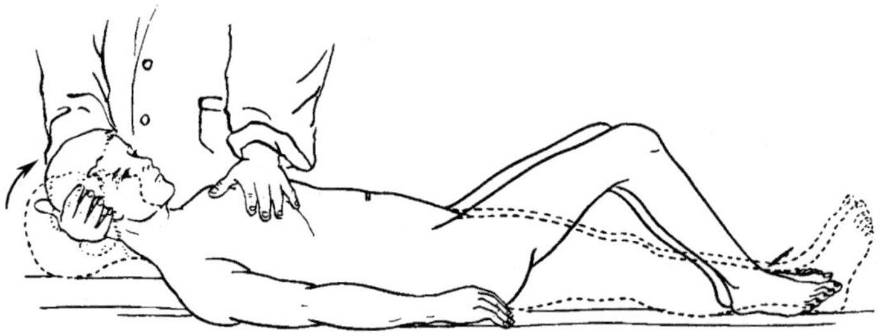

图 3-9-12　布鲁津斯基征检查示意图

第五节　自主神经功能检查

自主神经分为交感神经与副交感神经,主要功能是调节内脏、血管与腺体等活动。大部分内脏接受交感和副交感神经纤维的双重支配,在大脑皮质的调节下,协调整个机体内、外环境的平衡。临床常用检查方法有以下几种:

1. 眼心反射　患者卧位休息片刻后,数 1 分钟脉搏,检查者用手指压迫双侧眼球 20~30 秒,再数脉搏,正常人每分钟脉搏可减少 10~12 次。迷走神经紧张者,减少次数增加,迷走神经麻痹者无反应。交感神经紧张者不减慢甚至加快。

2. 卧立试验　先平卧计数 1 分钟脉搏,起立再计数 1 分钟脉搏次数。由卧位到立位脉搏增加 10~12

次为交感神经兴奋增强。再由立到卧，同样计脉搏数，如减少 10~12 次，为副交感神经兴奋增强。

3. 皮肤划纹试验　用竹签在皮肤上划一直线，数秒钟后呈白线条，然后变为红线条，为正常反应。如交感神经兴奋增高，则白线条较持续。若副交感神经兴奋增高或交感神经麻痹，则红线条较宽，甚至隆起。

4. 竖毛反射　竖毛肌由交感神经支配，面、颈部由 C_8 ~ T_3 支配，上肢由 T_4 ~ T_7 支配，下肢由 T_{10} ~ L_2 支配。临床上以此对交感神经功能障碍作定位诊断。方法是给予局部皮肤冰块刺激，引起竖毛反应，7~10 秒时最明显，以后逐渐消失。

（李　强）

学习小结

1. 神经系统检查包括：脑神经检查、运动功能检查、感觉功能检查、神经反射检查、自主神经功能检查等。

2. 运动功能检查包括：肌力、肌张力、不自主运动、共济失调；感觉功能检查包括：浅感觉、深感觉、复合感觉检查等。

3. 神经反射检查包括：浅反射、深反射、病理反射和脑膜刺激征等。

复习参考题

1. 在 12 对脑神经中，哪些脑神经为混合神经？

2. 眼球运动由哪些脑神经支配，如何检查和判断？

3. 肌力如何分级？

4. 跖反射和 Babinski 征的临床意义有何不同？

第四篇　实验诊断学

实验诊断学(laboratory diagnostics)是诊断学的一部分,是将临床检验所提供的检验结果,科学地应用于临床诊断、鉴别诊断、观察病情、判断疗效和评估预后的一门学科。临床检验是以来自人体的血液、尿液、粪便、分泌物、排泄物、脱落物和骨髓等为标本,运用物理学、生物化学、免疫学、遗传学和分子生物学等方法与技术进行检测,得到准确、可靠的检测结果或数据。

检验过程有实验(分析)前、实验(分析)中和实验(分析)后三个阶段,受标本、仪器、试剂、操作等因素影响,因此,临床医生除了合理地选择实验项目,还应了解实验结果准确性的影响因素,依据检验结果,结合临床相关资料和其他辅助检查,进行逻辑分析和科学思维,以达到诊断疾病、科学研究和人群保健的目的。

第一章　概论

学习目标

掌握	合理选择检查项目的必要性和重要性;血液标本、尿液标本种类。
熟悉	影响检验结果的生物学因素;负压采血管的种类及用途;血液标本采集注意事项。
了解	标本保存及运送注意事项。

第一节　标本的采集和处理

标本是离体的血液、体液、排泄物和组织等,采集是否正确,送检是否及时,转运是否安全,标本是否具有代表性,检测是否准确,是保证检验质量的重要因素。保证送检标本的质量,需检验技师、临床医师、护士和患者共同努力和配合。

一、血液标本采集和抗凝剂使用

（一）标本采集前患者的准备

1. 空腹　多数检验项目要求清晨空腹采血。一般主张采血前禁食12小时，禁食时间太长，可能使某些测定结果降低。急诊、某些特殊试验及不受饮食影响的检测项目不必空腹。

2. 避免剧烈运动和过度劳累　剧烈运动可使血液中乳酸、肌酸激酶、碱性磷酸酶、丙氨酸氨基转移酶、天门冬氨酸氨基转移酶及乳酸脱氢酶等升高。

3. 避免紧张和情绪激动　可能影响神经-内分泌功能的检查结果。

4. 避免饮酒　若饮酒，数小时后，可能使血乳酸、尿酸等结果升高。

5. 素食或停服药物　内生肌酐清除率测定，要求标本采集前必须素食3天，并禁饮咖啡和茶等。尿17-羟皮质类固醇、17-酮类固醇测定，则要求标本采集前需停服有色药物及激素类药物3天；测定尿儿茶酚胺、香草扁桃酸时，除停服上述药物外，还需停食香蕉、咖啡、巧克力等3天。

（二）血液标本的正确采集

1. 标本类型　血液标本分全血、血浆和血清等类型。

全血由血细胞和血浆组成，保留了血液全部成分。主要用于血液成分检查。

血浆是全血抗凝后经离心去除了血细胞的成分，主要用于化学成分检查。采用去钙抗凝剂的血浆除了无钙离子外，含有其他全部凝血因子（blood coagulation factor），适用于血栓与止血检查，也适合内分泌激素检查。

血清是血液离体后凝固析出的液体部分，除了纤维蛋白原和相关凝血因子在血液凝固过程中被消耗和变性外，其他成分与血浆基本相同，适用于多数的血液化学和免疫学检查。

2. 采血时间　选择最佳采血时间应遵循以下三大原则：①最具“代表性”的时间：晨起空腹，可减少昼夜节律及饮食的影响；②检出阳性率最高的时间：如细菌培养应尽可能在抗生素使用前采集标本；③对诊断最有价值的时间：如急性心肌梗死时，心肌肌钙蛋白T（cTnT）或心肌肌钙蛋白I（cTnI）的测定在发病后4~6小时采样较好。

3. 采血体位　体位改变可引起一系列的生理变化，比如当机体处于直立位时，有效滤过压增加，部分水及小分子物质会从血管转移到组织间隙，血液相对浓缩，致使直立位所采血液标本的测定值较卧位高5%~15%。因此，采血时要求注意保持正确的体位和体位一致性。

4. 采血部位　按照血液标本采集部位的不同，分为静脉血、动脉血和毛细血管血。静脉血液能准确反映全身血液的真实情况，不易受气温和末梢循环的干扰，具较高代表性，已被广泛应用于临床，适用于绝大多数检查项目。动脉血适宜血气分析、乳酸和丙酮酸等少数检查，因动脉血能较好地反映机体全身的酸碱平衡状况。毛细血管血主要用于各种微量法检查或大规模普查。但毛细血管血存在易于溶血、凝血、可能混入组织液及检查结果重复性差等缺点，有被静脉采血取代趋势。

5. 采血方法

（1）普通采血法：即传统的静脉法。须注意：①根据检查项目、所需标本量选择注射器；②严格执行无菌操作；③采集标本时切忌将针栓往回推，以免注射器中的空气进入血液循环而形成气栓；④采集标本时不宜过度用力，以免血液产生泡沫而造成溶血。

（2）负压采血法：又称真空采血法（vacuum blood collection method），是在完全封闭状态下采血，避免了血液外溢引起的污染，有利于标本的转运和保存。负压采血系统由负压采血管和负压采血针构成。其特点是采用国际通用的头盖和标签颜色显示采血管内添加剂种类和用途（表4-1-1），具有计量准确、传送方便、封闭无菌、标识醒目等优点。

表 4-1-1 负压采血管的种类及用途

橡胶塞颜色	用途	标本	操作步骤	添加剂	作用机制
红色	常规生化/免疫学	血清	不需混匀，静置后离心	无，内壁涂有硅酮	无
橘红色	快速生化	血清	采集后立即颠倒混匀，离心	促凝剂	促进血液凝固
绿色	快速生化	血浆	采集后立即颠倒混匀，离心	抗凝剂：肝素钠、肝素锂	抑制凝血酶形成
金黄色	快速生化	血清	采集后立即颠倒混匀，离心	惰性分离胶，促凝剂	促进血液凝固
浅绿色	快速生化	血浆	采集后立即颠倒混匀，离心	惰性分离胶，肝素锂	抑制凝血酶形成
灰色	血糖	血浆	采集后立即颠倒混匀，离心	氟化钠和碘乙酸锂	抑制葡萄糖分解
紫色	血常规	全血	采集后立即颠倒混匀，测试前再混匀	EDTA-K_3或 K_2（液体或干粉喷洒）	螯合钙离子
浅蓝色	凝血	血浆	采集后立即颠倒混匀，离心	枸橼酸钠：血液 =1：9	结合钙离子
黑色	血沉	全血	采集后立即颠倒混匀，测试前再混匀	枸橼酸钠：血液 =1：4	结合钙离子

（三）血液标本的抗凝和转运保存

1. 抗凝剂选用　采用物理或化学的方法除去或抑制血液中某些凝血因子的活性，使凝血过程被阻断称为抗凝。能够阻止血液凝固的化学试剂或物质，称为抗凝剂或抗凝物质。常用的抗凝剂有以下几种：

（1）肝素：肝素抗凝主要是加强抗凝血酶灭活丝氨酸蛋白酶，从而阻止凝血酶的形成，并能阻止血小板聚集。①肝素具有抗凝能力强、不影响血细胞体积等优点，是红细胞渗透脆性试验的理想抗凝剂；②肝素抗凝血不能用于凝血功能检查；③过量的肝素会引起白细胞聚集，不能用于白细胞计数；④使血涂片染色后产生蓝色背景，不适合做白细胞分类；⑤常用于血气分析和部分生化项目测定。

（2）乙二胺四乙酸盐（EDTA 盐）：常用 EDTA-K_2，能与血液中钙离子结合形成螯合物，从而使 Ca^{2+} 失去凝血作用，阻止血液凝固。适用于血细胞计数。但 EDTA 影响血小板聚集，不适于凝血功能检查和血小板功能测定。

（3）枸橼酸盐：主要是枸橼酸三钠，枸橼酸盐能与血液中的钙离子结合形成螯合物，从而阻止血液凝固。抗凝作用相对较弱，抗凝剂浓度、体积和血液的比例非常重要。因其毒性小，也是输血保养液的成分之一。浅蓝色、黑色头盖标准负压采血管预置的都是枸橼酸盐抗凝剂。

（4）草酸盐：常用的有草酸钠、草酸钾和草酸铵，它们溶解后解离的草酸根与标本中的钙离子形成草酸钙沉淀，使钙离子失去凝血功能。草酸钾-氟化钠：主要用于血糖测定，草酸钾是抗凝剂，氟化钠可抑制红细胞无氧酵解，使标本中葡萄糖短时间内保持不变。若未加氟化钠，则标本中葡萄糖含量将以每小时 6%的速度下降。

2. 标本的转运　血液标本的转运可采用人工运送、轨道传送或气压管道输送等。转运基本原则为：①唯一标识：标识应包括患者基本信息、检验目的、标本类型等，条形码是唯一标识的好方式；②生物安全：使用消毒的专用容器或特殊容器进行运送，特殊标本有特殊标识（如剧毒、烈性传染等）；③尽快运送：标本尽快检查，以符合检查质量要求和满足临床诊治的需求。

3. 标本的保存　血液标本采集后应尽快送检，否则可发生红细胞与血清之间成分的相互转移，或细胞中的某些酶分解待测物等，从而影响检验结果。对目测有溶血、脂血或黄疸的标本，会在检验报告上注明，供临床医师了解和参考。

二、尿液标本采集和保存

（一）尿液标本的正确采集

1. 尿液标本种类

（1）随机尿：指患者任意时间排出的尿液。尿液的收集可在任何时间（白天或晚上），且患者没有经过事先的准备或处理。标本新鲜、易得，适用于门诊及急诊筛检，但可能会受饮食、运动、药物的影响，低浓度或病理性临界值浓度的物质或有形成分可能漏检。

（2）首次晨尿：清晨起床后，在未进早餐和做其他运动之前排出的尿液。住院患者最适宜收集此类标本。要求收集尿液日的前天晚上，患者睡觉前需排尿。首次晨尿在膀胱中存留了6~8小时，各种成分较为浓缩。有形成分如白细胞、红细胞、管型等，在这种浓缩的酸性尿液中较为稳定。首次晨尿也可用于肾脏浓缩能力评价、绒毛膜促性腺激素（hCG）测定。

（3）二次晨尿：是首次晨尿排泄2~4小时内的尿液。与首次晨尿不同，二次晨尿的成分容易受摄入食物、水果以及运动的影响，相比住院患者，门诊患者受到的影响可能更多。

（4）计时尿：是在一个特定的时间段内收集的尿液标本。患者在收集前先排弃尿液，然后收集随后所有的尿液。在这个时间段的最后，要收集包括最后一次排出的尿液。这种方法主要用于定量尿液检测。最常用的是12小时或24小时尿液收集。24小时尿液常用于定量测定，如总蛋白质、尿糖定量、电解质、肌酐、肌酐清除率试验、儿茶酚胺、17-羟皮质类固醇（17-羟）、17-酮类固醇（17-酮）、结核分枝杆菌检查等。餐后2小时尿液，适用于病理性糖尿和尿胆原等的检查。

（5）特殊类型尿：①清洁中段尿，在不间断排尿情况下，弃去前、后时段尿液，以无菌容器收集的中间时段尿液标本；②导管尿，采用导尿术获取的尿液。③耻骨上膀胱穿刺尿，采用耻骨上穿刺术获取的膀胱内尿液；④尿三杯试验尿，患者一次连续排尿，按特别规定，将前段、中段、末段的尿液，收集于3个尿杯中的尿液标本。对泌尿系统出血性疾病出血点定位的初步判断、尿道炎诊断等，有一定临床价值。

2. 尿液采集时的准备工作和注意事项　①清洁标本采集部位；②明确标记；③避免污染：应避免月经、阴道分泌物、包皮垢及粪便等污染，不能从尿布或便池内采集尿标本；④使用合格容器：易于启闭，有良好的安全、密封效果。无菌容器，要满足微生物培养检查的要求。

（二）尿液标本的保存和防腐剂的正确使用

尿液标本采集后，一般在2小时内送检，最好在30分钟内完成检验。若不能及时检验或需要另行保存者，应进行适当处理。

1. 尿液标本的保存　①冷藏：冷藏可抑制微生物迅速生长，维持较恒定的偏酸性，可保持尿液中的有形成分形态基本不变，通常多保存在2~8℃冰箱内；②防腐。

2. 常用防腐剂　常用有浓盐酸、甲苯、冰醋酸和甲醛。根据需要选择，并按规定用量使用。浓盐酸适用于24小时尿儿茶酚胺等激素类检测；甲苯适用于尿肌酐、尿糖、尿蛋白及丙酮等生化项目检测；冰醋酸适用于24小时尿醛固酮等检测；甲醛具有防腐和固定有形成分作用，适用于尿液中细胞与管型的保存。

三、特殊标本的采集和处理

（一）骨髓

由临床医师行骨髓穿刺术获取。首选穿刺部位为髂后（或髂前）上棘，其次为胸骨和棘突。骨髓采集量以0.1~0.2ml为宜，最多不超过0.5ml，通常制备6~8张骨髓涂片。

（二）粪便

一般情况下采集自然排便的标本，尽量采集可疑的部分，标本应新鲜，盛于清洁容器内，立即送检。因检查内容不同，粪便采集方法和留取的量有所不同，常规检查只需要5~10g；若用于寄生虫检查，则需要留取全部或24小时粪便；化学法隐血检查时，为避免食物中过氧化物的干扰，应素食3天后送检；微生物培养时，需将标本放于清洁、消毒灭菌的容器中。

（三）脑脊液

由医师行腰椎穿刺术抽取，特殊情况下可从小脑延髓池或脑室穿刺。将标本分别收集在3个无菌小瓶中，每瓶1~2ml。第1瓶可能混有新鲜血液，不宜做细胞学检查，但可做微生物学检查；第2瓶生化检查；

第3瓶做细胞学检查。标本采集后应立即送检，以免细胞破坏、葡萄糖分解或形成凝块。

（四）浆膜腔液

浆膜腔包括胸腔、腹腔、心包腔及关节腔，一般由临床医师行浆膜腔穿刺术采集标本。正常时浆膜腔液量少，一般送检标本均为病理性积液。

（五）前列腺液和精液

前列腺液标本应由临床医师行前列腺按摩术采集，可直接滴在玻片上，若按摩不出前列腺液，可检查按摩后的尿液。疑为前列腺结核、脓肿或肿瘤的患者禁忌前列腺按摩。一次按摩失败或检查结果阴性，而有明确临床指征者，可间隔3~5天后重新复查。

精液采集最好在实验室附近，室温应控制在20~35℃，采集标本前禁欲3~7天。可用手淫法或其他方法，将一次射出的全部精液直接排入洁净、干燥的容器内。因精子生成日间波动较大，一次结果异常应间隔1~2周再查，连续检查2~3次。

（六）阴道分泌物

阴道分泌物通常由妇科医师采集，取材前24小时内禁止性交、盆浴、阴道灌洗和局部用药等，根据不同检查目的可自不同部位取材。一般采用消毒棉拭子自阴道深部或阴道穹窿后部、宫颈管口等处取材，制备成生理盐水涂片，经巴氏、吉姆萨或革兰氏染色，进行肿瘤细胞学筛查和病原生物检查。生理盐水悬滴法，可直接检查滴虫。

（七）痰液和支气管灌洗液

留取痰液标本的方法有自然咳痰、气管穿刺吸取及支气管镜抽取等。微生物学检查的标本须严格遵守无菌操作，合格的灌洗液标本需符合以下要求：①达到规定的回收比例；②不混有血液，红细胞数<10%；③不应混有多量的上皮细胞（一般<3%）。

（八）羊水

羊水是产前实验室检查的良好材料，由羊膜腔穿刺取得，根据不同的检查目的，选择不同的穿刺时间。诊断胎儿性别和遗传性疾病需要在妊娠16~20周行羊膜腔穿刺抽取羊水20~30ml；了解胎儿成熟度则在妊娠晚期抽取羊水10~20ml。

（九）其他

胃及十二指肠液、乳汁、房水、唾液、泪液和各种分泌物等，视临床需要进行检查，其标本或医师采集或患者留取。

第二节　影响检验结果的生物学因素

一、生理因素

（一）年龄

从新生儿到婴儿、儿童、成年和老年的各个时期检验的参考范围可能并不相同，不能用同一个标准来衡量。

（二）性别

青春期之前，男性与女性的检查结果几乎无差异。青春期之后，许多检验结果男女就有了较大的差别。

（三）妊娠

妊娠期间，随着孕期的延长，孕妇各系统会发生一系列的生理性变化，如甲状腺素分泌增加，肾小球滤过率增高，尿量增多，红细胞沉降率加快，凝血因子活性增强，纤维蛋白原增多，甲胎蛋白升高，而总蛋白和清蛋白含量相对减少等。

（四）昼夜节律变化

许多体液成分有昼夜节律的变化，促使其变化的因素有体位、活动、膳食、紧张、日照以及睡眠状态等。只有严格控制标本采集时间，才能获取有可比性的检验结果。

（五）其他

情绪激动和精神紧张可使某些检查发生变化，如白细胞、儿茶酚胺及肾上腺素等，其变化均较为明显。种族、家庭和个体等遗传因素对实验结果也有一定影响。例如，黑色人种的肌酸激酶和乳酸脱氢酶较白色人种高，白色人种的红细胞和血红蛋白较黑色和黄色人种高。

二、生活习惯

（一）饮食

饮食对血液生化检验指标的影响取决于饮食的成分和进食时间。餐后抽血检查对血脂、血糖、转氨酶、胆红素、无机磷、尿酸、尿素氮、总蛋白、钾、钠及钙等都有较大的影响，因此，在测定这些指标时应采用空腹血。饮酒可使糖异生受到抑制，从而导致血糖降低，血乳酸、尿酸升高。长期酗酒可引起肝脏损害，γ-谷氨酰转移酶明显升高。

（二）运动

剧烈运动使体液分布发生改变，导致血液生化指标的明显变化。如马拉松运动员跑完全程后45分钟抽血检查与赛前相比，钾、钠、钙、碱性磷酸酶、清蛋白、血糖、无机磷、转氨酶、尿素氮、尿酸及胆红素等将升高1倍以上。因此，采集标本前应注意休息，避免剧烈运动。

（三）其他

个体居住地区、温度、湿度、海拔高度、不良习惯和嗜好对检验结果也有影响，如大量吸烟可使血氧饱和度降低，中性粒细胞、癌胚抗原和碳氧血红蛋白升高，高海拔地区世居人群红细胞、血红蛋白含量明显高于低海拔地区人群。

三、药物和毒品

药物和毒品对生化检验的影响很复杂，它们不仅可改变某些物质在体内的代谢过程，同时也可干扰实验过程中的化学反应，如维生素C是一种还原剂，可干扰葡萄糖氧化酶法测定血糖，使结果降低而误认为低血糖；长期口服避孕药和雌激素类药物可使转铁蛋白、甘油三酯升高；吗啡可使血淀粉酶、脂肪酶、转氨酶、碱性磷酸酶及胆红素等升高，使胰岛素、去甲肾上腺素等降低；大麻可使血钾、钠、氯、尿素氮和胰岛素等升高而使肌酐、尿酸和血糖降低。因此，采血前应告知患者停服某些药物，同时，评价检验结果时要了解患者是否有服药史和吸毒史。

四、标本溶血

标本溶血对检验结果影响很大，主要原因有：①血细胞内含量高的成分进入血浆或血清，使检测结果假性升高，如血钾、胆红素、乳酸脱氢酶、转氨酶等；②溶血标本中的红细胞成分，如血红蛋白可干扰测定过程中的化学反应，引起结果出现偏差。

第三节　实验结果的有效使用

一、实验诊断的作用

选择适当的实验检查可以为疾病的诊断、鉴别诊断、疗效观察以及预后判断提供信息。例如连续监测肾病患者血清肌酐和尿素氮的浓度,可预估患者进行透析的适宜时间。根据血清胆固醇浓度可预测特殊人群冠心病发生的危险度。而对糖尿病患者血糖浓度的监测有利于观察疾病的发展过程和监测治疗的效果。

二、影响实验诊断质量的主要因素

(一)样品

1. 检验项目的正确选择　检验项目的选择及运用应遵循有效性、时效性和经济性三大原则:①有效性:即诊断价值,优先选择既有高灵敏度又有高特异性的检验项目。当两者不能同时满足时,要考虑诊断试验的应用目的,用于排除诊断时,通常选择灵敏度较高的检验项目,而用于明确诊断时,则选择特异性较高的检验项目;②时效性:对送检标本有时间限制的检查项目,需选择某个快速方法或筛查方法作为补救或应急;③经济性:在保证能尽早确诊或能为临床诊断提供有效信息的前提下,考虑选用费用较低的检测项目。

2. 申请单　申请单应明确传达临床医生对标本送检的目的和要求,同时最大限度传递患者的基本信息、临床信息,如申请检验的项目、标本类型、患者就医唯一号(姓名、性别、年龄)等,按照申请单的要求,采集特定的标本并将标本运送到特定实验室。

3. 患者　患者的年龄、性别、饮食、精神状态、体位、劳动强度、妊娠、病史及用药史等均可能影响实验结果的判断。因此,有必要对患者准备及标本采集的条件标准化。

4. 标本　标本必须满足分析要求,严格避免溶血等不合格标本,采集于正确的标本管或容器内,正确标识尽快送检。视所有标本为传染性,对"高危"标本,如乙肝患者标本、艾滋病患者标本等,要特别注明,对急症或重危患者标本也需特别注明或进入特别通道转运。

(二)分析方法

理想的分析方法具有准确、精密、灵敏和特异四大基本特性,最好既能给出正确结果(准确),又能重复(精密);既能测定低浓度水平(灵敏),又不受其他物质干扰(特异)。除此之外,还应价廉和便于操作。实际上,任何分析方法都不可能绝对理想,因此,能满足临床对疾病诊断、治疗、预后判断需要的分析方法,都是可行的方法,其准确性是首要考虑因素,实验室必须通过严格的质量控制来加以保证。

(三)分析仪器

目前实验室的分析仪器种类繁多、配套齐全,有应用于生化检测、免疫检测、血细胞分析、尿液分析、粪便分析、细菌培养与鉴定、药物浓度监测、白血病免疫分型、基因检测、染色体检测等多个方面的自动分析仪器,有的还是全自动流水线系统,多数能满足分析速度快、分析参数多、性能稳定、准确度高、精密度好的要求。提倡使用仪器配套试剂,并有适宜的质量控制品,以保证结果的准确性。

(四)人员素质

合格的检验人员,必须具有良好的职业道德、较高的基础理论知识和熟练的操作技术,了解和掌握医学检验的新技术和新方法,熟悉检验项目的方法评价和临床应用价值,熟悉检验项目的参考范围和危急值,掌握检验分析中的质量控制,为临床和研究提供可信的实验结果。

(粟　军)

学习小结

1. 血液标本分全血、血浆和血清等类型。选择最佳采血时间、采血体位、采血部位,适宜采血方法,选用正确的采血试管,可以得到合格的血液标本。

2. 最常用的尿液标本类型为随机尿、首次晨尿和二次晨尿，可根据检查目的嘱患者收集。

3. 影响检验结果的生物性因素包括：年龄、性别、妊娠、昼夜节律变化等，也与情绪、精神紧张有关，种族、家庭和个体等遗传因素也有一定影响。

复习参考题

1. 负压采血法的优点？其国际通用的头盖颜色有什么作用？

2. 计时尿有哪些？哪些试验需选择计时尿，意义如何？

第二章　临床血液学检查

学习目标

掌握	血液一般检查各项参数的临床意义；骨髓细胞学检查的内容及方法、正常骨髓象特点；血栓与止血的常用筛检试验、确诊试验；红细胞血型系统血型鉴定与交叉配血试验的原理及临床意义。
熟悉	贫血的形态学分类及常见贫血疾病的鉴别；溶血性贫血常用的筛查试验和确诊试验；骨髓细胞学检查的临床意义及常见血液病的血液学特征；常见出血性疾病及血栓性疾病实验室检查选用原则及诊断步骤。
了解	血液一般检查的检验方法；溶血性贫血的检测方法及其临床意义；血细胞发育过程中形态演变的一般规律；血栓与止血障碍的常见病因；血型与输血的基本知识。

第一节　血液一般检查

血液一般检查是临床上最常用的检查项目之一，包括血细胞成分的血液常规检查（blood routine test）、网织红细胞（reticulocyte，Ret）计数和红细胞沉降率（ESR）。血液常规检查项目包括红细胞、白细胞、血小板三方面的多个参数，如红细胞（red blood cell，RBC）计数、血红蛋白浓度（hemoglobin，Hb）、红细胞形态、红细胞平均指数和红细胞体积分布宽度等，白细胞（white blood cell，WBC）计数及白细胞分类计数（differential count，DC）等，血小板（platelet，PLT）计数、平均血小板体积和血小板形态检查等。

一、红细胞及其相关参数测定

（一）红细胞计数和血红蛋白测定

红细胞是由骨髓造血干细胞分化而来，历经原始、早幼、中幼、晚幼和网织红细胞阶段，最后发育为成熟红细胞，其平均寿命120天，每天约1/120衰老红细胞被破坏，同时又有相应的红细胞生成，健康人红细胞的破坏与生成保持动态平衡，故血液中红细胞数量保持恒定状态。病理情况下，红细胞在数量、形态等方面均可发生改变。采集EDTA抗凝血，用自动化血液分析仪，可快速、准确地检测。

【参考区间】

RBC计数和Hb浓度的参考范围见表4-2-1。

表 4-2-1　RBC 计数和 Hb 浓度的参考区间

分组	RBC 计数（$\times 10^{12}$/L）	Hb 浓度（g/L）
成年男性	4.3~5.8	130~175
成年女性	3.8~5.1	115~150
新生儿	6.0~7.0	180~190

【临床意义】

1. 生理性变化　RBC 计数和 Hb 浓度受多种生理因素影响。除了年龄、性别差异外，还受不同生活环境和习惯、体力活动等的影响。影响红细胞生理变化的因素及评价见表 4-2-2。

表 4-2-2　影响红细胞生理变化的因素及评价

因素	评价
年龄	初生儿 RBC 计数明显增多，较成人高 35%。6 个月~2 岁婴幼儿因生长发育过快，造血原料相对不足，RBC 计数减少。某些老年人造血功能减退，RBC 计数减少
性别	男性 6~7 岁时 RBC 计数最低，25~30 岁达到高峰；女性 13~15 岁达到高峰，21~35 岁时维持在最低水平
精神因素	情绪激动、兴奋、恐惧等均可使肾上腺素浓度增高，可使红细胞暂时性增多
气压降低	因缺氧刺激，促红细胞生成素浓度增高，红细胞代偿性增多
妊娠中后期	血浆量明显增多，红细胞被稀释而减少
日间变化	同一天上午 7 时红细胞数量最高
静脉血	静脉血液 RBC 计数较毛细血管血低 10%~15%
药物	毛果芸香碱、肾上腺素、糖皮质激素可使红细胞一过性增多
剧烈运动、重体力活动	EPO 增高，可加速红细胞从骨髓释放，使 RBC 计数增多

2. 病理性变化

（1）增多：单位容积血液中 RBC 计数、Hb 浓度高于参考范围上限。病理性红细胞增多可分为相对性增多和绝对性增多，绝对性增多又可分为继发性增多和原发性增多，其临床意义见表 4-2-3。

表 4-2-3　红细胞病理性增多的临床意义

分类			临床意义
相对性增多			多见于血液浓缩，如严重呕吐、腹泻、大量出汗、大面积烧伤、慢性肾上腺皮质功能减退症、尿崩症、甲状腺功能亢进危象、糖尿病酮症酸中毒
绝对性增多			
	继发性	EPO 代偿性增高	血氧饱和度降低所引起，EPO 增高的程度与缺氧程度成正比，见于阻塞性肺气肿、肺源性心脏病、发绀型先天性心脏病等
		EPO 非代偿性增高	某些肿瘤或肾脏疾病引起 EPO 增高，如肾癌、肝细胞癌、卵巢癌等
	原发性		原因不明的骨髓增殖性疾病，如真性红细胞增多症

（2）减少：见于：①造血物质缺乏所引起的缺铁性贫血和巨幼细胞贫血；②红细胞丢失过多所引起的失血性贫血，如：急性失血或消化道溃疡、钩虫病等；③红细胞破坏增多所引起的溶血性贫血，如红细胞膜、红细胞内酶和血红蛋白的缺陷等；④骨髓造血功能衰竭所引起的再生障碍性贫血等。

3. 红细胞形态改变　正常红细胞呈双凹圆盘形，细胞大小均一，平均直径 7.2μm，边缘厚约 2μm，中央薄约 1μm，Wright-Giemsa 染色为淡橙红色，血红蛋白充盈良好，中心部位为生理性淡染区（苍白区），胞质内无异常结构。病理情况下外周血中红细胞形态可有以下改变。

（1）大小异常

1）小红细胞（microcyte）：红细胞直径<6μm。健康人血涂片偶见小红细胞。缺铁性贫血（iron deficiency anemia，IDA）及珠蛋白生成障碍性贫血患者的小红细胞染色过浅、生理性淡染区增大，多提示血红蛋白合成障碍。遗传性球形红细胞增多症（hereditary spherocytosis，HS）患者的小红细胞，血红蛋白充盈良好甚至着色偏深，生理性淡染区消失。

2）大红细胞（macrocyte）：红细胞直径>10μm，见于溶血性贫血，急性失血性贫血，巨幼细胞贫血。

3）巨红细胞（megalocyte）：红细胞直径>15μm，常见于叶酸或维生素 B_{12} 缺乏引起的巨幼细胞贫血。

4）红细胞大小不均（anisocytosis）：同一患者的红细胞大小悬殊，直径可相差 1 倍以上，反映骨髓红系增生旺盛，贫血患者常有此现象，巨幼细胞贫血患者尤为明显，其发生与骨髓造血功能紊乱、造血调控功能减弱有关。红细胞大小不均可通过红细胞分布宽度（RDW）反映出来。

（2）形态异常

1）球形细胞（spherocyte）：直径<6μm，细胞着色深、无生理性淡染区、厚度超过 2μm。其形成与红细胞膜结构异常有关，且其渗透脆性增高。主要见于遗传性球形细胞增多症，也可见于自身免疫性溶血性贫血，球形细胞>20%有诊断参考价值。

2）椭圆形细胞（elliptocyte）：红细胞呈椭圆形、或卵圆形，其长度可大于宽度的 3～4 倍。其形成与细胞膜异常有关，置于高渗、等渗、低渗溶液或健康人血清内，椭圆形保持不变。主要见于遗传性椭圆形细胞增多症，椭圆形细胞>25% 有诊断参考价值。

3）口形细胞（stomatocyte）：红细胞生理淡染区呈扁平裂缝状，形似张开的嘴巴或鱼口。口形红细胞胞膜异常，使 Na^+ 通透性增高、细胞膜变硬和脆性增高，致使细胞生存时间缩短。健康人偶见口形红细胞（<4%）。主要见于遗传性口形细胞增多症，口形细胞>10%以上有诊断价值。

4）靶形细胞（target cell）：红细胞中央淡染区扩大，中心部位又有部分色素沉着而深染，形似射击之靶标。若中心深染区与边缘深染区延伸相连成半岛状或柄状，称为不典型靶形红细胞。靶形红细胞形成是由于 HbA 含量贫乏且分布不均所导致，生存时间仅为正常红细胞的一半或更短。主要见于珠蛋白生成障碍性贫血、异常血红蛋白病，靶形红细胞常>20%。

5）镰形细胞（sickle cell）：红细胞外形呈镰刀状、线条状，或呈 L、S、V 形等。在缺氧状态下，红细胞所含的异常血红蛋白 S（HbS）溶解度降低，形成长形或尖形的结晶体所致的细胞膜变形。主要见于镰形细胞性贫血（HbS 病）。

6）泪滴形细胞（dacryocyte，teardrop cell）：红细胞呈泪滴状或手镜状。可能是红细胞内含有 Heinz 小体或包涵体，或红细胞膜的某一点被粘连而拉长所致，被拉长的红细胞长短不一。主要见于骨髓纤维化，也可见于珠蛋白生成障碍性贫血、溶血性贫血等。

7）棘形红细胞（acanthocyte）和皱缩红细胞（echinocyte）：前者是指胞膜表面有针状或指状突起的红细胞，突起的间距不等、长度和宽度不一。遗传性或获得性 β-脂蛋白缺乏症患者其比例可高达 70%～80%，也可见于脾切除后、乙醇中毒性肝脏疾病、尿毒症等患者。皱缩红细胞，也称钝锯齿形红细胞，是指胞膜有钝锯齿形突起的红细胞，突起排列均匀、大小一致、外端较尖。可因制备血涂片不当、高渗等原因所致，也可见于尿毒症、肝脏疾病等。

8）裂细胞（schistocyte）：为红细胞碎片或不完整的红细胞，其大小不一，外形不规则，是红细胞通过管腔狭小的微血管所致。健康人裂片细胞小于 2%，多见于弥散性血管内凝血（disseminated intravascular coagulation，DIC）、血栓性血小板减少性紫癜（thrombotic thrombocytopenia purpura，TTP）、溶血尿毒症综合征（hemolytic uremic syndrome，HUS）、恶性高血压等，也可见于严重烧伤患者。

9）红细胞缗钱状形成（rouleaux formation）：红细胞呈串状叠连似缗钱状。其形成是由于血浆纤维蛋白原和球蛋白带正电荷，浓度增高时，可与带负电荷的红细胞结合，致红细胞互相连接形成缗钱状。常见于多发性骨髓瘤(multiple myeloma,MM)、原发性巨球蛋白血症等。

(3) 血红蛋白充盈度与着色异常

1) 低色素性(hypochromic):红细胞生理性淡染区扩大,常见于缺铁性贫血、珠蛋白生成障碍性贫血、铁粒幼细胞贫血等。

2) 高色素性(hyperchromic):红细胞生理性淡染区消失,整个红细胞着色较深,若平均红细胞血红蛋白含量(MCH)也增高,常见于巨幼细胞贫血。球形细胞增多症,因球形红细胞厚度增加,染色后也呈高色素性,但直径小,MCH 不增高。

3) 嗜多色性(polychromic):红细胞胞质呈淡灰蓝或紫灰色,胞体较正常红细胞略大,是一种刚脱核的红细胞,相当于活体染色的网织红细胞。由于胞质内尚有少量嗜碱性物质 RNA 与血红蛋白并存,因而呈嗜多色性。反映骨髓红系增生旺盛,主要见于增生性贫血,尤其是溶血性贫血。

(4) 结构异常

1) 嗜碱点彩(basophilic stippling):是在 Wright-Giemsa 染色条件下,红细胞内出现的形态不一、大小不一、多少不等的嗜碱性点状物质,呈灰蓝色,本质是核糖体凝聚而成,也可见于嗜多色性红细胞或有核红细胞胞质内。大量增多见于铅中毒,也可见于骨髓增生旺盛的其他贫血如巨幼细胞贫血等。

2) 染色质小体(Howell-Jolly body):成熟红细胞或幼红细胞胞质内出现的圆形紫红色圆形小体,直径约 1~2μm,1 个或数个,是细胞核碎裂或细胞核溶解后的残余物。多见于溶血性贫血、巨幼细胞贫血、红白血病等。

3) 卡波环(Cabot ring):成熟红细胞内出现的环形或“8”字形紫红色细线圈状结构,可能为:①核膜的残余物;②纺锤体的残余物;③胞质中脂蛋白变性。提示严重贫血、溶血性贫血、巨幼细胞贫血、铅中毒及白血病等。

4) 有核红细胞(nucleated erythrocyte):正常成人外周血涂片中不应见到有核红细胞,一旦出现均属病理现象,主要见于溶血性贫血、红白血病、髓外造血、骨髓转移癌等。

【影响因素】

1. 血液容量改变 如大量失血早期,全身血容量减少,此时血液浓度改变很小,其 RBC、Hb 难以反映贫血的程度。

2. 全身血浆容量改变 如各种原因引起的失水或水潴留,使血浆容量减少或增多,造成血液浓缩或稀释,均可使 RBC 计数、Hb 浓度增高或降低。

3. 药物影响 某些骨髓抑制类药物和其他致维生素 B_{12}、叶酸、铁吸收障碍的药物,可引起 RBC 计数减少。

4. 标本因素 冷凝集、冷球蛋白、白细胞增多、血小板聚集等,可使 RBC 计数假性减少,脂血、胆红素血症等,可致 Hb 浓度假性增高。

(二) 血细胞比容

血细胞比容(hematocrit,Hct)又称红细胞压积,是指一定体积的全血(毛细血管血液或静脉血液)中红细胞所占体积的相对比例。主要与血液中红细胞的数量和大小有关,可以协助贫血的诊断和鉴别诊断。

【参考区间】

成年男性:0.40~0.50;成年女性:0.35~0.45。

【临床意义】

1. Hct 增高 Hct 是判断血液稀释程度的可靠指标,增高可因红细胞数量绝对增多或血浆量减少所致。常作为脱水患者的补液依据;凡能引起红细胞相对或绝对增多的原因均可导致 Hct 增高,见于各种原因所致的血液浓缩(如严重呕吐、腹泻及多尿等)。

2. Hct 降低　见于贫血和血液稀释，是诊断贫血的指标，由于贫血原因不同，Hct 降低的程度与 RBC 计数、Hb 浓度不完全一致，常将三者结合起来，计算红细胞平均指数，可用于贫血的形态学分类。

（三）红细胞参数平均值

红细胞平均指数包括平均红细胞体积（mean corpuscular volume，mean cell volume，MCV）、平均红细胞血红蛋白量（mean corpuscular hemoglobin，mean cell hemoglobin，MCH）和平均红细胞血红蛋白浓度（mean corpuscular hemoglobin concentration，mean cell hemoglobin concentration，MCHC），其意义与计算方法见表 4-2-4。

表 4-2-4　红细胞平均指数的意义与计算方法

指数	意义	计算方法	单位
MCV	红细胞群体中单个红细胞体积的平均值	$MCV=\frac{Hct}{RBC(\times/L)}\times 10^{15}$	飞升（fl），1fl $=10^{-15}$L
MCH	红细胞群体中单个红细胞血红蛋白含量的平均值	$MCH=\frac{Hb(g/L)}{RBC(\times/L)}\times 10^{12}$	皮克（pg），1pg $=10^{-12}$g
MCHC	全部红细胞血红蛋白浓度的平均值	$MCHC=\frac{Hb(g/L)}{Hct}$	g/L

【参考范围】

血液分析仪法：成人 MCV 82～100fl，MCH 27～34pg，MCHC 316～354g/L。

【临床意义】

根据 MCV、MCH、MCHC 测定可对贫血进行形态学分类，并对贫血的鉴别诊断有一定的参考价值（表 4-2-5）。

表 4-2-5　贫血的形态学分类及临床意义

贫血类型	MCV	MCH	MCHC	临床意义
正细胞性贫血	正常	正常	正常	急性失血、急性溶血、再生障碍性贫血、白血病等
大细胞性贫血	增高	增高	正常	叶酸、维生素 B_{12} 缺乏或吸收障碍所致的贫血
单纯小细胞性贫血	降低	降低	正常	慢性炎症、尿毒症、风湿性疾病所致的贫血
小细胞低色素性贫血	降低	降低	降低	慢性失血性贫血、缺铁性贫血、珠蛋白生成障碍性贫血等

（四）红细胞容积分布宽度

红细胞体积分布宽度（red blood cell distribution width，RDW）是红细胞体积异质性的参数，是反映红细胞大小不均的客观指标，多采用 RDW-*CV* 和 RDW-*SD* 表示。RDW-*CV* 是红细胞在体积分布曲线上 1*SD* 的分布宽度与 MCV 的比值$\left(CV=\frac{SD}{\bar{X}}\right)$。RDW-*SD* 是独立于 MCV 的 RDW 表示方法，是以红细胞分布的峰值相当于 100%时 20%界限的分布宽度，以 fl 表示。

【参考区间】

RDW-CV：11.5%～14.5%，RDW-SD：(42±5)fl。

【临床意义】

不同原因的贫血，其红细胞形态改变是不同的，根据 MCV、RDW 两项指标的变化，可以对贫血进行形态学分类（表 4-2-6），其对贫血的鉴别诊断有一定的参考价值。

表 4-2-6 根据 MCV、RDW 的贫血形态学分类

MCV	RDW	贫血类型	常见疾病
减低	正常	小细胞均一性	轻型珠蛋白生成障碍性贫血
减低	增高	小细胞非均一性	缺铁性贫血
正常	正常	正细胞均一性	再生障碍性贫血、白血病、失血性贫血、某些慢性肝、肾疾病性贫血等
正常	增高	正细胞非均一性	早期缺铁性贫血、混合型营养缺乏性贫血等
增高	正常	大细胞均一性	部分再生障碍性贫血、MDS 等
增高	增高	大细胞非均一性	巨幼细胞贫血、恶性贫血等

二、白细胞测定

白细胞检查是血液一般检查的重要项目之一。外周血液白细胞起源于骨髓的造血干细胞，在多种造血因子的调控下，最终分化、发育、成熟并释放到外周血液。白细胞包括粒细胞(granulocyte,G)、淋巴细胞(lymphocyte,L)和单核细胞(monocyte,M)三大类，粒细胞又分为中性粒细胞(neutrophil,N)、嗜酸性粒细胞(eosinophil,E)、嗜碱性粒细胞(basophil,B)。

根据细胞动力学的原理，将粒细胞分化、发育和成熟的过程划分为干细胞池(stem cell pool)、分裂池(mitotic pool)、成熟池(maturation pool)、贮存池(storage pool)、循环池(circulating pool)和边缘池(marginal pool)。正常情况下，贮存池的粒细胞仅有约 5%释放到外周血液中，大部分保留在贮存池内，供补充更新及应激需要。成熟粒细胞进入血液后约 50%存在于血液循环之中，构成循环池，另有 50%则附着于血管内壁而形成边缘池。因此，通常情况下白细胞计数结果仅反映了循环池的粒细胞数量。

(一) 白细胞计数和白细胞分类计数

白细胞计数(white blood cell count)是测定单位体积外周血液的白细胞总数。白细胞分类计数(differential leukocyte count,DLC)是分类与计数各种白细胞占总白细胞比值(百分率)和绝对值。目前临床上多采集 EDTA 抗凝静脉血液或末梢血液，经血细胞分析仪测定得出结果。

【参考区间】

白细胞计数：成年人：$(3.5\sim9.5)\times10^9/L$

6 个月~2 岁：$(11\sim12)\times10^9/L$

新生儿：$(15\sim20)\times10^9/L$

正常成人 5 类白细胞分类计数和绝对值范围见表 4-2-7。

表 4-2-7 成人白细胞分类计数参考区间

细胞	比值	百分率(%)	绝对值($\times10^9/L$)
中性杆状核粒细胞(Nst)	0.01~0.05	0~5	0.04~0.48
中性分叶核粒细胞(Nsg)	0.40~0.75	40~75	1.8~6.3
嗜酸性粒细胞(E)	0.004~0.080	0.4~8.0	0.02~0.52
嗜碱性粒细胞(B)	0~0.01	0~1	0~0.06
淋巴细胞(L)	0.20~0.50	20~50	1.1~3.2
单核细胞(M)	0.03~0.10	3~10	0.1~0.6

【临床意义】

通常外周血液白细胞计数$>10\times10^9/L$为白细胞增多，$<4\times10^9/L$为白细胞减少。中性粒细胞绝对值

$>7.0\times10^9/L$ 为中性粒细胞增多症(neutrocytosis);成人 $<2.0\times10^9/L$,儿童 $<1.5\times10^9/L$ 为粒细胞减少症(granulocytopenia);若白细胞数 $<2.0\times10^9/L$,中性粒细胞绝对值 $<0.5\times10^9/L$,则为粒细胞缺乏症(agranulocytosis)。

1. 白细胞总数与中性粒细胞　由于中性粒细胞占白细胞总数的 50%~70%,其数量的增多或减少直接影响白细胞总数的变化,临床意义也基本一致。若出现白细胞总数与中性粒细胞的数量关系不一致,应具体情况具体分析。

(1) 生理性变化:中性粒细胞生理性增多一般为暂时性,当去除影响因素可恢复正常。一日之间亦有波动,下午较早晨高;饱食、情绪激动、剧烈运动、高温或严寒等可暂时性升高;新生儿、月经期、妊娠 5 个月以上及分娩阵痛等都可使白细胞一过性增高。生理性变化多与内分泌因素有关,主要是边缘池的白细胞进入循环池增多所致。

(2) 病理性增多:①急性感染或炎症:是引起中性粒细胞增多最常见的原因,尤其是化脓性细菌如金黄色葡萄球菌、链球菌、肺炎双球菌、大肠埃希菌以及铜绿假单胞菌感染等所致的局部或全身性感染;②广泛的组织损伤或坏死:严重外伤、大面积烧伤、心肌梗死及肺梗死等,白细胞明显升高,以中性分叶核粒细胞为主;③急性大出血:白细胞总数可在 1~2 小时达 $(10\sim20)\times10^9/L$,以中性分叶核粒细胞为主,见于消化道大出血、脾破裂及宫外孕,白细胞增高可作为早期诊断内出血的重要参考指标;④急性溶血:各种原因导致的红细胞大量破坏,红细胞破坏后的分解产物刺激骨髓贮存池中的粒细胞释放入血,使白细胞增高;⑤急性中毒:可见于化学药物和生物毒素中毒,如安眠药、有机磷中毒以及蛇毒等;⑥白血病、骨髓增殖性疾病:粒细胞大量异常增生并释放到外周血液,见于 CML、AL、MPN 等。

某些严重感染者可出现类白血病反应(leukemmoid reaction),指人体对某些刺激因素所产生的类似白血病表现的血象反应。外周血液白细胞大多明显增多,并可出现多少不等的幼稚细胞。当原因去除后,类白血病反应也逐渐消失。引起类白血病反应的原因很多,以感染及恶性肿瘤最多见,其次急性中毒、外伤、休克、急性溶血或出血、大面积烧伤、过敏及电离辐射等。

(3) 病理性减少:①感染:某些病毒感染如流感、麻疹、水痘及巨细胞病毒感染;某些细菌感染如伤寒、副伤寒、粟粒性结核、脓毒血症;某些原虫感染,如疟疾、黑热病等;②血液系统疾病:如再生障碍性贫血、巨幼细胞贫血、粒细胞减少症、粒细胞缺乏症、骨髓转移癌等;③物理、化学因素损害:长期接触 X 线、γ 射线及放射性核素等;接触苯、铅、汞等化学物质,或应用药物如氯霉素、抗肿瘤药及抗甲状腺药物等;④单核-巨噬细胞系统功能亢进:各种原因引起的脾脏肿大,如门脉性肝硬化、Gaucher 病及 Niemann-Pick 病等;⑤自身免疫性疾病:如系统性红斑狼疮,体内产生抗粒细胞自身抗体致白细胞减少。

2. 嗜酸性粒细胞

(1) 增多:多见于①过敏性疾病:如支气管哮喘、荨麻疹、药物或食物过敏及血管神经性水肿等;②寄生虫病:如钩虫感染,血吸虫、肺吸虫、丝虫等感染;③某些皮肤病:如湿疹、剥脱性皮炎、天疱疮及银屑病等;④某些传染病:如猩红热的急性期;⑤血液病和某些恶性肿瘤:慢性粒细胞白血病、嗜酸性粒细胞白血病、恶性淋巴瘤等。

(2) 减少:一般在急性传染病的早期,如伤寒、副伤寒的初期,大手术、烧伤等应激状态以及长期应用皮质激素等。

3. 嗜碱性粒细胞

(1) 增多:可见于①过敏性疾病,如过敏性结肠炎,药物、食物及吸入物超敏反应等;②血液病,如慢性粒细胞性白血病,骨髓纤维化等。

(2) 减少:嗜碱性粒细胞参考值极低,无实质临床意义。

4. 淋巴细胞

(1) 生理性增多:婴幼儿期比例较高,新生儿出生 4~6 天后淋巴细胞可达 50%,至 4~6 岁以后逐渐降至成人水平。

（2）病理性增多：见于：①感染性疾病，主要为病毒感染，如麻疹、风疹、水痘、流行性腮腺炎、传染性单核细胞增多症、传染性淋巴细胞增多症、病毒性肝炎及流行性出血热等；②某些细菌感染，如百日咳杆菌、结核分枝杆菌、布鲁菌及梅毒螺旋体等；③淋巴细胞性白血病、淋巴瘤；④器官移植后的排斥反应；⑤相对增多，如再生障碍性贫血、粒细胞减少症和粒细胞缺乏症时。

（3）减少：主要见于应用肾上腺皮质激素、烷化剂及抗淋巴细胞球蛋白等治疗以及免疫缺陷病、丙种球蛋白缺乏症或长期接触放射线等。

5. 单核细胞

（1）增多：见于：①婴幼儿及儿童期；②某些感染性疾病：如疟疾、黑热病、结核病、感染性心内膜炎以及急性感染的恢复期等；③某些血液病：如单核细胞白血病、粒细胞缺乏症恢复期、淋巴瘤及骨髓增生异常综合征等。

（2）减少：一般无重要临床意义。

（二）外周血白细胞的形态学检查

1. 中性粒细胞的毒性变化　在严重化脓性感染、败血症、急性中毒、恶性肿瘤和大面积烧伤等病理情况下，中性粒细胞可发生大小不均、中毒颗粒、空泡形成、杜勒（Döhle）小体和退行性变等形态改变，对观察病情变化和判断预后有一定意义。形态特征和临床意义见表 4-2-8。

表 4-2-8　中性粒细胞毒性变化及临床意义

毒性变化	形态特征	临床意义
大小不均	细胞体积大小相差悬殊，不均一性增大	常见于某些病程较长的化脓性炎症，与内毒素等因素作用于骨髓内早期中性粒细胞，使其发生顿挫性不规则分裂、增殖有关
中毒颗粒	胞质中出现比正常中性颗粒粗大、大小不等、分布不均的紫黑色或深紫褐色颗粒	常见于严重感染及大面积烧伤等情况。中毒颗粒越多、含有中毒颗粒的细胞越多，感染愈严重
空泡形成	胞质或胞核可出现 1 个或数个空泡	常见于严重感染、败血症等
杜勒小体	胞质中保留的局部嗜碱性区域，呈圆形、梨形或云雾状，染天蓝色或灰蓝色，直径 0.1~2μm，最大可达 5μm，单个或多个，常位于细胞边缘	常见于严重感染、妊娠、MDS 等
退行性变	胞体增大、结构模糊、边缘不清晰、核固缩、核肿胀和核溶解（染色质模糊、疏松）等	常见于衰老和病变的细胞

2. 中性粒细胞的核象变化　中性粒细胞的核象是指粒细胞的分叶状况，反映粒细胞的成熟程度。在正常人外周血液中，核分 3 叶中性粒细胞占 50%~70%，杆状核粒细胞占 1%~5%，过多分叶的粒细胞比例更低，无原始细胞和幼稚细胞。中性粒细胞核象变化分为核左移和核右移（图 4-2-1），可反映某些疾病的病情和预后。

（1）核左移（nuclear left shift）：外周血液中性粒细胞杆状核增多（>5%），有时还可出现晚幼粒、中幼粒或早幼粒等幼稚细胞时称为核左移。常见于各种感染，特别是急性化脓性感染，其次见于急性失血、急性中毒及急性溶血等。核左移伴白细胞总数增高者，表示机体的反应性强，骨髓造血功能旺盛，能释放大量的粒细胞至外周血中；明显核左移但白细胞总数不增高或降低者，表明感染非常严重，机体反应性低下，见于重症伤寒、败血症等。

（2）核右移（nuclear right shift）：外周血液 5 叶核以上的中性粒细胞大于 3%称为核右移。严重核右移常伴有白细胞总数减少，是造血功能衰退的表现。核右移常见于巨幼细胞贫血、恶性贫血、感染、尿毒症或 MDS 等，应用抗代谢药物治疗肿瘤时也会出现核右移。在炎症恢复期，可出现一过性核右移，但在进展期突然出现则是预后不良的征兆。

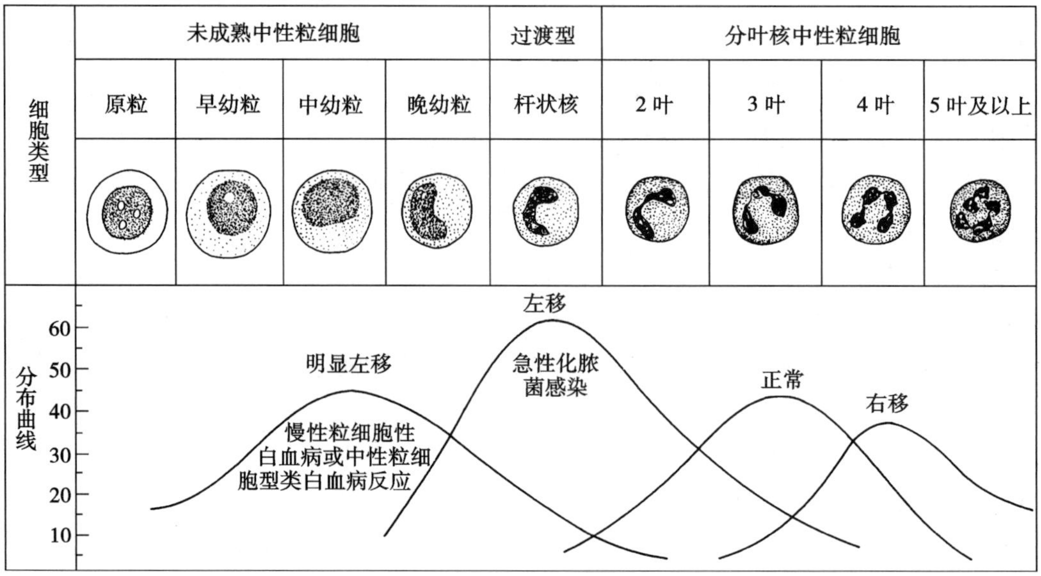

图 4-2-1　中性粒细胞的核象变化

3. 中性粒细胞胞核形态变化　常见的形态异常有双核、巨杆状核、环杆状核、多分叶核和巨多分叶核等。常见于巨幼细胞贫血或抗代谢药物治疗后,也可见于 MDS 的病态造血表现。巨多分叶核粒细胞,其胞体大,细胞直径可达 16~25μm,核分叶常在 5 叶,甚至在 10 叶以上。

4. 棒状小体(auer body)　指细胞胞质中出现的红色细杆状物质,单根或数根,长约 1~6μm。若 1 个细胞出现数根棒状小体呈束状或柴捆状排列称为柴捆细胞(faggot 细胞)。棒状小体对鉴别急性髓系白血病(acute myeloid leukemia,AML)和急性淋巴细胞白血病(acute lymphoblastic leukemia,ALL)有重要价值,它的出现,即能确定为髓系白血病类型。

5. 异型淋巴细胞变化　在病毒或过敏原等因素刺激下,淋巴细胞增生并发生形态变化,表现为胞体增大、胞质量增多、嗜碱性增强、细胞核母细胞化,称为异型淋巴细胞(atypical lymphocyte)或反应性淋巴细胞(reactive lymphocyte)。正常人外周血中偶可见到,不超过 2%,其增多主要见于传染性单核细胞增多症,也可见于病毒性肝炎、流行性出血热、湿疹等病毒性疾病和过敏性疾病。

三、血小板检测

血小板是由骨髓造血组织中的巨核细胞产生,具有维持血管内皮完整性以及黏附、聚集、释放、促凝和血块收缩等功能。血小板寿命通常为 7~14 天,70%存在于血流中,另 30%存在于脾脏的血小板池内。其数量和形态的检查有助于出血性疾病的辅助诊断,了解骨髓增生情况和术前准备等。

(一)血小板计数

血小板(platelet,PLT)计数是计数单位容积血液中血小板的数量。目前临床上多采集 EDTA 抗凝静脉血液或末梢血液,经血细胞分析仪测定得到结果。

【参考区间】

$(125\sim350)\times10^9/L$。

【临床意义】

1. 生理性变化　PLT 计数随着时间和生理状态的不同而变化,午后略高于清晨;春季低于冬季;平原居民低于高原居民;月经前减少,月经后增多;妊娠中晚期增多,分娩后减少;运动、饱餐后增多,休息后恢复;静脉血液 PLT 计数比毛细血管血液增加 10%。

2. 病理性变化　PLT 计数小于 $100\times10^9/L$ 称为血小板减少,是引起出血的常见原因,PLT 计数 $<20\times10^9/L$

时常有明显的自发性出血倾向。PLT 计数>400×10^9/L 为血小板增多。

（1）血小板增多：①原发性增多，常见于骨髓增殖性疾病，如慢性粒细胞白血病、原发性血小板增多症、真性红细胞增多症和特发性骨髓纤维化等；②反应性增多，可见于急性大出血、急性溶血、急性感染、某些恶性肿瘤和脾切除术后等，反应性增多血小板一般在 500×10^9/L 以下。

（2）血小板减少：①血小板生成障碍：见于再生障碍性贫血、急性白血病、急性放射病、巨幼细胞贫血、骨髓纤维化和化学品及药物的毒性作用等；②血小板破坏或消耗过多：见于特发性血小板减少性紫癜（ITP）、血栓性血小板减少性紫癜（TTP）、SLE、脾功能亢进、DIC、体外循环术后等；③血小板分布异常：见于脾大，如肝硬化、Banti 综合征等，血小板潴留在脾脏内，致使血液中血小板减少。

（二）血小板形态

正常血小板呈两面微凸的圆盘状，直径约 1.5～3μm，胞体呈圆形、椭圆形或不规则形。胞质呈淡蓝色或淡红色，中央有细小的嗜天青颗粒。新生血小板体积大，成熟者体积小。中型血小板约占 44.3%～49%，小型约占 33%～47%，大型约占 8%～16%，巨型约占 0.7%～2%。在血涂片上血小板往往散在或成簇分布。异常血小板形态包括以下几种情况：

1. 大小异常　血小板出现明显的大小不均变化。大血小板直径为 4～7μm，巨型血小板直径大于 7μm，常为 7～20μm，也可大于 20μm，主要见于 ITP、血小板无力症（thrombocytasthenia）、巨大血小板综合征、巨核细胞白血病、MDS 和脾切除后等。

2. 形态异常　血小板出现杆状、逗点状、蝌蚪状、蛇形和丝状突起等异常形态，健康人偶见（<2%）。影响血小板形态改变的因素很多，各种形态异常并无特异性。因此，不规则和畸形的血小板比值>10%才有临床意义。

3. 聚集性和分布异常　聚集功能正常的血小板在非抗凝血的外周血涂片中常可见 3～5 颗聚集成簇或成团，聚集与散在血小板之比为 20∶1。在 EDTA 抗凝血的血涂片中，可见血小板不聚集而呈散在分布状态或出现诱发的血小板聚集现象。原发性血小板增多症（essential thrombocythemia，ET）和血小板增多的慢性粒细胞白血病，血小板可呈大片聚集。再生障碍性贫血和 ITP 因血小板数量少，血小板聚集成团的情况明显减少。血小板无力症时血小板无聚集功能，呈散在分布，不出现聚集成团现象。

血小板卫星现象：是指血小板围绕着中性粒细胞的形态表现，与患者血清内存在某种可能与 EDTA 反应的因子有关。这种现象会引起血小板计数假性减少，需更换抗凝剂检测才能得到准确结果。

（三）血小板平均容积和血小板分布宽度

血小板平均容积（mean platelet volume，MPV）是单个血小板的平均容积，血小板体积分布宽度（platelet distribution width，PDW）是反映血小板体积大小离散度的指标，以所检查的单个血小板体积大小的变易系数（CV%）表示。血小板比容（plateletcrit，PCT）是指血小板占全血体积的百分比，可根据 MPV 和 PLT 计算而得到 PCT，PCT＝MPV×PLT。

【参考区间】

MPV：7～11fl；PDW：15%～17%；PCT：成人 0.108%～0.282%；儿童 0.221%～0.406%。

【临床意义】

①AML 化疗、巨幼细胞贫血和恶性贫血等患者 PLT 计数、MPV 均降低，而 PDW 增高；②CML 患者 PLT 计数、MPV、PCT、PDW 均增高；③脑血管病等患者 PDW 增高。PDW 是反映血小板体积大小是否均匀的参数，单独分析并无实际的临床意义，必须结合血小板的其他指标进行综合分析，同时，也还需更多的临床实践进一步体现其价值。

四、网织红细胞计数

网织红细胞（reticulocyte，Retic）是晚幼红细胞脱核后形成的尚未完全成熟的红细胞，其胞质中残存多少不等的嗜碱性物质RNA,经新亚甲蓝或煌焦油蓝等碱性染料活体染色后,在胞质中可见蓝或蓝绿色支点状甚至网织状结构。正常情况下,外周血液Retic发展到成熟红细胞需1天,而贫血时其成熟时间延长,需要2天。

【参考区间】

成人:百分数0.005~0.015(0.5%~1.5%);

绝对值(24~84)$\times10^9$/L

新生儿:百分数0.03~0.06(3%~6%)

【临床意义】

Retic计数是反映骨髓造血功能的重要指标,对贫血的诊断、鉴别诊断及疗效观察等具有重要意义。

1. 评价骨髓增生能力　①增高:表示骨髓造血功能旺盛,见于各种增生性贫血,溶血性贫血尤为明显;②减低:再生障碍性贫血,典型病例可低于0.005,甚至为0,绝对值可低于15$\times10^9$/L;急性白血病,原始细胞极度增生,抑制红系,网织红细胞减少;化疗、放疗和某些化学药物引起骨髓造血功能抑制。

2. 评价疗效　贫血患者经相应给予铁剂或维生素B_{12}、叶酸治疗后,于2~3天,Retic计数开始上升,7~10天达到最高(10%左右);2周以后逐渐降至正常水平。此时,RBC计数、Hb浓度开始增高,这一现象称为网织红细胞反应(reticulocyte reaction),提示贫血得到纠正。若Retic计数持续增多,提示尚未达到治疗效果。

3. 观察病情变化　对溶血性贫血和失血性贫血患者,连续、动态观察治疗过程中Retic计数,如果治疗后Retic计数逐渐减少,提示溶血或出血已得到控制;反之,如果Retic计数持续增高,提示病情未得到控制,甚至加重。

4. 其他网织红细胞参数

(1)网织红细胞生成指数(reticulocyte production index,RPI):是指患者Retic生成数量相当于健康人的倍数。RPI计算公式如下:

$$\text{RPI}=\frac{\text{病人 Hct}}{\text{正常 Hct(0.45)}}\times\frac{\text{病人 Ret\%}\times100}{\text{Ret 成熟时间(d)}}$$

RPI是评价有效红细胞生成的指标。如果贫血患者RPI增高至正常的3倍以上,说明患者的肾功能、EPO反应、骨髓代偿能力是正常的,进一步提示贫血是由溶血或失血引起的。骨髓代偿反应良好的贫血患者,其RPI大于1。如果RPI小于1,即使Retic计数增多,其骨髓的代偿功能不良。

(2)网织红细胞成熟指数(RMI):可反映贫血程度、骨髓造血功能和铁贮存状况。对评价骨髓移植后造血功能恢复情况和EPO的疗效,以及监测放疗、化疗对骨髓的抑制作用具有较高灵敏度。

(3)未成熟网织红细胞比率(IRF):其临床意义与RMI相同,由某些血细胞分析仪可以得到其结果,主要用于评价骨髓功能、监测治疗过程、评价疗效与调整用药情况。

五、红细胞沉降率

红细胞沉降率(ESR)又称血沉,是指在规定条件下,离体抗凝静脉血液中红细胞自然下沉的速率。正常情况下因红细胞膜表面的唾液酸带负电荷,使红细胞相互排斥,故沉降较慢。

红细胞沉降加速的主要原因是红细胞聚集,而影响红细胞聚集的主要因素是血浆中的一些大分子蛋白质,如纤维蛋白原、球蛋白、免疫复合物等,它们因带有正电荷可以中和红细胞表面的负电荷,促使红细胞聚集,血沉加速。

【参考区间】

Westergren法:男性0~15mm/h,女性0~20mm/h。

【临床意义】

1. 生理性增快　月经期血沉增快,可能与子宫内膜破损及出血有关;妊娠3个月以后血沉加快,可能与生理性贫血及纤维蛋白原含量增加有关;60 岁以上老年人因血浆纤维蛋白原含量增加而使血沉加快。

2. 病理性增快　血沉病理性增快的临床意义见表 4-2-9。

表 4-2-9　病理性血沉加快的临床意义

疾病	临床意义
炎症疾病	急性细菌性感染（急性时相反应蛋白迅速增高）、风湿病活动期（抗原抗体复合物增高）、结核病活动期、风湿热活动期（纤维蛋白原明显增高）、HIV 感染（血清标志物阳性伴有血沉加快是 AIDS 早期预测指标）
组织损伤及坏死	严重创伤和大手术后、心肌梗死后 3~4 天血清急性时相反应蛋白迅速增高
恶性肿瘤	与肿瘤组织坏死、纤维蛋白原浓度增高、感染和贫血有关
高球蛋白血症	多发性骨髓瘤、巨球蛋白血症、系统性红斑狼疮、肝硬化、慢性肾炎等
自身免疫病	结缔组织疾病，血沉与 C 反应蛋白、类风湿因子、抗核抗体等具有相似的灵敏度
高胆固醇血症	动脉粥样硬化、糖尿病、黏液性水肿、原发性家族性高胆固醇血症等
贫血	血红蛋白<90g/L 时，血沉轻度加快，并随着贫血加重而明显加快
其他	退行性疾病、巨细胞性动脉炎和风湿性多肌瘤

（粟　军）

第二节　溶血性贫血的常用实验室检查

一、概述

溶血性贫血(hemolytic anemia,HA)是由于各种原因导致红细胞自身缺陷或外在因素使红细胞寿命缩短、破坏增多或加速,超过骨髓造血的代偿能力而发生的一类贫血。

（一）溶血性贫血的分类

1. 按病因学分类　可分为遗传性和获得性的溶血性贫血(表 4-2-10)。

表 4-2-10　溶血性贫血病因学分类

病因		常见疾病
遗传性	红细胞膜缺陷	遗传性球形红细胞增多症
		遗传性椭圆形红细胞增多症
		遗传性口形红细胞增多症
	红细胞酶缺陷	葡萄糖-6-磷酸脱氢酶缺陷症
		丙酮酸激酶缺陷症
	珠蛋白合成异常	珠蛋白生成障碍性贫血
		血红蛋白病
获得性	红细胞膜缺陷	阵发性睡眠性血红蛋白尿症
	免疫因素	温抗体或冷抗体型自身免疫性溶血
		药物诱发的免疫性溶血
		新生儿同种免疫性溶血
		ABO 血型不合的输血反应
	物理化学因素	微血管病性溶血
		创伤性心源性溶血
		药物、放射线及生物毒素所致溶血

2. 按发病机制分类　可分为：①红细胞内在缺陷：一般与遗传性有关，但阵发性睡眠性血红蛋白尿症为获得性。②红细胞外在因素异常：多为获得性。

3. 按溶血发生的部位分类　可分为血管内溶血和血管外溶血（表4-2-11）。

表4-2-11　血管内溶血和血管外溶血的鉴别

特征	血管内溶血	血管外溶血
病因	多为获得性	多为遗传性
发生部位	血管内	单核-吞噬细胞系统
病程	多为急性	常为慢性
肝、脾大	少见	常见
红细胞形态改变	少见	常见
红细胞脆性	变化小	多有改变
血红蛋白尿	常见	轻或无
尿含铁血黄素	慢性可见	阴性
血浆游离血红蛋白	明显增高	正常

（二）溶血性贫血的实验室诊断步骤

1. 确定溶血的存在　①红细胞寿命缩短，是溶血性贫血诊断的最可靠依据。②红细胞破坏过多，可见血清间接胆红素及尿胆原增多，游离血红蛋白增加，血浆结合珠蛋白显著减少，尿含铁血黄素试验阳性等。③红细胞代偿增生，网织红细胞增多或出现有核红细胞，骨髓红系增生明显活跃。

2. 确定溶血部位，是血管内溶血或血管外溶血。

3. 确定病因以明确诊断 依据患者临床病史、家族史、用药史，网织红细胞计数、红细胞形态检查等选择溶血筛选和确诊试验进行确诊。

二、溶血性贫血的筛查试验

（一）血浆游离血红蛋白测定

指血浆中游离血红蛋白（plasma free hemoglobin，FHb）的含量。通常血红蛋白存在于红细胞中，只有当红细胞破坏后血红蛋白才会释放入血。

【参考区间】

<40mg/L。

【临床意义】

多见于急性的、较严重的血管内溶血。自身免疫性溶血性贫血、珠蛋白生成障碍性贫血可轻度增高。

（二）血清结合珠蛋白测定

结合珠蛋白（haptoglobin，Hp）是一种由肝脏产生的α_2糖蛋白，作用似血红蛋白的转运蛋白。当发生血管内溶血时，Hp与FHb结合形成复合物而减少。

【参考区间】

731±420mgHb/L。

【临床意义】

各种溶血时血清Hp均有降低，以血管内溶血显著。严重肝病、传染性单核细胞增多症、先天性无珠蛋白血症等Hp也明显降低或消失。感染、创伤、恶性肿瘤等可增高。

（三）血浆高铁血红素清蛋白测定

有生化法和电泳法两种检测方法。

【参考区间】

阴性。

【临床意义】

阳性提示严重血管内溶血。

（四）尿含铁血黄素试验（Rous 试验）

铁离子在酸化的低铁氰化钾溶液中生成蓝色的亚铁氰化铁沉淀，即普鲁士蓝反应。如尿液中脱落的肾小管上皮细胞中含有含铁血黄素，在显微镜下观察，尿沉渣中有深蓝色物质者为阳性。

【参考区间】

阴性。

【临床意义】

阳性主要见于慢性血管内溶血，常见于阵发性睡眠性血红蛋白尿症（PNH）。在血管内溶血初期，上皮细胞尚未形成可检出的含铁血黄素，可呈阴性反应。阳性也可见于溶血性输血反应、烧伤、药物性溶血和重型血红蛋白病等。

（五）红细胞寿命测定

用放射性核素^{51}Cr标记红细胞观察红细胞半衰期。

【参考区间】

正常红细胞^{51}Cr $t_{1/2}$为 25~32 天。

【临床意义】

溶血性贫血时红细胞寿命缩短 $t_{1/2}<15$ 天。再障和脾亢患者 $t_{1/2}$为 15~29 天。

三、红细胞膜缺陷检测

（一）红细胞渗透脆性试验

本试验是测定红细胞在一系列低渗氯化钠溶液内开始溶血（最小抵抗力）和完全溶血（最大抵抗力）的氯化钠浓度。

【参考区间】

开始溶血：4.2~4.6g/L NaCl 溶液；完全溶血：2.8~3.4g/L NaCl 溶液。

【临床意义】

1. 脆性增高　主要见于遗传性球形红细胞增多症。遗传性椭圆形红细胞增多症及自身免疫性溶血性贫血也可增高。

2. 脆性减低　常见于珠蛋白生成障碍性贫血，也可见于缺铁性贫血、某些肝硬化及阻塞性黄疸等。

（二）红细胞孵育渗透脆性试验

红细胞孵育后能量被消耗，钠泵转运功能下降，钠离子在红细胞内聚集，细胞膨胀，渗透脆性增高。

【参考区间】

未孵育：50%溶血为 4.00~4.45g/L NaCl。

37℃孵育 24 小时：50%溶血为 4.65~5.90g/L NaCl 溶液。

【临床意义】

遗传性球形红细胞增多症患者孵育后脆性明显增加；珠蛋白生成障碍性贫血、缺铁性贫血孵育后脆性减低。

（三）自身溶血试验及纠正试验

自身溶血试验（autohemolysis test）是测定患者血液在37℃孵育48小时后，自发产生溶血的程度。在孵育时，加入葡萄糖或ATP作为纠正物，观察溶血能否被纠正，为自身溶血试验的纠正试验。

【参考区间】

健康人红细胞孵育后，仅轻微溶血，溶血率<3.5%，加入葡萄糖及加入ATP后孵育，溶血明显纠正，溶血率<1%。

【临床意义】

遗传性球形红细胞增多症时自身溶血率明显增加，能被葡萄糖或ATP纠正；Ⅰ型先天性非球形红细胞溶血性贫血（葡萄糖-6-磷酸脱氢酶缺乏症）患者自身溶血率明显增加，能被葡萄糖纠正；Ⅱ型先天性非球形红细胞溶血性贫血（丙酮酸激酶缺乏症）患者自身溶血率明显增加，不能被葡萄糖纠正，但能被ATP纠正。

（四）红细胞膜蛋白电泳分析

根据样品中各蛋白相对分子质量的不同，分离得到红细胞膜蛋白的电泳图谱，从而求得各膜蛋白组分百分率。

【临床意义】

许多先天性和后天性溶血性贫血都伴有红细胞膜蛋白异常，可检出收缩蛋白等含量减低或结构异常。

四、红细胞酶缺陷检测

由于红细胞酶缺陷导致活性改变使红细胞寿命缩短而产生溶血。

（一）高铁血红蛋白还原试验

【参考区间】

还原率>75%。

【临床意义】

本试验是葡萄糖-6-磷酸脱氢酶（G-6-PD）缺乏症的过筛试验。阳性见于蚕豆病、服用某些药物（如伯氨喹、磺胺药、抗疟药等）后药物性溶血性贫血、感染等。

（二）变性珠蛋白小体生成试验

变性珠蛋白小体生成试验（heinz body test）是一种变性血红蛋白颗粒，被某些碱性染料染成紫色或蓝黑色点状物。

【参考区间】

健康人含5个及以上珠蛋白小体的红细胞<1%。

【临床意义】

增高见于G-6-PD缺乏症所致的蚕豆病、伯氨喹类药物所致的溶血性贫血和不稳定血红蛋白病等。阳性细胞增高也可见于接触苯肼、硝基苯、苯胺等化学物质者和感染等。

五、血红蛋白病的检测

（一）血红蛋白电泳

【参考区间】

Hb区带电泳，未发现异常Hb区带。HbA：95%～98%，HbA_2：1.05%～3.12%，HbF：1%～2%。

【临床意义】

HbA_2增高是轻度β珠蛋白生成障碍性贫血最重要的诊断依据。重度β珠蛋白生成障碍性贫血抗碱血红蛋白（HbF）明显升高>10%。个别恶性贫血、叶酸缺乏所致巨幼细胞贫血、某些不稳定血红蛋白病也会增高。HbA_2减低见于缺铁性贫血，铁粒幼细胞贫血，遗传性HbF持续存在综合征等。

（二）抗碱血红蛋白测定

在碱性溶液中，HbF 不易变性沉淀，其他 Hb 在碱性溶液中可变性而被沉淀剂沉淀。

【参考区间】

成人<2%。新生儿 55%~85%，1 岁左右同成人。

【临床意义】

轻度 β 地中海贫血明显增高，重型高达 80%~90%。急性白血病、再生障碍性贫血、淋巴瘤等也可轻度增高。

（三）胎儿血红蛋白酸洗脱试验

HbF 抗酸能力较 HbA 强。经固定后的血片，置酸性缓冲液中保湿一定时间，只有含 HbF 的红细胞不被洗脱，再用伊红染色而呈鲜红色。

【参考区间】

脐带血、新生儿、婴儿阳性。成人<1%。

【临床意义】

β 珠蛋白生成障碍性贫血患者轻型（杂合子）仅少数红细胞阳性，重型（纯合子）阳性红细胞明显增多。再生障碍性贫血和其他溶血性贫血可有少量阳性细胞。

六、自身免疫溶血性贫血检测

自身免疫性溶血性贫血（autoimmune hemolytic anemia，AIHA）系体内免疫发生异常，产生自身抗体和（或）补体，结合在红细胞膜上，红细胞破坏加速而引起的一组溶血性贫血。

（一）抗人球蛋白试验

抗球蛋白试验（antiglobulin test，AGT）又称为 Coombs 试验。本试验分为检测红细胞表面有无不完全抗体的直接抗球蛋白试验以及检测血清中有无不完全抗体的间接抗球蛋白试验。

【参考区间】

直接、间接抗人球蛋白试验均为阴性。

【临床意义】

①直接抗人球蛋白试验阳性：见于新生儿溶血病、AIHA、SLE、淋巴瘤、某些感染性疾病及某些药物诱发性免疫性溶血性贫血（如甲基多巴、青霉素等）等亦可呈阳性反应；②间接抗人球蛋白试验常用于 Rh 和 ABO 血型不合妊娠的母亲血清中不完全抗体的检测。

（二）冷凝集素试验

冷凝集素综合征（cold agglutinin syndrome，CAS）患者的血清中存在冷凝集素，为 IgM 型完全抗体，其在低温时可使红细胞发生凝集。凝集反应的高峰在 0~4℃，当温度回升到 37℃时凝集消失。

【参考区间】

效价<1∶16（4℃）。

【临床意义】

阳性主要见于 CAS 患者。流行性感冒、支原体肺炎、传染性单核细胞增多症、淋巴瘤、疟疾等可引起冷凝集素效价继发性增高。

（三）冷热溶血试验

阵发性冷性血红蛋白尿症（paroxysmal cold hemoglobinuria，PCH）患者血清中存在一种特殊的冷反应抗体，即 Donath-Landsteiner 抗体（D-L 抗体）。此抗体在 20℃以下（常为 0~4℃）时与红细胞结合，同时吸附补体，但不发生溶血。当温度升至 37℃时，补体被激活，红细胞膜破坏而发生急性血管内溶血，故本试验又称为冷热溶血试验（Donath-Landsteiner test）。

【参考区间】

健康人为阴性。

【临床意义】

阳性主要见于阵发性冷性血红蛋白尿症患者。某些病毒感染如麻疹、流行性腮腺炎、水痘、传染性单核细胞增多症等也可出现阳性反应。

七、阵发性睡眠性血红蛋白尿症有关检测

对于阵发性睡眠性血红蛋白尿症(paroxymal nocturnal hemoglobinuria, PNH)的实验诊断，首先要做一些常规项目的检查，结果显示为血管内溶血，然后再进行以下病因学检查：

(一)酸化血清溶血试验

酸化血清溶血试验(acidified-serum hemolysis test)，也称 Ham 试验。PNH 患者的红细胞膜有缺陷，对补体的敏感性增加，在酸化(pH6.6~6.8)血清中 37℃孵育，可产生溶血。如血清经 56℃加热 30 分钟，使补体灭活，患者红细胞即不被溶解。

【参考区间】

阴性。

【临床意义】

阳性主要见于 PNH 患者，是诊断 PNH 的重要依据。某些自身免疫性溶血性贫血患者发作严重时可呈阳性反应，遗传性球形红细胞增多症者可呈阳性反应，灭活补体后仍阳性。

(二)蔗糖溶血试验

蔗糖溶血试验(sucrose hemolysis test)。PNH 患者的红细胞膜缺陷，对补体敏感性增高。蔗糖溶液离子强度低，经孵育后可促进补体与红细胞膜结合，使对补体敏感的红细胞膜形成小孔，蔗糖溶液进入红细胞内，导致溶血。

【参考区间】

阴性。

【临床意义】

阳性常见于 PNH。部分巨幼细胞贫血、再生障碍性贫血、自身免疫性溶血性贫血、遗传性球形红细胞增多症呈弱阳性。

(三)血细胞表型 CD59/CD55 流式细胞术分析

PNH 患者血细胞膜上的糖化肌醇磷脂锚(GPI-anchor)连接蛋白如反应性溶血膜抑制物(CD59)和(或)衰变加速因子(CD55)等表达明显减低或缺乏，细胞膜对补体的敏感性增强而引起溶血性贫血。

【参考区间】

CD59(或 CD55)阴性细胞<5%。

【临床意义】

目前诊断 PNH 特异性和灵敏性最高的(可达 100%)、可定量的检测方法。CD59 或 CD55 阴性的红细胞>5% 和 CD59 或 CD55 阴性的中性粒细胞>10%作为 PNH 诊断的临界值。

(姜晓峰)

第三节　骨髓细胞学检查

人类出生后造血分为骨髓造血和淋巴造血，骨髓是人体主要的造血器官。骨髓检查的内容很多，主要

有:骨髓细胞形态学检查、组织化学染色、病理学检查、免疫学检查、遗传学检查、造血细胞培养等。

一、血细胞的生成及发育

各类血细胞均由造血干细胞发育而来,其生长发育过程可分为造血干细胞、造血祖细胞、原始及幼稚细胞三个阶段。造血干细胞在造血微环境中各种调控因素的作用下,按照一定规律发育成为各种成熟的血细胞。

1. 造血干细胞(hematopoietic stem cell,HSC) 是由胚胎干细胞发育而来,具有高度自我更新能力和多向分化能力,在造血组织中含量极少,形态难以辨认和识别,类似小淋巴细胞样的一群异质性细胞群。

2. 造血祖细胞(hematopoietic progenitor cell,HPC) 指一类由造血干细胞分化而来,但部分或全部失去了自我更新能力的过渡性、增殖性细胞群。

3. 血细胞的发育过程 血细胞通过增殖、分化、成熟后释放到外周血液循环中。

各系细胞的发育顺序及名称依次是:①红细胞系:原始红细胞、早幼红细胞、中幼红细胞、晚幼红细胞、网织红细胞、成熟红细胞。②粒细胞系:原始粒细胞、早幼粒细胞、中幼粒细胞、晚幼粒细胞、杆状核粒细胞、分叶核粒细胞。③淋巴细胞系:原始淋巴细胞、幼稚淋巴细胞、淋巴细胞。④单核细胞系:原始单核细胞、幼稚单核细胞、单核细胞。⑤巨核细胞系:原始巨核细胞、幼稚巨核细胞、颗粒型巨核细胞、产板型巨核细胞、裸核、血小板。⑥浆细胞系:原始浆细胞、幼稚浆细胞、浆细胞。

4. 血细胞发育成熟的一般规律 血细胞从原始到成熟的发育过程中,有一定的规律性,这些规律对血细胞的辨认十分必要(图4-2-2)。

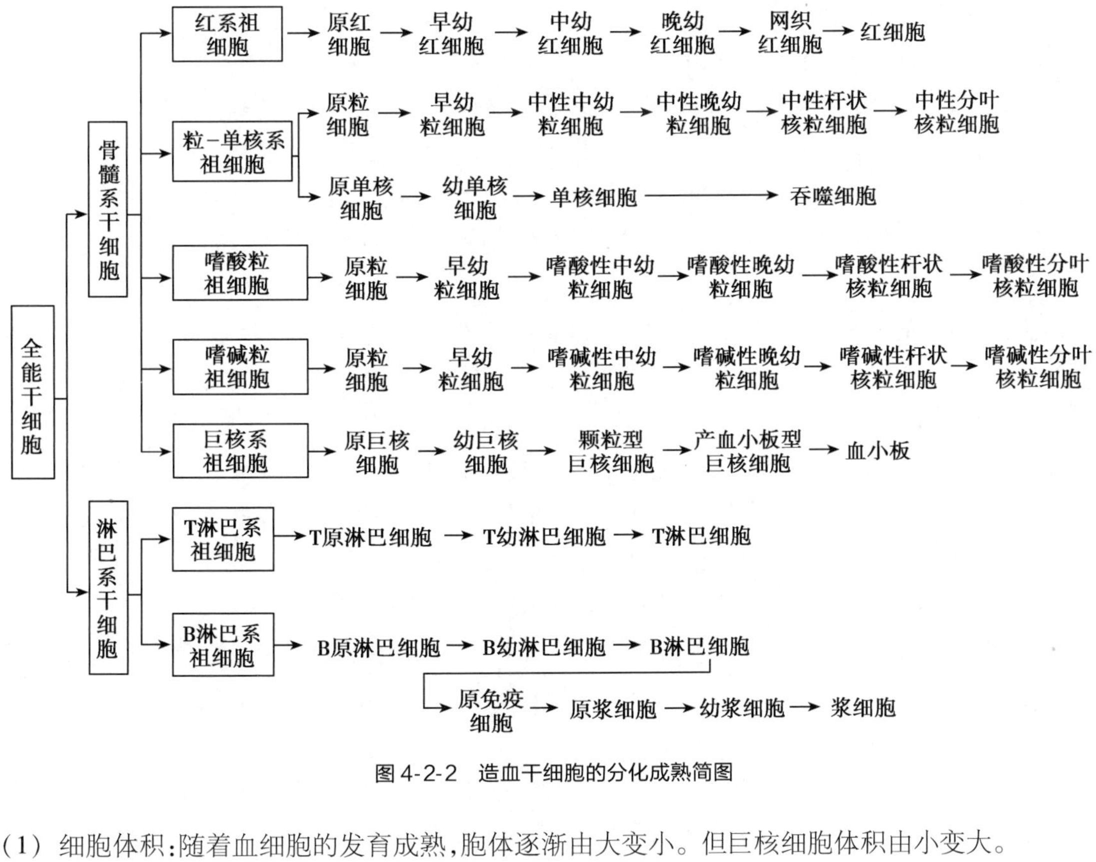

图4-2-2 造血干细胞的分化成熟简图

(1) 细胞体积:随着血细胞的发育成熟,胞体逐渐由大变小。但巨核细胞体积由小变大。

(2) 细胞核:由大变小,由规则变为不规则,甚至分叶,但巨核细胞核由小变大,成熟红细胞核消失;核染色质由细致疏松逐渐变为粗糙、致密或凝集成块,着色由浅变深;核仁从有到无;核膜由不明显变为明显。

(3) 细胞质:量由少到多,但淋巴细胞变化不大;着色由深蓝、浅蓝到红色;颗粒从无到有,但红细胞系胞质内一般无颗粒。

(4) 细胞核/细胞质比例:由大变小,即由核大质少到核小质多。巨核细胞则相反。

二、骨髓细胞学检查适应证

骨髓细胞学检查是通过观察骨髓内各系细胞形态、比例来确定骨髓变化，是诊断造血系统疾病最常用的方法。

1. 骨髓检查的适应证、禁忌证　见“骨髓穿刺术”（附录二）。

2. 骨髓细胞学检查的临床应用

（1）诊断造血系统疾病：如白血病，多发性骨髓瘤、巨幼细胞贫血、恶性组织细胞白血病。

（2）辅助诊断某些疾病：如淋巴瘤骨髓浸润、恶性肿瘤的骨髓转移、缺铁性贫血等。

（3）提高某些疾病的诊断率：骨髓检查狼疮细胞、疟原虫、细菌培养、干细胞培养等均可提高阳性率。

三、血细胞的形态学特征

骨髓中血细胞包括粒细胞系统、红细胞系统、淋巴细胞系统、单核细胞系统、浆细胞系统及巨核细胞系统等。其中以粒细胞系统、红细胞系统及巨核细胞最为重要。正常血细胞形态学是血象和骨髓象检验的基础。在光学显微镜下经 Wright-Giemsn 染色的血细胞形态学特征见文末彩插 4-2-3。

（一）红细胞系统

1. 原红细胞（proerythroblast）　圆形或椭圆形，直径 15～22μm，细胞边缘有时可见瘤状突起。胞核圆形或椭圆形，约占细胞直径的 4/5。核染色质呈颗粒状（较粗），核仁 1～3 个，大小不一，呈暗蓝色。胞质量较多，呈深蓝色不透明，核周有淡染区，胞质内不含颗粒。

2. 早幼红细胞（basophilic normoblast）　圆形或椭圆形，直径 11～20μm。胞核圆形，占细胞直径的 2/3，居中或稍偏位。染色质开始凝集成小块状，核仁消失。胞质量增多，呈不透明深蓝色，仍可见瘤状突起和核周淡染区，无颗粒。

3. 中幼红细胞（polychromatic normoblast）　圆形，直径 8～15μm。胞核圆形，占细胞直径的 1/2，居中或稍偏位。染色质凝集成团块或条索状，其间有明显的淡染区域。胞质明显增多，呈灰蓝色或灰红色（嗜多色性）。

4. 晚幼红细胞（orthochromatic normoblast）　圆形，直径 7～12μm。胞核圆形，居中，占细胞直径的 1/2 以下。核染色质聚集呈数个大块或紫黑色团块状（称为炭核）。胞质多，淡红色或灰红色，无颗粒。

（二）粒细胞系统

1. 原粒细胞（myeloblast）　细胞呈圆形或椭圆形，直径 11～18μm。胞核较大，占细胞直径的 4/5 以上，圆形或椭圆形，居中或略偏位。核染色质呈细砂粒状，排列均匀平坦如薄纱。核仁 2～5 个，清楚易见，呈淡蓝色或无色。胞质量少，呈透明天蓝色，绕于核周，无颗粒或少量细小颗粒。

2. 早幼粒细胞（promyelocyte）　圆形或椭圆形，胞体较原粒细胞大，直径 12～20μm。胞核大，圆形或椭圆形，占细胞 2/3 以上，染色质开始聚集呈粗颗粒状分布不均。核仁模糊或消失。胞质量较多，呈淡蓝色或蓝色。胞质内含有数量不等、大小不一、形态分布不均的紫红色非特异性嗜天青颗粒。

3. 中幼粒细胞（myelocyte）

（1）中性中幼粒细胞（neutrophilic myelocyte）：圆形，直径 10～18μm。胞核内侧缘开始变扁平，或稍呈凹陷，占细胞的 1/2～2/3。染色质凝聚成粗索状，核仁消失。胞质量多，内含细小、分布均匀、淡紫红色的特异性中性颗粒，早期细胞也可见嗜天青颗粒。

（2）嗜酸性中幼粒细胞（eosinophilic myelocyte）：圆形或类圆形，直径 12～25μm。胞质中布满橘红色、较粗大如拨开石榴子带有折光性的嗜酸性颗粒。其余特点类似中性中幼粒细胞。

（3）嗜碱性中幼粒细胞（basophilic myelocyte）：圆形或椭圆形，直径 10～17μm。该类细胞胞质内含有数量不多、粗大紫黑色颗粒，颗粒大小不均匀，散在分布，常覆盖在核面上，使染色质结构不清。

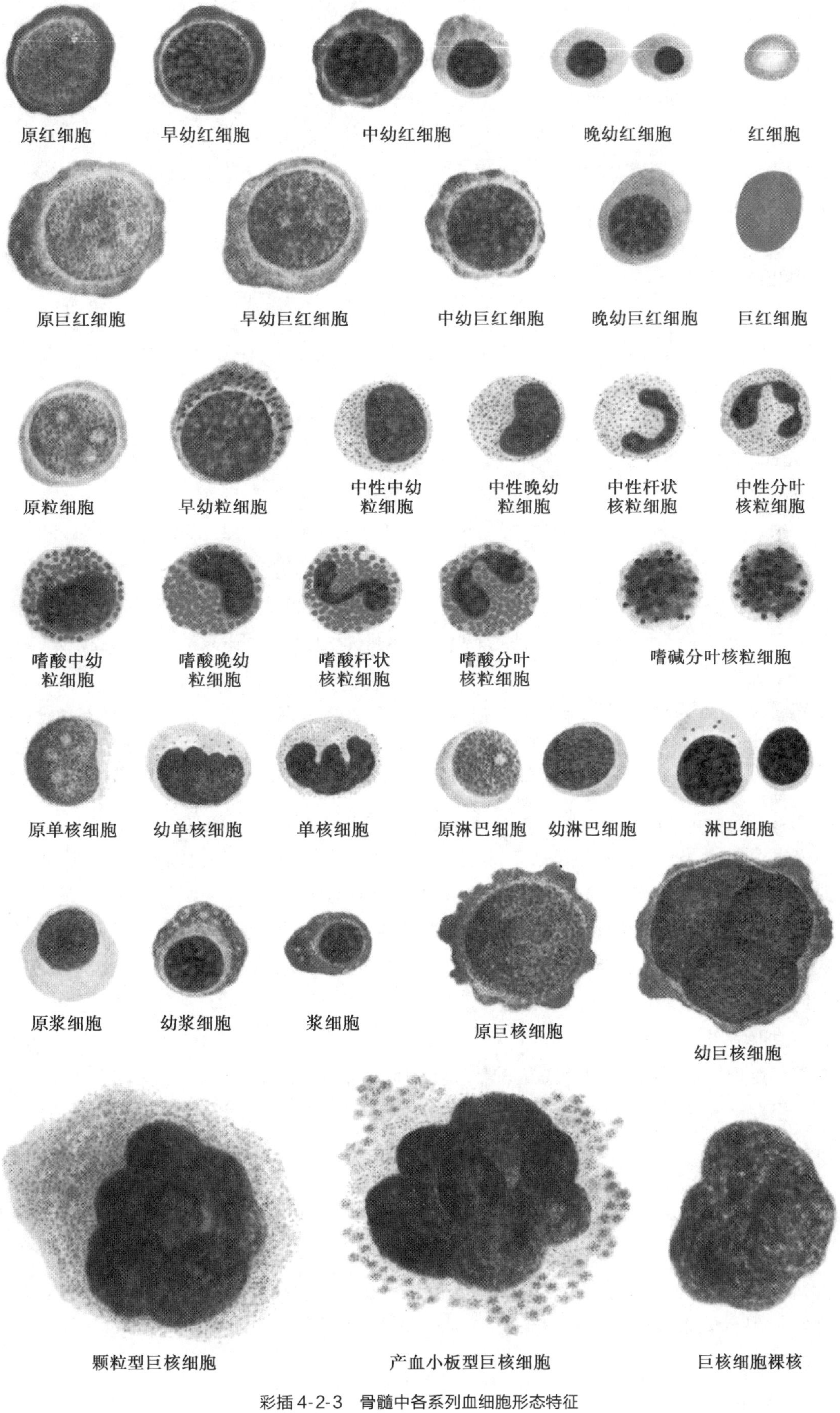

彩插 4-2-3　骨髓中各系列血细胞形态特征

4. 晚幼粒细胞(metamyelocyte)　细胞呈圆形,直径 10~16μm。胞核占细胞直径的 1/2 以下,明显凹陷呈肾形,但其凹陷程度一般不超过假设核直径的一半。染色质粗糙排列紧密呈粗条块状。胞质量多,呈淡红色,充满大量中性颗粒。嗜酸性和嗜碱性晚幼粒细胞的颗粒形态、染色及分布特点同中幼粒细胞。

5. 杆状核粒细胞(stab granulocyte)　圆形,直径 10~15μm。核呈带状弯曲,胞核之凹陷处超过假设核直径的 3/4,且两端钝圆,核染色质粗糙呈块状,染色呈深紫红色。胞质中所含特异性颗粒不同,分为中性杆状核粒细胞、嗜酸性杆状核粒细胞及嗜碱性杆状核粒细胞三种,特异性颗粒的特点如前文所述。

6. 分叶核粒细胞(segmented granulocyte)　细胞呈圆形,直径 10~15μm。胞核分 2~4 叶,叶间有核丝相连,核染色质浓集,呈小块状。嗜酸性分叶核粒细胞核分叶一般不超过两叶;碱性粒细胞呈肾形或分 2~3 叶。

(三)淋巴细胞系统

1. 原淋巴细胞(lymphoblast)　圆形或椭圆形,直径 10~18μm。胞核较大,占整个细胞大部分,常位于中央或略偏一侧,染色质呈颗粒状,于核周边排列较密,着色较深,核仁 1~2 个,小而清晰。胞质量少,多呈天蓝色和透明蓝色,无颗粒,近核处可有一透明区。

2. 幼淋巴细胞(prolymphocyte)　细胞形态同原淋巴细胞,呈圆形或椭圆形,部分有伪足或瘤状突出,直径 10~20μm。胞核多呈圆形或不规则形,偶见花瓣形、切痕及折叠,染色质呈粗糙颗粒状。胞质较多,呈天蓝色,清晰透明,胞质内大多无颗粒,部分细胞可见少数嗜天青颗粒。

3. 淋巴细胞(lymphocyte)　淋巴细胞有大、小两种。大淋巴细胞直径 12~18μm。核圆形,有时呈肾形也可有切迹。核染色质致密呈块状,无核仁,但有时可见核仁痕迹。胞质量较多,淡蓝色透明,多见粗大紫红色颗粒。小淋巴细胞直径 6~10μm,胞核占整个细胞大部分,呈圆形或椭圆形,偶见凹陷及缺口,核染色质粗糙致密呈大块状,染色呈深紫红色。胞质极少,甚至不见,呈透明蓝色,有时含有少数粗大嗜天青颗粒。

(四)单核细胞系统

1. 原单核细胞(monoblast)　圆形或不规则形,有时可见伪足,直径 15~25μm。胞核不规则,常有折叠或扭曲现象,染色质纤细,呈疏松交织的丝网状,染色呈淡紫红色,核仁 1~3 个,大而清楚。胞质量丰富,呈淡蓝色或灰蓝色,如毛玻璃样。

2. 幼单核细胞(promonocyte)　胞体大小与形态类似原单核细胞,有时较其稍大。胞核形态不一,椭圆形,折叠,扭曲或分叶,染色质呈较粗丝条状,排列呈疏松网状,着色浅,核仁模糊或消失。胞质量丰富,灰蓝色,可有伪足,胞质内布满较多粉尘样细小的嗜天青颗粒或空泡。

3. 单核细胞(monocyte)　直径 12~20μm,外形极不规则,可见伪足。胞核畸形而不规则,有肠型、马蹄型、折叠、扭曲或分成两粗叶,染色质聚集呈条索状。胞质丰富,呈灰蓝色,不透明如毛玻璃样,散布许多细小的粉红色颗粒,常有空泡。

(五)浆细胞系统

1. 原浆细胞(plasmablast)　圆形或椭圆形,直径 15~20μm。胞核圆形,占细胞的 2/3 以上,常偏位。核染色质呈粗颗粒网状,紫红色。核仁 2~5 个。胞质量多,呈灰蓝色,不透明,核的一侧可有半月形淡染区,无颗粒,可有空泡。

2. 幼浆细胞(proplasmacyte)　细胞多呈椭圆形,直径 12~16μm。胞核圆形或椭圆形,常偏位。核染色质开始聚集,深紫红色,核仁模糊或消失。胞质量多,呈不透明灰蓝色,近核处有淡染区,有时可见空泡或少数嗜天青颗粒。

3. 浆细胞(plasmacyte)　细胞多呈椭圆形,直径 8~20μm。胞核圆形,偏位。核染色质凝聚成块,深染,排列呈车轮状。胞质丰富,呈不透明深蓝色或蓝紫色,核的一侧常有明显的淡染区。常可见小空泡,偶见少数嗜天青颗粒。

(六)巨核细胞系统

1. 原巨核细胞(megakaryoblast)　圆形或椭圆形,边缘多不规则,直径 20~30μm。胞核巨大,呈圆形或椭圆形。染色质粗糙颗粒状，排列成浓密网状，染色呈深紫褐色或浓紫红色。核仁2~4个，大小不均，且不清晰，呈天蓝色。胞质量少，深蓝色不透明，无颗粒，有时可见伪足突出。

2. 幼巨核细胞(promegakaryocyte)　多呈不规则圆形或椭圆形，直径30~50μm。胞核更大，呈圆形、肾形或不规则形，有时可见突出或凹陷，染色质较粗糙，常呈条纹状，染色呈深紫红色，核仁模糊或消失。胞质量丰富，染深蓝色，近核处有明显淡染区，核附近可出现嗜天青颗粒。

3. 巨核细胞(megakaryocyte)　直径40~100μm，是骨髓中最大的细胞，边缘常不整齐，胞核呈不规则形或分叶核。核染色质粗密，呈条纹状或块状，无核仁。胞质丰富，呈粉红色或淡蓝色，内含细小的紫红色颗粒，此为颗粒型巨核细胞。胞质内出现分界膜，形成血小板，为产血小板型巨核细胞。当胞质完全脱落，仅剩巨大的胞核者，称裸核。

（七）其他细胞

骨髓中还可以见到网状细胞、内皮细胞、纤维细胞、组织嗜碱性粒细胞、成骨细胞、破骨细胞及一些退化细胞等。

四、骨髓细胞学检查的步骤

1. 肉眼观察　骨髓涂片应可见骨髓小粒或油滴，制片薄厚均匀无凝块。

2. 低倍镜观察

(1) 评价骨髓取材、涂片和染色情况：良好的骨髓涂片镜下可见骨髓特有的细胞。制片薄厚均匀，可区分头、体、尾部，体尾交界处细胞分散排列不重叠。细胞染色良好，细胞质和细胞核颜色分明，颗粒着色清晰，无染料沉渣。

(2) 判断骨髓增生程度：通过骨髓中所有有核细胞与成熟红细胞的大致比例来判断骨髓的增生程度。一般采用五级分类法(表4-2-12)。

表4-2-12　骨髓增生程度分级

增生程度	有核细胞/红细胞	有核细胞数/高倍视野	临床意义
增生极度活跃	1∶1	>100	急、慢性白血病
增生明显活跃	1∶10	50~100	急慢性白血病、增生性贫血
增生活跃	1∶20	20~50	正常骨髓象、增生性贫血
增生减低	1∶50	5~10	造血功能低下、部分稀释
增生极度减低	1∶200	<5	再生障碍性贫血、完全稀释

(3) 巨核细胞计数和分类：巨核细胞胞体大、多分布于涂片尾部和边缘部位。低倍镜计数巨核细胞数量，油镜下区分其发育阶段。

(4) 观察有无体积较大或成堆分布的异常细胞：如骨髓转移癌细胞、恶性淋巴瘤细胞、戈谢细胞、尼曼-匹克细胞、海蓝组织细胞等。

3. 油镜观察　应选择细胞排列均匀不重叠的部位，分类计数200~500个细胞，计算各系统、各阶段细胞的百分率。观察各系统细胞数量、质量有无变化。

4. 骨髓象分析与报告　报告包括评价骨髓取材、涂片和染色情况、骨髓有核细胞增生程度、粒细胞与有核红细胞比例(粒/红比值)、各系统细胞比例和细胞形态改变。结合细胞化学染色，血涂片特征，填写诊断意见及建议。

五、正常骨髓象特征

由于骨髓标本采集部位不同、受检者个体差异及相关标准等的不同，目前国内尚无统一的正常骨髓象参考区间。大致正常骨髓象特征包含以下内容：

（1）骨髓增生程度：增生活跃。

（2）粒红比值：(2~4)：1。

（3）粒细胞系统：占 40%~60%，其中原始粒细胞<2%，早幼粒细胞<5%，中性中幼粒细胞约 8%，中性晚幼粒细胞约 10%，中性杆状核粒细胞约 20%，中性分叶核粒细胞约 12%，嗜酸性粒细胞<5%，嗜碱性粒细胞<1%。

（4）红细胞系统：占 15%~25%，以中、晚幼红细胞为主（各占 10%），原始红细胞<1%，早幼红细胞<5%。

（5）淋巴细胞系统：占 20%~25%，均为淋巴细胞，原始淋巴细胞罕见，幼稚淋巴细胞偶见。

（6）单核细胞系统：<4%，均为单核细胞，原始单核细胞罕见，幼稚单核细胞偶见。

（7）浆细胞系统：<2%，均为浆细胞，原始浆细胞罕见，幼稚浆细胞偶见。

（8）巨核细胞系统：在 1.5cm×3cm 的血膜上，可见巨核细胞 7~35 个，其中原始巨核细胞 0%~5%，幼稚巨核细胞占 0%~10%，颗粒型巨核细胞占 10%~50%，产血小板型巨核细胞占 20%~70%，裸核型巨核细胞占 0%~30%。血小板较易见，呈成堆存在。

（9）其他细胞：如组织细胞、成骨细胞、吞噬细胞等偶见，分裂象细胞少见，不见寄生虫和异常细胞。

（10）细胞形态：各种有核细胞、成熟红细胞及血小板形态正常。

六、常用的血液细胞组织化学染色

细胞化学染色是以细胞形态学为基础，运用化学反应原理对细胞内的各种化学物质（包括酶类、脂类、糖类、铁、蛋白质等）作定性、定量、半定量分析的方法。细胞化学染色临床上主要用于：①辅助判断急性白血病的细胞类型；②血液病及其他非血液病的诊断和鉴别诊断。由于血细胞在病理情况下，其化学物质成分及含量会发生改变，可以辅助疾病的诊断。所以，细胞化学染色是诊断血液系统疾病不可或缺的手段之一。常用的血细胞化学染色方法有下列几种：

（一）过氧化物酶染色（peroxidase，POX）

【结果判断】

胞质中无蓝黑色颗粒者为阴性反应，出现细小颗粒、分布稀疏者为弱阳性反应，颗粒粗大而密集者为强阳性反应。

【临床意义】

主要用于急性白血病类型鉴别。急性粒细胞白血病时细胞多呈阳性反应，急性早幼粒细胞白血病时呈强阳性反应；急性单核细胞白血病时其细胞多呈弱阳性反应；急性淋巴细胞白血病时细胞呈阴性反应。因此，POX 染色对急性髓系白血病与急性淋巴细胞白血病的鉴别最有价值。

（二）氯乙酸 AS-D 萘酚酯酶染色（naphthol AS-D chloroacetate esterase，AS-D NCE）

【结果判断】

胞质中出现红色沉淀者为阳性反应。原粒细胞为阴性反应或弱阳性反应，自早幼粒细胞至成熟粒细胞均呈阳性反应。嗜酸性粒细胞、淋巴细胞、单核细胞、浆细胞、幼红细胞一般均呈阴性反应，个别单核细胞可呈弱阳性反应。

【临床意义】

急性粒细胞白血病时原粒细胞和早幼粒细胞酶活性明显增强，AS-D NCE 染色呈强阳性反应；急性单核细胞白血病及急性淋巴细胞白血病时均呈阴性反应；急性粒单核细胞白血病时，部分白血病细胞（粒系）呈阳性反应，而有些白血病细胞（单核系）呈阴性反应。

（三）α-醋酸萘酯酶染色（alpha-naphthol acetate esterase，α-NAE）

【结果判断】

胞质中出现有色灰黑色或棕黑色沉淀者为阳性反应。此酶主要存在于单核系细胞中，故被称之为单核细胞型酯酶。原单核细胞为阴性反应或弱阳性反应，幼单核细胞和单核细胞呈阳性反应。粒系细胞一般为阴性或弱阳性反应。

【临床意义】

本染色法主要用于急性单核细胞白血病与急性粒细胞白血病的鉴别。急性单核细胞白血病时白血病细胞呈强阳性反应，可被氟化钠抑制。急性粒细胞白血病时，呈阴性反应或弱阳性反应，但阳性反应不被氟化钠抑制。

（四）糖原染色（periodic acid-Schiff reaction，PAS）

【结果判断】

胞质中出现红色物质者为阳性反应。阳性反应物可呈颗粒状、小块状或弥漫均匀红色。

【临床意义】

1. 鉴别良性与恶性红细胞系统疾病　红血病和红白血病的幼红细胞呈强阳性反应，而巨幼细胞贫血、溶血性贫血的幼红细胞一般呈阴性反应。

2. 鉴别急性白血病的类型　急性粒细胞白血病的原粒细胞呈阴性或弱阳性反应，阳性物质呈细颗粒状或均匀淡红色；急性单核细胞白血病原单核细胞大多为阳性反应，呈弥漫均匀红色或细颗粒状，有时在胞质边缘处颗粒较粗大；急性淋巴细胞白血病的原淋巴细胞和幼淋巴细胞常呈强阳性反应，阳性反应物质呈粗颗粒状或块状。

3. 其他　巨核细胞 PAS 呈阳性反应，有助于识别不典型的巨核细胞。腺癌细胞呈强阳性反应，骨髓转移时 PAS 染色可帮助与白血病细胞鉴别。

（五）中性粒细胞碱性磷酸酶染色（neutrophil alkaline phosphatase，NAP）

【结果判断】

碱性磷酸酶主要存在于成熟中性粒细胞（分叶核和杆状核），其他细胞均呈阴性反应。阳性细胞按灰黑色沉淀的多少可分为-、+、++、+++、++++，由此可计算出 NAP 阳性细胞百分率和阳性积分值。正常成人 NAP 阳性率为 10%~40%，积分值为 40~80 分。

【临床意义】

1. 鉴别感染性疾病　细菌感染性疾病 NAP 积分增高，病毒感染性疾病 NAP 积分常无明显变化。

2. 鉴别慢性粒细胞白血病与类白血病反应　慢性粒细胞白血病时 NAP 积分显著降低或为阴性；经治疗病情缓解时，NAP 积分恢复正常；急变时 NAP 积分增高。而类白血病反应时，NAP 积分明显增高。

3. 急性白血病的鉴别　急性粒细胞白血病时 NAP 积分减低，急性淋巴细胞白血病时 NAP 积分多增高，急性单核细胞白血病时 NAP 一般正常或减低。

4. 鉴别再生障碍性贫血与阵发性睡眠性血红蛋白尿症　再生障碍性贫血时 NAP 积分增高，而阵发性睡眠性血红蛋白尿症的 NAP 积分降低。

（六）铁染色

【结果判断】

阳性反应呈蓝黑色颗粒或块状物。

1. 细胞外铁　观察骨髓小粒中储存于单核-巨噬细胞内的铁（在幼红细胞之外的铁）。阳性程度按铁颗粒的多少可分为-、+、++、+++、++++。

2. 细胞内铁：存在于中幼红细胞、晚幼红细胞及红细胞中的铁（包括铁粒幼红细胞、铁粒红细胞），反映体内铁的利用情况。油镜下连续计数 100 个幼红细胞，记录铁粒阳性的幼红细胞数，即为铁粒幼细胞所占的百分率。如幼红细胞含铁粒 10 个以上,并环绕细胞核排列超过核周径 1/3 者,称为环形铁粒幼细胞。

【参考区间】

细胞外铁:+~++,大多为++;细胞内铁:阳性率为 25%~90%。

【临床意义】

1. 缺铁性贫血　细胞外铁明显减少,甚至消失,铁粒幼细胞百分率降低甚至见不到铁粒幼细胞。

2. 铁粒幼细胞贫血　铁粒幼细胞高于 40%,可达 70%以上,铁颗粒数目也增多,颗粒也粗大,可见环形铁粒幼细胞,细胞外铁可达“+++~++++”。

3. 非缺铁性贫血的观察　如溶血性贫血、再生障碍性贫血及白血病等骨髓细胞内铁和外铁为正常或增高。

七、常见血液病的血象与骨髓细胞学特点

(一)贫血

贫血(anemia)是指外周血中单位容积内血红蛋白浓度、红细胞计数和(或)血细胞比容低于同年龄、同性别和地区的参考值下限。贫血不是一个独立的疾病,而是许多不同性质疾病的一种共同症状。故诊断贫血时,首要的是确定贫血发生的原因。临床上常见的几种贫血的血液学特点如下:

1. 缺铁性贫血(iron deficiency anemia,IDA)　是机体铁的需要量增加和(或)铁吸收减少使体内贮存铁耗尽而缺乏,又未得到足够的补充,导致合成血红蛋白的铁不足而引起的贫血。缺铁性贫血是临床上最常见的一种贫血。其典型的血液学特征是呈小细胞低色素性贫血。

【血象】

(1) 红细胞、血红蛋白均减少,以血红蛋白减少更为明显。

(2) 轻度贫血时成熟红细胞的形态无明显异常;中度以上贫血时呈典型的小细胞低色素性特征,成熟红细胞大小不等,以小红细胞为主,中心淡染区扩大可出现少数椭圆形、靶形和不规则形红细胞。严重贫血时红细胞中心淡染区明显扩大而呈环状,并可见嗜多色性红细胞及点彩红细胞。

(3) 网织红细胞轻度增高或正常。

(4) 白细胞计数和分类一般正常。血小板多为正常,在慢性失血者可有血小板增多,贫血较重的儿童患者可有血小板减少。

【骨髓象】

(1) 骨髓增生明显活跃,粒红比值减低。

(2) 红细胞系统增生明显活跃,以中、晚幼红细胞增生为主。幼红细胞胞体较小,胞质量少,着色偏蓝,边缘不整齐,胞核小,可固缩成小而致密的紫黑色“炭核”,细胞表现为“核老质幼”的核质发育不平衡现象。易见幼红细胞分裂象及双核幼红细胞,成熟红细胞形态变化同血象。

(3) 粒细胞系相对减少,各阶段细胞比例形态大致正常。

(4) 淋巴细胞、单核细胞均正常。

(5) 巨核细胞系多正常。

2. 巨幼细胞贫血(megaloblastic anemia,MA)　是由于叶酸和(或)维生素 B_{12}缺乏,DNA 合成障碍所引起的一组贫血,其血液学的典型特征是除出现巨幼红细胞外,粒细胞系和巨核系也可出现巨幼特征及分叶过多现象。

【血象】

(1) 红细胞、血红蛋白均减少,以红细胞减少更为明显。

(2) 成熟红细胞大小不等,易见大、巨红细胞及椭圆形巨红细胞,并可见嗜多色性红细胞、点彩红细胞、Howell-Jolly 小体。偶见有核红细胞。

（3）网织红细胞计数正常或轻度增高。

（4）白细胞计数常轻度减少，中性粒细胞分叶核呈分叶过多现象。

（5）血小板数减少或正常，可见巨大血小板。

【骨髓象】

（1）骨髓增生活跃或明显活跃，粒红比例减低。

（2）红系细胞明显增生伴显著巨幼样变。巨幼红细胞的形态特征为胞体增大，染色质纤细疏松呈细网状，胞质量丰富，核质发育不平衡，胞质较核成熟早，即"幼核老质"现象。易见双核、多核幼红细胞、分裂象、染色质小体、点彩红细胞等现象。

（3）粒细胞系统相对减少，可见巨晚幼粒细胞及巨杆状核粒细胞，分叶核粒细胞可见核分叶过多现象。粒系巨幼变早于红系，为巨幼细胞贫血的早期表现。

（4）巨核细胞数量大致正常，可见胞体过大、分叶过多、胞质内颗粒减少等现象。巨幼细胞贫血病例经叶酸治疗后 48~72 小时，骨髓中巨幼红细胞系列可迅速转化为正常幼红细胞系，但巨幼粒细胞常持续数周后才逐渐消失。

3. 溶血性贫血（hemolytic anemia，HA） 是由于各种原因导致红细胞自身缺陷（如细胞膜、能量代谢酶和血红蛋白分子缺陷等）或外在因素使红细胞寿命缩短、破坏加速，超过骨髓造血的代偿能力而引发的一类贫血。其血液学改变特征为红细胞系明显的代偿性增生。

【血象】

（1）红细胞、血红蛋白减少，两者呈平行性下降。

（2）成熟红细胞大小不等，可见大红细胞、嗜多色性红细胞、有核红细胞。

（3）网织红细胞增多，常>0.01。

（4）急性溶血时白细胞和血小板计数常增多，中性粒细胞比例增高，并有中性粒细胞核左移现象。

【骨髓象】

（1）骨髓增生明显活跃，粒红比例减低甚至倒置。

（2）红细胞系显著增生，幼红细胞比例常>30%，以中、晚幼红细胞增生为主，易见幼红细胞核分裂象、双核和花瓣核晚幼红细胞、Howell-Jolly 小体、点彩红细胞、嗜多色性红细胞。部分幼红细胞可呈巨幼样变。

（3）粒细胞系相对减少，各阶段比例及形态大致正常。

（4）巨核细胞及血小板一般正常。

4. 再生障碍性贫血（aplastic anemia，AA） 简称再障，是由于多种原因引起骨髓造血干细胞或造血微环境受损，导致骨髓造血功能衰竭的一组综合征。其血液学特征是外周血全血细胞减少，临床上表现为贫血、出血和继发感染。根据临床表现和血液学特点可分为急性和慢性两型。

（1）急性型再生障碍性贫血（acute aplastic anemia，AAA）：又称重型再障Ⅰ型（SAA-Ⅰ），起病急，发展迅速，常以严重出血和感染为主要表现，治疗效果差，预后不佳。

【血象】

呈全血细胞减少。①红细胞、血红蛋白显著减少，两者平行性下降，为正常细胞正常色素性贫血；②网织红细胞明显减少，绝对值<0.5×10^9/L；③白细胞数明显减少，多为（1.0~2.0）$\times10^9$/L。中性粒细胞绝对值减少，甚至缺乏，<0.5×10^9/L。淋巴细胞比例相对增高；④血小板明显减少，<20×10^9/L。

【骨髓象】

急性型再障的骨髓损害广泛，红髓脂肪变是再障的特征性病理改变，骨髓涂片可见脂肪滴明显增多。多部位穿刺均显示骨髓造血功能衰竭。①骨髓增生明显减低。骨髓小粒呈粗网结构空架状，细胞稀少，造血细胞罕见，大多为非造血细胞，可见非造血细胞团；②粒、红两系细胞极度减少，淋巴细胞比例相对增高，可达 80%以上；③巨核细胞显著减少，多数病例常无巨核细胞；④浆细胞比例增高，有时可见肥大细胞、网状细胞增高。

（2）慢性型再生障碍性贫血（chronic aplastic anemia，CAA）。

【血象】

表现为二系或三系细胞不同程度减少，通常血小板减少常在早期出现。①红细胞、血红蛋白呈中度或重度减低，为正常细胞正常色素性贫血。②网织红细胞减少，部分病例骨髓呈局灶性增生者可轻度增高，但绝对值$<15\times10^9/L$。③白细胞数减少，多为$(2\sim3)\times10^9/L$。中性粒细胞减少，但绝对值$>0.5\times10^9/L$。淋巴细胞比例相对增高，但一般不超50%。④血小板减少，多为$(30\sim50)\times10^9/L$。

【骨髓象】

慢性型再障的病变呈向心性损害，骨髓可有残存散在的造血增生灶，有一定的代偿能力。故不同部位骨髓穿刺的结果可有一定差异，有时需多部位穿刺或用骨髓活检协助诊断。①骨髓多为增生减低。②巨核细胞、粒细胞、红细胞三系细胞均不同程度减少。巨核细胞减少常早期就出现，治疗有效时恢复也最慢，故在诊断上的意义较大。③淋巴细胞比例相对增多，浆细胞、肥大细胞和网状细胞也可增高，但均比急性型为少。如穿刺部位为代偿性增生灶，则骨髓象增生活跃，粒系细胞比例可正常或减低，红系中常有晚幼红（炭核）细胞比例升高，但巨核细胞仍减少或缺如。

（二）白血病

白血病是累及造血干细胞的造血系统恶性肿瘤。其特点为造血组织中白血病细胞异常增生与分化成熟障碍，并浸润其他器官和组织，而正常造血功能则受抑制。临床上出现不同程度的贫血、出血、感染和浸润症状。根据主要受累的细胞系列可将急性白血病分为急性淋巴细胞白血病（acute lymphocytic leukemia，ALL）和急性髓系白血病（acute myeloid leukemias，AML）。

1. 急性白血病

【血象】

（1）红细胞及血红蛋白中度或重度减少，呈正细胞正常色素性贫血。成熟红细胞形态无明显异常，少数病例可见红细胞大小不等，可出现幼红细胞。

（2）大多数病例白细胞数增多，多在$(10\sim50)\times10^9/L$；也有部分病例白细胞计数正常或减少，低者可$<1.0\times10^9/L$。分类可见数量不等的原始和（或）幼稚细胞。白细胞不增多性病例血象中可不出现原始细胞。

（3）血小板计数减少，早期约半数病例血小板低于$60\times10^9/L$。

【骨髓象】

（1）骨髓增生明显活跃或极度活跃。

（2）原始细胞明显增多，≥20%。

（3）其他系列血细胞可受抑制而减少。

（4）涂片中分裂型细胞和退化细胞增多。在急淋白血病中，“篮状细胞”较其他类型白血病易见；在急粒和急单白血病中，可见到Auer小体。

【分型】

急性白血病分型方案经历了从以形态学为主的FAB分型到MICM分型的演变，急性白血病诊断应是多指标、多参数综合诊断的结果，主要包括细胞形态学（M）、免疫学（I）、细胞遗传学（C）、分子生物学（M）特征和临床指征。2016年WHO颁布“造血与淋巴组织肿瘤分型方案”对急性白血病进行阐述，该方案对急性白血病的分型基于MICM内容和指标，扩展到亚细胞水平和分子水平，突出疾病的生物学特性，同时融入相关临床内容。可以为急性白血病的实验室诊断、疗效判断和微量残留肿瘤的检测提供更加全面和客观的证据。FAB对急性淋巴细胞白血病提出的以形态学为主的FAB分型（表4-2-13），由于其与临床治疗和预后关联性不大，目前已基本不再单独使用。

表 4-2-13 急性髓系白血病 FAB 分型

分型	分型标准
M_0	急性髓系白血病微小分化型，原始细胞≥20%，无 T、B 淋巴系标记，至少表达一种髓系抗原免疫细胞化学或电镜 MPO 阳性
M_1	急性髓系白血病未成熟型，骨髓中原始粒细胞≥90%
M_2	急性髓系白血病部分成熟型，骨髓中原始粒细胞占 20%~90%，早幼粒细胞及以下阶段粒细胞>10%，单核细胞<20%
M_3	急性早幼粒细胞白血病，骨髓中异常早幼粒细胞≥20%，胞质内有大量密集甚至融合的粗大颗粒，常有成束的棒状小体（Auer body）。M3v 为变异型急性早幼粒细胞白血病，胞质内颗粒较小或无
M_4	急性粒单核细胞白血病，骨髓及周围血中有粒系及单核细胞同时增生：①骨髓中的原始细胞≥20%，单核细胞为 20%~80%（包括幼稚和成熟），其余为粒细胞（包括幼稚和成熟）；外周血单核系细胞（包括原始、幼稚和成熟单核细胞）≥5×10^9/L；若<5×10^9/L，需要血清溶菌酶或细胞化学染色阳性等证明单核系细胞存在。②若骨髓细胞与 M_2 相似，需要外周血单核系细胞计数≥5×10^9/L，血清溶菌酶高于正常 3 倍或酯酶染色等证明骨髓中单核细胞增加。③M4Eo 为伴嗜酸性粒细胞增多的急性粒单核细胞白血病
M_5	急性单核细胞白血病，依据分化成熟程度分为二型
M_{5a}	原始单核细胞型，骨髓原始单核细胞≥80%
M_{5b}	单核细胞型，骨髓原始及幼稚单核细胞≥20%，原始单核细胞<80%
M_6	急性红血病，骨髓有核红细胞≥50%且有形态异常，骨髓原始红细胞≥20%
M_7	急性巨核细胞白血病，骨髓原巨核细胞≥20%，电镜细胞化学 PPO 阳性，血小板膜蛋白 Ⅰb、Ⅱb/Ⅲa、Ⅲa（CD41、CD42b、CD61）或凝血因子Ⅷ相关抗原（vWF）阳性

（1）细胞形态学检查：骨髓细胞形态学检查是急性白血病诊断的主要方法，也是 MICM 分型方案的基础。在 2016 版 WHO 造血与淋巴组织肿瘤分型方案中，骨髓或外周血中髓系白血病原始细胞（blast）比值≥20%为 AML 诊断的首要条件，废弃了 NEC（非红系细胞计数）的使用。当患者被证实有重现性遗传学异常，即 t(8;21)(q22;q22)/*AML1-ETO*(*RUNX1-RUNX1T1*)、t(15;17)(q22;q21)/*PML-RARA* 及其变异型、t(16;16)(p13;q22)或 inv(16)(p13q22)/*CBFβ-MYH11* 时，即使外周血和骨髓中的原始细胞<20%，也诊断为 AML。对于不伴有重现性遗传学异常的 AML，要根据 MICM 分型方案确定其亚型。

对于前驱型淋巴细胞肿瘤而言，若肿瘤性前驱淋巴细胞（原始、幼稚淋巴细胞）主要分布在淋巴组织，而骨髓、外周血中较少者（<20%），应首先考虑淋巴瘤；若骨髓和（或）外周血中肿瘤性前驱淋巴细胞≥20%，并能排除母细胞性淋巴瘤浸润骨髓的可能，则诊断为 ALL。ALL 的肿瘤细胞主要在骨髓和外周血中，病程中也有浸润淋巴组织的可能。若有母细胞性淋巴瘤，又有较多浸润而来的前驱淋巴细胞出现在骨髓和（或）外周血，此状态称为淋巴瘤细胞白血病。

（2）淋巴组织肿瘤分型：WHO 对淋巴细胞肿瘤的分类主要是根据细胞的源性（B 或 T）和细胞发育的阶段（前驱细胞或成熟细胞）来进行分类，将淋巴细胞白血病和淋巴瘤归在一起分类。B 细胞性急性白血病和 T 细胞性急性白血病有专门的免疫学分型方法，B 淋巴母细胞白血病均表达 CD19、CD22、cCD79a，并主要依据 CD10、TdT、cIg（胞质内免疫球蛋白，其中重链型为 cμ）、sIg（膜表面免疫球蛋白）分为四种亚型：早前 B-急淋（Pro-B-ALL）、普通 B-急淋（common B-ALL）、前 B-急淋（Pre-B-ALL）、成熟 B 细胞-急淋（B-ALL）。

2. 慢性粒细胞白血病（chronic granulocytic leukaemia，CGL） 是一种起源于造血干细胞的恶性克隆性疾病，以粒系晚期细胞增生为主。多见于青少年，起病缓慢，突出的临床表现为脾明显增大和粒细胞显著增高。细胞遗传学特征为具有特异性的 Ph 染色体和 bcr/abl 融合基因。

【血象】

（1）红细胞及血红蛋白早期正常或轻度减少，随着病情进展逐渐降低，一般为正常细胞正常色素性贫血。可有少数幼红细胞。

（2）白细胞显著增高为突出表现，以$(100\sim250)\times10^9$/L 多见，高者甚至可达 500×10^9/L 以上，以中性中幼粒以下各阶段为主，原粒+早幼粒<10%，嗜酸和嗜碱性粒细胞常同时增多。

(3) 血小板早期大多增多或正常，晚期则可减少。血小板形态可发生异常，可见巨大血小板和畸形血小板，也可见少量微小巨核细胞。

(4) 中性粒细胞碱性磷酸酶(NAP)活性明显减低甚至阴性。

【骨髓象】

(1) 骨髓增生极度活跃，粒红比例显著增高。

(2) 粒系细胞显著增生，各阶段粒细胞均增多，以中性中幼粒细胞以下阶段为主，中性中幼粒和晚幼粒细胞居多，原始细胞<5%，嗜酸和嗜碱性粒细胞增多。粒细胞常见形态异常，细胞大小不一，核质发育失衡，核分裂象易见。

(3) 幼红细胞增生受抑，成熟红细胞形态无明显异常。

(4) 巨核细胞早期增多，晚期减少。

90%以上病例可出现 Ph 染色体，典型的核型为 t(9;22)(q34;q11)。95% 以上病例检测到 bcr/abl 融合基因。慢粒晚期可发生急性变，急性变时临床表现和血液学改变均与急性白血病相似。

(三) 骨髓增生异常综合征

骨髓增生异常综合征(myelodysplastic syndrome，MDS) 是一组异质性的克隆性造血干细胞疾病，以单纯髓系或多系血细胞减少伴发育异常、无效造血以及急性髓系白血病发病风险增高为特征。MDS 多发生于老年人，男性多于女性，临床表现及预后在不同类型 MDS 间差异较大。绝大多数表现为血细胞减少的相关症状，包括贫血、感染和出血等；部分患者病情较稳定，但 1/3 以上的患者在数月至数年或更长时间后进展为 AML；有的患者病情虽未进展为白血病，但可因感染、出血而死亡。

骨髓增生异常综合征分型：①难治性血细胞减少伴单系发育异常(refactory cytopenia with unilineage dysplasia，RCUD)：是指单一系列细胞发育异常的难治性血细胞减少的 MDS，包括难治性贫血(refractory anemia，RA)、难治性中性粒细胞减少(refractory neutropenia，RN)和难治性血小板减少(refractory thrombocytopenia，RT)。②难治性贫血伴环形铁粒幼细胞(refractory anemia with ring sideroblasts，RARS)。③难治性血细胞减少伴多系发育异常(refractory cytopenia with multilineage dysplasia，RCMD)；④难治性贫血伴原始细胞增多(refractory anemia with excess of blasts，RAEB)；⑤骨髓增生异常综合征伴孤立 5q 缺失[myelodysplastic syndrome with isolated del(5q)]是 MDS 的一种，又称“5q-综合征”(5q-syndrome)(表 4-2-14)。

表 4-2-14 骨髓增生异常综合征分型

分型	血象	骨髓象
RCUD	单系减少或两系细胞减少 无或偶见原始细胞(<1%)	单系发育异常。发育异常细胞≥10%，原始细胞<5%，环形铁粒幼细胞<15%
RARS	贫血，无原始细胞	环形铁粒幼细胞≥15% 仅红系发育异常，原始细胞<5%
RCMD	单系或多系血细胞减少 无或偶见原始细胞(<1%) 无 Auer 小体，单核细胞<1×10⁹/L	两系或三系发育异常，发育异常细胞≥10% 原始细胞<5%，环形铁粒幼细胞 ±15% 无 Auer 小体
RAEB-1	单系或多系血细胞减少 原始细胞<5% 无 Auer 小体，单核细胞<1×10⁹/L	单系或多系发育异常 原始细胞 5%~9% 无 Auer 小体
RAEB-2	单系或多系血细胞减少 原始细胞 5%~19%， 无或有 Auer 小体，单核细胞<1×10⁹/L	单系或多系发育异常 原始细胞 10%~19% 无或有 Auer 小体
MDS-U	多系血细胞减少 原始细胞≤1%	单系或多系的发育异常细胞<10% 但伴疑为 MDS 的细胞遗传学异常 原始细胞<5%
MDS 5q-	贫血 血小板一般正常或增多	孤立性 5q-细胞遗传学异常 无 Auer 小体

【血象】

1. 红细胞、血红蛋白呈不同程度的减低，成熟红细胞形态各异，可见大或巨大红细胞、嗜多色性红细胞及点彩红细胞，并可见幼红细胞，部分幼红细胞呈巨幼样变。

2. 白细胞数正常或减少，粒细胞可有形态异常，可见核分叶过多、Pelger-Huet 样畸形、胞质内颗粒减少或缺乏及异常大颗粒等，并可见幼稚粒细胞，单核细胞比例常增高。

3. 血小板数呈不同程度的降低，易见巨大或异型血小板，偶见小巨核细胞。

【骨髓象】

1. 骨髓增生活跃或明显活跃，粒红比例多下降，甚至倒置。

2. 骨髓中原始细胞比例可增高，不同类型的 MDS 原始细胞比例不同。

3. 粒系细胞增生活跃或低下，除见上述外周血中的病态造血外，还可见双核或环形核粒细胞等异常改变。

4. 红系细胞增生明显活跃，比例常增高，仅有少数病例增生减低。幼红细胞多有形态异常，可见双核、多核（奇数核多见）、核分叶、核出芽、核碎裂及巨幼样变等病态造血。成熟红细胞形态变化同血象。

5. 巨核细胞数量不定，但易见病态巨核细胞，如小巨核细胞、多圆核巨核细胞、单个大圆核巨核细胞及明显畸形的巨核细胞。血小板数量减少，易见巨大或异形血小板。

（四）多发性骨髓瘤

多发性骨髓瘤（multiple myeloma，MM）是单克隆浆细胞异常增生的恶性肿瘤。骨髓中有单一的浆细胞株异常增殖，并产生单克隆免疫球蛋白，引起骨质破坏，血清和（或）尿中出现大量结构单一的免疫球蛋白（M 蛋白）。临床表现为骨痛、病理性骨折、贫血、高黏滞性综合征及肾功能损害等症状。

【血象】

1. 红细胞及血红蛋白呈不同程度减少，多为正常细胞正常色素性贫血。成熟红细胞常呈缗钱状排列。

2. 白细胞计数正常或减少，分类计数淋巴细胞相对增高，有时可见幼粒或幼红细胞。晚期血中可发现骨髓瘤细胞，多为 2%～3%。如外周血中骨髓瘤细胞高于 20%或绝对值$>2\times10^9/L$，则考虑浆细胞白血病。

3. 血小板计数正常或减少。

【骨髓象】

1. 骨髓增生活跃或明显活跃。

2. 出现典型的骨髓瘤细胞，瘤细胞在数量及形态上相差悬殊。早期患者骨髓瘤病变可呈灶性分布，少者可为 10%，多者可高达 90%。一般如瘤细胞比例超过 15%，且具典型的形态异常，则诊断可确立。骨髓瘤细胞大小不一，形态各异，有原、幼浆细胞型及成熟浆细胞型，网状细胞型及原始血细胞型等。易见双核、多核及巨大骨髓瘤细胞。

3. 粒系、红系及巨核系细胞的比例随骨髓瘤细胞浸润程度的不同而不一，可轻度减低或明显减低。

（五）原发性血小板减少性紫癜

原发性血小板减少性紫癜（idiopathic thrombocytopenic purpura，ITP）是一种自身免疫性血小板减少性紫癜。其特点为患者体内产生抗血小板抗体，致使血小板寿命缩短，破坏过多。临床上分为急性型和慢性型，急性型多见于儿童，慢性型好发于青壮年女性。

【血象】

1. 红细胞及血红蛋白正常或轻度减少。减少常见于有急性出血或慢性反复出血（如月经过多）的患者。

2. 白细胞计数一般正常或略高，分类时可见嗜酸性粒细胞增多。

3. 血小板减少。急性型常$<20\times10^9/L$，慢性型多为$(30\sim80)\times10^9/L$。

【骨髓象】

1. 骨髓增生活跃或明显活跃。

2. 粒、红两系细胞增生大致正常。

3. 巨核系细胞数量增多或正常,以颗粒型巨核细胞居多,产血小板型巨核细胞明显减少,幼稚型巨核细胞数量增多,急性型幼稚巨核细胞增多较慢性型明显,两者均可见幼稚巨核细胞产血小板现象。血小板数量明显减少,可见畸形血小板。

(姜晓峰)

第四节 血栓和出血性疾病的检查

一、概述

生理状态下机体的止血、凝血、抗凝血和纤溶系统之间维持着动态平衡,保证血液在血管内流动,既不会溢出血管外引起出血,也不会在血管内凝固形成血栓。机体的血栓和止血机制包括:①血管壁和血小板的作用;②凝血因子和抗凝因子的作用;③纤维蛋白溶解(纤溶)因子和抗纤溶因子的作用;④血液循环中的抗凝物质增多或抗凝功能减弱等。

二、血管因素的检查

血管壁和血管内皮细胞在初期止血(又称一期止血)过程中发挥至关重要的作用。目前对血管壁和血管内皮细胞的功能进行分析的方法如下:

筛检试验:出血时间测定。

诊断试验:血管性血友病因子(vWF)、6-酮-PGF1α、血栓调节蛋白(TM)抗原测定等。

(一)出血时间测定(BT)

【参考区间】

(6.9±2.1)分钟(出血时间测定器法),超过9分钟为异常。

【临床意义】

BT延长见于:①血小板数量异常:如原发性和继发性血小板减少性紫癜等;②血小板功能异常:如抗血小板药物应用后、血小板无力症、巨血小板综合征等;③某些凝血因子严重缺乏:如血管性血友病(von Willebrand disease,vWD)、弥散性血管内凝血(DIC)等;④血管疾病:如毛细血管扩张症,维生素C缺乏症;⑤药物干扰:如服用抗凝药(肝素和华法林等)、溶栓药物(rt-PA)、抗血小板药物(阿司匹林等)等。

(二)血管性血友病因子

血管性血友病因子(vWD)是由血管内皮细胞合成的一种多聚体大分子蛋白,合成后部分贮存于内皮细胞中,部分释放入血,成为因子Ⅷ:C的载体。vWF是血小板黏附于内皮下胶原的黏附蛋白,其缺乏可影响血小板的黏附和聚集功能。

1. 血管性血友病因子抗原(vWF:Ag)测定

【参考区间】

火箭电泳法:94.1%±32.5%,ELISA法:70%~150%。

【临床意义】

(1)vWF:Ag减低:见于血管性血友病(vWD),是诊断vWD及其分型的重要指标。

(2)vWF:Ag增高:见于血栓性疾病,如缺血性心脑血管病、周围血管病、肾小球疾病、尿毒症、肝脏疾病、糖尿病、妊娠高血压综合征等。

2. 血管性血友病因子活性测定(vWF:A)

【参考区间】

38%~135.2%(O型);49.2%~169.7%(A、B、AB型)。

【临床意义】

结合vWF:Ag、vWF:A检查及多聚体分析是vWD诊断和分型的重要依据(表4-2-15)。

表4-2-15 vWD分型诊断

指标	1型	2A型	2B型	2M型	2N型	3型
出血时间	延长或正常	延长	延长	正常	正常	延长
vWF:Ag	减低	减低/正常	减低/正常	减低/正常	多正常	缺如(<3%)
vWF:RCo	减低	减低	减低	减低	多正常	缺如(<3%)
FVIII:C	减低	减低/正常	减低/正常	减低/正常	显著减低	显著减低(<10%)
vWF:Rco/vWF:Ag	正常	减低/正常	减低/正常	减低/正常	正常	—
VWF:A/vWF:Ag	>0.6	<0.6	<0.6	<0.6	>0.6	—
RIPA	减低/正常	减低	增加	减低	多正常	缺如
vWF多聚体	正常	异常(缺乏大、中分子多聚物)	异常(缺乏大、中分子多聚物)	正常	正常	无

(三)6-酮-前列腺素 $F_{1\alpha}$ 测定:

6-酮-$PGF_{1\alpha}$由血管内皮细胞合成,有抗血小板聚集和扩张血管的作用,起抗凝血作用。

【参考区间】

酶联法:(22.9±6.3)mg/L。

【临床意义】

6-酮-$PGF_{1\alpha}$减低:见于口服阿司匹林后、先天性花生四烯酸代谢缺陷、某些血栓性疾病,如急性心肌梗死、动脉粥样硬化、心绞痛、脑血管疾病、糖尿病、肾小球病变及TTP等。

(四)血栓调节蛋白抗原(TM: Ag)测定

血栓调节蛋白(thrombomodulin,TM)由内皮细胞合成和分泌,是血管内皮细胞的抗凝指标之一。它与血液中的凝血酶11形成TM-凝血酶复合物。该复合物激活蛋白C(APC),APC有灭活FⅧa、FⅤa和激活纤溶活性的作用。

【参考区间】

TM:Ag:为20~35μg/L(放射免疫法)。

【临床意义】

TM增高:反映血管内皮细胞的抗凝作用增强。见于血栓性疾病如糖尿病、脑血栓、心肌梗死、深静脉血栓形成、肺栓塞、弥散性血管内凝血(DIC)和系统性红斑狼疮等。

三、血小板功能的检查

血小板具有黏附、聚集、释放、促凝和血块收缩等作用参与初期止血过程。

筛检试验:血小板计数。

诊断试验:血小板黏附功能、血小板聚集功能、血小板P-选择素测定、血浆血栓烷B2测定等

(一)血小板计数(PLT)

见第四篇第二章第一节。

(二)血小板黏附功能测定(PAdT)

血小板与非血小板表面的黏着,称为血小板黏附性(platelet adhesion test,PAdT),常用波珠柱法测定。

反映血小板膜糖蛋白(GPIb/Ⅴ/Ⅸ)通过 vWF 与血管内皮下胶原黏附作用。

【参考区间】

玻珠柱法:(62.5±8.6)%。

【临床意义】

(1) PadT 增高:见于血栓前状态和血栓性疾病,如糖尿病、脑血栓、心绞痛、心肌梗死、深静脉血栓形成、肺梗死、脑血管病变等。

(2) PadT 减低:见于血管性血友病(vWD)、巨血小板综合征、血小板无力症、异常蛋白血症、肝硬化、急性白血病、骨髓增生异常综合征(MDS)等。

(三)血小板聚集(PAgT)试验

血小板聚集是指在化学诱聚剂或剪切变应力的作用下血小板之间的相互黏着。GPⅡb/Ⅲa、血液中的 Fg 和 Ca^{2+},三者缺一不可。

【参考区间】

各实验室自己确定,以下是几种诱聚剂测得的最大聚集率:11.2μmol/L ADP 为(70±17)%;5.4μmol/L 肾上腺素为(65±20)%;20mg/L 花生四烯酸为(69±13)%;20mg/L 胶原为(60±13)%;1.5g/L 瑞斯托霉素为(67±9)%。

【临床意义】

(1) PAgT 增高:反映血小板聚集功能增强,见于血栓前状态和血栓性疾病。如心肌梗死、心绞痛、妊娠高血压综合征、静脉血栓形成、肺梗死、糖尿病、口服避孕药等。

(2) PAgT 减低:反映血小板聚集功能减低。①遗传性血小板功能缺陷,如血小板无力症、储存池病、血小板花生四烯酸代谢缺陷症等;②获得性血小板功能缺陷症,如骨髓增生性疾病、肝硬化、感染性心内膜炎、尿毒症等;③使用血小板抑制药物。

(四)血小板 P-选择素测定

P-选择素或称血小板 α-颗粒膜糖蛋白-140(GMP-140),是一种分子量为 140K D 的膜糖蛋白,定位于血小板的 α 颗粒和内皮细胞棒管状(Weibel-Palade)小体内。GMP-140 释放后有两种形式:一种整合在血小板膜上;一种释放在血浆中。

【参考区间】

1. ELISA 法　血浆中 P-选择素含量为 9.4~20.8ng/ml。

2. 酶标法　①血小板膜表面 P-选择素含量为(780±490)分子数/血小板;②血浆中 P-选择素为($1.61 \pm 0.72) \times 10^{10}$分子数/ml。

【临床意义】

P-选择素增高为诊断或观察急性心肌梗死、心绞痛、糖尿病伴血管病变、脑血管病变、深静脉血栓形成、系统性红斑狼疮、原发性血小板增多症、肾病综合征等提供了较为特异的指标。

(五)血浆血栓烷 B_2 测定

血浆血栓烷 B_2(TXB_2)是花生四烯酸代谢的较 TXA_2 更稳定的产物之一,血浆 TXB_2 升高是血栓性疾病中血小板体内激活的一个良好指标。有促血管收缩和促血小板聚集的作用。

【参考区间】

酶联抗体竞争法(4.5~2.5)ng/L。

【临床意义】

(1) TXB_2 增高:见于血栓前状态和血栓性疾病,如动脉粥样硬化、静脉血栓栓塞性疾病、心肌梗死、糖尿病、肺梗死、肿瘤等。

(2) TXB_2 减低:见于先天性血小板环氧化酶缺陷性疾病、服用阿司匹林等抑制环氧酶或 TXA_2 合成酶的药物等。

四、凝血因子检测

凝血因子是构成凝血机制的基础，目前多数是测定凝血因子促凝活性和凝血因子抗原含量，临床上更多用的测定凝血因子的活性水平。

（一）筛检试验

1. 凝血时间（CT）测定　血液离开血管，在体外发生凝固所需要的时间称为凝血时间。

【参考区间】

普通玻璃试管法 5~12 分钟，硅化试管法 15~30 分钟。

【临床意义】

（1）CT 延长见于：①因子Ⅷ、Ⅸ明显减低：如血友病 A、B 和因子Ⅸ缺乏症；②vWD；③因子 FⅩ、FⅤ、FⅡ、FⅠ缺乏，如严重肝病，维生素 K 缺乏；④应用肝素、口服抗凝药；⑤纤溶亢进；⑥病理性抗凝物质存在，如狼疮抗凝物、FⅧ和 FⅨ抗体等。

（2）CT 缩短见于高凝状态，但敏感度差。

2. 活化部分凝血活酶时间（APTT）测定

在 37℃条件下，在受检血浆中加入足够量的接触因子激活剂（如白陶土）、部分磷脂和 Ca^{2+}后，观察血浆凝固所需要的时间。

【参考区间】

手工法：男性：31.5~43.5 秒，女性：32~43 秒。待测者的测定值与正常对照值比较，延长超过 10 秒以上为异常。

【临床意义】

APTT 是检测普通肝素和诊断狼疮抗凝物质（LA）的常用试验。

（1）APTT 延长见于：①因子Ⅷ、Ⅸ明显减低，如血友病 A、B 和因子Ⅺ缺乏症；②vWD；③因子 FⅩ、FⅤ、FⅡ、FⅠ缺乏，如严重肝病，维生素 K 缺乏；④应用肝素、口服抗凝药；⑤纤溶亢进；⑥病理性抗凝物质存在，如狼疮抗凝物、FⅧ和 FⅨ抗体等。

（2）APTT 缩短见于血栓性疾病和血栓前状态。

3. 血浆凝血酶原时间（PT）测定

在被检血浆中加入过量的组织凝血活酶（含有组织因子、磷脂）和 Ca^{2+}，观查血浆的凝固时间，称为血浆凝血酶原时间。它是外源凝血系统较为灵敏和最为常用的筛选试验。

【参考区间】

（1）手工法：男性为 11~13.7 秒，女性为 11~14.3 秒。待测者的测定值与正常对照值比较，延长超过 3 秒以上为异常。

（2）凝血酶原时间比值（PTR）：受检血浆的 PT（秒）/正常人血浆的 PT（秒），参考范围为（1.0±0.05）秒。

（3）国际标准化比值（international normalized ratio，INR）= PTR^{ISI}，正常参考值因 ISI 不同而异，一般为 1.0~2.0。

【临床意义】

（1）PT 延长：①先天性凝血因子 FⅡ、FⅤ、FⅦ、FⅩ缺乏和低（无）纤维蛋白原血症；②获得性凝血因子缺乏如严重肝病、维生素 K 缺乏；③原发性纤溶亢进，DIC 等；④循环抗凝物质增多等。

（2）PT 缩短：①高凝状态和血栓性疾病等；②口服避孕药等，但敏感性和特异性差。

（3）INR 是口服华法林等抗凝剂检测的首选指标，国人的 INR 以 2.0~2.5 为宜，一般不要>3.0，也不要<1.5。

（二）诊断试验

1. 血浆凝血因子Ⅷ、Ⅸ、Ⅺ、Ⅻ活性测定

一期法为乏因子血浆纠正实验。

【参考区间】

一期法：FⅧ：C：103%±25.7%；FⅨ：C：98.1%±30.4%；FⅪ：C：100%±18.4%；FⅫ：C：92.4%±20.7%。

【临床意义】

（1）增高：见于静脉血栓形成、肺栓塞、妊娠高血压综合征、口服避孕药、恶性肿瘤以及肝脏疾病等血栓前状态和血栓性疾病。

（2）减低：①FⅧ：C 减低：见于血友病 A、vWD、抗因子Ⅷ抗体、DIC 等；②FⅨ：C 减低：见于血友病 B、抗Ⅸ抗体、肝脏病、维生素 K 缺乏症、DIC 和口服抗凝药物等；③FⅪ：C 减低：见于因子Ⅺ缺乏症、抗因子Ⅺ抗体、肝脏疾病和 DIC 等；④FⅫ：C 减低：见于先天性因子Ⅻ缺乏症、肝脏疾病、DIC 和血栓性疾病等。

2. 血浆凝血因子Ⅱ、Ⅴ、Ⅶ、Ⅹ活性测定

【参考区间】

一期法：FⅡ：C：97.7%±16.7%；FⅤ：C：102.4%±30.9%；FⅦ：C：103.0%±17.3%；FⅩ：C：103.0%±19.0%。

【临床意义】

（1）增高：见于静脉系统血栓等血栓前状态和血栓性疾病。

（2）减低：①先天性因子Ⅱ、Ⅴ、Ⅶ和Ⅹ缺乏症，极少见；②获得性缺乏见于肝病、维生素 K 缺乏症（FV 除外）、DIC、口服抗凝剂等；③存在上述各因子的抑制物。

3. 血浆纤维蛋白原测定

【参考区间】

Clauss 法：2～4g/L。

【临床意义】

（1）增高：见于急性感染、无菌性炎症（风湿热，风湿性关节炎，肾病综合征等）、恶性肿瘤、糖尿病、急性心肌梗死、多发性骨髓瘤、妊娠高血压综合征等。

（2）减低：见于低（无）纤维蛋白原血症、DIC 晚期、重症肝炎、肝硬化和原发性纤溶症、溶栓治疗（t-PA，UK）等。

4. 可溶性纤维蛋白单体复合物测定

【参考区间】

定性试验：阴性。

定量试验：ELISA 法，（48.5±15.6）mg/L；放免法，（50.5±26.1）mg/L。

【临床意义】

sFMC 是凝血酶生成的敏感和特异的分子标志物。增高见于肝硬化失代偿期、急性早幼粒细胞白血病、癌肿、严重感染、多处严重创伤及产科意外等。减低无临床意义。

5. 因子ⅩⅢ定性试验

【参考区间】

24 小时内纤维蛋白凝块不溶解。

【临床意义】

若纤维蛋白凝块在 24 小时内完全溶解，则表示因子ⅩⅢ先天性或获得性缺乏。获得性因子ⅩⅢ缺乏多见于肝病、原发性纤溶症、恶性淋巴瘤、恶性贫血、溶血性贫血、系统性红斑狼疮、DIC 以及抗 FⅩⅢ抗体等。

五、抗凝系统检测

抗凝系统检测包括临床上常用的病理性抗凝物质检测和生理性抗凝因子检测两部分，后者也是凝血系统的调节因子。

（一）病理性抗凝物质的筛检试验

1. 血浆凝血酶时间　凝血酶时间（thrombin time，TT）是在被检血浆中加入标准化的凝血酶溶液，测定血浆凝固所需要的时间。

【参考区间】

手工法：16~18 秒；受检血浆 TT 值延长超过正常对照值 3 秒以上为延长。

【临床意义】

（1）TT 延长：见于：①低（无）纤维蛋白原血症和异常纤维蛋白原血症；②血中有肝素或类肝素物质存在；③血中纤维蛋白（原）降解产物（FDPs）增高。

（2）TT 缩短：无临床意义。

2. APTT 交叉试验　用于凝血因子缺乏或有抗凝物质存在的鉴别。将患者血浆和正常新鲜对照血浆按 1∶1 混合，若延长的 APTT 能被 1/2 量的正常新鲜血浆所纠正，表示受检血浆中可能存在凝血因子缺乏；若不能纠正则表示受检血浆中可能存在抗凝物质或因子抑制物。

（二）病理性抗凝物质的诊断试验

1. 狼疮抗凝物质（LA）测定

（1）Lupo 筛选试验：向受检血浆里加入含有正常血浆的 LA 筛选试剂，测定 APTT，延长提示被检血浆中存在狼疮抗凝物质。

（2）Lucor 确诊试验：向受检血浆里加入可以中和 LA 且含有过量脑磷脂的确诊试剂，测定 APTT，从而使凝固时间缩短或正常。比较 Lupo/Lucor 值来确定狼疮抗凝物的存在。

【参考区间】

凝固法：lupo 试验为 31~44 秒；lucor 试验为 30~38 秒；Lupo/lupor 比值为 1.0~1.2。

【临床意义】

结果判读：lupo/lupor 比值>2.0，提示 LA 强阳性；lupo/lupor 比值为 1.5~2.0，提示 LA 阳性；lupo/lupor 比值为 1.2~1.5，提示 LA 弱阳性；lupo/lupor 比值<1.2，但筛查/确证试验检测值均延长，需要进一步检测 FⅡ、FⅤ、FⅩ的活性或抗体。

本试验阳性见于自身免疫性疾病（如 SLE），自发性流产、某些血栓性疾病以及抗磷脂抗体综合征等。

2. 抗心磷脂抗体测定（anti-cardiolipin antibodies，ACA）　是抗磷脂抗体中的一种主要抗体，它可与血浆中的磷脂结合蛋白（如 β2-GPI 等）相结合，引起血管壁受损和血小板活化，促进血栓形成。

【参考区间】

阴性。

【临床意义】

阳性可见于各种自身免疫性疾病，原发性或继发性抗磷脂抗体综合征（anti-phospholipid antibody syndrome，APS）等。原发性 APS 多见于自发性流产、动/静脉血栓、免疫性溶血等。继发性 APS 多见于 SLE、类风湿关节炎、免疫性血小板减少和特发性血小板减少性紫癜等。

（三）生理性抗凝因子检测

1. 血浆抗凝血酶活性测定

【参考区间】

发色底物法：108.5%±5.3%。

【临床意义】

（1）AT 增高：见于某些出血性疾病，如血友病、白血病、再生障碍性贫血等的急性出血期；口服抗凝药治疗中，如果怀疑肝素治疗抵抗，可用 AT 检测来确定：用 AT 检测来监护抗凝血酶替代治疗。

（2）AT 减低：见于：①先天性 AT 缺陷症；②获得性 AT 缺陷症，如血栓前状态、血栓性疾病、DIC 和肝脏疾病，肾病综合征等。

2. 血浆蛋白 C 活性测定

【参考区间】

发色底物法：100.24%±13.18%。

【临床意义】

（1）PC：A 减低：见于先天性 PC 缺陷症，维生素 K 缺乏症、口服抗凝剂治疗、静脉血栓形成和成人型呼吸窘迫综合征。

（2）PC：A 增高：见于糖尿病、肾病综合征及口服避孕药物等。

3. 血浆游离蛋白 S 抗原和总蛋白 S 抗原测定

【参考区间】

免疫火箭电泳法：FPS 为 100.9%±11.6%；TPs 为 96.6%±9.8%。

【临床意义】

FPS 减低可见于伴有严重深静脉血栓栓塞的先天性 PS 缺陷症，也见于肝病、口服抗凝剂和 DIC 等获得 PS 缺陷症。

4. 血浆凝血酶-抗凝血酶复合物（TAT）测定

【参考区间】

酶标法：1.0~4.1μg/L。

【临床意义】

本试验可以间接反应凝血酶的生成。TAT 复合物浓度增高表明凝血酶浓度升高，AT 被大量消耗，血液呈高凝状态。见于血栓前状态或血栓性疾病，如急性心肌梗死、脑梗死、DIC、深静脉血栓形成、急性白血病等。

六、纤溶活性检测

纤溶酶可溶解纤维蛋白原、纤维蛋白单体或者交联的纤维蛋白，产生纤维蛋白（原）的降解产物，从而反映纤溶活性。

（一）筛检试验

1. 优球蛋白溶解时间（ELT）

【参考区间】

加钙法：（129.8±41.1）分钟；加酶法：（157.0±59.1）分钟。一般认为<70 分钟为异常。

【临床意义】

本试验敏感性低，特异性高。

（1）纤维蛋白凝块在 70 分钟内完全溶解：表明纤溶活性增强，见于原发性和继发性纤溶亢进。

（2）纤维蛋白凝块在超过 120 分钟还未溶解：表明纤溶活性减低，见于应用抗纤溶药后，血栓前状态和血栓性疾病。

2. D-二聚体定性试验（D-dirner，D-D） 是交联纤维蛋白降解产物之一，为继发性纤溶之特有的标志物，对高凝状态和血栓性疾病的诊疗和预后监测均具有重要意义。

【参考区间】

0~0.256mg/L。

【临床意义】

①D-D 阴性是排除深静脉血栓(DVT)和肺血栓栓塞(PE)的重要试验;②D-二聚体是继发性纤溶的特有降解产物,DIC 时增高,并以此与原发性纤溶鉴别;③D-二聚体增高可作为溶栓治疗有效的观察指标;④有血块形成的出血 DD 均可增高,陈旧性血栓中 DD 为阴性。

3. 血浆纤维蛋白(原)降解产物定性试验

【参考区间】

胶乳凝集法:<5mg/L。

【临床意义】

阳性或增高见于原发性纤溶和继发性纤溶,后者如 DIC、恶性肿瘤、急性早幼粒细胞、白血病、肺血栓栓塞和深静脉血栓形成等。

(二)诊断试验

1. 血浆组织型纤溶酶原激活剂测定

【参考区间】

发色底物法: 0. 3~0. 6U/ml。

【临床意义】

(1) t-PA:A 增高:表明纤溶活性亢进,见于原发性纤溶和继发性纤溶亢进(如 DIC、组织损伤、严重肝病)等。

(2) t-PA:A 减低:表明纤溶活性减弱,见于血栓前状态和血栓性疾病。

2. 血浆纤溶酶原活性测定

【参考区间】

发色底物法:(85. 55±27. 83)%。

【临床意义】

(1) PLG:A 增高:表示纤溶活性减低,见于血栓前状态和血栓性疾病。

(2) PLG:A 减低:表示纤溶活性增高,见于原发性纤溶、继发性纤溶和先天性 PLG 缺乏症。

3. 血浆纤溶酶原激活抑制物-1 活性测定

【参考区间】

发色底物法:0. 1~1. 0AU/ml。

【临床意义】

(1) PAI-1 增高:表示纤溶活性减低,见于血栓前状态和血栓性疾病。

(2) PAI-1 减低:表示纤溶活性增高,见于原发性和继发性纤溶。

4. 血浆硫酸鱼精蛋白副凝固试验(3P 试验)

【参考区间】

阴性。

【临床意义】

本试验是鉴别原发性纤溶症和继发性纤溶症(DIC)的试验之一。①3P 阳性:见于 DIC 的早、中期。假阳性常见于恶性肿瘤、上消化道出血、外科大手术后等。②3P 阴性:见于正常人、晚期 DIC 和原发性纤溶症等。

5. 血浆纤溶酶-抗纤溶酶复合物(PAP)测定

【参考区间】

ELISA 法:0~150ng/ml。

【临床意义】

PAP 测定是反映纤溶酶活性较好的试验。增高见于血栓前状态和血栓性疾病,如 DIC、急性心肌梗死、脑血栓形成、肺梗死、深静脉血栓形成、肾病综合征等。

（姜晓峰）

第五节　血型与输血

血型(blood groups)是人类血液的主要特征之一，指存在于血液中各种成分的特异性同种抗原，是各种血液成分的遗传多态性标记。根据各种细胞和各种体液成分的抗原性不同可分为不同的血型系统，常见的有红细胞血型系统、白细胞血型系统、血小板血型系统及血清型。

一、红细胞血型系统

目前已发现的人类红细胞血型系统有ABO、Rh、MNS、P、Kell、Lewis、Duffy、Kidd、Diego等。对于输血医学，红细胞血型抗原中最具有临床意义的是ABO血型系统和Rh血型系统。临床输血前必须鉴定ABO血型、Rh血型，只有在ABO和Rh血型相合、交叉配血试验无输血禁忌时，才能进行输血。

（一）ABO血型系统

1. 抗原、抗体及亚型　ABO血型基因位于9q34.2上，该位点有A、B、O、三个等位基因。ABO抗原受控于H、A、B基因。根据红细胞表面是否具有A或B抗原，血清中是否存在抗A或抗B抗体，将红细胞血型分为四型：A、B、O及AB型。A和B血型物质除存在于红细胞表面外，还存在于白细胞、血小板、其他组织细胞（中枢神经细胞除外）以及各种体液和分泌物中，以唾液中含量最丰富，它们也能与相应抗体结合，故通过检查各种组织和体液中的血型物质也可帮助确定血型。人体内ABO血型抗体多是IgM类天然抗体，一般情况下在出生后3~6个月开始出现，然后效价逐渐增加，青春期达到高峰，老年时效价降低。在妊娠或输ABO不相容血液后也可以产生IgG类免疫抗体。

A、B血型均存在一些变异型，称为亚型。A血型中主要的亚型有A_1和A_2。A_1亚型的红细胞上具有A和A_1抗原，其血清中有抗B抗体。A_2亚型的红细胞上只有A抗原，其血清中除含抗B抗体外，在1%~2%的A_2亚型中尚存在少量的抗A_1抗体。已知A_1抗原与抗A_1抗体之间呈特异性凝集反应，故A_1与A_2两亚型之间的输血可能引起输血反应。但亚洲人种A_2亚型较少见。ABO系统中除A_1、A_2亚型之外，还有A_3、A_x及A_m等亚型，但抗原性均很弱。B亚型不多见，称为B亚型或弱B，抗原性很弱，临床意义不大。由于A抗原中有A_1、A_2两种主要亚型，故AB血型中也有A_1B和A_2B两种主要亚型。

2. ABO血型鉴定　采集被检者不抗凝静脉血。ABO血型抗体为IgM型，分子大，能在生理盐水介质中，与相应的红细胞抗原结合而发生凝集反应。作ABO血型鉴定时，以标准抗体血清鉴定红细胞表面抗原（正定/红细胞定型试验），同时以标准红细胞鉴定血清中抗体（反定/血清定型试验）（表4-2-16）。加用O型血清和标准红细胞检出抗原性较弱的A_x以及与ABO血型系统无关的红细胞异常抗体。只有被鉴定红细胞的抗原和血清中的抗体完全相符合时才能肯定血型的类别。

表4-2-16　ABO血型系统的分型和鉴定

红细胞表面抗原	血清中抗体	标准抗体血清+受检红细胞			标准红细胞+受检血清			血型
		抗A血清	抗B血清	抗AB血清	A型红细胞	B型红细胞	O型红细胞	
A	抗B	+	−	+	−	+	−	A型
B	抗A	−	+	+	+	−	−	B型
AB	−	+	+	+	−	−	−	AB型
O	抗A和抗B	−	−	−	+	+	−	O型

3. 交叉配血(cross-matching) 是在输血前必须做的试验。由于配血试验主要是检查受血者血清中有无破坏供血者红细胞的抗体,故受血者血清加供血者红细胞悬液相配的试验称为主测。供血者血清加受血者红细胞相配的试验称为次测,两者合称为交叉配血。主测与次测均无凝集反应,表示配血完全相合,可以输血。不论何种原因导致主测管有凝集时,绝对不可输用。此外通过交叉配血试验还可查明有无不规则抗体、亚型、免疫性抗体及 ABO 血型系统以外的其他血型抗体。为避免输血反应必须坚持同型输血,而交叉配血则是保证输血安全的关键。

【临床意义】

1. 输血(blood transfusion) 是治疗与抢救生命的重要措施。输血前必须鉴定供血者与受血者的血型,选择血型相同的供血者进行交叉配血,完全相符才能输血。

2. 新生儿溶血病(hemolytic disease of newborn,HDN) 是指母亲与胎儿血型不合引起血型抗原免疫所致的一种新生儿溶血性疾病。在我国 90%以上的新生儿溶血病发生在母亲为 O 型而孕育的胎儿为 A 型或 B 型者。诊断主要是依靠血型检查来进行。

3. 器官移植 ABO 血型抗原是一种很强的组织相容性抗原,受血者与供血者必须 ABO 血型相符,血型不符极易引起急性排斥反应,导致移植失败。

4. 其他 ABO 血型检查还可用于亲缘关系鉴定,法医学检查和与某些疾病相关性的研究等。

(二)Rh 血型系统

Rh 血型系统是 1940 年由 Landsteiner 和 Wiener 描述的仅次于 ABO 血型系统的又一重要的血型系统。他们首先在恒河猴红细胞上发现了抗原,因此取名 Rh 抗原。

1. 抗原和抗体 Rh 基因位于 1 号染色体短臂上,为连锁基因。Rh 血型系统抗原仅存在于细胞表面,不表达在体液中。目前已经发现 40 多种 Rh 抗原,按抗原性的强弱依次为 D、E、C、c、e,以 D 的抗原性最强(仅次于 ABO 血型系统中的 A 抗原、B 抗原),故临床上以含 D 抗原为 Rh 阳性,不含 D 抗原为 Rh 阴性,其临床意义较为重要。除正常 D 抗原外,还存在一些 D 亚型,如 Du。Du 是 D 抗原的一种变异型,间接抗人球蛋白试验常呈阳性。

Rh 血型中天然抗体极少,如抗 E、抗 CW,一般都是由 Rh 血型不合的输血或妊娠所产生的免疫性抗体,如抗 D、抗 E、抗 C、抗 c 及抗 e 抗体等,其中抗 D 是最常见的。Rh 抗体有完全抗体和不完全抗体两种。完全抗体一般为 IgM 型;不完全抗体一般为 IgG 型,因其分子量小,可以通过胎盘而引起新生儿溶血病。

2. Rh 血型鉴定 标本常用不抗凝静脉血。由于 D 抗原的抗原性最强、出现频率高、临床意义较大,故一般采用正向定型法鉴定红细胞膜的 D 抗原。对供血者和受血者均需检测 D 抗原,对供血者还需确定其弱 D 抗原(Du)。Rh 抗体主要是 IgG 型,不能在盐水介质中与红细胞发生凝集。Rh 血型鉴定常用方法有低离子强度盐水试验、酶介质法、抗人球蛋白法(又称 Coombs 试验)、聚凝胺介质法等进行检查。

【临床意义】

1. 输血引起的溶血反应 Rh 血型系统一般不存在天然抗体,故在第一次输血时,往往不会发现 Rh 血型不合。Rh 阴性的受血者接受了 Rh 阳性血液输入后便可产生免疫性抗 Rh 抗体,如再次输入 Rh 阳性血液时,即可出现溶血性输血反应,严重者可导致死亡。如 Rh 阴性妇女曾孕育过 Rh 阳性的胎儿,当输入 Rh 阳性血液时也可发生溶血反应。其中最常见的是抗 D 抗体,此外输血和妊娠中不相合抗原所致的抗 E、抗 C 等也应引起重视。由 Rh 血型不合引起的溶血性是一种血管外溶血反应,以高胆红素血症为其特征。

2. 新生儿溶血病 Rh 阴性的母亲孕育了 Rh 阳性胎儿后,在胎盘屏障有小的渗漏时,胎儿血液可渗入母亲的血液循环中,母体受到胎儿红细胞的刺激,可以产生相应的抗体。此种免疫性抗体能通过胎盘而破坏胎儿的红细胞,如果是第一胎所产生抗 D 抗体,效价较低,一般对胎儿无明显影响。如再次妊娠 Rh 阳性胎儿时，抗 D 效价很快升高。此抗体通过胎盘进入胎儿体内而发生新生儿溶血病。

二、其他血型系统

1. 白细胞抗原系统　由白细胞特有的白细胞特有抗原以及与其他血液成分共有的人类白细胞抗原（HLA）及某些红细胞血型抗原组成。

HLA 系统是人类最主要的组织相容性复合物，又称组织相容性抗原。它是一种膜抗原，大多数分布在白细胞、淋巴细胞、单核细胞，血小板、原纤维细胞、组织细胞上，也可出现在体液中。HLA 参与免疫排斥反应。HLA-D 参与免疫应答和免疫调节。HLA 配型在器官移植时可作为遗传标志，决定造血干细胞移植的成败与否。

2. 血小板抗原及抗体　血小板血型抗原通常分为血小板非特异性抗原和特异性抗原两大类。血小板非特异性抗原主要是指红细胞 ABO 血型系统及 HLA，它们与其他血细胞或组织所共有。为了提高血小板的输注疗效，需选择 ABO 血型相同且 HLA 配型相合的血小板。血小板特异性抗原是指存在于血小板膜糖蛋白上的特异性抗原。

血小板抗体包括同种抗体和自身抗体。同种抗体多为 IgG 型，由输血、输入血小板或妊娠等同种免疫反应产生。它可使输入的血小板迅速破坏，缩短存活时间及造成输血后血小板减少性紫癜。血小板自身抗体多为 IgG 型，可通过胎盘使新生儿发生一过性免疫性血小板减少症，多见于原发性血小板减少性紫癜患者。

三、输血

输血是一种特殊而重要的治疗手段，它在恢复和维持有效循环血量，补充丢失的血液成分，增强机体的止血和抗凝血作用等方面具有重要意义，但输血可引发多种不良反应以及疾病的传播，并非绝对安全。以前多采用异体输血、输全血，但存在很多缺点。现普遍采用输注成分血，辐照血液以及大力提倡自身输血。

（一）红细胞输注

从全血中分离出血浆后剩下的细胞部分称为浓缩红细胞，也称为压积红细胞。制备的浓缩红细胞常有以下输注形式。

1. 红细胞悬液　在浓缩红细胞的基础上加入适量红细胞添加剂即为红细胞悬液。它降低了红细胞的黏稠度，输注时更加顺利。可以减轻患者代谢负担。

2. 少白细胞的红细胞　通过白细胞过滤器将浓缩红细胞或全血中部分或绝大多数的白细胞去除，即为少白细胞的红细胞。此举可减少白细胞抗原与抗体反应所致的发热反应，减少输血不良反应和输血相关疾病的传播。

3. 洗涤红细胞　由浓缩红细胞经生理盐水等渗溶液洗涤 3～4 次制备而成。去除血浆蛋白和大部分白细胞、血小板、残余血浆等，可预防血浆蛋白抗原抗体不合的过敏反应。

4. 冰冻红细胞　红细胞中加入一定浓度和容量的甘油保护剂，在低温下保存期可长达 10 年。

5. 照射红细胞　红细胞悬液或全血用 γ 射线照射以杀死淋巴细胞，防止移植物抗宿主反应，适用于有免疫缺陷或免疫抑制的患者输血。

6. 年轻红细胞　指用血细胞分离机采集循环血液中新生的红细胞（包括网织红细胞）。

（二）浓缩白细胞输注

用细胞分离机单采技术，在无菌密闭的条件下，从单个供血者循环血液中采集白细胞即为浓缩白细胞。它可提高机体抗感染能力，适用于中性粒细胞$<0.5\times10^9/L$、并发严重感染且抗生素治疗无效者。由于浓缩白细胞副作用比较大，目前临床很少用。

（三）浓缩血小板输注

用新鲜全血离心分离，或者用细胞分离机单采技术，在无菌密闭的条件下，由单个供血者循环血液中采集血小板成分称为机器单采血小板，简称机采血小板。适用于血小板数量减少或功能障碍的患者及创伤、手术患者，控制或预防出血。

（四）血浆输注

从全血中分离出血浆供输注。包括新鲜冰冻血浆和普通冰冻血浆。

1. 新鲜冰冻血浆　采集新鲜全血，在6~8小时内分离出血浆并冻成固体即为新鲜冰冻血浆（FFP），在-30℃以下可保存1年。FFP中几乎含有血浆中全部蛋白成分和凝血因子（包括Ⅴ、Ⅷ），但缺乏血小板，适用于凝血因子缺乏或活性降低的患者，以及术后伤口渗血等。

2. 普通冰冻血浆　新鲜冰冻血浆在-30~-20℃保存期大于1年而小于4年者即为普通冰冻血浆。凝血因子活性大部分已经丧失，主要用于扩容，维持血浆胶体渗透压，纠正低蛋白血症等。目前临床已很少使用。

（五）凝血因子类制品

包括凝血酶原复合物、Ⅷ因子浓缩剂、冷沉淀。其中冷沉淀是指新鲜冰冻血浆在1~4℃冷却时沉淀而不溶解的血浆蛋白组分，主要含Ⅷ因子、vWF、纤维蛋白原等。凝血因子类制品适用于血友病、血管性血友病、先天性或获得性纤维蛋白原缺乏症等。

（六）自身输血

指采集受血者自身的血液，或回收术野或创伤区的血液，在其需要时实施自我回输的一种输血治疗方法。主要有储存式自身输血、稀释式自身输血、回收式自身输血。自身输血具有避免输血传染疾病、避免血型抗原、抗体等引起的同种免疫反应、避免输血引起移植物抗宿主反应和过敏反应等优点，同时又可刺激自身输血者红细胞再生，并且可为无条件供血的地区提供血源。

（姜晓峰）

学习小结

1. 血液一般检查是临床上最基础、最常用的检验项目之一，结合红细胞计数、血红蛋白浓度、血细胞比容、红细胞形态，可作为诊断贫血、真性红细胞增多症的主要指标。 白细胞计数、分类、核象变化和形态学检查，对诊断白细胞疾病和观察疗效具有重要意义。

2. 熟练掌握溶血性贫血的筛查试验和确诊试验，并能进行血管内或血管外溶血的鉴别。

3. 骨髓细胞学检查是血液系统疾病的重要检查手段。

4. 临床常用凝血酶原时间、活化部分凝血活酶时间、凝血酶时间、APTT交叉试验和甲苯胺蓝纠正试验等进行二期筛查试验；用凝血因子和抗凝蛋白等进行二期诊断试验；常用血浆纤维蛋白降解产物和D-二聚体检测进行三期筛查试验，用纤溶因子和抗纤溶因子测定进行三期诊断试验。

5. 输血前必须对受供双方的ABO、Rh血型进行鉴定和交叉配血试验，以避免血型不合输血引起输血反应和新生儿溶血病。

复习参考题

1. MCV、RDW的贫血形态学分类和临床意义？

2. 红细胞形态改变主要表现在哪几个方面？各种形态改变的临床意义。

3. 什么是中性粒细胞的核象变化？

4. 外周血淋巴细胞增高有何临床意义？

5. 简述病理性血小板减少的原因和临床意义。

6. 贫血按病因分类可分为哪几种？并举例。

7. 哪些实验室检查结果可以显示有溶血性贫血

的可能性？

8. 什么是类白血病反应，常见的引起类白血病反应的原因有哪些？

9. 什么是异型淋巴细胞？主要见于哪些疾病？

10. 机体的血栓与止血机制包括哪些？

11. 试述活化部分凝血活酶时间测定的原理及临床意义？

12. 交叉配血的常用方法和试验原理？

第三章 临床生物化学检查

学习目标

掌握	血液中与疾病相关的化学物质的检测，如糖代谢检测、血脂和脂蛋白测定、电解质代谢紊乱检测等；血气分析主要检测指标的临床意义以及酸碱平衡紊乱的分析。
熟悉	器官或组织损伤时血液中生物化学物质的变化，如肝功能检测、肾功能检测、甲状腺及心肌损伤相关的生物化学改变。
了解	治疗性药物监测的方法及临床应用。

第一节 糖代谢检查

一、血糖的测定

血糖测定是判断糖代谢紊乱最常用和最重要的指标,包括空腹血糖、餐后2小时血糖和任意时间随机血糖检测。空腹血糖(fasting blood glucose,FPG)是指在隔夜空腹(至少8~10小时未进任何食物,饮水除外)后,早餐前采血检测的血糖值,为糖尿病最常用的检测指标;两小时血糖(2-hour postprandial blood glucose,2hPG)是指从第一口饭吃下去开始,经过两小时测得的血糖值;随机血糖(random blood glucose,RBG)是指任意时刻抽取人体静脉血或者末梢血所测量得到的葡萄糖含量值。

【参考区间】

正常空腹血糖浓度为3.9~6.1mmol/L(葡萄糖氧化酶法检测),餐后2小时血糖及随机血糖小于7.8mmol/L。

如两次空腹血糖≥7.0mmol/L,考虑糖尿病(需另一天再试,并排除应激状态);如大于6.1mmol/L而小于7.0mmol/L为空腹血糖受损。餐后2小时血糖或随机血糖≥11.1mmol/L可确诊糖尿病;如果餐后2小时血糖大于等于7.8mmol/L,又小于11.1mmol/L,为糖耐量减低。如血糖低于2.8mmol/L,临床产生相应的症状称为“低血糖”。

【临床意义】

血糖测定是判断糖代谢紊乱最常用和最重要的指标,尤其是在诊断糖尿病和判断病情方面具有重要作用。

1. 生理性高血糖　见于饭后1~2小时、高糖饮食、剧烈运动、情绪紧张、胃倾倒综合征等。
2. 病理性高血糖　见于:①各种类型糖尿病;②内分泌疾病,如甲亢、巨人症、肢端肥大症、皮质醇增多症、嗜铬细胞瘤、胰高血糖素瘤等；③应激因素，如颅内压升高、颅内出血、颅外伤、心肌梗死、大面积烧伤等；④药物作用，如噻嗪类利尿剂、口服避孕药、泼尼松等；⑤肝脏胰腺疾病，如严重肝病、坏死性胰腺炎、胰腺癌等；⑥其他因素，如呕吐、腹泻和高热等也可使血糖升高。

3. 生理性低血糖　如饥饿、长时间剧烈运动、妊娠期等。

4. 病理性低血糖　见于：①胰岛素分泌过多，如胰岛素用量过大、口服降糖药剂量过大、胰岛β细胞增生或肿瘤等；②拮抗胰岛素的激素分泌不足，如腺垂体机能减退、肾上腺皮质机能减退、甲状腺机能减退等；③先天性糖原代谢酶缺乏，如糖原贮积症；④肝糖原储存缺乏，如急性重症肝炎、急性肝炎、肝癌、肝淤血等；⑤消耗性疾病，如严重营养不良、恶病质等；⑥药物影响，如磺胺类药物、水杨酸、吲哚美辛等；⑦特发性低血糖。

二、葡萄糖耐量试验

葡萄糖耐量试验（glucose tolerance test，GTT），简称糖耐量试验，是诊断糖尿病的一种实验室检查方法，包括口服葡萄糖耐量试验（oral glucose tolerance test，OGTT）和静脉葡萄糖耐量试验（intravenous glucose tolerance test，IVGTT）两种，OGTT是临床最常见的确诊糖尿病的检查手段，IVGTT只用于评价葡萄糖利用的临床研究手段，或胃切除后吸收不良综合征等特殊患者。

1. 口服葡萄糖耐量试验（OGTT）

（1）方法：①OGTT应在无摄入任何热量8小时后，清晨空腹采血测血糖；②口服溶于250~300ml水内的无水葡萄糖粉75g或标准馒头2两，如用1分子水葡萄糖则为82.5g。儿童则予每公斤体重1.75g，总量不超过75g。糖水在5分钟之内服完；③从服糖第一口开始计时，于服糖后半小时、1小时、2小时、3小时分别在前臂采血测血糖；④试验过程中，受试者不喝茶及咖啡，不吸烟，不做剧烈运动，但也不需要绝对卧床；⑤血标本应尽早送检；⑥试验前3天内，每日碳水化合物摄入量不少于150g。

（2）注意事项：①非应激状态；②试验前3天每天摄入足够的碳水化合物300g以上；③胃肠功能正常，禁食至少10小时，戒烟；④不应绝对卧床，也不宜剧烈运动。⑤务必在上午进行，排除药物影响（如避孕药、利尿剂、苯妥英钠）。

【结果判定】

正常的空腹血糖在3.9~6.1mmol/L，餐后2小时≤7.8mmol/L，3小时血糖应恢复至空腹血糖水平；空腹血糖达6.1~7.0mmol/L为空腹血糖受损；餐后2小时血糖在7.8~11.1mmol/L为糖耐量减低；若空腹血糖高于7.0mmol/L，和（或）餐后2小时血糖高于11.1mmol/L即为糖尿病。

2. 静脉葡萄糖耐量试验（IVGTT）

（1）方法：用25%或50%葡萄糖注射液，每公斤体重0.5g，在2~4分钟内静脉推注完毕，于注射后1、2、5、10、30、60分钟抽血检测。

（2）注意事项：血标本不应采取于注射葡萄糖的静脉，而应于另一上肢肘静脉采取，以免影响血糖结果。其他注意事项与口服葡萄糖耐量试验相同。

【结果判定】

正常人在2小时内血糖下降至正常范围，若2小时血糖超过正常值，表示有糖耐量减低。

三、胰岛素释放试验

胰岛素释放试验（insulin releasing test，IRT），主要用于胰岛β细胞的分泌功能和糖尿病的研究，确定糖尿病的类型，对于探讨糖尿病的发生机理、研究某些药物对糖代谢的影响以及内分泌紊乱疾病等都有一定的意义和价值。

（1）方法：该试验常与口服糖耐量试验同时进行，取血测定胰岛素的水平。

（2）参考值：成年人空腹基础胰岛素正常参考值：5～20μU/ml，餐后正常人血清胰岛素峰值约为空腹时的5～10倍，峰值一般出现在餐后30～60分钟（与进食种类有关），3小时后接近空腹值。

（3）临床意义：①胰岛素分泌不足型：为试验曲线呈低水平状态，表示胰岛功能衰竭或遭到严重破坏，说明胰岛素分泌绝对不足，见于1型糖尿病，需终身胰岛素治疗。②胰岛素分泌增多型：患者空腹胰岛素水平正常或高于正常，刺激后曲线上升迟缓，高峰在2小时或3小时，多数在2小时达到高峰，其峰值明显高于正常值，提示胰岛素分泌相对不足，多见于2型糖尿病肥胖者。该型患者经严格控制饮食、增加运动、减轻体重或服用降血糖药物，常可获得良好控制。③胰岛素释放障碍型：空腹胰岛素水平略低于正常或稍高，刺激后呈迟缓反应，峰值低于正常。多见于成年起病，体型消瘦或正常的糖尿病患者。该型患者应用口服降糖药物治疗或口服药物联合胰岛素补充治疗。

四、血清C肽兴奋试验

C肽兴奋试验（C-peptide stimulating test，CPST），反映胰岛β细胞功能的检测试验。对已经使用胰岛素治疗的患者，体内产生的胰岛素抗体可干扰胰岛素测定；同时所测定胰岛素也无法分辨是内生的还是外源性胰岛素，对胰岛β细胞功能的判定带来困难。一个分子的胰岛素原在特殊的作用下，裂解成一个分子的胰岛素和一个分子的C肽，因此在理论上C肽和胰岛素是等同分泌的，此外C肽不被肝脏破坏，半衰期较胰岛素明显为长，故测定C肽水平更能反映β细胞合成与释放胰岛素功能。

（1）方法：该试验常与口服糖耐量试验同时进行，取血测定C肽的水平。

（2）参考值：成年人空腹基础C肽正常参考值：0.5～1.5nmol/L，餐后正常人血清C肽峰值约为空腹时的5～6倍，峰值一般出现在餐后30～60分钟（与进食种类有关），3小时后接近空腹值。

（3）临床意义：同胰岛素释放试验。

五、糖化血红蛋白测定

血红蛋白是高等生物体内负责运载氧的一种蛋白质。人体内的血红蛋白由四个亚基构成，分别为两个α亚基和两个β亚基，在与人体环境相似的电解质溶液中血红蛋白的四个亚基可以自动组装成$\alpha_2\beta_2$的形态。糖化血红蛋白（glycosylated hemoglobin，GHb）是血红蛋白在高血糖作用下发生缓慢连续的非酶促糖化反应的产物，通常占总Hb的5%～8%，其主要组分为糖化血红蛋白A1c（HbA1c），此外尚有$HbA1a_1$、$HbA1a_2$及HbA1b三种。葡萄糖与蛋白质发生氨基反应，形成醛亚胺化合物，葡萄糖的羧基端与氨基形成Schiff碱，经Amadori分子重新排列、形成氨基酮化合物。糖化血红蛋白的形成是不可逆的，其浓度与红细胞寿命（平均120天）和该时期内血糖的平均浓度有关，反映过去8～12周的平均血糖浓度。

（1）检测方法：根据每个糖化位点和反应参与物，总的糖化血红蛋白分成若干个亚组分。天然（非糖化）血红蛋白是A0（2α、2β链）。亚组分（$HbA1a_1$，$HbA1a_2$，HbA1b和HbA1c）因血红蛋白β链-N末端缬氨酸的游离氨基与不同碳水化合物糖基化而形成。这些亚组分总称为HbA1。除了血红蛋白β链的N末端缬氨酸外，血红蛋白分子内其他游离氨基也参与糖基化（α链N末端缬氨酸、赖氨酸ε-氨基）。相对于HbA1，所有β-链N末端和其他游离氨基糖基化的血红蛋白被称作总糖化血红蛋白。除基本的成人血红蛋白AO外，在健康人里发现少量的胎儿血红蛋白HbF（2α、2γ链）和血红蛋白A2（2α、2δ链）。缬氨酸在δ链N末端，以类似的方式糖基化，例如，通过与葡萄糖的共价键形成HbA2c。其中HbA1a与磷酰葡萄糖结合，HbA1b与果糖结合，HbA1c与葡萄糖结合，尤以HbA1c含量最高（占60%～80%）。

目前检测方法有30多种，按原理主要分为四类：色谱法、电泳法、免疫法和化学法。其中色谱法主要有离子交换层析法、高效液相色谱法（HPLC）和亲和层析法等。免疫法主要包括放射免疫法（radioimmunoassay，RIA）、酶免疫法（enzyme immunoassay，EIA）和胶乳免疫凝集法（latex immunoassay aggluatination，LIAA）等。这些检测方法中有的检测HbA1c，有的检测HbA1（a+b+c），而有的则检测所有的糖化血红蛋白,即包含 HbA1 及其他形式的糖化血红蛋白,因而采用不同的方法检测的糖化血红蛋白数值反映的意义并非一致。

(2) 正常参考值:HbA1c 4%~6%。

(3) 临床意义:HbA1c 能够反映过去2~3个月血糖控制的平均水平,它不受偶尔一次血糖升高或降低的影响,比较全面地了解过去一段时间的血糖控制水平。美国糖尿病学会(ADA)建议 HbA1c 控制在小于7%,国际糖尿病联盟(IDF)建议 HbA1c 控制标准为小于6.5%,目前我国将糖尿病患者 HbA1c 的控制标准定为7.0%以下。

HbA1c 与血糖的控制情况:4%~6%,血糖控制正常;6%~7%,血糖控制比较理想;7%~8%,血糖控制一般;8%~9%,控制不理想,需加强血糖控制,多注意饮食结构及运动,并在医生指导下调整治疗方案;>9%,血糖控制很差,是慢性并发症发生发展的危险因素,并有可能出现酮症酸中毒等急性合并症。此外,还用于诊断糖尿病和鉴别应激性高血糖。

六、糖化血清蛋白与糖化清蛋白测定

人体中的葡萄糖与血清蛋白的N-末端发生非酶促的糖基化反应,其中90%与血清蛋白链内189位赖氨酸结合,形成高分子的酮胺结构,总称为糖化血清蛋白(glycosylated serum protein,GSP),旧称果糖胺(FMN)。GSP 是血清中的各种蛋白质与葡萄糖发生缓慢的非酶促糖化反应的产物,反映的是此前2~3周内的平均血糖水平。但 GSP 测定的结果是血浆中总的糖化血浆蛋白,除糖化白蛋白以外,还包括糖化脂蛋白、糖化球蛋白、氨基酸等,易受血液中蛋白浓度、胆红素、乳糜、低分子物质的影响,尤其是在低蛋白血症和白蛋白转化异常时(肾病综合征、甲状腺功能异常、肝硬化等)。

糖化清蛋白(glycated albumin,GA),旧称糖化血清白蛋白,测定的是血清中的白蛋白,不受进食、胆红素、尿酸、肌酐、血红蛋白、维生素 C 的干扰,稳定性好,变异性小,准确度较高。血清白蛋白半衰期为20天,因此 GA 反映的是检测前20天血糖的平均水平。

(1) 检测方法:①在样本中首先注入糖化氨基酸氧化酶(KAOD:Ketoamine oxidase 酮胺氧化酶)发生作用,将内源性糖化氨基酸变成葡萄糖酮醛、氨基酸和过氧化氢而除去。②在处理液中,注入对白蛋白有特异性的蛋白酶,发生作用从糖化白蛋白(glycated albumin)生成糖化氨基酸。③注入糖化氨基酸氧化酶从糖化氨基酸生成葡萄糖酮醛、氨基酸和过氧化氢。④生成的过氧化氢在 TOOS 和 4AAP 的共存下,过氧化物(POD:Peroxidase)的作用下,定量地变化成蓝紫色色素。通过测定此蓝紫色色素的吸光度而定量从糖化白蛋白生成的糖化氨基酸。

(2) 正常参考值:GA 10.8%~17.1%,GSP 1.64~2.64mmol/L,血浆中 GSP 较血清低0.3mmol/L。

(3) 临床意义:①评价短期糖代谢控制情况。②筛查糖尿病,GA≥17.1%可筛查出大部分未诊断的糖尿病。③鉴别应激性高血糖。

(李　强)

第二节　血脂及脂蛋白测定

血脂是血清中的胆固醇、甘油三酯(triglyceride,TG)和类脂(如磷脂)等的总称,与临床密切相关的血脂主要是胆固醇和 TG。血浆脂质和脂蛋白测定除作为脂质代谢紊乱及有关疾病的诊断指标外,还可协助诊断原发性胆汁性肝硬化、肾病综合征、肝炎肝硬化及吸收不良综合征。

一、血清总胆固醇测定

血清胆固醇(cholesterol,CHOL)来源于食物和肝脏自身合成。总胆固醇(toal cholesterol,TC)是指血液中各脂蛋白所含胆固醇之总和。分为酯化型胆固醇(cholesterol ester,CE)和游离胆固醇(free cholesterol,FC),其中CE占60%~70%,FC占30%~40%,两种类型的比例在健康个体或个体之间是恒定的。

【参考区间】

2016年《中国成人血脂异常防治指南》修订版确定我国人TC参考区间为:合适范围:<5.20mmol/L(200mg/dl);边缘升高:5.20~6.20mmol/L(200~240mg/dl);升高:>6.20mmol/L(240mg/dl)。

【临床意义】

1. 生理性变化　①年龄:TC水平随年龄而上升,但70岁以后不再上升或有所下降。②饮食习惯:长期高胆固醇、高饱和脂肪酸摄入可使TC升高。③遗传因素:与脂蛋白代谢相关的酶受体基因发生突变,是引起TC显著升高的主要原因。

2. 病理性升高　①甲状腺功能减退、动脉硬化、冠状动脉粥样硬化性心脏病及高脂血症等。②糖尿病患者,特别是并发糖尿病昏迷时几乎都有总胆固醇升高。③慢性肾炎肾病期、肾病综合征及类脂质肾病等。④胆总管阻塞(如结石、肿瘤)时,总胆固醇增高且伴有黄疸,但胆固醇酯/总胆固醇的比值仍正常。

3. 病理性降低　严重的肝脏疾病(如肝硬化)、甲状腺功能亢进症、贫血、营养不良及应用某些药物(如雌激素)等。

二、血清甘油三酯的测定

TG构成脂肪组织,参与TC、CE合成及血栓形成。肝脏、脂肪组织及小肠是合成TG的主要场所,以肝脏合成能力最强。

【参考区间】

2016年《中国成人血脂异常防治指南》修订版确定我国人TG参考区间为:合适范围:<1.70mmol/L(150mg/dl);边缘升高:1.70~2.30mmol/L(150~200mg/dl);升高:≥2.30mmol/L(200mg/dl)。

【临床意义】

1. 生理性改变　TG水平受遗传和环境因素的双重影响,与种族、年龄、性别以及生活习惯有关,与TC不同,TG水平个体内及个体间变异大。TG半衰期短,进食高脂、高糖和高热量饮食后,外源性TG明显升高,且以乳糜微粒的形式存在。由于乳糜微粒的分子较大,能使光线散射而使血浆浑浊,甚至呈乳糜样,称为饮食性脂血。因此必须在空腹12~16小时后静脉采集标本测定,以排除和减少饮食的影响。

2. 病理性升高　见于家族性脂质代谢紊乱、肾病综合征、动脉粥样硬化、垂体或甲状腺功能低下、糖尿病及肥胖症。

3. 病理性降低　见于癌症晚期、恶病质、消化道疾病(肝疾患、吸收不良综合征)、内分泌疾患(甲状腺功能亢进、慢性肾上腺皮质功能不全)及肝素等药物的应用。

三、血清脂蛋白测定

血清中CHOL和TG等大部分脂质必须与特殊蛋白质和磷脂等形成亲水性大分子才能在血液中运输,这种亲水性的大分子被称为脂蛋白(lipoprotein,LP)。目前测定血清脂蛋白的方法有:超速离心分离纯化法、电泳分离法、血浆静置实验和血清脂蛋白CHOL测定法。脂蛋白分为:乳糜微粒(chylomicrons,CM)、极低密度脂蛋白(very-low-density lipoprotein,VLDL)、中间密度脂蛋白(intermediate-density lipoprotein,IDL)、低密度脂蛋白(low-density lipoprotein, LDL)和高密度脂蛋白(high-density lipoprotein,HDL)。此外,还有一种脂蛋白称为脂蛋白(a)[lipoprotein(a),Lp(a)]。

因为脂蛋白中的CHOL含量较为稳定,目前临床上大都以测定LP中CHOL含量的方法作为LP的定量依据，将之分为 HDL-C、LDL-C、VLDL-C。

（一）高密度脂蛋白测定

高密度脂蛋白（HDL）是血清中颗粒最小，密度最大的一组 LP，其蛋白质和脂质各占 50%。HDL 水平增高有利于外周组织清除 CHOL，从而防止动脉粥样硬化的发生，故其被认为是抗动脉粥样硬化因子。

【参考区间】

2016 年《中国成人血脂异常防治指南》修订版确定我国人 HDL 参考区间为：降低：≤1.00mmol/L（40mg/dl）。

【临床意义】

HDL-C 是一种抗动脉粥样硬化的脂蛋白，是冠心病的保护因素。HDL-C 含量与动脉粥样硬化性心血管疾病（atherosclerotic cardiovascular disease，ASCVD）呈负相关。在评估心血管的危险因子中 HDL-C 比 TC 和 TG 更有价值。

HDL-C 升高可见于慢性肝炎、原发性胆汁性肝硬化等。HDL-C 降低常见于动脉粥样硬化、急性感染、糖尿病、慢性肾炎以及应用雄激素等。

（二）低密度脂蛋白测定

低密度脂蛋白（LDL）是富含 CHOL 的脂蛋白，为动脉粥样硬化的主要危险因素。LDL 通过血管内皮进入血管壁内，在内皮下层滞留的 LDL 被修饰成氧化型 LDL（oxidized low-density lipoprotein，Ox-LDL），巨噬细胞吞噬 Ox-LDL 后形成泡沫细胞，后者不断增多、融合，构成动脉粥样硬化斑块的脂质核心。

【参考区间】

2016 年《中国成人血脂异常防治指南》修订版确定我国人 LDL 参考区间为：理想水平：<2.6mmol/L（100mg/dl）合适范围：<3.4mmol/L（130mg/dl）；边缘升高（危险阈值）：3.4~4.1mmol/L（130mg/dl-160mg/dl）；升高：>4.1mmol/L（160mg/dl）。

【临床意义】

LDL-C 水平与缺血性心血管病发生相对危险程度与 TC 相似。

1. LDL 增高　①判断发生冠心病的危险性：LDL 水平增高与冠心病发病呈正相关。②其他：胆汁淤积性黄疸、肾病综合征、甲状腺功能减退症、肥胖症以及应用雄激素等。

2. LDL 减低　常见于甲状腺功能亢进症、β-脂蛋白血症、吸收不良、肝硬化及低脂饮食和运动等。

（三）脂蛋白（a）测定

Lp（a）是密度介于 HDL 和 LDL 之间，并与两者重叠的特殊 Lp，携带大量的 CHOL，有促进动脉粥样硬化的作用。同时，Lp（a）与纤溶酶原有同源性，可以与纤溶酶原竞争结合纤维蛋白位点，从而抑制纤维蛋白降解，促进血栓形成。因此，Lp（a）是动脉粥样硬化和血栓形成的重要独立危险因素。

【参考区间】

血清：Lp（a）<300mg/L。

【临床意义】

1. 生理性改变　同一个体的 Lp（a）水平相当恒定，不同个体间差异较大。Lp（a）水平主要由遗传因素决定，基本不受性别、年龄、饮食和环境影响。

2. 病理性升高　见于：①在排除各项应激性升高的情况下，Lp（a）被认为是 ASCV 独立危险因素。②各种急性时相反应、糖尿病肾病、肾病综合征、妊娠和服用生长激素等。

3. 病理性降低　见于肝脏疾病（除慢性肝炎以外），因为 Lp（a）在肝脏合成。

（四）载脂蛋白测定

脂蛋白中的蛋白部分称为载脂蛋白（apolipoprotein，Apo）。Apo 一般分为 ApoA、ApoB、ApoC、ApoE 等类型，每类中又分有若干亚型。

1. 载脂蛋白 AⅠ测定　载脂蛋白 A(apoA)是 HDL 的主要结构蛋白，ApoAⅠ和 ApoAⅡ约占蛋白质中的90%，ApoAⅠ与 ApoAⅡ之比为 3∶1。ApoAⅠ可催化磷脂酰胆碱-胆固醇酰基转移酶(LCAT)，将组织内多余的 CE 转运至肝脏处理。因此，ApoA 具有清除组织脂质和抗动脉粥样硬化的作用。

【参考区间】

血清：1.2～1.6g/L。

【临床意义】

ApoAⅠ可以直接反映 HDL 水平。它和 HDL 相似可以预测和评价冠心病的危险性，较 HDL 更能精确反映脂蛋白状态。ApoAⅠ水平与冠心病发病率呈负相关。ApoAⅠ减低见于：①家族性 ApoAⅠ缺乏症、家族性 LCAT 缺乏症和家族性低 HDL 血症等。②急性心肌梗死、脑血管疾病、糖尿病、肾病综合征、慢性肝病等。

2. 载脂蛋白 B 测定　载脂蛋白 B(ApoB)是 LDL 中含量最多的蛋白质，90%以上的 ApoB 存在于 LDL 中。ApoB 具有调节肝脏内外细胞表面 LDL 受体与血浆 LDL 之间平衡的作用，对肝脏合成 VLDL 有调节作用。

【参考区间】

中青年：0.8～0.9g/L；老年人：0.95～1.05g/L。

【临床意义】

ApoB 可以直接反映 LDL 水平。与 LDL 相似，其增高与动脉粥样硬化、冠心病发病率呈正相关，也是 ASCVD 的危险因素。ApoB 升高见于冠心病、脑血管疾病、糖尿病、肾病综合征、甲状腺功能减退症等。ApoB 减低见于低/无 β-脂蛋白血症、ApoB 缺乏症、恶性肿瘤、营养不良等。

3. 载脂蛋白 AⅠ/B 比值测定　ApoAⅠ、ApoB 分别为 HDL、LDL 主要成分，因此，可采用 ApoAⅠ/ApoB 比值代替 HDL/LDL 比值作为判断动脉粥样硬化的指标。

【参考区间】

1～2。

【临床意义】

ApoAⅠ/ApoB 比值随着年龄增长而降低。动脉粥样硬化、冠心病、高脂血症、糖尿病、肥胖症等 ApoAⅠ/ApoB 比值减低。ApoAⅠ/ApoB<1 对诊断冠心病的危险性较血清 TC、TG、HDL-C、LDL-C 更有价值。

相关链接

中国成人血脂异常防治指南的血脂异常治疗

依据中国成人血脂异常防治指南修订联合委员会发布的《中国成人血脂异常防治指南(2016 年修订版)》血脂异常的治疗原则为：

1. 临床上应根据个体 ASCVD 危险程度，决定是否启动药物调脂治疗。

2. 将降低 LDL-C 水平作为防控 ASCVD 危险的首要干预靶点，非-HDL-C 可作为次要干预靶点。

3. 调脂治疗需设定目标值：极高危者 LDL-C<1.8mmol/L；高危者 LDL-C<2.6mmol/L；中危和低危者 LDL-C<3.4mmol/L。

4. LDL-C 基线值较高不能达目标值者，LDL-C 至少降低 50%。极高危患者 LDL-C 基线在目标值以内者，LDL-C 仍应降低 30%左右。

5. 临床调脂达标，首选他汀类调脂药物。起始宜应用中等强度他汀，依个体调脂疗效和耐受情况，适当调整剂量，若 TC 水平不能达标，与其他调脂药物联合使用。

（曹颖平）

第三节　血清无机离子测定

血液中重要的电解质有钾(K^+)、钠(Na^+)、氯(Cl^-)、镁(Mg^{2+})、钙(Ca^{2+})和磷(无机磷)等,是机体不可缺少的组成部分,参与维持体液渗透压和酸碱平衡,维持神经肌肉的正常兴奋性,其在血液中浓度的稳定有利于人体各种生化反应的进行。一些微量元素如锌(Zn^{2+})、铁(Fe^{2+})及铜(Cu^{2+})等,虽含量很低,但多是激素或酶的组成成分或是酶的激活剂,在物质代谢中也起重要作用。

一、血清钾测定

钾(potassium)是细胞内液的主要阳离子,正常成人体内含钾约为50~55mmol/kg,约98%的钾存在于细胞内。因此,溶血标本会使血清钾的测定假性偏高。机体对钾的代谢存在如下特点:"多吃多排,少吃少排,不吃也排"。

【参考区间】

离子选择电极法:3.5~5.3mmol/L。

【临床意义】

1. 血钾增高　血清钾超过5.3mmol/L时,称为高钾血症(hyperkalemia)。血钾高于6.5mmol/L将引起心律失常,必须给予及时处理。高钾血症的发生机制和原因见表4-3-1。

表4-3-1　高钾血症的发生机制和原因

机制	原因
摄入过多	补钾过多过快,含钾药物过度使用(如青霉素钾),输入库存血液
排出减少	①肾上腺皮质功能减退症(艾迪生病),使肾小管排钾减少 ②急性肾衰竭少尿期或无尿期、慢性肾衰竭,肾小管功能严重受损时,使钾的排出减少,血钾升高 ③长期低钠饮食,使钾不易排出 ④长期大量使用潴钾利尿剂
细胞内钾外移增多	①组织损伤、挤压综合征、大面积烧伤等,使钾从细胞内释出到血浆 ②休克、中毒及化疗等 ③呼吸障碍引起组织缺氧和酸中毒 ④注射高渗盐水或甘露醇使细胞内脱水,导致细胞内钾渗透出来
假性高钾	①采血时上臂压迫时间过久、间歇性握拳产生的酸中毒,引起细胞内钾释放;血管外溶血 ②血小板增多症,PLT>500×10^9/L可引起高钾血症 ③白细胞增多:WBC>500×10^9/L,若标本放置后可因凝集而释放钾

2. 血清钾减低　血清钾低于3.5mmol/L时称为低钾血症(hypokalemia)。低钾低于3.0mmol/L时可出现虚弱、地高辛中毒和(或)心律失常。低钾血症的发生机制和原因见表4-3-2。

表4-3-2　低钾血症的发生机制和原因

机制	原因
摄取不足	①饥饿、营养不良及吸收不良 ②手术后长期禁食等情况下,如治疗不当,未予及时补钾 ③严重感染、败血症、消耗性疾病、心力衰竭及晚期肿瘤等
丢失过度	①严重呕吐、腹泻及胃肠引流使钾随液体从胃肠道丢失 ②长期使用强利尿剂使钾大量排出;大量出汗或大面积烧伤 ③肾脏疾病引起肾性失钾,使大量的钾随尿丢失 ④肾上腺皮质功能亢进,醛固酮分泌增多,使肾脏排钾过多
分布异常	①细胞外钾内移,如应用大量胰岛素、低钾性周期性麻痹、碱中毒等 ②细胞外液稀释,如心功能不全、肾性水肿时,导致血钾减低
假性低钾	血标本未能在1小时内处理,WBC>100×10^9/L,白细胞可从血浆中摄取钾

二、血清钠测定

钠(sodium)是细胞外液的主要阳离子,人体钠约44%分布在细胞外液,9%存在于细胞内液,其余分布在骨骼中。机体对钠的排泄特点是"多吃多排,少吃少排,不吃不排"。钠的主要功能是维持体液的正常渗透压及酸碱平衡,并具有维持肌肉、神经的应激性作用。体内钠的平衡主要通过肾脏调节。

【参考区间】

离子选择电极法:137~147mmol/L。

【临床意义】

1. 血钠增高　血清钠超过147mmol/L时称为高钠血症(hyperkalemia),高钠血症的发生机制和原因见表4-3-3。

表4-3-3　高钠血症的发生机制和原因

机制	原因
摄入过多	①进食过量钠盐或注射高渗盐水，且伴有肾功能失常时 ②心脏复苏时输入过多碳酸氢钠，透析液比例失调等
体内水分摄入过少或丢失过多	如大量出汗或甲状腺功能亢进，失水大于失钠，均可使血钠升高，渗透性利尿或肾小管浓缩功能不全时
内分泌病变	肾上腺皮质功能亢进：如库欣综合征、原发性醛固酮增多症，肾小管重吸收钠增加，可使血清钠相应增高
其他	如脑外伤、脑血管意外及垂体肿瘤等可产生脑性高钠血症

2. 血清钠降低　血清钠低于137mmol/L时称为低钠血症(hyponatremia)。低钠血症的发生机制和原因见表4-3-4。

表4-3-4　低钠血症的发生机制和原因

机制	原因
丢失过多	①肾性丢失：慢性肾衰竭多尿期和大量应用利尿剂 ②皮肤黏膜性丢失：大量出汗、大面积烧伤时血浆外渗，丢失钠过多 ③胃肠道丢失：严重的呕吐、反复腹泻和胃肠引流 ④医源性丢失：浆膜腔穿刺丢失大量液体时等
细胞外液稀释	常见于水钠潴留 ①饮水过多而导致血液稀释，如精神性烦渴等 ②尿崩症、剧烈疼痛、肾上腺皮质功能减退症等，抗利尿激素分泌过多 ③慢性肾衰竭、肝硬化失代偿期、急性或慢性肾衰竭少尿期
消耗性低钠或摄入不足	①肺结核、肿瘤、肝硬化等慢性消耗性疾病，由于细胞内蛋白质分解消耗，细胞内液渗透压降低，水分从细胞内渗到细胞外，导致血钠减低 ②饥饿、营养不良、长期低钠饮食及不恰当的输液等

三、血清氯测定

体内氯化物主要以氯化钠形式存在于血浆中,以氯化钾的形式存在于红细胞中。氯(chloride)离子是细胞外液主要的阴离子。氯的摄入与排出往往与钠伴随进行,但血清氯水平多与碳酸氢盐水平呈相反关系。人体氯离子在细胞内外均有分布,但细胞内的含量仅为细胞外的一半。

【参考区间】

离子选择电极法:99~110mmol/L。

【临床意义】

1. 血清氯升高　血清氯高于110mmol/L时称为高氯血症(hyperchloremia)。高氯血症的发生机制和原因见表4-3-5。

表 4-3-5　高氯血症的发生机制和原因

机制	原因
排出减少	急性或慢性肾衰竭的少尿期、尿道或输尿管梗阻、心功能不全
血液浓缩	频繁呕吐、反复腹泻、大量出汗等导致水分丧失、血液浓缩
吸收增加	肾上腺皮质功能亢进，如库欣综合征及长期使用糖皮质激素等，肾小管对 NaCl 吸收增加
代偿性增高	呼吸性碱中毒时过度呼吸，使 CO_2 排出增多，HCO_3^- 减少，血氯代偿性增高
低蛋白血症	肾脏疾病时尿蛋白排出增加，血浆蛋白质减少，使血氯增加，以补充血浆阴离子
摄入过多	食入或静脉补充大量的 NaCl、$CaCl_2$、NH_4Cl 溶液等

2. 血清氯降低　血清氯含量低于 99mmol/L 时称为低氯血症（hypochloremia），低氯血症的发生机制和原因见表 4-3-6。

表 4-3-6　低氯血症的发生机制和原因

机制	原因
摄入不足	饥饿、营养不良、出汗过多及低盐治疗后
丢失过多	①严重的呕吐、腹泻、胃肠道引流引起胃液、胰液及胆汁的大量丢失，导致 Cl^- 的丢失大于 Na^+，HCO_3^- 代偿性增高，发生代谢性碱中毒 ②反复使用利尿剂，抑制氯的重吸收 ③肾上腺皮质功能减退，如艾迪生病，肾小管吸收 Cl^- 不足 ④糖尿病酸中毒时，血浆中部分 Cl^- 被聚集的有机酸阴离子取代，多尿症丢失大量 Cl^-
转移过多	急性肾炎、肾小管疾病等，氯向组织内转移；酸中毒时，氯向细胞内转移，以降低 pH
水摄入过多	如尿崩症，导致稀释性低氯血症
呼吸性酸中毒	肾脏为了增加 HCO_3^- 的重吸收，使氯的重吸收减少

四、血清钙测定

钙（calcium）是人体中含量最多的金属元素，主要在活性维生素 D_3 的调节下，在十二指肠主动吸收。人体中 99%以上的钙以磷酸钙或碳酸钙的形式存在于骨骼及牙齿中。血液中钙的含量不及总钙的 1%，主要存在于血浆中。血浆钙有扩散钙及非扩散钙两部分，非扩散钙（结合钙）是指与蛋白质结合的钙。扩散钙主要为离子钙（Ca^{2+}）及小部分的钙盐，能通过毛细血管壁进入组织间液。血清总钙指离子钙和结合钙二者之和，在正常情况下二者处于动态平衡。

【参考区间】

血清总钙：2. 11～2. 52mmol/L；血清离子钙：1. 10～1. 34mmol/L。

【临床意义】

1. 血钙增高　血清总钙高于 2. 52mmol/L 时称为高钙血症（hypercalcemia）。高钙血症的发生机制和原因见表 4-3-7。

表 4-3-7　高钙血症的发生机制和原因

机制	原因
溶骨作用增强	①原发性甲状旁腺功能亢进症 ②急性骨萎缩、骨折后和肢体麻痹 ③多发性骨髓瘤、骨肉瘤等伴有血清蛋白质增高的疾病
肾功能损害	急性肾衰竭的少尿期、钙排除减少而沉积在软组织中；多尿期时沉积于软组织的钙大量释放
摄入过多	静脉输入过多、饮用大量牛奶
吸收增加	维生素 D 中毒等

2. 血钙降低　血清总钙低于 2.11mmol/L 时称为低钙血症(hypocalcemia)。低钙血症的发生机制和原因见表 4-3-8。

表 4-3-8　低钙血症的发生机制和原因

机制	原因
成骨作用增强	甲状旁腺功能减退，甲亢患者手术后，恶性肿瘤骨转移等
吸收作用减少	在佝偻病和软骨病时，体内缺乏维生素 D，使钙吸收障碍
吸收不良	严重乳糜泻时，饮食中的钙与不吸收的脂肪酸生成钙皂排出；阻塞性黄疸因脂肪消化不良，使脂溶性的维生素 D 吸收障碍，导致钙吸收不良
其他	①慢性肾衰竭、肾性佝偻病、肾病综合征、肾小管性酸中毒 ②妊娠后期及哺乳期需要钙量增加，若补充不足时，使血钙减低 ③急性坏死性胰腺炎因血钙与 FFA 结合形成皂化物，可使血钙减低

五、血清磷（无机磷）测定

磷(phosphorus)在体内主要以磷酸钙(calcium phosphate)的形式存在于骨骼中(70%~80%)，其余在软组织、细胞内，只有少部分存在于体液中。体内许多重要的物质如某些蛋白质、脂类化合物、核酸、辅酶等都含有磷。血液中的磷以有机磷(organophosphate)和无机磷(inorganic phosphate)两种形式存在，血磷通常指血浆中的无机磷。血磷和血钙之间有一定的浓度关系，正常人钙、磷浓度(mg/dl)的乘积在 36~40 之间。

【参考区间】

成人：0.85~1.51mmol/L；儿童：1.45~2.10mmol/L。

【临床意义】

血清无机磷升高和减低的发生机制和原因见表 4-3-9、表 4-3-10。

表 4-3-9　血清无机磷升高的发生机制和原因

机制	原因
内分泌疾病	甲状旁腺功能减退症、假性甲状旁腺功能减退症
排泄受阻	肾功能不全或衰竭、尿毒症或慢性肾炎晚期等磷酸盐排泄障碍，使血磷滞留
吸收增加	维生素 D 过多时，维生素 D 促进肠道吸收钙磷，血清钙磷均可升高
其他	肢端肥大症、多发性骨髓瘤、继发性骨癌、骨折愈合期、艾迪生病、急性肝坏死及粒细胞白血病等

表 4-3-10　血清无机磷降低的发生机制和原因

机制	原因
摄入不足或吸收不良	①吸收不良（佝偻病、脂肪泻）；②长期服用含铝的制酸剂；③饥饿或恶病质；④活性维生素 D 缺乏
丢失过多	①呕吐和腹泻；②血液透析；③肾小管性酸中毒；④Fanconi 综合征；⑤急性痛风；⑥遗传性低氯血症；⑦肿瘤性磷酸盐尿
转入细胞内	①静脉注射葡萄糖，糖利用增加，因糖代谢磷酸化过程消耗大量无机磷酸盐，使血磷下降；②过度换气综合征、妊娠、急性心肌梗死和甲状腺功能减退
其他	①酒精中毒；②甲状旁腺功能亢进；③维生素 D 抵抗性佝偻病

六、血清镁测定

镁(magnesium)是体内第四种最重要的阳离子，体内 50%的镁存在于骨骼，45%在细胞内液，细胞外液占 5%。肝、肾和肌肉含镁最多，细胞内液中镁的含量仅低于钾，其浓度约为细胞外液的 10 倍。在细胞外液，镁的含量仅次于钠、钾、钙而居第四位。血清镁有三种存在形式：①离子镁约占血清总镁量的 55%；②与碳酸、磷酸及柠檬酸等形式的镁盐约占 15%；③蛋白结合镁约占 30%。

【参考区间】

0.75~1.02mmol/L。

【临床意义】

血清镁升高和降低的机制和原因见表 4-3-11 和表 4-3-12。

表 4-3-11 血清镁升高的机制和原因

机制	原因
肾脏疾病	慢性肾炎少尿期、尿毒症及急性或慢性肾功能不全，由于肾的清除作用减低而使血清镁滞留而升高
内分泌紊乱	甲状腺功能减退、甲状旁腺功能减退及艾迪生病等
其他	多发性骨髓瘤、慢性淋巴细胞白血病、严重脱水、慢性感染及治疗措施不当等

表 4-3-12 血清镁降低的机制和原因

机制	原因
摄入不足或消化道丢失	长期禁食致镁摄入不足；脂肪泻时由于消化道内的镁与脂肪结合不能被吸收 慢性腹泻、小肠切除、手术后的肠道或胆道造瘘等均可引起镁的丢失过多
肾脏疾病	肾盂肾炎、肾积水及肾病综合征等可因肾小管对镁的重吸收能力降低引起低镁血症。急性肾功能不全多尿期可出现低镁血症，高度利尿时镁排出增多
内分泌疾病	①原发性醛固酮症、甲状腺功能亢进症时尿液排镁增加 ②糖尿病酸中毒用胰岛素治疗时，镁向细胞内转移，造成低镁血症 ③原发性甲状旁腺功能亢进症时由于肠道对钙吸收增加，造成对镁吸收降低
其他	低蛋白血症、急性心肌梗死、急性胰腺炎、癫痫、帕金森病、肌营养不良及某些恶性肿瘤均可致血清镁降低

七、微量元素测定

微量元素(trace element)系指占人体总重量 1/10 000 以下,每人每天需要量在 100mg 以下的元素。根据机体对微量元素的需要情况,可分为必需微量元素和非必需微量元素。人体内必需微量元素有钴(Co)、铬(Cr)、铜(Cu)、氟(F)、铁(Fe)、碘(I)、锰(Mn)、钼(Mo)、镍(Ni)、硒(Se)、硅(Si)、锡(Sn)、钒(V)、锌(Zn)等。

(一)铁测定

铁在人体内可分为两类:一类是功能铁,包括血红蛋白(67.58%)、肌红蛋白(约 3%)、少量含铁酶及运铁蛋白中所含的铁。另一类是贮存铁,分为铁蛋白和含铁血黄素,铁蛋白的铁是可以被立即动用的贮存铁,而含铁血黄素是不能立即被动用的铁。铁的含量以肝、脾组织含量最高,其次为肺组织。

【参考区间】

血清铁:成年男性 10.6~36.7μmol/L;成年女性 7.8~32.2μmol/L。

【临床意义】

血清铁增高和减低的发生的机制和原因见表 4-3-13。

表 4-3-13 血清铁升高和降低发生的机制和原因

增高或减低	机制	原因
血清铁增高	利用障碍	铁粒幼细胞贫血、再生障碍性贫血、铅中毒等
	释放增多	溶血性贫血、急性肝炎、慢性活动性肝炎等
	铁蛋白增多	白血病、含铁血黄素沉着症、反复输血等
	铁摄入增多	铁剂治疗过量时
血清铁减低	铁缺乏	缺铁性贫血
	慢性失血	月经过多、消化性溃疡、恶性肿瘤、慢性炎症等
	摄入不足	长期缺铁饮食；机体需铁增加时（如妊娠期等）

（二）碘测定

碘（iodine）在人体内的主要作用是参与甲状腺素的组成，对维持人体的功能非常重要。成人每日的碘需要量为100~300μg，儿童则按每日每公斤体重1μg计算。人体每天从食物中摄取碘100~200μg，吸收后的碘约70%被摄入甲状腺细胞内储存和利用。甲状腺含碘约8000μg，占全身总量约90%。

【参考区间】

250μg/L（以血浆I^-计）。

【临床意义】

1. 碘摄入过量　可引起高碘性甲状腺肿和甲状腺功能亢进。

2. 碘缺乏　可引起地方性甲状腺肿和地方性克汀病。

（三）锌测定

正常成年人体内锌（zinc，Zn）总量是2~3g，分布于人体各组织器官内，视网膜、胰腺及前列腺含锌较高。锌的主要功能是作为多种酶的功能成分或激活剂、促进机体生长、促进维生素A的正常代谢和生理功能及参与免疫功能。

【参考区间】

原子吸收分光光度法：11.6~23.0μmol/L（血清）。

【临床意义】

1. 血清锌增高　①因大量口服或外用锌制剂或污染引起急性锌中毒；②甲状腺功能亢进。

2. 血清锌降低　常见的原因有：食物含锌量低、吸收障碍、不良的饮食习惯、锌丢失增加（如失血）和锌需要量增加（如妊娠）等。

（四）硒测定

人体内硒（selenium，Se）的含量为12~21mg。硒可以分布到所有软组织，以肝、胰腺、肾和脾含量多。硒的主要功能有：谷胱甘肽过氧化物酶的重要组成成分、参与辅酶A和辅酶Q的合成、保护视器官的功能健全、增强机体免疫、保护心血管和心肌等。

【参考区间】

原子吸收分光光度法：儿童0.74~1.54μmol/L；成人：0.58~1.82μmol/L。

【临床意义】

1. 硒过量（>5μmol/L）　可引起中毒症状，见于工业性中毒、过量硒补充。

2. 硒缺乏　可引起免疫功能低下，并可能与克山病和大骨节病的发病有关。一般认为，硒<0.15μmol/L，临床上可出现肌肉无力的症状。

（五）铜测定

正常人体内含铜（cuprum，Cu）80~100mg，铜蓝蛋白是运输铜的基本载体。人体内以肝、脑、心及肾脏含铜浓度最高，其次为脾、肺和肠。铜经胆汁、肠壁、尿液和皮肤排泄。其主要功能为维护正常的造血功能及铁的代谢、构成超氧化物歧化酶、赖氨酸氧化酶等多种酶类等。

【参考区间】

原子吸收分光光度法：男11~22μmol/L；女12.6~24.4μmol/L；儿童：12.6~29.9μmol/L。

【临床意义】

1. 血清铜增高　①感染性疾病；②多种恶性肿瘤和白血病；③肝硬化；④甲状腺功能亢进；⑤妇女妊娠后期；⑥摄入维生素和口服避孕药。

2. 血清铜降低　①营养缺乏或吸收不良；②肾脏丢失铜蓝蛋白多；③遗传性铜代谢疾病，如肝豆状核变性（Wilson病）或Menkes综合征。

（六）氟测定

氟(fluoride)与人体骨骼和牙齿的形成关系密切。成人体内含氟2~3g，每日氟的需要量为0.5~1.0mg。氟主要经小肠和呼吸道吸收。吸收后的氟与球蛋白结合，小部分以氟化物形式运输。

【参考区间】

原子吸收分光光度法：0.5~10.5μmol/L。

【临床意义】

1. 氟过量　可引起骨骼脱钙，并影响细胞、肾上腺、生殖腺等的功能。

2. 氟缺乏　可引起骨质疏松，易发生骨折。

（曹颖平）

第四节　酸碱平衡检查

一、血液pH值与酸碱平衡

1. 血液pH值　习惯上采用H^+浓度的负对数来表示溶液的酸碱度，称为pH值，即$pH=-lg[H^+]$。由于细胞内和与细胞直接接触的内环境pH测定技术上有困难，故测定血液pH来间接反映。血液pH由血气分析仪采用电极法直接测定。

【参考区间】

动脉血pH：7.35~7.45。

【临床意义】

血液pH必须处在一定合适的范围内，才能维持细胞的正常代谢。$[HCO_3^-]/[H_2CO_3]$的比值是决定血液pH值的主要因素。pH值应用有它的局限性：①pH值只能决定是否有酸血症或碱血症，pH值正常不能排除有无酸碱失衡；②单凭pH不能区别是代谢性还是呼吸性酸碱平衡失调。

2. 酸碱平衡　正常人体内血液pH能够恒定地维持在7.35~7.45，依赖于人体有一整套完善地调节酸碱平衡的机制。酸碱平衡的调节体系主要包括血液缓冲系统、呼吸系统和肾脏调节系统，体内的其他器官也有一定的调节作用，如肌肉组织、肝脏、骨骼组织等。

血液中存在多种缓冲对，血浆中有$[NaHCO_3^-]/[H_2CO_3]$，$[Na_2HPO_4]/[NaH_2PO_4]$等，红细胞中有$[KHbO_2]/[HHbO_2]$、$[KHb]/[HHb]$、$[KHCO_3]/[H_2CO_3]$、$[K_2HPO_4]/[KH_2PO_4]$等，其中以$[HCO_3^-]/[H_2CO_3]$最为重要，$[HCO_3^-]/[H_2CO_3]$的比例维持在20/1，即可维持血液的酸碱度。肺调节是通过对PCO_2的调节而调节H_2CO_3的浓度。通过肺泡换气加强了HCO_3^-的缓冲能力。肾的调节作用较慢，主要通过肾小管分泌H^+回收Na^+、肾小管分泌NH_3及直接排出多余的HCO_3^-来调节。此外，通过细胞内外液电解质交换启动调节作用较快，主要调节细胞内外K^+、Na^+、H^+和HCO_3^-等离子浓度。

二、酸碱平衡紊乱及其判断

酸碱平衡紊乱(acid-base disturbance)是临床常见的症状，原发性酸碱平衡紊乱有多种类型。动脉血pH<7.35，称为酸血症(acidemia)；pH>7.45，称为碱血症(alkalemia)。酸血症和碱血症是各种酸碱平衡紊乱所致的血液pH变化的最终结果。

酸中毒(acidosis)指体内存在着pH值下降的病理生理过程。根据病因，分为代谢性酸中毒(metabolic acidosis)和呼吸性酸中毒(respiratory acidosis)。碱中毒(alkalosis)指体内存在着pH值升高的病理生理过程，分为代谢性碱中毒(metabolic alkalosis)和呼吸性碱中毒(respiratory alkalosis)。机体在发生酸碱平衡紊乱后，体内的调节机制势必加强，以恢复[HCO_3^-]/[H_2CO_3]达到正常水平，此为代偿过程。代偿后，如果[HCO_3^-]/[H_2CO_3]比值恢复到20/1，血浆pH值仍可维持在正常范围，称为代偿性酸碱平衡紊乱。如果经过代偿仍不能恢复到正常比值，血浆pH值发生明显改变，并超出正常值范围，称为失代偿型酸碱平衡紊乱。

1. 代谢性酸中毒　原发性[HCO_3^-]降低，[HCO_3^-]/[H_2CO_3]值降低，血液pH下降。代谢性酸中毒常见原因有：①固定酸的产生或者摄入增加，如糖尿病、饥饿、禁食过久等，致乳酸或酮症酸中毒；②酸性物质正常，但排泄减少，如肾衰竭、醛固酮缺乏症；③碱丢失过多，如重度腹泻、肠、胆及胰瘘等可丢失HCO_3^-；④酸摄入过多，如由于补液中氯离子过多，引起高氯性酸中毒。

2. 呼吸性酸中毒　原发性CO_2潴留增多，使H_2CO_3水平增高，[HCO_3^-]/[H_2CO_3]比值降低，血液pH下降。其病因主要为：①呼吸中枢抑制，如中枢神经系统(CNS)损伤、CNS肿瘤或CNS感染等；②肺和胸廓疾病，如肺部感染、气胸、肺纤维化等。

3. 代谢性碱中毒　指原发性[HCO_3^-]升高，[HCO_3^-]/[H_2CO_3]比值升高，血液pH升高。常见原因有：①酸性物质大量丢失，如呕吐或长期胃肠减压等使胃液大量丢失；②摄入过多的碱，如治疗溃疡时的碱性药物服用过多等；③低钾患者由于肾小管K^+-Na^+交流减弱，H^+-Na^+交换增强，使$NaHCO_3$重吸收增多，导致碱中毒。

4. 呼吸性碱中毒　原发性CO_2排出增多，使H_2CO_3水平降低，[HCO_3^-]/[H_2CO_3]比值升高，血液pH升高。常见原因有：①非肺部性因素刺激呼吸中枢呼吸过度，如代谢性脑病、CNS感染、脑血管意外、颅内手术、甲状腺功能亢进等；②肺部功能紊乱致呼吸过度，如肺炎、哮喘等；③其他，如呼吸设备引起通气过度、癔症等。

5. 混合性酸碱平衡紊乱　两种或两种以上的酸碱平衡紊乱同时存在，称为混合性酸碱平衡紊乱。临床上呼吸性酸碱平衡紊乱可与代谢性酸碱平衡紊乱同时存在；代谢性酸中毒可与呼吸性碱中毒同时存在。在混合性酸碱平衡紊乱时，所测得的各项酸碱平衡指标反映各种紊乱的综合结果。因此，不能仅根据血液pH值变化来判定混合性酸碱平衡紊乱的类型和严重程度。pH介于7.35~7.45之间可有三种情况：无酸碱失衡、代偿性酸碱失衡及复合型酸碱失衡。

三、血气分析

（一）血气分析标本要求

血气分析的标本要求比较高，标本采集和(或)保存不当，均可造成结果的偏差。采血要求：①合理的采血部位：理论上可取任何部位的动脉血，但要避开大静脉和神经，桡动脉是取动脉血的理想部位；②患者处于安静状态下；③肝素抗凝；④标本应严格隔绝空气，抽血后立即送检。

（二）血气分析的实验室检测

血气是指物理溶解在血液中的氧和二氧化碳，是评价患者呼吸、氧化及酸碱平衡状态的必要指标，已普遍应用于临床，对急、重症患者的监护和抢救尤为重要。目前，利用血气分析仪可直接测出pH、PO_2、PCO_2三项指标，再由此计算出其他一系列酸碱平衡指标。

1. 氧分压(partial pressure of oxygen，PO_2)　是指血浆中物理溶解的氧所产生的压力，PO_2是判断机体是否缺氧的重要指标。

【参考区间】

动脉血PO_2：10.64~13.30kPa(80~100mmHg)。

【临床意义】

PO_2是缺氧的敏感指标。当动脉血PO_2<20mmHg时，组织失去从血液中摄取氧的能力。PO_2下降见于肺部通气和换气功能障碍，PO_2<55mmHg即有呼吸衰竭，PO_2<30mmHg即有生命危险。PO_2升高主要见于

输 O_2治疗过度，上升幅度与所用 O_2的浓度有关。

2. 氧饱和度及血氧含量

（1）氧饱和度（saturation oxygen，SO_2）为血红蛋白实际结合氧量与应当结合氧量之比，亦反映动脉血氧与血红蛋白的结合程度，即单位 Hb 含氧百分数，$SO_2 = HbO_2/(HbO_2+Hb) \times 100\%$。

【参考区间】

动脉血：91.9%~99%。

【临床意义】

SO_2反映组织细胞供氧情况，与 PO_2成正比关系。需要注意的是 SO_2是浓度之比，并不表示氧浓度本身，SO_2下降时仍可有正常的氧含量，例如高血红蛋白血症时，虽然 SO_2下降，但是由于氧容量高，血氧含量仍可正常。

（2）血氧含量（total oxygen content，CtO_2）：指机体每升动脉全血含氧的毫摩尔（mmol）数或每百毫升动脉血含氧的毫升数，即血液中血红蛋白实际结合的氧量。血氧含量减少见于没有足够血红蛋白与氧结合（贫血），没有足够的氧与血红蛋白结合（O_2sat 下降），或者兼有，其结果是使组织供氧减少。

【参考区间】

男：175~230ml/L，女：160~215ml/L。

3. P_{50}是指血红蛋白 50% 氧饱和度时的氧分压数。正常人在 37℃、pH7.4、PCO_2 5.32kPa（40mmHg）时，P_{50}等于 26.6mmHg。

【参考区间】 新生儿：2.39~3.19kPa（18~24mmHg）；

成人：3.19~3.86kPa（24~29mmHg）。

【临床意义】

P_{50}可反映血液输氧能力以及氧与血红蛋白的亲和力。P_{50}增高提示氧解离曲线右移，氧与 Hb 亲和力降低，Hb 易于释放氧。主要见于高温、酸血症、高浓度 2,3-二磷酸甘油酸（2,3-DPG）。P_{50}降低提示 ODC 曲线左移，氧与 Hb 亲和力升高，Hb 易于结合氧。主要见低温、急性碱血症、低浓度 2,3-DPG。

4. 二氧化碳分压（partial pressure of CO_2，PCO_2） 指血浆中物理溶解 CO_2所产生的压力。PCO_2在海平面，婴儿比成人低，坐位或站位比卧位高 2~4mmHg，妊娠期间，比之前逐渐降低约 28mmHg（3.72kPa）。

【参考区间】

动脉血：4.65~5.98kPa（35~45mmHg）。

【临床意义】

CO_2弥散能力较大，约为氧的 25 倍，血液 PCO_2基本反映了肺泡 PCO_2，能了解肺泡的通气情况。PCO_2代表酸碱平衡失调中的呼吸因素，它的改变可直接影响血液 pH。

（1）判断肺泡通气状态：PCO_2升高提示肺通气不足；PCO_2降低提示肺通气过度。

（2）判断呼吸性酸碱失衡的性质：PCO_2<35mmHg 提示通气过度，有呼吸性碱中毒；PCO_2>50mmHg，提示体内有呼吸性酸中毒或代谢性碱中毒代偿期。

（3）判断代谢性酸碱失衡的代偿情况：代谢性酸中毒时，若 PCO_2下降，提示已通过呼吸进行代偿；代谢性碱中毒时，若 PCO_2上升，亦提示有代偿。

（4）判断呼吸衰竭类型：如肺心病呼吸衰竭患者 PCO_2>10.7kPa（80mmHg）时，肺性脑病发生率明显上升。

5. 二氧化碳总量（total CO_2，TCO_2） 指存在于血浆中各种形式的 CO_2的总和。其中大部分（95%）是 HCO_3^-形式，少量为物理溶解，还有少量以碳酸、蛋白质氨基甲酸酯及 CO_3^{2-}等形式存在。

【参考区间】

动脉血 TCO_2：3.2~4.27kPa（24~32mmol/L）。

【临床意义】

TCO_2在体内受呼吸及代谢两方面因素的影响，但主要受代谢因素影响。

6. 二氧化碳结合力（carbon dioxide combing power，CO_2CP） 是指在 PCO_2为 5.33kPa（40mmHg），温度为 25℃时，血浆结合的总 CO_2浓度，即血浆中 HCO_3^-所含 CO_2和溶解的 CO_2总量，可间接反映 HCO_3^-的浓度。

【参考区间】

动脉血 CO_2CP：22～31mmol/L。

【临床意义】

CO_2CP 表示呼吸和代谢两方面的综合结果。在代谢性酸碱平衡失调时，它能及时地反映体内碱储备的增减变化。在呼吸性酸碱平衡失衡时，必须在肾以 NH_4^+或 H^+形式增加或减少酸的排出，对重吸收 HCO_3^-作出相应代偿反应时，方能表现出体内碱储备 HCO_3^-的变化，因而 CO_2CP 不能及时反映血中 CO_2的急剧变化。

7. 实际碳酸氢盐和标准碳酸氢盐

（1）实际碳酸氢盐（actual bicarbonate，AB）：指人体血浆中实际的 HCO_3^-含量。AB 的增减可直接影响血液 pH。AB 是体内代谢性酸碱失衡的重要指标。

（2）标准碳酸氢盐（standard bicarbonate，SB）：指在体温 37℃，PCO_2在 5.32kPa（40mmHg），血红蛋白在 100%氧饱和度条件下测出的 HCO_3^-的含量。SB 是代谢变化的较好指标，但不能表明体内 HCO_3^-的实际量，在酸碱失衡诊断上应把 AB 与 SB 两个指标结合起来分析，才更有参考价值。

【参考区间】

AB：21～26mmol/L；SB：21～26mmol/L。

【临床意义】

AB 与 SB 两者皆正常，为酸碱平衡正常；AB 与 SB 两者均低于正常，为代谢性酸中毒失代偿；AB 与 SB 两者均高于正常，为代谢性碱中毒失代偿；AB>SB 提示 CO_2潴留，多见于通气功能不足所致的呼吸性酸中毒；AB<SB 提示 CO_2排出过多，见于通气过度所致的呼吸性碱中毒。

8. 缓冲碱（buffer base，BB） 是 1 升全血或血浆中各种具有缓冲作用的碱（负离子）的总和，包括 HCO_3^-、Pr^-、Hb^-和少量 HPO_4^{2-}。

【参考区间】

45～55mmol/L。

【临床意义】

BB 升高时，表示有代谢性碱中毒；反之则有代谢性酸中毒存在。由于 BB 指标不仅受血浆蛋白和血红蛋白的影响，而且还受呼吸因素及电解质的影响。因此，它不能确切反映代谢性酸碱平衡情况。

9. 碱剩余（base excess，BE） 是指在标准条件下，即温度 37℃、一个标准大气压、PCO_2为 5.32kPa（40mmHg）、血红蛋白完全氧合时，用酸或碱将 1 升血液的 pH 调整至 7.40，所需加入之酸碱量即为 BE。

【参考区间】

动脉血：-3～+3mmol/L。

【临床意义】

正常人 BE 值在 0 附近波动。BE 为正值增加时，说明缓冲碱增加，为代谢性碱中毒；BE 为负值增加时，说明缓冲碱减少，为代谢性酸中毒。呼吸性酸碱中毒时，由于肾脏的代偿，也可使 BE 发生相应改变。

四、酸碱平衡检查的选择和应用

酸碱平衡紊乱的判断必须结合病史，从病史中了解诱发酸碱平衡紊乱的原因。酸碱平衡紊乱实验诊断指标主要是 pH、PCO_2、HCO_3^-三项。根据 HCO_3^-和 PCO_2的变化，结合 pH 和病史可确定是呼吸性还是代谢性酸碱平衡。

酸碱平衡紊乱的诊断可分为两步：第一步：初步观察 pH、PCO_2以及酸碱指标来判断归于代谢性酸中毒、代谢性碱中毒、呼吸性酸中毒及呼吸性碱中毒4种中的哪一种基本的紊乱类型，进而判断机体的代偿情况。第二步：酸碱平衡紊乱的病因诊断，应包含：①患者的一般体征、病史、神志、水平衡状态和目前的用药情况；②电解质情况，尤其是钾离子、氯离子和 AG；③氧状态参数 PaO_2、SaO_2；④尿 pH、酮体、血糖、血肌酐、乳酸和其他必要的临床实验室检查。

（曹颖平）

第五节　肾功能检查

肾脏是一个重要的生命器官，其主要功能是生成尿液，以维持体内水、电解质、蛋白质和酸碱等代谢平衡。同时也兼有内分泌功能，如产生肾素、红细胞生成素、活性维生素 D 等，以实现调节血压、钙磷代谢和红细胞生成的功能。

一、肾小球滤过功能检查

肾小球的主要功能是滤过，评估滤过功能最重要的参数是肾小球滤过率（glomerular filtration tate，GFR）。GFR 是指单位时间（min）内从双肾滤过的血浆毫升数。临床上用各种物质的清除率试验来评价GFR，肾血浆清除率系指双肾于单位时间（min）内，能将若干毫升血浆中所含的某物质全部加以清除，结果以毫升/分（ml/min）表示，计算式为：清除率＝某物质每分钟在尿中排出的总量/某物质在血浆中的浓度，即 $C=U\times V/P$。C 为清除率（ml/min）；U 为尿中某物质的浓度（g/L）；V 为每分钟尿量（ml/min）；P 为血浆中某物质的浓度（g/L）。

各种物质经肾排出的方式大致分四种：

1. 全部由肾小球滤过，肾小管既不吸收也不分泌；如菊粉，可作为 GFR 测定的理想试剂，能完全反应 GFR；

2. 全部由肾小球滤过后，不被肾小管重吸收；很少被肾小管排泌，如肌酐等，可基本代表 GFR；

3. 全部由肾小球滤过后又被肾小管全部吸收。如葡萄糖，可作为肾小管最大吸收率测定；

4. 除肾小球滤过外，大部分通过肾小管周围毛细血管向肾小管分泌后排出，如对氨基马尿酸、碘锐特可作为肾血浆流量测定试剂。

（一）血清肌酐测定

血肌酐（serum creatinine，Scr）由外源性和内生性两类组成。血中肌酐主要由肾小球滤过排出体外，而肾小管则基本上不重吸收且排泄量也较少，在外源性肌酐摄入量稳定的情况下，其血中的浓度取决于肾小球滤过能力。故测定血中肌酐浓度可作为肾小球滤过功能受损的指标之一。灵敏度较血尿素（BUN）好，但并非早期诊断指标。

【参考区间】

男性：57～97μmol/L（20～59 岁），57～111μmol/L（60～79 岁）；女性：41～73μmol/L（20～59 岁），41～81μmol/L（60～79 岁）。

【临床意义】

1. 评价肾小球滤过功能　血 Cr 增高见于各种原因引起的肾小球滤过功能减退：①急性肾衰竭，血 Cr 明显的进行性升高为器质性损害的指标，可伴少尿或非少尿；②慢性肾衰竭，血 Cr 升高程度与病变严重性不一致。

2. 鉴别肾前性和肾实质性少尿

（1）肌酐：①器质性肾衰竭，Scr 常超过 200μmol/L；②肾前性少尿如心力衰竭、脱水等所致的有效血容量下降，Scr 浓度上升多不超过 200μmol/L。

（2）Urea/Cr（单位为 mg/dl）比值：①器质性肾衰竭，Urea 与 Cr 同时升高，此时 Urea/Cr≤10∶1；②肾前性少尿，肾外因素所致的氮质血症，Urea 可较快上升，但血 Cr 不相应上升，此时 Urea/Cr 常>10∶1。

3. 生理变化　老年人、肌肉消瘦者 Cr 可偏低，因此一旦血 Cr 上升，就要警惕肾功能减退，应进一步作内生肌酐清除率（Ccr）检测。

4. 药物影响　当血 Cr 明显升高时，肾小管肌酐排泌增加，致 Ccr 超过真正的 GFR。此时可用西咪替丁抑制肾小管对肌酐分泌。

（二）内生肌酐清除率测定

肌酐是肌酸的代谢产物，在成人体内含 Cr 约 100g，其中 98%存在于肌肉中，每天约更新 2%。人体血液中肌酐有内生性、外源性两种。直接从食物中摄取为外源性肌酐，由体内磷酸肌酸在磷酸肌酸激酶作用后脱水形成的肌酐，为内生性肌酐，同一个体每日生成内生肌酐量相对恒定。由于肌酐除少量由肾小管排泌外，绝大部分均由肾小球滤过进入原尿，并且不被肾小管重吸收。因此，若能控制外源性肌酐摄取，肌酐可作为较理想的清除率试验的内源性物质，即内生肌酐清除率（endogenous creatinine clearance rate，Ccr）。

【参考区间】

成人：80～120ml/（min·1.73m^2）。

【临床意义】

1. 判断肾小球损害程度　当 GFR 降低到正常值的 50%，Ccr 测定值可低至 50ml/min，但血清尿素、肌酐测定仍在正常范围，故 Ccr 是较早反映 GFR 损伤的灵敏指标。

2. 评估肾功能　临床常用 Ccr 代替 GFR，依 Ccr 可将肾功能分为 4 期：①第 1 期（肾衰竭代偿期）：Ccr 为 80～51ml/min；②第 2 期（肾衰竭失代偿期）：Ccr 为 50～20ml/min；③第 3 期（肾衰竭期）：Ccr 为 19～10ml/min；④第 4 期（尿毒症期或终末期肾衰竭）：Ccr 为<10ml/min。

3. 指导治疗　慢性肾衰竭 Ccr<30～40ml/min 时，应限制蛋白质摄入；Ccr<30ml/min，用噻嗪类等中效利尿药治疗往往无效，不应使用；低于 10ml/min 时呋塞米（速尿）等高效利尿药疗效也明显降低，应结合临床进行肾替代治疗。

（三）血尿素测定

尿素（Urea）也称为脲，是蛋白质代谢的终末产物。尿素分子量小且不与血浆蛋白结合，可自由滤过肾小球。进入原尿中的尿素约 50%被肾小管和集合管重吸收，肾小管有少量排泌。肾实质受损时随着肾小球滤过率下降，血尿素浓度会升高，通过测定血尿素浓度可以观察肾小球滤过功能。

【参考区间】

男：3.1～8.0mmol/L（20～59 岁），3.6～9.5mmol/L（60～79 岁）；女：2.6～7.5mmol/L（20～59 岁），3.1～8.8mmol/L（60～79 岁）。

【临床意义】

血中尿素增高见于：

1. 器质性肾功能损害　①各种原发性肾小球肾炎、肾盂肾炎等所致的慢性肾衰竭。②急性肾衰竭肾功能轻度受损时，当 GFR 下降至 50%以下，BUN 才升高。因此尿素测定不能作为早期肾功能指标。

2. 肾前性少尿　严重脱水、大量腹水等导致的血容量不足、肾血流量减少灌注不足致少尿。

3. 蛋白质分解或摄入过多　如急性传染病、高热、严重创伤、大手术后等。

4. 血尿素作为肾衰竭透析充分性指标　多以 KT/V 表示。K=透析器 BUN 清除率（L/min），T=透析时间（分钟），V=BUN 分布容积（L），KT/V>1.0 表示透析充分。

（四）血尿酸测定

尿酸（uric acid，UA）为核蛋白和核酸中嘌呤的代谢产物，既可来自体内，亦可来自食物中嘌呤的分解代谢。UA 可自由透过肾小球，但进入原尿的 UA 有 98%～100%在近端小管中被重吸收，因此，血尿酸浓度受肾小球滤过功能和肾小管重吸收功能的影响。

【参考区间】

男性：208～428μmol/L；女性：155～357μmol/L。

【临床意义】

若能严格禁食含嘌呤丰富食物 3 天，排除外源性尿酸干扰再采血，血尿酸水平改变较有意义。

1. 血尿酸浓度升高　①肾小球滤过功能损伤：其在反映早期肾小球功能损伤较血 Cr 和血尿素灵敏。②体内尿酸生成异常增多：常见于遗传性酶缺陷所致的原发性痛风，以及多种血液病、恶性肿瘤等因细胞大量破坏所致的继发性痛风。

2. 血尿酸浓度降低　Fanconi 综合征、急性重型肝炎、肝豆状核变性、慢性镉中毒、使用磺胺及大剂量糖皮质激素、参与尿酸生成的黄嘌呤氧化酶及嘌呤核苷酸化酶先天性缺陷等。

（五）血清胱抑素 C 测定

胱抑素（cystatin C）是半胱氨酸蛋白酶抑制蛋白 C 的简称。人体各类有核细胞均能分泌，且每日的分泌量恒定。其分子量小，能自由通过肾小球滤过膜，并在近曲小管完全吸收分解，尿中含量极低，能敏感反映肾小球滤过膜的通透性，GFR 轻微降低，胱抑素 C 则在血清中升高。

【参考区间】

免疫比浊法：0. 59～1. 03mg/L。

【临床意义】

同 SU、Cr、Ccr。但由于胱抑素 C 分泌恒定，血浆浓度与 GFR 的线性相关性显著优于 SU、Cr、Ccr，并且敏感，轻度损伤时即可出现升高。现在推荐以胱抑素 C 取代传统的血尿素、Cr 和 Ccr 检查，作为判断肾小球滤过功能的首选常规指标。

二、肾小管功能检查

（一）近端肾小管功能检测

1. 尿 β_2-微球蛋白（β_2-MG）测定　β_2-MG 为除成熟红细胞和胎盘滋养层细胞外，体内其他细胞特别是淋巴细胞和肿瘤细胞膜上组织相容性抗原（HLA）的轻链蛋白组分，随 HLA 更新降解释放入血液，分子量仅 11 800，电泳出现于 β_2 区带得名。由于分子量小并且不和血浆蛋白结合，可自由滤入原尿，但原尿中 99. 9%的 β_2-MG 在近端肾小管胞饮摄取并降解，仅微量自尿中排出。

【参考区间】

尿 β_2-MG：<0. 3mg/L。

【临床意义】

根据 β_2-MG 的排泄过程，尿 β_2-MG 增多较灵敏地反映近端肾小管重吸收功能受损，如肾小管-间质性疾病、药物或毒物所致早期肾小管损伤，以及肾移植后急性排斥反应早期。一般应同时检测血 β_2-MG，只有血 β_2-MG<5mg/L 时，尿 β_2-MG 升高后才反应肾小管损害。

2. 尿 α_1-微球蛋白测定　α_1-MG 为肝细胞和淋巴细胞产生的一种分子量仅为 26 000 的糖蛋白，电泳出现于 α_1 区带得名。游离 α_1-MG 可自由滤过肾小球，但原尿中 99%以上的 α_1-MG 被近曲小管上皮细胞以胞饮方式重摄取并分解，仅微量从尿排泄。

【参考区间】

尿：α_1-MG<12mg/L。

【临床意义】

①近端肾小管功能损害　尿 α_1-MG 升高，是各种原因包括肾移植后排斥反应所致早期近端肾小管功能损伤的特异、敏感指标。与 β_2-MG 比较，α_1-MG 不受恶性肿瘤影响，酸性尿中不会出现假阴性，更可靠。

②评估肾小球滤过功能　血清 α_1-MG 升高提示肾小球滤过率降低所致的血药浓度升高。其比血 Ccr 更灵敏，在 Ccr<100ml/min 时，血清 α_1-MG 即出现升高。血清和尿中 α_1-MG 均升高，多为肾小球滤过功能和肾小管重吸收功能均受损。

③严重肝实质性病变　如重症肝炎、肝坏死等 α_1-MG 生成减少，血清 α_1-MG 浓度降低，甚至肾小球滤过功能损伤时亦不明显升高。

在评估各种原因所致的肾小球和近端肾小管功能特别是早期损伤时，β_2-MG 和 α_1-MG 均是较理想的指标，尤以 α_1-MG 为佳，有取代 β_2-MG 的趋势。

3. 视黄醇结合蛋白质测定　视黄醇结合蛋白质（retinol-binding protein，RBP）是视黄醇（维生素 A）转运蛋白，由肝脏细胞合成。游离的 RBP 由肾小球滤出，大部分由近端小管上皮细胞重吸收，并被分解成氨基酸供体内合成利用，仅有少量从尿中排泄。当肾小管重吸收功能障碍时，尿中 RBP 浓度升高，血清 RBP 浓度下降。因此，尿中 RBP 测定是早期肾功能损伤和疗效判定的灵敏指标。

【参考区间】

血清：45mg/L，尿液：(0. 11±0. 07)mg/L。

【临床意义】

尿液 RBP 升高可见于早期近端小管损伤。血清 RBP 升高常见于肾小球滤过功能减退、肾衰竭。另外，RBP 可特异地反映机体的营养状态，血清 RBP 水平是一项诊断早期营养不良的灵敏指标。

4. 尿钠和尿滤过钠排泄分数　正常机体为了保持血浆 Na^+ 浓度的稳定，必须保持 Na^+ 摄入与排出平衡，机体 Na^+ 主要通过肾脏排出。血浆中的 Na^+ 可以自由滤过肾小球，但只有约 1% 的 Na^+ 从尿中排出，99% 的 Na^+ 都通过近端肾小管的 Na^+-K^+ 泵、Na^+-H^+ 泵重吸收；如果肾小管受损，Na^+-K^+ 泵、Na^+-H^+ 泵交换受阻，必然导致机体 Na^+ 浓度的紊乱。当外源性 Na^+ 摄入比较稳定时，可根据尿滤过钠排泄分数（fraction of urine natrium excretion，FeNa）评估近端肾小管的重吸收功能。

【参考区间】

成人 FeNa 为 1%，尿钠<20mmol/L。

【临床意义】

①FeNa 可作为估计肾小管坏死程度的指标：在急性肾衰竭时尿钠浓度>40mmol/L，FeNa>2。②鉴别急性肾衰竭和肾前性氮质血症：肾前性氮质血症时尿钠浓度<20mmol/L，FeNa<1。③预后判断即肾前性氮质血症，若尿钠在 20~40mmol/L，则表明患者正在由肾前性氮质血症向急性肾衰竭发展。

（二）远端肾小管功能检测

远曲小管和集合管的主要功能是在抗利尿激素和醛固酮的作用下，参与机体尿液浓缩稀释，以及对水、电解质及酸碱平衡等的调节，维持机体内环境的稳定。

1. 尿液浓缩稀释试验（urine concentration dilution test）　指在日常或特定饮食条件下观察患者尿量和比重等指标的变化。

（1）尿比重和尿渗量：尿比重是指在 4℃ 条件下尿液与同体积纯水的重量之比，它取决于尿中溶解物质的浓度，与固体总量成正比。尿渗量（urine osmolality，Uosm）是指溶解在尿液中具有渗透作用的全部溶质微粒总数量（含分子和离子）。尿比重和 Uosm 都能反映尿中溶质的含量，但尿比重易受溶质微粒大小和性质的影响，因此测定 Uosm 比尿比重更能反映肾浓缩和稀释能力。

【参考区间】

成人尿比重为1.015~1.025,晨尿常为1.020左右。成人Uosm为600~1000mOsm/(kg·H_2O),24小时内最大范围为40~1400mOsm/(kg·H_2O);成人血浆渗量(Posm)为275~305mOsm/(kg·H_2O);Uosm/Posm为(3~4.7):1。

【临床意义】

1) 尿比重的高低与饮水量和当时的尿量有关,主要取决于肾脏的浓缩功能。尿比重增高可见于脱水、糖尿病、急性肾炎等;尿比重降低可见于尿崩症、慢性肾炎等。尿比重只作为初筛试验。

2) Uosm测定作为肾脏浓缩与稀释功能检验指标,优于尿比重测定。①Uosm及Uosm/Posm下降提示浓缩功能受损,肾病变如慢性肾盂肾炎、多囊肾等,由于肾小管、间质结构和功能受损,浓缩功能障碍,尿渗量可显著降低,尿渗量/血浆渗量比值可明显减小。②Uosm/Posm接近1称为等张尿。为肾脏浓缩功能接近完全丧失的表现,可见于阻塞性肾病、多囊肾等。③Uosm/Posm<1或Uosm<200mOsm/(kg·H_2O)提示浓缩功能丧失而稀释功能仍存在,如尿崩症。④Uosm/Posm有助于鉴别病因糖尿病、高或低钠(氯)血症所致非肾病性尿渗量改变,此时虽然Uosm改变,但Uosm/Posm比值并无明显变化。

(2) 昼夜尿比密:检测尿比密可间接了解肾的稀释-浓缩功能。生理情况下,夜尿较昼尿量少而比密较高。

【参考区间】

成人尿量1000~2000ml/24h,其中夜尿量<750ml。至少1次尿比密>1.018,昼尿中最高与最低尿比密差值>0.009。3小时尿比密试验还要求至少1次尿比密>1.020(多为夜尿),1次低于1.003。

【临床意义】

用于诊断各种疾病对远端肾小管稀释-浓缩功能的影响。①浓缩功能:早期受损夜尿>750ml或昼夜尿量比值降低,而尿比密值及变化率仍正常,为浓缩功能受损的早期改变。可见于间质性肾炎、慢性肾小球肾炎、高血压肾病等。②稀释-浓缩功能严重受损:夜尿增多及尿比密无1次大于1.018或昼尿比密差值小于0.009。③稀释-浓缩功能丧失:每次尿比密固定在1.010~1.012的低值,称为等渗尿(与血浆比),表示只有滤过功能,而稀释-浓缩功能完全丧失。④肾小球病变:尿量少而比密增高、固定在1.018左右(差值<0.009),多见于急性肾小球肾炎及其他降低GFR的情况。⑤尿崩症尿量明显增多(超出4L/24h)而尿比密均低于1.006,为尿崩症的典型表现。

2. 尿T-H糖蛋白(Tamm-Horsfall protein,THP)测定

尿中T-H糖蛋白是肾小管髓袢升支后段和远曲小管细胞合成和分泌的一种大分子糖蛋白,正常成人24小时尿排出量稳定。远端肾小管损伤时上皮细胞受损,尿液中THP增高。随机尿THP应以尿肌酐校正以消除GFR的影响。

【参考区间】

成人29.8~43.9mg/24h尿;随机尿为0.9~1.7μg/μmol肌酐(8~15μg/mg肌酐)。

【临床意义】

尿THP检测可用于诊断、监测肾远曲小管损伤(如肾移植排斥反应)。THP是形成管型的主要基质,尿管型引起肾小管阻塞与急性肾衰竭的发生有关。尿THP升高可见于肾盂肾炎、蛋白尿、酸中毒、脱水、尿路结石等。尿THP降低可见于肝硬化、肾病、尿毒症、多囊肾、肾功能减退等。

三、肾小管性酸中毒诊断试验

肾小管酸中毒(renal tubular acidosis,RTA)是由于肾小管分泌氢离子或重吸收碳酸氢根离子的功能减退,使尿酸化功能失常,而产生的一种慢性酸中毒。临床上可分为四型:Ⅰ型是由于远端肾小管功能缺陷;Ⅱ型是由于近端肾小管重吸收碳酸氢盐的功能降低致使肾小球滤出的碳酸氢盐不能重吸收;Ⅲ型是指近

端、远端肾小管均有功能障碍。Ⅳ型是既有代谢性酸中毒又有高血钾表现。前两型的鉴别诊断试验见表 4-3-14。

表 4-3-14　Ⅰ、Ⅱ型肾小管酸中毒鉴别

指标	Ⅰ	Ⅱ
血浆 pH	下降	下降
血浆 CO_2CP	下降	下降
尿 pH	大于 6.0，晨尿可大于 7.0	小于 6.0，晨尿可小于 5.5
尿糖及尿氨基酸定性	均为（-）	均为（+）
NH_4Cl 负荷试验	各份尿 pH>5.5	尿 pH<6.0
尿 HCO_3^- 部分排泄率	<5%	>15%

（一）氯化铵负荷（酸负荷）试验

氯化铵负荷(酸负荷)试验是协助诊断远端肾小管性酸中毒的试验。口服一定的酸性药物氯化铵(NH_4Cl),人为地使机体产生酸血症,增加远端肾小管排泌 H^+ 的负荷,若远端肾小管功能正常,则主动分泌 H^+,并多产氨(NH_3),氨与 H^+ 结合为 NH_4^+,继而与 Cl^- 形成 NH_4Cl,从而把过多的 H^+ 经尿液排出,使血液 pH 仍维持正常,尿液明显酸化。但远端 RTA 患者则不能对此额外的酸性负荷加以处理,血液 pH 下降,尿液 pH 却不相应下降。口服 NH_4Cl,在一定时间后分别测定血液及尿液的 pH 值,便出现此种血液与尿液 pH 分离现象。

【参考区间】

尿样中至少 1 次 pH<5.5。

【临床意义】

若 5 次尿样 pH 均>5.5,可诊断远端肾小管性酸中毒,一般其尿液 pH 都在 6~7 之间。酸负荷试验只适用于不典型或不完全的肾小管性酸中毒,即无全身性酸中毒表现的患者,否则如本身已有酸中毒则既不需要也不应当再做这种酸负荷试验,以免加重患者的酸中毒。

（二）碳酸氢离子重吸收排泄（碱负荷）试验

正常人经肾小球滤过的 HCO_3^-85%~90%由近端小管重吸收,10%~20%由远端小管重吸收。服用一定量的碱性药物碳酸氢盐,使尿液碱化,以增加肾小管重吸收 HCO_3^- 的负担。但近端小管受损时,其重吸收 HCO_3^- 的功能减退。通过观察 HCO_3^- 的排泄分数,有助于近端肾小管酸中毒的诊断。

【参考区间】

尿液 HCO_3^- 排泄率≤1%。

【临床意义】

尿 HCO_3^- 部分排泄率>15%,是主要影响近端肾小管功能的Ⅱ型肾小管性酸中毒的确诊标准。Ⅰ型肾小管性酸中毒者,碱负荷试验可正常或仅轻度增多(<5%),Ⅳ型 RAT 者多为 5%~15%。

四、其他肾功能试验

（一）肾小球屏障功能检查

由于肾小球滤过屏障损伤而产生的蛋白尿称为肾小球性蛋白尿,多为中大分子量蛋白尿,如白蛋白、转铁蛋白(transferrin,Tf)、IgG(A,M)、C_3、α_2-巨球蛋白等。它们的出现或增多对各类肾小球病变具有一定的鉴别诊断价值。

1. 尿总蛋白(urine total protein，UTP)测定　包括尿总蛋白定性和定量检查。常用指标有：①尿蛋白定性；②24 小时尿蛋白定量；③随机尿蛋白/肌酐比值。

【参考区间】

尿蛋白定性：阴性；24 小时尿蛋白定量：<0.15g/24h 或<0.1g/L。

【临床意义】

尿蛋白阳性或增高：可见于病理性蛋白尿，如肾小球性蛋白尿、肾小管性蛋白尿、溢出性蛋白尿、组织性蛋白尿、混合性蛋白尿；也可见于生理性蛋白尿，如体位性蛋白尿、运动性蛋白尿、发热、情绪激动、过冷过热的气候等。

2. 尿微量白蛋白

生理状况下，白蛋白几乎不能通过肾小球滤过屏障，即使少量滤入原尿，也可被肾小管重吸收。当肾小球受损，即使早期的轻微受损，白蛋白在尿中的漏出量也可增加，出现微量白蛋白(microalbumin，mAlb)尿。

【参考区间】

尿 mAlb 排出量<30mg/L 或 300mg/24h；随机尿 mAlb<300mg/g。

【临床意义】

mAlb 检测有助于肾小球病变的早期诊断。在肾脏病变早期，尿常规阴性时，尿 mAlb 含量可发生变化。微量白蛋白尿已确定为肾脏病预后及死亡的独立预测因子。

(二)肾近端小管排泄功能检查

评价肾小管排泄功能的试验主要有酚红排泄试验(phenolsufon phthalein exeretion test，PSP)和对氨基马尿酸最大排泄试验(tubular maximal PHA excretory capacity，TmPAH)。

肾脏有强大的贮备能力，在疾病的早期往往没有或极少出现临床症状和体征，诊断很大程度上依赖于实验室检查。但是，多数有关尿和肾功能检查的项目都缺乏特异性，比如心功能不全、休克、失水等泌尿系统外的疾病亦可导致尿液检验和肾功能检查某些结果的异常。因此，在应用尿及肾功能检查时，一定要根据临床需要选择必需的项目或项目组合，尤其对结果分析时要结合临床资料和其他检查，综合分析，作出客观结论。

(曹颖平)

第六节　肝脏功能检查

肝脏是人体最大的实质性腺体，由肝实质细胞、胆道系统及单核-巨噬细胞系统组成。肝脏的主要功能有：①代谢功能，参与蛋白质、糖、脂类、维生素、激素、凝血因子、核酸等物质代谢；②解毒功能，对代谢产生的生物活性物质、代谢终末产物或外界进入体内的各种药物、毒物起生物转化作用；③分泌与排泄功能，胆红素、胆汁酸盐、药物、解毒产物可随胆汁分泌而排入肠腔。检测肝脏功能状态的实验室检查统称为肝脏功能检查。肝脏的蛋白质代谢功能、胆红素及胆汁酸代谢功能、脂质代谢功能、排泄及解毒功能、肝脏酶学项目等实验室检测，有助于了解肝脏功能状态、病变及损伤情况。

一、蛋白质代谢功能测定

肝脏是合成蛋白质的主要器官，除 γ 球蛋白由单核-巨噬细胞系统合成外，清蛋白、糖蛋白、脂蛋白、核蛋白、多种凝血因子、抗凝因子、纤溶因子、酶蛋白及各种转运蛋白等血浆蛋白均由肝脏合成。肝细胞受损时，上述血浆蛋白质合成减少，尤其是清蛋白减少明显，导致低清蛋白血症。临床上可出现水肿，甚至出现腹水及胸水。肝脏疾病时，肝内单核-巨噬细胞系统受免疫刺激产生大量 γ 球蛋白。严重肝病时血浆纤维蛋白原、凝血酶原等凝血因子合成减少，临床上可出现皮肤、黏膜出血倾向。此外体内氨基酸及核酸代谢产生的氨在肝脏合成尿素，经肾脏排出体外，从而维持血氨正常水平。肝细胞严重受损时，尿素合成减少使血氨升高，临床上表现为肝性脑病。通过血浆蛋白含量检测及蛋白组分分析、凝血因子含量及血氨浓度检测，可了解肝细胞有无损伤及损伤程度。

（一）血清总蛋白及清蛋白测定

血清总蛋白（total protein，TP）为血清所含各种蛋白质的总称，包括清蛋白（albumin，A）和球蛋白（globulin，G）。总蛋白和清蛋白含量是反映肝脏合成功能的重要指标。清蛋白又称白蛋白，是主要血清蛋白，半衰期为 19~21 天，在维持血液胶体渗透压、体内代谢物质转运及营养等方面起重要作用。总蛋白含量减去清蛋白含量，即为球蛋白含量。球蛋白由多种蛋白质组成，包括免疫球蛋白、补体、多种糖蛋白、金属结合蛋白、多种脂蛋白及酶类等。球蛋白与机体免疫功能及血浆黏度密切相关。

【参考区间】

血清总蛋白（双缩脲法）：65~85g/L。

清蛋白（溴甲酚绿法）：40~55g/L。

球蛋白：20~40g/L。

清球蛋白比值（A/G）：（1.2~2.4）∶1。

【临床意义】

肝脏具有较强代偿能力及清蛋白半衰期较长，故肝脏病变往往达到一定程度和病程后，才出现血清总蛋白和清蛋白的变化。急性或局灶性肝损伤时，上述检测多正常。故血清蛋白质检测主要反映慢性肝损伤和肝实质细胞的储备功能。总蛋白减低常与清蛋白减低平行，总蛋白增高常同时伴有球蛋白增高。

1. 血清总蛋白及清蛋白增高　主要由于血清水分减少，使单位容积总蛋白浓度增加，而全身总蛋白量并未增加，见于严重脱水、肾上腺皮质功能减退等。

2. 血清总蛋白及清蛋白降低　血清总蛋白<60g/L 或清蛋白<25g/L 称为低蛋白血症，临床上常出现严重水肿及胸水、腹水。常见于：①蛋白合成减少，如亚急性重症肝炎、慢性肝炎、肝硬化、肝癌、缺血性肝损伤、毒素诱导性肝损伤；②蛋白摄入不足，如营养缺乏及营养不良；③蛋白丢失过多，如肾病综合征、肾小球肾炎、蛋白丢失性肠病、大面积烧伤、急性大失血等；④消耗增加，慢性消耗性疾病如重症结核、甲状腺功能亢进及恶性肿瘤等；⑤血液稀释，如钠水潴留或静脉补充过多的晶体溶液。

3. 血清总蛋白及球蛋白增高　当血清总蛋白>80g/L 或球蛋白>35g/L，分别称为高蛋白血症或高球蛋白血症。总蛋白增高主要是由于 γ 球蛋白增高，可见于：①免疫球蛋白合成增多，如多发性骨髓瘤、淋巴瘤、原发性巨球蛋白血症等；②慢性肝脏疾病，如慢性活动性肝炎、肝硬化、慢性酒精性肝病等。球蛋白增高程度与肝病严重性相关；③自身免疫性疾病，如系统性红斑狼疮、风湿热、类风湿关节炎等；④慢性炎症与感染，如结核病、疟疾、黑热病、麻风病、梅毒及慢性血吸虫病等。

4. 血清球蛋白浓度降低　主要是合成减少，见于：①生理性减少，如小于 3 岁的婴幼儿；②免疫功能抑制，如长期应用免疫抑制剂及抗肿瘤治疗；③先天性低 γ 球蛋白血症。

5. A/G 倒置　清蛋白降低或球蛋白增高均可导致 A/G 倒置，见于严重肝功能损伤及 M 蛋白血症，如慢性中度以上持续性肝炎、肝硬化、原发性肝癌、多发性骨髓瘤、原发性巨球蛋白血症等。

（二）血清蛋白电泳

血清蛋白质在碱性环境中（pH8.6）均带负电荷，在电场中向阳极泳动。各种蛋白质的颗粒大小、等电点及所带负电荷量不同，故其泳动速度不同。电泳后从阳极开始依次为清蛋白、α_1 球蛋白、α_2 球蛋白、β 球蛋白和 γ 球蛋白五个区带。

【参考区间】

醋酸纤维素膜法：清蛋白 62%～71%，α_1球蛋白 3%～4%，α_2球蛋白 6%～10%，β 球蛋白 7%～11%，γ 球蛋白 9%～18%。

【临床意义】

1. 肝病型　表现为清蛋白降低，α_1、α_2及 β 球蛋白有减少倾向，γ 球蛋白增加，典型者 β 和 γ 区带融合，出现 β-γ 桥，在慢性活动性肝炎和失代偿肝炎后肝硬化增加尤为显著。肝病型见于慢性肝炎、肝硬化、肝细胞肝癌（常合并肝硬化）。急性及轻症肝炎时电泳结果多无异常。

2. M 蛋白血症型　表现为清蛋白轻度降低，单克隆 γ 球蛋白明显升高，亦有 β 球蛋白升高，偶有 α 球蛋白升高。大部分患者在 γ 区带、β 区带或 β 与 γ 区带间出现结构均一、基底窄、峰高尖的 M 蛋白区带。见于多发性骨髓瘤、原发性巨球蛋白血症等。

3. 肾病型　表现为清蛋白及 γ 球蛋白降低，α_2及 β 球蛋白（脂蛋白的主要成分）增高，见于肾病综合征及糖尿病肾病。

4. 其他型　结缔组织病常伴有多克隆 γ 球蛋白增高；先天性低丙种球蛋白血症 γ 球蛋白降低；蛋白丢失性肠病表现为清蛋白及 γ 球蛋白降低、α_2球蛋白则增高；各种急、慢性炎症及应激反应时表现为 α_1、α_2及 β 球蛋白均增高。

（三）血清前清蛋白测定

前清蛋白（prealbumin，PA）是肝细胞合成的一种载体蛋白，分子量比清蛋白小。其电泳速度较清蛋白快，为清蛋白前方染色很浅的区带。前清蛋白能与甲状腺素结合，故又称甲状腺素结合前清蛋白，并能运输维生素 A。前清蛋白半衰期较其他血浆蛋白短（约 2 天），故血清前清蛋白测定在判断营养状态和肝脏功能方面比清蛋白更加灵敏，是肝脏损伤的早期灵敏指标。

【参考区间】

透射比浊法：成人 250～400mg/L，儿童约为成人水平的一半，青春期急剧增加达成人水平。

【临床意义】

1. 降低　见于：①营养不良、慢性感染、恶性肿瘤晚期；②肝胆系统疾病，如肝炎、肝硬化、肝癌及胆汁淤积性黄疸。前清蛋白降低常常早于其他血清蛋白成分的改变，故对早期肝炎、急性重症肝炎有特殊诊断价值。

2. 增高　见于霍奇金病。

（四）血氨测定

人体代谢产生的氨大部分可通过肝内鸟氨酸循环合成无毒的尿素，经肾脏排出体外。当肝功能严重受损时，氨不能被解毒，可在中枢神经系统聚集，引起肝性脑病。肝脏将氨合成尿素，是维持血氨正常的关键。

【参考区间】

18～72μmol/L。

【临床意义】

1. 升高　①生理性增高见于进食高蛋白饮食或运动后；②病理性增高见于严重肝损害（如肝硬化、肝癌、重症肝炎等）、上消化道出血、尿毒症及肝外门脉系统分流形成等。

2. 降低　见于低蛋白饮食、严重贫血。

二、胆红素代谢功能测定

80%～85%的胆红素是衰老红细胞在肝、脾及骨髓的单核-巨噬细胞系统中受到分解和破坏的产物。这种非极性胆红素在血液中与清蛋白结合，称非结合胆红素（unconjugated bilirubin，UCB）。非结合胆红素不能自由透过各种生物膜，故不能从肾小球滤过。非结合胆红素到达肝脏后，在窦状隙与清蛋白分离，并与肝细胞Y、Z蛋白结合，再与葡萄糖醛酸结合，形成水溶性的结合胆红素（conjugated bilirubin，CB），排至胆汁中。结合胆红素在肠道细菌作用下水解、还原为尿胆原。尿胆原大部分随粪便排出，称为粪胆原。小部分尿胆原经肠道吸收入门静脉，其中大部分被肝细胞摄取再排至胆汁中，形成胆红素的肠肝循环；一部分从门静脉进入体循环，由肾排出体外。

当红细胞破坏过多、肝细胞膜对胆红素运转障碍、胆红素结合缺陷、排泄障碍、胆道阻塞等疾病，均可引起胆红素代谢障碍，高胆红素血症时会出现黄疸。临床常根据黄疸的原因不同，将黄疸分为溶血性黄疸、肝细胞性黄疸、胆汁淤积性黄疸三种类型。故通过检查血清胆红素代谢状况，可辅助溶血疾病、肝胆系统疾病的诊断与鉴别诊断。

（一）血清胆红素测定

血清总胆红素（serum total bilirubin，STB）包括UCB和CB。STB减去CB即为UCB。

【参考区间】

总胆红素：3.4~17.1μmol/L，结合胆红素：0~3.4μmol/L，非结合胆红素：1.7~10.2μmol/L。

【临床意义】

1. 判断黄疸有无及程度　STB > 17.1μmol/L，但 < 34.2μmol/L为隐性黄疸或亚临床黄疸，34.2~171μmol/L为轻度黄疸，171~342μmol/L为中度黄疸，>342μmol/L为重度黄疸。

2. 推断黄疸病因　通常 < 85.5μmol/L为溶血性黄疸，17.1~171μmol/L为肝细胞性黄疸，171~265μmol/L为不完全性梗阻性黄疸，>342μmol/L为完全性梗阻性黄疸。

3. 判断黄疸类型　各型黄疸均有STB增高。UCB明显增高提示为溶血性黄疸，CB明显增高提示为胆汁淤积性黄疸，三者均增高为肝细胞性黄疸。

4. 判断肝细胞损害的程度及预后　STB明显增高反映肝细胞损害严重。病毒性肝炎肝细胞损害越严重，STB越高，CB可持续升高。爆发性肝炎STB仅中度升高。胆汁淤积性肝炎虽肝损害较轻，但STB却可以很高。

5. 其他　STB增高也可见于败血症、心力衰竭等。STB减低见于再生障碍性贫血、继发性贫血等。

（二）尿胆红素测定

结合胆红素为水溶性，能透过肾小球基底膜而在尿中出现，而非结合胆红素不能在尿中出现。正常成年人尿中含有微量胆红素，通常检验方法不能检测。当血中结合胆红素浓度增加时，可自尿中排出。尿中出现胆红素时，尿呈深黄色或棕黄色，振荡后形成黄色泡沫。

【参考区间】

阴性。

【临床意义】

鉴别黄疸类型。肝细胞性及胆汁淤积性黄疸时，血清结合胆红素增加，尿胆红素阳性。胆汁淤积性黄疸尿胆红素增高明显、持续时间相对较长；肝细胞性黄疸尿胆红素出现时间早，持续时间相对较短。溶血性黄疸尿胆红素为阴性。

（三）尿胆原测定

在胆红素肠肝循环过程中，仅有极少量尿胆原（urobilinogen）进入血液循环从肾脏排出。尿胆原为无色物质，不会致尿色改变。

【参考区间】

定性：阴性或弱阳性。

定量：0.84~4.2μmol/（L·24h）。

【临床意义】

尿中尿胆原在生理情况下仅有微量，受进食和尿液酸碱度的影响，餐后或碱性尿中尿胆原稍增加。晨尿稀释4倍以上仍为阳性，则为尿胆原增多。

1. 增多 ①肝细胞受损，如病毒性肝炎、药物或中毒性肝损害及某些门脉性肝硬化患者；②循环中红细胞破坏增加及红细胞前体细胞在骨髓内破坏增加，如溶血性贫血及巨幼细胞贫血。

2. 减少 ①胆道梗阻，如胆石症、胆管肿瘤、胰头癌、Vater壶腹癌等，完全梗阻时尿胆原缺如，不完全梗阻时则减少，均伴有尿胆红素增加；②新生儿及长期服用广谱抗菌药物时，由于肠道细菌缺乏或受药物抑制，尿胆原生成减少。

临床检测血清结合胆红素、非结合胆红素及尿中尿胆红素与尿胆原对黄疸的诊断及鉴别诊断有重要价值（表4-3-15）。

表4-3-15 正常人及常见黄疸的实验鉴别诊断

类型	血清胆红素（μmol/L）			尿中胆色素		粪便颜色
	CB	UCB	CB/STB	尿胆红素	尿胆原	
正常人	0~6.8	1.7~10.2	0.2~0.4	-	-/±	淡黄色
胆汁淤积性黄疸	↑↑↑	↑	>0.5	++~+++	↓/-	浅黄或灰白色
溶血性黄疸	↑	↑↑↑	<0.2	-	↑↑↑	深棕色
肝细胞性黄疸	↑↑	↑↑	>0.2，<0.5	+~++	↑↑	棕黄色

三、血清酶测定

肝脏是人体酶含量最丰富的器官，酶蛋白约占肝细胞蛋白的2/3。肝细胞病变时，细胞膜或亚细胞器受损可使细胞内的酶释放入血，如丙氨酸氨基转移酶（ALT）、天门冬氨酸氨基转移酶（AST）；肝细胞内某些合成酶的活性因细胞坏死而下降，如凝血酶；胆道阻塞时，胆小管膜上的某些酶在胆盐作用下脱落并反流入血，导致血清酶活性升高，如碱性磷酸酶（ALP）、γ-谷氨酰转移酶（GGT）；肝脏纤维化时，与肝纤维组织增生的酶活性增高，如单胺氧化酶（MAO）、Ⅲ型前胶原肽（PⅢP）、透明质酸（HA）、脯氨酰羟化酶（PH）等。目前已知肝细胞内所含酶已达数百种，但临床诊断常用的只有10余种，测定这些酶的活性或含量可用于肝胆疾病的诊断和鉴别诊断。

（一）血清氨基转移酶测定

氨基转移酶简称转氨酶，是一组催化氨基酸与α-酮酸之间氨基转移反应的酶类，丙氨酸氨基转移酶（alanine aminotransferase，ALT）和天门冬氨酸氨基转移酶（aspartate aminotransferase，AST）是其中最重要的两种。ALT及AST广泛存在于多种器官中，ALT按含量多少依次为肝脏、肾脏、心脏及骨骼肌等组织中，AST按含量多少依次为心脏、肝脏、骨骼肌和肾脏等组织中。肝细胞中ALT主要存在于胞质中，而约80%的AST存在于线粒体内。正常时血清ALT与AST含量很低，肝细胞受损时细胞膜通透性增加，胞质内ALT与AST释放入血致使血清浓度升高。反映急性肝细胞损伤以ALT最敏感，反映损伤严重程度则以AST较为敏感。需注意ALT与AST均为非特异性肝细胞内功能酶。

【参考区间】

终点法（赖氏法）：ALT 5~25卡门单位，AST 5~28卡门单位；

速率法（37）：ALT 5~40U/L，AST 8~40U/L。

ALT/AST≤1。

【临床意义】

1. 急性病毒性肝炎 ALT与AST均显著升高，但以ALT升高更显著。ALT和AST不仅是急性病毒性肝炎的诊断指标，也是其病情及预后监测的参考指标。肝炎病毒感染后1~2周转氨酶达高峰，第3~5周逐渐下降,ALT/AST比值恢复正常。急性肝炎恢复期转氨酶活性不能恢复正常或再上升,提示急性肝炎转为慢性。急性重症肝炎病程初期AST升高比ALT更明显,如病情恶化黄疸进行性加重,转氨酶却减低,即"胆酶分离"现象,提示肝细胞严重坏死,预后不佳。

2. 慢性病毒性肝炎　转氨酶正常或轻度上升,常介于100~200U/L,ALT/AST>1。如AST升高较ALT显著,即ALT/AST<1,提示慢性肝炎可能进入活动期。

3. 非病毒性肝病　药物性肝炎、脂肪肝、肝癌等转氨酶可正常或轻度升高,且ALT/AST<1。酒精性肝病AST显著升高,ALT几近正常。可能与酒精具有特异性线粒体毒性及与酒精抑制吡哆醛活性有关。

4. 肝硬化　转氨酶活性取决于肝细胞坏死和肝脏纤维化程度,终末期肝硬化转氨酶活性正常或降低。

5. 原发性肝癌　转氨酶可正常或轻、中度升高,明显升高提示可能并发肝坏死,预后较差。

6. 肝内、外胆汁淤积　转氨酶正常或轻度升高。

7. 急性心肌梗死　6~8小时后AST增高,18~24小时达高峰,其值可达参考值上限的4~10倍,与心肌坏死范围和程度有关,4~5天后恢复,若再次增高提示梗死范围扩大或新的梗死发生。

(二)血清碱性磷酸酶测定

碱性磷酸酶(alkaline phosphatase,ALP)是一组在pH9~10.5的碱性环境中催化有机磷酸酯水解的酶。血清ALP来源于肝脏、小肠、胎盘、肾脏、骨骼等组织中,主要以游离形式存在,极少量与脂蛋白、免疫球蛋白形成复合物。血清大部分ALP来源于肝脏和骨骼,因此常作为肝脏疾病的检查指标之一。胆道疾病时,由于ALP产生过多而排泄减少,可引起血清中ALP升高。

【参考区间】

男性45~125U/L;女性:20~49岁35~100U/L,50~79岁50~135U/L;儿童(1~12岁)<500U/L。

【临床意义】

1. ALP生理性增高　妊娠3个月时胎盘即可产生ALP,9个月时达高峰,分娩1个月后恢复正常。新生儿、儿童、青少年骨骼生长期比成人高,12岁后ALP逐渐出现性别差异。

2. 肝胆系统疾病　胰头癌、胆管癌、胆道结石引起的胆管阻塞、原发性胆汁性肝硬化、肝内胆汁淤积等肝内、外胆管阻塞性疾病,ALP明显持续性升高,且与血清胆红素升高相平行。累及肝实质细胞的肝胆疾病(如肝炎、肝硬化),ALP可轻度升高。

3. 黄疸的鉴别诊断　ALP与血清胆红素、转氨酶同时测定有助于黄疸的鉴别诊断。①胆汁淤积性黄疸,ALP和血清胆红素明显升高,转氨酶仅轻度增加;②肝细胞性黄疸,血清胆红素中度增加,转氨酶活性很高,ALP正常或轻度升高;③肝内局限性胆道阻塞(如原发性肝癌、转移性肝癌、肝脓肿等),ALP明显增高,ALT则无明显增高,血清胆红素大多正常。

4. 骨骼疾病　ALP与骨化过程密切相关,许多骨骼系统疾病如纤维性骨炎、佝偻病、骨软化症、成骨细胞瘤、骨肉瘤及骨折愈合期,血清ALP升高。

(三)血清γ-谷氨酰转移酶测定

γ-谷氨酰转移酶(γ-glutamyltransferase,GGT)是催化谷胱甘肽上γ-谷氨酰基转移到另一个肽或另一个氨基酸上的酶。GGT主要存在于细胞膜和微粒体上,参与谷胱甘肽的代谢。肾脏、肝脏和胰腺含量丰富,但血清GGT主要来自肝胆系统。GGT在肝脏中广泛分布于肝细胞的毛细胆管一侧和整个胆管系统,因此当肝内合成亢进或胆汁排出受阻时,血清GGT增高。

【参考区间】

男性:10~60U/L,女性:7~45U/L。

【临床意义】

1. 肝占位性病变　原发性及继发性肝癌引起肝内阻塞,导致胆汁淤滞,诱使肝脏产生大量GGT,癌细胞合成 GGT 亢进，故血清 GGT 显著升高。肿瘤切除后 GGT 可下降，下降后又升高提示肝癌复发。GGT 与 AFP、CEA 联合检测可提高肝癌检出率。

2. 阻塞性疾病　肝内、外梗阻使 GGT 排出受阻并返流入血，导致血清 GGT 升高，且上升幅度与黄疸程度相平行。

3. 酒精性肝炎及药物性肝炎　GGT 可作为酒精性肝损伤及戒酒的监测指标。长期过量饮酒致酒精性肝损伤 GGT 显著升高，戒酒后 GGT 可随之下降。

4. 病毒性肝炎及肝硬化　急性肝炎 GGT 轻、中度升高。慢性肝炎、肝硬化可正常，GGT 持续升高提示病变活动或病情恶化。

5. 其他　脂肪肝、胰腺炎、胰腺肿瘤、前列腺肿瘤等 GGT 亦可轻度增高。

（四）血清胆碱酯酶测定

胆碱酯酶（cholinesterase，CHE）包括分布于红细胞、肺、脑、脾中的乙酰胆碱酯酶和存在于血清中的丁酰乙酰胆碱，两种乙酰胆碱均可催化酰基胆碱水解，有机磷对它们有强烈抑制作用。血清 CHE 测定用于评估肝脏储备功能和肝病预后。临床主要用于肝实质损害和有机磷中毒诊断，也作为有机磷农药接触的监测指标。

【参考区间】

5000～12 000U/L。

【临床意义】

1. 肝脏疾病　肝实质损伤，如急性肝炎、慢性活动性肝炎、肝硬化活动期，血清 CHE 减低。CHE 降低程度与肝脏损害程度成正比，持续降低提示预后不良。脂肪肝患者血清 CHE 升高。

2. 有机磷中毒　有机磷与 CHE 活性中心结合并抑制其活性，故血清 CHE 显著降低，并与临床症状一致。

3. 肝外病变　恶性肿瘤、急慢性感染、严重营养不良、重症肌无力、皮肌炎、恶性贫血和某些药物等 CHE 可降低。肾脏疾病、肥胖、甲亢等 CHE 增高。阿米巴性肝脓肿接受治疗后短期内 CHE 活性升高，故可用于阿米巴肝病的鉴别诊断和疗效观察。

（五）血清单胺氧化酶测定

单胺氧化酶（monoamine oxidase，MAO）能促进结缔组织成熟，参与胶原成熟最后阶段架桥形成，使胶原与弹性硬蛋白结合。广泛分布于肝、肾、胰、胃、小肠、心、脑等器官中。肝 MAO 来源于线粒体，血清 MAO 活性与体内结缔组织增生正相关，故临床常用 MAO 观察肝脏纤维化程度。

【参考区间】

连续监测法：0～3U/L。

【临床意义】

1. 急、慢性肝炎　急性肝炎 MAO 大多正常，当发生肝细胞广泛坏死，线粒体 MAO 释放入血，血 MAO 可升高。非活动期慢性肝炎 MAO 活性正常，慢性活动性肝炎约半数可增高。

2. 肝硬化　重症肝硬化及肝硬化伴肝癌 MAO 明显增高，且 MAO 与肝脏纤维化程度成正比。

3. 其他　甲亢、糖尿病、慢性心功能不全、结缔组织病常伴结缔组织增生，血清 MAO 亦增高。

四、其他肝功能试验

肝纤维化是肝内结缔组织增生的结果，是慢性肝病发展到肝硬化的必经阶段。结缔组织的主要构成物是胶原，故肝纤维化的实验室检查主要围绕着与胶原代谢有关的物质进行。除前面介绍的单氨氧化酶外，近年来主要以Ⅲ型前胶原 N 末端肽及血清Ⅳ型胶原作为肝纤维化的检测指标。

（一）Ⅲ型前胶原氨基末端肽测定

Ⅲ型前胶原转变成原胶原过程中，其氨基端和羧基端在内切酶作用下被切断，成为Ⅲ型胶原和Ⅲ型前胶原氨基末端肽（amino terminal procollagen type Ⅲ peptide，PⅢP）。这些游离肽链的含量在某种程度上反映肝脏纤维化情况。Ⅲ型胶原主要在肝脏纤维化早期增加，测定Ⅲ型胶原的代谢产物对肝脏纤维化早期诊断有意义。

【参考区间】

41～163μg/L。

【临床意义】

1. 肝炎　血清PⅢP升高可反映肝内炎症及灶性坏死，见于急性病毒性肝炎、慢性活动性肝炎及酒精性肝炎。急性病毒性肝炎PⅢP在炎症消退后恢复正常，如持续升高提示转为慢性活动性肝炎。故PⅢP检测可鉴别慢性持续性肝炎与慢性活动性肝炎。

2. 肝硬化　血清PⅢP含量能可靠反映肝纤维化程度、活动性及肝脏组织学改变，是诊断肝纤维化和早期肝硬化的良好指标。伴肝硬化的原发性肝癌血清PⅢP明显升高。

3. 用药监护及预后诊断　血清PⅢP检测可用于免疫抑制剂治疗慢性活动性肝炎的疗效监测，并可作为慢性肝炎的预后指标。

4. 肺纤维化、骨髓纤维化及某些恶性肿瘤血清PⅢP亦增高。

（二）Ⅳ型胶原及其分解片段（7S片段及NC1片段）测定

Ⅳ型胶原（collagen type Ⅳ，CⅣ）分布于肝窦内皮细胞下，是构成基膜的主要成分，由三股螺旋中心区、氨基末端7S片段和羧基末端球状NC1片段组成网状结构。肝纤维化过度增生时，CⅣ的合成和降解均处于较高水平。血清CⅣ、7S及NC1均主要源自肝基膜降解，是反映胶原降解的指标，其增加亦反映肝纤维化早期。

【参考区间】

放射免疫法：血清CⅣ NCl片段（5.3±1.3）μg/ml。

【临床意义】

1. 肝纤维化的诊断　肝病时血清CⅣ、7S及NC1均增高，其中7S与肝纤维化更密切。慢性迁延性肝炎、慢性活动性肝炎及肝硬化时三者水平依次递增。肝纤维化时血清7S及NC1增高，且与PⅢP升高一致，但仍以7S及NC1更显著。

2. 用药疗效及预后判断　血清CⅣ不仅可反映慢性丙型肝炎肝纤维化程度，还可预测干扰素、抗丙型肝炎病毒抗体的疗效。血清CⅣ>250μg/ml时，干扰素治疗无效。

3. 其他　甲亢、中晚期糖尿病、硬皮病等与基膜相关的疾病血清CⅣ、7S及NC1亦有增高。

（三）层黏连蛋白测定

层黏连蛋白（laminin，LN）是细胞间质基膜的主要成分，肝内主要由肝细胞、内皮细胞及贮脂细胞合成。LN是细胞与基质黏着的介质，与基膜成分结合进而调节细胞生长和分化。肝脏纤维化时，血清LN升高反映肝窦毛细血管化程度。

【参考区间】

放射免疫法：<（115.7±17.3）ng/ml。

【临床意义】

血清LN水平与肝脏纤维化程度、门脉压高低、炎症细胞浸润及肝坏死程度呈良好的正相关，LN可作为诊断早期肝硬化的指标之一。肝硬化、活动性肝炎、酒精性肝病、原发性肝癌及其他癌LN均可升高。血清LN升高还与基膜相关疾病、肿瘤浸润转移、糖尿病等有关。

（四）透明质酸测定

透明质酸（hyaluronic acid，HA）为糖胺多糖，由肝成纤维细胞及间质细胞合成，是结缔组织基质的主要成分。血清 HA 水平是反映肝损害严重程度，判断有无活动性肝纤维化的指标之一。

【参考区间】

放射免疫法：2~115μg/L。

【临床意义】

1. 肝纤维化的判断　急性肝炎向慢性迁延性肝炎、慢性活动性肝炎及肝硬化发展时，血清 HA 可逐步升高。其机制可能是肝损害累及内皮细胞功能，对 HA 摄取与降解障碍。血清 HA 随肝病发展而逐渐增高，随病情好转而逐渐下降。肝硬化早期血清 PⅢP 显著增高，HA 不一定高。其机制可能是肝硬化早期常伴活动性纤维化，但肝损害尚不严重。肝硬化晚期多为陈旧性肝纤维化，血清 PⅢP 可不高，但肝损害严重，血清 HA 可显著增高。

2. 成纤维细胞和网状细胞肉瘤、肾母细胞瘤、间皮瘤血清 HA 升高。类风湿性关节炎、全身性硬皮病等结缔组织病血清 HA 升高。

（五）血清胆汁酸测定

胆汁酸（bile acid，BA）在肝脏中由胆固醇合成，随胆汁排入小肠，约 95% 在回肠末端重吸收，经门静脉入肝脏，肝细胞将其摄取，再分泌至胆汁中，形成胆汁酸的肠肝循环。故胆汁酸测定能反映肝细胞合成、摄取、分泌及胆道的排泄功能，其对肝胆系统疾病诊断的灵敏性和特异性高于其他指标。

【参考区间】

酶法：0~10μmol/L。

【临床意义】

胆汁酸测定对肝胆系统疾病诊断的灵敏性和特异性高于其他指标。血清 TBA 升高见于：①肝细胞损害，急性肝炎、慢性活动性肝炎、肝硬化、肝癌、中毒性肝病等 TBA 显著升高。肝细胞仅轻微坏死时，血清 TBA 的升高常比其他检查灵敏。②胆道梗阻，如肝内、外胆管梗阻。③门脉分流。④进食后可有生理性的一过性升高。

五、肝胆疾病检验项目的选择

肝功能试验主要用于：①检查亚临床肝病；②估计肝组织损害程度；③观察黄疸性质和程度；④判断肝病种类；⑤监测肝病病程，评价疗效；⑥常规体检等。肝脏疾病实验室检验项目的选择原则如下：

（一）健康体检

可选择 ALT、AST、GGT、肝炎病毒标志物。如需进一步检查，可增加 ALP、血清总蛋白、清蛋白、血清蛋白电泳。

（二）疑为无黄疸肝病

急性肝炎患者可测定 ALT、尿液尿胆原、胆汁酸和肝炎病毒标志物；慢性肝炎患者可增加 AST、ALP、GGT、血清总蛋白、清蛋白、A/G 比值及血清蛋白电泳。

（三）黄疸的诊断及鉴别诊断

测定血清总胆红素、结合胆红素、尿液尿胆原与胆红素、血清 ALP、GGT、TBA 以鉴别黄疸类型。

（四）疑为原发性肝癌

除检查一般肝功能外，可增加测定 AFP、GGT、ALP 及其同工酶。

（五）肝脏纤维化

主要包括：①胶原、前胶原及其代谢产物，如血清 PⅢP、CⅣ；②非胶原性糖蛋白，如 LN；③蛋白多糖，如 HA。

（六）判断肝病发展情况及严重程度

测定尿量、尿液尿胆原及胆红素、血清胆红素、ALT、AST、血清总蛋白及 A/G 比值，并定期加以比较。ALT 和 AST 持续波动者易发展为活动性肝炎。了解肝纤维化的情况，可测定 MAO、PⅢP、CⅣ。

（七）判定疗效及药物适应证

测定血清 AST、γ 球蛋白等浓度，并定期检查加以比较。

肝脏生化功能极其复杂，每项肝功能试验只能反映肝功能的某一侧面，故有局限性。且肝脏具有强大储备、代偿和再生功能，因此肝脏损害早期，肝功能试验结果可能为阴性。在解释肝功能试验结果时，特别需考虑指标的非特异性，应仔细排除肝外因素影响。这就要求临床医师应与检验人员密切合作，对于检测结果进行动态观察和综合分析，才能得到更为正确的结果解释。

（许建成）

第七节　甲状腺功能检查

甲状腺的主要功能是利用无机碘化物合成甲状腺激素。食物中的无机碘化物经消化道吸收入血，迅速被甲状腺摄取并浓缩，在过氧化酶作用下无机碘化物释出高活性游离碘，经碘化酶作用又迅速与酪氨酸结合成一碘酪氨酸（T_1）和二碘酪氨酸（T_2）。1 分子 T_1 和 1 分子 T_2 耦联成三碘甲状腺原氨酸（T_3），2 分子 T_2 耦联成四碘甲状腺原氨酸（T_4）。T_3 与 T_4 均为甲状腺激素，与甲状腺球蛋白紧密结合，储存于甲状腺滤泡中。甲状腺激素参与人体的生长、发育及糖、蛋白质、脂肪的代谢调节。甲状腺激素检测适用于甲状腺功能紊乱如甲亢或甲减等疾病的诊断、鉴别诊断、疗效判断及预后评估。

一、甲状腺素测定

甲状腺素（thyroxine）又称四碘甲状腺原氨酸（T_4）。外周血 99% 以上 T_4 与蛋白质结合，只有约 0.04% 为具有生物活性的游离甲状腺素（FT_4），T_4 与 FT_4 之和为总 T_4（TT_4）。

【参考区间】

TT_4：66～181nmol/L。

【临床意义】

TT_4 是甲状腺功能状态最基本的筛检指标。

1. 增高　主要见于甲状腺功能亢进症（简称甲亢）、先天性甲状腺素结合球蛋白增多症、原发性胆汁性肝硬化、甲状腺激素不敏感综合征、妊娠及服用避孕药或雌激素等。此外严重感染、肝炎、肥胖等也可使 TT_4 增高。

2. 减低　主要见于甲状腺功能减退症（简称甲减）、缺碘性甲状腺肿、慢性淋巴细胞性甲状腺炎、低甲状腺素结合球蛋白血症等。此外，甲亢治疗过程中、糖尿病酮症酸中毒、恶性肿瘤、肝硬化、肾病综合征等也可使 TT_4 减低。

二、游离甲状腺素测定

游离甲状腺素（FT_4）是 T_4 的生理活性形式，由于 FT_4 不受其结合蛋白的影响，故 FT_4 较 TT_4 更有价值。

【参考区间】

12～22pmol/L。

【临床意义】

1. 增高　对甲亢诊断的灵敏度明显优于 TT_4，亦见于甲亢危象、甲状腺激素不敏感综合征、多结节性甲状腺肿等。

2. 减低　FT_4对甲减的诊断价值优于FT_3。此外见于应用抗甲状腺药物、糖皮质激素、苯妥英钠、多巴胺及肾病综合征等。

三、三碘甲状腺原氨酸测定

T_4在肝脏和肾脏中经酶脱碘后转变为3,5,3'-三碘甲状腺原氨酸(3,5,3'-triiodothyronine,T_3),T_3的生理活性为T_4的3~4倍。与T_4类似,外周血99%以上T_3与蛋白质结合,只有约0.4%为具有生物活性的游离T_3(FT_3),T_3与FT_3之和为总T_3(TT_3)。

【参考区间】

1.3~3.1nmol/L。

【临床意义】

1. 增高　TT_3是诊断甲亢的灵敏指标。甲亢时TT_3增高往往早于TT_4增高。TT_3是诊断T_3型甲亢的特异性指标,如功能亢进型甲状腺腺瘤、多发性甲状腺结节性肿大。

2. 减低 甲减时TT_3可减低,但其并非诊断甲减的灵敏指标。此外还可见于肢端肥大症、肝硬化、肾病综合征等。

四、游离三碘甲状腺原氨酸测定

游离三碘甲状腺原氨酸(FT_3)是T_3的生理活性形式。FT_3的优点是不受结合蛋白质影响,是诊断甲亢较为灵敏的指标之一。

【参考区间】

3.1~6.8pmol/L。

【临床意义】

1. 增高　FT_3对诊断甲亢非常灵敏,尤其是Graves病早期或复发。T_3型甲亢FT_3明显增高。FT_3增高还可见于甲亢危象、甲状腺激素不敏感综合征等。

2. 减低　见于低T_3综合征、慢性淋巴细胞性甲状腺炎晚期、应用糖皮质激素等。

五、血清促甲状腺激素测定

促甲状腺激素(thyroid stimulating hormone,TSH)是腺垂体合成的糖蛋白激素,生理功能是刺激甲状腺细胞的发育、合成及分泌甲状腺激素。TSH分泌受下丘脑合成的促甲状腺素释放激素(TRH)的调节,并受甲状腺素的负反馈调节。TSH不受TBG浓度影响,甲状腺功能改变时TSH的变化较T_3及T_4更迅速且显著,故血TSH是反映下丘脑-垂体-甲状腺轴功能的敏感试验,尤其是对亚临床甲亢和亚临床甲减的诊断有重要意义。

【参考区间】

0.34~5.60mIU/L。

【临床意义】

TSH是诊断原发性甲状腺功能低下最灵敏的指标。

1. 增高　见于原发性甲减、单纯性甲状腺肿、腺垂体功能亢进等,TSH可作为甲减患者应用甲状腺素替代治疗的疗效判断指标。

2. 降低　见于甲亢、腺垂体功能减低、继发性甲减、皮质醇增多症、肢端肥大症等。

（许建成）

第八节　心肌损伤标志物的测定

心肌细胞坏死时某些蛋白分子或酶会释放入血，通常将这些物质称为心肌损伤标志物。目前心肌损伤的生物化学指标较多，但作为心肌损伤的理想生物化学指标应具有高度的心脏特异性，血清水平在心肌损伤后能够迅速增高，并能持续较长时间。同时检测方法应简便快速，具有确切的临床应用价值。冠心病是导致心肌缺血损伤最常见的病因，此外心肌炎、中毒、心脏移植、心肺复苏、风湿性疾病等亦可引起心肌细胞损伤。

一、酶标志物测定

（一）肌酸激酶测定

肌酸激酶（creatine kinase，CK）主要分布于骨骼肌及心肌，其次是脑组织和平滑肌，肝脏、胰腺和红细胞中测不到 CK 活性。CK 主要存在于胞质和线粒体中，半衰期为 10～12 小时。CK 水平受性别、年龄、种族、生理状态的影响。男性肌肉容量大，其 CK 活性高于女性；运动后可致 CK 明显增高，且与运动强度、时间正相关。

【参考区间】

连续监测法：男性 50～310U/L，女性 40～200U/L。

【临床意义】

CK 活性升高见于：

1. 急性心肌梗死　CK 是 AMI 早期诊断的灵敏指标之一。AMI 起病 3～8 小时 CK 明显增高，10～36 小时内达到高峰，3～4 天恢复正常。若 AMI 病程中 CK 再次升高，常表明再次发生心肌梗死。

2. 心肌炎和肌肉疾病　心肌炎 CK 明显升高。多发性肌炎、横纹肌溶解症、进行性肌营养不良、剧烈运动等，CK 均可升高。

3. 溶栓治疗　AMI 溶栓治疗后出现再灌注可导致 CK 活性增高，使峰值时间提前。故 CK 水平有助于判断溶栓后的再灌注情况。

4. 手术　心脏手术或非心脏手术均可导致 CK 增高，其增高程度与肌肉损伤程度、手术范围、手术时间关系密切。

（二）肌酸激酶同工酶测定

CK 为 2 个亚单位组成的二聚体，可形成 3 种同工酶：①CK-MM（CK_3）主要分布于骨骼肌与心肌。②CK-MB（CK_2）主要分布于心肌。③CK-BB（CK_1）主要存在于脑、前列腺、肺及肠等组织。正常人血清中以 CK-MM 为主，CK-MB 少量，CK-BB 极微量。测定 CK 总活性及同工酶类型对判断是否存在心肌梗死有一定意义。

【参考区间】

琼脂糖凝胶电泳法：CK-MM：94%～96%；CK-MB：<5%；CK-BB：极少或无。

【临床意义】

CK-MB 增高见于：

1. AMI　CK-MB 对 AMI 早期诊断的灵敏性明显高于 CK，且具有高度特异性，但其敏感性及特异性均不及肌钙蛋白。CK-MB 多于 AMI 发病后 3～8 小时升高，9～30 小时达高峰，48～72 小时恢复正常。与 CK 相比，CK-MB 变化早，消失快，增高程度能较准确反映梗死范围，高峰出现时间是否提前有助于判断溶栓治疗是否成功。

2. 其他　见于心绞痛、心包炎、慢性心房颤动、心脏手术、安装起搏器等，亦见于肌营养不良、多发性肌炎、肌萎缩、挤压综合征、肌内注射等肌肉疾病。

（三）乳酸脱氢酶测定

乳酸脱氢酶（lactate dehydrogenase，LD）为糖酵解酶，广泛存在于各种组织细胞的胞质中，以心肌、骨骼肌及肾脏含量最为丰富，其次为肝、脾、胰、肺及肿瘤组织，红细胞内含量极丰富。心肌及有关组织损伤时，LD 释放入血，使血清 LD 活性增高，但 LD 对心肌损伤的诊断特异性不高，目前基本上不作为 AMI 的检测指标。

【参考区间】

连续监测法：120~250U/L。

【临床意义】

LD 活性升高：

1. 急性心肌梗死　血清 LD 活性增高缺乏组织及器官特异性，AMI 时升高晚（8~18 小时），达峰时间长（24~72 小时），不宜用做早期诊断指标。但由于 LD 半衰期长，心肌梗死后恢复时间长（6~10 天），对于入院较晚、亚急性发病患者的诊断、病情监测及回顾性诊断等仍有一定意义。如 LD 持续升高或再次升高，提示心肌梗死范围扩大或再次出现梗死。

2. 肝脏疾病　见于急性肝炎或慢性肝炎活动期、肝硬化、阻塞性黄疸等。

3. 恶性肿瘤　见于恶性淋巴瘤、肺癌、肝癌、结肠癌、乳腺癌、胃癌、宫颈癌、白血病等。

4. 其他　见于贫血、肺梗死、胰腺炎、骨骼肌损伤、肌营养不良、休克、肾病、脑血管病、心力衰竭、心包炎等。LD 非特异性变化可用于上述疾病的筛查，不明原因的血清 LD 活性增高应进一步查找病因。

（四）乳酸脱氢酶同工酶测定

LD 存在于很多组织中，其总活性测定不能特异反映某一组织或器官的情况，为进一步了解病因，需测定同工酶以区别组织来源。LD 是由 H 亚基（心型）和 M 亚基（肌型）组成的四聚体，根据亚基组合不同形成 5 种同工酶：即 $LD_1(H_4)$、$LD_2(H_3M)$、$LD_3(H_2M_2)$、$LD_4(HM_3)$ 及 $LD_5(M_4)$。LD_1、LD_2 主要来自心肌，LD_3 主要来自肺及脾组织，LD_4 和 LD_5 主要来自肝脏及骨骼肌。其中 LD_1、LD_2（尤其 LD_1）在 AMI 等心肌病变时明显升高，其改变早于总 LD。

【参考区间】

圆盘电泳法：LD_1：14%~26%，LD_2：29%~39%，LD_3：20%~26%，LD_4：8%~16%，LD_5：6%~16%。

定性：$LD_2>LD_1>LD_3>LD_4>LD_5$。

【临床意义】

LD 及其同工酶对诊断 AMI 具有较高的灵敏性，但特异性较差，目前已经不是 AMI 诊断的首选指标。

1. 急性心肌梗死　AMI 发生后 LD_1 开始增高，早于总 LD，且 $LD_1>LD_2$。

2. 肝胆疾病　病毒性肝炎、肝硬化、肝癌 LD_5 升高，肝细胞黄疸 $LD_5>LD_4$，阻塞性黄疸 $LD_4>LD_5$。

3. 恶性肿瘤　肿瘤细胞坏死可引起血清 LD 升高。肝癌（尤其转移癌）可伴有 LD_4 和 LD_5 明显升高；白血病、淋巴瘤常以 LD_3 和 LD_4 增高为主。

4. 其他　恶性贫血 LD 活性极度升高，$LD_1>LD_2$；骨骼肌疾病 $LD_5>LD_4$；肌萎缩早期 LD_5 升高，晚期 $LD_1>LD_2$ 增高；肺部疾病 LD_3 增高。

二、蛋白质标志物

（一）肌钙蛋白测定

肌钙蛋白（troponin，Tn）为存在于骨骼肌和心肌细胞中的一组收缩蛋白。心肌肌钙蛋白（cardiac troponin，cTn）是心肌特异性肌钙蛋白，包括肌钙蛋白 T（cTnT）、肌钙蛋白 I（cTnI）和肌钙蛋白 C（cTnC）三个亚单位。心肌损伤或坏死时，cTnT 和 cTnI 可释放入血，是心肌损伤的特异性标志物。

【参考区间】

cTnT(ECLIA 法):<0.014μg/L;cTnI(CLIA 法):<0.034μg/L。

【临床意义】

1. 诊断 AMI　cTnT、cTnI 是诊断 AMI 的特异性标志物。cTn 在 AMI 发作后 3~6 小时升高,10~24 小时达高峰,升高幅度为参考值上限的 30~40 倍,恢复正常需要 5~7 天(cTnI)或 10~15 天(cTnT)。对非 Q 波性、亚急性心肌梗死或 CK-MB 无法诊断的患者价值更大。

2. 判断微小心肌损伤　不稳定型心绞痛(UAP)患者常发生微小心肌损伤(MMD),UAP 时 cTn 升高提示小范围心肌梗死的可能。故 cTn 水平变化对诊断 MMD 和判断 UAP 预后有重要价值。

3. 其他心脏病　急性心肌炎 cTn 可低水平升高。cTn 可用于 AMI 溶栓治疗监测,如再灌注成功,90 分钟达峰值。cTn 可预测血液透析患者心血管事件,cTn 增高提示预后不良或发生猝死的可能性增大。钝性心肌外伤、心肌挫伤、心脏移植后发生的慢性或亚急性移植排斥反应、药物及严重脓毒血症所致左心衰可见 cTn 增高。

(二)肌红蛋白测定

肌红蛋白(myoglobulin,Mb)为存在于心肌及骨骼肌中的氧结合蛋白,具有贮存氧及运输氧的功能。Mb 分子量小,易从坏死或损伤的肌细胞中快速释放出来,其血浆半衰期为 8~10 分钟。正常血中 Mb 含量很低且由肾脏排泄,当心肌和骨骼肌损害时,血及尿 Mb 水平升高,故测定 Mb 对 AMI 及骨骼肌损伤的诊断有一定价值。

【参考区间】

定性:阴性。定量:ECLIA 法:男性 28~72μg/L;女性 25~58μg/L。

【临床意义】

Mb 升高见于:

1. 急性心肌梗死　AMI 发作后 30 分钟~2 小时 Mb 即开始升高,5~12 小时达高峰,18~30 小时恢复正常。故 Mb 可作为早期诊断 AMI 的指标,明显优于 CK-MB 及 LD,但其特异性较差。AMI 溶栓治疗后,Mb 迅速上升,提示再灌注成功。

2. 骨骼肌损伤　见于遗传性肌红蛋白尿症(可伴有皮肌炎、肌营养不良、多发性肌炎)、挤压综合征、烧伤、冻伤、多发性外伤和某些病理性肌肉组织变性、炎症等。

3. 其他　肾衰竭、心功能衰竭、心肌炎、休克和某些肌病等。

(许建成)

第九节　治疗性药物监测

一、概述

药物治疗是临床疾病治疗的主要方法之一,但药物靶位浓度不足或过量可导致药物治疗无效或产生不良反应,甚至引起药源性疾病。因此,依据患者具体情况,制订有效而安全的个体化药物治疗方案非常重要。

治疗性药物监测(therapeutic drug monitoring,TDM)是以药物代谢动力学理论为基础,用灵敏可靠的方法检测患者血液或体液中药物浓度,来指导临床合理用药及建立科学的个体用药方案,以保证药物治疗的安全性及有效性。

进入体内的药物需经过吸收、分布、代谢和排泄等一系列过程,故体内药物量并非保持在某一水平,而是随时间动态变化。孤立研究体内过程中某一环节的变化，不能全面客观反映体内药物随时间的量变及规律。药代动力学以数学模式及公式定量描述体液中药物或其代谢物随时间变化的动态过程，反映药物的吸收、分布和清除规律。各种高灵敏度、高特异性检测方法能够检测到微量的药物浓度，且越来越多的有效血药浓度范围及中毒浓度相继确定。以血药浓度为客观依据，以药代动力学理论为指导，制订合理用药方案，日益为临床接受和采用。

二、治疗性药物监测常用技术方法及临床应用

（一）治疗性药物监测常用技术方法

1. 光谱法　包括可见光分光光度法、紫外光分光光度法及荧光光度法。此类方法或多或少存在所需样品量大、灵敏性及特异性低、干扰因素多、操作复杂的不足，目前已较少使用。

2. 色谱法　包括薄层色谱法（TLC）、气相色谱法（GC）、高效液相色谱法（HPLC）及高效液相色谱-质谱联用法（LC-MS）。色谱法特异性及灵敏性均高，但要建立方法学且标本需预处理，现已广泛应用于临床。

3. 免疫学方法　药物多为抗原或半抗原，可制备相应特异性抗体，建立定量免疫学检测方法。免疫学方法包括荧光偏振免疫法（FPIA）、酶放大免疫法（EMIT）、放射免疫法（RIA）。其方法灵敏性及特异性高，一般不需要样品预处理，操作简单，是目前 TDM 最常用的检测方法之一。

4. 毛细管电泳法　该法可高效分离，操作简单，仅需缓冲溶液，所用材料成本低廉。

5. 原子吸收法 操作简单，可用于含金属离子药物的测定。

（二）标本采集

采样时间对 TDM 具有重要作用。一般情况下，测定样品多为血浆、血清或全血，以及唾液、尿液、脑脊液等体液。采样时间取决于药物的给药形式和半衰期。通常测定血药浓度的目的是估算个体的分布容积及清除率，并以此预测负荷剂量和维持剂量，以期达到有效治疗浓度范围。对于连续多次、多剂量用药的患者，应在血药浓度达到稳态，下次用药前采集血样。疗效范围小、半衰期短的药物，应在峰值和谷值时采集样品。出现药物中毒症状时应在出现症状后或即刻采集样本。

（三）需要监测的主要药物

目前的检测技术几乎可以监测所有药物的血药浓度，但并非所有药物都需要血药浓度监测。目前临床上监测较多的药物有地高辛、苯妥英钠、碳酸锂、庆大霉素、环孢素及甲氨蝶呤。一般认为，存在以下因素的药物需考虑进行 TDM。

1. 治疗指数低，安全范围窄，治疗浓度范围与中毒浓度接近的药物　强心苷、多数抗心律失常药及抗癫痫药等需通过监测血药浓度以调整剂量，才可获得安全有效的治疗效果。

2. 以控制疾病发作或复发为目的的药物　该类用药的目的不是治疗已存在的疾病，而是巩固疗效或控制发作与复发。如苯妥英钠控制癫痫大发作，环胞素用于器官移植后抑制排斥反应等，常需数月或数年的长期用药。故只能通过 TDM 将血药浓度控制在有效浓度范围内，以保证长期用药的有效性和安全性。

3. 不同治疗目的需不同血药浓度的药物　地高辛治疗心房扑动或纤颤所需血药浓度多为 2ng/ml 或更高，而治疗慢性充血性心衰的血药浓度应在 0.8～1.6ng/ml，故将血药浓度控制在治疗目的所需的浓度范围内非常必要。

4. 中毒症状与剂量不足症状类似，并且临床又难以辨别的药物　苯妥英钠用于治疗癫痫，但中毒时也可致抽搐；强心苷用于治疗心衰及某些心律失常，但中毒也可表现为心衰加重，出现多种心律不齐。仅凭临床表现无法判断为中毒或剂量不足，TDM 则可提供正确诊断的客观依据。

5. 药动学个体差异性大的药物　服用相同剂量与剂型的普萘洛尔，不同个体间血药浓度的差异可达

20 倍,故应进行 TDM。

6. 代谢过程受个体病理变化影响明显的药物　胃肠道疾病影响药物吸收,心衰、休克影响药物分布,肝脏疾病影响药物代谢,肾脏疾病影响药物的排泄。故在这些情况下应对药物进行浓度监测。

7. 可能产生药动学相互作用的联合用药　某些药物间在血浆蛋白结合、肾小管排泌上存在竞争性抑制,联合用药会产生相互影响。某些患者接受多种药物治疗而有中毒危险时,也需进行血药浓度监测。

8. 查找药物治疗无效的原因　对于诊断明确,用药恰当,但疗效未达预期时,可进行 TDM 以确认是否达到药物浓度。

有必要进行 TDM 的药物见表 4-3-16。

表 4-3-16　需要 TDM 的药物

类别	药　物
强心苷类	地高辛、洋地黄毒苷、毒毛花苷 K、毛花苷丙
抗癫痫类	苯妥英钠、苯巴比妥、卡马西平、乙琥胺、丙戊酸钠、拉莫三嗪、左乙拉西坦
抗抑郁药	丙咪嗪、阿米替林、去甲替林、多塞平
抗躁狂类	碳酸锂
抗心律失常药	利多卡因、普鲁卡因胺、奎尼丁、妥卡胺
解热镇痛药	阿司匹林、对乙酰氨基酚
抗菌药物	万古霉素、庆大霉素、链霉素、卡那霉素、阿米卡星、妥布霉素、氯霉素
抗恶性肿瘤药	甲氨蝶呤、紫杉醇、氟尿嘧啶
免疫抑制剂	环孢素、他克莫司、西罗莫司、霉酚酸酯
利尿药	呋塞米
β 受体阻滞剂	普萘洛尔、美托洛尔、阿替洛尔
抗凝血类药物	普通肝素、低分子肝素、华法林

（四）治疗性药物监测的结果分析

TDM 的价值很大程度上取决于如何分析结果。正确分析 TDM 结果,对临床正确用药、提高疗效、避免及减少药物中毒有重要意义。正确分析结果主要依赖于对患者临床资料的掌握及对 TDM 影响因素的全面分析。

1. 掌握必要的临床资料　掌握相关临床资料对正确评价 TDM 结果很有价值。TDM 结果分析需掌握的资料有:患者的一般资料、用药情况、标本采集时间、联合用药、实验室检查、TDM 方法、群体药代动力学参数等,其中以用药情况和标本采集时间最为重要。

2. 影响 TDM 结果的因素　主要包括:①用药因素及药物代谢因素:如用药途径、用药剂量及次数、同时使用不同药物间的相互干扰,这些因素都将影响药物摄取、利用、代谢和清除等。②生理因素:年龄、体重和体表面积对血药浓度影响较大,按年龄、体重和体表面积计算用药剂量较为合理和科学。此外不同年龄和性别对药物的敏感程度不同,儿童和老人对药物比较敏感,女性对某些药物的敏感性高于男性。分析血药浓度与药效关系时应予以重视。③遗传因素:个体间的药代动力学的差异主要由遗传因素所致。影响药物转化的遗传多型性有乙酰化多型性和氧化能力多型性。在 TDM 结果出现异常增高时,排除了过量用药、检验误差后,应考虑是否存在非线性动力学消除或遗传性代谢缺陷的特殊个体。④检测方法因素:不同方法测得的血药浓度存在差异,应根据每种方法的特点,结合药物的结构、理化性质及其有效血药浓度,选择灵敏度高、精密度好、误差小、特异性强和准确性高的方法。结果解释必须严格使用所用方法的参考区间。

（许建成）

学习小结

本章主要介绍了糖代谢检测、血脂及脂蛋白测定、血清无机离子测定、酸碱平衡检查，肾功能、肝功能、甲状腺功能检查，心肌损伤标记物测定以及血药浓度检测的临床应用。

1. 糖代谢检测常用于糖尿病的诊断和疗效评价；脂代谢紊乱主要表现为高脂血症和动脉粥样硬化。

2. 血清中无机离子的测定主要包括 K^+、Na^+、CL^-、Ca^{2+}、P、Mg^{2+}，水平衡紊乱和电解质平衡紊乱常共同发生。临床中常通过血气分析来评价机体是否发生酸碱平衡紊乱及类型。

3. 肾功能检查主要包括肾小球滤过功能检查和肾小管功能检查。

4. 肝脏疾病时，可有蛋白质、胆红素、血清酶等多方面的异常。

5. TSH、TT_3、TT_4、T_3及 T_4等甲状腺激素检测适用于甲亢、甲减等甲状腺功能紊乱的诊断、鉴别诊断、疗效判断及预后评估。

6. CK、CK-MB、cTn、Mb 等心肌损伤标志物常用于 AMI 等心肌疾病的诊断、鉴别诊断。

复习参考题

1. 如何应用口服葡萄糖耐量试验（OGTT）协助诊断糖尿病?

2. 哪些脂类是引起动脉粥样硬化的危险因素?哪些是保护因素?

3. 常见引起高钾、低钾血症的原因有哪些?

4. 如何分析判断酸碱平衡紊乱的类型?

5. 简述溶血性黄疸、肝细胞性黄疸、胆汁淤积性黄疸的胆红素代谢特点。

6. 急性肝炎及慢性肝炎的血清酶学代谢特点有何不同?

7. 反映肾小球滤过功能的试验有哪些及其临床意义?

8. 简述甲亢及甲减的甲状腺激素代谢变化。

9. 简述急性心肌梗死的心肌损伤标志物变化。

第四章　临床免疫学检查

学习目标

掌握	免疫球蛋白、补体活性检测、T/B 淋巴细胞表面标志物检测的临床意义；乙型肝炎病毒血清学标志物检测；感染免疫检测、自身抗体检测的临床意义；肿瘤标志物的概念和常用肿瘤标志物的临床意义。
熟悉	免疫球蛋白、补体活性的检测方法和概念；T、B 淋巴细胞表面标志物检测的方法；T 淋巴细胞功能的检测及临床意义；其他肝炎病毒标志物检测的临床意义；肿瘤标志物的选用原则。
了解	B 淋巴细胞功能的检测方法；NK 细胞的检测及临床意义。

第一节　体液免疫检查

一、免疫球蛋白检测

（一）概述

免疫球蛋白(immunoglobulin,Ig)是由浆细胞合成分泌的一组具有抗体活性的球蛋白,存在于机体的血液、体液、外分泌液和部分细胞膜上。免疫球蛋白可分为 IgG、IgA、IgM、IgD 和 IgE 五大类。

免疫球蛋白 G(immunoglobulin G,IgG)以单体形式存在于血清和其他体液中,在正常人血清中含量最高,占血清 Ig 总量的 75%,是体液中最重要的抵抗病原微生物的抗体。IgG 可分为 4 型,分别为 IgG_1、IgG_2、IgG_3、IgG_4。IgG 是再次免疫应答的主要抗体,也是唯一能通过胎盘的抗体,婴儿出生后 3 个月开始合成,通过自然被动免疫使新生儿获得免疫抗体。

免疫球蛋白 A(immunoglobulin A,IgA)分为血清型 IgA 和分泌型 IgA(secretory IgA,SIgA)两种类型。血清型 IgA 主要以单体形式存在,其含量占总数的 15%~25%,SIgA 是参与黏膜局部免疫的主要抗体,主要存在于胃肠道和支气管分泌液、初乳、唾液和泪液中。SIgA 浓度变化与这些部位的局部感染、炎症或肿瘤等病变密切相关。

免疫球蛋白 M(immunoglobulin M,IgM)为五聚体的抗体分子,是 Ig 中分子最大者,是个体发育过程中最早合成和分泌的抗体,也是抗原刺激诱导的体液免疫应答中最先产生的抗体。在感染过程中血清 IgM 水平升高,说明有近期感染,该指标有助于感染的早期诊断。

免疫球蛋白 D(immunoglobulin D,IgD)在正常人血清中浓度很低,目前其作用尚不清楚。

免疫球蛋白 E(immunoglobulin E,IgE)是血清中含量最少的 Ig,是一种亲细胞性抗体,介导Ⅰ型超敏反应。在特应性过敏症和寄生虫感染者血清中 IgE 水平可升高。

M 蛋白是一种单克隆 B 淋巴细胞或浆细胞异常增殖所产生的、具有相同结构和电泳迁移率的异常免疫球蛋白,包括免疫球蛋白分子或其分子片段(如轻链、重链等),一般不具有抗体活性。

(二)IgG、IgA 和 IgM 检测

IgG、IgA 和 IgM 在血清中含量较高,常用免疫散射比浊法定量检测。

【参考区间】

免疫比浊法:IgG 7.0~16.0g/L;IgA 0.70~5.00g/L;IgM 0.40~2.80g/L。

【临床意义】

1. 生理性变化

血液中 Ig 因年龄不同其含量有一定的变化。新生儿可通过胎盘获得由母体转移来的 IgG,故血液中含量较高,接近成人水平。婴幼儿体液免疫功能还不成熟,Ig 含量低于成人。

2. 高免疫球蛋白血症

(1) IgG 增高:见于慢性活动性肝炎、结核病、系统性红斑狼疮(systemic lupus erythematosus,SLE)及多发性肌炎等各种感染性疾病和自身免疫性疾病。

(2) IgA 增高:主要为黏膜炎症和皮肤病变,包括溃疡性结肠炎、皮肌炎及其他皮肤疾患,且皮肤病变范围愈大,IgA 愈高。

(3) IgM 增高:多见于毒血症和感染性疾病早期,如传染性单核细胞增多症、锥虫病、曲霉病等。

3. 低免疫球蛋白血症

(1) 先天性低 Ig 血症:主要见于体液免疫缺陷病和联合免疫缺陷病。

(2) 获得性低 Ig 血症:患者血清中 IgG 小于 5g/L,可能与下列疾病有关,严重胃肠道疾患、重症传染病以及一些原发性肿瘤、长期使用免疫抑制剂。

(三)IgD 的检测

IgD 的测定方法有放射免疫分析法、乳胶颗粒免疫比浊分析法、酶联免疫吸附试验(ELISA)。

【参考区间】

ELISA:0.6~1.2mg/L。

【临床意义】

血清中 IgD 升高主要见于妊娠末期、IgD 型骨髓瘤、甲状腺炎和大量吸烟者。原发性无丙种球蛋白血症、肺硅沉着病(矽肺)和细胞毒药物治疗后 IgD 则降低。

(四)IgE 的检测

总 IgE 的测定方法有化学发光免疫分析法、放射免疫分析法、乳胶颗粒免疫比浊法及 ELISA 等。特异性 IgE 的检测方法主要有免疫斑点法和 ELISA。

【参考区间】

男:31~5500μg/L,女:31~2000μg/L(ELISA 法)。

【临床意义】

1. IgE 升高　见于过敏性支气管哮喘、特应性皮炎等Ⅰ型变态反应性疾病,非变态反应性疾病如 IgE 型骨肉瘤、寄生虫感染、急性或慢性肝炎、SLE、类风湿性关节炎(rheumatoid arthritis,RA)等。

2. IgE 下降　见于原发性无丙种球蛋白症、共济失调性毛细血管扩张症、肿瘤及化疗药物应用后。

(五)M 蛋白的检测

M 蛋白的检测方法主要有蛋白电泳法、免疫比浊法或免疫电泳法。

【参考区间】

阴性（蛋白电泳法、免疫电泳法）。

【临床意义】

血清中检测到 M 蛋白，提示单克隆免疫球蛋白增殖病。临床上主要见于：多发性骨髓瘤、巨球蛋白血症、重链病、意义不明的单克隆丙种球蛋白血症、良性 M 蛋白血症、恶性淋巴瘤、半分子病。

二、血清补体测定

（一）概述

补体（complement，C）是存在于人和动物血清及组织液中一组不耐热、经活化后具有酶活性、可介导免疫和炎症反应的蛋白质，包括 30 多种可溶性蛋白和膜结合蛋白，共同组成一个复杂的系统，称为补体系统。

补体通过经典途径、旁路途径和甘露聚糖结合凝集素（mannan-binding lectin，MBL）途径三条途径被激活。补体活化过程中产生的多种活性片段，可通过与细胞膜表面相应受体结合而介导补体系统多种生物学功能：①溶解细胞、细菌和病毒；②调理作用；③清除免疫复合物；④炎症介质作用；⑤免疫调节作用。

（二）总补体溶血活性（CH_{50}）的检测

血清总补体活性的测定，是补体被激活后最终效应的检测方法，所反映的主要是补体 9 种成分的综合水平。临床上以红细胞的溶解为指示，以 50%溶血为判断终点 CH_{50}（50% complement hemolysis，CH_{50}）来测定血清总补体活性。

【参考区间】

试管法：50～100U/ml。

【临床意义】

1. CH_{50}活性增高　常见于各种急性期反应，如急性炎症（风湿热急性期、皮肌炎、肺炎、甲状腺炎等）、组织损伤、妊娠、恶性肿瘤如肝癌等。

2. CH_{50}活性减低　其原因包括先天性和后天性因素。先天性补体缺乏症比较少见，主要由补体基因缺陷或基因突变引起，导致补体成分或调节成分缺陷。后天因素主要见于急性肾小球肾炎、SLE、大面积烧伤、严重感染、肝硬化、组织损伤缺血等疾病引起的补体消耗增多和合成减少。

（三）单个补体成分测定

免疫溶血法检测单个补体成分的活性，免疫化学法测定其含量。用于单个补体成分定量的免疫化学法包括单向免疫扩散、火箭免疫电泳和免疫比浊法，目前常用的是免疫比浊法。

【参考区间】

速率散射比浊法 C_3：0.9～1.8g/L；C_4：0.10～0.40g/L。C_{1q}：0.18～0.19g/L（ELISA 法）；0.025～0.05g/L（免疫比浊法）；B 因子：0.10～0.40g/L（单向免疫扩散法）。

【临床意义】

1. 补体 C_3　作为急性时相反应蛋白，在某些急性炎症或传染病早期，如风湿热急性期、心肌梗死、关节炎等可见其增高。补体 C_3降低主要见于：①补体合成能力下降（如慢性活动性肝炎等）；②补体消耗或丢失过多（如活动性红斑狼疮、大面积烧伤等）；③补体合成原料不足，如营养不良（多见于儿童）；④先天性补体缺乏，如遗传性 C_3缺乏症。

2. C_4含量　升高常见于风湿热急性期、Reiter 综合征和各种类型的关节炎等。在 SLE 中 C_4的降低常早于补体其他成分，且缓解时较其他成分回升慢。狼疮性肾炎较非狼疮性肾炎 C_4含量明显低下。

3. C_{1q}含量　增高见于 RA、血管炎、硬皮病、痛风；减低见于活动性混合性结缔组织病（mixed connective tissue disease，MCTD）、肾病综合征、重症联合免疫缺陷。

4. B 因子含量　在各种肿瘤患者血清中显著增高。血清 B 因子含量减低的疾病包括 SLE、急或慢性肾炎、MCTD、急或慢性肝炎等，通过激活补体旁路途径使 B 因子消耗。

第二节　细胞免疫检查

人体的淋巴细胞分为 T、B 和 NK 等细胞群，它们又分别有若干亚群，各有其特异的表面标志物和功能。临床上各种免疫疾病均可出现不同群淋巴细胞数量和功能的变化，对它们进行检测可用以判断细胞免疫功能。

一、淋巴细胞表面标志物检查

（一）T 细胞亚群检测

T 细胞是参与机体细胞免疫反应和在免疫反应中起主导调节作用的一组免疫细胞。外周血中 T 淋巴细胞属于 $TCR_{\alpha\beta}^{+}$T 细胞，一般认为 CD3 分子是所有 T 细胞均有的标志性抗原，同时，不同功能的 T 细胞亚群也有各自的标志性抗原。根据 T 细胞表面标志性抗原及其免疫效应功能可将 T 细胞分为 $CD3^{+}CD4^{+}CD8^{-}$辅助性 T 细胞（help T cell，Th），$CD3^{+}CD4^{-}CD8^{+}$细胞毒性 T 细胞（cytotoxic T cell，CTL 或 Tc）和 $CD4^{+}CD25^{+}Foxp3^{+}$调节性 T 细胞（regulatory T cell，Tr 或 Treg）等几个亚群。其检测方法主要有 E 玫瑰花形成试验、免疫荧光法和流式细胞术。

1. E 玫瑰花形成试验　T 淋巴细胞表面具有特异性绵羊红细胞（SRBC）受体（CD2），在一定条件下可与 SRBC 结合形成玫瑰花样的花环，称为 E 玫瑰花形成试验（erythrocyte rosette formation test，E-RFT）。显微镜下计数花结形成细胞占淋巴细胞的比例，以每个淋巴细胞黏附 3 个或 3 个以上绵羊红细胞者为花结形成细胞。此法因影响因素较多，已逐渐被测定 CD 抗原的方法所替代。

【参考区间】

Et：64.4%±6.7%。

2. 免疫荧光法　通过密度梯度离心法获取外周血单个核细胞，再加入荧光素标记的抗某种 T 细胞的表面标志物的单克隆抗体，孵育 20~30 分钟后，用荧光显微镜进行计数，并计算出阳性细胞的百分率。也可用 FACS 进行分析，此法较其他方法快速、准确、可靠。

【参考区间】

免疫荧光法，FACS：$CD3^{+}$ T 细胞为 61%~85%，$CD4^{+}$ T 细胞为 28%~58%，$CD8^{+}$ T 细胞为 19%~48%，$CD4^{+}/CD8^{+}$细胞比值为 0.90~2.0。

【临床意义】

（1）$CD3^{+}$T 淋巴细胞：升高常见于甲状腺功能亢进、器官移植后排斥反应等。降低主要见于免疫缺陷病，如获得性免疫缺陷综合征（acquired immunedeficiency syndrome，AIDS）、先天性胸腺发育不全综合征等。恶性肿瘤、某些病毒感染（如麻疹、流感等），采用放化疗、肾上腺皮质激素及免疫抑制剂患者。

（2）$CD4^{+}$T 淋巴细胞：升高见于 RA 活动期。降低见于某些病毒感染性疾病（如 AIDS）、大手术、应用免疫抑制剂（如环孢素 A）等。

（3）$CD8^{+}$T 淋巴细胞：升高见于传染性单核细胞增多症急性期、巨细胞病毒感染以及慢性乙型肝炎。降低见于 RA、重症肌无力、膜性肾小球肾炎等。

（4）$CD4^{+}/CD8^{+}$细胞比值：升高见于自身免疫性疾病如 RA 活动期、SLE、重症肌无力、膜性肾小球肾炎等；器官移植后排斥反应也可见到 $CD4^{+}/CD8^{+}$细胞比值升高。下降见于 AIDS、恶性肿瘤进行期和复发时、瘤型麻风病、血吸虫病等感染性疾病。

（二）B淋巴细胞表面标志物的检测

成熟B细胞受抗原刺激后分化增殖为浆细胞，合成和分泌抗体，主要执行体液免疫功能。B细胞的表面标志物包括膜免疫球蛋白（mIg）、Fc受体、补体受体、EB病毒受体和小鼠红细胞受体等，其中mIg为B细胞所特有，是测定B细胞的可靠指标。B细胞表面较特异的CD分子有CD19、CD20、CD21、CD22和CD23等。

1. B淋巴细胞膜表面免疫球蛋白（SmIg）的检测　SmIg为B细胞特有的表面标志物，是测定B细胞的可靠指标。通过间接免疫荧光法或酶免疫组化法可对其进行检测。

【参考区间】

免疫荧光法：$SmIg^+$细胞总数：21%（16%~28%）。

【临床意义】

①$SmIg^+$细胞增高常与B淋巴细胞恶性肿瘤增殖有关，如慢性淋巴细胞白血病、毛细胞白血病、巨球蛋白血症。②$SmIg^+$细胞减低常见于Bruton低丙种球蛋白血症、严重联合免疫缺陷病等，主要与体液免疫缺陷有关。

2. B淋巴细胞分化抗原的检测　B细胞表面有多种分化抗原，如CD19、CD20、CD21、CD22等。用各分化抗原相应的单克隆抗体，通过免疫荧光或流式细胞术进行检测，可获得各自阳性细胞的百分率。

【参考区间】

$CD19^+$细胞百分比：11.74%±3.73%（流式细胞术）。

【临床意义】

①CD19阳性细胞增多见于B细胞恶性增殖性疾病，如急性淋巴细胞白血病、慢性淋巴细胞白血病、多发性骨髓瘤等。

②CD19阳性细胞减低多见于体液免疫缺陷病、化疗和使用免疫抑制剂后。

3. 自然杀伤细胞表面标志物的检测　自然杀伤细胞（natural killer cell，NK）是参与机体免疫应答反应特别是肿瘤免疫反应的重要免疫细胞。NK细胞介导天然免疫应答，不依赖于抗体和补体即能直接杀伤靶细胞；此外，在某些情况下NK细胞尚有免疫调节功能，参与移植排斥反应和某些自身免疫疾病的发生发展。

NK细胞表面存在多种抗原，如CD2、CD16、CD56、CD69、CD94、CD96、CD158a、CD159a、CD161和CD244等，但均非NK细胞所特有，目前临床检测多以$CD3^-CD16^+CD56^+$作为NK细胞的典型标志。

【参考区间】

流式细胞术：健康成年人外周血NK细胞占淋巴细胞总数的9%~25%。

【临床意义】

（1）NK细胞活性升高见于宿主抗移植物反应者、病毒感染的早期、唐氏综合征（Down综合征）。此外，使用干扰素及干扰素诱导物等免疫增强剂治疗的患者也可见升高。

（2）NK细胞活性降低见于血液系统肿瘤、实体瘤、妊娠、酒精性肝硬化、慢性肝炎、免疫缺陷病、AIDS和免疫抑制剂使用者等。

二、淋巴细胞功能检测

（一）T淋巴细胞功能的检测

1. 淋巴细胞转化试验　T淋巴细胞与植物血凝素（PHA）等非特异性有丝分裂原或特异性抗原（致敏T淋巴细胞的抗原）在体外共同培养时，细胞内核酸和蛋白质合成增加，同时细胞形态转化为母细胞，依据细胞转化程度测定T细胞的免疫功能，称为淋巴细胞转化试验，是检测细胞免疫功能的经典试验。目前，用于检测细胞增殖的方法主要有形态法、同位素法、MTT比色法等。

【参考区间】

T淋巴细胞转化率:60.1%±7.6%(形态法)。

【临床意义】

(1) 判断机体免疫功能状态:淋巴细胞转化率升高见于唐氏综合征。恶性肿瘤、重症结核、肝硬化、放射治疗和使用免疫抑制剂治疗等细胞免疫缺陷或功能低下者淋巴细胞转化率降低。

(2) 评价疾病的疗效与预后预测:淋巴细胞转化率若在恶性肿瘤治疗后升高至正常,提示治疗有效;反之预后不良。

2. 混合淋巴细胞反应　将两个无关个体的淋巴细胞进行混合培养,因不同个体MHC等位基因差异,双方淋巴细胞就会以彼此作为抗原发生反应,T淋巴细胞发生转化,此为双向混合淋巴细胞反应(mixed lymphocyte reaction,MLR),又称双向混合淋巴细胞培养。观察淋巴细胞反应的方法包括形态学法和^{3}H-TdR掺入法两种。

【参考区间】

形态学法:淋巴细胞转化率<5%为阴性,>10%为阳性。

^{3}H-TdR掺入法:实验组cpm值>对照组cpm值的10%为阳性。

【临床意义】

(1) 反映机体整体的细胞免疫功能状态。

(2) 用于HLA分型,预测细胞介导的移植排斥反应。

(二) B淋巴细胞功能的检测

B细胞的主要功能是产生各类抗体。因此,受试者血清Ig含量检测和体外B细胞增殖和产生抗体能力检测等是B细胞功能试验的主要方法。

1. 溶血空斑试验　用SRBC免疫小鼠脾脏或家兔淋巴结,制成单个细胞悬液并与SRBC在琼脂糖凝胶内混合,倾注于小平皿上。脾细胞释放抗SRBC抗体,使其周围的SRBC致敏,在补体参与下,SRBC被溶解形成肉眼可见的溶血空斑。每一个空斑中央含一个抗体形成细胞;空斑数目即可代表抗体形成细胞数。空斑大小表示抗体形成细胞产生量的多少。

【临床意义】

溶血空斑试验可用于测定药物和手术等因素对体液免疫功能的影响。还能用于评价免疫治疗或免疫重建后机体产生抗体的能力。

2. 酶联免疫斑点试验　该法既可检测抗体分泌量,又可检测抗体分泌细胞如组织切片中分泌抗体的单个细胞。同时检测不同抗原诱导的不同抗体分泌,且可定量。

(三) 自然杀伤细胞检测

测定NK细胞活性的方法主要有放射性核素法、乳酸脱氢酶释放法和流式细胞术。

【参考区间】

细胞毒指数:27.5%~52.5%。

【临床意义】

参见本节自然杀伤细胞表面标志物的检测。

第三节　病毒性肝炎血清标志物检查

病毒性肝炎的病原体为肝炎病毒,主要有7型,即甲型肝炎病毒(HAV)、乙型肝炎病毒(HBV)、丙型肝炎病毒(HCV)、丁型肝炎病毒(HDV)、戊型肝炎病毒(HEV)和庚型肝炎病毒(HGV),输血传播病毒(TTV)所引起。肝炎病毒标志物主要包括各型肝炎病毒相关抗原、抗体及核酸。由于各种肝炎病毒的基因结构、抗原构造均不相同，刺激机体产生的抗体各异，因此，各种肝炎病毒有其特异的血清标志物，不存在血清交叉反应。临床上通过对各种肝炎病毒的标志物检测，能准确地进行病毒性肝炎的分型。

一、甲型肝炎病毒（HAV）标志物测定

HAV 属于小 RNA 病毒科中的肝病毒属，为单正链 RNA。完整病毒为饱满颗粒状，具传染性，HAV 主要经粪-口途径传播，在体内，HAV 主要在肝细胞内进行复制，通过胆汁从粪便排出。

（一）甲型肝炎病毒抗原测定

【参考区间】

ELISA、RIA、免疫电镜：阴性。

【临床意义】

HAVAg 阳性：见于 70.6%~87.5%甲肝患者。HAVAg 于发病前 2 周可从粪便中排出，粪便中 HAV 或 HAV 抗原颗粒的检测可作为急性感染的证据。

（二）甲型肝炎病毒抗体测定

【参考区间】

IgM、IgG 阴性（ELISA 法）。

【临床意义】

人感染 HAV 后，血液中首先出现 HAV-IgM，于发病后 2~3 周达高峰，1~2 个月后迅速下降，3 个月后基本消失。HAV-IgG 一般在急性感染后 3~12 周出现，滴度缓慢升高，至 6 个月后达高峰后逐渐下降，但持续时间长，可终生存在。因此 HAV-IgM 常用于早期诊断，HAV-IgG 是一种保护性抗体，可作为人群既往感染的一个指标，用于甲肝的流行病学调查。

（三）HAV-RNA 测定

【参考区间】

RT-PCR：阴性。

【临床意义】

HAV-RNA 阳性对早期诊断具有特异性，可检测粪便排毒情况和监测水源与食物，有利于甲型肝炎的预防。

二、乙型肝炎病毒血清标志物测定

乙型肝炎病毒（hepatitis B virus，HBV）为嗜肝 DNA 病毒，完整的 HBV 颗粒直径 42nm，又称 Dane 颗粒，分为包膜与核心两部分，包膜上的糖蛋白含有乙型肝炎病毒表面抗原（HBsAg）。核心部分含有环状双股 DNA、DNA 聚合酶（DNAP）、核心抗原（HBcAg）和 e 抗原（HBeAg）等，是病毒复制的主体。HBV 的传播途径主要有密切接触、母婴传播、血液和性传播，HBV 携带者和乙型肝炎患者是主要的传染源。HBV 对低温、干燥、紫外线、70%乙醇均有耐受性。煮沸 100℃ 10 分钟、高压蒸汽灭菌 121℃ 15 分钟或干热 160℃ 2 小时均可灭活。

（一）乙型肝炎病毒表面抗原（HBsAg）测定

HBsAg 由 S 基因编码，是 HBV 的衣壳蛋白，包括 S、前 S_1 和前 S_2。目前认为 HBsAg 含有 5 种不同的抗原表位，分别为 a、d、y、w、r。根据 HBsAg 的血清学分析，目前主要有 adr、adw、ayw、ayr4 种，我国主要亚型为 adr。

【参考区间】

ELISA 法：阴性。

【临床意义】

1. HBsAg 为乙型肝炎患者血清中首先出现的病毒标志物，可作为乙型肝炎的早期诊断和普查指标。

在急性肝炎潜伏期即可出现阳性,先于临床症状及肝功能异常 1~7 周。

2. HBsAg 与其他标志物联合检测可诊断 HBsAg 携带者,在其血液和其他体液中检测出 HBV Dane 颗粒表明具有较强传染性。如果仅检出 HBsAg 阳性者,传染性相对较弱。

(二)乙型肝炎病毒表面抗体(HBsAb)测定

HBsAb 是机体针对 HBsAg 产生的中和抗体,为一种保护性抗体,表明机体具有一定的免疫力。HBsAb 一般在 HBsAg 转阴后出现,是疾病恢复的开始,抗体可持续多年,其滴度与特异性保护作用相平行。

【参考区间】

ELISA 法:阴性。

【临床意义】

HBsAb 阳性可提示急性感染后的恢复期。接受 HBsAb 阳性血液的受血者中,可出现短暂性的 HBsAb 阳性。在接种 HBV 疫苗后,血清可出现 HBsAb 阳性。HBV 疫苗接种者血中能否检出 HBsAb 是衡量预防接种效果的最主要指标。同时出现 HBsAg 和 HBsAb 阳性为少见模式,可能是不同亚型重复感染或病患正处于血清转换期。血清转换期为临床上慢性乙肝治疗的最终目标,对临床个体化治疗有重大意义。

(三)乙型肝炎病毒 e 抗原(HBeAg)测定

HBeAg 位于 Dane 颗粒的核心部分,为一种可溶性抗原,实际上只是 HBcAg 肽链的一部分,HBeAg 由感染的肝细胞分泌入血,在血液中可游离存在。HBeAg 为病毒复制标志,多存在于 HBsAg 阳性的标本中,HBsAg 效价升高,HBeAg 检出率也随之升高。

【参考区间】

ELISA 法:阴性。

【临床意义】

1. HBeAg 和 HBV 复制、肝脏损害成正比,因此 HBeAg 阳性是乙型肝炎较强传染性的标志。

2. 在急性肝炎早期常有 HBeAg 的检出,乙型肝炎感染时间越短,HBeAg 阳性可能性越大。

3. 治疗过程中,定量检测 HBeAg、HBsAg 浓度较低,反映患者病情好转,治疗有效。反之,说明治疗效果欠佳或无效,应考虑更改方案。

(四)乙型肝炎病毒 e 抗体(HBeAb)测定

HBeAb 多出现于急性感染的恢复期,比 HBsAb 转阳要早,常在 HBsAg 即将消失或已经消失时检出,也可出现于慢性肝炎、肝硬化或无症状的 HBsAg 携带者,并可长期存在。

【参考区间】

ELISA 法:阴性。

【临床意义】

HBeAb 阳性:①多见于 HBeAg 转阴的患者,意味着 HBV 部分被清除或抑制,复制减少,传染性降低;②部分慢性乙型肝炎、肝硬化和肝癌患者可检出 HBeAb。

(五)乙型肝炎病毒核心抗原(HBcAg)和核心抗体(HBcAb)测定

HBcAg 是 Dane 颗粒的核心部分,主要存在于受感染的肝细胞核内,不游离于血清中,较难检测,因此临床上不作常规检查。HBcAb 是反映肝细胞受到 HBV 侵害的一种指标,是乙型肝炎急性感染的早期标志,在血清中存在时间长。

【参考区间】

ELISA 法:阴性。

【临床意义】

1. 高滴度 HBcAb 存在常表示体内有 HBV 复制。

2. HBc-IgM 是机体感染 HBV 后血液中最早出现的特异性抗体,在肝炎的急性期滴度高,是诊断急性乙型肝炎和判断病毒复制活跃的指标，并提示患者血液有强传染性。HBc-IgM 阳性对 HBsAg 阴性的急性重症肝炎有早期诊断价值。

3. HBc-IgG 在机体感染 HBV 后 1 个月左右开始升高。临床上测定的总 HBcAb 主要反映的是 HBc-IgG，其阳性且高滴度，表明患有乙型肝炎，是指正在感染；HBc-IgG 低滴度则是既往感染过 HBV 的指标，在体内持续时间长，具有流行病学的意义。

（六）乙型肝炎病毒前 S1、前 S2 蛋白测定

乙型肝炎病毒外膜蛋白包括 S 蛋白、前 S1 蛋白（pre-S1）和前 S2 蛋白（pre-S2）。pre-S1 即前 S1 抗原，作为病毒外膜蛋白成分存在于 HBV Dane 颗粒和管型颗粒上。pre-S2 上具有高免疫性的抗原决定簇和多聚蛋白受体，为人类 T 细胞和 B 细胞识别表位。pre-S2 与 HBV 的感染和复制有着密切关系，对临床早期诊断、了解预后及制备乙型肝炎高效疫苗有重要意义。

【参考区间】

ELISA 法：阴性。

【临床意义】

前 S1 蛋白和前 S2 蛋白阳性提示病毒复制活跃，具有较强的传染性。pre-S1 可以随 HBeAg 消失而消失，可作为病毒清除与转阴的指标。pre-S2 的检测不仅可以判断 HBV 的感染，而且对病情预后、药物选择及疗效观察也有作用，是乙肝两对半与 HBV DNA 检测的有效补充。

（七）乙型肝炎病毒 DNA（HBV-DNA）定性和定量测定

血液中 HBV-DNA 的存在是 HBV 感染最直接、最灵敏和最特异的检测指标。目前 HBV-DNA 的定量检测范围为 10^2～10^{10}拷贝/ml。

【参考区间】

PCR 法：阴性。

【临床意义】

1. HBV-DNA 阳性是急性乙型肝炎病毒感染可靠的诊断指标，当机体感染 HBV 时，外周血中 HBV-DNA 早于血清学抗原、抗体指标出现，HBV- DNA 可为急性 HBV 感染提供直接证据。

2. 病毒药物治疗乙肝的疗效评价　测定乙肝患者血液中 HBV-DNA 的含量在治疗前后的变化，可以判断相应药物的疗效，从而确定有效的治疗方案。

3. 筛查献血员，防止乙肝病毒输血后感染；监测血制品的传染性、乙肝疫苗的安全性。

（八）乙型肝炎血清标志物的变化和联合检测的临床意义（表 4-4-1，图 4-4-1）

表 4-4-1　HBV 血清学标志物的临床意义

感染模式	HBsAg	HBeAg	HBcAb		HBeAb	HBsAb	临床意义
			IgM	IgG			
1	+	−	−	−	−	−	急性乙肝潜伏期后期、携带者
2	+	+	−	−	−	−	急性乙肝早期或潜伏期
3	+	+	+	−	−	−	急性乙肝早期
4	+	±	+	+	−	−	急性乙肝后期
5	+	±	±	−	−	−	急性或慢性乙肝，有 HBV 复制
6	+	+	±	±	+	−	急性或慢性乙肝，
7	+	−	±	+	+	−	急性期或无症状携带者，HBeAg 阴性慢性乙肝
8	+	−	−	−	+	−	慢性乙肝，无或低度 HBV 复制
9	−	−	−	+	−	+	乙肝恢复期、既往感染、隐匿性慢性乙肝
10	−	−	−	−	−	+	接种过乙肝疫苗

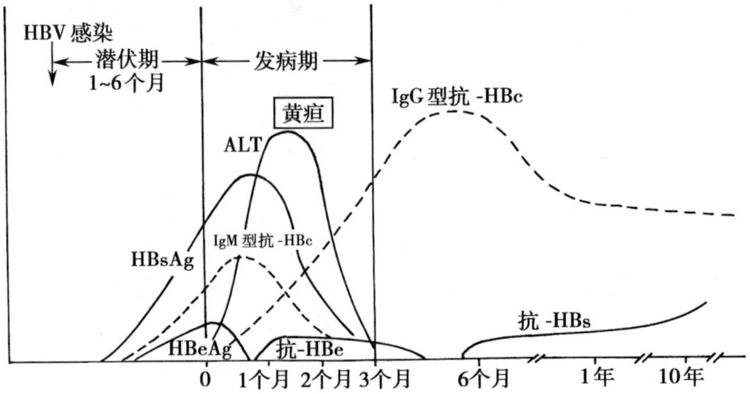

图 4-4-1　乙型肝炎五项血清标志物的变化

三、丙型肝炎病毒标志物测定

丙型肝炎病毒(hepatitis C virus,HCV)属于黄病毒科,是含脂类蛋白包膜的单正链 RNA 病毒,呈球形颗粒状,主要在肝细胞中复制。HCV 对三氯甲烷等有机溶剂敏感,煮沸、紫外线照射及甲醛均可使其灭活。HCV 主要经血和血制品传播。丙型肝炎患者及 HCV 无症状携带者为 HCV 的主要传染源。临床上诊断 HCV 感染的主要依据为 HCV-IgM、HCV-IgG 和 HCV-RNA 测定。

(一)丙型肝炎病毒(HCV)抗体测定

抗-HCV 测定常用 ELISA 法进行检测,根据包被抗原不同可分为第一代试剂(抗原为 C100-3)、第二代试剂(抗原包括 C 抗原和 NS3、N S4)和目前市场上销售的第三代试剂(抗原又加上 NS5)。由于丙肝病毒易发生变异,加上不同的患者抗-HCV 阳转的时间差异较大,因此抗-HCV 阴性也不能完全排除丙型肝炎。

【参考区间】

ELISA 法:阴性。

【临床意义】

机体产生 HCV 抗体不是中和抗体,没有保护性,仅是感染的标志物。抗-HCV IgM 阳性,可作为 HCV 活动性复制的血清学标志,常与慢性丙型肝炎患者急性发作有关。HCV 含量多少与丙型肝炎的严重程度、预后及抗病毒疗效有密切关系,所以 HCV 定量检测对丙型肝炎的预后及临床治疗有着重要的意义。

(二)丙型肝炎病毒 RNA(HCV-RNA)定性和定量测定

血液中 HCV-RNA 的存在是 HCV 感染最直接、最灵敏和最特异的检测指标。HCV-RNA 的定量检测范围基本与 HBV-DNA 相近。

【参考区间】

反转录巢式 PCR 法,荧光定量 PCR 法:阴性。

【临床意义】

HCV-RNA 检测阳性,提示 HCV 复制活跃,传染性强。HCV-RNA 和抗-HCV 同时阳性,提示活动性感染;HCV-RNA 阴性而抗-HCV IgG 阳性提示既往感染可能性大。

四、丁型肝炎病毒标志物测定

丁型肝炎病毒(hepatitis D virus,HDV)亦称 δ 肝炎病毒,是一种缺陷 RNA 病毒,只有在 HBV 的伴随下才具有感染性,因此 HDV 和 HBV 的感染关系决定了 HDV 的感染类型与病程。HDV 与 HBV 的同步感染(coinfection)可引起典型的急性肝炎。在已有慢性 HBV 感染的基础上又发生 HDV 感染称为重叠感染(superinfection),可引起 HBV 慢性携带者的急性发作,甚至引起急性重症肝炎,也可导致患者肝炎慢性化。

（一）丁型肝炎病毒抗原（HDVAg）测定

HDVAg 是目前发现唯一的 HDV 特异性抗原，存在于感染细胞核和细胞质中，是血清学诊断的基础。

【临床意义】

HDV 感染早期，血清 HDVAg 滴度较高，但很快下降，在急性感染后 1~2 周就难以检测到，因此 HDVAg 阳性是诊断急性 HDV 感染的最好而又最直接的证据。慢性 HDV 感染患者血清中 HDVAg 可反复阳性。

（二）丁型肝炎病毒抗体测定

HDV 感染机体后，机体产生抗-HDV，为一种非保护性抗体，包括 IgM 和 IgG 两种类型。高滴度的抗-HDV 表明 HDV 感染持续存在，感染终止后，抗-HDV 滴度下降以至转阴。

【临床意义】

HDV-IgM 阳性，见于急性 HDV 感染。HDV-IgM 出现较早，持续时间较短，可用于丁型肝炎早期诊断。HBV 和 HDV 同时感染，HBc-IgM 和 HDV-IgM 同时阳性。HDV-IgG 只能在 HBsAg 阳性血清中测得，HDV-IgG 阳性是诊断慢性丁型肝炎的可靠血清学指标。

五、戊型肝炎病毒抗体测定

戊型肝炎病毒（hepatitis E virus，HEV）属杯状病毒科，是一种 RNA 病毒。戊型肝炎的流行绝大多数是因水源污染所致，其感染多为自限性，一般无慢性化过程，也无慢性 HEV 携带者。病毒感染后，机体可产生 HEV-IgM 和 HEV-IgG，两者均可作为近期感染的标志物。

【参考区间】

ELISA 法：阴性。

【临床意义】

急性戊型肝炎的临床症状与甲型肝炎相似，但胆汁淤积症状较常见，病情较严重，尤其是妊娠后期合并戊型肝炎者，易发展为重型肝炎，死亡率高。HBV 感染者重叠感染 HEV 时也易发展为重型肝炎。急性期患者血清中可检出 HEV-IgM，恢复期患者血清中可检出 HEV-IgG。

六、庚型肝炎病毒标志物测定

庚型肝炎病毒（hepatitis G virus，HGV）与 GB 病毒中的 GBV-C 相似，已证实 GBV-C/HGV 是黄病毒家族的不同分离株。HGV 颗粒直径 50~100nm，包括两种类型：极低密度的病毒颗粒和核衣壳。

（一）庚型肝炎病毒抗体测定

【参考区间】

RIA、ELISA：阴性。

【临床意义】

抗-HGV 阳性代表既往感染过 HGV，多见于输血后肝炎或使用血制品引起 HGV 合并 HCV 感染的患者。

（二）庚型肝炎病毒 RNA 测定

【参考区间】

RT-PCR 法：阴性。

【临床意义】

HGV RNA 阳性表明有 HGV 存在，但 GBV-C/HGV 对人类的致病性尚有争议。GBV-C/HGV 在各型肝炎及其高危人群中以一定比例存在，提示可能是人类肝炎的一种病原体；HGV RNA 在肝/血浆中的比率远低于其他嗜肝病毒，表明 HGV 的主要复制地可能不在肝脏。

第四节 感染免疫检查

病原体(细菌、病毒、立克次体、支原体、衣原体及寄生虫等)及其代谢产物刺激人体免疫系统所产生相应的抗体,可利用凝集试验、补体结合试验、沉淀试验、免疫荧光试验(IFA)、ELISA 和放射免疫试验(RIA)等方法进行检测;近年来,也采用 PCR 或 DNA 探针杂交技术对病原体核酸进行检测。

一、细菌感染免疫检查

(一)血清抗链球菌溶血素“O”测定

链球菌溶血素“O”(streptolysin“O”)是 A 族溶血性链球菌的重要代谢产物之一,是一种具有溶血活性的蛋白质,能溶解人及一些动物的红细胞。同时链球菌溶血素“O”具有抗原性,能刺激机体产生相应的抗体,称为抗链球菌溶血素“O”(anti-streptolysin“O”,ASO)。

【参考区间】

正常未感染人群:1~116.0IU/ml(速率散射比浊法)。阴性,滴度<1∶400(乳胶凝集试验)。

【临床意义】

1. ASO 升高常见于 A 族溶血性链球菌感染引起的疾病,如感染性心内膜炎、扁桃体炎、风湿热以及链球菌感染后肾小球肾炎等。

2. 溶血性链球菌感染一周后,ASO 开始升高,4~6 周达高峰。因 ASO 可持续几个月或几年,因此 ASO 阳性不一定是近期感染的指标,应多次动态观察。患者确有 A 族溶血性链球菌感染,但 ASO 不升高,可能是发病早期用过大量的抗生素或免疫抑制剂等。

(二)伤寒和副伤寒沙门菌感染免疫测定

1. 肥达反应

伤寒杆菌属于沙门菌的 D 群,副伤寒甲、乙、丙沙门菌分别属于沙门菌属中的 A、B 和 C 群,为革兰氏阴性短杆菌。伤寒、副伤寒杆菌含有菌体“O”抗原和鞭毛“H”抗原(副伤寒杆菌甲、乙、丙的“H”抗原分别为 A、B、C)。用已知伤寒、副伤寒沙门菌的 O、H 抗原,检测受检血清中有无相应的抗体的半定量凝集试验,称为肥达(Widal)反应,辅助诊断伤寒、副伤寒 A、B 和 C 引起的肠热症。

【参考区间】

伤寒 O 凝集效价<1∶80,伤寒 H 凝集效价<1∶160,副伤寒 A、B、C 凝集效价<1∶80。

【临床意义】

单份血清抗体效价 O>1∶80 及 H>1∶160 者有临床意义。动态观察,持续超过参考值或较原效价升高 4 倍以上更有诊断价值。①H 不高、O 升高:可能为疾病的早期;沙门菌属中其他菌种感染引起的交叉反应;或 H-O 变异的沙门菌引起的感染。②H 升高、O 不高:可能为疾病的晚期;以往患过伤寒、副伤寒或接受过预防接种;回忆反应等。③O 升高,H 升高:伤寒可能性大。

2. 伤寒和副伤寒沙门菌抗体 IgM 测定

【参考区间】

阴性或滴度<1∶20(ELISA)。

【临床意义】

IgM 抗体于发病后 1 周即出现升高,有早期诊断价值。

(三)结核分枝杆菌抗体和 DNA 测定

用结核菌素纯化蛋白衍生物(PPD),分枝杆菌细胞壁中提取的脂阿拉伯甘露糖(LAM)或人型结核分枝杆菌包膜蛋白作为抗原,包被固相载体,检测血清中抗结核 IgG 抗体,可快速诊断结核,比痰涂片抗酸染色，结核分枝杆菌培养等方法敏感性高。此外，结核分枝杆菌的DNA可用PCR方法进行检测。

【参考区间】

ELISA法：抗体阴性；PCR法：DNA阴性。

【临床意义】

结核分枝杆菌感染引起的免疫反应是由细胞免疫介导的，但也能刺激机体的体液免疫系统产生特异性IgG抗体，用血清学方法检测结核抗体，敏感性和特异性可达90%。但患者体内抗体水平差异较大，低水平结核抗体常在结核菌素试验阳性的健康人中发现，有一定的假阳性，注意鉴别。PCR方法检测结核分枝杆菌DNA灵敏度高，特异性强而且速度快，但应防止标本污染引起的假阳性。

（四）C反应蛋白测定

C反应蛋白（C-reactive protein，CRP）是一种能与肺炎链球菌C多糖发生反应的急性时相反应蛋白，具有激活补体、促进吞噬和免疫调理作用。CRP主要由肝脏产生，其含量的变化对炎症、组织损伤、恶性肿瘤等疾病的诊断及疗效观察有重要意义。

【参考区间】

免疫比浊法：新生儿<0.6mg/L，婴儿<1.6mg/L，成人<8.2mg/L。

【临床意义】

1. 组织损伤如大手术、烧伤及心肌梗死等，CRP常于发病后数小时迅速升高，病变好转时迅速下降。若手术恢复后CRP又升高，提示继发感染或深静脉血栓形成。风湿热活动期、恶性肿瘤、器官移植后发生排斥反应及妊娠等，都可见CRP明显升高。

2. 各种细菌性感染，特别是革兰氏阴性杆菌感染，CRP常明显增高；而病毒性感染，CRP升高不明显或轻度增高，可作为细菌性感染和病毒性感染的鉴别诊断指标。

二、病毒感染免疫检查

（一）抗腺病毒抗体测定

腺病毒（adenovirus）是一种重要的呼吸道病毒，属于腺病毒科，人腺病毒属。病毒颗粒呈球形，直径60~90nm，为典型的20面体立体对称的DNA病毒。主要经上呼吸道、眼结膜和消化道感染，致鼻、咽、喉、支气管炎和肺炎等。

【参考区间】

阴性（IIF法）。

【临床意义】

腺病毒能够引起多种疾病，1~39型腺病毒感染约占呼吸道感染的6%，40、41型能引起胃肠炎，在幼儿病毒感染中，仅次于轮状病毒，占第二位。

（二）流行性乙型脑炎病毒抗体测定

流行性乙型脑炎（简称乙脑）病毒属虫媒病毒B组，披膜病毒科黄病毒属，直径20~40nm，核心为单股正链RNA。蚊虫是乙脑病毒的主要传播媒介，人体感染后可引起中枢神经系统急性炎症，病死率高，可有后遗症。

【参考区间】

ELISA法：阴性。

【临床意义】

急性乙脑患者体内特异性IgM抗体一般在发病后3~4天即可出现，脑脊液中最早可在病程第2天测到，2周达到高峰，阳性率为70%~90%。因此检测病毒特异性IgM抗体，可早期诊断急性乙型脑炎。

（三）EB 病毒壳抗原抗体（IgM、IgA）测定

EB 病毒（Epstein-Barr virus，EBV）属疱疹病毒科，是一种嗜淋巴细胞的 DNA 病毒，主要侵犯 B 淋巴细胞，颗粒直径 150～180nm。EB 病毒有 6 种抗原成分：病毒衣壳抗原（viral capsid antigen，VCA）、膜抗原（membrane antigen，MA）、早期抗原（early antigen，EA）、补体结合抗原（即可溶性抗原 S）、EB 病毒核抗原（EBV nuclear antigen，EBNA）及淋巴细胞检出的膜抗原（lymphocyte detected membrane antigen，LYDMA）等，并能刺激机体产生相应的抗体。

【参考区间】

ELISA 法：阴性。

【临床意义】

1. 抗-VCA IgM 阳性是 EBV 近期感染的指标，可持续 4～8 周，常见于传染性单核细胞增多症。

2. 抗-VCA IgA 阳性常见于鼻咽癌、支气管肺癌、甲状腺癌及慢性鼻咽部炎症。正常人阳性率约为 3.4%。

（四）轮状病毒的检测

人轮状病毒（human rotavirus，HRV）是急性胃肠炎的重要病原体，可引起婴幼儿和成人急性胃肠炎和腹泻。其主要经粪-口途径传播，水源污染可造成暴发流行。患者和隐性感染者是 HRV 感染的主要传染源。

【参考区间】

抗原阴性（乳胶凝集试验或 ELISA 法）；IgM 和 IgG 阴性（金标免疫斑点法或 ELISA 法）。

【临床意义】

婴幼儿腹泻约有 50%是由轮状病毒所致，常呈 IgM 阳性，提示现症感染；IgG 阳性提示既往感染。

三、性传播性疾病的免疫学检查

性传播疾病（sexually transmitted disease，STD）是指通过性接触而传播的一组疾病，简称性病（venereal disease），其传播方式包括直接性传播、间接性传播和垂直传播。性病的实验室诊断分为微生物学检验、免疫学检验以及分子生物学检验等。

（一）梅毒的免疫学测定

梅毒（syphilis）是由梅毒螺旋体（treponema pallidum，TP）引起的一种严重危害人体健康的性传播疾病，早期主要侵犯皮肤与黏膜，晚期可侵犯全身各组织器官，特别易侵犯心脏与神经系统。人类是梅毒螺旋体的唯一传染源。

梅毒血清学试验主要包括非特异性类脂质抗原试验和特异性密螺旋体抗原试验两大类。非特异性类脂质抗原试验用于对梅毒的初步筛查，主要包括不加热血清反应（USR）、快速血浆反应素（RPR）及甲苯胺红不加热血清实验（TRUST）等。特异性密螺旋体抗原实验使用的抗原是梅毒螺旋体的特异成分，主要包括荧光密螺旋体抗体吸收（FTA-ABS）、密螺旋体颗粒凝集试验（TPPA）和金标记免疫层析法，这些试验多用于梅毒感染的确证。

（二）人获得性免疫缺陷病毒感染免疫学测定

获得性免疫缺陷综合征（acquired immunodeficiency syndrome，AIDS），又称艾滋病，是由人类免疫缺陷病毒（human immunodeficiency virus，HIV）感染引起，其主要特征为 $CD4^{+}$淋巴细胞减少、细胞免疫功能严重受损及继发感染等，从检验方法学角度看，HIV 侵入人体后依次能够检测到的物质是病毒 RNA、HIVp24 抗原、HIV 抗体。一般来说 HIV 抗体感染后 3～8 周才能被检测出来。从 HIV 感染到能够检测出 HIV 抗体的时间段称为“窗口期”，在窗口期虽不能检测到抗体，但可通过病毒 RNA、p24 抗原和 CD4 淋巴细胞水平来反映 HIV 感染。目前，艾滋病的血清学检测常需经过筛选试验和确认试验，筛选试验可选择 ELISA、明胶颗

粒凝集试验(PA)及放射免疫试验(RIA)等;确认试验有免疫印迹(western blot,WB)、条带免疫试验及免疫荧光试验,其中 western blot 最常用。

【参考区间】

阴性。

【临床意义】

抗 HIV 抗体阳性提示如下:①感染了 HIV,可作为传染源将 HIV 传播他人;②抗 HIV 抗体阳性者(除外 18 个月的婴儿),5 年之内将有 10%~30%的人发展为艾滋病;③对 HIV 抗体阳性的母亲所生婴儿,如 18 个月内检测血清抗 HIV 抗体阳性,不能诊断为 HIV 感染,尚需用 HIV 核酸检测或 18 个月后的血清抗体检测来判断。

(三)其他性传播疾病的免疫学检测

1. 淋病的病原体检测　淋病(Gonorrhea)是由淋病奈瑟菌(neisseria gonorrhoeae)(简称淋球菌)引起的以泌尿生殖系统化脓性感染为主要表现的性传播疾病。其发病率居我国性传播疾病第二位。对有大量脓性分泌物的单纯淋菌性前尿道炎患者,可用涂片作为初步诊断。WHO 推荐用培养法检查症状很轻或无症状的男性、女性患者,只要培养阳性就可确诊。PCR 法灵敏性高,具有快速、灵敏、特异、简便的优点,可以直接检测临床标本中极微量的病原体。

2. 生殖道沙眼衣原体的检测　生殖道沙眼衣原体(Chlamydia trachomatis)是指由沙眼衣原体引起的以泌尿生殖道部位炎症为主要表现的性传播疾病。生殖道沙眼衣原体实验室检查包括细胞培养、抗原及核酸检测等。培养法是检测沙眼衣原体感染最为特异的方法,此法可用作证实试验和治疗后的判愈试验。PCR 法对于诊断泌尿生殖道沙眼衣原体感染敏感性和特异性都非常高,特别适用于早期的确证。

3. 尖锐湿疣的病原体检测　尖锐湿疣(pointed condyloma)是由人乳头瘤病毒(HPV)感染所致的以肛门生殖器部位增生性损害为主要表现的性传播疾病。大多发生于 18~50 岁的中青年,主要通过性接触传播。尖锐湿疣实验室检查包括醋酸白实验(HPV 感染区域发白,但特异性不高,有些慢性炎症可出现假阳性)、抗原检测、核酸检测及基因分型(目前检出 HPV 感染的最敏感的方法,又可做型特异度分析,具有敏感度高、方法简便迅速的特点)。

4. 软下疳的病原体检测　软下疳(chancroid)又称第三性病,是经典性病之一,由杜克雷嗜血杆菌(Hemophilus ducreyi)引起,主要通过性接触传播。本病以一个或多个生殖器疼痛性溃疡为特征,常伴有腹股沟淋巴结化脓性病变。软下疳实验室检查包括直接镜检、抗体检测及核酸检测等。

四、TORCH 感染免疫学检查

TORCH 是一组病原微生物的英文名称缩写,即弓形虫(toxoplasma gondii,T),其他病原微生物(others,O)、风疹病毒(rubella virus,R)、巨细胞病毒(cytomegalo virus,C)、单纯疱疹病毒(herpes simplex virus,H)。这组病原体常可通过胎盘传给胎儿引起围生期感染,导致流产、死胎、早产、先天畸形和智力障碍等。对上述项目检测阳性结果的意义应结合临床综合判断。

(一)弓形虫抗体测定

人类感染弓形虫(toxoplasma gondii)是因食用未煮熟的感染了弓形虫的肉类或接触被感染的猫粪引起。猫和其他宠物是主要传染源。弓形虫病可分为先天性和后天性。孕妇感染弓形虫可通过胎盘垂直感染给胎儿。患先天性弓形虫病的新生儿常有智力低下和先天畸形。其检测方法包括循环抗原(CAg)和特异性抗体检测。

【参考区间】

ELISA 法:阴性。

【临床意义】

抗弓形虫 IgM 抗体阳性提示近期感染。由于母体 IgM 类抗体不能通过胎盘,故在新生儿体内查到抗弓形虫特异性 IgM 抗体则提示其有先天性感染。IgG 抗体阳性提示有弓形虫既往感染。

（二）风疹病毒抗体测定

风疹病毒（rubella virus）是披膜病毒科风疹病毒属的唯一成员。可由感染者的分泌物经呼吸道传播给易感人群。妊娠 4 个月内的妇女若被感染，病毒可通过胎盘感染胎儿，引起先天性风疹综合征（CRS）。风疹病毒检测主要查抗体，一般感染后首先出现 IgM 抗体，持续 1~3 个月，2 周后可出现 IgG 型抗体。只有在持续性特殊感染时，偶有使用分离培养或分子生物学检查抗原。

【参考区间】

ELISA 法：阴性（IgM、IgG）。

【临床意义】

如果被检者 2 种抗体均无，应视为易感者，可注射疫苗保护。有 IgM 抗体出现均应做妇产科咨询后决定是否治疗性流产或继续妊娠。仅有 IgG 抗体应注意观察其滴度变化，如果滴度减低且无变化为既往感染，若测定患者急性期和恢复期双份血清，抗体滴度明显升高 4 倍或以上，则具有诊断近期风疹感染的意义。

（三）巨细胞病毒抗体测定

巨细胞病毒（cytomegalo virus，CMV）属于人类疱疹病毒，具有双链 DNA。CMV 围生期感染是引起胎儿畸形的重要原因之一，成人 CMV 感染多见于免疫功能受损者。抗 CMV 测定双份血清抗体水平呈 4 倍或 4 倍以上增长时，有诊断意义。特异性抗 CMV IgM 阳性为 CMV 近期感染的指标。

【参考区间】

ELISA 法：阴性。

【临床意义】

1. CMV 可通过胎盘感染胎儿，引起早产、胎儿发育迟缓、新生儿畸形、黄疸、肝脾大、溶血性贫血及视网膜脉络膜炎等，新生儿死亡率高。

2. 免疫功能受损者，如艾滋病、癌症及器官移植等患者感染 CMV 后，可发生进行性间质肺炎、肝炎、脑炎、心包炎及播散性 CMV 感染等，常威胁患者的生命，影响移植器官的存活。

（四）单纯疱疹病毒抗体测定

单纯疱疹病毒（herpes simplex virus，HSV）属疱疹病毒科，分 HSV-Ⅰ和 HSV-Ⅱ。HSV 原发感染后，机体最先出现 IgM，随后出现 IgA 及 IgG，抗体能防止病毒播散，但不能阻止复发。检出特异性 IgM 阳性或双份血清特异性 IgG 抗体效价上升 4 倍或 4 倍以上，可提示 HSV 近期感染。

【参考区间】

ELISA 法：阴性。

【临床意义】

生殖器官以外部位的 HSV 感染多由 HSV-Ⅰ型引起，而生殖器官的 HSV 感染主要由 HSV-Ⅱ型引起。本试验不能区分 HSV-Ⅰ型与Ⅱ型。IgM 抗体阳性提示近期有 HSV 感染。孕早期感染 HSV 者可导致流产；妊娠中、晚期感染者，可引起胎儿和新生儿发病。

第五节　自身抗体的免疫学检查

正常情况下，机体能识别“自我”，对自身成分不产生免疫应答，或仅产生微弱的免疫应答，称为自身免疫耐受（autoimmune tolerance），自身免疫耐受是维持机体免疫平衡的重要因素。在某些情况下，自身耐受遭到破坏，机体免疫系统对自身成分发生免疫应答，称为自身免疫（autoimmunity）。自身免疫发生时机体免疫系统产生了针对自身成分的自身抗体（autoantibody）或自身反应性 T 淋巴细胞（autoreactive T lymphocyte），又称为致敏 T 淋巴细胞。由自身免疫引起的疾病称为自身免疫性疾病（autoimmune disease，AID）。

一、类风湿因子测定

类风湿因子(rheumatoid factor,RF)是一种抗变性IgG的自身抗体,RF主要为19SIgM,也有7SIgG、IgA、IgD及IgE型。RF与体内变性的IgG结合形成免疫复合物后可激活补体,或被吞噬细胞吞噬。

【参考区间】

乳胶颗粒凝集法(定性)<1:10阴性;免疫比浊法(定量)<30kIU/L。

【临床意义】

1. 类风湿关节炎(rheumatoid arthritis,RA) 患者RF的阳性率为52%~92%,RF的量或滴度的变化可作为疾病是否活动以及治疗是否有效的评价指标;其他结缔组织病也有一定的阳性率,如SLE、PSS等。

2. 不同类型的RF对疾病的诊断有一定的意义 ①IgM型RF:RA患者血清中IgM型RF效价>80IU/L通常预后不良。②IgG型RF:与RA患者的滑膜炎、血管炎以及关节外症状相关。③IgA型RF:是RA临床活动性的一项指标,与关节炎症的严重程度及骨质破坏有显著相关性。④IgE型RF:在关节液、胸腔积液中高于同一患者的血清水平。

二、抗核抗体测定

广义的抗核抗体(antinuclear antibody,ANA)的靶抗原不再局限于细胞核内,而是扩展到整个细胞成分。经典的ANA是指针对真核细胞核成分的自身抗体的总称。ANA的类型主要有IgG,也有IgM、IgA。这种抗体无器官和种族的特异性。目前采用间接免疫荧光(indirect immune-fluorescence,IIF)对其进行检测。

【参考区间】

IIF法:阴性。

【临床意义】

1. ANA对很多自身免疫性疾病有诊断价值。在不同疾病中,特别是风湿性疾病,其抗体谱有一定的特征性。重要的有SLE、药物诱导的狼疮、混合性结缔组织病(MCTD),其次为干燥综合征、进行性全身性硬化症(PSS)。其他如RA、多发性肌炎、溃疡性结肠炎等也有一定检出率。

2. 用荧光抗体法检查ANA时,不同荧光图像有不同的意义:①核均质型:主要由抗dsDNA引起,几乎所有活动性SLE患者均可测出此型抗体。②核膜型:主要与抗核孔复合物(多见于SLE患者)和抗板层素两种抗体(可见于慢性自身免疫性肝炎的活动期)有关。③颗粒型:与抗Sm、抗SSB等抗体有关。多见于MCTD,且滴度较高。④核点型:分为少核点型和多核点型。⑤着丝点型:与抗着丝点抗体有关,对局限型全身性硬化症具有很高的敏感性和特异性。⑥核仁型:与针对核糖体、抗Scl-70抗体等有关。除SLE外,硬皮病患者也可检出。

三、抗双链DNA抗体测定

抗dsDNA抗体的反应位点位于DNA(外周区)脱氧核糖核酸框架上。目前,抗dsDNA抗体的检测方法有放射免疫分析(Farr法)、IIF法与ELISA法。

【参考区间】

IIF法:阴性。

【临床意义】

抗dsDNA抗体是SLE患者的特征性标志抗体。其滴度与疾病活动程度相关,抗体滴度的动态测定可监控治疗。该抗体亦参与SLE发病,可形成多种冷沉淀而致血管炎,SLE肾炎及典型的蝶形红斑均与该抗体有关。抗 dsDNA 抗体诊断 SLE 的敏感性仅为 30%~50%,因此该抗体阴性不能排除 SLE 的诊断。

四、抗可提取核抗原(ENA)抗体谱测定

核抗原有三个组成部分:组蛋白、DNA、可溶性核抗原。后者是一组可溶于磷酸盐缓冲液(或生理盐水)中的多肽抗原,故名可提取的核抗原(extractable nuclear antigen,ENA)。ENA 抗原主要包括 Sm、RNP、SSA、SSB、Jo-1、Scl-70 抗原等。不同的自身免疫性疾病可产生不同的抗 ENA 抗体。不同特性的抗 ENA 抗体在各种自身免疫性疾病中的阳性率有明显差异,有些有很高的特异性。对其进一步检测,在协助诊断和鉴别诊断自身免疫性疾病方面有重要的临床意义。

【参考区间】

免疫印迹法:阴性。

【临床意义】

1. 抗 Sm 抗体　SLE 的血清标志抗体。相对 dsDNA 抗体,抗 Sm 抗体水平不与 SLE 疾病活动性相关,亦不与临床表现相关,治疗后的 SLE 患者也可存在抗 Sm 抗体阳性。抗 Sm 抗体的检测对早期、不典型的 SLE 诊断有很大帮助。

2. 抗 U1-nRNP 抗体(又称抗 RNP 抗体)　诊断 MCTD 的重要血清学依据,无论在疾病的活动期或是缓解期,高滴度抗 RNP 抗体均可持续存在。

3. 抗 SSA/Ro 抗体和抗 SSB/La 抗体　抗 SSA/Ro 抗体和抗 SSB/La 抗体是干燥综合征(Sjogren syndrome,SS)最常见的自身抗体。抗 SSB/La 抗体的特异性高于抗 SSA/Ro 抗体,两种抗体同时检出可提高对 SS 的诊断率。亚急性红斑狼疮(SCLE)、补体缺陷的 SLE 和新生儿狼疮患者亦可出现抗 SSA 抗体阳性。

4. 抗组蛋白抗体　通常见于药物如普鲁卡因胺、异烟肼等诱导的红斑狼疮。该抗体阳性亦可见于 Felty's 综合征、RA 相关的血管炎、青年型类风湿关节炎(JRA)、原发性胆汁性肝硬化患者。

5. 抗 Jo-1 抗体　又称 PM-1 抗体,该抗体最常见于多发性肌炎(poikilodermato myositis,PM)。在其他自身免疫性疾病中抗 PM-1 抗体几乎为阴性,因而其对诊断 PM 具有特异性。

6. 抗着丝点抗体　着丝点包括四种不同蛋白,CENPA、B、C、D,抗着丝点抗体(ACA)与局限性系统性硬化症相关,亦可见于原发性胆汁性肝硬化。

7. 其他　抗 Scl-70 抗体几乎仅在 PSS 患者中检出;抗 PM-Scl 抗体主要见于系统性硬化。抗核小体抗体主要见于 SLE 患者血清中。抗 PCNA 抗体、抗核糖体 P 蛋白抗体(ARPA)为 SLE 特异性抗体。高滴度的 M2(AMA-M2)为原发性胆汁性肝硬化(PBC)的特征性自身抗体。

第六节　肿瘤标志物检查

肿瘤标志物(tumor marker,TM)是指在肿瘤发生和增殖过程中,由肿瘤细胞生物合成、释放或是机体对肿瘤细胞反应而产生的一类能反映肿瘤存在和生长的物质。目前肿瘤标志物的检测方法主要有化学发光免疫测(chemiluminescence immunoassay,CLIA)、ELISA 法。

一、甲胎蛋白

甲胎蛋白(alpha-fetoprotein,AFP)是胎儿发育早期在肝脏和卵黄囊内合成的一种血清糖蛋白,分子量为 70kD,出生后,AFP 的合成很快受到抑制,逐渐消失。

【参考区间】

ELISA 法:血清≤20ng/ml。

【临床意义】

1. 血清 AFP 水平升高超过 400ng/ml 持续 4 周或者 200～400ng/ml 持续 5 周以上，在排除其他因素后高度怀疑肝细胞性癌。胚胎细胞癌、胃癌、胆管癌、胰腺癌和肺癌 AFP 增高大多<200ng/ml。

2. 其他 如酒精性肝炎、肝硬化、睾丸癌、卵巢癌等生殖腺胚胎肿瘤，AFP 也可升高。妊娠期 AFP 可升高，分娩后 3 周恢复正常。若孕妇血液和羊水中 AFP 异常升高，应考虑胎儿神经管畸形、双胎、先兆流产等的可能性。

二、癌胚抗原测定

癌胚抗原(carcinoembryonic antigen，CEA)是一种由胎儿的胃肠道及某些组织所合成的富含多糖的蛋白复合物，分子量约 180kD。CEA 在妊娠 6 个月以后含量逐渐降低，出生后含量极低。

【参考区间】

ELISA 法：血清≤5ng/ml。

【临床意义】

血清 CEA>20μg/L 常提示有恶性肿瘤，如胰腺癌、结肠癌、乳腺癌、胃癌、肺癌等。CEA 的阳性率与大肠癌的分级直接相关。结肠炎、肺气肿及肝硬化等良性疾病也常见 CEA 轻度升高。吸烟者比非吸烟者血清 CEA 浓度较高。

三、癌抗原 15-3 测定

糖链抗原 15-3(carbohydrate antigen 15-3，CA15-3)是一种乳腺癌相关抗原，相对分子量 300～500kD。

【参考区间】

ELISA 法：血清<30U/ml。

【临床意义】

CA15-3 不能用于筛查，但可用于治疗效果的监测和判定术后有无转移，尤其是骨转移。转移性卵巢癌、胰腺癌、肺癌、结肠癌、支气管肺癌等其他恶性肿瘤亦可见血清 CA15-3 浓度升高。在乳腺、肝脏、肺等良性疾病发生时，也可见不同程度的增高，但阳性率较低。

四、糖链抗原 125 测定

糖链抗原 125(carbohydrate antigen 125，CA125)为一种卵巢癌相关抗原，分子量>200kD，存在于上皮性卵巢癌组织及患者的血清中。

【参考区间】

ELISA 法：血清<35U/ml。

【临床意义】

1. 卵巢癌患者的 CA125 浓度可明显升高，但早期阳性率较低，不宜用于筛查。动态观察 CA125 水平对监测卵巢癌治疗效果和判断复发有较大临床价值。CA125 亦可用于鉴别盆腔肿瘤如卵巢包块，特别适用于绝经后妇女。

2. 妇科良性疾病(卵巢囊肿、盆腔炎等)、消化系统疾病(胰腺炎、肝炎等)CA125 有不同程度的升高。其他恶性肿瘤如宫颈癌、乳腺癌、胆道癌、肝癌、胃癌、肺癌等也可见升高。生理状态下，如早期妊娠的前 3 个月 CA125 可升高。

五、糖链抗原 19-9 测定

糖链抗原 19-9(carbohydrate antigen 19-9，CA19-9)是一种与胰腺癌、胆囊癌、结肠癌和胃癌相关的肿瘤标志物，又称胃肠癌相关抗原。在正常人的分泌物如唾液、精液、乳汁、消化液中也微量存在。

【参考区间】

ELISA 法：血清<37U/ml。

【临床意义】

1. CA19-9 的检出率以胰腺癌和胆管癌最高。但 CA19-9 不适于在人群中进行肿瘤的筛查，其血清水平也不能作为是否存在肿瘤的绝对证据。

2. CA19-9 在胃癌、大肠癌和肝癌中同样可见。急性胰腺炎、阻塞性黄疸等非肿瘤性疾病，血清 CA19-9 也可出现不同程度的升高，并可随黄疸消退而恢复正常，诊断恶性肿瘤时须注意鉴别。

六、前列腺特异性抗原测定

前列腺特异抗原（prostate specific antigen，PSA）是一种由前列腺上皮细胞分泌的单链糖蛋白，分子量为 34kD。主要存在于精液中，正常人血清中含量极微。血清总 PSA（t-PSA）以两种形式存在，其中 80%以结合形式存在，称复合 PSA（c-PSA）；20%以游离形式存在，称游离 PSA（f-PSA）。

【参考区间】

RIA、CLIA、ELISA：血清 t-PSA<4.0μg/L，f-PSA<0.8μg/L，f-PSA/t-PSA 比值>0.25。

【临床意义】

1. 前列腺癌患者血清 t-PSA 升高；当行外科切除术后，t-PSA 水平明显降低。若前列腺癌切除术后 t-PSA 浓度无明显降低或再次升高，提示肿瘤转移或复发。

2. 前列腺增生、前列腺炎等良性疾患，血清 PSA 轻度升高，此时应注意鉴别。肛门指诊、前列腺按摩、膀胱镜等检查及前列腺手术会引起血清 PSA 浓度一过性升高，建议在上述检查前或检查后一段时间进行 PSA 检查。

七、前列腺酸性磷酸酶测定

前列腺酸性磷酸酶（prostatic acid phosphatase，PAP）是一种前列腺外分泌物中能水解磷酸酯的糖蛋白。

【参考区间】

血清≤2.0μg/L（RIA、CLIA 法）。

【临床意义】

前列腺癌时可见血清 PAP 浓度升高，PAP 测定在诊断前列腺癌的特异性比 PSA 高，但敏感性较 PSA 低，因此，为提高前列腺癌诊断的阳性率两者可联合检测。前列腺肥大、前列腺炎和泌尿生殖系统疾病，也可见到 PAP 升高；某些肾脏疾病和前列腺检查可导致血清 PAP 升高，在判断测定结果时要予以考虑。

八、神经元特异性烯醇化酶测定

烯醇化酶是在糖酵解途径中催化甘油分解的酶，它由 α、β、γ 3 个亚基组成，其中 γ 亚基的同工酶属于神经元和神经内分泌组织所特有，故称为神经元特异性烯醇化酶（neuron specific enolase，NSE），它与神经内分泌起源的肿瘤有关。

【参考区间】

血清<13ng/ml。

【临床意义】

1. 小细胞肺癌患者的 NSE 水平明显高于肺鳞癌、腺癌、大细胞癌等，故 NSE 可用于不同类型肺癌的鉴别诊断。同时，还可监测小细胞肺癌放疗、化疗的效果。

2. NSE 是神经母细胞瘤的标志物，但 Willis 瘤升高较少，因此测定 NSE 的水平可用作 Willis 瘤的鉴别诊断。神经内分泌细胞肿瘤如嗜铬细胞瘤等患者血清中的 NSE 水平也可增高；正常红细胞中存在 NSE，标本溶血可导致假阳性。

九、α-L-岩藻糖苷酶测定

α-L-岩藻糖苷酶（α-L-fucosidase，AFU）是一种溶酶体酸性水解酶，在人体组织细胞的溶酶体以及血液和体液中参与体内糖蛋白、糖脂和寡糖的代谢，是原发性肝癌的新血清标志物。

【参考区间】

血清<40U/L（速率法）。

【临床意义】

原发性肝癌患者血清 AFU 水平增高，与 AFP 联合检测可提高原发性肝癌诊断阳性率。动态观察对判断肝癌疗效、预后、复发有重要意义。转移性肝癌、肺癌、乳腺癌、卵巢癌、子宫癌也可增高；在肝硬化、消化道出血等也有轻度增高。

十、肿瘤标志物检查的选择和应用

（一）肿瘤标志物检查的选择

1. 肿瘤标志物的正确定位　应确定肿瘤标志物与肿瘤的关系，认识肿瘤标志物的诊断价值和应用范围。如肺癌的肿瘤标志物主要有 NSE、细胞角蛋白 19 片段（cytokeratin 19 fragment，CYFRA-21）和鳞状细胞癌相关抗原（squamous cell carcinoma，SCC-Ag）。其中 NSE 多用于小细胞肺癌（small cell lung cancer，SCLC）鉴别诊断。CYFRA-21 是诊断非小细胞肺癌（non-small-cell carcinoma，NSCLC）的首选肿瘤标志物，尤其对鳞状细胞癌患者的早期诊断和治疗监测有重要意义。SCC-Ag 则主要用于肺鳞癌的辅助诊断和治疗监测。

2. 注意肿瘤标志物的测定的相关影响因素　主要包括：①年龄、性别、生理周期等造成的个体间差异。②患者的状态对肿瘤标志物浓度的影响。

3. 肿瘤标志物复查间隔时间　复查间隔时间应以其生物半衰期为依据。

4. 肿瘤复发监测方案的正确制定　在恶性肿瘤的治疗和病程的监测过程中，建议检测两种或多种肿瘤标志物（表 4-4-2）。

表 4-4-2　目前 NACB 关于肿瘤标志物在恶性肿瘤中的应用建议

分类	筛查/早期诊断	辅助诊断	分期/预后	复发检测	疗效监测
肝癌	AFP（高危人群）	AFP	AFP	AFP	AFP
前列腺癌	PSA、cPSA、fPSA（结合直肠指检，适用>50 岁人群）	PSA、cPSA、fPSA（结合直肠指检）	PSA、cPSA（结合直肠指检和活检 Gleason 分级）	PSA、cPSA	PSA、cPSA
结、直肠癌	FOBT（适合>50 岁人群：有家族史者）	无推荐 TM	CEA	CEA	CEA
胰腺癌	无推荐 TM	CA19-9（依临床需要联合 CT）	CA19-9	无推荐 TM	CA19-9
卵巢癌	CA125（仅用于联合 B 超，早期检测有遗传史的高危人群）	CA125（仅用于绝经后妇女）	CA125	CA125	CA125
乳腺癌	无推荐 TM	无推荐 TM	ER、PR、HER-2	无推荐 TM	CA15-3、CEA
宫颈癌	无推荐 TM	SCCA（限于鳞状细胞癌）	SCCA（限于鳞状细胞癌）	SCCA（限于鳞状细胞癌）	SCCA（限于鳞状细胞癌）

续表

分类	筛查/早期诊断	辅助诊断	分期/预后	复发检测	疗效监测
肺癌	无推荐 TM	必要时选择针对小细胞肺癌或非小细胞肺癌的 TM			
胃癌	无推荐 TM	无推荐 TM	无推荐 TM	无推荐 TM	无推荐 TM
膀胱癌	无推荐 TM	无推荐 TM	无推荐 TM	无推荐 TM	无推荐 TM

注：FOBT：粪便隐血试验；ER：雌激素受体；PR：孕酮受体；HER-2：人表皮生长因子-2；SCCA：鳞状上皮细胞抗原

（二）肿瘤标志物的联合应用

一种肿瘤或不同类型的肿瘤可有一种或几种肿瘤标志物异常，同一种肿瘤标志物可出现在不同的肿瘤中。目前，在临床上为提高肿瘤诊断的阳性率和特异性，多采用肿瘤标志物的联合检测。常用的联合检测方案见表 4-4-3。

表 4-4-3　肿瘤标志物联合检测推荐方案

肿瘤类型	肿瘤标志物（按检测顺序排列，如已确诊，不测括号内的项目）
肝癌	AFP+CEA+（AFU）
结、直肠癌	CEA+CA19-9+（CA50）
胰腺癌	CEA+CA19-9+CA242+（CA50）
胃癌	CEA+CA19-9+CA72-4
食管癌	CEA+SCC（CYFRA21-1）
肺癌	NSE+CYFRA21-1+CEA+CA125+（CA50+CA19-9/SCC）
乳腺癌	CA15-3+CEA+CA125
卵巢癌	CA125+β-HCG+CEA+（AFP+CA724）
宫颈癌	CEA+CA72-4+SCC+（CA125）
子宫癌	CEA+β-HCG+SCC+（SF）
肾癌	CEA+β2-MG
前列腺癌	f-PSA/t-PSA+PAP
甲状腺癌	CEA+TGA+TPOA（TMA）+T3,T4,FT3,FT4,TSH+（CA19-9）
鼻咽癌	CEA+SCC+EBV

（曹颖平）

学习小结

1. 本章主要从体液免疫、细胞免疫、病毒性肝炎、感染免疫、自身抗体的检测和肿瘤标志物等方面介绍临床免疫学检测的相关检测方法及临床意义。

2. 体液免疫主要包括免疫球蛋白和补体的检测；细胞免疫的检测主要包括 T、B 细胞和 NK 细胞检测；感染性疾病的免疫学检验主要是针对病原体以及致病过程中的相关因素；自身抗体是自身免疫性疾病诊断的重要标志，应根据需要选择相应的检测项目，以达到筛查或确诊的目的。

3. 肿瘤标志物的检测主要包括 AFP、CEA、CA19-9 等。每个肿瘤标志物都有其特定的临床意义。在临床上为提高肿瘤诊断的阳性率和特异性，多采用肿瘤标志物的联合检测。

复习参考题

1. 免疫球蛋白的定义和特点？免疫球蛋白和补体检测有何临床意义？

2. 细胞表面标志物有哪些？其检测有何临床意义？

3. 乙型肝炎病毒的主要免疫诊断指标是什么？

4. TORCH 感染免疫检测指标有哪些？各有何临床意义？

5. HIV 感染的免疫检测有哪些？这些方法各自有何特点？

6. 常用的梅毒检测筛查试验和确证试验有哪些？这些方法有何特点？

7. 抗核抗体和抗 ENA 抗体谱检测的临床意义？

8. 什么是肿瘤标志物？几种常见肿瘤标志物的主要临床应用价值。

第五章　临床病原体检查

学习目标

掌握	临床病原体检查的方法，包括病原体形态学检查、病原体分离、培养及鉴定、病原体核酸检测等检查手段。
熟悉	临床病原体检查标本采集及运送要求，熟悉抗菌药物敏感试验方法。
了解	医院感染的流行病学及防控。

由细菌、真菌、病毒、支原体、衣原体、立克次体、螺旋体及寄生虫等病原体感染机体后引起的疾病，称为感染性疾病(infectious diseases)。临床病原体检查的目的是确定感染的发生和性质，及早明确诊断，尽早选择适当的治疗方案，采取有效的预防措施，防治感染可能广泛传播所造成的危害。

第一节　临床常见标本的病原体检查

临床病原体检查成败很大程度上取决于标本采样及运送质量，因此，正确的标本采集、运送、保存和处理是影响病原体检查结果的最重要的因素。任何环节处理不当都可能影响检验结果的准确性，尤其是对污染或不合格的标本进行检验会给临床提供错误信息。故所有标本采集和运送均应在无菌操作、防污染原则下进行，标本采集后立即送检。

一、血液及骨髓的病原体检查

【标本采集】

1. 应在发热初期或发热高峰期，且未使用抗菌药物前采集标本，已用抗菌药物者，则在下次用药前采集。24 小时内应采集 2~3 次进行血培养，成人患者同时采集需氧及厌氧血培养，多次采血时应在不同部位采集。采血后立即送检，如不需室温保存或置 35~37℃培养箱中，切勿冷藏。

2. 皮肤消毒程序：①70%酒精擦拭穿刺部位等待 30 秒以上。②1%~2%碘酊作用 30 秒或 10%碘伏作用 60 秒，从穿刺点向外画圈消毒，至消毒区直径达 3cm 以上。③70%酒精脱碘。

3. 培养瓶消毒程序：①70%酒精擦拭血培养瓶橡皮塞，作用 60 秒。②用无菌纱布或棉签清除塞子表面残余酒精。采血量成人每瓶 8~10ml，儿童 1~2ml，骨髓 1~2ml。

【常见致病菌及临床意义】

血液及骨髓为无菌体液，一旦检出细菌则视为菌血症，但应注意是否为皮肤污染菌。常见引起血液感染的病原体有：①革兰氏阳性球菌：金黄色葡萄球菌、凝固酶阴性葡萄球菌、A 群及 B 群 β 溶血链球菌、肺炎链球菌、草绿色链球菌、肠球菌属；②革兰氏阴性杆菌：肠杆菌科细菌、铜绿假单胞菌、不动杆菌属、洋葱伯克霍尔德菌、嗜血杆菌、布鲁杆菌、嗜肺军团菌；③革兰氏阳性杆菌：结核分枝杆菌、产单核细胞李斯特菌、阴道加特纳菌、炭疽芽孢杆菌；④革兰氏阴性球菌：脑膜炎奈瑟菌、淋病奈瑟菌、卡他莫拉菌；⑤厌氧菌：拟杆菌、产气荚膜梭菌、消化链球菌、韦荣球菌、丙酸杆菌；⑥真菌：假丝酵母菌、曲霉菌、隐球菌、球孢子菌。

二、尿液的病原体检查

【标本采集】

1. 清洁中段尿　清晨起床后以肥皂水清洗外阴部，女性应分开大阴唇，男性应上翻包皮，清洗后以清水冲洗尿道口。弃前段尿，留中段尿约 10ml 直接排入无菌容器中，立即送检。

2. 留置导尿管　插入导尿管后弃去尿液约 15ml，再留约 10ml 于无菌容器内。

3. 耻骨上膀胱穿刺　消毒脐部至尿道皮肤，局麻穿刺点皮肤，用无菌注射器在耻骨联合与脐中线刺入膀胱，吸取约 20ml 尿液，排出注射器内的空气，针头插于无菌橡皮塞上立即送检。

【常见致病菌及临床意义】

引起尿路感染的细菌有：肠杆菌科细菌、金黄色葡萄球菌、肠球菌属、淋病奈瑟菌、铜绿假单胞菌、白假丝酵母菌、分枝杆菌等。

清洁中段尿定量培养后，同一种细菌菌落数$>10^5$CFU/ml 可能为感染；$<10^4$CFU/ml 可能为污染；10^4～10^5CFU/ml 需根据患者临床表现进行评估。对于复杂性尿路感染可多次送检。连续 3 次清洁中段晨尿培养$>10^5$CFU/ml 高度怀疑尿路感染。

三、粪便的病原体检查

【标本采集】

1. 自然排便法　取含脓、血或黏液粪便 2～4g 置于清洁、干燥、广口容器或运送培养基中送检。

2. 直肠拭子法　排便困难者或婴幼儿可用直肠拭子采集标本，将无菌拭子用生理盐水湿润后插入肛门 2～4cm，在肛门括约肌处柔和旋转，可在拭子上明显见到粪便，插入运送培养基中送检。

由于粪便中含种类繁多的正常菌群，应根据细菌种类选用合适的运送培养液以提高阳性检出率，如副溶血弧菌引起腹泻的粪便标本，可置于碱性蛋白胨水或运送培养基中。

【常见致病菌及临床意义】

生理条件下肠道中存在大量细菌，主要为革兰氏阴性杆菌及少量革兰氏阳性杆菌。这些细菌在肠道内不致病，但菌群失调时可导致某些肠道疾病。此外细菌也可通过肠黏膜入血引起其他部位疾病。粪便一次培养阴性，不能完全排除胃肠道致病菌的存在，通常需连续送检 3 次。

引起腹泻的常见病原体有沙门菌属、志贺菌属、弧菌属、弯曲菌属、小肠结肠炎耶尔森菌、致病性大肠埃希菌、气单胞菌属、邻单胞菌属、金黄色葡萄球菌、艰难梭菌、蜡样芽孢杆菌、产气荚膜梭菌、假丝酵母菌、轮状病毒等。粪便标本分离培养出的致病性病原体可作为疾病明确诊断的主要依据，如培养出霍乱弧菌即可诊断霍乱、分离出结核分枝杆菌即可诊断肠结核。

四、痰及支气管分泌物的病原体检查

【标本采集】

1. 自然咳痰法　以晨痰为佳，标本采集前温水充分漱口，以减少口腔常居菌群污染（有义齿的患者应先取下义齿）。用力咳出气管深部痰液，标本量应≥1ml，置于无菌容器中送检。咳痰困难者也可雾化吸入，使痰液易于咳出。

2. 其他　支气管镜采集法、防污染毛刷采集法、环甲膜穿刺经气管吸引法、经胸壁细针穿刺吸引法及支气管肺泡灌洗法等均按操作规程采集，但应注意避免咽喉部正常菌群的污染。

【常见致病菌及临床意义】

痰液的病原体检查是确诊呼吸道、肺部感染及性质的依据之一。由于呼吸系统为开放性结构，可见少量上呼吸道正常菌群，因此必须注意区分致病菌和定植菌。

引起呼吸系统感染的病原体有：①革兰氏阳性菌：肺炎链球菌、β溶血链球菌、金黄色葡萄球菌、白喉棒状杆菌、炭疽芽孢杆菌、结核分枝杆菌；②革兰氏阴性菌：肠杆菌科细菌、卡他莫拉菌、脑膜炎奈瑟菌、流感嗜血杆菌、军团菌、假单胞菌属、多杀巴斯德菌、百日咳鲍特菌；③病毒：腺病毒、流感病毒、副流感病毒、呼吸道合胞病毒、巨细胞病毒、单纯疱疹病毒、冠状病毒、麻疹病毒；④真菌及其他：假丝酵母菌、丝状真菌、隐球菌、肺炎支原体、肺炎衣原体、放线菌、诺卡菌、阿米巴滋养体、肺吸虫卵、肺孢子虫卵。

五、鼻、咽、眼、耳拭子标本的病原体检查

【标本采集】

1. 鼻标本　无菌棉拭子伸进一侧鼻孔约2.5cm，与鼻黏膜接触，轻旋拭子蘸取黏膜上分泌物，缓慢抽出后置于运送培养基送检。

2. 眼结膜标本　预先沾湿拭子，在结膜上滚动采集标本。标本15分钟内送检。

3. 眼角膜标本　麻醉下用刮勺在溃疡或创伤边缘刮取碎屑，直接接种在平板上培养及涂片。

4. 口腔咽部标本　第1个拭子揩去溃疡或创伤面浅表分泌物，第2个拭子采集溃疡边缘或底部。

5. 外耳炎患者需深部耳拭子，因浅表拭子可能遗漏链球菌引起的蜂窝织炎。

【常见致病菌及临床意义】

鼻、咽、眼、耳拭子培养常见病原体有：①革兰氏阳性菌：金黄色葡萄球菌、肺炎链球菌、β溶血链球菌、白喉棒状杆菌；②革兰氏阴性菌：脑膜炎奈瑟菌、淋病奈瑟菌、嗜血杆菌、莫拉菌、百日咳鲍特菌、肠杆菌科细菌、假单胞菌属、产碱杆菌、多杀巴斯德菌；③其他：酵母样真菌、丝状真菌、沙眼衣原体。

六、脑脊液的病原体检查

【标本采集】

由临床医师以无菌操作行腰椎穿刺，特殊情况可采用小脑延髓池或脑室穿刺，抽取脑脊液3~5ml置于无菌试管中。15分钟内运送至实验室，绝不可冷藏。由于引起脑膜炎的病原体脑膜炎奈瑟菌、肺炎链球菌、流感嗜血杆菌等抵抗力弱，不耐冷、易死亡，故检查这类细菌时均应注意防止干燥和避免日光直射，必要时进行床边接种。

【常见致病菌及临床意义】

正常脑脊液无菌，故脑脊液中检出任何细菌（排除标本污染）均应视为致病菌。脑脊液常见病原体有：①革兰氏阳性菌：葡萄球菌属、β溶血链球菌、肺炎链球菌、消化链球菌、产单核细胞李斯特菌、结核分枝杆菌、炭疽芽孢杆菌；②革兰氏阴性菌：脑膜炎奈瑟菌、流感嗜血杆菌、卡他莫拉菌、大肠埃希菌、肺炎克雷伯菌、铜绿假单胞菌、不动杆菌属、脑膜炎败血性黄杆菌、拟杆菌；③病毒：乙型脑炎病毒、柯萨奇病毒A、柯萨奇病毒B、脊髓灰质炎病毒、新肠道病毒68~71、狂犬病毒；④真菌及其他：新生隐球菌、白假丝酵母菌、钩端螺旋体等。墨汁染色涂片见新生隐球菌，可提示为新生隐球菌性脑膜炎；脑脊液见白细胞内革兰氏阴性、坦面相对的双球菌，可初步报告为脑膜炎奈瑟菌引起的流行性脑脊髓膜炎；见抗酸染色阳性杆菌可提示为结核性脑膜炎。病原体分离培养阳性可报告为由该病原体引起的脑膜炎或脑炎。

七、浆膜腔穿刺液的病原体检查

【标本采集】

浆膜腔穿刺液包括胸水、腹水、心包液、关节液及鞘膜液，一般由临床医生用注射器无菌操作抽取或引流体内可疑感染部位的液体。病原体检查应在用药前或停药1~2天后采集标本。胸水及腹水可抽取5~10ml，心包液、关节液等抽取2~5ml。将穿刺液置于无菌容器中混匀，立即送检。对疑似淋病性关节炎的关节液标本，应立即送检或床边接种为佳。

【常见致病菌及临床意义】

穿刺液由于形成原因不同，性质各异。漏出液细菌培养常为阴性。渗出液常由细菌、寄生虫等感染所致。凡穿刺液中查出细菌，都应视为该部位感染的病原菌。常见病原体有：①革兰氏阳性菌：肺炎链球菌、β溶血链球菌、葡萄球菌属、草绿色链球菌、肠球菌属、消化链球菌、结核分枝杆菌、假白喉棒杆菌、产气荚膜梭菌、炭疽芽孢杆菌；②革兰氏阴性菌：肠杆菌科细菌、假单胞菌属、流感或副流感嗜血杆菌、不动杆菌属、产碱杆菌、拟杆菌、梭杆菌、淋病奈瑟菌、军团菌；③其他：支原体、病毒、立克次体、寄生虫、放线菌、诺卡菌、真菌等。

八、胆汁的病原体检查

【标本采集】

胆汁采集由临床医师完成，包括十二指肠引流法、胆囊穿刺法及手术采集法三种方法。十二指肠引流法由患者吞咽十二指肠导管，经咽部、食管、胃，达十二指肠乳头部，以十二指肠引流术采集胆汁。引流的胆汁依次标明A、B、C管，分别进行培养。由于标本采集时常混有唾液、胃液及十二指肠引流液，故阳性结果应结合临床分析，一般认为B管作细菌培养意义较大。胆囊穿刺法在胆囊造影术时，作穿刺术取胆汁。此外，还可手术时由胆总管、胆囊直接穿刺取胆汁。标本置无菌容器内立即送检，否则应保存于4℃冰箱。

【常见致病菌及临床意义】

正常胆汁无菌，胆汁细菌学检查对确定胆囊感染有一定价值，尤其对确定伤寒带菌者价值更大。常见病原体有：①革兰氏阳性菌：葡萄球菌属、肠球菌属、消化链球菌、韦荣球菌；②革兰氏阴性菌：肠杆菌科细菌、假单胞菌属、脆弱拟杆菌、产碱杆菌、气单胞菌；③其他：支原体、病毒、立克次体、寄生虫。

九、脓液的病原体检查

【标本采集】

1. 封闭性脓肿　75%酒精或碘酊消毒脓肿部位后，采用无菌注射器抽取3~10ml脓液，针头插入无菌橡皮塞中立即送检。疑为厌氧菌感染，取材后立即将注射器内空气排空，同时将针头插入无菌橡皮塞内，以防空气进入。

2. 开放性脓肿或脓性分泌液　先以无菌生理盐水洗净溃疡表面渗出物，用拭子深入溃疡底部或边缘部，采集2个拭子，分别作培养和革兰氏染色。标本应立刻送检，避免干燥。

3. 放线菌标本　用无菌棉拭子挤压瘘管，取脓液中硫磺颗粒送检，或将无菌纱布条塞入瘘管内，次日取出纱布条送检。

【常见致病菌及临床意义】

从脓汁或创伤分泌物中能查出的细菌种类很多，某些化脓性感染常为多种细菌混合感染。常见病原体有：①革兰氏阳性球菌：金黄色葡萄球菌、凝固酶阴性葡萄球菌、A群β溶血链球菌、B群β溶血链球菌、肺炎链球菌、肠球菌属、消化链球菌、四联球菌；②革兰氏阳性杆菌：破伤风梭菌、产气荚膜梭菌、炭疽芽孢杆菌、溃疡棒状杆菌；③革兰氏阴性球菌：脑膜炎奈瑟菌、淋病奈瑟菌、卡他莫拉菌；④革兰氏阴性杆菌：大肠埃希菌、铜绿假单胞菌、肺炎克雷伯菌、变形杆菌、流感嗜血杆菌、拟杆菌、梭杆菌、产碱杆菌、气单胞菌、鼻疽及假鼻疽伯克霍尔德菌；⑤其他：放线菌、诺卡菌、结核分枝杆菌、非结核分枝杆菌、丝状真菌、酵母样真菌、弧菌。创伤后感染的出现与感染菌的数量及种类、处理过程、机体免疫力及术后抗菌药物应用等多因素有关，因此对分离到的细菌要根据具体情况进行综合判断。

十、生殖系统标本的病原体检查

【标本采集】

生殖系统标本包括子宫颈、阴道、前列腺、男性及女性生殖系统的分泌物等。

1. 女性阴道及宫颈口分泌物　应由临床医师在窥阴器下操作，用长无菌棉拭子采集后置于无菌试管送检。

2. 男性生殖系统分泌物　采样前用灭菌纱布或棉球擦拭尿道口，然后采集尿道口溢出的脓性分泌物。如无脓液溢出，可按摩促使分泌物溢出。采集前列腺液时，先将尿道、膀胱冲洗，然后从肛门直肠处按摩前列腺获得分泌物，收集于试管内。

3. 特殊标本　梅毒螺旋体标本，从外生殖器的硬下疳处采集标本，以洁净玻片直接蘸取渗出液，加盖玻片后立即送检。尖锐湿疣或假性湿疣，可切取组织块进行组织印片或制备病理切片。生殖器疱疹先用碘酊消毒后，用无菌皮试注射器刺入采取疱疹液。

【常见致病菌及临床意义】

正常男性尿道口、女性阴道均有正常菌群存在。尿道口常有表皮葡萄球菌、类白喉棒状杆菌及耻垢分枝杆菌等，阴道内常有乳酸杆菌、大肠埃希菌、白假丝酵母菌及支原体等。各种病原体均可引起生殖系统的感染。生殖系统的微生物学检查对性传播疾病的诊断、控制也起到极其重要的作用。

常见病原体有：①革兰氏阳性菌：葡萄球菌属、肠球菌属、链球菌属、消化链球菌、结核分枝杆菌；②革兰氏阴性菌：淋病奈瑟菌、肠杆菌科细菌、类杆菌、铜绿假单胞菌、阴道加特纳菌、杜克雷嗜血杆菌；③其他：人类免疫缺陷病毒、梅毒螺旋体、支原体、衣原体、人类乳头状病毒、人类单纯疱疹病毒2型、酵母样真菌。

（许建成）

第二节　临床病原体检查方法

临床病原体检查是确诊感染性疾病的主要手段，方法包括病原体形态学检查、分离、培养、鉴定及药敏试验、病原体抗原检测、病原体抗体检测、病原体核酸检测、细菌毒素检测及动物实验等，其中形态学检查、分离、培养及鉴定是临床病原体检查常用方法。病原体抗原检测、病原体抗体检测、病原体核酸检测、细菌毒素检测及动物实验等，常用于培养时间长、不易或不能培养的病原体及检测细菌的致病性和毒力等。

一、病原体形态学检查

病原体形态学检查是通过显微镜观察病原体的有无、大致数量、形态及染色特征等，可迅速做出初步诊断。临床标本的细菌形态学检查主要包括染色和不染色显微镜检查两种。

1. 不染色标本显微镜检查　采用悬滴法、压滴法、毛细管法或湿式涂片，在不染色状态下观察病原体的形态、运动方式及蠕虫卵、原虫包囊和滋养体。高倍暗视野显微镜下悬滴法检测霍乱患者米泔样粪便，可观察到穿梭似流星样运动的霍乱弧菌。这种不染色标本的动力检查在临床上可对某些病原菌做出初步鉴定。

2. 染色标本显微镜检查　标本直接涂片、干燥、固定后染色，或经离心浓缩集菌后涂片染色，置光学显微镜下观察细菌形态、染色特性、排列与特殊结构；亦可检测寄生虫虫体或其生活史中某阶段形态。染色标本显微镜检查在细菌初步鉴定中应用最广，临床常用的染色方法有革兰氏染色、抗酸染色及荧光染色。

革兰氏染色可将细菌分为阳性与阴性两大类,可初步识别细菌,有助于进一步鉴定。抗酸染色可将细菌分为抗酸性细菌及非抗酸性细菌两大类。疑似结核的标本经抗酸染色后行油镜检查,可做出初步鉴定。荧光染色敏感性强且易观察结果,主要用于结核分枝杆菌、麻风分枝杆菌、白喉棒状杆菌及痢疾志贺菌等检测。有时为进一步观察病原体需用异染颗粒染色、芽孢染色、墨汁染色等特殊染色方法。

二、病原体分离、培养及鉴定

病原体分离、培养及鉴定是病原学检验的重要方法,分离到病原体后才可进一步鉴定病原体及进行药敏试验。

1. 细菌分离、培养及鉴定　根据可疑菌生长特性,选择合适培养基,提供合适气体条件、温度及 pH,使其在体外培养基中得以生长、繁殖形成菌落。标本送至实验室后,应立即接种于适当分离培养基上。根据菌落性状(大小、色泽、气味、边缘、光滑度、色素、溶血、凸凹等)、细菌形态、染色特性、生化反应及血清学试验鉴定分离菌,也可使用微量鉴定系统、自动化鉴定系统、分子生物学技术及质谱技术等快速鉴定方法。分离、培养及鉴定是细菌感染性疾病诊断的“金标准”,对分离菌进行体外药物敏感性试验可指导抗菌治疗并预测治疗效果。

2. 真菌分离、培养及鉴定　真菌培养方法有平皿培养、大试管斜面培养和玻片培养等。平皿培养适于繁殖较快的真菌,大试管斜面培养主要用于皮肤癣菌的培养和真菌菌种的保存,玻片培养(微量培养、小培养)可用于真菌菌种鉴定。观察真菌的菌落性状、菌丝及孢子形态是鉴别真菌的重要方法之一。真菌分离培养及鉴定是真菌感染性疾病诊断的“金标准”。

3. 病毒分离、培养及鉴定　标本接种于易感动物、鸡胚或行细胞培养,进行病毒分离。接种于动物后,可根据动物感染范围、发病情况及潜伏期,对病毒进行初步鉴定。接种于鸡胚的病毒,不同接种途径的敏感性及所形成的特殊病灶有助于初步鉴定。行细胞培养的病毒在细胞内增殖后,如引起细胞病变或红细胞吸附、干扰、血凝等特性可缩小病毒鉴定范围,再用血清学方法进行最后鉴定。病毒分离培养及鉴定是病毒感染性疾病诊断的“金标准”,但病毒培养需活细胞支持,故病毒的分离鉴定较困难,不能常规应用于临床。

三、病原体抗原检测

病原体抗原检测是指用已知抗体检测标本中未知的病原体抗原。常用方法有金标免疫技术、免疫荧光技术、酶免疫技术、化学发光技术、凝集试验、免疫印迹技术、对流免疫电泳等。病原体抗原包括菌体抗原、鞭毛抗原、毒素、侵袭性酶等细菌抗原,衣壳蛋白、包膜抗原等病毒抗原,半乳甘露聚糖、1,3-β-D 葡聚糖等真菌抗原。从临床标本中直接检测病原体抗原简便快速,有较高的敏感性及特异性,适用于多种感染性疾病的早期快速诊断。病原体抗原检测的诊断价值因标本而异。无菌体液、血液等标本检测出病原体抗原具有诊断意义,但存在正常菌群的标本需考虑共同抗原引起的交叉反应(假阳性),应有严格的对照试验和排除试验。

四、病原体抗体检测

病原体抗体检测是指用已知细菌或特异性抗原检测患者血清中有无相应抗体及其效价的动态变化,可作为某些传染病的辅助诊断。常用方法有凝集试验、沉淀试验、中和试验、补体结合试验、间接免疫荧光技术、放射免疫技术、酶联免疫吸附试验与金标免疫技术等。主要适用于抗原性较强的致病菌及病程较长的感染性疾病。血清学诊断试验以抗体效价明显高于正常人水平或患者恢复期抗体效价比急性期升高 4 倍以上者方有意义。病原体抗体检出最早需在感染 4~5 天后,一般在病程 2 周后效价才逐渐增高,故不适用于疾病早期诊断。患者血清内 IgM 的检测有重要意义,不仅可做早期诊断,亦可区分原发性与复发性感染，前者急性期血清可检出 IgM，而后者为 IgG。

五、病原体核酸检测

病原体核酸检测技术主要有聚合酶链反应（PCR）、核酸探针杂交技术、实时荧光定量 PCR 技术及生物芯片技术。病原体核酸检测技术敏感性好、特异性强，适用于尚不能分离培养或很难分离培养的病原体，以及对于传统培养方法不能及时准确检出或培养时间长的病原体，如病毒、结核分枝杆菌、麻风分枝杆菌、军团菌、肺炎支原体、立克次体等。核酸检测技术亦可对感染细菌做出明确的诊断、分类、基因分型，并可直接检测耐药基因。PCR 技术在细菌毒素检测方面有广泛应用，可用 PCR 扩增特异性的毒素基因片段或直接用其特异性毒素基因探针检测致病菌的毒素基因。此外核酸检测也用于细菌的分类鉴定、耐药性检测等方面。

六、细菌毒素检测

常用的细菌毒素检测包括外毒素及内毒素检测。外毒素检测有生物学法、ELISA、免疫血清学法、PCR 法及自动化仪器法。外毒素检测可鉴定待检菌，同时可区分产毒株与非产毒株，如白喉毒素、肉毒毒素等。细菌内毒素有致热作用，多数革兰氏阴性菌可产生内毒素，并在菌体生长繁殖或死亡裂解后释放。内毒素作为外源性致热原作用于体温中枢，可引起机体发热。内毒素检测通常使用鲎试验，其测定主要用于确诊患者是否发生革兰氏阴性菌感染和内毒素血症。

七、动物实验

动物实验是临床病原体检查的重要组成部分。其主要用于分离及鉴定病原体、测定细菌毒力、制备免疫血清、建立致病动物模型、生物制品或药物的安全、毒性、疗效检验等。常用实验动物有小鼠、豚鼠、家兔及绵羊等。常用接种方法有皮下注射、皮内注射、肌内注射、腹腔注射、静脉注射和脑内注射等。动物实验不常规应用于临床。

（许建成）

第三节　抗菌药物敏感试验

抗菌药物敏感试验（antimicrobial susceptibility test，AST）简称药敏试验，是指在体外测定抗菌药物抑制或杀灭细菌的能力，即测定细菌对抗菌药物的敏感性（耐药性）。药敏试验的意义在于预测抗菌治疗效果、指导临床用药、优化抗感染靶向治疗、监测细菌耐药性。常用的药敏试验方法有纸片扩散法、稀释法、E 试验（E-test）及自动化仪器法。对某些特定耐药菌株的检测，除药敏试验外还要附加特殊的酶检测、基因检测等方法。

一、抗菌药物选择

抗菌药物是指具有抑菌或杀菌活性的抗生素和化学合成药物。抗菌药物种类包括：青霉素类、头孢菌素类、单环 β-内酰胺类、碳青霉烯类、头霉素类、β-内酰胺酶抑制剂类、氨基糖苷类、喹诺酮类、大环内酯类、四环素类、氯霉素类、林可霉素类、糖肽类、磺胺类及其他合成抗菌药物等。我国抗菌药物选择主要遵循美国临床实验室标准化研究所（Clinical and Laboratory Standards Institute，CLSI）制定的抗菌药物选择原则。A 组为首选试验并常规报告的抗菌药物；B 组为首选试验但选择性报告的抗菌药物；C 组为替代性或补充性的抗菌药物；U 组为仅用于首选治疗泌尿道感染的抗菌药物；O 组为对该组细菌有临床适应证，但一般不作为常规测试并报告的抗菌药物。

二、抗菌药物敏感试验

常用的抗菌药物敏感试验有纸片扩散法、稀释法、E 试验及自动化仪器法。一般对营养要求不高的非苛养菌直接使用 M-H(Mueller-Hinton)培养基,对营养要求高的苛养菌可在培养基中加入适量营养物质。药敏试验规范性操作及结果判读参考 CLSI 制定的标准。

(一)药敏试验方法

1. 纸片扩散法(Kirby-Bauer 法,K-B 法)是指定性测定抗菌药物抑制试验菌生长的方法。将含有定量抗菌药物的纸片贴在已接种试验菌的琼脂平板上。纸片中药物吸取琼脂中水分溶解后,不断向纸片周围扩散形成递减的梯度浓度,在纸片周围抑菌浓度范围内试验菌的生长被抑制,从而形成透明的抑菌圈。抑菌圈的大小反映试验菌对测定药物的敏感程度。纸片扩散法是目前临床微生物实验室广泛采用的方法。

2. 稀释法　是指定量测定抗菌药物最小抑菌浓度(minimum inhibitory concentration,MIC)的方法,包括肉汤稀释法和琼脂稀释法。该法将抗菌药物用肉汤培养基或琼脂培养基进行倍比稀释,然后接种一定浓度的试验菌,经 35℃培养,以肉眼未见细菌生长的药物最低浓度为最小抑菌浓度。

3. E 试验　融合了纸片法操作简单及稀释法可给出定量结果的优点,直接检测抗菌药物对试验菌的 MIC。该试验不仅用于一般细菌的 MIC 测定,对一些慢生长菌也适用,缺点是价格高昂。

(二)药敏试验结果分析

上述药敏试验均参照 CLSI 标准判读结果,按照敏感(S)、剂量依赖性敏感(SDD)、中介(I)和耐药(R)报告。敏感表示试验菌能被测定药物常规剂量在体内达到的浓度所抑制或杀灭。剂量依赖性敏感指试验菌的敏感性依赖于对患者的用药方案。对药物结果在 SDD 范围内的试验菌,为使血药浓度达到临床疗效,给药方案中的药物暴露应高于以前常用敏感折点的剂量。中介是指试验菌能被大剂量测试药物在体内达到的浓度所抑制,或在测定药物浓集部位的体液中被抑制。耐药是指试验菌不能被体内感染部位可能达到的抗菌药物浓度所抑制。

三、特殊细菌耐药性检测

(一)细菌的耐药性及产生机制

细菌对某种抗菌药物敏感变成耐药称细菌的耐药性。细菌产生耐药性的机制主要有以下几方面:①细菌产生灭活抗菌药物的水解酶(如 β-内酰胺酶)和钝化酶(如氨基糖苷类钝化酶)等,使抗菌药物失活;②细菌抗菌药物作用靶位改变以致细菌不能与抗菌药物结合(如青霉素结合蛋白);③细菌膜改变及外排泵出系统使抗菌药物进入细菌内的量减少;④细菌生物膜的形成使营养成分及药物进入细菌的过程受阻;⑤细菌产生代谢拮抗剂和代谢旁路使抗菌药物被灭活。

(二)细菌耐药表型检测

通常大多数细菌对抗菌药物的耐药性可用纸片扩散法和稀释法检测,但对某些细菌的特殊耐药表型,需用双相纸片协同试验、耐药基因检测等方法。

1. β-内酰胺酶检测　包括碘测定法、产酸法、生物学方法、产色头孢菌素法。临床分离葡萄球菌属、肠球菌属、流感嗜血杆菌、淋病奈瑟菌、卡他莫拉菌的 β-内酰胺酶检测阳性,提示对青霉素类、氨基青霉素类、羧基青霉素类和脲基青霉素耐药。

2. 耐甲氧西林葡萄球菌(MRS)的检测　检测 mecA 基因或 mecA 基因所表达的蛋白(PBP2a)是筛选 MRS 的最准确方法。临床常用检测方法为头孢西丁或苯唑西林纸片扩散法。对 MRS 菌株应报告所有 β-内酰胺类抗生素(包括青霉素类、头孢菌素类、β-内酰胺类含酶抑制剂、碳青霉烯类等)耐药,而且 MRS 通常同时对氨基糖苷类、大环内酯类、克林霉素和四环素多重耐药。

3. 对克林霉素诱导耐药的检测　克林霉素诱导耐药用纸片相邻试验检测(也称“D”抑菌环试验)。对葡萄球菌,距红霉素纸片(每片15μg)边缘15~26mm处放置克林霉素纸片(每片2μg)检测;对于β溶血链球菌,将克林霉素纸片和红霉素纸片贴在相邻位置,纸片边缘相距12mm。若克林霉素与红霉素纸片相邻侧抑菌圈边缘出现"截平"(称为D-抑菌圈),即报告诱导克林霉素耐药。

4. 肠球菌对万古霉素及高水平氨基糖苷类耐药的检测　氨基糖苷类高水平耐药的检测方法包括纸片扩散法、琼脂稀释法和微量肉汤稀释法。万古霉素耐药肠球菌的检测方法包括BHI琼脂筛选法、E-test法和显色平板法。

5. 肠杆菌科细菌产超广谱β-内酰胺酶(ESBLs)检测　包括纸片扩散法、肉汤稀释法、MIC测定法、E-test法和显色平板法。产ESBLs的耐药基因常位于质粒,不仅可在同种菌株间传播,也存在水平转移的危险。ESBLs有超广谱的水解底物谱,且部分产ESBLs菌株不但对β-内酰胺类耐药,也常对氨基糖苷类及喹诺酮类耐药。

6. 碳青霉烯类耐药肠杆菌(CRE)检测　检测方法包括表型筛选、改良Hodge试验、Carba NP确证试验。碳青霉烯酶是一类能水解碳青霉烯类药物的β-内酰胺酶。产碳青霉烯酶通常对所有β-内酰胺类药物耐药。CRE菌株除耐碳青霉烯类/β-内酰胺类外,还对多种抗菌药物高水平耐药,给临床治疗带来极大挑战。

(三)细菌耐药基因检测

细菌耐药基因检测主要用于鉴别MIC处于中介时,检测其是否有耐药基因。细菌耐药基因检测有助于了解耐药基因的流行型,对分子流行病学的研究有重要意义。常用的检测方法有DNA扩增技术、生物芯片技术等。

第四节　医院感染

一、概述

(一)医院感染的定义

医院感染(hospital infection)或医院获得性感染(hospital acquired infection)指患者在入院时既不存在、亦不处于潜伏期,而在住院期间获得的感染,包括在医院内获得而于出院后发生的感染。入院48小时后发生的感染通常认为是医院感染。

(二)医院感染的流行病学特征

医院感染的发生包括3个重要环节,即感染源、感染途径及易感人群,缺少或中断任一环节将不会发生医院感染。

1. 感染源　主要有住院患者、病原携带者、自身感染者、医务人员、医院环境、污染的医疗器械及血液制品。病原体主要是细菌与病毒。

2. 感染途径　感染途径可由单一因素组成,如金黄色葡萄球菌可经接触感染,也可由多个因素组成,如鼠伤寒沙门菌可经接触、共同媒介或生物媒介感染。主要有以下几种:接触感染、飞沫传播、空气传播、粪口传播、医源性感染。在各种传播方式中,多数是通过医务人员手引起的人-人之间传播,故加强医务人员手的清洁和消毒,可以控制大部分外源性感染。

3. 易感人群　病原体传播宿主是否引起感染取决于病原体毒力及宿主易感性。医院感染的易感人群主要为:机体免疫功能严重受损者、患基础疾病者、婴幼儿及老年人、接受各种免疫抑制剂治疗者、长期使用广谱抗菌药物者、接受各种侵袭性操作者、住院时间长者、手术时间长者和营养不良者等。

(三)常见临床类型

1. 下呼吸道感染　是最常见的医院感染类型。吸入咽部定植菌为主要发病机制,对危重患者、免疫抑制状态患者及免疫力衰弱等患者的威胁性大。

2. 尿路感染　住院期间有尿路器械操作史的患者，由于长期保留导尿系统的交叉污染造成导管外上行感染。

3. 手术切口感染　清洁伤口感染大部分为外源性感染，医务人员手指皮肤的接触传播起十分重要的作用。腹部手术、妇科手术等伤口感染的病原体常来源于胃肠道、泌尿生殖道、皮肤等正常菌群。

4. 胃肠道感染　主要见于使用抗菌药物所致肠炎。

5. 血液感染　主要为菌血症，可由静脉输液、血液透析等引起，也可源于外科手术、下呼吸道感染或皮肤感染。

6. 皮肤及软组织感染　由金黄色葡萄球菌、溶血性链球菌等引起的蜂窝织炎、压疮及烧伤感染等。

二、医院感染的常见病原体及监测

1. 医院感染的常见病原体　不同部位、不同系统医院感染的病原体种类不尽相同，通常分为细菌、病毒、真菌、支原体、衣原体及寄生虫等，其中以细菌最为常见，占95%以上。引起医院感染的常见病原体包括：①革兰氏阳性球菌：金黄色葡萄球菌、凝固酶阴性葡萄球菌、肠球菌属及A组β溶血链球菌；②革兰氏阴性杆菌：肠杆菌科细菌（包括大肠埃希菌、肺炎克雷伯菌、沙雷菌属等）、非发酵菌（包括铜绿假单胞菌、鲍曼不动杆菌等）和其他细菌（如结核分枝杆菌等）；③厌氧菌：类杆菌、梭状芽胞杆菌、破伤风杆菌等；④病毒：呼吸道病毒、疱疹病毒、肝炎病毒、轮状病毒等；⑤真菌：假丝酵母菌属、曲霉菌属、新生隐球菌、卡氏肺孢子菌、球孢子菌和组织胞浆菌等。

2. 医院感染监测　包括流行病学监测和环境监测。流行病学监测包括病房菌种分离情况报告、不同标本菌种分离情况报告、抗菌药物耐药情况报告、耐药菌在医院流行情况报告及暴发流行趋势预报等。环境监测包括手术室及ICU、新生儿病房、血液透析室、中心供应室、血库、临床注射治疗室和临床实验室等科室的空气细菌含量监测、物体表面细菌污染监测、医务人员手细菌监测及医院环境细菌污染监测等。

三、医院感染的预防与控制措施

医院感染的预防和控制措施主要包括去除传染源、切断传染途径、增强易感人群抗感染能力。

1. 去除传染源　使用无菌器械、物品及药品能较好地去除传染源，如使用每天温热灭菌的“干”缸置放医疗用镊、剪等器械。此外避免接触携带病原体者、医护人员定期体检等措施，可减少医院感染的发生。

2. 切断传播途径　医院感染最主要的传播途径是飞沫传播及接触传播。隔离患者及加强换气与通风等可有效预防飞沫传播。严格的隔离措施、消毒与灭菌、无菌操作技术等可有效阻断接触传播。医务人员洗手应使用氯己定等抗微生物洗液。提高检测技术的敏感性及特异性，严格落实输血制品检测制度，以防传播HIV、HBV、HCV事件发生。

3. 增强易感人群免疫力　免疫功能低下的患者，产生抗体能力弱，被动免疫能发挥短期保护作用。合理预防性使用抗菌药物、规范侵入性操作技术、对高危患者实施严谨的防感染措施等可降低医院感染的发生。

（许建成）

学习小结

1. 标本正确采集、及时运送、合理保存、准确处理是保证临床病原体检查质量的重要环节。

2. 病原体检测方法包括：病原体形态学检查、病原体培养及鉴定、病原体抗原检测、病原体抗体检测、病原体核酸检测、细菌毒素检测及动物实验等，其中形态学检查、培养及鉴定是最常用且极为重要的方法。

3. 实验室可选择纸片扩散法、稀释法和 E 试验等方法进行抗菌药物敏感试验，抗菌药物选择遵循 CLSI 制定的抗菌药物选择原则。实验室的重要任务是细菌耐药表型的检测。

4. 防控医院感染的措施主要为去除传染源、切断传播途径、增强易感人群免疫力。

复习参考题

1. 简述血培养采集的基本要求。
2. 简述常见的临床病原体检查方法。
3. 简述常见的抗菌药物敏感试验方法。
4. 简述医院感染定义及常见临床类型。

第六章 排泄物、分泌物及其他检查

学习目标	
掌握	尿液、粪便、脑脊液、浆膜腔积液及生殖系统分泌物一般检验的各项检查参数的临床意义，尤其是尿液蛋白质检查、粪便隐血试验以及漏出液和渗出液的鉴别等。
熟悉	尿液其他检查、痰液检查及精液的生化和免疫学检查的临床意义。
了解	尿液分析仪及粪便分析工作站的工作原理。

第一节 尿液检验

尿液是机体产生的终末代谢产物，其组成和性状的改变可反映机体的代谢状况和疾病状态，尿液及其成分的变化不仅反映泌尿系统的疾病，而且对其他系统疾病的诊断、疗效观察及预后判断均有重要意义。

一、尿液的一般检查

（一）标本的采集与保存

参见第四篇第二章。

（二）一般性状检查

1. 颜色　正常新鲜尿液呈淡黄色透明。尿液颜色受尿胆素、尿胆原、卟啉、食物、药物和尿量的影响。新鲜尿液发生混浊，有可能是尿酸盐或磷酸盐、碳酸盐沉淀。病理情况下，尿液外观常有下述变化。

（1）血尿（hematuria）：由于出血量不同尿液可呈淡红色云雾状、洗肉水样或混有血凝块。每升尿内含血量超过1ml即可出现淡红色，称肉眼血尿。如尿液外观变化不明显，但离心沉淀后，镜检时每高倍视野平均3个以上的红细胞则称为显微镜下血尿。

（2）血红蛋白尿（hemoglobinuria）：血管内溶血时，红细胞破坏，血红蛋白释放入血液，首先与血浆中的结合珠蛋白（haptoglobin，Hp）结合，形成复合物。因其分子量较大，不能从肾脏排泄，而被肝细胞摄取，经分解最后变成胆红素。当血管内红细胞大量破坏时，血红蛋白超过结合珠蛋白的结合能力，则血浆中游离血红蛋白大量存在，超过肾脏阈值（约1.3g/L），因其分子量较小，可经肾小球滤过而形成血红蛋白尿。此时尿呈浓茶色或酱油色，隐血试验呈阳性反应。见于蚕豆病、阵发性睡眠性血红蛋白尿及血型不合的输血反应等。

（3）胆红素尿（bilirubinuria）：是指尿内含有大量结合胆红素，外观呈深黄色，振荡后泡沫呈黄色。见于胆汁淤积性黄疸及肝细胞性黄疸。

（4）乳糜尿(chyluria)：尿液外观呈乳白色，多因肠道吸收的乳糜液因病理原因未能经正常的淋巴管道引流入血而逆流进入尿液所致。如含有较多的血液则称为乳糜血尿。见于丝虫病，少数病例由于结核、肿瘤、胸腹部创伤或某些原因引起的肾周围淋巴循环受阻，或肾盂及输尿管炎症使淋巴管破裂乳糜液进入尿液所致。

2. 浊度　正常新鲜尿液清亮透明，放置后可出现浑浊。尿液置于低温时其中盐类结晶析出，碱性尿易析出磷酸盐沉淀，酸性尿易析出尿酸盐沉淀。脓尿(pyuria)和菌尿(bacteriuria)也可引起尿液浑浊，如尿内含有大量脓细胞或细菌等炎性渗出物时，新鲜尿液即可浑浊。见于泌尿系统感染如肾盂肾炎、膀胱炎等。

3. 泡沫　正常尿液有少量泡沫。若尿液中蛋白质含量增多，由于表面张力改变，排出的尿液表面漂浮一层细小泡沫，这些小泡沫不易消失。

4. 气味　正常尿液有来自尿内挥发性酸的气味。尿液长时间放置后，因尿素分解可出现氨臭味。如排出的新鲜尿液即有氨味，见于慢性膀胱炎及尿潴留；苹果样气味见于糖尿病酮症酸中毒；腐臭味见于泌尿系感染或晚期膀胱癌；大蒜臭味见于有机磷中毒；鼠臭味见于苯丙酮尿症。

5. 尿量　正常成人尿量为1.0~1.5L/24h，尿量的多少与饮水量及经其他途径所排出的液体量有关。

【参考区间】

成人约1.0~1.5L/24h，即1ml/(h·kg)；小儿如按体重(kg)计算，则较成人多3~4倍。

（1）多尿：24小时尿量经常超过2500ml时称为多尿(polyuria)。

1）生理性或外源性因素多尿：饮水过多、应用利尿剂后、静脉输液过多、服用某些药物等。

2）病理性多尿：病理性多尿的原因及发病机制见表4-6-1。

表4-6-1　病理性多尿的原因及发病机制

分类	原因	机制
内分泌疾病	中枢性尿崩症	ADH缺乏或分泌减少
	原发性甲状旁腺功能亢进症	高血钙影响肾小管浓缩功能
	原发性醛固酮增多症	大量失钾，肾小管浓缩功能减退
肾脏疾病	肾源性尿崩症	肾小管上皮细胞对ADH灵敏度降低
	慢性肾盂肾炎	肾间质受损，影响肾小管重吸收
	慢性肾炎后期	肾小管浓缩功能障碍
	急性肾衰竭	肾小管重吸收及浓缩功能障碍
	高血压性肾损害	肾小管缺血导致其功能障碍
	失钾性肾病	肾小管空泡形成，浓缩功能减退
代谢性疾病	糖尿病	尿内葡萄糖增多导致溶质性利尿
精神性多尿	神经性烦渴、癔症性多尿	
药物性多尿	氨基糖苷类抗生素	直接肾毒性，使肾小管功能障碍
	青霉素、汞利尿剂、甲氰咪胍	肾脏免疫性损害
	两性霉素B、庆大霉素	改变肾血流量，损害肾小管的浓缩稀释功能
	排钾利尿剂	形成失钾性肾病
	糖皮质激素、噻嗪类利尿剂	出现血糖增高和糖尿，形成渗透性利尿

（2）少尿或无尿：24小时尿量<400ml或每小时尿量持续<17ml称为少尿(oliguria)；24小时尿量<100ml或12小时无尿液排出称为无尿(anuria)或尿闭。见于下列情况：①肾前性，各种原因所致的休克、

严重脱水或电解质紊乱、心力衰竭、肾动脉栓塞及肿瘤压迫等;②肾性,如急性肾小球肾炎、慢性肾炎急性发作、急性肾衰竭少尿期及慢性肾衰竭等;③肾后性,见于各种原因导致的尿路梗阻或排尿功能障碍。

6. 酸碱度(pH) 代谢产生的结合酸经肾脏排泄,使正常尿液呈弱酸性,pH 约为 6.5,有时可呈中性或弱碱性。可用指示剂法、pH 试纸法或 pH 计测定。

【参考区间】

pH 约 6.5,波动在 4.5~8.0。

【临床意义】

尿液的酸碱度可因疾病、用药及饮食而发生改变,尿液放置过久细菌分解尿素,也可使酸性尿变为碱性尿。尿液 pH 值变化的临床意义见表 4-6-2。

表 4-6-2 尿液 pH 值变化的临床意义

变化	临床意义
pH 降低	酸中毒、高热、痛风、糖尿病及口服氯化铵、维生素 C 等酸性药物。低钾性代谢性碱中毒排酸性尿为其特征之一
pH 增高	碱中毒、尿潴留、膀胱炎、应用利尿剂、肾小管性酸中毒等
药物干预	用氯化铵酸化尿液,可促使碱性药物中毒时从尿中排出;而用碳酸氢钠碱化尿液,可促使酸性药物中毒时从尿中排出,如输血后溶血反应可使用碳酸氢钠碱化尿液,使血红蛋白易于溶解和排泄,否则易出现肾小管阻塞导致肾衰竭,但必须定时检查尿液的酸碱度

7. 比重和渗量 尿液比重(specific gravity)和尿渗量(Uosm)测定用来评估肾脏的浓缩稀释功能。

【参考区间】

SG:随机尿标本 1.003~1.030;晨尿>1.020;新生儿 1.002~1.004;Uosm:600~1000mmol/(kg · H_2O)。

(1) 尿液比重:指在 4℃条件下尿液与同体积纯水的重量之比。常用比重计测量。正常成年人在普通膳食情况下,尿液比重波动于 1.015~1.025。婴幼儿的尿液比重偏低。尿液的比重高低随尿液中水分、盐类及有机物含量而异,病理情况下略受蛋白、尿糖及细胞成分等影响。大量饮水尿液比重可降低至 1.003 以下,机体缺水时尿量减少,比重可高达 1.030 以上。尿液比重的高低在没有水代谢紊乱的情况下,取决于肾脏的浓缩稀释功能,故测定比重可粗略地反映肾小管的浓缩稀释功能。

(2) 尿渗量:反映单位容积尿液中具有渗透活性的全部溶质微粒的总数量。仅与溶质克分子浓度相关,并不受溶质分子量影响。常用冰点下降法,以 mmol/(kg · H_2O)为单位来表示。正常情况下尿渗量应高于血浆渗量。

(3) 临床意义:增高见于急性肾小球肾炎、心力衰竭、高热、脱水和周围循环衰竭时,尿量少而比重高。糖尿病因尿内含有大量葡萄糖,其尿量多而比重高,可高达 1.040 以上。减低见于慢性肾衰竭、尿崩症等。在肾实质破坏而丧失浓缩功能时,尿比重常固定在 1.010±0.003,形成低而固定的等渗尿。

(三)尿液的化学检查

1. 尿蛋白 正常人随机尿液中蛋白质含量甚微,定性检查呈阴性反应。尿液蛋白质含量持续超过 150mg/24h 或超过 100mg/L 时,蛋白质定性试验呈阳性反应称为蛋白尿(proteinuria)。

【参考区间】

定性阴性;定量试验 0~80mg/24h。

正常人尿液中的蛋白质浓缩后经免疫电泳等技术测定,依其分子量的大小可分为三种:①分子量>9 万的蛋白质含量极微,包括一般认为肾小管髓袢升支及远端肾小管上皮细胞所分泌的 IgA 和 Tamm-Horsfall(T-H)蛋白,约占正常尿蛋白的 1/3;②分子量介于 4 万~9 万的蛋白质,包括血浆中大部分的蛋白质,以白蛋白为主,占尿液中蛋白质总量的 1/2~2/3;③分子量<4 万的低分子量蛋白质,大部分已被重吸收,含量极少,包括免疫球蛋白的 Fc 片段、α_1 微球蛋白、β_2 微球蛋白及轻链等。导致蛋白尿的原因很多,大致有以下几

种情况：

（1）生理性蛋白尿（physiological proteinuria）：生理性蛋白尿是指由于各种内、外环境因素引起正常机体生理反应性增多的尿蛋白。可分为功能性蛋白尿和体位性蛋白尿。

1）功能性蛋白尿（functional proteinuria）：是指机体剧烈运动、发热、低温刺激、精神紧张、交感神经兴奋等所致的暂时性轻度蛋白尿。其形成与肾血管痉挛或充血而导致肾小球毛细血管壁的通透性增加有关。一旦诱发因素消失，尿蛋白也迅速消失，定性检测一般不超过+，定量检测≤0.5g/24h尿，多见于青少年。

2）体位性蛋白尿（postural proteinuria）：又称为直立性蛋白尿（orthostatic proteinuria），是指由于直立位或腰部前突时引起的轻度或中度蛋白尿。其特点为夜间尿蛋白定性为阴性，起床活动若干时间后出现蛋白尿，再平卧后又转阴性。此种蛋白尿一般随年龄增长而消失，其发生机制尚不清楚，常发生于青少年。

（2）病理性蛋白尿（pathological proteinuria）：因各种肾脏及肾外疾病所致的蛋白尿，多为持续性蛋白尿。

1）肾小球性蛋白尿（glomerular proteinuria）：各种因素如免疫损伤、慢性炎症导致肾小球滤过膜孔径屏障或电荷屏障受损，血浆蛋白特别是白蛋白大量滤入Bowman囊，超过近端肾小管对蛋白的重吸收能力所形成的蛋白尿，称肾小球性蛋白尿。以清蛋白增多为主，约占70%~80%，β_2微球蛋白正常或轻度增加。尿蛋白排出量较多，常>2g/24h。

【临床意义】

肾小球性蛋白尿可分为原发性和继发性，蛋白尿的程度与病变部位和性质有关，但蛋白量的多少不能反映肾脏病变的程度及预后。①原发性肾小球病变，如急性肾小球肾炎，持续性蛋白尿为其特征，蛋白定性检查常为+~++，定量检查常不超过3g/24h；②隐匿性肾小球疾病，无明显临床症状及体征，蛋白定性检查为±~+，定量<1g/24h，可称为“无症状性蛋白尿”；③急进性肾炎，起病急，病情重，蛋白定性检查常为2+，定量检查一般可超过3g/24h，病程迅速发展，常有贫血、低蛋白血症及肾功能减退；④肾病综合征，可出现大量蛋白尿，定性试验多为+++~++++，定量试验常为3.5~10g/24h，最多者达20g/24h，伴有低蛋白血症及水肿，而肾功能损害有时不明显；⑤继发于全身性疾病者称为继发性蛋白尿，如糖尿病肾病、系统性红斑狼疮性肾炎等。

2）肾小管性蛋白尿（tubular proteinuria）：由于肾小管的炎症、中毒引起肾小管损害，肾小球滤过膜尚正常，肾小球滤过的小分子量蛋白质不能被近曲小管充分回吸收产生的蛋白尿，称肾小管性蛋白尿。以小分子量蛋白（分子量<4万）为主，清蛋白正常或轻度增加，24小时排出蛋白<1g。

【临床意义】

①肾小管病变，常见于肾盂肾炎，由于感染所致，尿蛋白定性检查多为+~++，并伴有较多的脓细胞和红细胞等；②其他病变引起的肾间质损害，如金属盐类（汞、铅、铀、铬和砷等）或有机溶剂（苯、四氯化碳）以及抗菌药物（磺胺、卡那霉素、庆大霉素及多黏菌素等）引起肾小管的上皮细胞肿胀、退行性变和坏死等改变，又称中毒性肾病。尿蛋白定性试验为+~++，定量<1.5g/24h，伴有明显管型尿等。

3）混合性蛋白尿（mixed proteinuria）：肾脏病变同时累及肾小球和肾小管而产生的蛋白尿称为混合性蛋白尿。其尿中所含的蛋白成分具有上述两种蛋白尿的特点。

【临床意义】

①各种肾小球疾病后期，使肾小球和肾小管均受损害，如慢性肾炎，蛋白尿定性试验常为+~+++，定量检查常在3.0g/24h左右；②各种肾小管间质病，先侵犯肾小管后涉及肾小球，如间质性肾炎、中毒性肾损害等；③全身性疾病同时侵犯肾小球和肾小管，如系统性红斑狼疮性肾炎、糖尿病肾病等。

4）溢出性蛋白尿（overflow proteinuria）：由于血中出现异常增多的低分子量蛋白质，超过肾小管的重吸收能力所致的蛋白尿,称为溢出性蛋白尿。

【临床意义】

①见于浆细胞病如多发性骨髓瘤、巨球蛋白血症;②急性溶血性疾病时,血浆内游离血红蛋白增加,超过肾脏阈值时即可产生血红蛋白尿。检查尿内含铁血黄素可呈阳性反应;③肌损伤时,释放出大量肌红蛋白,分子量小,而形成肌红蛋白尿,这些蛋白尿开始出现时不伴有肾小球及肾小管病变,但可以引起急性肾衰竭。

5) 组织性蛋白尿(histic proteinuria):在尿液形成过程中,肾小管代谢产生的蛋白质和肾组织破坏分解的蛋白质,以及由于炎症或药物刺激泌尿系统分泌的蛋白质,称组织性蛋白尿。蛋白定性试验常为+,定量试验可为0.5~1.0g/24h。

【临床意义】

肾脏疾病如炎症、中毒时排出量增多,易成为管型的基质和结石的核心。

6) 假性蛋白尿(false proteinuria):尿内混有大量血、脓、黏液等成分而导致蛋白定性试验阳性,一般并不伴有肾本身的损害,经治疗后很快恢复正常。

【临床意义】

肾脏以下尿道疾病如膀胱炎、尿道炎、出血及尿内混入阴道分泌物时,尿蛋白定性试验可呈阳性,故女性尿检必须避开月经期,并留取中段尿送检。

2. 尿糖　正常人尿内可有微量葡萄糖,亦有少量乳糖、半乳糖、果糖。尿糖取决于血糖浓度,并受肾小球滤过率和肾小管对糖的重吸收能力影响。当血糖浓度超过8.88mmol/L(160mg/dl),尿糖增高,定性测定阳性时称为糖尿(glucosuria)。

【参考区间】

定性试验为阴性,定量为0.56~5.0mmol/24h。

【临床意义】

糖尿分为以下几种:

(1) 血糖增高性糖尿:血糖超过肾糖阈为主要原因。①糖尿病,因胰岛素分泌绝对或相对不足,使体内各组织对葡萄糖的利用率降低,血糖增高,超过肾糖阈而出现糖尿;②其他使血糖升高的内分泌疾病,如cushing综合征、甲亢、嗜铬细胞瘤、肢端肥大症等均可出现血糖升高,超过肾糖阈而出现尿糖;③其他:肝硬化、胰腺炎等也可出现血糖高,尿糖高。

(2) 血糖正常性糖尿:由于肾小管对葡萄糖的重吸收功能减退,肾阈值降低所致的糖尿,又称肾性糖尿,常见于慢性肾炎、肾病综合征、间质性肾炎和家族性糖尿。

(3) 暂时性糖尿:见于超过"肾阈值"的生理性糖尿和应激性糖尿,前者为大量进食碳水化合物,或静脉注射大量葡萄糖后可发生一过性血糖升高,尿糖阳性;后者见于颅脑外伤、脑血管意外及急性心肌梗死时,肾上腺素或胰高血糖素分泌过多或延脑血糖中枢受到刺激,可出现暂时性高血糖和糖尿。

(4) 其他糖尿:乳糖、半乳糖、果糖、甘露糖及一些戊糖,也可在肾小管重吸收,但吸收率比葡萄糖低,当上述糖类进食过多或体内代谢失调致使血中浓度升高时,可出现相应的糖尿。

(5) 假性糖尿:尿中很多物质具有还原性,如维生素C、尿酸、葡萄糖醛酸或随尿排出的药物如异烟肼、链霉素、水杨酸及阿司匹林等,可使Benedict法测尿糖出现假阳性反应。

3. 酮体(ketone bodies)　是体内脂肪代谢的中间产物,即β-羟丁酸、乙酰乙酸和丙酮的总称。正常人血中酮体浓度较低,一般检查法为阴性,当大量脂肪分解而导致这些物质氧化不全时,可使血内浓度增高而由尿排出,称为酮尿。

【参考区间】

阴性。

【临床意义】

①糖尿病性酮尿，糖尿病患者出现酮尿，即应考虑有酮症酸中毒的可能，为发生酮中毒性昏迷的前兆，如患者已服用苯乙双胍，其血糖已正常却仍有酮尿时，可能为血糖不高性酮症，乃因苯乙双胍抑制细胞呼吸使脂肪氧化不完全所致；②非糖尿病性酮尿，在婴儿或儿童可因发热、严重呕吐、腹泻及未能进食等出现酮体；在妊娠女性可因严重的妊娠反应、剧烈呕吐、子痫及重症不能进食等尿酮体可呈阳性。另外在剧烈运动、饥饿及应激状态时也可有尿酮体。

4. 胆红素　正常人血中结合胆红素含量很低，滤过量极少，常用检测方法的结果为阴性。当血中结合胆红素增高，超过肾脏的阈值从尿中排出，使尿胆红素试验呈阳性。

【参考区间】

阴性。

【临床意义】

尿胆红素与血清胆红素联合检测主要用于各种黄疸的鉴别诊断，见表4-3-15(第三章临床生物化学检查)。

5. 尿胆原和尿胆素

【参考区间】

尿胆原：阴性或弱阳性。尿胆素：阴性。

【临床意义】

尿胆原检测与血清胆红素、尿胆红素及粪胆原的检测结合起来，用于黄疸的鉴别诊断，参见本篇第三章临床生物化学检查(见表4-3-15)。

6. 尿淀粉酶　淀粉酶(amylase)主要来源于胰腺和腮腺，为一种水解酶，能水解淀粉、糊精和糖原，易通过肾小球滤膜而出现于尿中。临床上常用Somogyi法测定淀粉被水解后所产生还原糖的含量而推测酶活性。

【参考区间】

Somogyi法：血清35~135U/L，尿<1000U/L。

【临床意义】

①急性胰腺炎时，血和尿淀粉酶的活性均增高。一般于发病6~12小时后血清淀粉酶活性即开始升高，持续3~5天后恢复正常。尿液淀粉酶活性一般于发病12~24小时开始增高，多数病例持续3~10天后恢复正常，慢性胰腺炎时，血清和尿淀粉酶活性一般不增高，如急性发作时，可有中等程度的增高；②任何原因所致的胰腺管阻塞时，如胰腺癌、胰腺损伤、急性胆囊炎等，因胰液排出受阻而反溢入血，均可使血和尿淀粉酶活性增高。

血液和尿液中淀粉酶活性并不一定呈平行关系。一般认为血液中淀粉酶活性正确、敏锐。但在急性胰腺炎时，血液淀粉酶的上升为一过性，尿液淀粉酶升高时间较长，所以最好两者都进行测定以对比。

(四)尿沉渣检查

尿沉渣检查是对尿液离心沉淀物中有形成分的鉴定。显微镜检查是一种简便、价廉、可靠的检查方法。取新鲜混匀的尿液约10ml于离心管内，以1500r/min(水平离心机)离心沉淀5分钟，弃去上清液，约剩0.2ml沉渣，混匀后吸取标本于玻片或细胞计数板上覆以盖玻片后镜检。先用低倍镜将涂片全面观察一遍，寻找有无细胞、管型及结晶，以免遗漏量少而有意义的成分，再用高倍镜仔细辨认，并计数各类细胞在10个视野内所见的最少和最多数目。管型则观察并记录20个低倍视野内所见到的最少和最多数目。

1. 细胞成分

(1) 红细胞：典型的红细胞为淡黄色双凹圆盘形，类似于外周血涂片未染色的形态。在低渗尿中红细胞吸水胀大，如血红蛋白从红细胞中逸出，成为大小不等的空环形，称为红细胞淡影(blood shadow)。在浓缩尿中红细胞常皱缩成表面带刺、颜色较深的球形。正常人尿沉渣镜检红细胞0~2个/HP，如平均超过

3 个/HP，尿液外观无血色者，称为镜下血尿(microscopic hematuria)。红细胞大小、形态及血红蛋白含量等变化，对鉴别肾小球源性或非肾小球源性血尿有一定价值。肾小球源性血尿，由于红细胞通过肾小球基底膜时，受到挤压损伤，并在各段肾小管中受到不同 pH 和渗透压变化的影响，使红细胞出现多形性变化，肾小球源性血尿多形性红细胞大于 80%；而非肾小球源性血尿多形性红细胞小于 50%，主要指肾小球以下部位和泌尿通路上的出血，红细胞形态正常呈均一性。观察红细胞形态常采用相差显微镜。

(2) 白细胞和脓细胞：健康成人离心尿沉渣镜检白细胞<5 个/HP。新鲜尿液中，白细胞外形完整，无明显的退行性变，胞质内颗粒清晰可见，胞核清楚，常分散存在。尿中以中性粒细胞较多见，亦可见到少数淋巴细胞及单核细胞。脓细胞系指在炎症过程中破坏或死亡的中性粒细胞。外形多不规则，结构模糊，浆内充满粗大颗粒，核不清楚，细胞常成堆簇集，细胞间界限不明显。急性肾小球肾炎时，尿内白细胞可轻度增多。若发现大量白细胞，常见于泌尿系统感染如肾盂肾炎、肾结核、膀胱炎或尿道炎等。急性间质性肾炎、急进性肾炎早期也可见白细胞尿。成年妇女生殖系统有炎症时，常有阴道分泌物混入尿内，除有成团脓细胞外，并伴有多量扁平上皮细胞。尿中嗜酸性粒细胞增多见于过敏性间质性肾炎。

(3) 上皮细胞：尿液中上皮细胞来源于肾、肾盂、输尿管、膀胱及尿道等，各部位脱落的上皮细胞具有不同组织形态特点。

1) 肾小管上皮细胞(renal tubular epithelium，又称小圆上皮细胞)：来自肾小管立方上皮，有一个较大的圆形胞核，核膜厚，此种细胞脱落进入尿液后，可变为不规则形而呈钝角状，易变性，含有小空泡、颗粒或脂肪小滴，若出现在尿中，常表示肾小管有病变，见于急性肾小球肾炎。尿中可见较多小圆上皮细胞，如成堆出现，提示肾小管坏死性病变。在某些慢性肾炎时，常见肾小管上皮细胞发生脂肪变性，胞质中充满脂肪颗粒，称为脂肪颗粒细胞(fatty granular cells)或称复粒细胞(compound granular cells)。当肾慢性充血、梗死或血红蛋白沉着时，肾小管上皮细胞含有棕色颗粒，即含铁血黄素颗粒。肾移植后 1 周内，尿中可发现较多的肾小管上皮细胞，随后可逐渐减少而恢复正常。当发生排斥反应时，尿中可再度出现成堆的肾小管上皮细胞，并可见到上皮细胞管型。因此，观察尿中肾小管上皮细胞的变化，对肾移植后有无排斥反应具有一定意义。

2) 移行上皮细胞：由肾盂、输尿管、膀胱及尿道近膀胱段等处的移行上皮组织脱落而来。其大小和形态有很大的差别，与脱落部位不同和脱落时器官的收缩状态有关。

3) 扁平上皮细胞：来自尿道前段和阴道表层，细胞形态扁平而大，似鱼鳞样，不规则，核心呈圆或卵圆形，成年女性尿中易见，少量出现无临床意义，尿道炎时可大量出现，常呈片状脱落且伴随较多的白细胞。

2. 管型(cast)　是指蛋白质、细胞或碎片等在肾小管、集合管中凝固而成的圆柱形蛋白聚体。形成管型的必要条件是：①尿中少量的白蛋白和由肾小管上皮细胞产生的 Tamm-Horsfall 糖蛋白是构成管型的基质；②肾小管有浓缩和酸化尿液的能力，尿液酸化后使蛋白质沉淀；③要有可供交替使用的肾单位。管型的种类和临床意义如下：

(1) 透明管型(hyaline casts)：主要由 Tamm-Horsfall 糖蛋白构成，但尚有少量白蛋白及氯化物参与。为无色透明内部结构均匀的圆柱状体，较细，两端钝圆，偶尔含有少量颗粒，称为透明管型。老年人浓缩晨尿中也可见到，而在激烈运动、重体力劳动、麻醉后、发热时可增多。急性肾小球肾炎、急性肾盂肾炎、慢性肾炎、恶性高血压及心力衰竭时可明显增多。

(2) 颗粒管型(granular casts)：在蛋白基质中嵌入大小不等颗粒，管型内的颗粒量常超过管型体积的 1/3 故称为颗粒管型，可分为粗颗粒及细颗粒两种管型，开始时多为粗大颗粒，由于在肾脏停滞时间较长，粗颗粒碎化为细颗粒。①粗颗粒管型，外形较宽易断裂，可吸收色素而呈黄褐色，见于慢性肾炎或某些原因(药物中毒等)引起的肾小管损伤，肾移植排斥反应等；②细颗粒管型，在蛋白基质内含有较多细小而稀疏的颗粒，见于慢性肾炎或急性肾炎后期。

（3）细胞管型（cellular casts）：管型内常含有细胞和其他细胞碎片等物质。常以蛋白为基质嵌入细胞，其所含细胞量超过管型体积的1/3时即称为细胞管型。按其所含细胞命名为：①上皮细胞管型：在蛋白基质中嵌入肾小管上皮细胞而形成，此种管型出现，见于急性肾小管坏死、肾淀粉样变性、急性肾小球肾炎、间质性肾炎、肾病综合征、子痫、金属（如镉、汞、铋等）及其他化学物质中毒及慢性肾炎的晚期，肾移植手术后排斥反应等；②红细胞管型：红细胞常互相粘连而无明显的细胞界限，有的甚至残损，略呈锈色或棕红色，是由于泌尿系统出血，常见于急性肾炎、慢性肾炎急性发作、血型不合输血所致的溶血反应，肾移植术后急性排斥反应等，还可能是某些肾病的表现，如系统性红斑狼疮性肾炎、肾梗死、肾静脉血栓形成等；③白细胞管型：常提示肾实质有细菌感染性病变，见于肾盂肾炎、间质性肾炎。也可见于肾病综合征及急性肾小球肾炎等。

（4）蜡样管型（waxy casts）：是细胞管型在远端肾小管内长期滞留或由发生淀粉样变性的上皮细胞溶解后形成。蜡样管型常呈淡灰或蜡黄色，有折光性，质地较厚，外形宽大，易断裂，边缘清楚常见裂纹。出现该管型常提示局部肾单位有长期阻塞性少尿或无尿现象，说明肾小管病变严重，预后较差。见于慢性肾炎的晚期、肾衰竭及肾淀粉样变性，偶见于肾移植后急性和慢性排斥反应。

（5）肾衰竭管型（renal failure casts）：在管型基质上带有大量颗粒，外形宽大而长，不规则，易折断。是损坏的肾小管上皮细胞碎裂后，在明显扩大的集合管内凝聚而成。急性肾衰竭患者，此管型可大量出现，随着肾功能的改善，肾衰竭管型可逐渐减少或消失。在慢性肾衰竭患者尿中出现提示预后不良。

（6）脂肪管型（fatty casts）：在管型基质中脂肪滴含量占管型体积的1/3以上时称为脂肪管型。见于肾病综合征、慢性肾炎急性发作及中毒性肾病等。

3. 结晶体　尿中结晶主要来自食物和药物代谢，结晶在尿液中析出与物质的饱和度、温度及pH相关。尿液中常见的结晶体如尿酸、草酸钙、磷酸钙等，一般无临床意义。若经常出现于新鲜尿中并伴有较多红细胞，应怀疑有结石的可能。在尿中出现磺胺药物结晶，对临床用药有参考价值。在急性肝坏死的尿液中，可出现亮氨酸和酪氨酸结晶。

（1）酸性尿液中的结晶：酸性尿液中，一般与疾病无关的结晶有尿酸、尿酸盐和草酸钙等。与疾病有关的异常结晶有亮氨酸、酪氨酸、胱氨酸、胆红素及胆固醇结晶。

（2）碱性尿液中的结晶：加醋酸常可溶解，如尿液中经常出现应注意有无形成结石和泌尿系感染的可能。这类结晶包括磷酸钙结晶、碳酸钙结晶和尿酸钙结晶。

4. 病原体　用无菌方法采取的新鲜尿液，经过培养后，进行特殊染色鉴别，如果检出大肠埃希菌、肠球菌及葡萄球菌等，见于肾盂肾炎、膀胱炎；肾结核时能从尿液中找到结核分枝杆菌；淋病时能从尿液中找到淋病奈瑟菌。

二、尿液的其他检查

（一）β_2微球蛋白

β_2微球蛋白（β_2-microglobulin，β_2-MG）是一种分子量为11 800的低分子量蛋白质，存在于细胞膜上，主要由淋巴细胞产生。在人体内β_2-MG的浓度相当恒定，容易通过肾小球滤膜，但99.9%由近曲小管以胞饮形式摄取，并在肾小管细胞中降解成氨基酸。

【参考区间】

血浆β_2-MG：1.0~2.6mg/L；尿液β_2-MG：0.03~0.37mg/24h。

【临床意义】

①诊断肾小管病变：肾小管炎症，中毒引起肾小管病变时，肾小管重吸收功能不良，故尿液内β_2-MG增高，相反在肾小球病变为主时，由于肾小管重吸收功能良好，尿液内β_2-MG仍正常或轻度增加；②估计某些

药物对肾脏的损害:用庆大霉素、多粘菌素或卡那霉素等药物后尿液 β_2-MG 明显增高时,应注意停药或改换其他药物;③鉴别诊断:急、慢性肾盂肾炎时,因肾小管受损为主,尿液 β_2-MG 增高,而在单纯性膀胱炎时尿液 β_2-MG 正常,可作为上或下尿路感染的鉴别;④协助诊断恶性疾病:恶性肿瘤时血液及尿液中 β_2-MG 含量常增高。

(二)尿液免疫球蛋白及补体(C_3)成分

正常情况下只有小分子量蛋白质才能通过肾小球滤过膜,免疫球蛋白及补体(C_3)分子量均超过 10 万,因此尿液内均不出现。在肾小球疾病时,因毛细血管壁增厚、变形、断裂破坏,尿液中才可出现。根据尿液内出现免疫球蛋白分子量的大小,判断肾小球损害的程度,以及与肾小管疾病进行鉴别。

【临床意义】

肾小球疾病微小病变型及肾小管疾病,尿液内 C_3 及 IgM 均为阴性。尿液内 C_3 阳性,则应考虑为肾小球疾病,IgM 出现预示基底膜损害严重、预后差。

(三)尿液纤维蛋白降解产物

纤维蛋白原或纤维蛋白在纤溶酶的作用下产生纤维蛋白降解产物(FDP)。正常尿液内无 FDP。肾小球病变时,由于肾小球滤过膜通透性改变,FDP 碎片亦可出现于尿中。DIC 及原发性纤溶性疾病血液中 FDP 增加,尿液中 FDP 亦可出现。

【临床意义】

①原发性肾小球疾病时,尿内 FDP 出现并有进行性升高,说明肾脏病变在进行性发展;②弥散性血管内凝血及原发性纤溶性疾病时尿液内 FDP 为阳性。

(四)尿钠

正常情况体内钠的摄入量与排出量应保持平衡,摄入量取决于食物种类与饮食量。钠的排出途径主要是经肾脏由尿液排出。钠可以自由通过肾小球,并由肾小管重吸收,其吸收量为近曲肾小管 70%,髓袢 15%,远曲小管 5%,皮质及髓质集合管各 5%,尿液排出的钠不到肾小球滤过量的 1%。

【参考区间】

尿钠 130~260mmol/24h(3~5g/24h)。

【临床意义】

①尿钠排出减少,见于各种原因所致的低钠血症如呕吐、腹泻、烧伤及糖尿病酮症酸中毒等;②尿钠含量增高见于急性肾小管坏死,肾小管对钠重吸收减少;③急性肾衰竭时,由于急性肾小管坏死(严重创伤、挤压综合征、严重出血、感染性休克、毒素等所致),滤过钠排泄分数(代表肾清除钠的能力)常>1,肾前性少尿者则常<1,可作为辅助诊断。

滤过钠排泄分数(FeNa)(%) $= [(U_{Na}V/P_{Na}) \div GFR] \times 100\% = [(U_{Na}V/P_{Na}) \div (U_{Cr}V/P_{Cr})] \times 100\%$($U_{Na}$、$P_{Na}$ 为尿及血浆 Na 浓度,GFR 为肾小球滤过率,U_{Cr}、P_{Cr} 为尿及血浆肌酐浓度,V 为尿量)。

(五)尿钙检查

肾是排泄钙的重要器官,肾小球每日滤出的钙约为 10g,99%在肾小管和集合管重吸收,仅 1%随尿排出。尿钙含量的高低可反映血钙水平。

人体钙的代谢是个复杂过程,需要通过神经体液的调节,甲状旁腺素、降钙素和维生素 D 是三种最主要的体液调节因素,骨骼、肠道和肾是体液调节因素的三个主要靶器官。甲状旁腺素具有促进溶骨作用,使血钙升高。降钙素具有抑制骨盐溶解作用,使血钙降低。维生素 D 有促进肠钙吸收作用,可调节血钙浓度。因此当三种体液因素发生异常或三个靶器官有病变时,均能引起钙代谢的紊乱,从而导致血钙和尿钙异常。

【参考区间】

尿钙 2.5~7.5mmol/24h(0.1~0.3g/24h)。

【临床意义】

①尿钙减少，见于甲状旁腺功能减退，甲状旁腺激素分泌不足或缺如，骨钙动员及肠钙吸收明显减少，血钙降低，使尿钙浓度明显减少或消失，慢性肾衰竭、慢性腹泻、小儿手足搐搦症，钙亦降低；②尿钙增加，见于甲状旁腺功能亢进，引起血钙过高，尿钙增加。多发性骨髓瘤侵犯骨骼和骨膜，引起骨质疏松和破坏，出现高钙血症，肾功能受损，肾小管重吸收作用差，尿钙增加；③监测各种维生素 D_3 的治疗效果，尿钙检查可作为用药剂量参考。

（六）溶菌酶

溶菌酶来自单核细胞、中性粒细胞，是一种能溶解某些细菌的酶类。分子量为 1.4 万~1.5 万，可自肾小球基底膜滤出，90%以上可被肾小管重吸收，所以尿液中很少或无溶菌酶。

【参考区间】

血清 4~20mg/L，尿液 0~2mg/L。

【临床意义】

①诊断和鉴别诊断肾小管疾病：如炎症、中毒时，肾小管损害，重吸收减少，尿液溶菌酶升高。可作为肾小管及肾小球病变的鉴别指标；②判断预后：急性肾小管坏死时，尿溶菌酶升高，如果逐渐升高并持续不下降，则预后差，反之预后好，慢性肾炎肾衰竭时，尿液溶菌酶升高，预后差；③肾外疾病如急性单核细胞白血病时，血清溶菌酶含量增加，超过肾小管重吸收的能力，尿液内溶菌酶可升高，而急性淋巴细胞白血病时，血清及尿液内溶菌酶可正常。

（七）尿蛋白聚丙烯酰胺凝胶电泳（又称尿蛋白 SDS 盘状电泳）

在聚丙烯酰胺凝胶柱中各种蛋白质组分都向正极移动，按其分子量大小的顺序彼此分离，分子量越大，泳动越慢，反之则越快。将尿蛋白定性试验阳性的尿液进行 SDS 盘状电泳，并与已知分子量的标准蛋白质一起电泳，通过对照比较，可以判断蛋白尿组分的性质与分子量范围。应用聚丙烯酰胺凝胶电泳可以将蛋白尿组分性质进行分析以协助诊断。

【临床意义】

①以肾小管损害为主的疾病，如急性肾盂肾炎或慢性肾盂肾炎早期、肾小管性酸中毒、慢性间质性肾炎、重金属及药物引起肾脏损害等，常出现小分子量蛋白，主要电泳区带在白蛋白以下；②以肾小球损害为主的疾病，如急性肾炎、慢性肾炎早期、肾病综合征等。常出现中分子及大分子量蛋白，主要电泳区带在白蛋白附近及以上；③整个肾单位受损者，如慢性肾炎晚期、严重间质性肾炎累及肾小球，以及各种病因引起的慢性肾衰竭及急性肾衰竭等，常出现混合性蛋白尿，主要电泳区带为白蛋白带。

（八）脂肪尿

尿液中混有脂肪小滴时称为脂肪尿。脂肪尿见于脂肪组织创伤、肾小管变性等疾病，尿液中可见脂肪小滴增多。

【临床意义】

肾病综合征、肾小管变性疾病、脂肪组织创伤或骨折后骨髓脂肪栓塞等，常可引起脂肪尿。

（九）肌红蛋白尿

肌红蛋白是与血红蛋白相类似的一种色素蛋白，分子中含有血红素基团，具有过氧化物酶活性，能与联苯胺或邻联甲苯胺过氧化氢反应而检出。正常人肌肉等组织中含量丰富，尿液中甚微，故不能从尿液中检出。

【临床意义】

①外伤如子弹伤、挤压伤、电击伤等引起挤压综合征产生大量肌红蛋白尿；②肌肉疾病，如肌肉萎缩、皮肌炎及多发性肌炎等也可产生肌红蛋白尿；③缺血性肌红蛋白尿，如动脉阻塞、心肌梗死等；④遗传性肌红蛋白尿，由磷酸化酶缺乏引起，常伴有肌营养不良或皮肌炎等；⑤阵发性肌红蛋白尿，在肌肉疼痛性痉挛

发作后数小时发生,“行军性”肌红蛋白尿在非习惯性过度运动后发生。

三、尿液自动化仪器检测

尿液自动化分析仪具有操作方便、检测迅速、结果准确等优点,在临床上广泛应用。目前临床上常用的有干化学分析仪和尿沉渣分析仪,两者结合显微镜检查对尿液进行分析。

(一)尿液干化学分析仪

尿液干化学分析仪是用干化学法检测尿液中某些成分的自动化仪器,尿液的化学成分使多联试带上的试剂膜块发生颜色变化,颜色深浅与尿液中化学成分的浓度成正比。检测结果既可目测,也可自动化分析。目前检测项目主要有10项:pH、蛋白质、糖、酮体、胆红素、尿胆原、比密、亚硝酸盐、红细胞(隐血)和白细胞(粒细胞酯酶)。干化学检测结果必须与理学、显微镜检查相互结合,互相印证,才能为临床诊断提供有价值的信息。

(二)尿沉渣分析仪

目前,尿沉渣分析仪主要有2大类:①影像式尿液有形成分分析仪;②流式细胞术和电阻抗检测相结合的全自动尿液有形成分分析仪。尿沉渣分析仪可以对尿液中有形成分进行定量。

第二节　脑脊液检查

脑脊液(cerebrospinal fluid,CSF)属细胞外液,为脑室中的脉络丛所分泌,经脑内静脉系统进入体循环。脑脊液的主要功能有:①保护脑和脊髓;②减少或消除外力损伤;③调节颅腔、脊髓腔的容积;④调节颅内压;⑤参与脑脊液营养代谢;完成神经细胞与体液间代谢交换。

生理状态下,血液和脑脊液之间的血脑屏障对某些物质的通透性具有选择性,从而维持神经系统内环境的相对稳定。病理状态下(如炎症、损伤、梗阻、肿瘤、缺血、水肿及缺氧等),血脑屏障被破坏,通透性增加,可引起脑脊液的性状和成分等发生改变,如脑脊液的颜色、浊度、细胞数量和化学成分发生变化及颅内压的增减。因此,CSF检查对神经系统疾病的诊断和疗效监测具有重要意义。

一、适应证及标本的采集

(一)腰椎穿刺的适应证和禁忌证

见附录二“腰椎穿刺术”。

(二)标本采集

脑脊液标本由医师进行腰椎穿刺采集。穿刺后应先作压力测定,必要时作压力试验,然后将脑脊液分别收集于三个无菌试管中,每管1~2ml。第一管做细菌学检查,第二管做化学或免疫学检查,第三管做细胞学计数,如疑有肿瘤,可再留一管作脱落细胞检查。标本采集后立即送检,放置时间过久将导致细胞破坏或形成凝块,导致细胞数降低或分类不准,葡萄糖分解使测定结果偏低,细菌溶解而影响检出率(尤其是脑膜炎双球菌)。

二、检查项目及临床意义

一般性状检查

1. 颜色　正常脑脊液为无色透明,病理情况下可出现各种异常颜色(表4-6-3)。

2. 透明度　正常脑脊液清晰透明,如脑脊液中细胞总数超过$300×10^6$/L,蛋白质含量升高或含有大量细菌、真菌时可变得混浊。结核性脑膜炎呈毛玻璃样浑浊,化脓性脑膜炎呈明显混浊。

表 4-6-3 病理情况下脑脊液颜色变化及临床意义

颜色	原因	临床意义
红色	出血	穿刺损伤出血、蛛网膜下腔或脑室出血
黄色	黄变症	出血、黄疸、脑脊液淤滞和梗阻，黄色素、胡萝卜素、黑色素、脂色素增高
白色	白细胞增高	脑膜炎奈瑟菌、肺炎链球菌、溶血性链球菌引起的化脓性脑膜炎
绿色		铜绿假单胞菌性脑膜炎、急性肺炎双球菌性脑膜炎
褐色		脑膜黑色素肉瘤、黑色素瘤
无色		正常脑脊液、病毒性脑炎、轻型结核性脑膜炎、脊髓灰质炎、神经梅毒

3. 薄膜形成及凝固物 化脓性脑膜炎脑脊液在 1~2 小时内形成薄膜、凝块或沉淀。结核性脑膜炎脑脊液静置 12~24 小时后可在液面形成纤细薄膜。神经梅毒可出现小絮状凝块。蛛网膜下腔阻塞时，远端脑脊液因蛋白质含量高常呈黄色胶冻状。

三、化学检查

（一）蛋白质测定

正常脑脊液蛋白质含量甚微，主要为清蛋白。

1. 蛋白质定性试验（Pandy 试验）

【参考区间】

正常人多为阴性或极弱阳性。

【临床意义】

见蛋白质定量试验。

2. 蛋白质定量

【参考区间】

以磺基水杨酸-硫酸钠比浊法检测，腰椎穿刺：0.2~0.4g/L，脑室穿刺：0.05~0.15g/L，小脑延髓池穿刺 0.10~0.25g/L。

【临床意义】

脑脊液中蛋白质增加见于：①中枢神经系统炎症：如化脓性脑膜炎显著增加，结核性脑膜炎中度增加，病毒性脑膜炎可轻度增加；②出血：脑室及蛛网膜下腔出血、脑部肿瘤及椎管梗阻；③神经根病变：蛋白质增高较明显，可出现蛋白—细胞分离现象；④退行性变：因有异化脑组织的存在，可使脑脊液蛋白增高；⑤血浆蛋白的改变：如肝硬化、胶原性疾病及淋巴肉芽肿时，血和脑脊液中 γ 球蛋白增高。

3. 脑脊液蛋白电泳

【参考区间】

前清蛋白 3%~6%，清蛋白 50%~70%，α_1球蛋白 4%~6%，α_2球蛋白 4%~9%，β 球蛋白 7%~13%，γ 球蛋白 7%~8%。

【临床意义】

①前清蛋白增高：见于先天性或梗阻性脑积水、脑萎缩及中枢神经系统变性。②α_1和 α_2球蛋白增高：多见于急性细菌性脑膜炎、结核性脑膜炎及急性脊髓前角灰白质炎，也可见于脑膜肿瘤或白血病浸润、脑转移等。③β 球蛋白增高：见于脂肪代谢障碍，如动脉硬化症脑血栓形成。④γ 球蛋白增高：常见于脱髓鞘病、多发性硬化症及中枢神经系统感染。

4. 脑脊液免疫固定电泳

【参考区间】

正常脑脊液中无单克隆带。

【临床意义】

以酶标记的抗血清进行免疫固定，直观地检测同一患者的CSF和血清中不同组分IgG、IgA、IgM组成的单克隆带，确认内源性的合成，比较两者的差异，以及在脑脊液及血清中Ig分布情况。对中枢神经系统炎症、多发性硬化症等的确认有极为重要的诊断依据。

5. 脑脊液免疫球蛋白测定

【参考区间】

脑脊液免疫球蛋白：IgA<6.0mg/L，IgG 10.0~40.0mg/L，IgM<0.22mg/L，IgE：极少量；IgG亚型：IgG_1 12.0~15.0mg/L，IgG_2 6.0~22.0mg/L，IgG_3 1.0~30.5mg/L，IgG_4 1.0~40.5mg/L。

【临床意义】

脑脊液免疫球蛋白增高的临床意义见表4-6-4。

表4-6-4 脑脊液免疫球蛋白增高的临床意义

免疫球蛋白	临床意义
IgG	神经梅毒、化脓性脑膜炎、结核性脑膜炎、病毒性脑膜炎、舞蹈病、神经系统肿瘤和多发性硬化症等
IgA	化脓性脑膜炎、结核性脑膜炎、病毒性脑膜炎、肿瘤等
IgM	化脓性脑膜炎、病毒性脑膜炎、肿瘤、多发性硬化症等
IgE	脑寄生虫病等

6. 髓鞘碱性蛋白(myelin basic protein，MBP)测定　MBP是组成中枢神经系统髓鞘的主要蛋白，约占髓鞘蛋白质总量的30%。MBP是反映中枢神经系统有无实质性损害，特别是髓鞘脱失的诊断指标。

【参考区间】

<4μg/L。

【临床意义】

MBP现已广泛应用于多发性硬化症的辅助诊断和病情活动观察。90%以上的多发性硬化症的急性期表现为MBP明显增高，50%的慢性活动者MBP增高，非活动者MBP不增高。MBP增高也可见于神经梅毒、脑血管病、颅脑外伤等。

7. tau蛋白测定

【参考区间】

诊断阿尔茨海默病的临界值：375ng/L。临床应用时需考虑其他因素，如痴呆、急慢性脑损伤、脑膜病变等导致脑膜炎tau蛋白水平增高。

【临床意义】

tau蛋白是最符合标准的阿尔茨海默病的生物学标志物，从早期到晚期阿尔茨海默病患者，脑脊液tau蛋白水平均增高。

（二）葡萄糖测定

【参考区间】

以己糖激酶法检测，腰椎穿刺：2.5~4.4mmol/L，脑室穿刺：3.0~4.4mmol/L，小脑延髓池穿刺：2.8~4.2mmol/L。

【临床意义】

脑脊液葡萄糖减少见于化脓性、结核性、隐球菌性脑膜炎、脑寄生虫病、脑膜肿瘤、低血糖及神经梅毒性脑膜炎等。病毒性脑膜炎、脑脓肿等中枢神经系统疾病时，多无显著变化。糖尿病患者脑脊液糖含量可增高。

（三）氯化物测定

脑脊液中氯化物含量是血清的1.2~1.3倍。

【参考区间】

成人:120～130mmol/L,儿童:111～123mmol/L。

【临床意义】

脑脊液氯化物减低见于化脓性或结核性脑炎、隐球菌性脑膜炎、低氯血症及摄入氯化物过少。

（四）酶学检查

1. 乳酸脱氢酶 脑脊液乳酸脱氢酶(lactate dehydrogenase,LD)含量相当于血清的1/10,LD有5种同工酶形式(LD_1、LD_2、LD_3、LD_4、LD_5)。

【参考区间】

<40U/L。

【临床意义】

细菌性脑膜炎、血管病、脑瘤及脱髓鞘病时LD明显增高,同工酶以LD_4、LD_5增高为主。病毒感染时酶活性多正常,同工酶LD_1、LD_2上升。

2. 肌酸激酶(creatine kinase,CK)和脑型同工酶(CK-BB)

【参考区间】

正常脑脊液CK总活性0～2U/L;CK-BB 8U/L。

【临床意义】

脑血管疾病如脑梗死、蛛网膜下腔出血,CK-BB升高。CK在神经系统疾病时活性增高,以化脓性脑膜炎增高最为明显:9.36～30.58U/L,结核性脑膜炎次之:7.22～27.22U/L,病毒性脑膜炎仅轻度增高:1.87～8.0U/L,由此鉴别细菌性、病毒性脑膜炎。

3. 溶菌酶(lysozyme,LYS) 正常脑脊液中无LYS或极微量,结核性脑膜炎显著升高,其次为细菌性脑膜炎,病毒性脑炎仅轻度增高。可作为三者鉴别诊断的指标。

4. 神经元特异性烯醇化酶(neuron specific enolase,NSE)

【参考区间】

血清NSE活性(7.4±1.9)U/L;脑脊液NSE活性(1.14±0.39)U/L。

【临床意义】

中枢神经系统受损、脑缺氧及脑缺血患者脑脊液中NSE活性增高。

5. 天门冬氨酸氨基转移酶(aspartate aminotransferase,AST)

【参考区间】

<20U/L。

【临床意义】

AST活性增高的临床意义同CK,另外在流行性乙型脑炎、脑肿瘤、中毒性脑病、继发性癫痫、大脑或小脑变性时也常见AST活性增高。

6. 腺苷脱氨酶(adenosine deaminase,ADA)

【参考区间】

0～8U/L(速率法)。

【临床意义】

结核性脑膜炎时脑脊液中ADA活性明显增高,可作为结核性脑膜炎与其他脑膜炎的鉴别指标之一。

（五）乳酸（lactate）测定

【参考区间】

1.0～2.9mmol/L。

【临床意义】

CSF 中乳酸含量增高见于：①脑组织缺血、缺氧；②出血性脑病：如蛛网膜下腔出血，乳酸含量增高且与出血时间有关，病情严重者仍继续增高，病情好转后两周内恢复正常；③化脓性脑膜炎：细菌酵解葡萄糖使脑脊液中乳酸含量增高；④过度换气。

（六）细菌学检查

脑脊液离心沉淀涂片，革兰氏染色油镜检查细菌。怀疑结核时将标本作抗酸染色，油镜下查抗酸杆菌；怀疑为新型隐球菌感染时用印度墨汁或优质墨汁染色。

四、显微镜检查

以显微镜进行细胞计数和白细胞分类计数，正常脑脊液中应无红细胞，仅有少量白细胞。

【参考区间】

成人：(0~8)×10^6/L，儿童：(0~15)×10^6/L，新生儿：(0~30)×10^6/L，主要为淋巴细胞及单核细胞，两者之比约为 7∶3。

【临床意义】

1. 细菌性化脓性脑膜炎　细胞数一般为(500~2000)×10^6/L，以中性粒细胞增高为主。

2. 结核性脑膜炎　细胞总数可升高，不超过 500×10^6/L。中性粒细胞、淋巴细胞、单核细胞及浆细胞同时存在是结核性脑膜炎的特点。

3. 病毒性脑膜炎　细胞计数(50~500)×10^6/L，以淋巴细胞为主。

4. 真菌性脑膜炎　细胞计数正常或轻度升高，早期以中性粒细胞为主，其后以淋巴细胞为主。须用墨汁染色作隐球菌检查以确诊。

5. 寄生虫脑病　细胞总数正常或轻度增加，以嗜酸性粒细胞为主，脑脊液离心沉淀镜检可发现寄生虫虫卵、幼虫或虫体。

6. 中枢神经系统肿瘤　细胞总数正常或轻度增高，以淋巴细胞为主，有时可见肿瘤细胞。

7. 蛛网膜下腔出血及出血性脑炎　可见各种血细胞，大多数以中性粒细胞为主。

8. 急性脑膜炎白血病　白细胞总数增加，可见相应的原始和幼稚细胞。

第三节　痰液检查

痰液是肺泡、支气管或气管所产生的分泌物。正常情况下，此种分泌物甚少。当呼吸道黏膜受刺激时，分泌物增多，痰液也增加。痰液检验的主要目的是：①辅助诊断呼吸系统疾病；②确诊某些呼吸系统疾病如肺结核、肺吸虫等；③观察疗效。

一、标本采集

根据检查目的选择标本采集方式：①一般检查以清晨第一口痰为宜，采集前清水漱口，用力自气管深处咳出痰液盛于清洁容器内送检；②细菌培养应先用灭菌水漱口，咳痰后置灭菌容器内及时送检；③浓集结核分枝杆菌检查时，需留取 12~24 小时痰液；④PCR 检查，需用一次性标本管。注意痰液中有时易混入唾液和鼻腔分泌物。

二、检查项目及临床意义

（一）痰量

正常人无痰或仅有少量黏液痰和泡沫样痰。当呼吸道病变时痰量可增加；大量增加提示肺内有慢性炎症或者支气管扩张、肺脓肿及肺水肿等；急性支气管炎、支气管哮喘早期痰量不多，痰量逐渐减少提示病情好转。

（二）颜色

正常人为无色或白色黏液痰，病理情况下常有特殊改变，痰液常见颜色改变的原因及临床意义见表4-6-5。

表4-6-5 痰液常见颜色改变的原因及临床意义

颜色	原因	临床意义
黄色、黄绿色	脓细胞增多	肺炎、肺脓肿、支气管扩张、肺结核、慢性支气管炎
绿色	感染、黄疸	大叶性肺炎、黄疸、干酪性肺炎及肺部铜绿假单胞菌感染
红色、棕红色	出血	肺结核、肺癌、支气管扩张、急性心衰、支气管扩张
铁锈色	血红蛋白变性	急性肺水肿、大叶性肺炎、肺梗死
棕褐色	红细胞破坏	阿米巴肺脓肿、肺吸虫病
灰色、灰黑色	吸入粉尘、烟雾	矿工、锅炉工、长期吸烟者

（三）气味

正常痰液多无特殊气味，血性痰呈血腥味，肺脓肿并发组织坏死的晚期肺癌患者及结核空洞者痰液可呈恶臭味，膈下脓肿与肺沟通者痰液可有粪臭味。

（四）性状

1. 黏液性痰　痰液黏稠，外观灰白色，见于支气管哮喘、气管炎及早期肺炎。

2. 黏液脓性痰　常见于慢性支气管炎急性发作、肺结核及支气管扩张等。

3. 浆液性痰　痰液稀薄且有泡沫，是肺水肿特征。

4. 脓性痰　痰液浑浊见于脓胸与肺沟通时及肺脓肿等。

5. 血性痰　痰中带血丝或血块，提示肺组织有破坏，见于肺结核、肺吸虫病、肺癌、支气管扩张及大动脉瘤破裂等，也可见于心血管疾病，如二尖瓣狭窄。

（五）异物

在黑色背景下，将痰液涂成薄层，用肉眼或放大镜观察有无异物。正常人痰液中无异物。痰液常见的异物及临床意义见表4-6-6。

表4-6-6 痰液常见异物及临床意义

异物	原因	特点	临床意义
支气管管型	纤维蛋白、黏液、白细胞等在支气管内凝集	灰白或棕红，刚咳出卷曲成团	慢性支气管炎、纤维蛋白性支气管炎、大叶性肺炎
干酪样小块	肺组织坏死的崩解产物	豆腐渣或干酪样	肺结核、肺坏疽
硫磺样颗粒	放线菌和菌丝团形成	淡黄、黄色或灰白，形似硫磺颗粒	肺放线菌病
肺结石	碳酸钙或磷酸钙结石	淡黄或白色小石块，表面不规则	肺结核、异物进入肺内钙化
库什曼螺旋体	小支气管分泌的黏液凝固	淡黄色、灰白色富有弹性的丝状物	支气管哮喘、喘息性支气管炎
寄生虫	肺吸虫卵、蛔虫蚴、阿米巴滋养体、卡氏肺孢子虫等		肺吸虫病、肺蛔虫病、阿米巴肺脓肿、卡氏肺孢子虫感染

（六）痰液显微镜检查

1. 不染色涂片镜检　直接涂片检测为常规方法，简便、快速，正常痰液可有少量白细胞及上皮细胞。痰液常见有形成分及临床意义见表4-6-7。

表 4-6-7 痰液中常见有形成分及临床意义

有形成分	临床意义
红细胞	支气管扩张、肺癌、肺结核
白细胞	中性粒细胞增多见于化脓性感染；酸性粒细胞增多见于支气管哮喘、过敏性支气管炎、肺吸虫病；淋巴细胞增多见于肺结核
上皮细胞	可见鳞状上皮、柱状上皮细胞，肺上皮细胞，无临床意义。增多见于呼吸系统炎症
肺泡巨噬细胞	肺炎、肺淤血、肺梗死、肺出血
寄生虫和虫卵	肺吸虫病、肺包囊虫病、阿米巴肺脓肿
放线菌	放线菌病
夏科-莱登结晶	支气管哮喘、肺吸虫病
癌细胞	肺癌
弹性纤维	肺组织破坏性病变，多见于肺结核
胆红素结晶	肺脓肿
色素细胞	炭末沉着症或吸入大量烟尘者

2. 涂片染色检查　涂片染色检测主要用于细胞学检测和细菌学检测，常用巴氏或 HE 染色检测痰液中的癌细胞，革兰氏染色或抗酸染色检测细菌，Wright 染色检测各种血细胞等。

第四节　浆膜腔积液

人体的胸腔、腹腔、心包腔及关节腔统称为浆膜腔。生理情况下，腔内含有少量液体起润滑作用。在病理情况下，腔内液体增加而发生积液称浆膜腔积液。根据积液产生的原因和性质分为漏出液和渗出液，积液的生物化学、细胞学、免疫学及分子生物学的检查，对疾病的诊断和治疗有重要意义。

一、一般性状检查

（一）量

正常胸腔、腹腔和心包腔内均有少量的液体，胸腔液<20ml，心包腔液<50ml，腹腔液<50ml，在病理情况下，浆膜腔内的液体量增多，增多的程度与病变部位和病情严重程度有关。

（二）颜色

正常胸腔液、心包腔液和腹腔液是清亮、淡黄色液体；病理情况下可出现不同程度的颜色变化，漏出液颜色浅，渗出液颜色深。常见浆膜腔积液的颜色变化见表 4-6-8。

表 4-6-8 常见浆膜腔积液的颜色变化

颜色	性状	原因
红色	淡红色、暗红色或鲜红色	穿刺损伤、结核、肿瘤、内脏损伤、出血性疾病
白色	脓性或乳白色	化脓性感染、真性乳糜液、假性乳糜液
绿色	淡绿色、墨绿色	铜绿假单胞菌感染
棕色	棕色、棕褐色	阿米巴脓肿破溃进入胸腔或腹腔
黄色	深黄色、淡黄色	各种原因引起的黄疸
黑色	黑色、灰黑色	曲霉菌感染
草黄色	草黄色	尿毒症所致的心包积液

（三）透明度

正常胸腔液、心包腔液和腹腔液为清亮透明的液体。积液的透明度常与其所含的细胞、细菌、蛋白质等含量有关。渗出液因含有较多细胞、细菌呈不同程度混浊，乳糜液因含有大量脂肪也呈混浊，而漏出液所含细胞、蛋白质、细菌少而呈清晰透明。

（四）比重

积液比重的高低与其所含溶质的多少有关。漏出液比重低于1.015，渗出液因含有多量清蛋白及细胞比重高于1.018。

（五）凝块

正常胸腔液、心包腔液和腹腔液放置后不会出现凝块，漏出液中因纤维蛋白原含量甚微，一般不易凝固或出现凝块，渗出液由于含有较多的纤维蛋白原和细菌、细胞破坏后释放的凝血活酶，可有凝块形成。

二、化学检查

（一）总蛋白

漏出液多在25g/L以下，渗出液总蛋白大于30g/L。

（二）黏蛋白定性试验（Rivalta试验）

因浆膜上皮细胞受炎症刺激后产生大量黏蛋白，在酸性溶液中产生白色沉淀。

（三）葡萄糖测定

渗出液中葡萄糖可被细菌分解而降低，如化脓性胸膜炎；漏出液中葡萄糖正常或轻微降低。浆膜腔积液/血中葡萄糖含量比值<0.5，见于风湿性积液，恶性肿瘤、结核性积液、狼疮性积液或食管破裂。

（四）氯化物

细菌和白细胞可利用氯化物，使胸腹水中氯化物水平低于血清水平。

（五）脂类测定

甘油三酯含量>110mg/dl多为乳糜性胸腔积液。

（六）酶学检查

1. 乳酸脱氢酶（LD）活性测定　LD在风湿性胸腔积液及肺炎、肺吸虫所致的胸膜腔积液中明显升高，其次为癌性积液。结核性胸膜腔积液中略高于正常。

2. 腺苷脱氨酶（ADA）总活性测定　对结核性积液的诊断有重要意义。

3. 淀粉酶活性测定　原发性或继发性肺癌患者胸腔积液中淀粉酶活性显著增高。

4. 碱性磷酸酶（alkaline phosphatase，ALP）　ALP为非特异性水解酶，浆膜表面癌细胞可释放大量ALP，致使积液ALP水平明显增高，并且积液ALP/血清ALP比值大于1.0，而其他肿瘤、非肿瘤性积液ALP/血清ALP比值均小于1.0。因此，ALP有助于恶性和非恶性积液的鉴别。

5. 透明质酸酶（hyaluronidase，HA）　浆膜腔积液中的HA主要由浆膜上皮细胞合成，当胸腔积液中HA水平增高时，常提示胸膜间皮瘤。因此，临床上将HA作为诊断间皮瘤的标志之一。

三、胸膜腔积液特殊检查及临床意义

（一）纤维结合蛋白

纤维结合蛋白（fibronectin，FN）为一种糖蛋白，存在于体液、结缔组织及细胞表面，主要由成纤维细胞和血管上皮细胞产生，恶性腹水FN显著增高。

（二）铁蛋白

胸水中铁蛋白（IBP）含量>1500ng/ml，肿瘤性积液可能性大。

（三）乳酸铁

乳酸铁由铁结合蛋白而形成，存在于中性粒细胞中。病毒感染使乳酸铁降低。可用于鉴别细菌感染和非细菌感染。

（四）溶菌酶

结核性胸水溶菌酶/血清溶菌酶含量比值>1.0，恶性胸水患者比值<1.0。

（五）绒毛膜促性腺激素

绒毛膜促性腺激素（β-HCG）为滋养细胞所分泌，其含量升高可作为滋养细胞肿瘤性胸水鉴别的辅助诊断。

（六）纤维蛋白降解产物

肿瘤、结核性胸膜炎、腹膜炎胸腹水的 FDP 均值显著高于肝硬化、肝癌，可作为疾病诊断和鉴别诊断的辅助指标。

四、免疫学检查

（一）C-反应蛋白

C-反应蛋白（C-rective protein，CRP）CRP 增高对炎症导致的腹水和胸水有一定诊断价值。

（二）癌胚抗原

积液中 CEA 大于 20μg/L，积液 CEA/血清 CEA 比值大于 1.0 时，应高度怀疑为恶性积液，且 CEA 对腺癌所致的积液诊断价值最高。

（三）甲胎蛋白

积液中 AFP 含量与血清浓度呈正相关，当腹腔积液 AFP>300μg/L 时，对诊断原发性肝癌所致的腹水也有重要价值。

（四）免疫球蛋白

测定胸腹水/血清中免疫球蛋白（IgG、IgA）比值可用于鉴别渗出液和漏出液。胸腹水 IgG/血清 IgG，胸腹水 IgA/血清 IgA 的比值均>0.5 为渗出液（阳性），<0.5 诊断为漏出液（阴性）。

（五）补体

狼疮性风湿性积液大多补体水平下降。

（六）类风湿因子

积液中类风湿因子（RF）>1：320，或大于血清中的含量，提示风湿病。

（七）γ-干扰素

结核性积液干扰素（γ-interferon，γ-INF）明显增高，而类风湿性积液则减低。因此，γ-INF 对鉴别结核性和类风湿性积液有重要价值。

（八）肿瘤坏死因子

肿瘤坏死因子（tumor necrosis factor，TNF）主要由吞噬细胞产生。在结核性积液中 TNF 水平增高，风湿性积液、子宫内膜异位症引起的腹腔积液 TNF 也增高，但增高的程度远低于结核性。因此，测定 TNF 有助于结核性积液的诊断。

（九）狼疮细胞和抗核抗体

积液中发现狼疮细胞（LE），积液中抗核抗体（ANA）>1：160，或积液中抗核抗体/血清中的比值>1.0，也提示狼疮性积液。

五、显微镜检查

（一）细胞计数

1. 红细胞计数　对渗出液与漏出液的鉴别意义不大。恶性肿瘤引起的积液中血性者占 50%～85%。

当积液中的红细胞>100 000×10⁶/L时应考虑恶性肿瘤、肺栓塞、结核病、穿刺损伤等。

2. 白细胞计数　对渗出液和漏出液的鉴别有参考价值。80%漏出液中白细胞数<100×10⁶/L,超过500×10⁶/L多为渗出液。约90%自发性细菌性腹膜炎的患者白细胞计数>500×10⁶/L,结核性与癌性积液中的白细胞通常>2000×10⁶/L,化脓性积液时往往>1000×10⁶/L。

(二)有核细胞分类

细胞分类检查比细胞计数更有意义。漏出液中细胞较少,以淋巴细胞及间皮细胞为主,渗出液则细胞较多。各种细胞增加的临床意义如下。

1. 中性分叶核粒细胞　增多常见于化脓性渗出液,细胞总数也常>1000×10⁶/L。在结核性浆膜腔炎早期、肺梗死、膈下脓肿的渗出液中,也可见以中性粒细胞增加为主。

2. 淋巴细胞　增多主要提示慢性炎症,如结核、梅毒、肿瘤或结缔组织病所致的渗出液。若胸水中见到浆细胞样淋巴细胞可能是骨髓瘤,少量浆细胞则无临床意义。

3. 嗜酸性粒细胞　增多常见于变态反应和寄生虫所致的渗出液,也见于多次反复穿刺刺激、结核性渗出患者的吸收期、人工气胸、手术后积液、系统性红斑狼疮、间皮瘤等所致积液,并可伴有Charcot-Leyden晶体。

4. 间皮细胞　增多常见于炎性积液,提示浆膜刺激或受损。

5. 其他细胞　炎症情况下,在大量出现中性粒细胞的同时,常伴有组织细胞出现,如狼疮性浆膜腔积液中可偶见红斑狼疮细胞,陈旧性出血的积液中可见含铁血黄素细胞。

(三)结晶检查

胆固醇结晶常见于有脂肪变性的陈旧性胸腔积液、胆固醇性胸膜炎所致的胸腔积液。浆膜腔出血可见含铁血黄素颗粒。积液中嗜酸性粒细胞增多时,常伴有Charcot-Leyden结晶。

(四)细胞学检查

怀疑恶性肿瘤积液时,穿刺液沉淀物涂片染色镜检,也可结合免疫组织化学染色。胸腹水中肿瘤细胞的检查,对诊断胸腔、腹腔肿瘤十分必要,其敏感度和特异性均达90%。肺癌、肝癌、胰腺癌、卵巢癌以及原发性间皮细胞瘤、间皮细胞肉瘤等发生转移时,均可在浆膜腔积液中找到有关肿瘤细胞。

(五)染色体检查

肿瘤细胞染色体变化十分明显,恶性积液中一般都存在肿瘤细胞的分裂象,运用染色体分析技术是诊断恶性肿瘤的有效检查方法之一。恶性积液细胞染色体变化主要有染色体数量异常、形态异常等。染色体检查诊断恶性肿瘤的阳性率约为75%。

六、浆膜腔积液性质的鉴别

1. 渗出液和漏出液的鉴别　见表4-6-9。

表4-6-9　渗出液与漏出液的鉴别

项目	漏出液	渗出液
病因	非炎症性	炎症性、外伤、肿瘤或理化刺激
颜色	淡黄色	黄色、红色、乳白色
透明度	清晰透明或琥珀色样	浑浊或乳糜样
比重	<1.015	>1.018
pH	>7.3	<7.3
凝固性	不易凝固	易凝固
Rivalta试验	阴性	阳性
蛋白质含量(g/L)	<25	>30

续表

项目	漏出液	渗出液
积液蛋白/血清蛋白	<0.5	>0.5
葡萄糖（mmol/L）	接近血糖水平	<3.33
LD（U/L）	<200	>200
积液 LD/血清 LD	<0.6	>0.6
细胞总数（$\times10^6$/L）	<100	>500
有核细胞分类	淋巴细胞为主，可见间皮细胞	急性炎症以中性粒细胞为主，慢性炎症或恶性积液以淋巴细胞为主
肿瘤细胞	无	可有
细菌	无	可有

2. 良性与恶性胸腹水鉴别　见表 4-6-10。

表 4-6-10　良性与恶性胸腹水鉴别

鉴别点	良性	恶性
外观	血性少见	多为血性
铁蛋白	<500μg/L	>500μg/L
FN	（137±6.5）μg/L	（13.4±6.8）μg/L
LDH	<250U/L，以 LDH_2 为主	>250U/L，以 LDH_3、LDH_5 为主
ADA	>40U/L	<40U/L
总胆固醇	<2.8mmol/L	>3mmol/L
CEA	<20μg/L	>20μg/L
CA19-9	正常	升高
细胞学检查	仅为炎性细胞	可见癌细胞
染色体分析	绝大多数为二倍体	超二倍体及多倍体多见，多为非整倍体

3. 结核性与恶性胸腔积液的鉴别　见表 4-6-11。

表 4-6-11　结核性与恶性胸腔积液的鉴别

鉴别点	结核性	恶性
年龄	青少年多见	老年多见
结核中毒症状	有	无
淋巴结肿大	少见	可有
胸痛	有积液后减轻	持续、顽固
抗结核治疗	有效	无效
外观	黄色、血性	血性多见
ADA（U/L）	>40	<25
积液 ADA/血清 ADA	>1.0	<1.0
LZM（mg/L）	>27	<15
积液 LZM/血清 LZM	>1.0	<1.0
CEA（μg/L）	<5	>15
积液 CEA/血清 CEA	<1.0	>1.0
铁蛋白（μg/L）	<500	>1000
LD（U/L）	>200	>500
细菌	可见结核分枝杆菌	无
细胞	淋巴细胞	可见肿瘤细胞

第五节　粪便检查

粪便检查可了解消化道及通向肠道的肝脏、胆囊及胰腺等器官有无炎症、出血和寄生虫感染等情况。根据粪便颜色、性状间接判断胃肠道、胰腺及肝胆系统功能状态，协助诊断肠道传染病。

一、标本采集

粪便标本采集应注意：①标本要新鲜不可混入尿液，容器应清洁干燥，做细菌学检查时应采集于无菌容器内；②标本有脓血，应挑取脓血及黏液部分涂片检查，正常大便要多点取样涂片检查；③检查阿米巴滋养体等寄生原虫时，应在收集标本后 30 分钟内保温送检；④化学法隐血检查应素食 3 天，并禁服铁剂及维生素 C 以免干扰结果；⑤对某些寄生虫及虫卵的初步筛选检验，应采取三送三检，因为许多肠道原虫和某些蠕虫都有周期性排出现象；⑥无粪又必须检查时可经肛门指诊或用采便管获取粪便，灌肠后的粪便常因过稀及混有油滴等不适于做粪便检查。

二、检查项目及临床意义

（一）粪便外观及性状检查

正常成人粪便为黄褐色，有少量黏液，婴儿粪便为金黄色或黄绿色，病理情况下可见如下改变：

1. 稀糊或稀汁样便　因肠蠕动亢进分泌增多所致。见于各种感染性或非感染性腹泻，尤其是急性肠炎时。大量黄绿色稀汁样便含有膜状物时应考虑假膜性肠炎。艾滋病患者伴肠道隐孢子虫感染时排出大量稀水样便。

2. 灰白色　多见于各种原因引起的阻塞性黄疸或钡餐造影所致。

3. 鲜血便　见于结肠癌、肛裂及痔疮出血等。

4. 米泔样便　呈白色淘米水样，带有黏液，量大，见于霍乱、副霍乱患者。

5. 柏油样便　其粪便呈暗红色或黑色，质软富有光泽如柏油，见于上消化道出血。

6. 脓血便或脓便　见于肠道下段炎症，如痢疾、溃疡性肠炎、结肠癌或直肠癌等，应注意鉴别脓便和血便。阿米巴痢疾以血为主，呈暗酱红色并带有腥臭味；脓和黏液并混有新鲜血液，可见于细菌性痢疾。

7. 冻状便　常见于过敏性肠炎、肠易激综合征（IBS）及某些慢性菌痢患者。

（二）显微镜检查

1. 白细胞　主要指中性粒细胞，细菌性痢疾时可见多量甚至满视野白细胞，有胞体膨大，吞有异物残渣成为小吞噬细胞；过敏性肠炎、肠道寄生虫病（尤其是钩虫病及阿米巴痢疾）时，粪便中可见较多嗜酸性粒细胞。

2. 红细胞　肠道下段炎症（如痢疾、溃疡性结肠炎及结肠癌等）或出血时可见，阿米巴痢疾粪便中红细胞远多于白细胞，成堆存在，并有残碎现象，细菌性痢疾红细胞少于白细胞，并可见巨噬细胞（吞噬细胞）。

3. 肠黏膜细胞　正常粪便中见不到，炎症时常夹杂于白细胞之间，假膜性肠炎的黏膜小块中多见，黏冻性分泌物中大量存在。

4. 肿瘤细胞　乙状结肠癌、直肠癌患者的血性粪便及时涂片可找到成堆肿瘤细胞。

5. 食物残渣　正常粪便中可见无定形细小颗粒，偶见淀粉颗粒和脂肪小滴、肌肉纤维、结缔组织、植物细胞及植物纤维。

6. 结晶　正常粪便中可见少量磷酸盐、草酸钙、碳酸钙和胆固醇结晶。病理情况下粪便中可出现 Charcot-Leyden 结晶，主要见于阿米巴痢疾、钩虫病及过敏性肠炎。如出现菱形血晶，见于胃肠道出血，此结晶不溶于氢氧化钾溶液，遇硝酸呈蓝色。

7. 寄生虫卵　粪便中检查到寄生虫卵是诊断寄生虫感染的最常用手段。常见有蛔虫卵、钩虫卵、蛲虫卵及华支睾吸虫卵等。

（三）粪便寄生虫检查

1. 肠道原虫　①溶组织阿米巴病原体寄生于结肠内引起疾病，常称为阿米巴痢疾或阿米巴结肠炎，主要检查粪便中阿米巴滋养体及其包囊；②蓝氏贾第鞭毛虫寄生于人体十二指肠、空肠及胆囊，引起贾第虫病；③隐孢子虫是一种动物性传染病，是引起严重腹泻的病原体之一，能在免疫功能低下患者、儿童及艾滋病患者群体中引起流行。

2. 血吸虫　血吸虫的诊断依据为：粪便涂片中或直肠黏膜中找到血吸虫卵或毛蚴孵化试验阳性。免疫学方法对患者血清中血吸虫特异性抗体的检测可作为辅助诊断。

（四）化学检查

1. 隐血试验　消化道出血量较少时红细胞被消化分解，粪便外观无血色，显微镜检查未发现红细胞，但可以通过化学法或免疫学方法证实的出血称为粪便隐血，这类证实粪便隐血的试验称为粪便隐血试验（feces occult blood test，FOBT）。FOBT 阳性时，都应及时检查出血源。在不同的诊断中应考虑不同部位的出血。如果未能查到出血源，则有可能为假阳性，应该在 3~6 个月之后再重新检查 FOBT，直至检查到出血源或排除出血为止。FOBT 的临床意义与评价见表 4-6-12。

表 4-6-12　FOBT 的临床意义与评价

临床意义	评价
诊断消化道出血	凡是能引起消化道出血的疾病或损伤都可使 FOBT 呈阳性反应
鉴别溃疡与肿瘤	FOBT 对消化性溃疡诊断的阳性率为 40%~70%，且呈间断性阳性；FOBT 对消化道恶性肿瘤诊断的阳性率达 95%，且呈持续性阳性
恶性肿瘤筛选试验	①FOBT 常作为消化道恶性肿瘤的筛选试验
	②对 50 岁以上的无症状的中老年人，每年做 1 次 FOBT，对早期发现消化道恶性肿瘤具有重要价值
	③FOBT 作为消化道恶性肿瘤的筛选试验，其特异性不可能达到 100%，因此，FOBT 结果必须与临床其他资料结合分析，进行诊断与鉴别诊断

2. 胆色素　幼儿因正常肠道菌群尚未建立或成人大量应用抗生素后，可查见粪胆素。由于腹泻，胆红素尚未被肠道菌所还原时，粪便呈深黄色，胆红素定性试验呈强阳性。肠道完全梗阻时粪便外观呈白陶土样，粪胆原试验呈阴性。粪胆原、粪胆素含量增多，对溶血性疾病诊断有重要参考价值。

（五）微生物学检查

1. 细菌　粪便中的细菌较多，球菌与杆菌的比例大致为 1∶10，约占粪便干重的 1/3，多为正常菌群。大肠埃希菌、厌氧杆菌、肠球菌为成人粪便中的主要细菌；而产气杆菌、变形杆菌、铜绿假单胞菌等多为过路菌；双歧杆菌、拟杆菌、葡萄球菌和肠杆菌为婴儿粪便中的主要细菌。正常粪便中的菌量和菌谱处于相对稳定状态，保持着与宿主间的生态平衡。若正常菌群消失或比例失调，称为肠道菌群失调症。可通过粪便涂片染色检查、细菌培养鉴定确定致病菌。

2. 真菌　正常粪便可有人体酵母菌，极少见假丝酵母菌，且多为外源性污染所致。病理情况下，粪便中以白色假丝酵母菌为多见，常见于长期应用广谱抗生素、激素、免疫抑制剂和放射治疗、化学治疗以及各种慢性消耗性疾病等。

3. 寄生虫及虫卵　粪便检测是诊断肠道寄生虫感染的最直接和最可靠的方法，可用肉眼观察粪便中寄生虫虫体和显微镜检查虫卵和包囊体。另外，也可采用单克隆抗体检测虫卵的抗原，对虫卵形态不典型或高度怀疑寄生虫感染而未能检出虫卵的患者进行确诊。

4. 病毒　粪便中常见病毒为轮状病毒和腺病毒，可引起腹泻、呕吐及发热等，尤其是婴幼儿发病率较高，往往为暴发流行。

第六节　生殖系统体液检查

一、阴道分泌物检查

阴道分泌物(vaginal discharge)为女性生殖系统分泌的液体，俗称白带。正常健康妇女阴道分泌物呈酸性，pH4.0~4.5，具有自净作用。当机体防御机制遭到破坏后，导致阴道炎等病变。常见有非特异性阴道炎、真菌性阴道炎及滴虫性阴道炎等。

(一)阴道分泌物外观、性状

正常阴道分泌物为白色稀糊状，无气味，量多少不等，其性状与生殖器充血情况及雌激素水平高低有关。①临近排卵期，分泌物清澈透明，稀薄似蛋清，量多；②排卵期2~3d后，分泌物浑浊黏稠，量减少；③行经前分泌物又增多；④妊娠期分泌物较多；⑤绝经期后分泌物减少，多因雌激素减少、生殖器官腺体减少所致。病理情况下，阴道分泌物可出现颜色、性状以及量的变化见表4-6-13。

表4-6-13　阴道分泌物颜色与性状变化及临床意义

阴道分泌物	颜色与性状	临床意义
黏稠透明样	大量无色、透明	卵巢颗粒细胞癌和应用雌激素等药物治疗后
脓性	黄色、黄绿色，有臭味	阴道毛滴虫、化脓性细菌感染引起的慢性宫颈炎、老年性阴道炎、子宫内膜炎，以及阴道异物等
泡沫样脓性	黄色、黄绿色	滴虫性阴道炎
血性	红色，有特殊臭味	宫颈癌、宫体癌，宫颈息肉、子宫黏膜下肌瘤、老年性阴道炎、重度慢性宫颈炎及宫内节育器损伤等
黄色水样	病变组织变性、坏死	子宫黏膜下肌瘤、宫颈癌、宫体癌、输卵管癌
豆腐渣样	豆腐渣样或凝乳状小块	念珠菌性阴道炎

(二)阴道分泌物清洁度及临床意义

分泌物清洁度是根据阴道杆菌、上皮细胞和杂菌的多少来判定的，也是阴道炎症和生育期卵巢分泌功能判断的指标(表4-6-14)。

表4-6-14　阴道分泌物清洁度分级

清洁度分级	杆菌	球菌	白细胞或脓细胞(个/HPF)	上皮细胞
Ⅰ	多	—	0~5	满视野
Ⅱ	中	少	5~15	1/2视野
Ⅲ	少	多	15~30	少量
Ⅳ	—	大量	>30	—

(三)微生物检查

1. 寄生虫　滴虫性阴道炎是由阴道毛滴虫感染所致，是妇科常见病，一般用盐水涂片检查。除滴虫外偶见溶组织变形虫感染会阴、阴道、宫颈等处。可于溃疡面刮取标本检查变形虫。丝虫病流行区、淋巴管阻塞严重者可在阴道壁渗出液中找到微丝蚴。

2. 淋病奈瑟菌　淋病是目前世界上发病率较高的性传播疾病之一。实验室诊断以涂片、培养或进行血清学检查为主。

3. 真菌　常见的真菌感染多为白色念珠菌、阴道纤毛菌及放线菌等。

4. 阴道加德纳菌(Gardnerella vaginalis,GV)　阴道加德纳菌和某些厌氧菌可共同引起细菌性阴道炎(BV),属于性传播疾病之一。GV 还能以非性行为方式传播,除引起阴道病外,还可引起早产、产褥热、新生儿败血症、绒毛膜羊膜炎、产后败血症和脓毒血症等。在阴道分泌物中发现线索细胞(clue cells)是诊断加德纳菌性阴道炎的重要指标之一。

5. 单纯疱疹病毒(HSV)　该病毒以侵犯宫颈鳞状上皮多见,HSV 检查主要采用荧光抗体或分子生物学方法确诊。

6. 人乳头状病毒(HPV)　引起女性生殖道感染的 HPV 有 23 型,主要为 6、11、16、18、31 和 33 型。检测 HPV 可采用病毒培养、分泌物涂片及分子生物学方法诊断。HPV 对感染细胞的作用:①增殖感染:病毒在宿主细胞内复制,产生感染子代致细胞死亡;②细胞转化,引发肿瘤:主要引起生殖道鳞状上皮肉瘤样变,如 16、18、31、33、35 和 29 型,宫颈癌患者以检出 16、18 型为主。

7. 人巨细胞病毒(HCMV)　HCMV 是先天感染的主要病原菌,是疱疹病毒的一种。可表现为巨细胞病毒感染,常用宫颈拭子采集分泌物送检。孕期胎儿中枢神经系统受到侵犯后可致小头畸形、智力低下、视听障碍等后遗症。临床常用 ELISA 法检测孕妇血清 HCMV-IgM 抗体,PCR 法检测血液、分泌物病毒。

8. 衣原体　泌尿生殖系统沙眼衣原体可引起女性急性阴道炎和宫颈炎。感染时白带为脓性黏液,与细菌感染的脓性白带不同,可用 DNA 探针技术检测。

(四)宫颈(阴道)脱落细胞学检查

脱落细胞绝大多数来自于子宫颈及阴道上皮细胞。阴道分泌物涂片常用 hematoxylin-eosin(H-E)和 Papanicolaou 染色检查。临床上主要用于:①诊断恶性肿瘤和判断预后;②了解卵巢的功能。

宫颈脱落细胞学的诊断标准包括巴氏 5 级(Ⅰ~Ⅴ)分类,轻、中、重度不典型增生和原位癌四级分类以及宫颈上皮内瘤变(CIN)的三级分类。这 3 种分类方法的混用和诊断术语的不规范,阻碍了检验医师、病理医师和临床医师的相互交流,因此,WHO 在 1988 年提出了 TBS 报告系统(the Bethesda system)建议,并于 2001 年进行了修订,判读意见/结果基本内容如下:

1. 无上皮内病变或恶性病变(NILM)　NILM 包括:①微生物:滴虫、真菌、菌群变化、放线菌感染、单纯疱疹病毒感染;②反应性细胞改变:炎症、放射线治疗、宫内节育器(IUD);③子宫切除术后腺上皮细胞状态:萎缩。

2. 鳞状上皮细胞异常见表 4-6-15。

表 4-6-15　鳞状上皮细胞异常

鳞状上皮细胞异常
①非典型鳞状细胞(ASC):非典型鳞状细胞、意义不明确(ASC-US)。非典型鳞状细胞不除外高级别鳞状上皮内病变(ASC-H)
②鳞状上皮内病变(SIL):低级别鳞状上皮内病变(LSIL)
③高级别鳞状上皮内病变(HSIL)
④鳞状细胞癌(SCC)

3. 腺上皮细胞异常　包括非典型腺细胞、腺癌。

4. 来源于子宫外的其他肿瘤　TBS 报告系统特别强调标本质量的重要性;除了包括各种细胞学判读结果外,还包括了相应的处理建议。同时 TBS 对诊断术语的界定更加明确,强调了宫颈细胞学诊断分类和术语应与组织学分类和术语相一致,以反映病变的性质,并有助于临床医生和检验病理医生间的沟通和交流。

液基细胞学检测(liquid-based cytologic test,LCT)技术改变了原有的取材方法,去除血、黏液、及大量炎性遮盖物,提高了样本的收集率并使细胞均匀、单层分布在玻片上,面积小,省时省力,异常细胞容易被发现,提高阳性率和诊断的准确率,重复性好。

人类乳头瘤病毒(HPV)感染是宫颈癌和癌前病变的主要致病因素。及早发现和治疗癌前病变,是防止宫颈癌发生的关键。有资料显示超过92%的宫颈癌通过2年一次的宫颈脱落细胞学筛查能得到有效预防。

二、精液检查

(一)精液的产生及组成

精液由精子和精浆组成,正常人精液中精囊液与前列腺液的比例为2∶1,pH为7.2~8.0。精液中大部分为精浆,精子只占少部分。精浆是运送精子的载体,也是营养精子、激发精子活力的主要物质,精浆中含有大量蛋白质、果糖、酶及无机盐等物质。

(二)精液检查的目的及标本采集

1. 检查主要目的　①检查男性不育症的原因及其疗效观察;②观察输精管结扎术后的效果;③男性生殖系统疾病,如炎症、结核、肿瘤及睾丸发育不全的辅助诊断;④为人工授精和精子库筛选优质精子;⑤用于法医学鉴定。

2. 精液标本的采集、运送及注意事项　①采集精液标本前必须禁欲,25岁以下者禁欲3天,25~35岁者禁欲5天,35~45岁者禁欲7天,采集前应排净尿液;②采集精液的方法:采用手淫或体外排精法,留取全部精液。应于30分钟内及时检验,注意保温,注明采集时间,若需做细菌培养,应先消毒尿道口,用无菌容器收集;③注意事项:不能用避孕套或塑料制品采集精液标本,因其含有对精子有害的物质。如果未收集到射出的全部精液或运送过程的时间过长(>2小时),此类标本均不能作精液分析。

(三)一般性状检查

1. 精液外观与气味　正常人的精液有强烈的刺激性腥味,呈灰白色或乳白色,自行液化后则为半透明的乳白色。鲜红或暗红色的血性精液见于生殖系统炎症、结核及肿瘤等。黄色、棕色的脓样精液,见于精囊炎和前列腺炎。

2. 精液量　一次排精量与排精间隔时间有关,正常人一次排出精液1.5~6.8ml,少于1.5ml,大于8.0ml可视为异常。精液量减至数滴,甚至排不出精液,称为无精症,见于生殖系统的特异性感染,如结核、淋病和非特异性炎症等。精液量过多可致精子密度降低,影响生育能力。

3. 精液黏稠度和精液液化时间　刚射出的精液呈稠厚的胶冻样,在25~35℃环境放置5~10分钟后开始液化,20~40分钟完全成为液化状态。若在25~35℃室温环境下,1小时仍有不液化凝块的精液属于异常。如果刚射出的精液不能凝固或黏稠度过低,亦属异常,多见于输精管缺陷或先天性精囊缺如。

4. 精液酸碱度　正常精液呈弱碱性,pH7.2~8.0,精液pH<7.0,多见于少精或无精症、输精管阻塞、先天性精囊缺如或附睾病变;精液pH>8.0,常见于急性感染。

(四)显微镜检查

1. 精子活动度　精子活动度分为精子活动力和精子活动率两个方面。精子活动力指精子的活动能力,精子活动率指活动精子的百分率。

正常人在排精30~60分钟内,精子活动率为80%~90%,至少>60%。目前WHO将精子活力分为3级(表4-6-16),即前向运动(progressive motility,PR)、非前向运动(non-progressive motility,NP)和无运动(immotility,IM)。总活动力(PR+NP)≥40%~78%,PR≥32%~72%。

表4-6-16　WHO推荐精子活动力分级与评价

分级	评价
前向运动	精子运动积极,表现为主动地呈直线或大圈运动,不管其速度如何
非前向运动	精子运动缺乏活跃性,如小圈的泳动,鞭毛力量难以推动头部,或只有鞭毛的抖动
无运动	精子没有运动

2. 精子形态学检查　正常精子似蝌蚪状分头、体、尾三部分，精子形态异常有头部畸形（大头、小头、双头或无定型头等）、体部畸形（体部分支、双体或体部肿胀甚至消失等）和尾部畸形（缺尾、双尾、卷曲尾及短尾等）。健康男子异常形态精子<20%。

3. 精子计数　正常人精子数：(15~213)×10^9/L；精子总数：(39~802)×10^6/每次排精。

4. 精液中细胞检查　正常精液中可有极少量的红细胞（偶见）、白细胞（<5 个/HP）和上皮细胞。红细胞、白细胞增多见于生殖道炎症、结核、肿瘤。精液中白细胞数>1.0×10^9/L 的不育患者称为白细胞精子症或脓精症，主要见于附属性腺炎症。

（五）病原生物学检测

男性生殖系统任何部位的感染都可能从精液中检测到病原生物，如细菌、病毒、支原体和原虫等。精液中常见的病原生物有葡萄球菌、链球菌、淋病奈瑟菌、类白喉杆菌、解脲支原体等。精液中细菌毒素将严重影响精子的生成和精子的活动力，导致男性不育。

（六）其他检查

检查精液化学成分和免疫学指标的变化可以了解睾丸及附属性腺分泌功能，对男性不育症的诊断、治疗均有重要意义。常见其他检查指标变化及意义见表 4-6-17。

表 4-6-17　精液其他检测指标的变化及临床意义

指标	参考值	临床意义
果糖（g/L）	0.87~3.95	减低见于精囊炎；无果糖见于精囊缺如、输精管发育不良
乳酸脱氢酶-X（U/L）	1430±940	减低可见于睾丸萎缩、长期食用粗制棉籽油
抗精子抗体	阴性	阳性见于输精管阻塞、睾丸损伤、生殖系统感染
顶体酶（U/L）	36±21	减低见于男性不育症
精子低渗肿胀试验（%）	g 型精子>50	男性不育症病人的精子肿胀率明显降低

三、前列腺液检查

（一）标本采集

可用前列腺按摩法，嘱患者排尿后，按摩前列腺左右两叶 2~3 次，挤压会阴部尿道使白色前列腺液从尿道口排出，弃掉第 1 滴后将标本涂于载玻片上送检，细菌培养需用无菌容器。

（二）一般性状

正常前列腺液呈淡乳白色、半透明的液体，每日分泌量为数滴~2ml 不等。黄而稠厚的前列腺液，提示前列腺有严重感染。前列腺癌时常呈不同程度的血性液体。

（三）显微镜检查

显微镜直接检查滴有前列腺液的涂片，也可采用 Wright 染色、Papanicolaou 染色和 H-E 染色后再进行检查。

1. 非染色涂片　前列腺液的非染色涂片检查的内容较多，常见的成分变化及意义见表 4-6-18。

表 4-6-18　前列腺液的非染色涂片的成分变化及临床意义

成分	参考值	临床意义
磷脂酰胆碱小体	大量	前列腺炎的磷脂酰胆碱小体减少或消失，且分布不均，并有成堆现象
红细胞（个/HPF）	<5	增多见于前列腺炎或肿瘤、结核，精囊炎，前列腺按摩过重
白细胞（个/HPF）	<10	增多且成堆出现见于前列腺炎、前列腺脓肿

续表

成分	参考值	临床意义
颗粒细胞（个/HPF）	<1	增多伴有大量白细胞见于前列腺炎，也可见于正常老年人
淀粉样小体	有	常随年龄增长而增加，无临床意义
精子	可有	按摩前列腺时因精囊受挤压而排出精子，无临床意义
滴虫	无	阳性多见于滴虫性前列腺炎
结石	可见	可见碳酸钙、磷酸钙-胆固醇、磷酸精胺结石，少量无意义

2. 染色涂片　当非染色涂片显微镜下发现异常细胞时，可进行染色涂片检查，以鉴别前列腺癌和与前列腺炎，但细胞学检查阴性并不能排除前列腺癌。癌细胞常分化不一，成堆出现。当镜下发现体积较大、形态畸形细胞、着色明显嗜碱性的细胞时，应进行瑞氏染色或 HE 染色，进行确认。

（四）微生物检查

前列腺炎时，直接涂片革兰氏染色或抗酸染色检验，可找到细菌。以葡萄球菌最多见，链球菌次之，淋病时可发现革兰氏阴性双球菌。前列腺结核者可找到结核分枝杆菌，但如已确诊为生殖系统结核，则不宜再进行按摩，以免引起扩散。涂片检查阳性率较低，且不易确定细菌种属，因此，需要进一步作细菌培养和药敏试验以提高阳性检出率。

（姜忠信）

学习小结

尿液检查、粪便检查、痰液检查、脑脊液检查、浆膜腔积液及生殖系统分泌物检查，均属于临床上最基础常用的检验项目，对泌尿系统、消化系统、呼吸系统、中枢神经系统及生殖系统疾病的诊断、鉴别诊断以及治疗效果的监测都有重要意义。

复习参考题

1. 病理性蛋白尿的分类及临床意义。
2. 病理性多尿的原因及发病机制。
3. 脑脊液颜色变化的临床意义。
4. FOBT 的临床意义。
5. 漏出液与渗出液的鉴别。
6. 精液检查的目的。
7. 阴道分泌物颜色与性状变化及临床意义。
8. 前列腺液常见成分的变化及临床意义。

第五篇　器械检查

第一章　心电图检查

01章

学习目标

掌握	心电图各波段的正常值及其变化的意义；常见的异常心电图的特征。
熟悉	心电图的测量方法、分析方法及临床应用；心律失常分类；逸搏与逸搏心律；药物与电解质紊乱对心电图的影响。
了解	心电图产生的原理；干扰与脱节现象。

第一节　临床心电图基础

一、心电图的概述

心电图(electrocardiogram,ECG)是利用心电图机从体表记录心脏每一心动周期所产生的电活动变化的曲线图形。自1902年Einthowen研究发明了弦线型心电图描记器,并从体表记录到心电活动以来,心电图学经历百年发展和完善,已发展成为独立的心电信息学。尽管心血管疾病诊断技术日新月异,心电图检查因其简单易行,依然是心血管疾病诊断的最基本的常规检查项目,也是其他临床学科非常重要的一项无创检查方法。

(一)心电图产生原理

心脏电生理学研究证明:心肌细胞在静止时保持着复极化状态,细胞膜外侧具有正电荷,内侧具有负电荷,膜内外两侧保持平衡,不产生电位变化。当心肌细胞膜的一端受到刺激达到阈值时,其对钾、钠、氯、钙等离子的通透性发生改变,使细胞内外正、负离子分布发生逆转,受刺激的细胞膜发生除极化,使膜外带负电荷,膜内带正电荷,即产生了动作电位。已除极部分形成负电荷(电穴);未除极部分仍保持正电荷(电源),细胞膜构成一对电偶,其电源在前,电穴在后。电流自电源流入电穴,并沿一定方向迅速扩展,直到整个心肌细胞除极完毕。心肌细胞完成除极后,继之出现极化状态的恢复过程称为复极化。由此而产生的电偶,其电穴在前,电源在后(图5-1-1)。

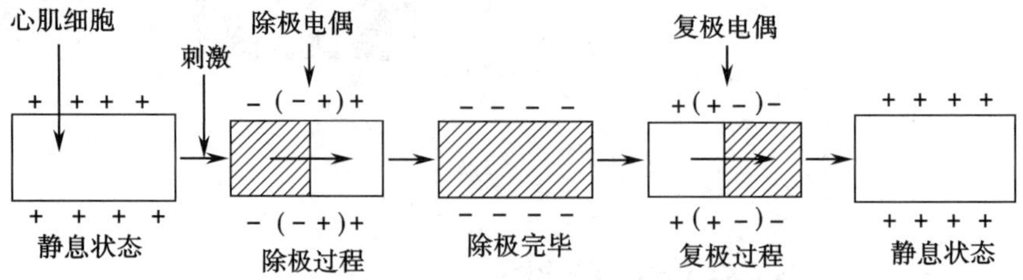

图 5-1-1 单个心肌细胞的除极和复极过程以及所产生的电偶变化

就单个细胞而言,在除极时,如将探查电极面对电源(正电位)便描记出一向上的波形;面对电穴(负电位)便描记出一向下的波形,在细胞中部则记录出双向波形。复极过程与除极过程方向相同,但因复极过程的电偶是电穴在前,电源在后,因此复极波方向与除极波相反(图 5-1-2)

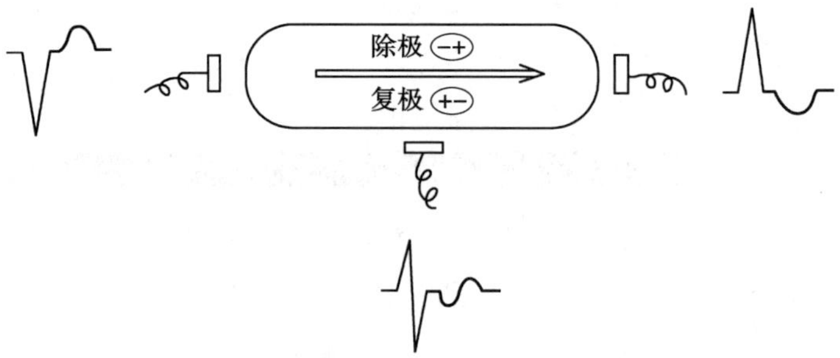

图 5-1-2 探测电极位置与除极和复极波形方向的关系(箭头示除极与复极的方向)

心脏除极是自心内膜向心外膜进行,复极自心外膜向心内膜进行;除极进行速度快,波形陡直而窄,复极进行速度慢,波形圆钝而宽。

(二)心电向量概念

心肌细胞在除极、复极过程中所产生的电偶,既有数量大小、又有方向性,称为向量。其方向性用箭头指示,大小用长度表示。单个的心肌细胞激动时会产生一个电偶向量。全部心肌细胞激动产生的心电向量总和,则称为综合心电向量。综合向量的大小和方向随着心动周期不断发生改变。在每一瞬间有很多心肌细胞产生除极和复极,产生很多方向和强度均不相同的心电向量。如两个心电向量的方向相同,则幅度相加;方向相反则相减。如构成一定角度者,则将两者按其角度及幅度构成一个平行四边形,而取其对角线为综合向量,按照平行四边形法则进行综合得出每一瞬间的平均综合心电向量(图 5-1-3)。

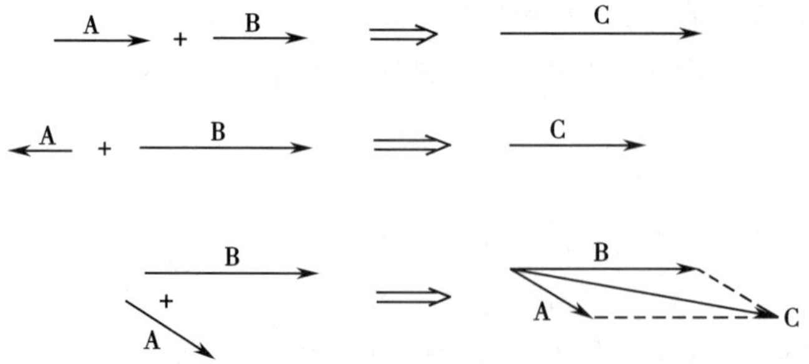

图 5-1-3 心电向量的综合方法

由体表所采集到的心脏电位强度与下列因素有关:①与心肌细胞数量(心肌厚度)成正比关系;②与探查电极位置和心肌细胞之间的距离成反比;③与探查电极的方位和心肌除极的方向所构成的角度有关。

由于心脏是个近似圆锥形的立体器官，它所产生的心电向量环也是立体的，占有三维空间，故称为空间（或立体）心电向量环。在心动周期中，心房除极产生 P 环，心电图上表现为 P 波。心室除极产生 QRS 环，环体较 P 环为大，在心电图上表现为 QRS 波群。心室复极产生 T 向量环，在心电图上表现为 ST 段和 T 波。

二、心电图导联

将电极放置在人体表面不同部位，并用导线分别与心电图机电流计的正负极相连，这种记录心电图的电路连接方法称心电图导联。电极安放位置不同可组成不同导联系统。目前广泛应用的国际通用导联系统是采纳 1907 年荷兰生理学家 Einthoven 首先创用的导联系统，称为常规 12 导联体系。

1. 肢体导联

（1）标准导联：又称双极肢体导联，反映两肢体间的电位差（图 5-1-4）。

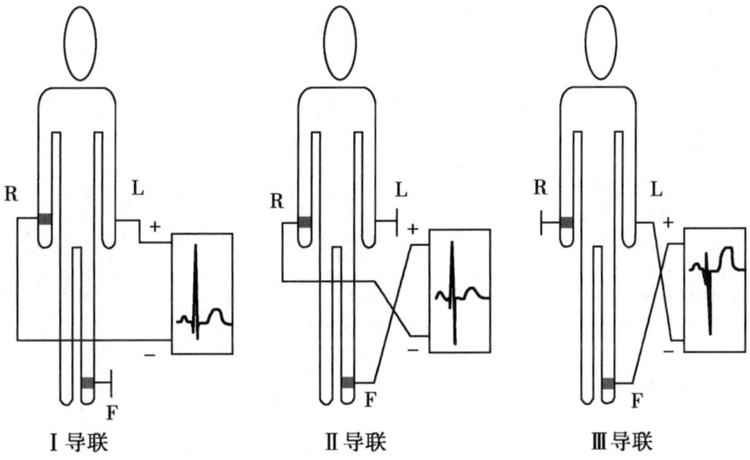

图 5-1-4　标准肢体导联连接法

Ⅰ导联：左上肢与心电图机电流计正极相连，右上肢与负极相连，反映左、右上肢两点间电位差。

Ⅱ导联：左下肢与心电图机电流计正极相连，右上肢与负极相连，反映左下肢与右上肢两点间的电位差。

Ⅲ导联：左下肢与心电图机电流计正极相连，左上肢与负极相连，反映左下肢与左上肢两点间的电位差。

（2）加压单极肢体导联：探查身体某一部位的电位变化，需要使用单极导联。具体连接方法是将连接左、右上肢和左下肢的电极各增加 5000 欧姆电阻并连接到一点，称为中心电端，以 T 表示，该点电位近于零，可认为是无效电极，与心电图机电流计负极相连。将右上肢（VR）、左上肢（VL）、左下肢（VF），分别与心电图机电流计正极相连，即为单极导联，由于此种连接方法所描记出波形太小，不易辨认。因此，目前采用加压单极肢体导联，即在描记某一肢体的单极导联心电图时，将该肢体与中心电端的连接切断，所描记的心电图波形不变，而振幅却增加 50%，容易分析（图 5-1-5）。

aVR 导联：检测电极置于右上肢，与心电图机电流计正极相连，左下肢与左上肢连在一起为无效电极，与心电图机电流计负极相连。反映心室腔内电位变化。

aVL 导联：检测电极置于左上肢，与心电图机电流计正极相连，左下肢与右上肢连在一起为无效电极，与心电图机电流计负极相连。反映心脏高侧壁的电位变化。

aVF 导联：检测电极置于左下肢，与心电图机电流计正极相连，左上肢与右上肢连在一起为无效电极，与心电图机电流计负极相连。反映心脏下壁的电位变化。

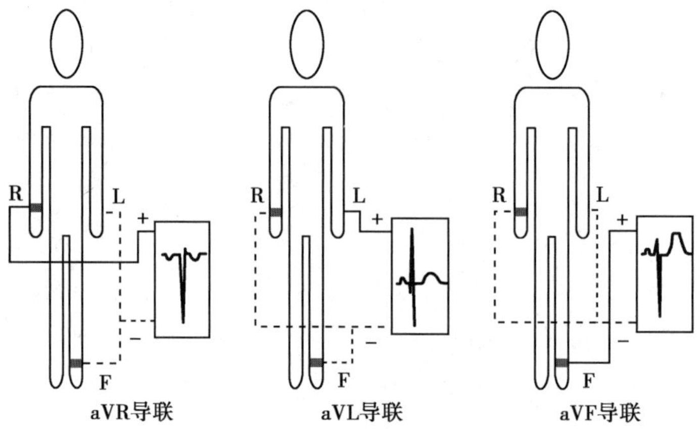

图 5-1-5 加压单极肢体导联连接法

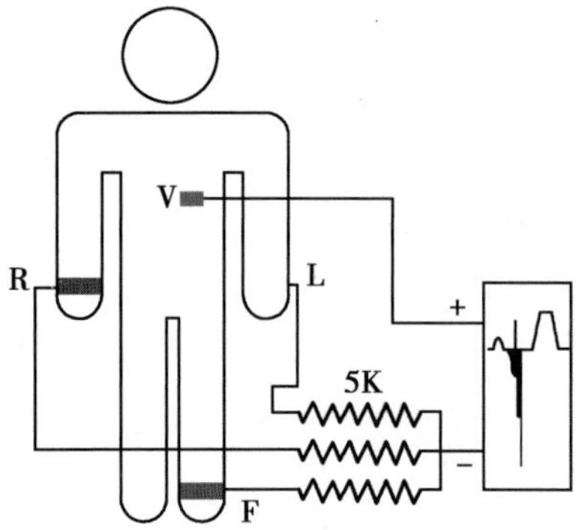

图 5-1-6 胸导联电极的连接方式

2. 胸导联(用 V 表示) 将中心电端(T)与心电图机电流计的负极相连,检测电极与心电图机电流计正极相连(图 5-1-6)。检测电极位于胸壁上,与心脏距离较近,所以描记的波形振幅较大。检测电极的安放位置为:V_1 在胸骨右缘第 4 肋间;V_2 在胸骨左缘第 4 肋间;V_3 在 V_2 与 V_4 连线的中点;V_4 在左第 5 肋间与锁骨中线相交处;V_5 在左腋前线与 V4 导联水平线相交处;V_6 在左腋中线与 V4 水平线相交处(图 5-1-7);V_7 在左腋后线与 V4 同一水平;V_8 在左肩胛线与 V4 同一水平;V9 在左脊柱旁线与 V_4 同一水平;V_{3R}~V_{5R} 分别在右胸侧相当于 V_3~V_5 的相对应位置。

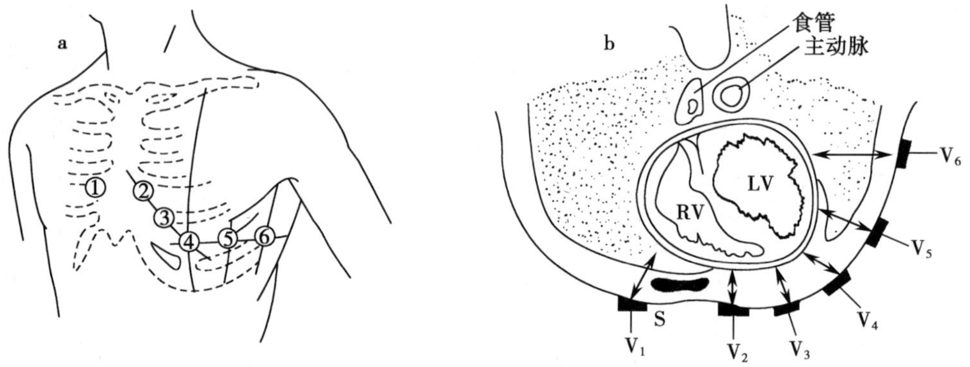

图 5-1-7 胸导联检测电极的位置(a)及此位置与心室壁部位的关系(b)

常规心电图胸导联仅描记 V_1~V_6。一般情况下,V_1、V_2 反映右室壁的电位变化;V_3 反映左、右心室过渡区电位变化;V_4 反映心尖部电位变化;V_5、V_6 反映左室壁电位变化。当怀疑后壁梗死时,加描 V_7~V_9 导联;怀疑右室梗死时,加描 V_{3R}~V_{5R} 导联。

3. 导联轴 每一导联正、负极间假想的连线,称为该导联的导联轴。将左、右上肢、左下肢三个点连接起来,形成一个三角形,此即 Einthoven 等边三角形,分别以 R、L、F 表示。RL 代表 I 导联的导联轴。RF 代表Ⅱ导联的导联轴。LF 代表Ⅲ导联的导联轴。在等边三角形内再做三条垂直的对角线,即代表三个加压单极肢体导联的导联轴。RR′是 avR 导联轴,LL′是 aVL 导联轴,FF′是 aVF 导联轴。

Ⅰ、Ⅱ、Ⅲ、aVR、aVL、aVF 六个肢体导联的导联轴都位于额面。如将三个标准导联的导联轴平行地移至三角形的中心,并通过电偶中心点 O,这样就清楚地显示了六个导联轴之间的位置关系,从而构成了额面六轴系统(图 5-1-8)。

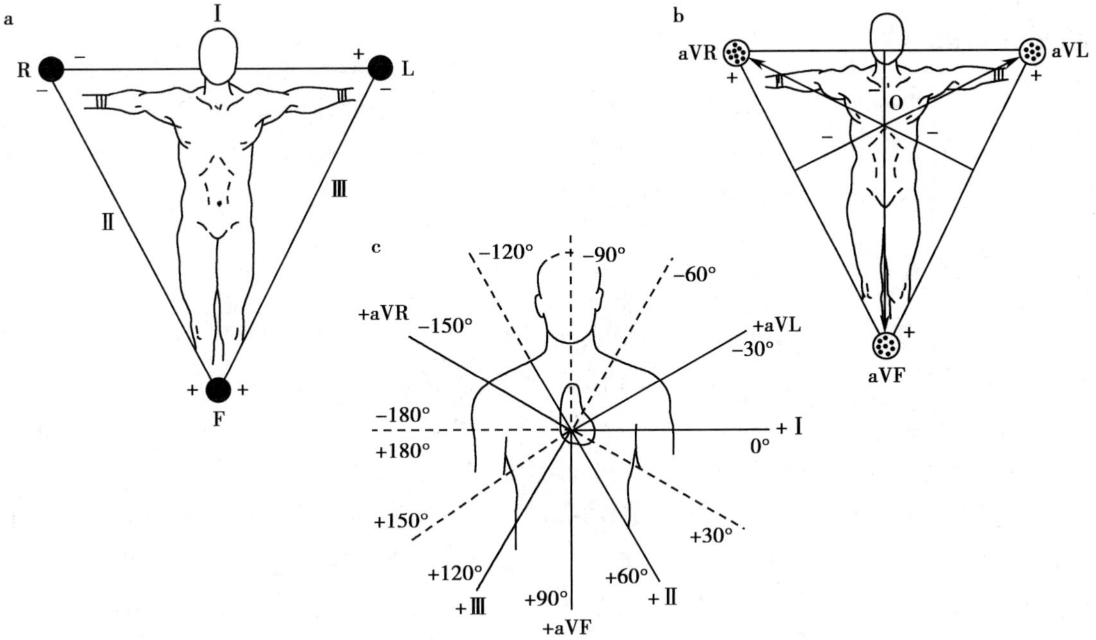

图 5-1-8　六轴系统

a. 标准导联的导联轴；b. 加压肢体导联的导联轴；c. 肢体导联额面六轴系统

第二节　正常心电图

一、心电图的测量方法

心电图是一组具有正、负向波的综合曲线，可在心电示波器上显示，也可将图型记录在印有正方形小格的记录纸上。测量心电图各波段时，如果基线较宽，其时间的测量应自该波起始前缘至终止的前缘。其电压的测量：正向波时应自基线上缘至该波顶峰，负向波时为基线下缘至该波底端（图 5-1-9），基线（等电位线）应以 QRS 波起始部做为测量参考点。

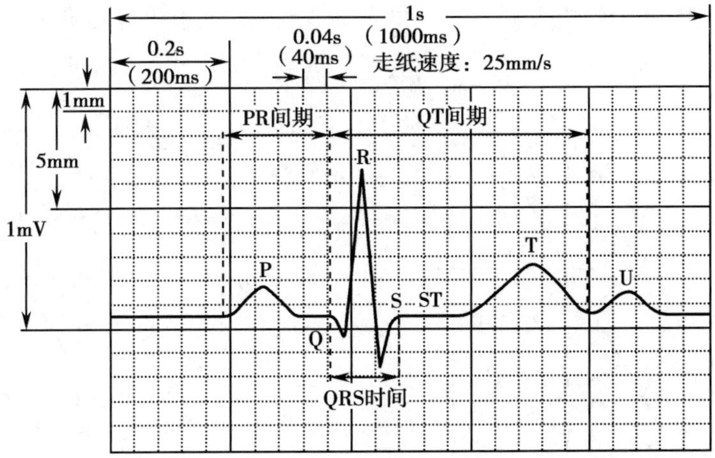

图 5-1-9　心电图各波段的测量

心电图记录纸上由纵线和横线交错组成许多方格，横线代表时间，纵线代表电压。通常记录纸的走纸速度为 25mm/s，纵线间距为 1mm；故横向每小格代表 0.04 秒；当标准电压是 1mV 时，纵向每小格代表 0.1mV；特殊情况下，可加快走纸速度或调整标准电压。

二、心率的测量

测量心率时，只需测量一个 R-R（或 P-P）间期的秒数，然后被 60 除即可求出。如心律规整，则可用 P-P 间期或 R-R 间期去除 60 即得出心率数。如果心律不规则，一般采取数个（如 10 个）心动周期的 R-R 间期平均值计算。还可采用查表法或使用专门的心率尺直接读出相应的心率数。

三、心电轴的测量

1. 心电轴定义　心电轴（electrical axis）是指心脏电学活动的最大平均向量，由于心脏是一个立体结构，所以在额面、横面、侧面，其最大平均向量均不同。心房除极最大向量称为 P 电轴，心室除极最大平均向量称为 QRS 电轴；临床一般所称的心电轴，是指心室电学活动在额面的最大平均向量，它是以最大平均向量与Ⅰ导联正侧端夹角的度数表示的，正常心电轴指向左下，即-30°～+90°之间。

2. 测定方法　①目测法：根据Ⅰ、Ⅲ导联 QRS 波主波方向，粗略判定心电轴有无偏移。若Ⅰ导联 QRS 波主波方向向上，Ⅲ导联向下，心电轴左偏；若Ⅰ导联向下，Ⅲ导联向上，心电轴右偏；若Ⅰ、Ⅲ导联 QRS 波主波方向均向上，心电轴正常（图 5-1-10）；②振幅法（作图法）：根据Ⅰ、Ⅲ导联 QRS 波振幅的代数和，分别向各自导联作标记，自此点分别向各导联轴作垂线，两垂线相交于A 点，连接 A 点与电偶中心 O 点，OA 与Ⅰ导联正侧端夹角的度数即为所求的心电轴的角度（图 5-1-11）；临床上常根据Ⅰ、Ⅲ导联 QRS 波振幅的代数和，查表求出相对应的心电轴度数。

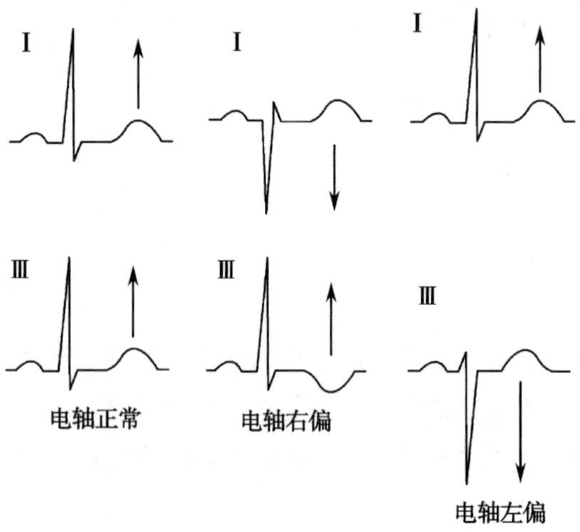

图 5-1-10　目测法测心电轴

3. 心电轴偏移及其临床意义　正常心电轴为-30°～+90°之间；若-30°～-90°为电轴左偏；+90°～+180°为电轴右偏；-90°～-180°为极度右偏，后者近年主张定义为“不确定电轴”（图 5-1-12）。左偏见于横位心（肥胖、妊娠晚期、大量腹水等）及左室肥大，左前分支阻滞等。电轴在+90°～+110°则称为电轴轻度右偏，见于正常垂位心，右室肥厚等。电轴>+110°者为电轴显著右偏，见于重症右室肥厚及左后分支阻滞等。

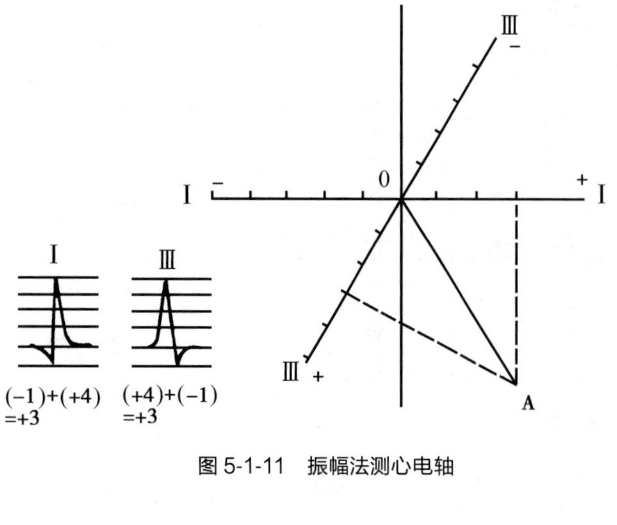

图 5-1-11　振幅法测心电轴

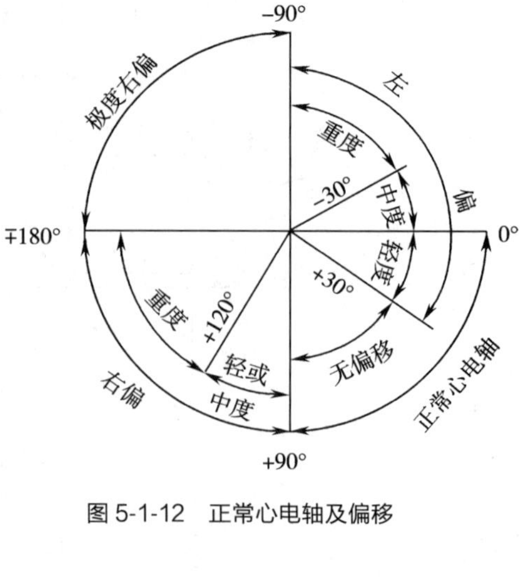

图 5-1-12　正常心电轴及偏移

四、心电图各波段的正常值及其变化的临床意义

正常心电图波形见图 5-1-13。

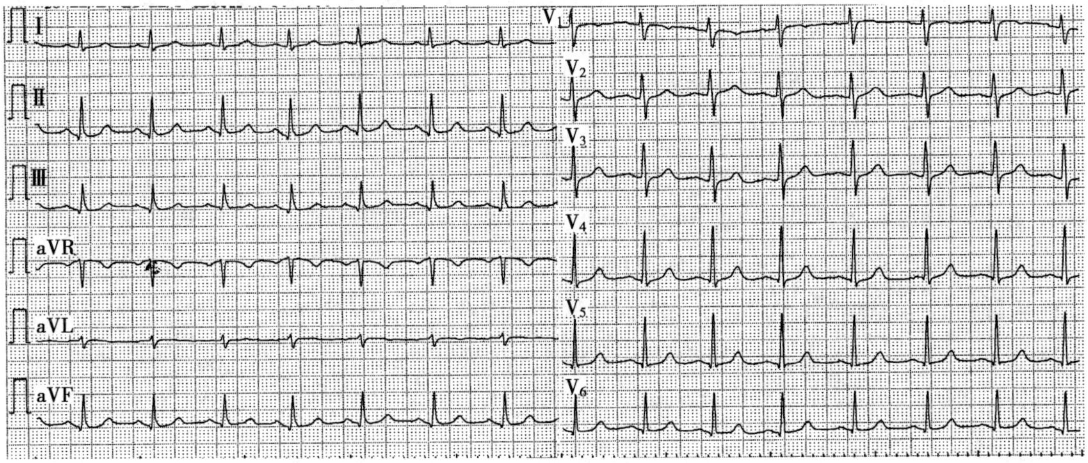

图 5-1-13　正常心电图

1. P 波　代表左右心房除极的波形

（1）形态：正常 P 波呈圆钝平滑，有时可有轻度切迹。由于窦房结位于右心房，所以激动首先传到右心房，较晚传到左心房，故心房的除极综合向量指向左前下方，所以 P 波在 aVR 导联无例外地是倒置的，在Ⅰ、Ⅱ、aVF、V_4～V_6导联均为直立，在Ⅲ、aVL、V_1～V_2导联可以直立、倒置或呈双向。如果 P 波在Ⅰ、Ⅱ、aVF 导联倒置，而在 aVR 导联直立，则称为逆行 P 波，表示激动起源于房室交界区。

（2）时间：正常人 P 波的时间小于 0.12 秒。

（3）振幅：P 波振幅在肢体导联小于 0.25mV，胸导联小于 0.2mV。

2. P-R 间期　代表心房开始除极至心室开始除极的时间。P-R 间期与心率快慢有关，成年人心率在 60～100 次/min 时，P-R 间期正常范围是 0.12～0.20 秒。心率越快，P-R 间期越短，反之越长。在老年人和心率过缓者，P-R 间期可略延长，但不能超过 0.22 秒。P-R 间期延长，表示有房室传导阻滞。

3. QRS 波群　代表左右心室肌除极时的波形

（1）时间：正常成年人 QRS 波群时间为 0.06～0.10 秒，不超过 0.11 秒。

（2）命名：首先出现的位于水平参考线以上的正向波称为 R 波；R 波之前的负向波称 Q 波，R 波之后的第一个负向波称 S 波，S 波之后的正向波称 R′，R′波之后的负向波称 S′波；如果 QRS 波只有负向波，则称为 QS 波。

（3）形态与振幅（电压）

1）胸导联：一般的规律是：RV_1～RV_5逐渐增高，而 S 波逐渐减小。V_1、V_2导联多呈 rS 型，R/S<1，RV1 不超过 1.0mV，RV_1 加 SV_5 不超过 1.05mV。V_5、V_6 导联可以呈 qRs、qR、Rs 或 R 型，R/S>1，RV_5 不超过 2.5mV，RV_5加 SV_1在男性不超过 4.0mV，女性不超过 3.5mV，如超过者，可能系左心室高电压或左室肥大。V_3、V_4导联多呈 RS 型，R/S 大致等于 1。

2）肢体导联：aVR 导联的 QRS 波群形态，正常主波向下，可呈 rS、rSr′、Qr 或 QS 型，RaVR 不超过 0.5mV。aVL 与 aVF 导联的 QRS 波群可呈 qR、Rs、R 型，也可呈 rS 型，aVL 导联的 R 波不超过 1.2mV，aVF 导联的 R 波不超过 2.0mV。标准导联的 QRS 波群在没有电轴偏移情况下，其主波向上，I 导联的 R 波不超过 1.5mV。

三个标准导联和三个加压单极肢体导联中，每个导联的正向波与负向波的绝对值相加如小于 0.5mV，

称为肢体导联低电压。或 $V_1 \sim V_6$ 六个胸导联中，QRS 波群各波绝对值相加<0.8mV，见于肺气肿、心包积液、严重水肿的患者，偶尔见于正常人。

（4）Q 波：正常 Q 波时间一般不超过 0.04 秒，振幅不超过同导联 R 波的 1/4。正常 V_1 导联不应有 Q 波，但可呈 QS 型。V_5，V_6 常有正常 Q 波。超过正常范围的 Q 波，即 Q 波过深或过宽均称为异常 Q 波，常见于心肌梗死。

4. J 点　QRS 波群终末与 ST 段起始之交点称为 J 点，亦称连接点，多在等电位线上，可随 ST 段的偏移而发生位移。J 点上移，多由心室肌除极尚未结束，而部分心肌已开始复极；J 点下移，可由心动过速等原因，使心室肌除极与心房肌复极并存，导致心房复极波（Ta 波）重叠于 QRS 波群的后段所致。

5. ST 段　自 QRS 波群终点至 T 波起点间的线段，代表心室缓慢复极的过程。正常 ST 段为一等电位线，可以有轻微向上或向下移位。在任何导联中，ST 段下移不应超过 0.05mV；ST 段抬高，在胸导联 V_1、V_2 不应超过 0.3mV，V_3 导联不应超过 0.5mV，$V_4 \sim V_6$ 和肢体导联均不应超过 0.1mV。ST 段下移超过正常范围，见于心肌缺血和心肌损伤。ST 段上升超过正常范围，见于急性心肌梗死，急性渗出性心包炎，变异型心绞痛等。

6. T 波　代表心室肌快速复极的电位变化。正常时 T 波圆钝，占时较长。上升支缓慢离开基线，下降速度较快，因此两支不对称。正向 T 波，升支长于降支。负向 T 波，降支长于升支。

（1）方向：正常 T 波方向与 QRS 波群主波方向一致，即 Ⅰ、Ⅱ、$V_4 \sim V_6$ 导联 T 波直立，aVR 倒置，Ⅲ、aVL、aVF、$V_1 \sim V_3$ 导联 T 波可直立、倒置或双向。如果 V_1 导联 T 波直立，$V_2 \sim V_6$ 导联 T 波均不应倒置。

（2）振幅：在以 R 波为主导联中，T 波振幅不应低于同导联 R 波的 1/10。胸导联 T 波可达 1.2~1.5mV。T 波轻度升高一般无重要意义，如果显著升高，可见于心肌梗死的超急性期和高血钾。当 T 波低平或倒置，则见于心肌损伤，心肌缺血，低血钾等。当 T 波明显倒置，且两支对称，顶点居中时称为"冠状 T 波"，见于心肌梗死急性期，慢性冠状动脉供血不足和左心室肥大。

7. Q-T 间期　从 QRS 波群起点至 T 波终点的间距，代表心室肌除极和复极全过程所需要的时间。Q-T 间期的长短与心率快慢有密切关系，心率快时 Q-T 间期短，反之则长。正常心率时 Q-T 间期的范围在 0.32~0.44s 之间。为了避免受心率影响，常用校正的 Q-T 间期，即 Q-Tc=Q-T/R-R。Q-Tc 就是 R-R 间期为 1 秒（心率 60 次/min）时的 Q-T 间期。正常 Q-Tc 不超过 0.44 秒，延长时见于心肌损害、心肌缺血、低血钙、低血钾、某些药物作用等。Q-T 间期延长使心肌易颤期延长，容易引起心室纤颤。Q-T 间期缩短，见于洋地黄效应、高血钙。

8. U 波　在 T 波之后 0.02~0.04 秒出现的一个小波，方向与 T 波相同。以 V_3 导联最明显。产生机制至今仍未完全清楚，一般认为 U 波代表心室后继电位的影响。U 波过高者见于低血钾。倒置时见于高血钾、冠心病、心肌梗死等。

五、小儿心电图特点

小儿心电图变化较大。自婴儿至 10 岁以后，最重要的变化是由右室占优势型转变为左室占优势型。具体有如下特点：①心率快，P-R 间期短，QTc 间期略长；②P 波电压稍高，时限稍短；③QRS 波形态为右室占优势型，在 V_1、V_2 导联主波向上，V_5、V_6 导联常有深 S 波；④T 波变异较大，其肢体导联及右胸导联 T 波常低平或倒置。

第三节　心房、心室肥大

一、心房肥大

P 波的形成是由于左右心房激动的结果。由于窦房结位于右心房上腔静脉入口处，故右心房首先激动，所形成的心电向量主要指向前下方，形成了心电图 P 波的前半部分。左心房稍后激动，形成的向量主要指向左后方，形成了 P 波的后半部分。心房肥大时，由于心房除极向量增大与心房传导延迟，相应在心电图上即表现为 P 波振幅（电压）的增高与 P 波宽度（时间）延长。

（一）右心房肥大

1. P 波电压　肢体导联 P 波电压≥0. 25mV，胸导联 P 波电压≥0. 2mV。右心房肥厚时，P 向量向前、向下增大，故在额面上的心电图Ⅱ、Ⅲ、aVF 导联表现最明显。

2. P 波时间　在正常范围。右房肥大时，虽然除极时间有延长，但仅与左房除极相重叠的时间增加，不超过左房除极结束时间，故两心房除极总时间并不延长。右心房肥大的心电图 P 波高尖，常见于慢性肺源性心脏病又称为“肺型 P 波”，也可见于某些能引起右心房负荷过重的先天性心脏病（图 5-1-14）。

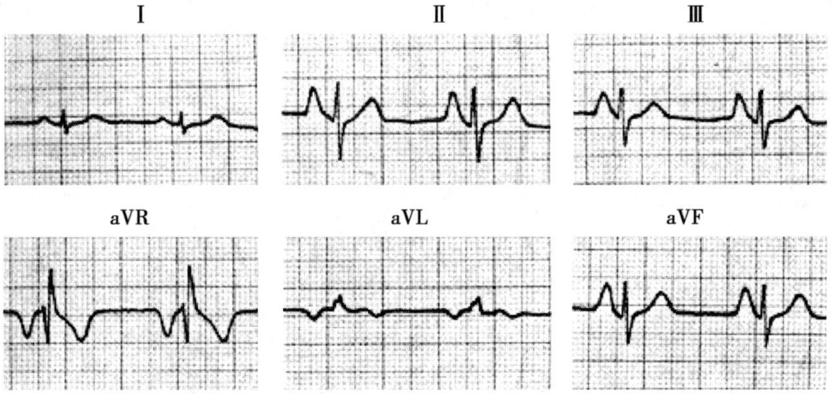

图 5-1-14　右心房肥大

（二）左心房肥大

1. P 波时间　P 波增宽≥0. 12 秒，P 波顶端常有切迹呈双峰状，两峰间距≥0. 04s，也可呈平顶型。这些改变在Ⅰ、Ⅱ、aVL 导联更明显。这是因为 P 向量的终末部分向左后增大之故，常见于有二尖瓣狭窄的患者，又称“二尖瓣型 P 波”。

2. P 波电压　V_1导联上呈先正后负的双向 P 波。负向部分称为 P 波的终末电势。将 V_1导联中 P 波负向部分的时间乘以深度（电压）即为 PV_1终末电势。左心房肥大时，该终末电势绝对值≥0. 04mm・s（图 5-1-15）。

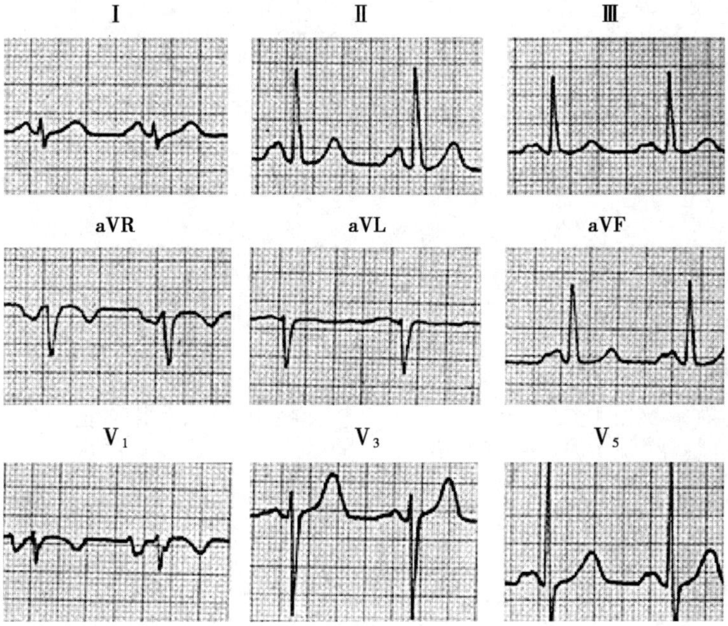

图 5-1-15　左心房肥大

（三）双侧心房肥大

由于左、右心房激动并非完全同时而有先后，故其向量不易抵消而各自表现出来。心电图上表现出异常高尖并增宽呈双峰的 P 波，多见于风湿性心脏病和先天性心脏病。

二、心室肥大

正常人左、右心室壁心肌厚度明显不同，左心室为右心室的 3 倍。左心室肌激动时所产生的心电向量要明显大于右心室，故当左心室肥大时，可使左心室已经占优势的情况更为突出，心电图有显著变化；而右心室有轻度肥大时，左心室的除极电位仍然占有一定优势，综合向量改变不明显，心电图上没有异常表现。只有当右心室肥厚相当严重，甚至超过了左心室时，才会显著地影响心电综合向量。

一般认为，心室肥大的心电图改变与下列因素有关：①心肌纤维增粗，截面积增大，心肌除极产生的电压增高；②心室壁的增厚及心肌细胞变性所致传导功能低下，均可使心室肌激动的时程延长；③心室壁增厚引起心室肌复极顺序发生改变。

（一）左心室肥大

左心室肥大时，使得心电活动中本已占优势的左室更为突出，表现为 QRS 最大向量向左、后增大，亦可偏上；QRS 时间延长；肥大的心肌血液供应不足而出现继发性的 ST-T 改变。诊断指标如下：

1. 左心室高电压表现　①RV_5或 RV_6>2.5mV 或 RV_5+SV_1>4.0mV（男性）或>3.5mV（女性）；②RaVL>1.2mV 或 RaVF>2.0mV；③RⅠ>1.5mV 或 RⅠ+SⅢ>2.5mV。

2. QRS 波群时间　延长到 0.10~0.11 秒，一般不超过 0.12 秒。

3. 心电轴　额面心电轴左偏。

4. ST-T 改变　以 R 波为主的导联中，T 波低平、双向甚至倒置，同时可以伴有 ST 段压低达 0.05mV 以上，在以 S 波为主的导联中（如 V_1导联），则相反可见到直立的 T 波（图 5-1-16）。

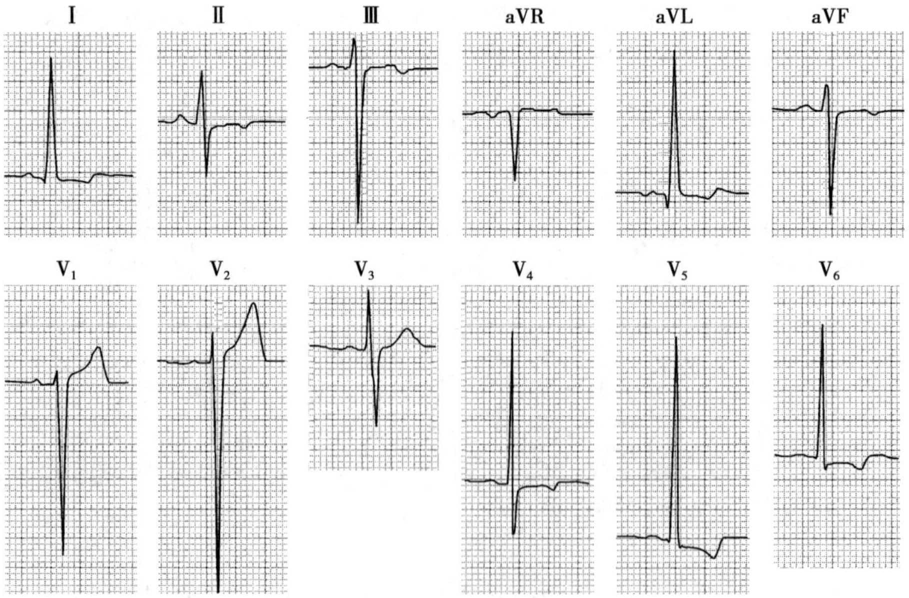

图 5-1-16　左心室肥大

在符合一项或几项左心室电压增高标准的基础上，结合其他阳性指标之一，一般可以诊断左室肥大。电压增高加 ST-T 改变诊断左室肥厚最为准确。仅有电压升高不一定属于器质性病变。符合上述条件越多，超过正常值越大者，诊断的可靠性越大。左心室肥大常见于左心室收缩期负荷过重的高血压、主动脉瓣狭窄以及舒张期负荷过重的主动脉瓣关闭不全，动脉导管未闭等。

（二）右心室肥大

发生右心室肥大时，QRS 向量多偏向右前方，使正常时左心室电活动占优势转为右心室占优势。诊断指标如下：

1. V_1导联　呈 R 型或 Rs 型，R/S≥1；RV_1>1.0mV 或 RV_1+SV_5>1.05mV（重症者>1.2mV）；少数病例V_1导联可呈 QS 型、qR（除外心肌梗死）。

2. aVR 导联 R/S 或 R/q≥1（或 R>0.5mV）。

3. 电轴右偏　额面平均电轴≥90°（重症可达 110°）。

4. ST-T 改变　右胸导联（V_1、V_2）ST 段压低，T 波双向倒置（图 5-1-17）。

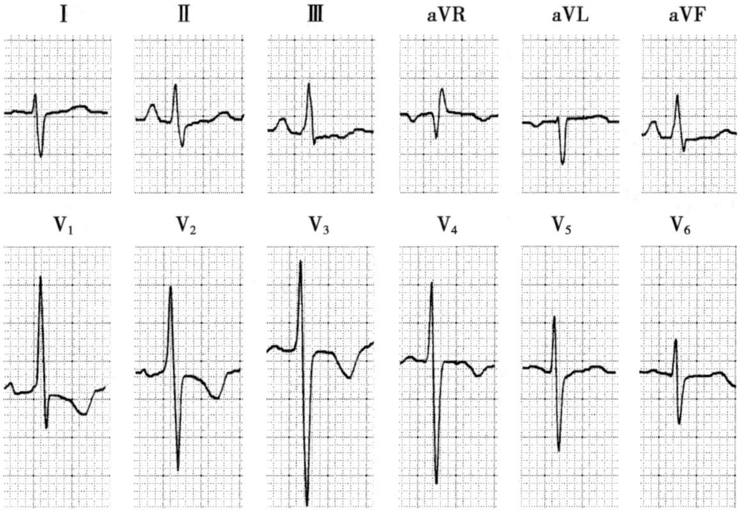

图 5-1-17　右心室肥大

轻度右心室肥大不易在心电图中表现出来。若心电图中出现上述两项以上的改变，且超出正常范围越大者，诊断右心室肥大可靠性越大。右心室肥大者见于右心室收缩期负荷过重（如肺动脉瓣狭窄及肺动脉高压者）或右心室舒张期负荷过重（如房间隔缺损及三尖瓣关闭不全等）时。重度右心室肥厚见于某些先天性心脏病及部分重症肺心病。

右心室流出道肥厚所引起右心室肥大，心电向量向右后方而不是向右前方增大。使 V_1 导联中不出现 R 波。此种病例主要见于二尖瓣狭窄及慢性肺源性心脏病，心电图主要表现为 V_5或 V_6导联中 R/S≤1（所谓"极度顺钟向转位"）；Ⅰ导联低电压伴 R/S<0.5。

（三）双侧心室肥大

当左、右心室均发生肥大时，心电图可有如下表现：

1. 大致正常心电图　这是因为两心室的综合向量均增大而互相抵消。

2. 只表现出一侧心室肥大心电图　此种情况以单表现左心室肥大居多，右心室肥大往往被掩盖。因为左心室原就比右心室厚，故双侧心室均增大而仅反映出左心室肥大。

3. 同时出现双侧心室肥大的图形　这类图形少见，心电图可表现为：①左及右胸导联分别出现左及右心室肥大的心电图表现；②出现右心室肥大的同时，至少合并以下一项改变：电轴左偏；V_5导联 R 波电压增高；V_5的 R 波+V_1的 S 波男性>4.0mV，女性>3.5mV；③出现左心室肥大心电图同时，至少合并一项以下改变：电轴显著右偏；V_1导联的 R/S>1，aVR 导联的 R 波>0.5mV 且 R 波>Q 波；显著的顺钟向转位（图 5-1-18）。

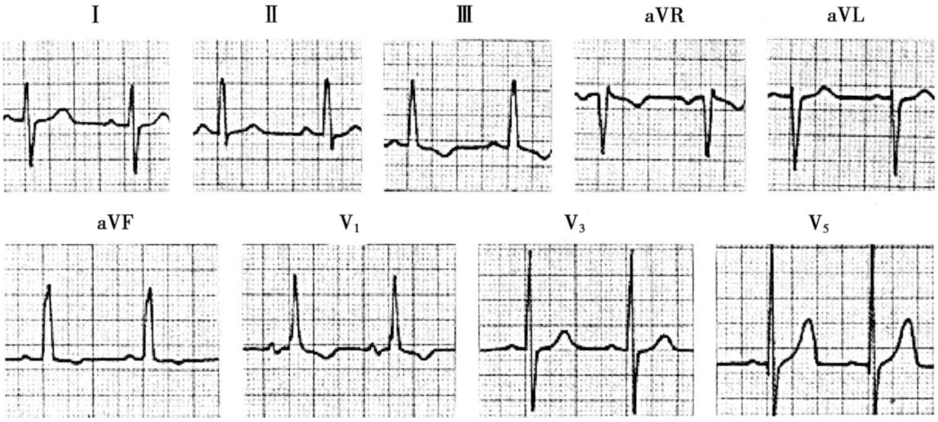

图 5-1-18　双侧心室肥大

第四节　心肌缺血的心电图改变

冠状动脉粥样硬化是导致心肌缺血的主要因素，某一部分心肌发生缺血时，心室肌的复极就不能正常进行，并可在缺血区相关导联上发生 ST-T 异常改变。正常情况下，心室的复极过程是从心外膜开始向心内膜进行的。当心肌缺血时，根据心室壁受累的层次，可大致出现以下两种类型的心电图改变。

一、缺血型心电图改变

1. 心内膜下心肌缺血　此时心内膜下缺血的心肌复极较正常时更为延迟，以至于最后的心内膜下心肌复极时，已没有其他与之相抗衡的心电向量存在，致使心内膜下的心肌复极显得十分突出，产生了与 QRS 主波方向一致的高大 T 波。例如下壁心内膜心肌缺血时，在Ⅱ、Ⅲ、aVF 导联上可出现高大的正向 T 波。同理，如前壁心内膜心肌缺血可在 V_2 导联出现高大的正向 T 波。

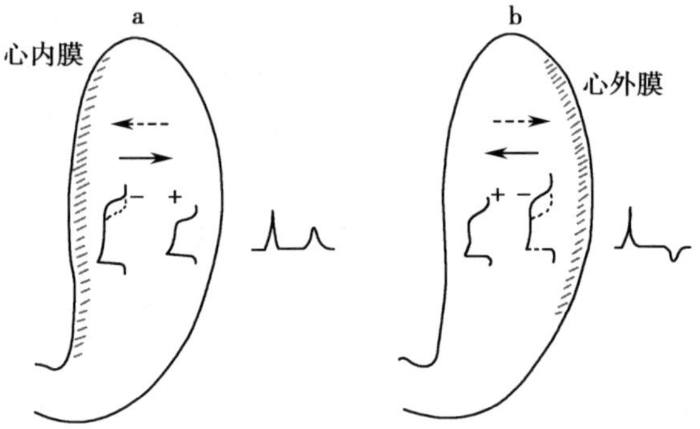

图 5-1-19　心肌缺血与 T 波变化的关系
a. 心内膜下缺血；b. 心外膜下缺血（虚线箭头示复极方向，实线箭头示 T 波向量方向，动作电位中的虚线部分示未发生缺血时的动作电位时程）

2. 心外膜下心肌缺血（包括透壁性心肌缺血）　可引起心肌复极顺序发生逆转，即心内膜复极在先，心外膜复极在后，于是出现了与正常方向相反的 T 向量，心电图上表现为与 QRS 主波方向相反的 T 波。例如下壁心外膜心肌缺血时，可在Ⅱ、Ⅲ、aVF 导联中出现深而倒置的 T 波（图 5-1-19）。

二、损伤型心电图改变

心肌损伤时，ST 向量从正常心肌指向损伤心肌。损伤型 ST 段偏移可表现为 ST 段压低及 ST 段抬高。

1. ST 段压低　心内膜下心肌损伤时，ST 向量从心外膜指向心内膜，使位于心外膜面的导联出现 ST 段压低。

2. ST 段抬高　心外膜下心肌损伤时，ST 向量从心内膜指向心外膜，使位于心外膜面的导联出现 ST 段抬高（图 5-1-20）。

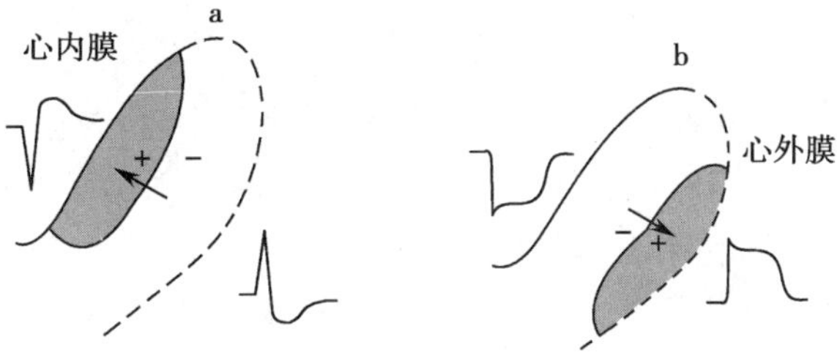

图 5-1-20　心肌损伤与 ST 段偏移的关系
a. 心内膜下损伤；b. 心外膜下损伤（箭头示 ST 向量方向）

三、临床意义

1. 原发性 ST-T 改变　心肌缺血时，心电图可以出现 ST 段下移、T 波倒置，也可仅仅表现为 ST 段移位或者 T 波改变。此 ST-T 改变多在心绞痛发作时出现，心绞痛不发作时，有一半患者心电图可以正常。约 10%的冠心病患者即使心肌缺血发作时心电图也可正常或仅有轻微改变。变异性心绞痛时属于透壁性心肌缺血，表现 ST 段抬高，T 波高尖，酷似心肌梗死“损伤型”改变。

除冠心病外，尚可见于心肌炎、心肌病、心包炎等各种器质性心脏病。电解质紊乱（低钾、高钾）、药物（洋地黄、奎尼丁）影响也可引起 ST-T 改变。

2. 继发性 ST-T 改变　心肌肥大、束支传导阻滞等情况时所出现的 ST-T 改变，系由于心肌复极时间延长所致，称继发性 ST-T 改变。

3. 功能性 ST-T 改变　过度换气、心脏神经症、长期失眠、焦虑等也可出现 ST-T 改变，称功能性 ST-T 改变。

第五节　心肌梗死

绝大多数心肌梗死是由冠状动脉粥样硬化引起心肌缺血，导致心肌坏死所致。大约 70~80%的急性心肌梗死患者心电图有典型表现，具有一定规律可循，故心电图对心肌梗死确定诊断、判断预后有重要意义。

一、心肌梗死的心电图特征

冠状动脉发生闭塞后，随着时间的推移在心电图上可先后出现缺血、损伤和坏死 3 种类型的图形。

（一）“缺血型”改变

冠脉血流中断之初，最早出现的变化是缺血性 T 波改变，心肌缺血时 T 波向量是自缺血区指向非缺血区。通常缺血首先发生在心内膜，复极方向与正常顺序相同，仍然是从心外膜指向心内膜，这样复极到心内膜时已无与之平衡的电力，因而形成了较晚出现的较大的 T 向量环，在心电图上出现 T 波高而直立。此种变化持续时间甚短，临床实际工作中不易得到，属于心肌梗死早期或“超急性期”。如缺血区贯穿心室达心外膜时，则心肌复极方向与正常顺序相反，从心内膜指向心外膜，T 向量环与 QRS 向量环方向相反，心电图出现了倒置的 T 波。

（二）“损伤型”改变

随着缺血时间延长，缺血程度进一步加重，则会出现“损伤型”图型，主要表现为面向损伤心肌的导联出现 ST 段抬高。关于 ST 段抬高的机制目前有两种解释：①损伤电流学说：认为心肌细胞严重受损时，引起该处细胞膜的极化不足，使细胞膜外正电荷分布较少而呈相对负电位，而正常心肌充分极化使细胞膜外正电荷分布较多而呈相对正电位，二者之间因有电位差而产生损伤电流。②除极受阻学说：当心肌激动或除极时，受损的心肌不能除极或不能完全除极，导致"除极受阻"。即大部分正常心肌除极完毕后呈负电位，而受损心肌未除极仍为正电位，结果正常心肌与受损心肌间产生电位差，产生从正常心肌指向损伤心肌的 ST 向量。无论损伤电流的存在和消失或心肌除极受阻，其结果均为在心室除极后与除极前相比发生了明显的电位差，因而产生 ST 向量的方向发生了改变，其方向是自正常心肌指向损伤心肌。与此相应，在心电图上引起 ST 段的相应改变：心内膜下心肌损伤时在面对损伤区（心包膜外）导联上 ST 段压低，心外膜心肌损伤时在面对损伤区导联上 ST 段抬高（图 5-1-21）。

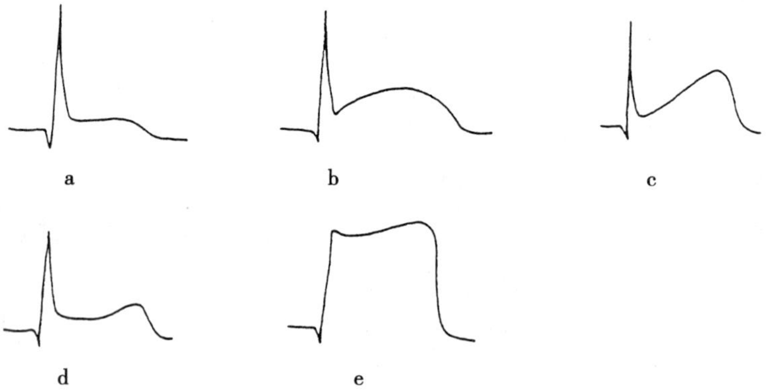

图 5-1-21　常见的损伤型 ST 段抬高的形态

a. 平抬型；b. 弓背型；c. 上斜型；d. 凹面向上型；e. 单向曲线型

（三）"坏死型"改变

损伤进一步加重导致细胞变性、坏死和一系列修复过程。由于坏死的细胞不能恢复为极化状态，也不能产生动作电位，无电流产生，致使心电的综合向量方向背离坏死区，故在心电图相应的导联上表现为异常的 Q 波或 QS 波（图 5-1-22）。

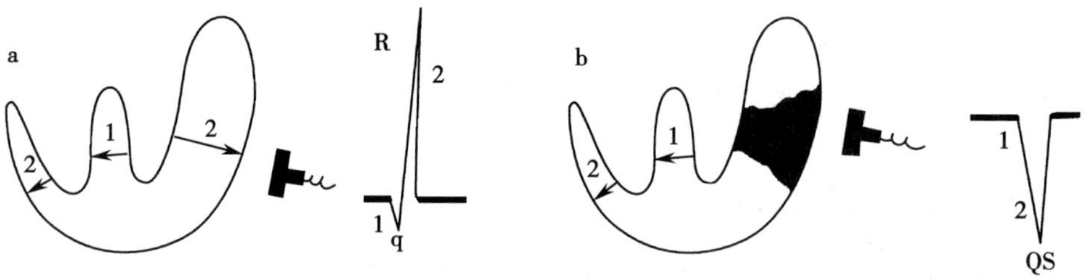

图 5-1-22　"坏死型"改变

二、心肌梗死的心电图演变及分期

心肌梗死时，除了前述的具有特征的图形改变外，图形本身还具有一系列地演变过程，这对急性心肌梗死的动态观察，具有重要的意义。根据心肌梗死的发生时间，可以区分为早期（也称超急性期）、急性期、亚急性期和陈旧期（图 5-1-23）。

1. 早期　梗死后数分钟至数小时，出现缺血型和损伤型变化。表现为巨大、高耸的不对称 T 波，ST 段呈斜上型抬高。但不出现异常 Q 波。此期电生理状态极不稳定，易发生室颤，也是溶栓治疗的最佳时期。

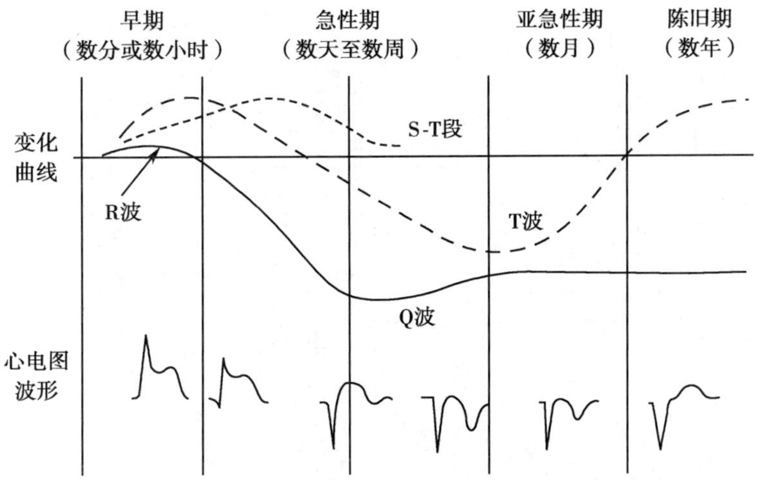

图 5-1-23　急性心肌梗死的图形演变及分期

2. 急性期　梗死后数小时至数天，持续至数周。在梗死后 6～12 小时开始出现急性期图形，常需 48～72 小时才能发展成典型的急性期图形。ST 段继续抬高，凸面向上，呈弓背状，常可见到“单向曲线”（ST 段与 T 波融合为一向上曲线，分辨不出 R 波）。出现病理性 Q 波。T 波开始倒置。此期可同时出现缺血型、损伤型、坏死型图形。

3. 亚急性期　梗死后数周至数月，抬高的 ST 段逐渐降至基线，坏死型 Q 波继续存在，倒置的 T 波逐渐变浅，直至恢复正常或恒定不变。

4. 陈旧期　常出现在心肌梗死 3～6 个月之后或更久，ST-T 波不再变化，只存留坏死型 Q 波。理论上异常 Q 波将持续存在，但随着瘢痕组织的缩小和周围心肌的代偿性肥大，其梗死范围有可能明显缩小，梗死的图形改变可变得很不典型甚至异常 Q 波消失。

梗死后 ST 段持续抬高，如超过 6 个月，一般认为发生了室壁瘤。

三、心肌梗死的定位诊断

心肌梗死发生的部位与冠状动脉的闭塞部位有关。以左冠状动脉前降支梗死最常见。前间壁梗死机会最多，单纯右心室梗死机会最少。可根据梗死图形出现的导联而确定梗死部位，常见部位有：

1. 前间壁梗死　梗死在室间隔前部，累及左心室前壁靠近室间隔处。于 V_1、V_2、V_3 导联出现梗死图形（图 5-1-24）。

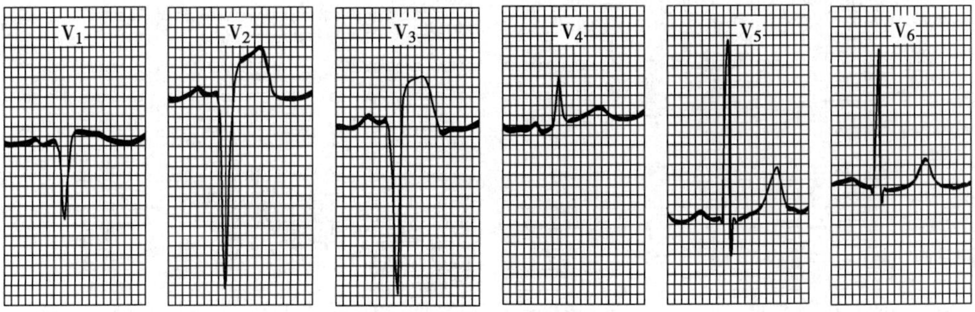

图 5-1-24　急性前间壁心梗

2. 前壁梗死　于 $V_1 \sim V_4$ 导联出现梗死图形(图 5-1-25)。

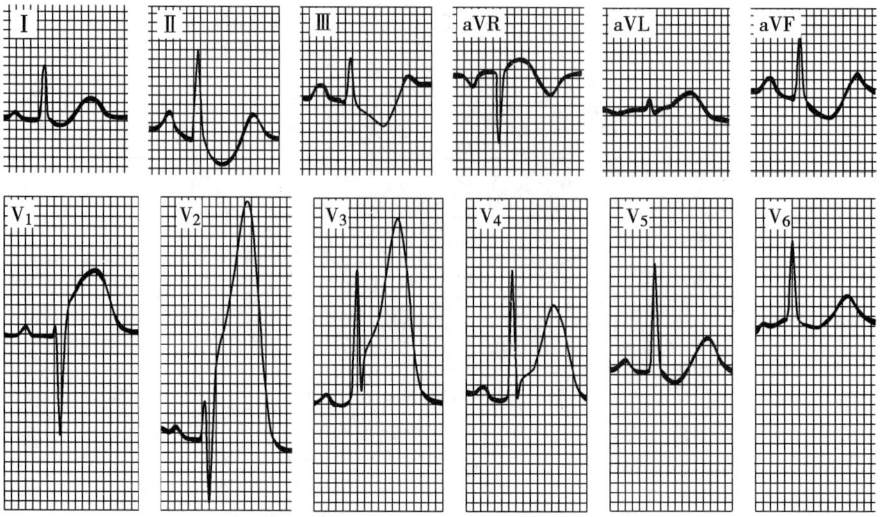

图 5-1-25　急性前壁心梗

3. 广泛前壁和高侧壁梗死　于 $V_1 \sim V_5$ 和 I 、aVL 导联出现梗死图形(图 5-1-26)。

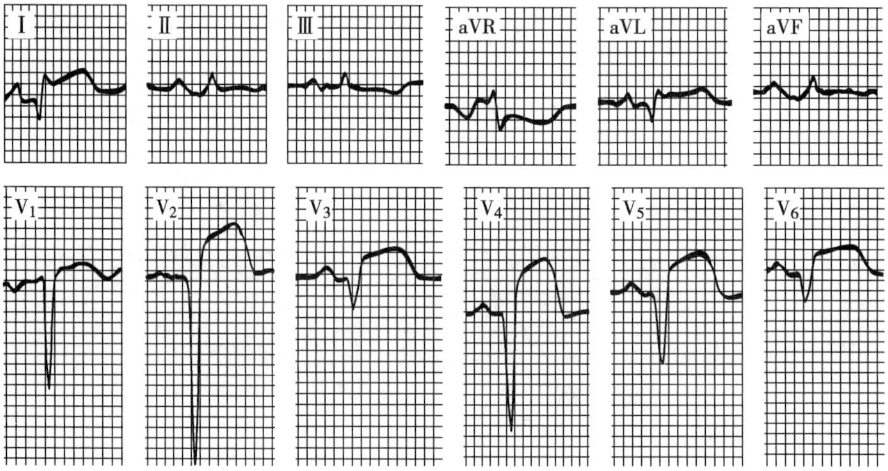

图 5-1-26　急性广泛前壁和高侧壁心梗

4. 下壁及后壁心肌梗死　II 、III 、aVF(图 5-1-27)和后壁(正后壁)$V_7 \sim V_9$ 导联出现梗死图形。

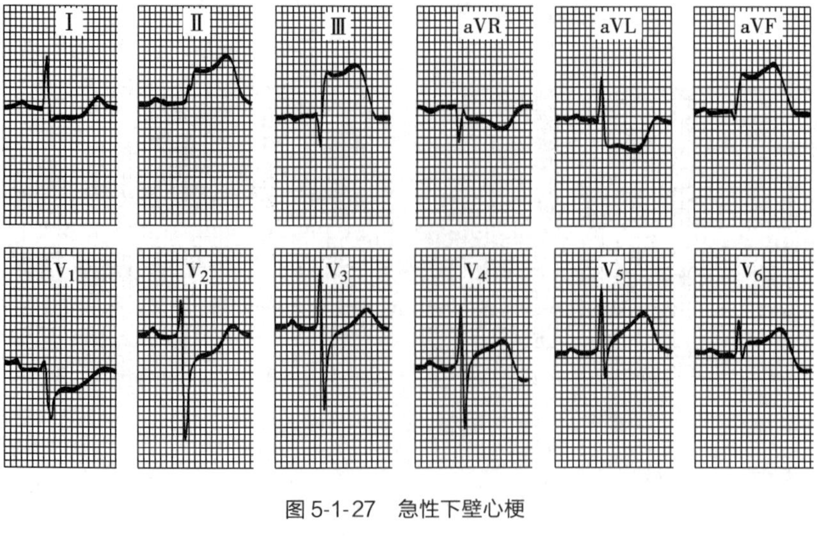

图 5-1-27　急性下壁心梗

5. 右心室梗死　$V_3R \sim V_5R$ 导联出现梗死图形。尤其是出现损伤型 ST 改变更有意义。

6. 非 ST 段抬高心肌梗死　表现某些导联出现明显的 ST 段压低并伴有 T 波倒置，要结合临床症状和化验检查(图 5-1-28)。

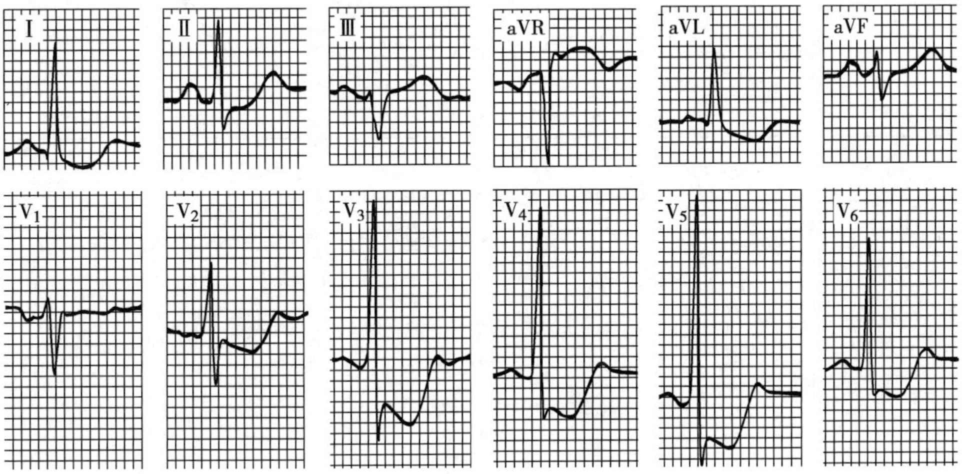

图 5-1-28　非 ST 段抬高心肌梗死

四、心肌梗死的不典型图形改变与鉴别诊断

(一) 心肌梗死的不典型图形

1. 非 Q 波心肌梗死　心电图上可只表现 ST 段压低或抬高及 T 波倒置，ST-T 改变可呈规律性演变，但不出现异常 Q 波，需要根据临床表现及其他检验指标明确诊断。

2. 非 ST 段抬高心肌梗死　近年把急性心肌梗死分为 ST 段抬高心肌梗死和非 ST 段抬高心肌梗死，非 ST 段抬高心肌梗死的心电图多表现为 ST 段压低。二者的病理改变和干预对策是不同的。

(二) 心肌梗死的鉴别诊断

1. ST 段抬高的鉴别诊断　单纯的 ST 段抬高还可见于急性心包炎、变异型心绞痛、急性肺栓塞、主动脉夹层、急性心肌炎、早期复极综合征等，可根据病史、是否伴有异常 Q 波及典型的 ST-T 演变过程予以鉴别。

2. 异常 Q 波的鉴别诊断　除心梗外，异常 Q 波还可见于：顺钟向转位、左心室肥大、左束支传导阻滞(V_1、V_2导联可出现)，此外，右心室肥大、心肌病、心肌炎等也可出现异常 Q 波。

(高凤敏)

第六节　心律失常

一、概述

正常心肌细胞具有自律性、兴奋性、传导性和收缩性等功能，使心脏以一定范围的频率有规律地搏动。正常的心脏激动起源于窦房结，激动通过心房内传导，引起右房和左房激动，然后缓慢通过房室间的房室结后，快速激动希氏束、左右束支、浦肯耶纤维，最后到达心室肌，使心室除极。如果心脏激动的起源异常和(或)传导异常，就称为心律失常(arrhythmias)。心电图是诊断心律失常最简便、最可靠的手段之一，可以诊断大约90%的心律失常，大约10%的心律失常需要其他辅助检查甚至心内电生理检查方可确诊。

按照心律失常的形成原因大致分为三类：①激动起源异常，包括窦房结起搏点本身激动的程序与规律异常和心脏激动全部或部分起源于窦房结以外的部位，即异位节律。②激动传导异常，传导阻滞最多见，其次为传导途径异常。③激动起源异常和传导异常并存，引起复杂的心律失常（表5-1-1）。

表5-1-1 心律失常分类

- 心律失常
  - 激动起源异常
    - 窦性心律失常：过速、过缓、不齐、停搏
    - 异位心律
      - 被动性：逸搏与逸搏心律（房性、房室交界性、室性）
      - 主动性：
        - 期前收缩（房性、房室交界性、室性）
        - 心动过速（房性、房室交界性、室性）
        - 扑动与颤动（心房、心室）
  - 激动传导异常
    - 生理性传导障碍：干扰与脱节（包括心脏各个部位）
    - 病理性传导阻滞：
      - 窦房阻滞
      - 房内阻滞
      - 房室阻滞（一度、二度Ⅰ型和Ⅱ型、三度）
      - 室内阻滞（左、右束支阻滞，左束支分支阻滞）
      - 意外传导（超常传导、裂隙现象、维登斯基现象）
    - 传导途径异常：预激综合征

二、窦性心律及窦性心律失常

起源于窦房结的心律称为窦性心律（sinus rhythm），包括正常窦性心律和窦性心律失常两大类。窦性心律失常是指起源于窦房结的激动异常或者窦房结传导至心房阻滞。包括窦性心动过速、窦性心动过缓、窦性心律不齐、窦房阻滞、窦性停搏及病态窦房结综合征。

（一）窦性心律的心电图特征

正常人窦性心律的频率为60～100次/min。窦性心律心电图特征为：P波规律出现，在Ⅰ、Ⅱ、aVF、V_4～V_6导联直立，aVR导联倒置，P-R间期0.12～0.20秒，PP间期相差≤0.12秒（图5-1-29）。

（二）窦性心动过速

窦性心动过速（sinus tachycardia）的特点是：窦性P波，成人频率超过100次/min（1岁以内>140次/min，1～6岁>120次/min），频率一般为100～150次/min，通常不超过180次/min；PR间期>0.12秒，可伴继发性ST-T轻度改变。通常窦性心动过速是在各种生理性、病理性、药源性或联合刺激因素作用下，心率逐渐增快，终止时逐渐减慢至正常水平。这种现象通常为一过性，常见于运动、紧张、发热、甲状腺功能亢进、贫血、心肌炎等（图5-1-30）。

（三）窦性心动过缓

窦性心动过缓（sinus bradycardia）的特点是：具有窦性心律的特点，频率<60次/min，通常不低于40次/min；PR间期>0.12秒。可见于健康的成年人，尤其是运动员、老年人和睡眠状态时，其他病理情况如颅内压增高、血钾过高、甲状腺功能减退、低温以及应用洋地黄、β受体阻滞剂等药物。

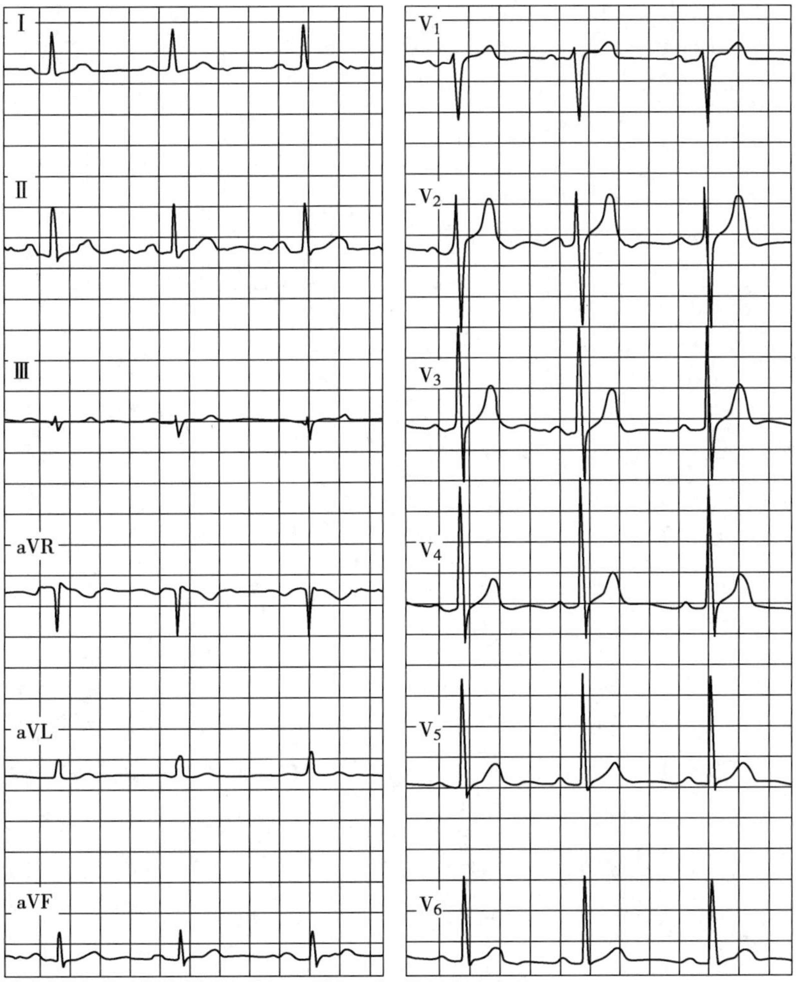

图 5-1-29　窦性心律心电图

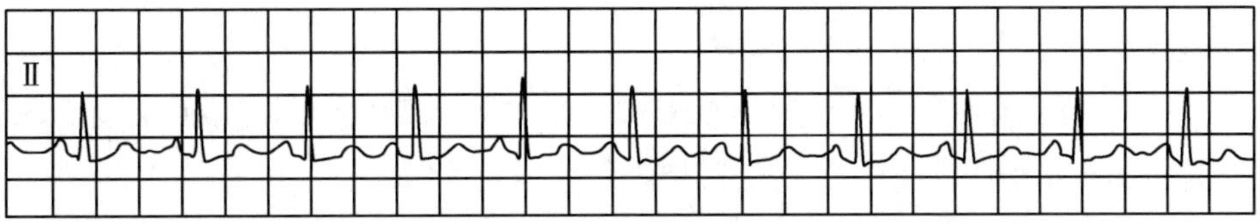

图 5-1-30　窦性心动过速

（四）窦性心律不齐

窦性心律不齐（sinus arrhythmia）是心脏激动的起源点不变，但节律不整，常与窦性心动过缓同时存在，心电图表现为同一导联上 P-P 间期>0. 12 秒，较常见的一类心律不齐与呼吸有关，称呼吸性窦性心律不齐，多见于青少年，无临床意义。少见的窦性心律不齐与呼吸无关，称非呼吸性窦性心律不齐，如与心室收缩排血有关的窦性心律不齐、窦房结内游走性心律不齐等（图 5-1-31）。

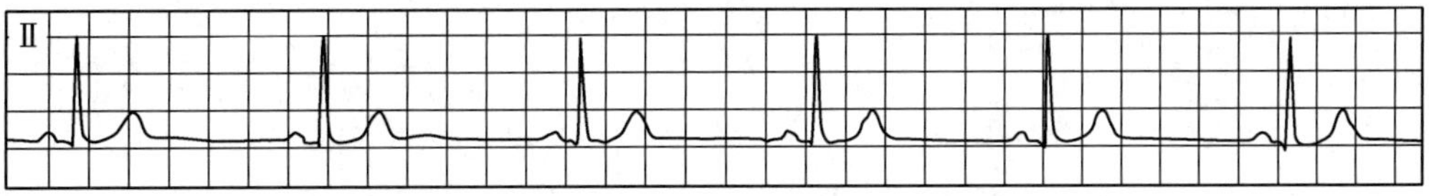

图 5-1-31　窦性心律不齐

（五）窦性停搏

窦性停搏（sinus arrest）是指由于窦房结病变，或迷走神经功能亢进，使得窦房结在一段时间内不发放冲动。心电图表现为在规则的 P-P 间距中出现一长 P-P 间距，此长 P-P 间距与正常 P-P 间距之间无倍数关系。此长 P-P 间距之间可有单个或多个低位节律点搏动，呈逸搏或逸搏心律；亦可无逸搏发生，呈较长时间的全心脏停顿（图 5-1-32）。

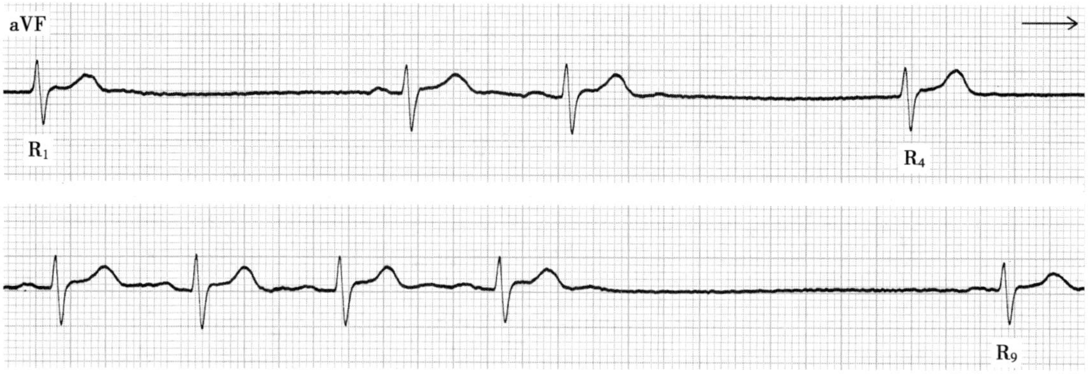

图 5-1-32　窦性停搏，R_1、R_4为交界性逸搏心律

（六）病态窦房结综合征

简称病窦综合征（sick sinus syndrome，SSS），又称窦房结功能不全。由窦房结及其邻近组织病变引起窦房结起搏功能和（或）窦房传导障碍，从而产生缓慢性心律失常和继发的快速性心律失常。临床主要表现为心悸、乏力、头晕、黑矇甚至晕厥等症状。SSS 最常见的病因为心脏传导系统退行性变：①特发性窦房结退行性变；②冠心病：尤其右冠状动脉病变，窦房结动脉供血不足；③心肌病变：如心肌炎、心肌病、心肌淀粉样变性等；④其他：如心脏手术、药物中毒等。以上因素引起窦房结及其周围缺血、变性、纤维化、甚至钙化，导致窦房结功能障碍。

心电图主要表现为：①显著窦性心动过缓，心率<50 次/min，且不易用阿托品等药物纠正；②频发窦性停搏或窦房阻滞；③持续交界性逸搏心律；④慢-快综合征（brady-tachy syndrome）：在显著窦性心动过缓的基础上，伴随快速性房性心律失常，如房性心动过速、心房扑动、阵发性心房颤动；⑤快速室上性心律失常终止后，窦性心律恢复时间明显延长，或出现交界性或室性逸搏；⑥若病变同时累及房室交界区，窦性停搏发生时，房室交界区逸搏频率低或无交界区逸搏，称为双结病变（图 5-1-33）。

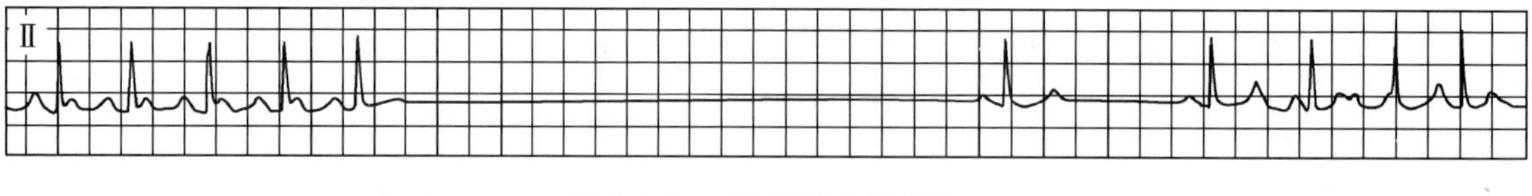

图 5-1-33　病态窦房结综合征

三、期前收缩

期前收缩（premature contraction）是起源于窦房结以外的异位起搏点提前发出的激动，又称过早搏动，简称早搏，是临床最常见的心律失常之一。根据异位节律点的部位不同，分为房性、交界性和室性期前收缩。其中室性期前收缩最常见，交界性较少见。期前收缩常见于各种器质性心脏病（如冠心病、心肌病、心肌炎及甲状腺功能亢进等）、电解质紊乱、药物中毒等，也见于正常人，多与精神紧张、劳累、饮酒、咖啡及吸烟等有关。

（一）期前收缩产生的机制

①折返激动；②触发活动；③异位起搏点兴奋性增强。描述期前收缩心电图特征时常用下列术语：

联律间期（coupling interal）：是异位搏动与其前窦性搏动之间的时距，受折返途径及激动传导速度的影响。

代偿间歇（compensatory pause）：指提前出现的异位搏动代替了一个正常窦性搏动，其后出现一个较正常心动周期为长的间歇。如果期前收缩前后两个窦性 P 波间距等于正常 P-P 间距的两倍，称为完全性代偿性间歇，常见于交界性和室性期前收缩；如小于正常 P-P 间距的两倍，称为不完全性代偿性间歇，常见于房性期前收缩。

插入性早搏：在两个相邻正常窦性搏动之间的期前收缩，其后无代偿间歇。

某些频发的期前收缩有一定规律，如期前收缩与窦性心律交替出现时称为二联律（bigeminy），而每两个窦性心搏后跟随一个期前收缩时称为三联律（trigeminy）。根据异位起搏点的数目及形态分为单源性、多源性及多形性期前收缩，单源性期前收缩是指同一导联中出现的异位搏动其形态及联律间期均相同；多源性期前收缩是指同一导联中出现两种或两种以上形态不同且联律间期不等的异位搏动；多形性期前收缩是指期前收缩形态各异但联律间期相等。

（二）不同起源部位的期前收缩心电图特征

1. 室性期前收缩（premature ventricular contraction）　异位节律点位于心室，心电图表现为：①提前出现宽大畸形的 QRS 波，其前无相关 P 波；②QRS 时限≥0. 12s；③T 波与 QRS 波主波方向相反；④代偿间歇完全（图 5-1-34）。

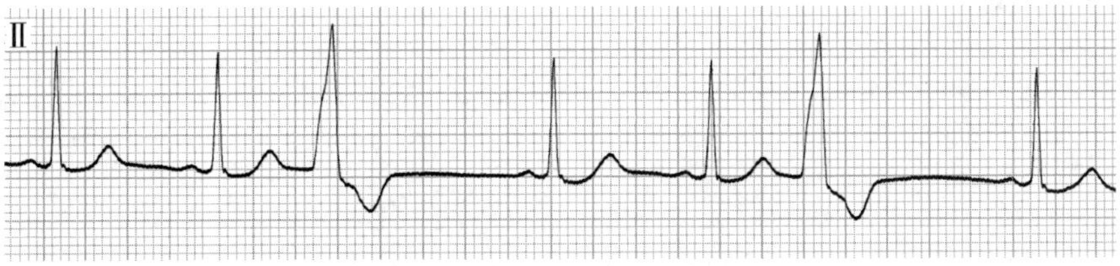

图 5-1-34　室性期前收缩

2. 房性期前收缩（premature atrial contraction）　异位节律点位于心房，心电图表现为：①提前出现的 P′波，其形态与窦性 P 波不同；②P′-R 间期≥0. 12 秒；③QRS 波正常形态，若合并室内差异传导，则宽大畸形；④代偿间歇多不完全。若房性期前收缩发生较晚，或窦房结周围组织不应期较长，窦房结除极规律未能被房性期前收缩干扰，其代偿间歇则完全；⑤若房性期前收缩发生较早，落在房室结相对不应期则传导延缓，P-R 间期>0. 20 秒；⑥同一导联中有两种或两种以上形态不同的 P′波过早出现且配对间期不相等，称为多源性房性期前收缩（图 5-1-35）。

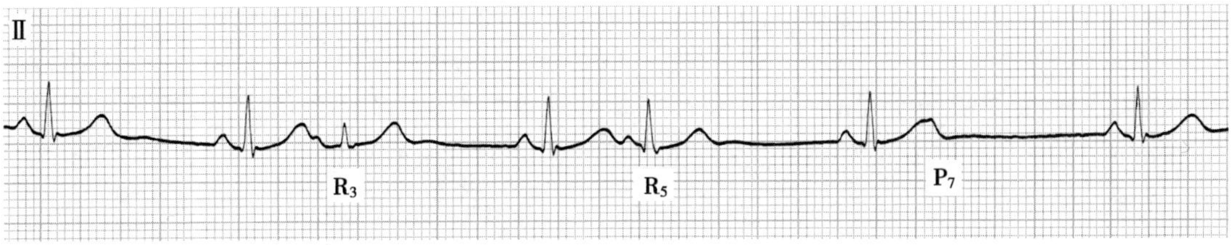

图 5-1-35　房性期前收缩

3. 交界性期前收缩（premature junctional contraction）　异位节律点位于房室交界区，其激动下传心室时与窦性下传途径相同或近似，分别前传引起正常 QRS 波，逆传引起逆行 P 波。心电图表现为：①提前出现的 QRS 波,其前无窦性 P 波,QRS 波形态正常,有时可伴室内差传致 QRS 波轻度畸形;②QRS 波前或其后可有逆行 P 波(Ⅱ、Ⅲ、aVF 导联 P 波倒置,aVR 导联 P 波直立),也可无 P 波(P 波落于 QRS 波之中);③P′-R 间期<0. 12 秒或 R-P′间期<0. 20 秒;④大多代偿间歇多完全(图 5-1-36)。

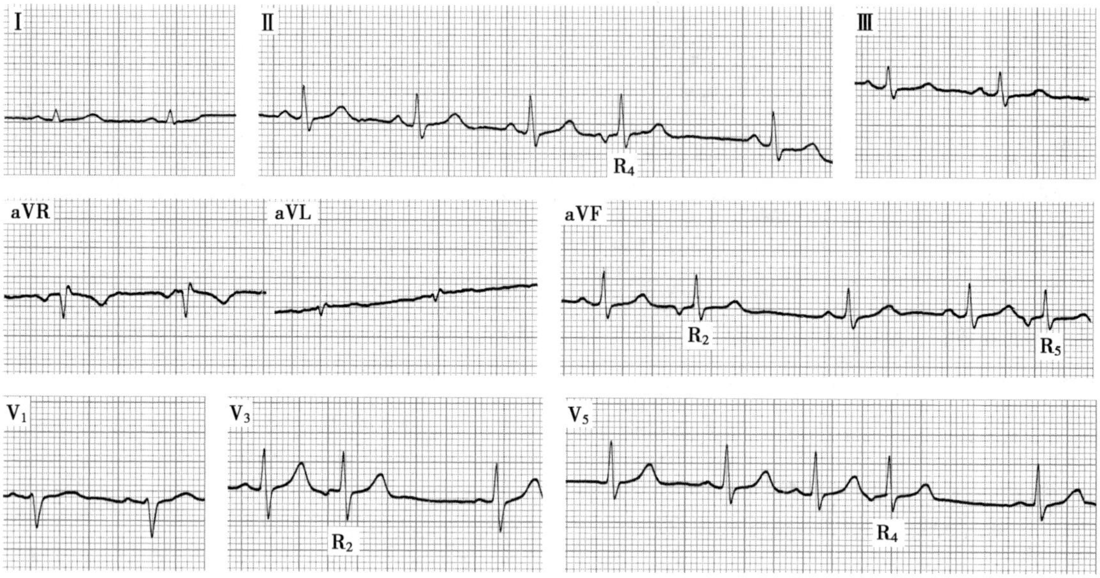

图 5-1-36　交界性期前收缩

四、异位性心动过速

异位性心动过速(ectopic tachycardia)是异位节律点自律性增加,触发活动或折返激动引起的快速异位心律(连续出现 3 次或 3 次以上期前收缩),根据异位节律点发生的部位可分为房性、交界性及室性心动过速。起源于希氏束分支以上部位的心动过速统称为室上性心动过速,心电图 QRS 波大多不增宽;而起源于希氏束分支以下部位的心动过速则称为室性心动过速,心电图 QRS 波大多宽大畸形。

(一)阵发性室上性心动过速

阵发性室上性心动过速(paroxysmal supraventricular tachycardia,PSVT):连续 3 次或 3 次以上的期前收缩称为阵发性心动过速,其发作时间长短不一,频率通常为 160~250 次/min,呈突发突止特点,心电图表现为:①心率 160~250 次/min,节律绝对规则;②QRS 波形态正常,若伴有束支或室内传导阻滞,QRS 波宽大异常;③逆行 P′波不易辨认,若埋藏于 QRS 波之中或位于其终末部,形成伪 s 波或伪 r′波,则可能为阵发性房室结折返性心动过速。室上性心动过速的主要发生机制为折返,心动过速通常可以由一个房性期前收缩诱发。其中阵发性房室结折返(A-V nodal reentrant tachycardia,AVNRT)及房室折返(A-V reentrant tachycardia,AVRT)占室上速 90%以上。PSVT 可见于任何年龄,与器质性心脏病无明确关系,可以通过导管射频消融术根治。阵发性房性心动过速约占 PSVT 总数的 10%,P′波形态常与窦律不同,心率常在 100~250 次/min,P′-R 间期正常或延长。房率过快时可以出现 2∶1 或 3∶1 的房室传导(图 5-1-37)。

(二)阵发性室性心动过速

阵发性室性心动过速(paroxysmal ventricular tachycardia,PVT)是异位节律点起源于心室的快速心律失常,常见于器质性心脏病、药物中毒、电解质紊乱、QT 间期延长综合征等,亦见于无明显器质性心脏病者。心电图表现为:①QRS 波群形态宽大畸形,时限通常>0. 12 秒,ST-T 方向常与主波方向相反;②频率多为

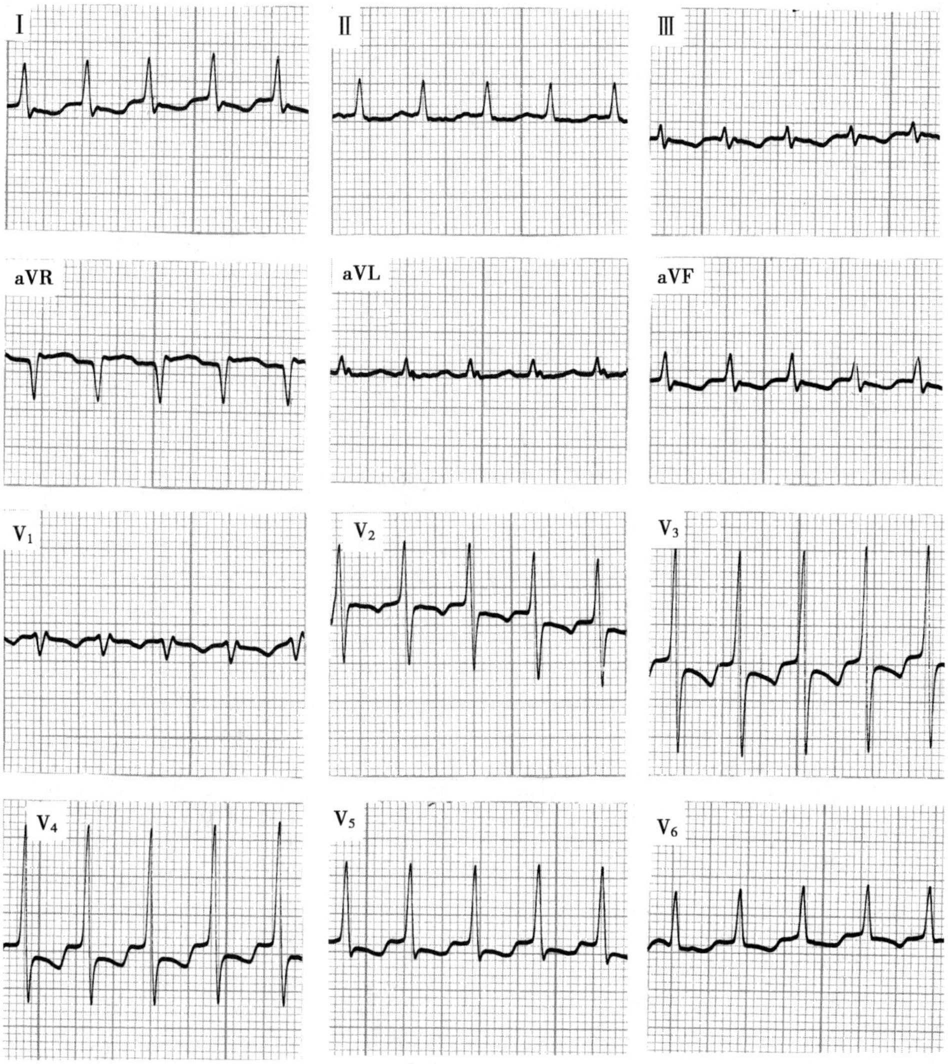

图 5-1-37　阵发性室上性心动过速

140～200 次/min，节律可有不齐；③如果发现房室分离（P 波频率慢于 QRS 波频率，PR 无固定关系）；或部分夺获心室，形成室性融合波（QRS 波形态介于窦性和室性之间，其前有相关 P 波）；此二者均支持室性心动过速的诊断（图 5-1-38）。

（三）非阵发性心动过速

非阵发性心动过速（nonparoxysmal tachycardia）可发生在心房、房室交界区或心室，又称加速性心动过速。其发病机制可能是异位节律点的自律性增高，常由于低位节律点自律性增强或触发活动所致；其病因多为器质性心脏病，如急性心肌梗死溶栓治疗后再灌注期间、急性下壁心肌梗死、洋地黄中毒等。其发作特点为逐渐起病，缓慢终止。心电图主要表现为：频率介于逸搏节律与阵发性心动过速之间，交界性为 70～130 次/min，室性为 60～100 次/min。由于其频率与窦性相接近，易发生干扰性房室脱节，并出现各种融合波或夺获心搏。临床上常常无明显血流动力学影响，其发生与终止不易被患者所察觉，一般不需要特殊处理（图 5-1-39）。

（四）扭转型室性心动过速

尖端扭转型室性心动过速（torsade de pointes，TDP）：是一种严重的心律失常。心电图表现为持续短阵的宽大畸形的 QRS 波群，形态多变，其主波方向以 3～10 个心搏围绕着基线不断扭转而发生周期性变化，频率为 200～250 次/min，其发生机制尚不清楚。TDP 每次发作持续数秒到数十秒，可自行终止，但极易进展为心室颤动或猝死，患者常反复出现心源性晕厥。

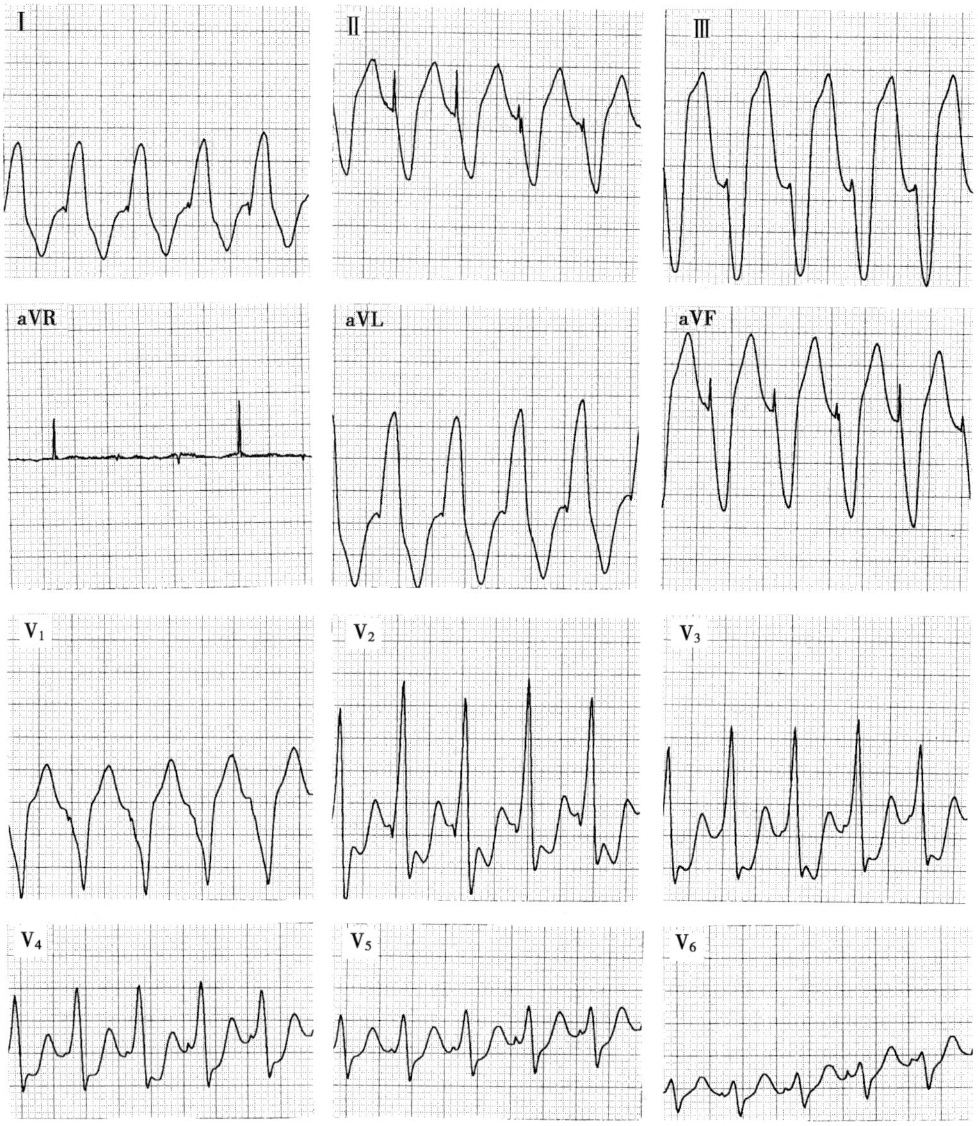

图 5-1-38　阵发性室性心动过速

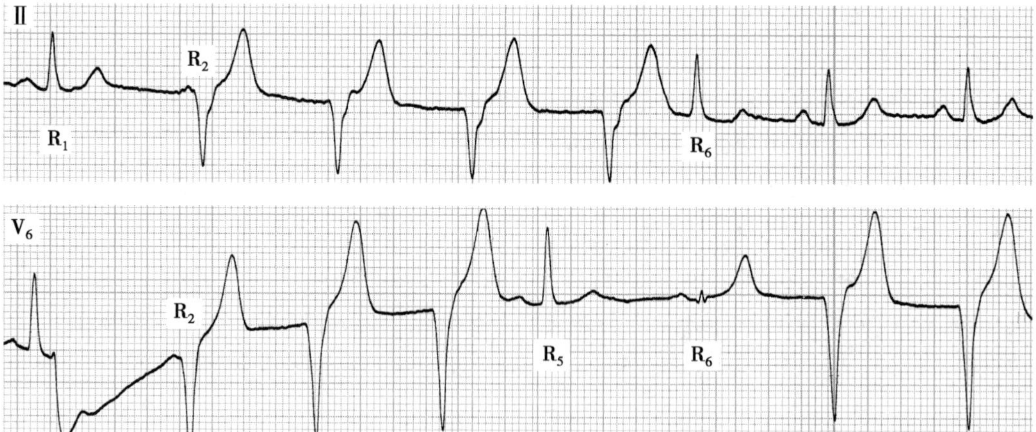

图 5-1-39　非阵发性心动过速

临床常见原因有：①低钾、低镁伴有异常的 T 波及 U 波；②先天性 Q-T 间期延长综合征；③Ⅲ度房室传导阻滞、逸搏心律伴有巨大的 T 波；④药物毒性作用（胺碘酮、奎尼丁等）等（图 5-1-40）。

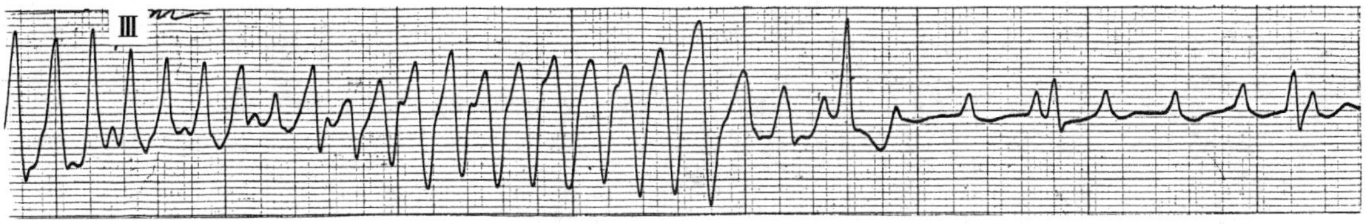

图 5-1-40　扭转型室性心动过速

（五）双向性室性心动过速

心电图表现为同一导联 QRS 波群主波方向上下交替变化。多见于洋地黄中毒和儿茶酚胺敏感性室速，偶见于无器质性心脏病者。

五、扑动与颤动

当心房或心室内异位节律点兴奋性增强，频率超过阵发性心动过速时，称为心房（或心室）扑动或颤动；主要电生理基础可能为心肌兴奋性增强，不应期缩短，以及一定程度的传导障碍，易形成环形激动及多发微折返。

（一）心房扑动

心房扑动（atrial flutter，AFL）大多数发病机制比较明确，属于房内大折返环激动，其缓慢传导区位于三尖瓣峡部。临床多为阵发性发作，也有持续性发作者。心电图特点是：①正常 P 波消失，代之以规则的锯齿状扑动波（F 波），在Ⅱ、Ⅲ、aVF、及 V_1 导联最清楚，F 波间无等电位线，波幅大小一致，间隔规则，频率 240～350 次/min，大多不能全部下传；②常以固定的频率下传，如 2∶1 或 4∶1 下传，心室节律规则，偶有不等比例下传；③QRS 波时限一般不增宽，若伴有束支或室内传导阻滞，或旁路下传时，QRS 波宽大畸形。心房扑动如伴 1∶1 房室传导可引起严重的血流动力学障碍，应及时处理。对于三尖瓣峡部依赖型心房扑动，可以通过消融三尖瓣环至下腔静脉口之间的后位峡部，阻断折返环而达到根治（图 5-1-41）。

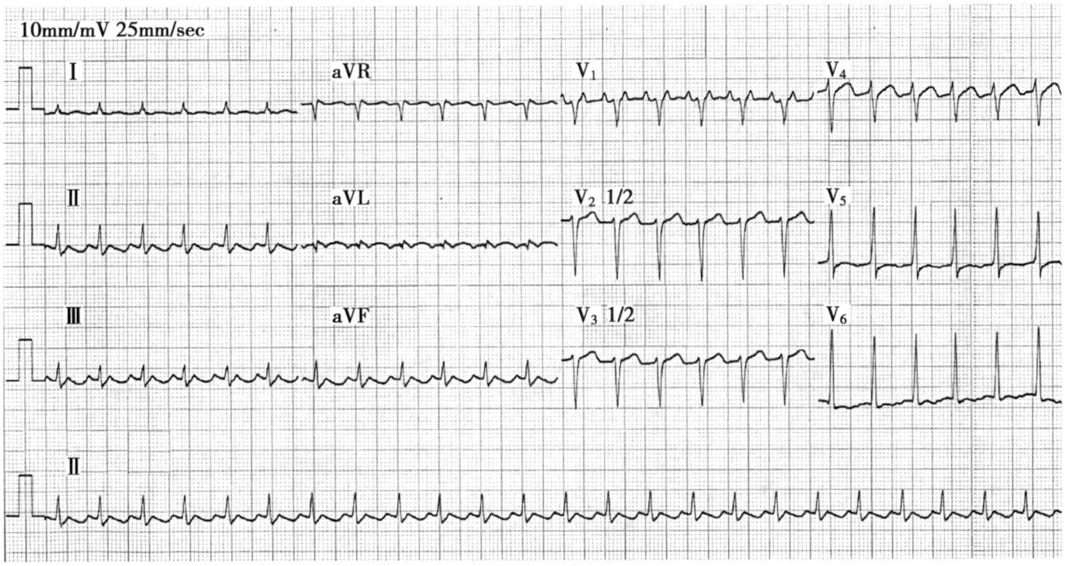

图 5-1-41　心房扑动

（二）心房颤动

心房颤动（atrial fibrillation，AF）是临床最常见的室上性心律失常之一，由于心房多部位激动，心房失去协调一致的舒缩，心搏出量降低，易诱发心功能不全；心房纤颤可以为阵发性或持续性，大多在器质性心脏病基础之上发生，多与心房扩大、心肌受损、心力衰竭有关。因为心房收缩不规则，心房内血栓形成机会明显增多，易造成多发体循环栓塞。体表心电图表现为:①窦性 P 波消失,代之以大小、形态及时限均不规则的颤动波 f 波,频率在 350~600 次/min,通常以 V_1 导联最为明显;②心室律绝对不规整,通常在 100~160 次/min;③QRS波一般不增宽,若伴有束支或室内传导阻滞,或旁路下传时,QRS 波宽大畸形。心房颤动时如果出现 RR 绝对规则,且心室率缓慢,提示完全性房室传导阻滞。

近十年的研究提示,房颤可由肺静脉内异位活动触发,通过肺静脉电隔离可以治愈房颤(图 5-1-42)。

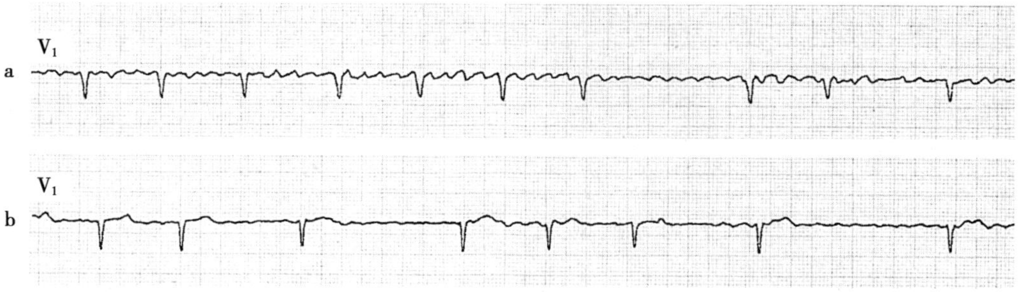

图 5-1-42　心房颤动

(三)心室扑动与心室颤动

心室扑动与颤动均是极严重的致死性心律失常,常见于严重的器质性心脏病、药物中毒、电解质紊乱、心脏手术、电击伤等,亦可见于遗传性心律失常,如 Brugada 综合征、长 QT 综合征等。

心室扑动(ventricular flutter)是较快而规整的心室激动,目前认为其机制为心室内折返。其心电图表现为:①正常 QRS-T 波消失,代之以规则的、连续快速的大振幅波;②频率在 200~250 次/min,心脏失去排血功能。心室扑动一般不能持久,或很快转复或转为室颤。心室颤动(ventricular fibrillation)是快速不规整的心室激动,常常是心脏停搏前的征象。由于心脏出现多灶性局部兴奋,心室完全失去排血功能,心电图表现为:①QRS-T 波完全消失,代之以形态不同、大小各异和不规则的颤动波;②频率在 200~500 次/min,是致死性心律失常(图 5-1-43、图 5-1-44)。

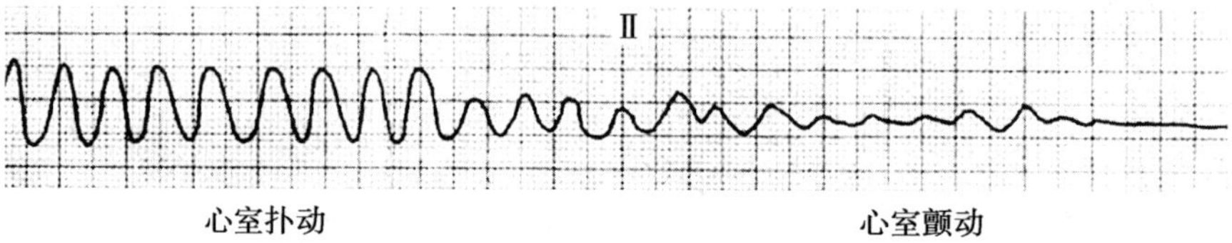

图 5-1-43　心室扑动与心室颤动

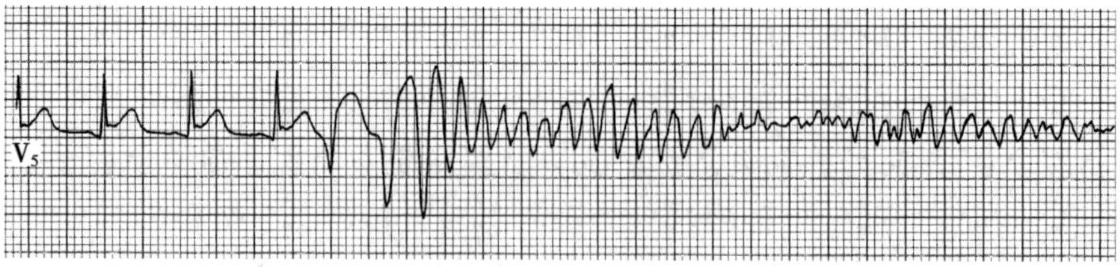

图 5-1-44　心室颤动

六、传导异常

心脏传导异常包括病理性传导阻滞、生理性干扰脱节及传导途径异常。

(一)传导阻滞

冲动在心脏传导过程中,由于心肌某部位不应期延长,造成传导延缓或中断,形成传导阻滞。其病因可由各种器质性心脏病引起，或传导系统退行性变，亦可由于迷走神经张力增强或药物所致。可呈一过性、间歇性或持久性。根据阻滞程度不同分为一度（传导延缓）、二度（部分传导中断）、三度（传导完全中断）；根据阻滞部位不同，分为窦房阻滞、房内阻滞、房室传导阻滞、室内阻滞；根据传导阻滞发生情况，可以分为永久性、暂时性及渐进性。

1. 窦房阻滞（sinoatrial block） 是指窦房结产生的冲动部分或全部不能到达心房引起心房和心室停搏。见于急性心肌梗死、急性心肌炎、高钾血症、洋地黄或奎尼丁类药物作用以及迷走神经张力过高。按其阻滞程度可分一度、二度和三度，因为常规心电图不能直接描记出窦房结电位，故一度窦房阻滞不能观察到，三度窦房阻滞难与窦性停搏相鉴别，只有二度窦房阻滞心电图上出现心房和心室漏搏时才能作出诊断。二度Ⅰ型窦房阻滞时，窦房传导时间逐渐延长，但延长的绝对值减少，直至一次窦性激动不能传入心房。心电图表现为P-P间距逐渐缩短，直至出现一长P-P间距，此长P-P间距小于正常窦性P-P间距的2倍（图5-1-45）；二度Ⅱ型窦房阻滞表现为在规则的P-P间距中，突然出现一长P-P间距，此长P-P间距是正常窦性P-P间距的整倍数（图5-1-46）。

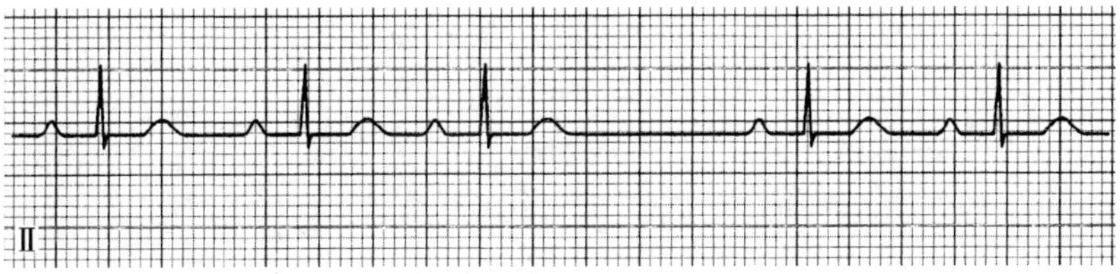

图5-1-45　二度Ⅰ型窦房阻滞

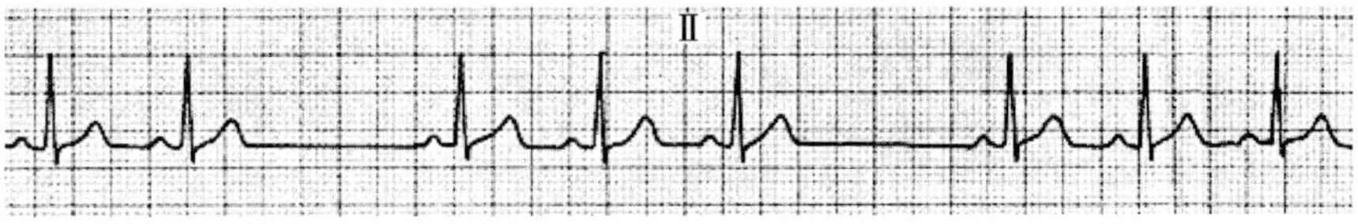

图5-1-46　二度Ⅱ型窦房阻滞

2. 房内阻滞（intra-atrial block） 心房内有前、中、后三条结间束连接窦房结与房室结，同时也激动心房。当冲动在心房内或左、右心房间传导发生障碍时称房内阻滞，以不完全性心房内传导阻滞多见。心电图表现为P波增宽，P≥0.12s，出现双峰，切迹间距≥0.04秒，与左房肥大心电图表现类似。完全性心房内传导阻滞少见，心电图可见正常窦性P波之外的异位P′波或房颤、房扑波，自成节律，与窦性P无关。

3. 房室传导阻滞（atrio ventricular block，AVB） 冲动自心房到心室传导过程中遇到障碍，造成传导延缓或中断，称为房室传导阻滞。是临床上常见的一种心脏传导阻滞。阻滞部位可发生在房室结、房室束、左右束支等不同部位，常见于器质性心脏病，少数见于迷走神经张力增高的正常人。房室阻滞多发生在房室结、希氏束。若左、右束支或三支同时出现传导阻滞，也归于房室传导阻滞。阻滞部位越低，潜在节律点的稳定性越差，危险性越大。通过分析体表心电图的P波和QRS波群的关系可以诊断房室阻滞的程度，并初步定位阻滞部位。

（1）一度房室阻滞（Ⅰ°AVB）：房室交界区相对不应期延长，但每个室上性激动均能下传，听诊时响亮的第1心音可突然减轻。心电图表现为：P-R间期延长>0.20秒（老年人>0.22秒，14岁以下小儿≥0.18秒），每个P波后均有一相关QRS波。此型阻滞传导延缓部位多在房室结，极少数位于希氏束内（图5-1-47）。

（2）二度房室传导阻滞：是激动自心房传至心室过程中有部分传导中断，即有心室脱漏现象，可同时伴有房室传导延迟。1924年莫氏（Mobitz）将二度房室传导阻滞分为莫氏Ⅰ型和莫氏Ⅱ型，亦称二度Ⅰ型和二度Ⅱ型房室传导阻滞。

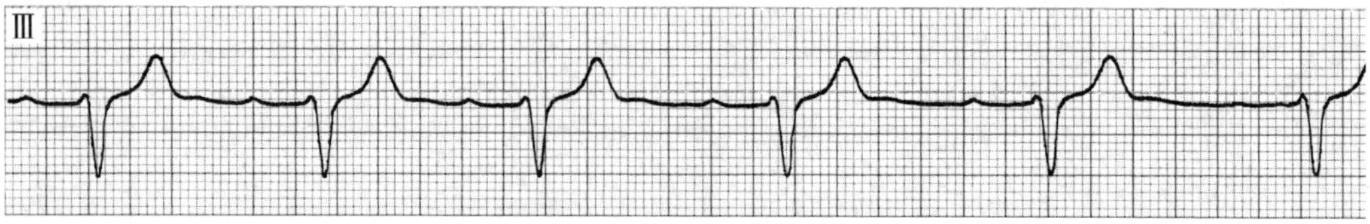

图 5-1-47　一度房室传导阻滞

1） 二度Ⅰ型房室传导阻滞（Mobitz Ⅰ型）：心电图表现为：P 波规律出现，P-R 间期逐渐延长，直至 P 波下传受阻，脱漏 1 次 QRS 波，脱漏后的 P-R 间期缩短，之后又渐延长，直至 P 波后再次出现 QRS 波脱漏，如此周而复始的出现，称为文氏现象（图 5-1-48）。通常用 P 波数与 P 波下传数的比例来表示房室阻滞的程度，如 4∶3 传导表示 4 个 P 波中有 3 个下传心室。此型多为功能性或病变部位位于房室结或希氏束的近端，预后较好。

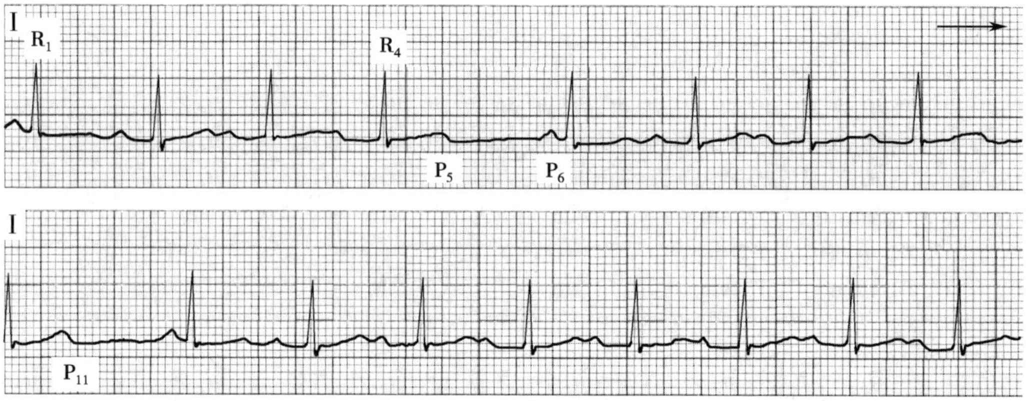

图 5-1-48　二度Ⅰ型房室传导阻滞

2） 二度Ⅱ型房室传导阻滞（Mobitz Ⅱ型）：心电图表现为 P 波规律出现，P-R 间期固定（正常或延长），部分 P 波后无 QRS 波群（图 5-1-49）。其主要电生理改变为绝对不应期延长，且发生阻滞部位偏低。如连续出现 2 次或 2 次以上的 QRS 波脱漏者，例如呈 3∶1 或 4∶1 传导，称为高度房室传导阻滞。多为器质性损害，病变多位于希氏（His）束的远端或束支部位，易发展为完全性房室传导阻滞，预后不佳，应及时植入永久性起搏器。

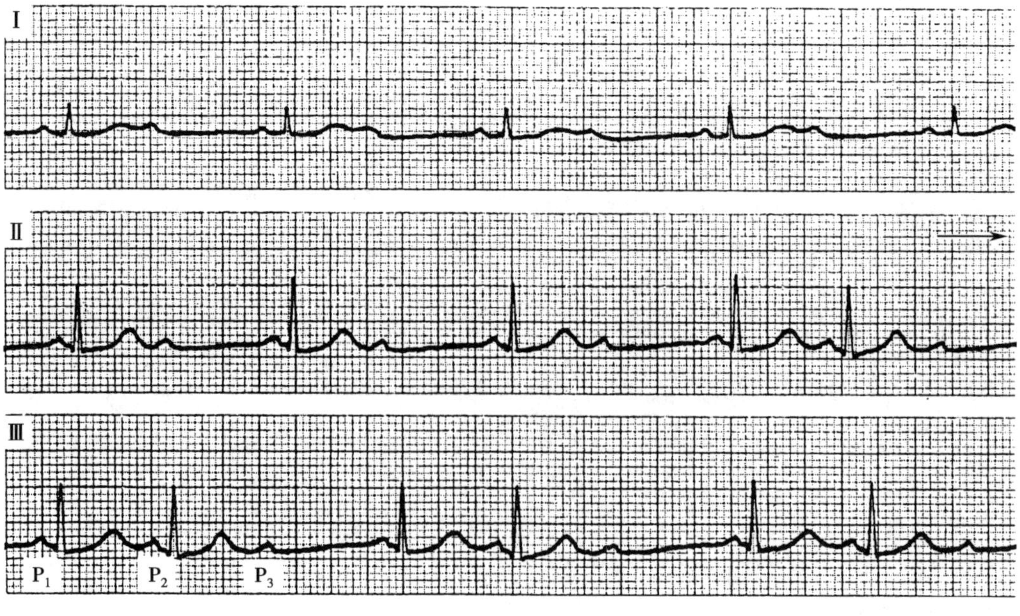

图 5-1-49　二度Ⅱ型房室传导阻滞

（3）三度房室传导阻滞（Ⅲ°AVB）：又称为完全性房室传导阻滞，当来自房室交界区以上的激动完全不能通过阻滞部位时，在阻滞部位以下的房室结、心室就会激动，出现交界性或室性逸搏心律，呈完全性房室分离。心电图表现为P波与QRS波群无相关性，心房率快于心室率。QRS波群的形态与频率取决于阻滞部位及逸搏点的部位，如出现室性逸搏心律则提示阻滞部位较低。QRS波形态与心室逸搏点位置有关，如果位于希氏束分叉以上，QRS波形态正常，心室率40～60次/min；若位于希氏束分叉以下，QRS波形态宽大畸形，心室率20～40次/min。心房颤动伴心室率慢而规整时，为心房颤动合并三度房室传导阻滞（图5-1-50）。

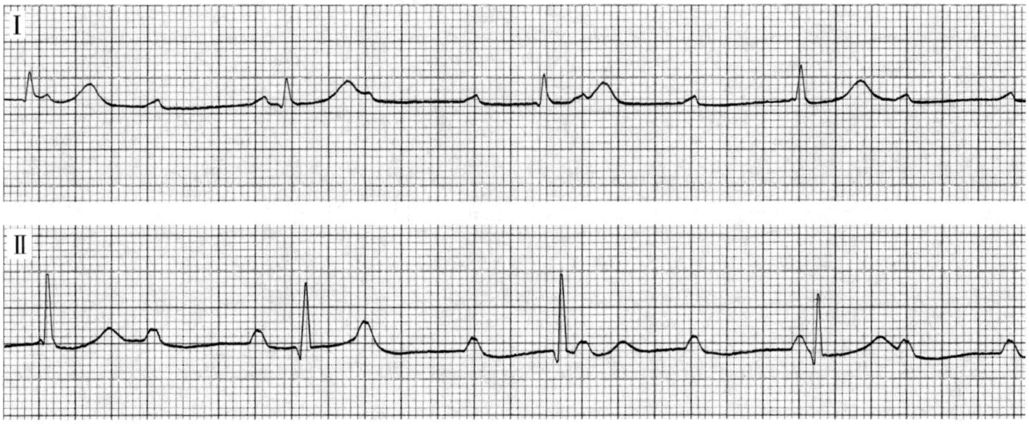

图5-1-50　三度房室传导阻滞

4. 室内阻滞（intraventricular block）　指室上性的激动在心室内（His束分叉以下）的传导过程中发生异常，心电图可表现为QRS波群时限延长及形态改变。包括左、右束支阻滞，左束支分支（左前分支、左后分支）阻滞及末梢室内阻滞。根据QRS波时限是否≥120毫秒，分为完全性和不完全性束支传导阻滞。

（1）右束支传导阻滞（right bundle branch block，RBBB）：右束支的主干纤细而长，不应期较左束支长，且由单侧冠状动脉分支供血，故传导阻滞容易发生，右束支阻滞可见于各种器质性心脏病，亦见于正常人。

1）完全性右束支阻滞：心电图表现为：①成人QRS波群时限≥120ms；②V_1、V_2导联QRS波群呈rsR′或M型，此为最具特征性改变；Ⅰ、V_5、V_6导联S波增宽而有且迹，时限≥40ms；③成人Ⅰ、V_6导联S波时限>R波时限；④V_1导联R波时限>50ms；⑤继发性ST-T改变（图5-1-51）。

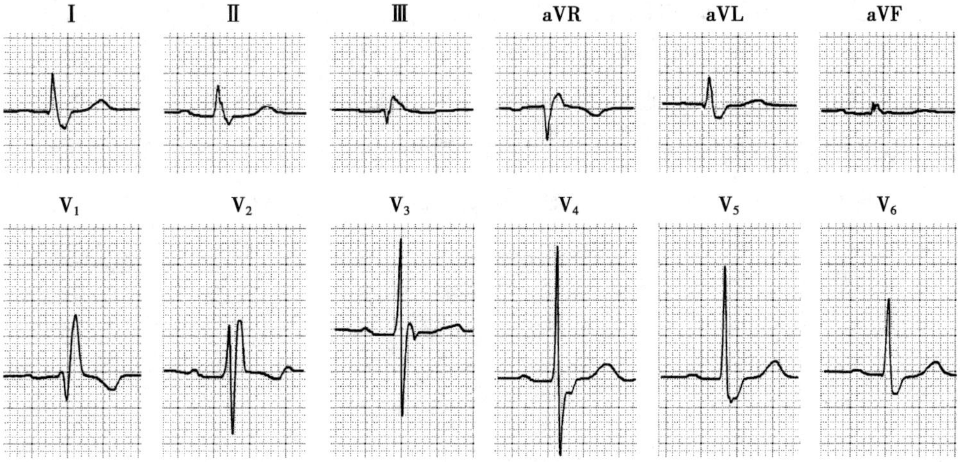

图5-1-51　完全性右束支传导阻滞

2）不完全性右束支阻滞：成人当QRS波群形态和完全性右束支阻滞相似，但QRS波群时限为110～120ms，诊断为不完全性右束支阻滞。如果RV_1>1.5mV，且心电轴右偏（>+110°）时，应考虑合并右室肥大的诊断。当RV_1呈QR型时，应考虑合并前间壁或前壁心肌梗死的诊断。

（2）左束支传导阻滞（left bundle branch block，LBBB）：左束支主干粗而短，较早分为左前分支和左后分支，其由双侧冠状动脉分支供血，不易发生传导阻滞，如有发生，多见于器质性心脏病患者。完全性左束支阻滞心电图表现为：①成人 QRS 波群时限≥120ms；②V_1、V_2导联 QRS 波呈 rS 或 QR 型，Ⅰ、aVL、V_5、V_6导联 R 波增宽，顶峰粗钝或有切迹；③Ⅰ、V_5和 V_6导联生理性 q 波消失；④V_5、V_6导联 R 峰时间>60ms；⑤ST-T 波方向通常与 QRS 波群方向相反；⑥常伴电轴偏移（图 5-1-52）。

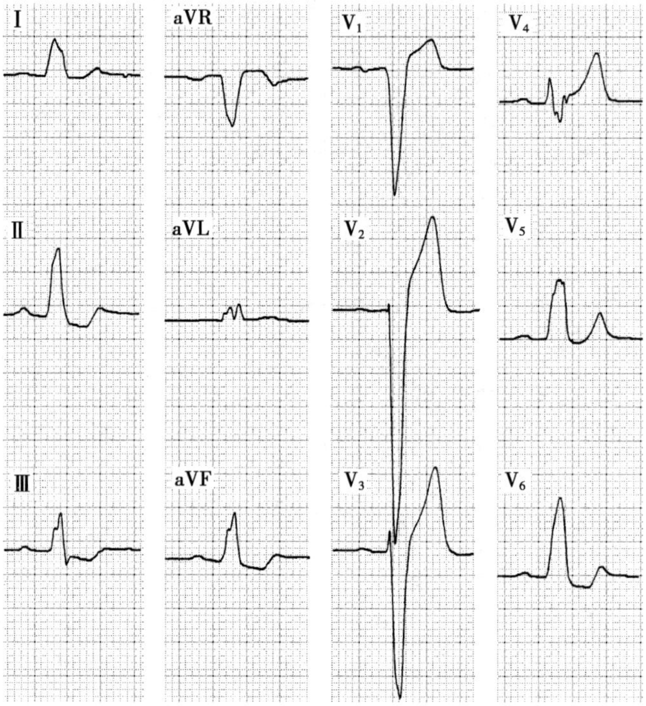

图 5-1-52　完全性左束支传导阻滞

当 QRS 波群时限<0. 12 秒时诊断为不完全性左束支阻滞，需要与左室肥大相鉴别。当左胸导联的 QRS 波群出现 q 波，V_1和 V_2导联出现 R 波，同时合并临床症状时，应高度警惕可能合并心肌梗死。

（3）左前分支阻滞（left anterior fascicular block，LAFB）：左前分支细长，向上分布于左心室前乳头肌、左室前侧壁及高侧壁，主要为前降支供血，易发生传导阻滞。左前分支阻滞时，激动沿左后分支下传，先引起左室后下壁除极，然后通过浦肯耶纤维网逐渐传导到左室前侧壁、高侧壁，最大向量指向左上后方。心电图主要表现为：①QRS 波群电轴左偏在-45°～-90°；②Ⅱ、Ⅲ、aVF 导联 QRS 波呈 rS 型，Ⅰ、aVL 导联呈 qR 型；③aVL 导联 R 峰时限>45ms；④QRS 波群时限轻度延长，但<120ms（图 5-1-53）。

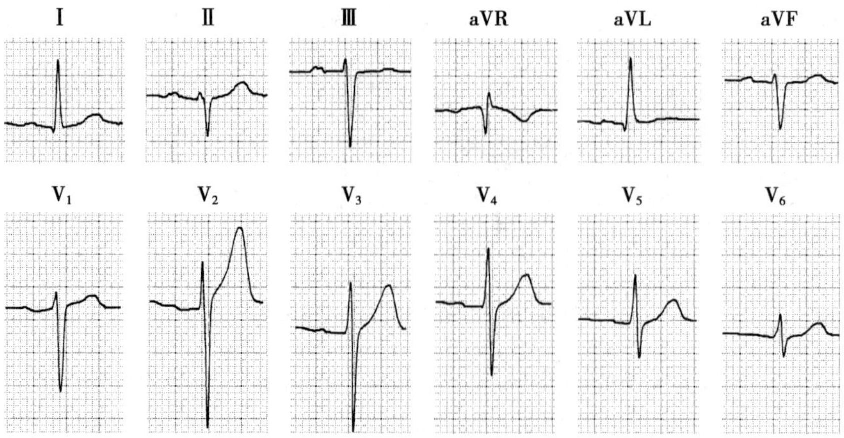

图 5-1-53　左前分支阻滞

（4）左后分支阻滞（left posterior fascicular block，LPFB）：左后分支较粗，向后下分布于左心室的隔面，有双重血液供应，故左后分支阻滞比较少见。心电图表现为：①额面电轴右偏在+90°～+180°；②Ⅰ、aVL导联QRS波群呈rS型；③Ⅲ、aVF导联QRS波群呈qR型，q波时限<0.04s；④QRS波群时限轻度延长，但<120ms；⑤部分患者Ⅲ导联R波大于Ⅱ导联R波。临床上诊断左后分支阻滞时应首先排除引起心电轴右偏的其他原因（图5-1-54）。

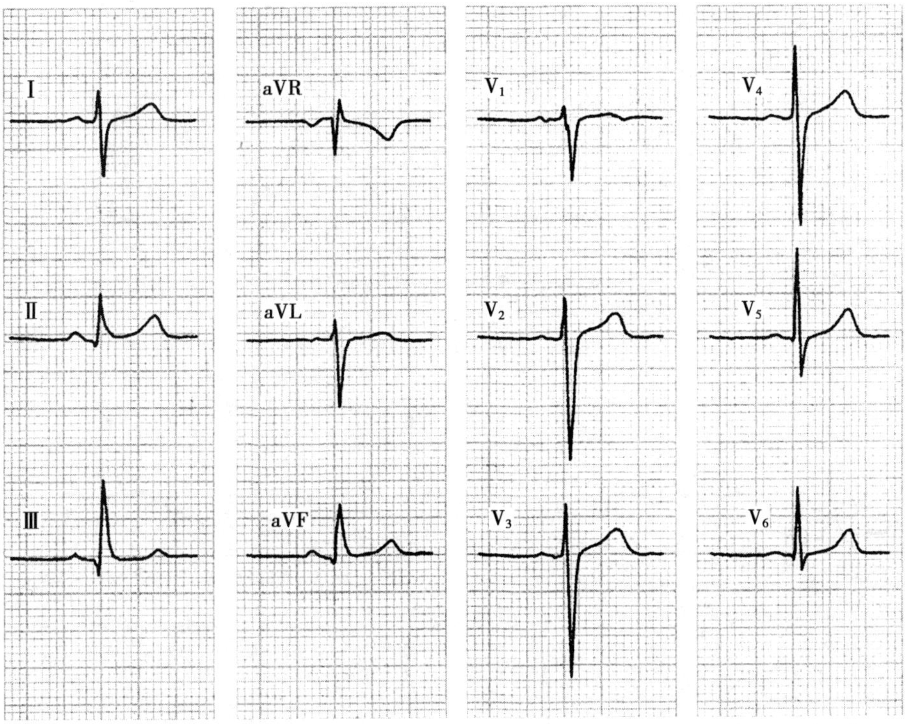

图5-1-54　左后分支阻滞

（二）干扰与脱节

正常的心肌细胞在一次兴奋后具有较长的不应期，因而对于两个邻近的激动，前一激动产生的不应期必然影响后面激动的形成和传导，这种现象称为干扰。当两个节律点的频率接近而连续发生干扰时，可形成干扰性房室脱节（interference atrioventricular dissociation）。干扰是一种常见的心电现象，可以发生在心脏任何部位，最常见的部位是房室交界区。干扰所致的心电图有许多变化特征：如传导延缓、中断、房室脱节等都与传导阻滞图形相似，必须与病理性传导阻滞相区别。

（三）预激综合征

预激综合征（pre-excitation syndrome）属传导途径异常，是指在正常房室结传导途径之外，沿房室环周围还存在附加的房室传导束，激动由异常传导束提前激动心室，并伴有阵发性心动过速的一组疾病，多见于健康的年轻人群。预激综合征可伴发各种类型的快速性心律失常，主要有阵发性室上性心动过速、心房颤动等。可以引起心室率过快，甚至进一步恶化成为心室颤动。导管射频消融技术有根治性效果，已经成为预激综合征患者治疗的首选策略。预激综合征有如下类型：

1. WPW综合征（Wolff-Parkinson-While syndrome）　又称经典型预激综合征，属显性房室旁路，其解剖学基础为房室环存在直接连接心房与心室的附加肌束（Kent束）。由于心房激动部分经旁路下传，使部分心室肌提前激动，故P-R间期缩短；由于心室初始除极是沿心室肌进行的，除极速度缓慢，故形成QRS波增宽，起始顿挫的δ波；而心室除极结束时间不变。心电图特征：①P-R间期缩短<0.12秒；②QRS波增宽≥0.12秒，起始顿挫，形成预激波（delta波，δ波）；③P-J间期正常（<0.26秒）；④继发ST-T改变。

根据 V_1 导联 δ 波极性及 QRS 波主波方向，预激综合征分为 2 种类型：A 型为 V_1 导联 δ 波及 QRS 波主波方向均向上，可能为左侧壁旁路（图 5-1-55）；B 型为 V_1 导联 δ 波及 QRS 波主波方向均向下，可能为右侧壁旁路（图 5-1-56）。

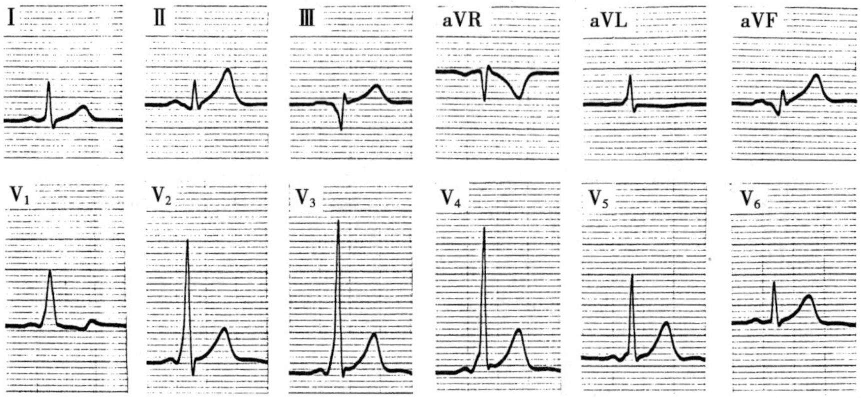

图 5-1-55　WPW 综合征（左侧旁路）

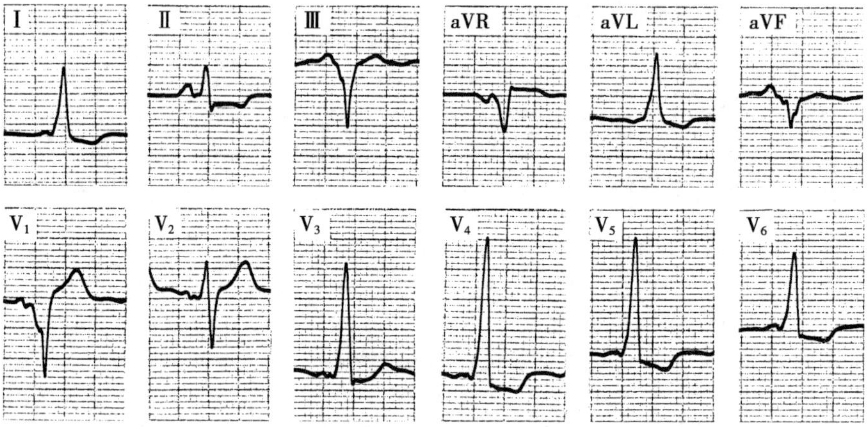

图 5-1-56　WPW 综合征（右侧旁路）

部分患者房室旁路无前向传导功能，仅有逆向传导功能，心电图 PR 间期正常，QRS 波起始部无预激波，但可反复发作房室折返性心动过速（AVRT），称隐匿性旁路。

2. LGL 综合征（Lown-Ganong-Levine syndrome）　又称为短 PR 综合征，心电图表现为 P-R 间期缩短，QRS 波正常。目前认为发生原因：①存在绕行至房室结下部的后结间束（James 束）；②房室结发育较小，房室结内部存在传导异常加快的旁路。

3. Mahaim 型预激综合征　是一组具有特殊电生理特性的房室旁道，于 1937 年首次报道并命名。目前认为是胚胎早期发育中类房室结样组织的残余物连接心房和心室，因此具有房室结样传导特性，但传导缓慢、呈递减性传导，只有前传功能，没有逆传功能。所以，心电图多表现为 P-R 间期正常，但 QRS 波起始有 δ 波。Mahaim 纤维可引发宽 QRS 波心动过速并呈左束支阻滞图形。

七、逸搏与逸搏心律

当窦房结或高位节律点发生病变而导致兴奋性低下或传出阻滞时，或其他原因造成长的间歇时，作为一种保护性措施，低位节律点发放出一个或一连串的冲动，引起心房或心室激动，仅发生 1～2 次称为逸搏，连续 3 次或 3 次以上者称为逸搏心律（escape rhythm）。可发生于心脏任何部位，根据异位节律点位置不同，分为房性、交界性、室性逸搏，其中交界性最常见，房性最少见，这是一种具有保护作用的被动性异位心律失常。

1. 房性逸搏心律　心房内分布着许多潜在节律点，当窦房结的激动形成或传导障碍时，心房的异位节律点自动除极，该激动通过正常的房室传导系统下传至心室，称为房性逸搏心律。心电图表现为：在一个较长间歇后出现一个房性 P′波，其形态与窦性不同，QRS 波形态正常，P-R 间期在 0.12～0.20 秒，P′-R 间期>0.12 秒，其频率为 50～60 次/min。当 P 波形态多变，其振幅自较高、渐低甚至倒置时，称为游走心律。

2. 交界性逸搏心律　是最常见的逸搏心律，多见于窦性停搏或三度房室传导阻滞等。心电图特点是：较长间歇后，连续出现 3 次或 3 次以上的交界性逸搏，心房率与心室率缓慢，频率 40～60 次/min，节律整齐；QRS 波群形态与窦律基本一致，偶可伴差异性传导而略有畸形（图 5-1-57）。

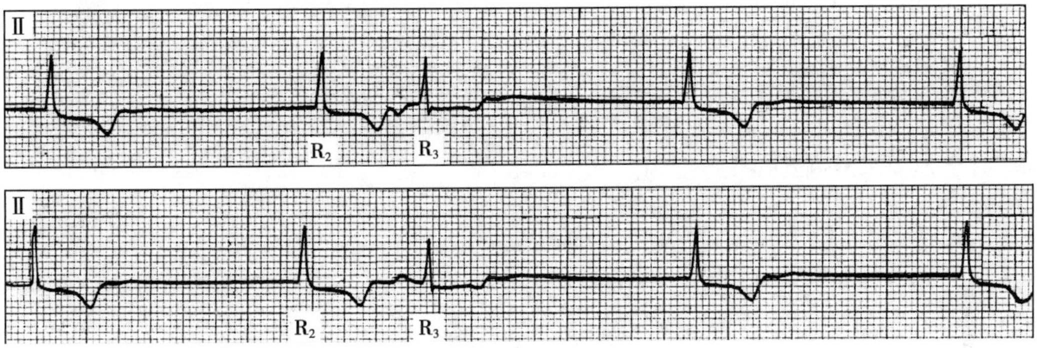

图 5-1-57　交界性逸搏心律

3. 室性逸搏心律　常提示双结病变，见于束支水平的三度房室传导阻滞、药物中毒（如洋地黄）、电解质紊乱（如高钾血症），以及严重器质性心脏病的临终前心律，提示预后不良。心电图表现为：较长间歇后，连续出现 3 次或 3 次以上的室性逸搏；心室率缓慢，QRS 波宽大畸形，频率在 20～40 次/min，节律可规整，ST-T 方向与 QRS 波主波方向相反。

4. 反复搏动（reciprocal beat）　又称反复心律（reciprocal rhythm），其电生理基础为房室交界区存在双径路传导。当交界性逸搏或交界性心律激动逆行上传至心室，于 QRS 波之后出现逆行 P 波，这个激动又可在房室结内折返，再次下传心室，此时如心室已经脱离前一个交界性搏动引起的不应期，便可以产生一个 QRS 波群。反复搏动属于一种特殊形式的折返激动。

（任明芬）

第七节　药物与电解质紊乱对心电图的影响

一、药物对心电图影响

临床应用不少药物可以影响心肌的除极特别是复极过程，从而引起心电图改变。最常见药物有洋地黄、奎尼丁、β-受体阻滞剂、胺碘酮等抗心律失常药物。

1. 洋地黄对心电图的影响

（1）洋地黄效应：表现为 ST 段呈“鱼钩状”斜性降低，T 波低平、双向或倒置，Q-T 间期缩短。此改变与药物剂量无关，只说明近期用过洋地黄类药物，非洋地黄中毒表现（图 5-1-58）。

（2）洋地黄中毒：洋地黄中毒患者可以有胃肠道症状和神经系统症状，但出现各种心律失常是洋地黄中毒的主要表现。常见的心律失常有：频发多源的室性早搏，严重时可出现室性心动过速甚至室颤、房性心动过速伴不同比例的房室传导阻滞、交界性心动过速伴房室脱节、高度的房室传导阻滞等。

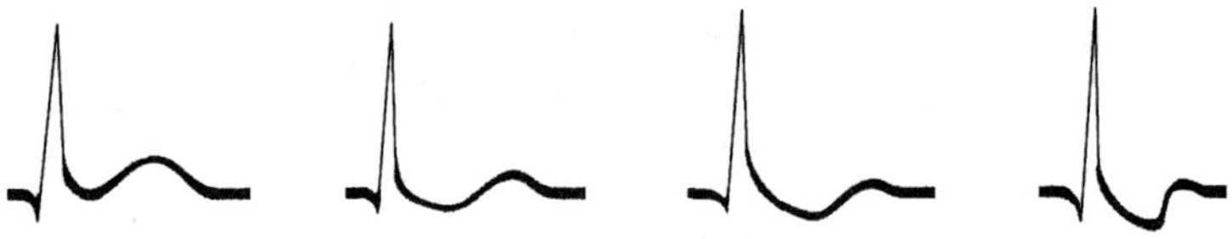

图 5-1-58　洋地黄效应的典型 ST-T 变化

2. 奎尼丁　奎尼丁为 I_A 类抗心律失常药物，通过抑制钠离子内流延长动作电位和有效不应期。奎尼丁引起的心电图变化为：①P-R 间期延长，QRS 波增宽或出现束支、房室传导阻滞；②ST 段下移及延长，T 波低平或倒置，可伴 U 波增高；③QT 间期延长；④各种心律失常，严重时可发生扭转型室性心动过速，甚至室颤。

3. 其他药物　如胺碘酮和索他洛尔等也可引起 Q-T 间期延长。

二、电解质紊乱对心电图影响

电解质紊乱对心电图影响主要见于血钾、血钙浓度异常。

1. 高血钾　正常血钾浓度为 3.5~5.5mmol/L，当血钾>5.5mmol/L 时为高钾血症。血钾过高时，心肌动作电位 0 位相除极延缓，3 位相复极加快。心电图表现为：①T 波高尖，基底变窄；②QRS 波群增宽，R 波电压降低，S 波加宽，ST 段压低；③P 波增宽，振幅减低，甚至心房肌受抑制而无 P 波，称之为"窦室传导"；④严重者可引起房室传导阻滞、室性心动过速、室性扑动或颤动，甚至心脏停搏（图 5-1-59）。

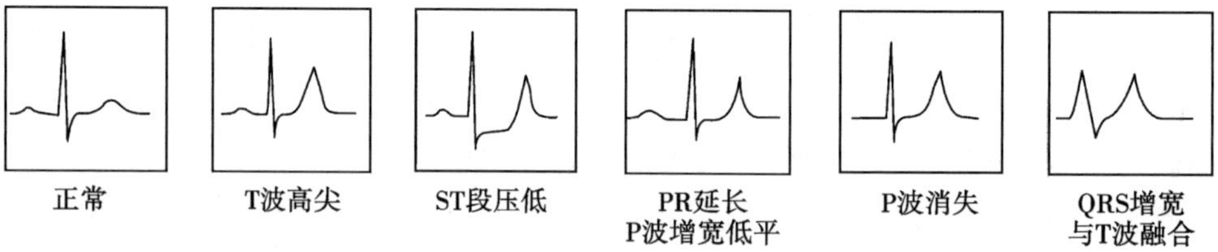

图 5-1-59　高血钾引起的心电图改变

2. 低血钾　当血钾浓度<3.5mmol/L 时为低钾血症。当血钾过低时，心肌动作电位 3 位相延迟，复极延缓，舒张期自动除极速度加快，自律性增强。心电图则表现为：①T 波低平、倒置、增宽；②U 波逐渐增高，T-U 融合；③ST 段压低；④严重时出现各种异位性室性心律。缺钾还可加重洋地黄中毒作用（图 5-1-60）。

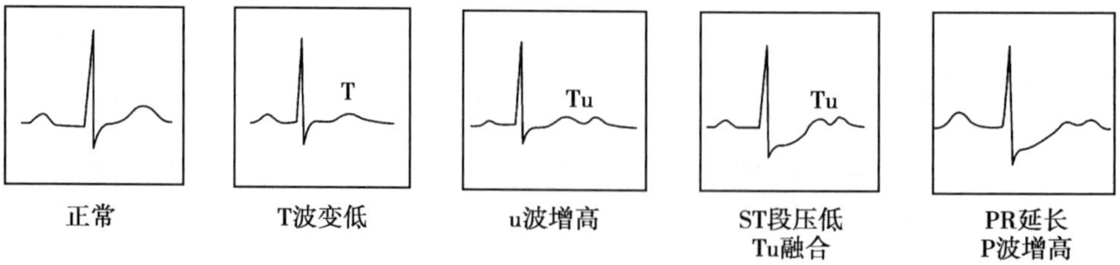

图 5-1-60　低血钾引起的心电图改变

3. 高血钙　高血钙的主要心电图改变为：①ST 段缩短；②QT 间期缩短；③严重者可发生窦性静止、窦房阻滞、室性期前收缩、阵发性心动过速等。

4. 低血钙　低血钙的主要心电图改变为 ST 段明显延长、QT 间期延长、直立 T 波变窄、低平或倒置，一般很少发生心律失常。

第八节　心电图的分析方法与临床应用

一、心电图的阅读分析

1. 一般性阅读　首先观察定标电压是否准确(通常为 10mm/mV),个别导联有无减半电压;走纸速度是否正常稳定;各导联有否接错或标记错误;辨认有无伪差,基线有否移动,这些对正确判定结果甚为重要。如基线不稳,表现为心电图基线上下摆动,不在一个水平线上,易致 ST 段假性抬高或压低;交流电干扰,表现为心电图上出现纤细而规则的锯齿状波形;肌颤干扰,表现为不规则的毛刺状的小杂波;导联电极与皮肤或导联线与心电图机之间接触不良,易出现貌似心律失常的图形。

2. 判断心律与心率　找出 P 波,根据 P 波的有无、形态和顺序等情况,判断基本心律是窦性或异位心律。测量 P-P 或 R-R 间距计算出心房率或心室率。如心律不规整时,可连续测量多个 R-R 间距,求其均数,作为计算心室率的根据。

3. 判断心电轴是否偏移　目测 I 和Ⅲ导联 QRS 波群的主波方向,估测心电轴是否发生偏移,必要时可用计算法精确算出电轴度数。

4. 观察和测量　顺序观察各导联 P 波、QRS 波群、ST 段和 T 波及 U 波的形态、方向、电压,及其相互关系,粗略评估有无异常。常规测量 P-R 间期、Q-T 间期并判定是否正常。有目的的选择性测量 P 波、QRS 波群、ST 段及 T 波的时间和电压。

5. 结合临床资料,综合判断　阅读临床提供的申请单,必要时应亲自询问病史和作必要的体格检查,根据患者的年龄、性别、症状、体征等临床资料,综合分析,作出心电图诊断,即:心电图正常;心电图大致正常;心电图有可疑处;心电图不正常。

二、心电图的临床应用

(一)临床应用

1. 对各种心律失常和传导阻滞的诊断分析有肯定价值。特征性心电图改变和演变是诊断急性心肌梗死的可靠而实用的方法。

2. 协助诊断心脏房室肥大、心肌损害、供血不足、药物作用和电解质紊乱。

3. 除心血管疾病外,心电图和心电监护已广泛应用于各种重危患者抢救、手术麻醉、用药观察以及登山运动和航天等领域中。

4. 心电图还作为心动周期的时相标记,成为其他检查或治疗(如心脏多普勒超声、体外反搏治疗)的重要辅助手段;心脏电生理检查时,常需要与体表心电图进行同步描记,帮助判断电生理现象和辅助诊断。

(二)局限性

心电图主要反映心电信息,不能反映心脏结构和心功能情况,因此对心脏病的诊断具有一定的局限性。在应用心电图诊断时,必须结合其他临床资料,方能做出比较正确的判断。

(周汉建)

学习小结

1. 介绍了临床心电学的基本知识、心电图波形特点和正常值,心电图分析方法和临床应用。

2. 介绍了房室肥大的心电图改变;心肌缺血的心电图特点;心肌梗死的图形特点、分期、定位诊断与鉴别诊断。

3. 介绍了临床常见的快速和缓慢心律失常的心电图特征。

4. 介绍了药物和电解质紊乱对心电图的影响。

复习参考题

1. 左室肥厚的患者在心电图上有哪些特点?

2. 病理性Q波的诊断标准是什么?

3. 试述左房肥大的心电图特点?

4. 简述心肌梗死各期的心电图演变特点?

5. 试述心肌梗死的心电图特征?

6. 男，75岁，反复心悸、胸闷发作。心电图表现为P波消失，代之以f波，频率平均为380次/min，QRS波间隔不规则。心电图诊断是什么?

第二章　其他常用心电学检查

学习目标

掌握	动态心电图的适应证；运动试验的适应证和禁忌证。
熟悉	动态心电图的诊断标准；运动负荷试验的判定标准。
了解	动态心电图的检查方法；运动试验的负荷量和类型。

第一节　动态心电图

动态心电图(dynamic electrocard-iogram,DCG)是指连续记录 24 小时或更长时间的心电图。该项检查技术首先由美国 Norman J. Holter 发明,并于 20 世纪 60 年代初期应用于临床,故又称为 Holter 监测。动态心电图能够对受检者在日常活动的情况下,以及在身体和精神状况不断变化下进行连续的心电图监测和记录,可提供受检者白天和夜间不同状态下的心动活动信息,具有其他常规心电图不能代替的作用和价值。

(一)仪器装置

DCG 仪器由记录器、回放分析系统组成。记录器通过导线与受检者胸部的电极相连,能记录受检者的心电信号,记录结束时将所获的信息输入回放分析系统进行分析。回放分析系统由计算机和心电分析软件组成,能自动对记录的心电信号进行分析,分析人员可以对心电图资料进行检查、判定、修改、编辑,打印出有关数据和图表,并作出诊断报告。

(二)导联系统

目前多采用双极导联,电极一般固定在躯体胸部。导联可以根据不同的检查目的而选择,常用导联有:

1. CM_5导联　正极置于左腋前线第 5 肋间处(V_5导联位置);负极置于胸骨柄处。该导联记录的 QRS 波振幅高,且对缺血性 ST 段下移最敏感,是常规使用的导联。

2. CM_1导联　正极置于胸骨右缘第 4~6 肋间(V_1导联位置);负极置于胸骨柄左侧。该导联 P 波清晰,有利于心律失常的分析。

3. M_{AVF}导联　正极置于左腋前线肋缘,负极置于左锁骨下窝内 1/3 处。该导联主要用于检查左心室下壁的心肌缺血改变。

4. CM_2或 CM_3导联　正极置于 V_2或 V_3的位置,负极置于右锁骨下窝中 1/3 处。怀疑患者有变异性心绞痛时,宜联合选用 CM_3和 M_{AVF}导联。

无关电极可放置胸部的任何部位,一般置于右胸第 5 肋间腋前线或胸骨下段中部。12 导联动态心电图系统的电极放置部位与运动负荷试验的电极放置部位相同。

（三）临床应用

1. 心悸、气促、头昏、晕厥、胸痛等症状性质的判断　必须是患者症状发作时记录结果才有意义。

2. 心律失常进行定性、定量诊断。

3. 心肌缺血的诊断和评价，尤其是发现无症状心肌缺血的重要手段。

4. 心肌缺血和心律失常药物疗效的评价。

5. 通过观察复杂心律失常等指标，判断心肌梗死后患者及其他心脏病患者的预后。

6. 选择安装起搏器的适应证，评定起搏器功能，检测与起搏器有关的心律失常。

7. 医学科学研究和流行病学调查，如正常人心率的生理变动范围，宇航员、潜水员等心脏功能的研究等。

（四）诊断标准

Holter是受检者在不同的生活状态下记录的，监测过程中患者的体位、活动、情绪、饮食、睡眠等均会造成动态心电图在一定范围内变化。不同年龄、性别、职业的人群，其心率和心律失常的变动范围也会有所差别。因此，要确定正常人DCG的范围比较困难。

Holter可参考以下标准进行诊断和评价：

1. 心律失常诊断及评价

（1）窦性心律的评价：24小时的窦性心搏总数在10万次左右，>14万次为持续性窦性心动过速。若24小时窦性心搏总数≤8万次、平均窦性心率≤50次/min、最快窦性心率≤90次/min、最慢窦性心率≤40次/min（持续1分钟），或者出现二度Ⅱ型窦房阻滞、窦性停搏>3.0秒、短阵心房纤颤、心房扑动或室上性心动过速发作停止时窦性搏动恢复时间>2秒，提示窦房结功能不全。

（2）室性心律失常评价：正常人室性期前收缩≤100/24h（<1‰）或5个/h。超过此值为异常，但是否属病理性应结合临床资料判断。若出现成对、多形室性期前收缩、短阵室性心动过速、多形性室性心动过速、持续性心动过速大多数有病理意义。

（3）室性心律失常疗效评价：患者经过药物治疗前后自身对照，达到以下标准判定为治疗有效：①室性期前收缩减少≥70%；②成对室性期前收缩减少≥80%；③短阵室性心动过速消失≥90%，连续15个以上室性搏动的室性心动过速及运动时≥5次的室性心动过速消失。

2. 心肌缺血诊断和评价标准　诊断标准：ST段呈水平或下斜压低≥0.1mV，持续≥1分钟，2次发作间隔时间≥1min。正常心率时测量ST段下移取J点后80ms，当心率>120次/min时，系统自动变为取J点后50ms。心肌缺血总负荷是定量评估心肌缺血的一项指标，是指冠心病患者24小时内发生的ST段下降幅度和总时间的乘积。目前认为心肌缺血总负荷≥60mm·min的冠心病患者预后比<60mm·min的患者差。

3. 心率变异性分析　包括时域和频域分析的各类数值和图谱。时域分析指标中SDNN（监测时间全部窦性心搏R-R间期的标准差）<100ms，为心率变异性轻度降低，<50ms为心率变异性明显降低。心率变异性降低时，频域分析指标中各频段功率均下降，低频中心频率左移。

第二节　心电图运动负荷试验

心电图运动负荷试验（ECG exercise test）是通过一定负荷量的生理运动，增加心肌耗氧量，了解受试者冠状动脉供血情况的试验。与判断冠状动脉病变的金标准“冠状动脉造影”相比，运动试验虽然存在一定的假阳性和假阴性，但方法简便实用、无创安全，因此，目前仍是临床上可疑或确诊冠心病患者进行检测和评估的常用方法。

（一）运动试验的作用机制

运动时为满足肌肉组织需氧量的增加，心率相应加快、心排血量相应增加，必然引起心肌耗氧量增加，冠状动脉血流量也增加。部分冠心病患者尽管存在一定程度的冠状动脉狭窄，但在静息状态下冠状动脉供血量与心肌耗氧量尚处于相对平衡状态，随着运动负荷增加，带来心肌耗氧增加，冠状动脉供血却不能相应增加，从而出现心肌缺血缺氧，心电图可出现异常改变。

（二）运动试验的负荷量

1. 极量运动试验　是指心率达到人体的生理极限的负荷量。一般采用统计所得的各年龄组的预计最大心率为指标。最大心率粗略计算法为：220-年龄数。

2. 亚极量运动试验　亚极量负荷量是指心率达到85%～90%的最大心率的负荷量。临床上大多采用亚极量运动试验。亚极量运动试验的目标心率为：195-年龄数。

3. 症状限制性运动试验　患者在运动过程中出现严重症状或体征，即使尚未达到预期目标心率，即终止运动。

（三）运动试验的类型

1. 二级梯运动试验　又称Master试验，是最早应用于临床的负荷试验。该方法简单易行、经济、安全，但由于负荷量小，敏感性差，假阴性率较高，目前该方法已基本被淘汰。

2. 踏车运动试验（bicycle ergometer test）　让受试者在装有功率计的踏车上作踏车运动，以速度和阻力调节负荷大小，逐级递增负荷量，直至受试者心率达到亚极量标准。然后分析运动前、中、后的心电图变化。

3. 平板运动试验（treadmill test）　是目前应用最广泛的运动试验方法，普遍采用变速变斜率的Bruce方案。受试者在自动调节坡度和速度的运动平板上行走，直至达到预期心率，记录运动前、中、后的心电图和血压的变化，根据运动量、临床症状、血流动力学改变作出判断。

（四）运动试验的适应证与禁忌证

1. 适应证　①帮助鉴别诊断不典型胸痛或可疑冠心病；②评估冠心病患者的心脏储备能力及预后；③评价冠心病的药物、非药物治疗的效果；④用于流行病学调查筛查冠心病易患人群。

2. 禁忌证　①急性心肌梗死或心肌梗死合并室壁瘤；②不稳定性心绞痛；③未控制的症状性心力衰竭；④中重度瓣膜病或先天性心脏病；⑤急性心肌炎或心包炎；⑥严重高血压；⑦肺栓塞；⑧急性或严重慢性疾病；⑨运动能力障碍者。

（五）运动试验的判定标准

1. 阳性标准　①运动中出现典型心绞痛；②运动中或运动后，心电图出现ST段水平型或下斜型压低≥0.1mV，持续时间≥1分钟。

2. 可疑阳性标准　①运动中或运动后，心电图出现ST段水平型或下斜型压低较运动前增加0.05～0.1mV，持续时间≥1分钟；②运动中或运动后，心电图出现ST段上斜型压低在J点后60毫秒处≥0.15mV，持续时间≥1分钟；③U波倒置；④T波变为倒置或双向；⑤出现严重心律失常；⑥运动中收缩压较运动前或前一级运动时下降≥10mmHg。

（周汉建）

学习小结

1. 介绍动态心电图的仪器装置、导联系统、临床应用和诊断标准。

2. 介绍运动负荷试验的作用机制、运动负荷量、运动试验类型以及适应证、禁忌证以及运动试验的判定标准。

复习参考题

1. 如何应用动态心电图评价心肌缺血？

2. 运动负荷试验有哪些禁忌证？

第三章　肺功能检查

03章

学习目标	
掌握	各种肺功能检查的临床意义，适应证和禁忌证；肺功能不全分级、通气功能障碍分型、气道反应性测定的临床应用。
熟悉	通气功能检测的内容。
了解	肺功能检查的有关概念和定义。

肺功能检查(pulmonary function test)是评价呼吸生理功能所必需的实验室检测内容之一,对研究疾病的病理生理、辅助临床诊断、评估胸腹部大手术的耐受性等具有重要意义。肺功能仪有便携式的,也有大型复合式的,其常用的检查项目包括肺容积、通气功能、最大呼气流量-容积曲线、弥散功能和支气管反应性测定等。肺功能检测只是临床诊断手段之一,实际应用时还要结合完整的病史、详细的体格检查以及其他必要的实验室检查和X线检查,进行全面分析,才能发挥其积极的作用。

肺功能检查的适应证:慢性呼吸系统疾病的普查,判断胸部疾病肺功能障碍的性质、类型和程度,呼吸系统药物疗效的判断,麻醉、胸部或上腹部手术前评估能否耐受手术,心肺手术后肺功能复查和评价,职业性肺疾病劳动力鉴定,运动呼吸生理研究,高原或潜水呼吸生理的研究等。禁忌证:高热、耗氧量大的患者,严重心功能不全、心律失常者,剧烈咳嗽者,两周内有咯血者,严重缺氧患者。

第一节　通气功能检查

一、肺容积

肺容积(lung volume)是指在安静状态下,一次呼吸后出现的呼吸气量的变化,理论上具有静态解剖学意义。包括有补吸气容积、潮气容积、补呼气容积和残气容积。肺容量是由两个或两个以上的基础肺容积所组成(图5-3-1)。包括深吸气量、肺活量、功能残气量和肺总量。

测定方法:受试者取坐位(也可取仰卧位,发报告需注明),口含口器,用鼻夹夹紧鼻子。嘱患者平静呼吸,基线平稳并录得4~5次呼吸曲线后,令受试者于平静呼气末做最大吸气至肺总量(TLC)位,然后缓慢呼气至残气(RV)位,可测得一次慢呼气肺活量。从记录的图形中可获得潮气量、深吸气量、补呼气量和肺活量的数据(见图5-3-1)。也可用吸气肺活量测定法,其方法是平静呼气末作最大缓慢呼气达RV位后,一次最大吸气至TLC位。测得值应以体温、大气压、饱和水蒸气压进行校正。

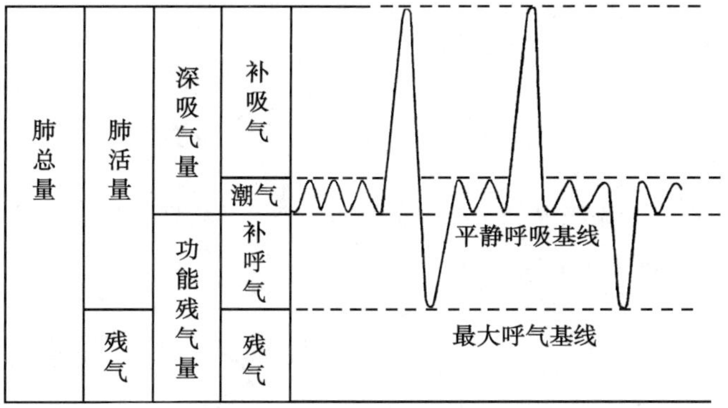

图 5-3-1 肺容积及其组成

（一）潮气容积（tidal volume，TV）

潮气容积为一次平静呼吸进出肺内的气体量。正常成人约 500ml。影响潮气量的主要因素是吸气肌的功能，主要是膈肌的运动功能，其次还有性别、年龄、身高与呼吸习惯等，呼吸肌功能不全时潮气量减小。

（二）补呼气容积（expiratory reserve volume，ERV）

补呼气容积为平静呼气末再用力所能呼出的最大气量。正常值约为男性(1603±492)ml、女性(1126±338)ml。补吸气容积(inspiratory reserve volume，IRV)为平静吸气后所能吸入的最大气量，当呼气肌与吸气肌功能减弱时，补呼气容积与补吸气容积均减少。

（三）深吸气量（inspiratory capacity，IC）

深吸气量为平静呼气末尽力吸气所能吸入的最大气量，即 IC＝TV+IRV。深吸气量是肺活量的主要组成部分，正常值约为男性(2617±548)ml、女性(1970±381)ml。影响深吸气量的主要因素是吸气肌力，其次有胸廓、肺活动度、肺组织弹性回缩力、气道阻塞等。

（四）肺活量（vital capacity，VC）

肺活量是最大吸气后所能呼出的最大气量，VC＝IC+ERV，测定方法有两种，即一次慢呼气肺活量测定和吸气肺活量测定，正常值男性为(4217±690)ml、女性(3105±452)ml。若实测值/预计值<80%即为异常，60%~79%为轻度降低，40%~59%为中度降低，<40%为重度降低。

肺活量的大小表示肺最大扩张和最大收缩的幅度，胸廓与肺呼吸动度受限时肺活量均减低。常见于各种限制性通气障碍的疾病(如脊柱与胸廓畸形、广泛胸膜增厚、大量胸腔积液、气胸、肺不张、弥漫性肺间质纤维化、肺水肿和大量腹水及腹腔巨大肿瘤等)，其次有呼吸肌功能障碍(如重症肌无力、膈肌麻痹及多发性神经根炎等)，高度肥胖时胸廓、膈肌活动受限，肺活量减少，慢性阻塞性肺病者，肺活量可轻度降低。

（五）功能残气量（functional residual capacity，FRC）及残气容积（residual volume，RV）

功能残气量及残气容积分别是平静呼气后和最大呼气后仍残留于肺内的气量。FRC＝RV+ERV，FRC正常值男性(3112±611)ml、女性(2348±479)ml。RV 正常值男性(1615±397)ml、女性(1245±336)ml。正常人 RV/TLC≤35%，>40%示有肺气肿。功能残气和残气增多，提示肺内充气过度，见于阻塞性肺气肿和气道部分阻塞(如支气管哮喘、慢性支气管炎等)。功能残气和残气减少，见于各种弥漫性限制性肺疾病和急性呼吸窘迫综合征。

（六）肺总量（total lung capacity，TLC）

深吸气后肺内所含全部气量，TLC＝VC+RV。FRC 和 RV 均不能用肺量计直接测得，而需应用气体分析法间接测算。TLC 正常值男性(5766±782)ml、女性(4353±644)ml。肺总量减少,见于限制性肺疾病(如肺间质纤维化、肺水肿、肺不张、气胸、胸腔积液、脊柱胸廓畸形及肺切除术后等)。肺总量增加主要见于阻塞性肺气肿。

二、通气功能测定

是指在单位时间内随呼吸运动出入肺脏的气体量和流速,又称动态肺容积。凡影响呼吸频率、呼吸幅度和气体流速的因素,均可影响肺脏的通气量。

(一)肺通气量

1. 分钟静息通气量(minute ventilation, VE) 是指静息状态下每分钟进出肺脏的气体量,VE=潮气容积(TV)×呼吸频率(RR)/min。正常值男性约(6663±200)ml、女性约(4217±160)ml。若>10L/min 提示通气过度,若<3L/min 为通气不足。分钟静息通气量与年龄、性别、身高、体重、胸廓与膈肌活动度等有密切关系。

2. 最大通气量(maximal voluntary ventilation, MVV) 指以最快呼吸频率和尽可能大的呼吸幅度持续重复呼吸 1 分钟所得到的通气量。测量时受检者取立位,平静呼吸 4~5 次后以最快呼吸速度与最大呼吸幅度持续重复呼吸 12 秒或 15 秒,休息 10 分钟后再重复一次,选择速度均匀、幅度一致持续约 12~15 秒的一段曲线,将其呼出或吸入的气量乘 5 或 4,即得到每分钟最大通气量。两次结果的差异应<8%,选取其中最大值作为实测值。正常男性约(104±2.71)L、女性约(82.5±2.17)L,低于预计值的 80% 为异常。

MVV 降低见于气道阻塞和肺组织弹性减退(如阻塞性肺气肿、呼吸肌肌力降低及呼吸功能不全等)、胸廓或胸膜疾病、弥漫性肺间质疾病及大范围肺实质疾病(如肺不张)等。MVV 测定是较为剧烈的呼吸运动,严重心肺疾病与咯血者不适宜做 MVV 测定。

(二)用力肺活量(forced vital capacity, FVC)

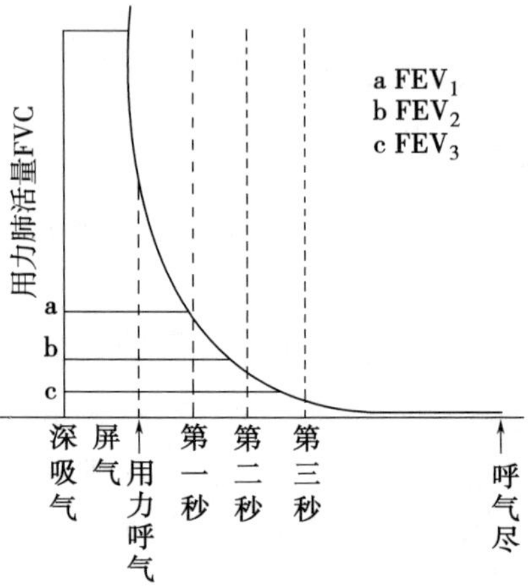

图 5-3-2 用力呼气曲线

用力肺活量是尽可能深吸气(达肺总量位)后用最大力量、最快速度所能呼出的全部气量。一秒钟用力呼气容积(forced expiratory volume in one second, FEV1.0)是指最大吸气达肺总量后,以最大力量、最快速度开始呼气,在第一秒内的呼出气量,FEV1.0 既是容积测定,也是 1 秒钟内的流量测定,常以 FEV1.0/FVC% 或 FEV1.0/VC% 表示(简称 1 秒率),因为正常人 FVC=VC。3 秒钟用力呼气容积(FEV3.0)是指最大吸气至肺总量后,3 秒钟内所呼出的全部气量(图 5-3-2)。

临床上常用 FEV1.0 及 FEV1.0/FVC% 作为判定通气功能的指标。FEV1.0 正常值男性为(3179±117)ml、女性为(2314±48)ml,FEV1.0/FVC% 无论男女均应>80%。阻塞性通气功能障碍(如慢性支气管炎、阻塞性肺气肿和支气管哮喘发作期)的患者,FEV1.0 及 FEV1.0/FVC% 均减低;限制性通气功能障碍(如肺间质纤维化、胸膜广泛肥厚粘连、胸廓与脊柱畸形等)的患者,FEVl.0/FVC% 增加。

(三)最大呼气中段流量(maximal mid-expiratory flow curve, MMEF, MMF)

最大呼气中段流量是由用力肺活量曲线计算得到的用力呼出肺活量 25%~75% 的平均流量。计算最大呼气中段流量时,在用力肺活量曲线的起止两点间,分别平行、垂直各分为四等份,取肺容量中间的 2/4 段(图 5-3-3 所示 AB 间)与其所用的呼气时间(CD 间)两者的比值。正常值男性约为(3452±1160)ml/s、女性约为(2836±946)ml/s。最大呼气中段流量主要取决于 FVC 非用力依赖部分,故能更好地反映小气道阻塞情况,最大呼气中段流量降低提示小气道阻塞。

(四) 肺泡通气量 (alveolar ventilation, VA)

肺泡通气量指安静状态下每分钟进入呼吸性细支气管及肺泡、参与气体交换的有效通气量。正常成人的潮气量约为 500ml,其中无效腔量(即不参与气体交换的部分)约占 150ml。若按呼吸频率 15 次/min 计算,成人静息通气量为 7. 5L/min,静息通气量减去无效腔量即得肺泡通气量,为 5. 25L/min。但进入肺泡中气体,若无相应肺泡毛细血管血流与之进行气体交换,也同样会产生无效腔效应,称肺泡无效腔。解剖无效腔加肺泡无效腔称生理无效腔(dead space ventilation, VD),正常情况下肺泡无效腔量极小可忽略不计,故 VA=(TV-VD)×RR。

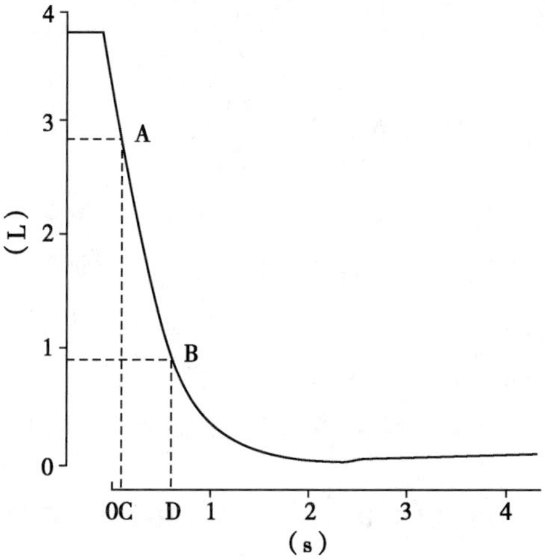

图 5-3-3 最大呼气中段流量

三、临床应用

(一) 通气功能的判定

临床上常根据 VC 或 MVV 的实测值占预计值的百分比(%)和 FEV1. 0/FVC%来判断受检者的肺功能状况以及通气功能障碍的类型。

1. 肺功能不全分级(表 5-3-1)

表 5-3-1 肺功能不全分级简表

分级	VC 或 MVV 实测值/预计值%	FEV1. 0/FVC%	分级	VC 或 MVV 实测值/预计值%	FEV1. 0/FVC%
基本正常	>80	>70	严重减退	50~21	≤40
轻度减退	80~71	70~61	呼吸衰竭	≤20	
显著减退	70~51	60~41			

2. 通气功能障碍分型(表 5-3-2)

表 5-3-2 各类通气功能障碍的判断指标

类别	FEV1. 0/FVC%	VC	RV	TLC	MVV
阻塞性通气功能障碍	↓↓	正常或↓	↑	正常或↑	↓↓
限制性通气功能障碍	正常或↑	↓↓	正常或↓	↓	正常或↓
混合性通气功能障碍	↓	↓	不定	不定	↓

注:↑表示增高;↓表示减低

(二) 阻塞性肺气肿的判定(表 5-3-3)

表 5-3-3 阻塞性肺气肿程度的判断

类型	RV/TLC (%)	平均肺泡氮浓度 (%)	类型	RV/TLC (%)	平均肺泡氮浓度 (%)
无肺气肿	≤35	2. 47	中度肺气肿	46~55	6. 15
轻度肺气肿	36~45	4. 43	重度肺气肿	≥56	8. 40

注:平均肺泡氮浓度指呼吸纯氧 7 分钟末测得的呼气末氮浓度

第二节　换气功能检查

一、气体分布的测定

临床上常采用一口气氮稀释法(单次呼吸法)检测。测定时,受检者于深呼气至残气(RV)位后吸入纯氧至肺总量(TLC)位,然后缓慢均匀地呼气至残气水平,将呼出气持续引入快速氮分析仪,连续测定呼出气中氮浓度,并描记肺泡氮浓度曲线。判定指标以呼气至750~1250ml的瞬时氮浓度差为准,正常应<1.5%。导致吸入气体分布不均的主要因素是不均匀的气流阻力和顺应性。前者如支气管痉挛、受压;后者如间质性肺炎、肺纤维化、肺气肿、肺淤血、肺水肿和胸腔积液等。

二、通气/血流比例（ventilation/perfusion，V/Q）

通气/血流比值的测定多是通过动脉血气分析项目计算相关生理学指标进行间接判断,如用Bohr公式计算无效腔比(VD/VT)、用动脉血气分析计算肺内分流(QS/QT)及肺泡-动脉氧分压差[$P(A\text{-}a)O_2$]。

临床意义:凡能影响肺顺应性、气道阻力和血管阻力的病理因素,均可使V/Q异常,而V/Q比例失调是肺部疾病产生缺氧的主要原因。临床上见于肺实质、肺血管与气道疾病,如肺炎、肺不张、急性呼吸窘迫综合征、肺栓塞、肺水肿、支气管哮喘及阻塞性肺气肿等。

三、弥散功能检测

肺泡弥散是指气体分子通过肺泡膜(肺泡-毛细血管膜)进行交换的过程,以弥散量(diffusing capacity,DL)为衡量指标。影响弥散的因素有肺泡膜的面积、厚度、膜两侧气体分压差、气体分子量、气体在介质中的溶解度、肺泡毛细血管血流以及气体与血红蛋白的结合能力等。O_2与CO_2在肺内的弥散过程不同,相同温度下,两种气体弥散的相对速率与该气体分子量平方根成反比,与气体在介质中的溶解度成正比,计算结果,CO_2的弥散速率为O_2的21倍,故临床上不存在CO_2弥散障碍,弥散障碍主要指氧的弥散障碍。

临床常用单次呼吸法测定。正常值男性18.23~38.41ml/(mmHg·min),女性20.85~23.9ml/(mmHg·min)。弥散障碍主要见于:弥散膜面积减少(如阻塞性肺气肿、气胸)、肺间质水肿、肺泡壁增厚、肺泡毛细血管纤维性变(如弥漫性肺间质纤维化、肺尘埃沉着症、结节病和肺泡癌等)及心脏病患者。

第三节　小气道功能检查

小气道是指在吸气状态下气道内径≤2mm的细支气管(相当于第6级支气管分支以下),包括全部细支气管和终末细支气管,是许多慢性阻塞性肺疾病(COPD)早期容易受累的部位。小气道功能检查对早期发现、诊断小气道病有重要意义。

一、闭合容积（closing volume，CV）

闭合容积指平静呼气至残气位时,所能继续呼出的气量。此时肺低垂部位小气道关闭时,小气道闭合时存留于肺内的气量称为闭合总量(closing capacity,CC),CC=CV+RV。测定方法有两种,即氮气法和氦气法。

氮气法:受检者取坐位,进行两次平静呼吸后,缓慢深呼气至 RV 位。嘱受检者以<0.5L/s 的速度缓慢持续吸纯氧至 TLC 位,再立即以 0.3~0.5L/s 的速度,缓慢均匀呼气达 RV 位。呼气过程中肺功能仪描绘呼气量与呼气瞬时氮浓度的关系,可得到 4 相曲线。Ⅰ相为气道与测定仪器管道内不含氮的无效腔气,氮浓度为零;Ⅱ相为无效腔与上下肺区肺泡气混合气,氮浓度上升;Ⅲ相为上下肺区同等排气,氮浓度相对稳定;Ⅳ相为下肺区小气道开始闭合,排气渐向中、上肺区推进,当中肺区排气终止,含氮较高的上肺区肺泡继续呼出时,氮浓度明显上升,第Ⅲ、Ⅳ相交点至呼气终点即闭合容积 CV(图 5-3-4)。重复测 2~3 次,每次间隔时间 5~10 分钟。

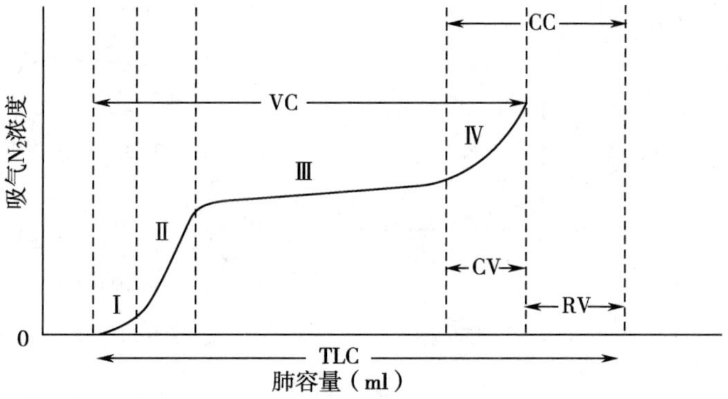

图 5-3-4 闭合气量曲线

采用氦气法检测时,先吸入定量指示气体氦 200ml,接着吸入空气达 TLC 位。之后缓慢匀速地一次呼气至 RV 位,记录方法基本同氮气法。

正常人 CV/VC%和 CC/TLC%随年龄增长呈直线上升,CV/VC%:30 岁为 13%、50 岁为 20%;CC/TLC%<45%。吸烟影响较大,戒烟半年后可明显改善。CC/FRC%如>100%则表示在静息时已有小气道阻塞。目前较多用于吸烟、大气污染及粉尘作业对小气道功能损害的研究和监测,可作为环境医学早期筛选手段。

二、最大呼气流量-容积曲线

最大呼气流量-容积曲线(maximum expiratory flow-volume curve,MEFV)的测定:正常情况下,肺脏在深吸气后到用力呼气初期,肺容积较大,此时小气道内径相对较粗,单位时间呼气流量与受试者用力程度(即胸膜腔内压大小)有关。到呼气中后期时,肺容积缩小,此时呼气流量就取决于小气道内径及其腔内压力、气道周围压力及气道内阻力等因素,而与呼气用力程度无关,流量通常逐渐降低。

测定时受试者坐位或立位,平静呼吸数次至适应后,充分深吸气到 TLC 位,然后迅速用力呼气直至 RV 位,受试者总呼气时间应达 6 秒以上,在此过程中,肺功能仪会描记出呼气流量与相应肺容积的相关曲线,曲线图中 X 轴代表肺容积、Y 轴代表最大呼气流量(V_{max})。每位受试者至少测三次,每次间隔 5~10 分钟,两次测定的用力肺活量(FVC)差值应<5%或绝对值应小于 100ml,选择其中 FVC 最大、曲线光滑、起止点清晰的一条曲线进行测算(图 5-3-5)。

临床意义:最大呼气流量-容积曲线主要用于检测小气道阻塞性病变。通常根据 50%肺活量(VC50%)和 25%肺活量(VC25%)时的呼气瞬时流量(即 V_{max50}和 V_{max25})来判断小气道有无阻塞,若两指标的实测值/预计值<70%,且 $V_{50}/V_{25}<2.5$,即可认为被检者有小气道功能障碍。此外,部分疾病的小气道阻塞有其各自的特点,流量-容积曲线也表现出相应的特征(图 5-3-6)。

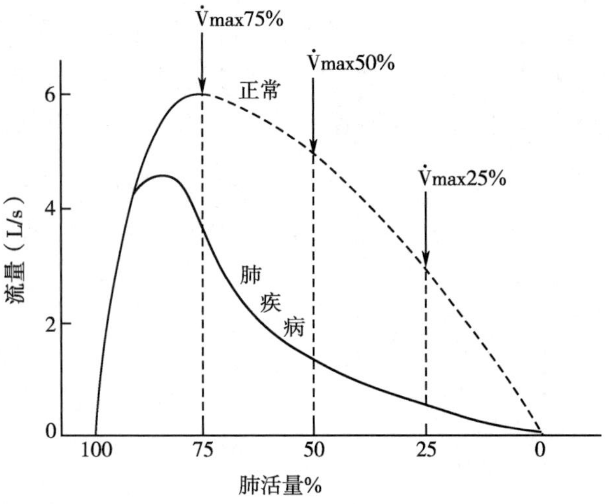

图 5-3-5 正常和阻塞性肺疾病的流量-容积曲线图

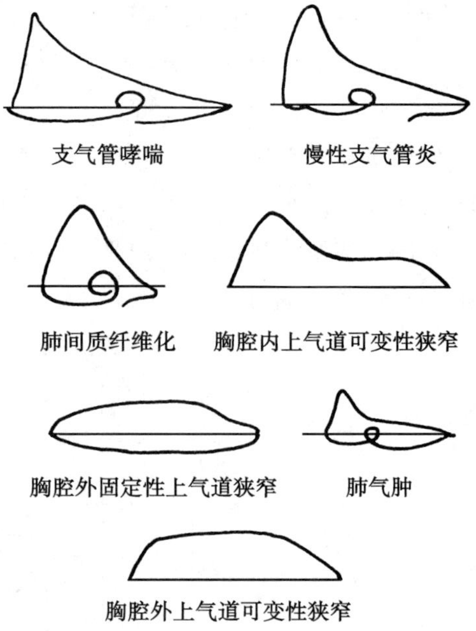

图 5-3-6 不同疾病的流量-容积曲线特点

三、低密度混合气体流量

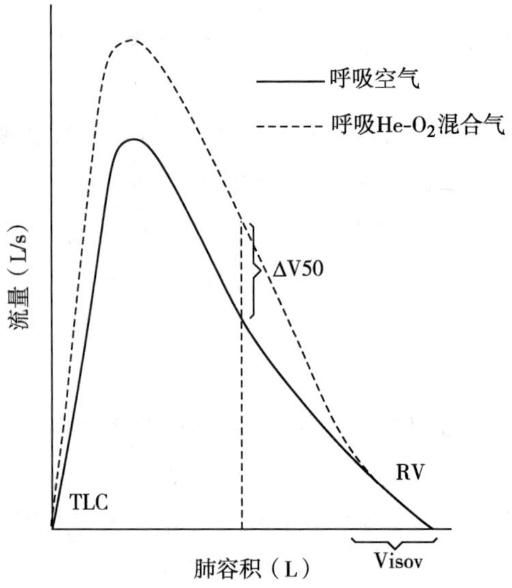

图 5-3-7 正常人 MEFVHe-O_2与 MEFV air 的比较

呼吸密度较空气低 2/3 的氦(80%)+氧(20%)混合气体($He\text{-}O_2$)所描绘的 MEFV 曲线(MEFVHe-O_2)，与呼吸空气所测绘之 MEFV(V_{max50} air)曲线进行比较，可以更敏感诊断小气道功能障碍，且有助于鉴别小气道阻塞的部位及是否具有可逆性。正常人 MEFVHe-O_2特点如图 5-3-7 所示，曲线前半部即用力依赖部分，其 He-O_2混合气的 V_{max}明显高于吸空气的相应流量。之后随肺容积降低，两线相应 V_{max}差变小，降支逐渐靠近，在接近 RV 位时两线重叠成一线。正常人 MEFVHe-O_2特点 $\Delta V_{max50} = \Delta V_{max50}(He - O_2) - V_{max50}$ airV_{max50} air × 100%(图 5-3-7)。小气道功能障碍患者，若 $\Delta V_{max50} > 20\%$提示小气道阻塞为可逆性，若 $\Delta V_{max50} < 20\%$，提示小气道病变已进入不可逆阶段。

第四节 肺顺应性

胸廓和肺组织弹性即顺应性(compliance)。顺应性指的是单位压力变化所引起的相应肺容积变化，$CL = \Delta V/\Delta P$，单位是 $\Delta L/cmH_2O$，顺应性的倒数即弹性阻力。肺顺应性分为静态肺顺应性(static lung compliance，Clst)和动态肺顺应性(dynamic lung compliance，Cldyn)两种，静态肺顺应性是指在呼吸周期中，气流暂时阻断时测得的顺应性，即肺组织的弹力。动态顺应性是指在呼吸周期中，气流未阻断时测得的肺顺应性。正常人平静呼吸时，Cldyn 接近或略小于 Clst，Cldyn/Clst>0. 75。

动态顺应性受气道阻力的影响，当动态顺应性随呼吸频率改变而变化时，称为频率依赖性肺顺应性(frequency dependence of dynamic compliance，FDC)，FDC 是最敏感的小气道功能检查指标，小气道阻塞患者，动态肺顺应性随呼吸频率增加而降低。

第五节 气道阻力

一、呼吸阻力的测定

人体呼吸过程中产生的阻力按其物理性质分为黏性阻力、弹性阻力和惯性阻力，通常所说呼吸阻力(respiratory resistance，Rrs)仅指呼吸系统的黏性阻力。正常人呼吸运动时，呼吸肌做功的1/3是用来克服非弹性阻力(黏性+惯性)，因惯性阻力非常小，平静呼吸可记为零，故非弹性阻力主要为黏性阻力。呼吸阻力的意义与肺阻力(RL)、气道阻力(Raw)相同，主要是了解气道阻塞情况。

应用呼吸阻力测定仪测试时，受检者全身肌肉放松，切忌屏气，待呼吸平稳后再进行测试、记录。正常值约2.85$cmH_2O/(L \cdot s)$，女性较男性高，儿童较成人高。

二、气道阻力的测定

气道阻力(airway resistance，Raw)是指呼吸时气体在气道内流动所产生的阻力。其大小与气道内径、气流速度及气体的黏度和密度有关。正常呼吸时，非弹性阻力消耗的能量约占呼吸总耗量的30%，其中气道阻力占非弹性阻力的80%~90%。

正常人呼吸时的气道阻力约为0.2~2.0$cmH_2O/(L \cdot s)$，平均15$cmH_2O/(L \cdot s)$。呼气阻力略大于吸气阻力。Raw增加提示受检者有气道阻塞，多见于阻塞性肺疾病的患者。

第六节 气道反应性测定

一、最大呼气流量昼夜波动率的测定

最大呼气流量(peak expiratory flow，PEF)亦称峰流速。昼夜波动率或日内变异率测定前，教会患者用微型峰流速仪于每日清晨及下午(或黄昏)测PEF，连续测一周后按以下公式计算，正常应<20%，≥20%提示气道阻塞有可逆性，对支气管哮喘有诊断意义。PEF昼夜波动率=(日内最高PEF-日内最低PEF)÷1/2(同日内最高PEF+最低PEF)×100%

二、支气管激发试验

支气管激发试验(bronchial provocation test，BPT)是测定支气管高反应性的一种方法。支气管高反应性是指气道对各种物理的、化学的和药物的刺激呈极度敏感的收缩反应。这些刺激有些是特异性的，有些是非特异性的。特异性刺激测试气道高反应性是由某种特异性原因引起的，故只诱发某些敏感患者发生支气管痉挛。而非特异性刺激是确定气道反应性是否增高和增高的程度。因此，支气管激发试验有助于哮喘的诊断、药物疗效的评价，对生理和发病机制的研究也有重要意义。

支气管激发试验的适应证有：协助支气管哮喘的诊断、观察哮喘治疗的效果、哮喘发病机制的研究及气道疾病的鉴别诊断。禁忌证有心力衰竭、呼吸衰竭、哮喘持续状态、高血压、甲状腺功能亢进及妊娠期。

测定前准备：受试者试验时哮喘症状缓解；第一秒用力呼气肺活量(FEV_1)占用力肺活量百分率($FEV_1\%$)≥70%；2周内无呼吸道感染；试验前停用抗组胺药物或色甘酸钠48小时；停用口服β_2受体激动剂、茶碱类、抗胆碱能药物和糖皮质激素24小时；停用吸入β_2受体激动剂、抗胆碱能药物或糖皮质激素的气雾剂12小时。测定前禁烟2小时；测定前安静休息15分钟。检测者对测定仪器进行定标。可选择乙酰甲胆碱、组胺、特异抗原、运动、冷空气、渗透压、阿司匹林及防腐剂等作为刺激剂，测定前应进行配制或准备。

以组胺激发试验为例，患者取坐位，口含口器，夹紧鼻夹。先作3次FVC测定，取其中最佳者作为基础值。然后依次雾化吸入如下浓度(mg/ml)的组胺：0.03、0.06、0.12、0.25、0.50、1.00、2.00、4.00、8.00、16.00。方法是平静潮气呼吸，每个浓度吸入2分钟，之后于30秒和90秒重复测定FVC，5分钟后再吸入下一个浓度，依此类推，直至最高浓度16mg/ml或FEV_1下降值≥20%对照值为止。计算方法：

变化率=(基础对照值-测定值)/基础对照值×100%

注意事项有：受试者在接受测定时病情应较稳定，FEV_1≥70%。实验室必须备有急救药物，如β_2受体激动剂的气雾剂、氧气等。测定时需有经验的临床医师在场。测定结束后，受试者气喘或咳嗽仍明显时可吸入β_2受体激动剂的气雾剂，以缓解支气管的痉挛。

三、支气管舒张试验

支气管舒张试验(bronchial dilation test, BDT)即气道阻塞的可逆性及其药物疗效的判断试验，方法是在给患者吸入沙丁胺醇0.2mg前和15~20分钟后，分别测定FEV_1(患者试验前24小时应停用支气管舒张药物)，按下列公式计算其通气改善率。

通气改善率=(用药后测得值-用药前测得值)/用药前测得值×100%

若改善率>15%为阳性：15%~24%为轻度可逆，25%~40%示中度可逆，>40%高度可逆。支气管哮喘患者改善率应达15%以上(FEV_1绝对值至少增加200ml)，而慢性阻塞性肺病患者通气改善率则不明显。

附：肺功能检查的注意事项

1. 肺活量测定应重复3~5次，数值最大的2次相比误差需小于5%，取其中最大值作为实测值。功能残气量和残气量测定用氮冲洗法时，呼吸须持续至肺内各部分所含氮气均被排空为止，正常人约7分钟内完成，慢性阻塞性肺病患者可能需20分钟或更长时间。

2. MVV测定呼吸频率应大于60次/min，在60~120次/min之间为宜，因该范围所测得的差异较小。每例受试者测定2~3次，数值最大的2次的差异须小于8%，取其中最大值作实测值。

3. FVC测定受试者吸气要充分，吸气至TLC位后迅速用力呼气时要有爆发力，用力要持续而均匀，呼气要快速而呼尽，呼气过程中避免咳嗽、关闭声门或舌堵塞管道。在重复测定的3~5次中，每2次差异不应大于5%，取FVC+FEV_1之值最大者作实测值。鼓膜穿孔者需先堵塞耳道后测定，有义齿者宜取下义齿再作测定，女性受试者在测定过程中宜适当放松胸罩。

4. 弥散功能测定受试者的FVC必须大于1L，否则不能提供足够的供测定用的肺泡气；吸入的气量必须≥90%FVC；屏气时肺容量始终保持恒定；吸气和呼气动作均匀而迅速；呼气时间控制在5秒之内，不宜过快或过慢；2次测定间隔至少4秒，误差须小于5%。

5. 支气管激发试验受试者在接受测定时病情应较稳定，FEV_1≥70%。实验室应备有急救药物，如β_2受体激动剂的气雾剂、氧气等。测定时建议有经验的临床医师在场。测定结束后，受试者气喘或咳嗽仍明显时可吸入β_2受体激动剂的气雾剂，以缓解支气管的痉挛。

6. 支气管舒张试验受试者FEV_1一般应小于正常预计值70%，结果判断通常用FEV_1，也可用FVC等其他指标，用FEV_1时，除吸药后FEV_1增加15%外，其绝对值必须增加200ml以上方可判断为阳性，因为当FEV_1基础值很低如0.5L时，吸药后为0.6L(即增加100ml)，其增加百分率即为：(0.6-0.5)/0.5=20%。舒张试验阳性同样可判断支气管反应性增高，但本试验阴性时，并不表示支气管反应性不高。如支气管哮喘，轻症者肺功能接近正常，吸入后舒张程度小；此外，吸药方法不当、患者对试验的支气管舒张剂耐受等原因也可出现假阴性，临床应结合病情具体分析。

(陈明伟)

学习小结

1. 熟悉有关概念，如肺容积、潮气容积、补呼气容积、深吸气量、肺活量、功能残气量、肺总量、最大通气量、用力肺活量、最大呼气中段流量、通气/血流比例。

2. 掌握肺功能检测的临床应用：肺功能不全分级标准，通气功能障碍分型标准，阻塞性肺气肿的判定标准，弥散功能检测、小气道功能检测、肺顺应性检测、气道反应性检测的临床意义。

复习参考题

1. 肺功能不全分级标准
2. 通气功能障碍分型标准
3. 支气管激发试验/舒张实验的临床意义。

第四章　内镜检查

04章

学习目标

掌握	各种内镜检查的用途、适应证及禁忌证。
熟悉	内镜检查的术前准备、操作方法及内镜下疾病的诊断。
了解	各种内镜检查的特点及注意事项。

第一节　概述

一、内镜发展简史

内镜是一种常用的医疗器械，由可弯曲部分、光源及一组镜头组成。经人体的天然孔道或经手术做的小切口进入人体内，使用时将内镜导入预检查的器官，可直接窥视有关部位的变化，图像质量的好坏直接影响着内镜的使用效果，也标志着内镜技术的发展水平。内镜自应用以来，经过了一个多世纪的发展，也显示了科学技术进步对医学发展的影响。医学内镜经历了从早期硬式内镜、半可曲式胃镜、纤维内镜到电子内镜和超声内镜四代变革。其中，纤维内镜问世是一个里程碑，由于纤维内镜的出现，使得体内深腔道、细小腔道直视下诊断与治疗成为可能。随着消化内镜的发展电子内镜已在临床广泛应用。

二、内镜的特点及用途

（一）内镜的特点

1. 减少内镜检查时间，快速抓拍。
2. 具有录像、储存功能，能将病变部位的图像储存起来，便于查看及连续对照观察。
3. 色泽逼真，分辨率高，图像清晰，图像经过特殊处理，可将图像放大，便于观察。
4. 采用屏幕显示图像，实现单人操作多人同时观看，便于疾病会诊、诊断、教学。

（二）内镜的用途

1. 胃肠道疾病的检查

（1）食管：慢性食管炎、食管静脉曲张、食管道孔疝、食管平滑肌瘤、食管癌及贲门癌等。

（2）胃及十二指肠：慢性胃炎、胃溃疡、胃良性肿瘤、胃癌、十二指肠溃疡、十二指肠肿瘤。

（3）小肠：小肠肿瘤、平滑肌肿瘤、肉瘤、息肉、淋巴瘤、炎症等。

（4）大肠：非特异性溃疡性结肠炎、慢性结肠炎、结肠息肉、大肠癌等。

2. 胰腺、胆道疾病的检查　胰腺癌、胆管炎、胆管癌等。

3. 腹腔镜检查　肝脏疾病、胆系疾病等。

4. 呼吸道疾病的检查　肺癌、经支气管镜的肺活检及刷检、选择性支气管造影等。

5. 泌尿道检查　膀胱炎、膀胱结合、膀胱肿瘤、肾结核、肾结石、肾肿瘤、输尿管先天性畸形、输尿管结石、输尿管肿瘤等。

（谷　秀）

第二节　上消化道内镜检查

一、适应证、禁忌证和并发症

（一）适应证

非常广泛，原则上一切食管、胃及十二指肠疾病诊断不明者，均可做此项检查。主要包括：①吞咽困难、胸骨后疼痛、烧灼、上腹部疼痛不适、饱胀、食欲减退等上消化道症状，原因不明者；②不明原因的上消化道出血。急性上消化道出血，早期检查不仅可获病因诊断，尚可同时进行镜下止血；③X线钡餐检查不能确诊或不能解释的上消化道病变，特别是黏膜病变和疑有肿瘤者；④需要随访观察的病变，如消化性溃疡病、萎缩性胃炎、胃手术后、反流性食管炎、Barrett食管等；⑤药物治疗前后对比观察或手术后随访；⑥内镜下治疗，如异物取出、镜下止血及食管静脉曲张的硬化剂注射与套扎、食管狭窄的扩张与内支架放置治疗、上消化道息肉切除、黏膜切除等。

（二）禁忌证

随着器械的改良和技术的进步，禁忌证较过去明显减少。下列情况属禁忌证：①严重心肺疾患，如严重心律失常、心力衰竭、心肌梗死急性期、严重呼吸衰竭及支气管哮喘发作期等；②休克、昏迷等危重状态；③神志不清、精神失常，不能合作者；④食管、胃与十二指肠穿孔急性期；⑤严重咽喉疾患、腐蚀性食管炎和胃炎、巨大食管憩室、主动脉瘤及严重颈胸段脊柱畸形者；⑥急性传染性肝炎或胃肠道传染病一般暂缓检查。

（三）并发症

胃镜检查比较安全，并发症少，主要有喉头痉挛、下颌关节脱臼、咽喉部损伤、腮腺肿大、贲门撕裂综合征（Mallory-Weiss综合征）等。严重者可引起心搏骤停、心肌梗死、心绞痛、食管和胃肠穿孔等。

二、上消化道疾病的内镜诊断

（一）炎症

1. 急性胃炎　通常为胃黏膜充血、水肿、出血斑及表面附有脓性分泌物。

2. 慢性胃炎　内镜有较可靠的诊断意义和价值。

（1）慢性非萎缩性胃炎：可见红斑（点状、片状或条状），黏膜粗糙不平，出血点/斑，黏膜水肿及渗出等表现。

（2）慢性萎缩性胃炎：可见黏膜红白相间以白为主，皱襞变平甚至消失，黏膜血管显露；以及黏膜呈颗粒或结节状等基本表现。

（3）特殊类型胃炎：包括化学性、放射性、淋巴细胞性、肉芽肿性、嗜酸细胞性以及其他感染性疾病。

（二）溃疡

1. 活动期　可见圆形或椭圆形凹陷，直径多在0.5~1.5cm，底部覆以白苔、血痂或血凝块，周围黏膜充血、水肿，呈堤状隆起。

2. 愈合期　溃疡缩小、变浅、表面薄白苔，边缘光滑整齐，周边水肿消失，再生上皮明显呈红色栅状，溃疡边缘可见黏膜皱襞向中央集中。

3. 瘢痕期　溃疡消失，为再生上皮覆盖，黏膜发红，呈栅状、向心性放射状排列。

（三）肿瘤

1. 早期胃癌　镜下诊断困难，常表现为胃小凹隆起，凹陷或皱襞。

2. 进展期胃癌　常分四型，即 Borrmann Ⅰ型：肿块型或隆起型；Borrmann Ⅱ型：溃疡型；Borrmann Ⅲ型：浸润溃疡型；Borrmann Ⅳ型：弥漫浸润型。溃疡型癌主要发生在胃窦，一般较良性溃疡大而不规则，周边不整齐，底部不平，触之质硬，黏膜脆易出血。浸润型癌，溃疡可有可无，而胃壁变得僵硬、增厚、扩张受限，缺乏蠕动，形成皮革胃，易被漏诊，应仔细观察，多取活检，行病理检查确诊。

（梅武轩）

第三节　下消化道内镜检查

下消化道内镜检查包括乙状结肠镜、结肠镜和小肠镜检查，以结肠镜应用较多，可达回盲部甚至末端回肠，在此仅介绍结肠镜检查。

一、适应证、禁忌证和并发症

（一）适应证

①不明原因的便血、大便习惯改变，或有腹痛、腹块、消瘦、贫血等征象，怀疑有结肠、直肠及末端回肠病变者；②钡剂灌肠或乙状结肠镜检查结肠有狭窄、溃疡、息肉、癌肿和憩室等病变，需进一步确诊者；③转移性腺癌、CEA、CA199 等肿瘤标志物升高，需寻找原发病灶者；④炎症性肠病的诊断与随诊；⑤结肠癌术前确诊，术后随访，息肉摘除术后随访；⑥行镜下止血、息肉切除、整复肠套叠、肠扭转、扩张肠狭窄及放置支架解除肠梗阻等治疗。

（二）禁忌证

①肛门、直肠严重狭窄；②急性重度结肠炎，如急性细菌性痢疾、急性重度溃疡性结肠炎及憩室炎等；③急性弥漫性腹膜炎、腹腔脏器穿孔、多次腹腔手术、腹内广泛粘连及大量腹水者；④妊娠期妇女；⑤严重心肺功能衰竭、精神失常及昏迷患者。

（三）并发症

主要有肠穿孔、肠出血、肠系膜裂伤及心脑血管意外等。另需注意口服 20% 甘露醇肠道准备后行高频电凝时可引起肠道气体爆炸。

二、下消化道疾病的内镜诊断

（一）炎症及溃疡

结肠黏膜炎症由多种原因引起，包括寄生虫、阿米巴、结核、溃疡性结肠炎（ulcerativecolitis，UC）、克罗恩病（Crohn disease，CD）、缺血性肠炎及放射性肠炎等。

1. 肠结核　多见于回盲部，镜下可见环状分布的溃疡或淋巴组织增生引起的假息肉隆起，大小不等的结核结节或肿块凸入肠腔，表面高低不平，可使结肠变形。

2. 溃疡性结肠炎　镜下见黏膜广泛充血、水肿、糜烂或表浅溃疡，表面有脓苔和渗出物，形态多样，并伴炎性息肉形成。

3. 克罗恩病　镜下可见跳跃式分布的纵形或匍行性深溃疡，附近常有多发大小不等的炎性息肉，周围黏膜正常或鹅卵石样增生，肠壁明显增厚，结肠袋消失，可有长段肠腔狭窄。

（二）良性肿瘤

结肠良性肿瘤以腺瘤、息肉多见。息肉表面光滑或糜烂出血，有蒂、亚蒂或无蒂，单发或多发，大小不一，大于 1cm 的易恶变。

（三）恶性肿瘤

结肠恶性肿瘤主要是结肠癌，近年来有增多之势，好发于直肠、乙状结肠，大多呈隆起型，即息肉样癌，可有蒂、无蒂和亚蒂，表面发红，凹凸不平，多有糜烂或溃疡。最近随着放大内镜、染色内镜的开展，越来越多的凹陷型和侧向发育型早期癌被发现，所以结肠镜检查是诊断和随访结肠癌的主要手段。

（梅武轩）

第四节　纤维支气管镜检查

自 1897 年支气管镜开始应用于临床，其发展经历了硬质支气管镜、纤维支气管镜到现在的电子支气管镜。该技术的日臻成熟，特别是逐渐兴起的经支气管镜介入治疗，为呼吸道疾病的临床诊治做出了巨大贡献。

目前应用较多的是可弯曲的光导纤维支气管镜（简称纤支镜）和电子支气管镜。常用的是外径为 6mm 的内镜，不仅可以镜下观察局部病变，还可以用组织钳钳夹组织进行病理检查，提高诊断水平。除诊断作用外，经气管镜进行局部止血、局部喷药；经气管镜微波、氩气等物理治疗；经气管镜放钛合金支架等也为临床多用。

一、常规支气管镜检查

（一）常规气管镜检查或治疗的适应证

1. 检查适应证

（1）原因不明的咯血或痰中带血。

（2）用一般呼吸道疾病难以解释的原因不明的咳嗽；或原有咳嗽发生了质的变化，特别是中老年人。

（3）局限性肺气肿、局限性干性啰音或哮鸣音，以及阻塞性肺炎或肺不张等支气管阻塞。

（4）临床表现或 X 线检查异常并疑为肺癌者。

（5）痰细胞学检查阳性，肺内未找到病变者（隐性肺癌）。

（6）原因不明的喉返神经麻痹（声音嘶哑）或膈神经麻痹者（膈肌升高和矛盾运动）。

（7）支气管、肺部疾病诊断困难，需经支气管内镜检查，做支气管肺活检，刷检或冲洗等，进行细胞学及细菌学检查者。

（8）痰中找到结核分枝杆菌而无其他临床证据或肺结核并发肺癌者。

（9）胸部外伤，怀疑有支气管损伤。

（10）协助选择性支气管造影。

2. 治疗适应证

（1）通过负压吸引、灌洗和其他装置从气管支气管内清除过多的分泌物、脓痰及血块。

（2）钳取异物。

（3）经支气管镜引导，对插管困难者进行插管。

（4）对内科治疗无效的咯血做局部止血治疗。

（5）对肺癌患者进行局部放疗或局部化疗。

（6）气管支气管胸膜瘘的修补治疗。

（7）气道内激光、微波、高频电等局部治疗。

（8）气道内支架植入治疗支气管狭窄。

（二）常规气管镜检查或治疗的禁忌证

1. 患者不合作或拒绝检查。

2. 极度衰弱不能耐受检查或严重心肺疾病及严重心肺功能不全。

3. 不能纠正的出血倾向及活动性大咯血。

4. 对麻醉药过敏者。

5. 疑有主动脉瘤。

6. 急性上呼吸道感染或气道狭窄严重者。

7. 严重的上腔静脉综合征。

（三）术前准备

1. 被检者血压、血常规、凝血功能、胸片、心电图检查。

2. 与患者及其家属谈话，告知其检查的必要性、检查前后的注意事项，并进行术前同意书签字。

3. 术前4小时禁食，检查开始前排空大小便。术前半小时肌内注射阿托品0.5mg，根据情况使用镇静剂，如肌内注射地西泮10mg。

4. 盐酸丁卡因凝胶5g含5~10分钟，同时用2%利多卡因溶液喷雾鼻腔作局部麻醉，每2~3分钟一次，共3~5次，总量控制在300mg以内（气管镜行进中还需使用）。

5. 一般采取经鼻插管，气管镜涂抹盐酸丁卡因凝胶或液体石蜡，于选好的鼻腔挤入盐酸丁卡因凝胶2~3滴，如遇两侧鼻腔均有病变或狭窄不便插管，可经口插管。酌情给予吸氧。

（四）操作过程

1. 患者取仰卧位，肩部抬高，以利拉直气管，不能平卧者也可坐位。术者左手握气管镜操纵部，右手控制其徐徐插入鼻腔。沿鼻前庭、中鼻道、咽后壁滑入喉部，观察到会厌与声门及声带活动情况。

2. 声门开放时，将气管镜迅速送入气管。在直视下边向前推进边观察气管内膜，直达隆突（此时需局部给予2%利多卡因，以减轻刺激性呛咳），观察隆突形态是否锐利、有无偏移和活动情况。

3. 看清左右主支气管开口后，将镜插入一侧主支气管，通常先观察健侧，后观察患侧。依次检查右侧上、中、下叶支气管及其段支气管，特别注意右肺中叶综合征的常见病变部位中间段的变化；左侧支气管比较细，因为舌叶开口比较狭窄，分泌物不易排出，是炎症的好发部位，检查尤其要注意。

4. 检查应注意

（1）支气管黏膜的颜色、表面附着物，有无充血、出血、水肿与渗出、糜烂与溃疡、增生、结节或新生物。

（2）各气管间嵴是否增宽，管腔有否受压，有无狭窄与阻塞及阻塞的性质等。对直视下看到的病变，应先照相，再钳检取材，最后用毛刷刷取涂片，或用10ml灭菌生理盐水注入病变部位进行灌洗。如果需要做细菌等生物学检查，则必须使用无菌毛刷取材。

（五）术后处理

1. 术后2~4小时禁食水，以免引起呛咳。

2. 由于钳检损伤黏膜，可能出现短时痰中带血或血痰，必要时用止血剂。

3. 镜检可能造成黏膜损伤，特别是进行活检后，术后24~48小时注意观察患者体温、肺部啰音，对有肺部感染征象者，可视情况给予抗菌药物。

（六）并发症及其处理

1. 过敏反应　丁卡因发生率比较高，其严重反应有喉痉挛、抽搐、呼吸抑制，甚至心搏骤停。术前要了解药物过敏史，出现紧急情况可行气管插管，心肺复苏。

2. 低氧血症　约有80%的患者有PaO_2下降，下降幅度10mmHg左右。操作时间越长，下降幅度越大。

对有心、肺慢性疾病的患者,应在吸氧下操作。

3. 咯血往往出现在活检后。术中一旦出现局部较多量出血,除立即吸引外,可喷洒 1∶1000~1∶2000 的去甲肾上腺素,但不宜过多,以防局部黏膜缺血坏死及血压升高等心血管情况。

4. 气胸主要由肺活检所引起,发生率约 1%~6%。少于 20%者可自行吸收,气体较多影响呼吸循环功能时需要闭式引流。

5. 术后发热约占 6%左右,一般发热无需特殊处理,若有肺部感染则适当使用抗菌药物。

二、支气管肺泡灌洗

支气管肺泡灌洗(bronchoalveolar lavage,BAL)是将支气管镜嵌入到肺段或亚段支气管水平,反复以无菌生理盐水灌洗、回收的一项技术,对回收液(BALF)进行细胞学、生物化学、酶学和免疫学等一系列检测和分析,是研究肺部疾病的病因、发病机制、诊断、评价疗效和判断预后的一种手段。依灌洗范围和应用的不同,将 BAL 方法分为两种:全肺灌洗和肺局部灌洗。前者主要用于肺泡蛋白沉着症、严重哮喘发作、肺尘埃沉着症、肺泡微石症的治疗;后者主要用于弥漫性肺间质肺纤维化、石棉沉着病、结节病、肺泡细胞癌等的诊断和疗效的判定,还可以对局部严重感染部位反复灌洗和注药治疗。

(一)支气管肺泡灌洗适应证

1. 肺部肿瘤的细胞学诊断。

2. 肺部感染性疾病的微生物学诊断。

3. 间质性肺疾病、肺泡蛋白沉着症的细胞学、生化、免疫和分子生物学检查。

4. 局部严重感染(如支气管扩张、肺炎)的治疗。

(二)支气管肺泡灌洗禁忌证

心肺功能不全,活动性出血及活动性肺结核未经治疗者是绝对禁忌证。由于支气管肺泡灌洗术检查所用时间较支气管镜长,对患者的干扰大,因此更应注意患者体质情况。

(三)术前准备

同纤维支气管镜检查术前准备,常规在纤支镜气道检查后,于活检、刷检前做支气管肺泡灌洗。局部麻醉剂为 2%利多卡因。

(四)支气管肺泡灌洗的方法

1. 全肺灌洗　在手术室全麻下进行。先经支气管镜引导下 Carlen 双腔管,吸纯氧 10~15 分钟后,以 150cmH_2O 压力,滴入 37℃灭菌生理盐水 500~1000ml,然后吸出回收,回收率应大于 60%。反复灌洗,直至洗出液完全清亮,总量一般在 3~10L,特殊需要可达 18L。先灌洗一侧,隔 2~3 天再灌另一侧。全肺灌洗技术操作较复杂,有一定风险。

2. 肺局部灌洗　弥漫性间质性肺疾病选择右肺中叶或左肺舌段,局限性肺病变则在相应支气管肺段进行支气管肺泡灌洗。

(1) 用 2%利多卡因 1~2ml 对需要灌洗部位局麻。

(2) 将支气管镜顶端紧密楔入相应开口处,快速注入 37℃灭菌生理盐水,每次 25~50ml,反复灌洗,总量一般为 100~250ml,不超过 300ml。

(3) 立即用 80mmHg 左右负压吸引回收灌洗液,回收率要求大于 40%。

(4) 将回收液体立即用双层无菌纱布过滤除去黏液,装入硅塑瓶或涂硅灭菌玻璃容器中(减少细胞黏附),记录总量,置于含有冰块的保温瓶中立即送检。

(5) 灌洗液中红细胞<10%、上皮细胞<3%,存活细胞>95%,涂片见细胞形态完整、分布均匀,为合格标本。

（五）支气管肺泡灌洗液回收成分

1. 细胞成分　正常人细胞总数(5~10)×10^6/ml；分类为：肺泡巨噬细胞 0.85、淋巴细胞<0.12、中性粒细胞<0.02、嗜酸性粒细胞<0.01；淋巴细胞中 T 细胞约占 2/3，T 细胞亚群中 CD4/CD8<1.7。

2. 液体成分　白蛋白、球蛋白(IgG、IgM、IgA、IgE、α_2-巨球蛋白)、补体、癌胚抗原(CEA)、纤维连接蛋白(FN)、Ⅲ型前胶原(PC-Ⅲ)、透明质酸(HA)、酶(α-抗胰蛋白酶、胶原酶、弹性蛋白酶、血管紧张素转换酶)和细胞因子[(白介素(IL)-1、IL-6、肿瘤坏死因子(TNF)-α、中性粒细胞趋化因子(NCF)、转化生长因子(TGF)-β、成纤维细胞生长因子(FGFs)]等。

（六）支气管肺泡灌洗的注意事项

1. 操作过程中密切观察患者的心电和血氧饱和度，并持续吸氧。

2. 用于做支气管肺泡灌洗的气管镜外径应 6.0mm 左右，以便紧密楔入支气管管口，防止大气道分泌物混入和灌洗液外溢，保证支气管肺泡灌洗液回收量。

3. 灌洗过程中必须充分抑制咳嗽反射，否则易引起支气管壁黏膜损伤，造成灌洗液的混血，影响回收量。

4. BALF 中可溶性成分检测受诸多检测因素影响，如灌注量和回收量、肺泡上皮通透性等，故检测结果仍存在差异，务必结合临床实际进行分析。

（谷　秀）

学习小结

1. 内镜检查是一项新兴的检查手段，更好地掌握各种内镜的适应证，可以更好地提高各项诊疗技术。

2. 不同的疾病有各种不同的内镜检查手段。

复习参考题

1. 上消化道内镜检查的适应证、禁忌证和并发症有哪些?

2. 下消化道内镜检查的适应证、禁忌证和并发症有哪些?

3. 慢性胃炎、消化性溃疡、溃疡性结肠炎的内镜特点。

4. 纤维支气管镜检查的适应证和禁忌证。

5. 肺泡灌洗术的注意事项。

第六篇　病历与诊断方法

第一章　病历

学习目标

掌握	病历书写种类、书写格式及内容，特别是住院病历。
熟悉	病历书写的基本要求与注意事项。
了解	病历的重要意义。

病历是指医务人员在医疗活动过程中形成的文字、符号、图表、影像、切片等资料的总和，包括门(急)诊病历和住院病历。病历书写是指医务人员通过问诊、查体、辅助检查、诊断、治疗、护理等医疗活动中获取有关资料，并进行归纳、分析、整理形成的医疗活动记录的行为。

第一节　病历的重要意义

病历是诊治疾病的原始记录。既是医院管理、医疗质量和业务水平的反映，也是临床教学、科研和信息管理的基本资料。病历是临床医师进行正确诊断、治疗抉择和制定预防措施的科学依据。医学生可以通过病历书写的学习和训练，锻炼采集病史的技巧和方法，掌握疾病的诊断步骤，因此，书写完整而规范的病历是每个医学生必须掌握的基本功。病历是具有法律效力的医疗文件，是涉及医疗纠纷和诉讼的重要依据，也是医疗保险赔付参考的主要依据。

第二节　病历的种类、书写格式及内容

一、门(急)诊病历

门(急)诊病历是由门(急)诊医生接诊就诊患者时所书写的病历。门诊手册封面内容包括患者姓名、性别、年龄、工作单位或住址以及药物过敏史等项目。门(急)诊病历记录分为初诊病历记录和复诊病历记录。内容包括就诊时间、科别、主诉、现病史、既往史、查体、检查项目及结果、初步诊断、治疗意见和医生签

名等。急诊病历书写就诊时间应当具体到分钟。临床诊断可在初次或再次就诊时明确,若初次诊断不明确,可作出症状诊断,并列举1~2个高度可疑的疾病诊断。

复诊的门(急)诊病历是患者再次就诊时门(急)诊医生的再次记录。是初诊病历的延续,重点记录初诊后治疗效果和病情变化,包括体征变化、需要补充的实验室检查及各项检查结果的变化,无论是初诊还是复诊的门(急)诊病历,都必须书写及时,接诊医生在病历右下角签全名。门(急)抢救无效的死亡患者,应在门(急)诊病历上记录死亡时间、死亡诊断和死亡的原因。

二、住院病历

住院病历内容包括住院病案首页、入院记录、病程记录、辅助检查报告单、医学影像检查资料、病理资料、手术同意书、麻醉同意书、病危(重)通知书、特殊检查(特殊治疗)同意书、输血治疗知情同意书、医嘱单、体温单等。

(一)入院记录的书写内容和格式

入院记录是指患者入院后,接诊医师通过问诊、查体、以及辅助检查等获得临床资料,经过归纳分析书写而成的记录。包括入院记录、24小时内的入院死亡记录、再次或多次入院记录、24小时内入出院记录。入院记录、再次或多次入院记录应当于患者入院后24小时内完成;24小时内入出院记录应当于患者出院后24小时内完成,24小时内入院死亡记录应当于患者死亡后24小时内完成。

入院记录的内容包括:

【病史】

1. 一般项目　包括:姓名、性别、年龄、婚姻、民族、职业、籍贯、现住址、入院日期、记录日期、病史叙述者及可靠程度。

2. 主诉　是患者本次入院最主要的症状(或体征)及持续时间。主诉要简明精炼,一般在1~2句,20个字左右。

3. 现病史　是指患者本次疾病的发生、发展、演变、诊疗等方面的详细情况,按时间顺序书写。现病史是住院病历书写的重点内容,应结合问诊内容,经整理分析后,围绕主诉进行描写,主要内容包括:发病情况、主要症状特点及其发展变化情况、伴随症状(包含与鉴别诊断有关的阳性或阴性症状)、发病后诊疗经过、发病以来一般情况(包括发病后精神状态、睡眠、食欲、大小便、体重变化等)。

4. 既往史　是指患者过去的健康和疾病情况。内容包括:既往一般健康状况、疾病史、传染病史、预防接种史、手术外伤史、输血史、食物或药物过敏史等。

5. 系统回顾　呼吸系统、循环系统、消化系统、泌尿系统、生殖系统、造血系统、代谢与遗传、内分泌系统、神经精神系统、肌肉骨骼系统情况。

6. 个人史　记录出生地及长期居留地,生活习惯及有无烟、酒、药物等嗜好,职业与工作条件及有无工业毒物、粉尘、放射性物质接触史,有无冶游史。

7. 婚姻史　记录婚姻状况、结婚年龄、配偶健康情况、子女状况、性生活情况等。

8. 月经史、生育史　月经史应记录初潮年龄、行经期天数、间隔天数、末次月经时间或闭经年龄,并记录月经量、颜色,有无痛经、白带等情况。生育史应按下列顺序写明:足月分娩数-早产数-流产或人工流产数-存活数,有无死产、剖宫产及产褥热史,并记录计划生育措施。月经记录格式如下:

$$\text{初潮年龄}\frac{\text{行经期天数(天)}}{\text{月经周期(天)}}\text{末次月经时间(或绝经年龄)}$$

9. 家族史　父母、兄弟及姐妹的健康情况和年龄,必要时询问祖父母、外祖父母健康情况。如已死亡,记录死亡原因及年龄。有无与遗传有关的疾病。

【体格检查】

1. 生命体征　体温、脉搏、呼吸、血压。

2. 一般状况　发育（正常或异常），营养（良好、中等、不良、肥胖），身高，体重，体位（自主体位、被动体位、强迫体位），面容与表情（急、慢性病容或特殊病容，表情痛苦、烦躁、焦虑、恐惧或安静），神志（清醒、模糊、嗜睡、昏睡、昏迷或谵妄），步态，能否配合医师检查。

3. 皮肤、黏膜　颜色（红润、充血、苍白、发绀、黄染或色素沉着），湿度，弹性。有无水肿、出血、皮疹、皮下结节或肿块、蜘蛛痣、溃疡及瘢痕。有时明确记录部位、大小及形态。

4. 淋巴结　浅表淋巴结有无肿大，肿大者应描述其部位、大小、数目、硬度、移动度，压痛以及有无粘连、瘘管、瘢痕及压痛等。

5. 头部及其器官

（1）头颅：大小，形状。有无肿块、压痛、头皮瘢痕。头发（疏密、色泽、分布）。

（2）眼：眉毛（脱落、稀疏）、睫毛（倒睫）、眼睑（水肿、下垂、内外翻、运动），眼球（凸出、凹陷、震颤、斜视、运动、压力），结膜（充血、水肿、苍白、出血或滤泡），巩膜（黄染）、角膜（反射、色素环、云翳、白斑、软化、混浊、溃疡及瘢痕），瞳孔（大小、形态、对称、对光反射、调节反射与集合反射）。必要时可查视力、视野和眼底。

（3）耳：外形，听力。有无外耳道分泌物、乳突压痛。

（4）鼻：有无畸形。鼻翼有无煽动，鼻腔有无阻塞、分泌物、出血，鼻中隔有无偏曲，鼻窦有无压痛。

（5）口腔：气味，唇（畸形、色泽、疱疹、皲裂、溃疡、色素沉着），牙（龋齿、缺齿、义齿、残根），牙龈（色泽、肿胀、溃疡、溢脓、出血、铅线），舌（形态、舌苔、运动、溃疡、震颤、偏斜），颊黏膜（出疹、充血、出血点、溃疡），咽（色泽、分泌物、反射、腭垂大小与位置），喉（发音清晰或喘鸣、嘶哑、失音），扁桃体（大小、充血、分泌物、脓栓、假膜）。

6. 颈部　对称性。有无强直、颈静脉怒张、肝颈静脉回流征、颈动脉异常搏动。气管位置，甲状腺（大小、形状、硬度、压痛、结节、杂音、震颤）。

7. 胸部　胸廓（对称、畸形、压痛、局部隆起、凹陷），呼吸（频率、节律、深度）。有无异常搏动、静脉曲张、皮下气肿。乳房（皮肤、乳头、包块或压痛）。

（1）肺：①视诊：呼吸运动（两侧对比），呼吸类型，有无肋间增宽或变窄；②触诊：有无语颤增强或减弱（两侧对比）、胸膜摩擦感、皮下捻发感；③叩诊：叩诊音（清音、浊音、实音、过清音或鼓音及部位），肺上界，肺下界，肺下界移动度；④听诊：呼吸音（性质、强弱、异常呼吸音及部位），有无干、湿性啰音、胸膜摩擦音和语音传导异常。

（2）心：①视诊：有无心前区隆起，心尖搏动的位置、范围、强度；②触诊：心尖搏动的性质、位置及强度，有无震颤（部位、期间），有无心包摩擦感；③叩诊：心脏左、右浊音界，用各肋间距前正中线的距离表示，并注明锁骨中线到前正中线的距离（cm）；④听诊：心率，心律，心音强弱，P_2与A_2强度的比较，分裂、额外心音、奔马律，杂音（部位、性质、期间、强度、传导方向），心包摩擦音。

（3）血管检查：①桡动脉：脉率，节律（是否规整、脉搏短绌），强度（两侧对比），动脉壁的性质，紧张度。有无水冲脉、交替脉、重搏脉、奇脉；②周围血管征：有无毛细血管搏动征，枪击音，动脉异常搏动。

8. 腹部　①视诊：外形（平坦、膨隆、凹陷），局部隆起（器官或包块），胃肠蠕动波，呼吸运动。有无皮疹、色素、条纹、瘢痕、疝、静脉曲张（血流方向）。②腹围测量（有腹水或腹部包块时进行）。③触诊：腹肌紧张度，有无压痛、反跳痛、液波震颤感、包块（部位、大小、形态、硬度、压痛、搏动、移动度）；肝脏（大小、质地、表面、边缘、有无压痛）；胆囊（大小、形态、有无压痛、Murphy征）；脾脏（大小、硬度、表面、边缘、有无压痛），巨脾用三线法标记；肾脏（是否触及，大小、形状、硬度、移动度、压痛点）；膀胱是否膨胀；输尿管压痛点。④叩诊：高度鼓音、肝浊音界（缩小、消失）、肝区叩击痛、移动性浊音、肾区叩击痛。⑤听诊：肠鸣音（正常、增强、减弱、消失、金属音），有无气过水声、振水音、血管杂音。

9. 肛门及直肠　有无痔、肛裂、脱肛、肛瘘。直肠指诊（有无狭窄、括约肌紧张度、包块、触痛，前列腺肿大、硬度、压痛、指套血染）。

10. 外生殖器　根据病情需要，做相应检查。①男性：有无畸形，包皮（过长、狭窄）、阴囊、睾丸、附睾（大小、硬度、压痛）、精索、鞘膜积液。②女性：外生殖器（阴毛、大小阴唇、阴蒂、阴阜）、内生殖器（阴道、子宫、输卵管、卵巢），必要时请妇科检查，男医师检查时必须有女医务人员陪同。

11. 脊柱　运动度，有无畸形（侧凸、前凸、后凸等），有无压痛及叩痛。

12. 四肢与关节　动脉搏动（足背、腘窝）、静脉曲张，关节（活动度、红肿、疼痛、压痛、积液、脱臼、强直、畸形）、杵状指（趾）、骨折、骨擦音、水肿、肌肉萎缩、肢体瘫痪或肌张力增强。

13. 神经反射　①生理反射：膝腱反射、跟腱反射、肱二头肌腱反射、肱三头肌腱反射、腹壁反射、提睾反射等；②病理反射：Babinski 征、Oppenheim 征、Gordon 征、Chaddock 征、Hoffmann 征。③脑膜刺激征：颈项强直、Kernig 征、Brudzinski 征。必要时做运动、感觉及神经系统其他检查。

14. 专科情况　主要记录与本专科有关的特殊体征，但不必重复上述体格检查中的相应项目。

【辅助检查】

包括患者入院前所做的与本病相关的实验室检查结果、器械检查结果（影像、心电图、超声、放射性核素、各种腔镜检查、血管造影、肺功能等）。如系外院所作检查，应注明该院名称、检查日期及相应结果。

【病历摘要】

将病史、体格检查、实验室及其他检查资料的摘要综合，简明扼要，高度概述病史要点，体格检查，重点突出阳性发现和重要阴性资料，以提供诊断或鉴别诊断的依据。字数不超过 300 字为宜。

【初步诊断】

诊断名称应符合 ICD-10 的标准，主病在前，次病在后，顺序排列。对暂时难以确诊的疾病，可在病名后加“？”。

【医师签名或盖章】

在初步诊断的右下角签署书写者全名，字迹应清晰可认。上级医生审核签名在署名医生左侧，并以斜线相隔。

（二）再次或多次入院记录

入院记录由接诊医师撰写，其内容、一般与住院病历相同，要求医师于患者入院后 24 小时内完成。其主诉、现病史与住院病历相同，其他病史（如既往史、个人史、月经生育史、家族史）和体格检查可扼要记录，免去系统回顾及病历摘要等内容。

（三）24 小时内入、出院记录或 24 小时内入院死亡记录

入院至出院（死亡）不足 24 小时者，可以书写 24 小时内入、出院（入院死亡）记录。内容包括：姓名、性别、年龄、婚姻、出生地、民族、职业、工作单位、住址、病史提供者（需要标明与患者的关系）、入院日期、记录日期、主诉、入院情况、入院诊断。从入院诊断之后，记录内容有所不同，24 小时内入、出院记录包含诊疗经过、出院时间、出院情况、出院诊断、出院医嘱、医师的签名等。24 小时内入院死亡记录包含抢救经过、死亡时间、死亡原因、死亡诊断、医师的签名等。

（四）病程记录

病程记录是指继入院记录之后，经治医师对患者的病情及诊疗经过按时间的顺序进行连续的记录。其内容包括患者病情变化的过程、重要的辅助检查结果及其临床意义、所采取的诊疗方案及其效果、上级医师的查房意见、医嘱的更改及其理由、相关科室的会诊意见、向患者及其亲属告知的重要事项等。病程记录要求真实、客观、及时、准确、全面，注重分析并合理判断，阶段性总结及下一步的计划。注意重点突出，条理清晰、前后连贯、组织严谨。病程记录的质量直接反映出经治医师的医疗水平，甚至反映出全院的

诊疗水平。

1. 首次病程记录　是指患者入院后由经治医师或值班医师书写的第一次病程记录,应当在患者入院8小时内完成。内容包括:患者姓名、性别、年龄、主诉、简要的现病史、阳性体征、重要的及具有鉴别意义的阴性体征及辅助检查结果;初步诊断及诊断依据,诊断不明的写出鉴别诊断并进行分析;制订诊疗计划需提出具体的检查及治疗措施安排等。

2. 日常病程记录　是指对患者住院期间诊疗过程的经常性、连续性记录。由经治医师书写,也可以由实习医务人员或试用期医务人员书写,但应有经治医师签名。书写日常病程记录时,首先标明记录时间,另起一行记录具体内容。对病危患者应当根据病情变化随时书写病程记录,每天至少1次,记录时间应当具体到分钟。对病重患者,至少2天记录一次病程记录。对病情稳定的患者,至少3天记录一次病程记录。

3. 上级医师查房记录　是指上级医师查房时对患者病情、诊断、鉴别诊断、当前治疗措施疗效的分析、对该病诊断治疗的国内外最新进展及下一步诊疗意见等的记录。三级查房(主任医师/副主任医师、主治医师、住院医师)记录,是国家卫生行政管理部门规定的所有医院病程记录中的必有项目。是病程记录中的重要内容,代表上级医生及本院的医疗水平。住院医生应在查房后及时完成。

要注意:①主治医师首次查房记录应当于患者入院48小时内完成。内容包括查房医师的姓名、专业技术职务、补充的病史和体征、诊断依据与鉴别诊断的分析及诊疗计划等。主治医师日常查房记录间隔时间视病情和诊疗情况确定,主要是对病情的分析和诊疗意见等。②科主任或具有副主任医师以上专业技术职务任职资格医师查房的记录,内容包括查房医师的姓名、专业技术职务、对病情的分析和诊疗意见等。③对疑难、危重抢救病例必须及时有科主任或具有副主任医师以上专业技术任职资格医师查房的记录。

4. 疑难病例讨论记录　是指由科主任或具有副主任医师以上专业技术任职资格的医师主持、召集有关医务人员对确诊困难或疗效不确切病例讨论的记录。内容包括讨论日期、主持人、参加人员姓名及专业技术职务、具体讨论意见及主持人小结意见等。

5. 交、接班记录　是指患者的经治医师发生变更之际,交班医师和接班医师分别对患者病情及诊疗情况进行简要总结的记录。交班记录紧接病程记录书写,接班记录紧接交班记录书写,不另立专页。交班记录应当在交班前由交班医师书写完成,接班记录应当由接班医师于接班后完成。交(接)班记录的内容包括:入院日期、交班或接班日期、患者姓名、性别、年龄、主诉、入院情况、入院诊断、诊疗经过、目前情况、目前诊断、交班注意事项或接班诊疗计划、医师签名等。接班记录是接班医师接班后对所接患者病情的总结性记录。接班记录应在复习病历及有关资料的基础上,再重点询问患者入院后治疗效果和相关体格检查,总结撰写而成,力求简明扼要,避免过多重复。着重书写今后治疗的具体计划和注意事项。

6. 转出(入)科记录　是指患者住院期间需要转科时,经转入科室医师会诊并同意接收后,由转出科室和转入科室医师分别书写的记录。转出记录由转出科室医师在患者转出前书写完成(紧急情况除外),转入记录由转入科室医师于患者转入后完成。内容包括:入院日期、转出或转入日期,转出、转入科室,患者姓名、性别、年龄、主诉、入院情况、入院诊断、诊疗经过、目前情况、目前诊断、转科目的及注意事项或转入诊疗计划、医师签名等。

7. 阶段小结　是指患者住院时间超过一个月者,由经治医师每月所作病情及诊疗情况的总结。阶段小结内容包括:入院日期、小结日期,患者姓名、性别、年龄、主诉、入院情况、入院诊断、诊疗经过、目前情况、目前诊断、诊疗计划、医师签名等。交(接)班记录、转科记录可代替阶段小结。

8. 抢救记录　患者病情危重时,整个抢救过程必须书写记录,由参加抢救的医师于抢救结束后6小时内据实补记。内容包括患者病情开始变化的时间及情况、抢救经过(包括治疗措施、用药后反应、上级医师指示、相关科室会诊意见等)、抢救结果、注明抢救结束时间(时间应当具体到分钟)、参加抢救的医务人员姓名及职称。

9. 有创诊疗操作记录　是指在临床诊疗活动过程中进行的各种诊断、治疗性操作(如胸腔穿刺、腹腔穿刺等)的记录。应当在操作完成后即刻书写。内容包括操作名称、操作时间、操作步骤、结果及患者一般情况,记录操作过程是否顺利、有无不良反应,术后注意事项及是否向患者已经说明,操作医师签名。

10. 会诊记录　是指患者在住院期间,需要其他科室或者其他医疗机构协助诊疗时,分别由申请医师和会诊医师书写的记录。会诊记录应另页书写。内容包括申请会诊记录和会诊意见记录。申请会诊记录应当简要载明患者病情及诊疗情况、申请会诊的理由和目的,申请会诊医师签名等。急诊会诊时会诊医师应当在会诊申请发出后10分钟内到场,并在会诊结束后即刻完成会诊记录。会诊记录内容包括会诊意见、会诊医师所在的科别或者医疗机构名称、会诊时间及会诊医师签名等。申请会诊医师应在病程记录中记录会诊意见及执行情况。

11. 术前小结　是指在患者手术前,由经治医师对患者病情所作的总结。内容包括简要病情、术前诊断、手术指征、拟施手术名称和方式、拟施麻醉方式、注意事项,并记录手术者术前查看患者相关情况等。

12. 术前讨论记录　是指因患者病情较重或手术难度较大,手术前在上级医师主持下,对拟实施手术方式和术中可能出现的问题及应对措施所作的讨论。讨论内容包括术前准备情况、手术指征、手术方案、可能出现的意外及防范措施、参加讨论者的姓名及专业技术职务、具体讨论意见及主持人小结意见、讨论日期、记录者的签名等。

13. 麻醉术前访视记录　是指在麻醉实施前,由麻醉医师对患者拟施麻醉进行风险评估的记录。麻醉术前访视可另立单页,也可在病程中记录。内容包括姓名、性别、年龄、科别、病案号,患者一般情况、简要病史、与麻醉相关的辅助检查结果、拟行手术方式、拟行麻醉方式、麻醉适应证及麻醉中需注意的问题、术前麻醉医嘱、麻醉医师签字并填写日期。

14. 麻醉记录　是指麻醉医师在麻醉实施中书写的麻醉经过及处理措施的记录。麻醉记录应当另页书写,内容包括患者一般情况、术前特殊情况、麻醉前用药、术前诊断、术中诊断、手术方式及日期、麻醉方式、麻醉诱导及各项操作开始及结束时间、麻醉期间用药名称、方式及剂量、麻醉期间特殊或突发情况及处理、手术起止时间、麻醉医师签名等。

15. 手术记录　是指手术者书写的反映手术一般情况、手术经过、术中发现及处理等情况的特殊记录,应当在术后24小时内完成。特殊情况下由第一助手书写时,应有手术者签名。手术记录应当另页书写,内容包括一般项目(患者姓名、性别、科别、病房、床位号、住院病历号或病案号)、手术日期、术前诊断、术中诊断、手术名称、手术者及助手姓名、麻醉方法、手术经过、术中出现的情况及处理等。

16. 手术安全核查记录　是指由手术医师、麻醉医师和巡回护士三方,在麻醉实施前、手术开始前和患者离室前,共同对患者身份、手术部位、手术方式、麻醉及手术风险、手术使用物品清点等内容进行核对的记录,输血的患者还应核对血型及用血量。应由手术医师、麻醉医师和巡回护士三方核对、确认并签字。

17. 手术清点记录　是指巡回护士对手术患者术中所用血液、器械、敷料等的记录,应当在手术结束后即时完成。手术清点记录应当另页书写,内容包括患者姓名、住院病历号(或病案号)、手术日期、手术名称、术中所用各种器械和敷料数量的清点核对、巡回护士和手术器械护士签名等。

18. 术后首次病程记录　是指参加手术的医师在患者术后即时完成的病程记录。内容包括手术时间、术中诊断、麻醉方式、手术方式、手术简要经过、术后处理措施、术后应当特别注意观察的事项等。

19. 麻醉术后访视记录　是指麻醉实施后,由麻醉医师对术后患者麻醉恢复情况进行访视的记录。麻醉术后访视可另立单页,也可在病程中记录。内容包括姓名、性别、年龄、科别、病案号,患者一般情况、麻醉恢复情况、清醒时间、术后医嘱、是否拔除气管插管等,如有特殊情况应详细记录,麻醉医师签字并填写日期。

20. 出院记录　是经治医师对患者此次住院情况的总结,于患者出院时及时完成,在随访及复诊时供有关医师参考。内容包括:入、出院日期,住院天数,简要病史,入院诊断及出院诊断;住院期间的病情演变情况;检查及治疗经过;出院时状况(症状、体征、辅助检查结果);出院医嘱(休息、饮食、睡眠、治疗、复诊时间及注意事项等)。

21. 死亡记录　是指经治医师对死亡患者住院期间诊疗和抢救经过的记录,应当在患者死亡后24小时内完成。死亡记录应另立专页,在横行适中位置标明“死亡记录”。死亡记录应由经治医师来书写,科主任或具有副主任医师以上专业技术任职资格的医师审阅并签名。内容包括:入院日期、死亡日期及死亡时间(应当具体到分钟)、入院情况、入院诊断、诊疗经过(重点记录病情演变、抢救经过)、死亡原因、死亡诊断等。

22. 死亡病例讨论记录　是在患者死亡一周内,由科主任或具有副主任医师以上专业技术职务任职资格的医师主持(要求科室全体医师、进修医师、实习医师及相关护理人员参加),对死亡病例进行讨论(疾病发生、发展、诊断、治疗及死亡原因的分析,总结经验、教训)的记录。内容还包括讨论日期、主持人及参加人员姓名、专业技术职务、具体讨论意见及主持人小结意见、记录者的签名等。

23. 病重(病危)患者护理记录　是指护士根据医嘱及病情变化,对病重(病危)患者住院期间护理过程的客观记录。病重(病危)患者护理记录应当根据相应专科的护理特点书写。内容包括患者姓名、科别、住院病历号(或病案号)、床位号、页码、记录日期和时间、出入液量、体温、脉搏、呼吸、血压等病情观察、护理措施和效果、护士签名等。记录时间应当具体到分钟。

(五)同意书

凡在临床诊治过程中,需行手术治疗、特殊检查、特殊治疗、实验性临床医疗和医疗美容等的患者,应对患者履行告知义务,并且翔实填写同意书。经治医师必须亲自使用通俗语言向患者或其授权人、法定代理人告知患者的病情、医疗措施、目的、名称、可能出现的并发症及医疗风险等,并及时解答患者的咨询。同意书必须经患者或其授权人、法定代理人签字,医师签全名。同意书一式两份,医患双方各执一份。由患者授权人或其法定代理人签字的,应提供授权人的授权委托书。

1. 手术同意书　是指手术前,经治医师向患者告知拟施手术的相关情况,并由患者签署是否同意手术的医学文书。内容包括术前诊断、手术名称、术中或术后可能出现的并发症、手术风险、患者签署意见并签名、经治医师和术者签名等。

2. 麻醉同意书　是指麻醉前,麻醉医师向患者告知拟施麻醉的相关情况,并由患者签署是否同意麻醉意见的医学文书。内容包括患者的姓名、性别、年龄、病案号、科别、术前诊断、拟行手术方式、拟行麻醉方式,患者基础疾病及可能对麻醉产生影响的特殊情况,麻醉中拟行的有创操作和监测,麻醉风险、可能发生的并发症及意外情况,患者的签署意见并签名、麻醉医师签名及填写日期。

3. 输血治疗知情同意书　是指输血前,经治医师向患者告知输血的相关情况,并由患者签署是否同意输血的医学文书。内容包括:患者姓名、性别、年龄、科别、病案号、诊断、输血指征、拟输血成分、输血前有关检查结果、输血风险及可能产生的不良后果、患者签署意见并签名、医师签名及填写日期。

4. 特殊检查、特殊治疗同意书　是指在实施特殊检查、特殊治疗前,经治医师向患者告知特殊检查、特殊治疗的相关情况,并由患者签署是否同意检查及治疗的医学文书。内容包括特殊检查及特殊治疗的项目名称、目的、可能出现的并发症及风险、患者签名、医师签名等。

(六)住院病历中其他记录和文件

1. 病危(重)通知书　是指因患者病情危、重时,由经治医师或值班医师向患者家属告知病情,并由患方签名的医疗文书。内容包括患者姓名、性别、年龄、科别,目前诊断及病情危重情况,患方签名、医师签名并填写日期。一式两份,一份交患方保存,另一份归病历中保存。

2. 医嘱单　是指医师在医疗活动中下达的医学指令。医嘱单分为长期医嘱单和临时医嘱单。长期医嘱单内容包括患者姓名、科别、住院病历号(或病案号)、页码、起始日期和时间、长期医嘱内容、停止日期和时间、医师签名、执行时间、执行护士签名。临时医嘱单内容包括医嘱时间、临时医嘱内容、医师签名、执行时间、执行护士签名等。

医嘱内容及起始、停止时间应当由医师书写。医嘱内容应当准确、清楚，每项医嘱应当只包含一个内容，并注明下达时间，应当具体到分钟。医嘱不得涂改。需要取消时，应当使用红色墨水标注“取消”字样并签名。一般情况下，医师不得下达口头医嘱。因抢救急危患者需要下达口头医嘱时，护士应当复诵一遍。抢救结束后，医师应当即刻据实补记医嘱。

3. 辅助检查报告单　是指患者住院期间所做各项检验、检查结果的记录。内容包括患者姓名、性别、年龄、住院病历号（或病案号）、检查项目、检查结果、报告日期、报告人员签名或者印章等。

4. 体温单　体温单为表格式，以护士填写为主。内容包括患者姓名、科室、床号、入院日期、住院病历号（或病案号）、日期、手术后天数、体温、脉搏、呼吸、血压、大便次数、出入液量、体重、住院周数等。

三、表格式住院病历

表格式住院病历，主要是除主诉和现病史以外的病历内容进行表格化书写，项目内容完整且省时，有利于资料的储存和病历的规范化管理。表格式病历设计，应该根据病历规范和病历表格印制规范要求，结合本专科病种特点和要求，选派高年资临床专家负责研究设计，报省卫生行政部门备案，卫生行政部门批准后方可使用。初学者应首先学会书写完整病历，待书写熟练之后，为了临床工作需要，再使用表格式住院病历。

四、电子病历

传统的书写病历、纸质版的表格式病历作为病例资料库，由于其信息采集、传递、存储及管理利用等都存在着各种不便之处。有了信息处理和智能化服务功能的计算机信息系统技术，医院可以创建电子病历系统，从而提高医疗效率和管理效能。以电子病历为核心的医院信息化建设是医院改革的重要内容之一。

（一）电子病历的概念

电子病历系统是医学专用软件。医院通过电子病历以电子化方式记录患者就诊的信息，包括：首页、住院病历、病程记录、手术记录、病例讨论记录、死亡讨论记录、出院记录、护理记录等，还包括检查检验结果、各种检查申请单、各种处置通知单、医嘱等。其中既有结构化信息，也有非结构化的自由文本，还有图形、图像信息。涉及患者信息的采集、存储、传输、访问、在线帮助、质量控制、统计和利用。在医疗中作为主要的信息源，提供超越纸张病历的服务，满足医疗、法律和管理需求。并围绕提高医疗质量、保障医疗安全、提高医疗效率而提供信息处理和智能化服务功能的计算机信息系统，既包括应用于门（急）诊、病房的临床信息系统，也包括检查检验、病理、影像、心电、超声等医技科室的信息系统。

（二）电子病历的功能

1. 让病历书写者按照《病历书写基本规范》格式及内容“写出”病历，随即可以打印出完整病历，并保留文本以备他用。系统还设置了一些录入、编辑及支持功能，使医师书写记录更方便，还可以提供临床试验病例及教学病例标识、查阅相关知识库等。

2. 电子病历系统为每位患者建立个人信息数据库（包括姓名、性别、出生年月日、民族、婚姻状况、职业、工作单位、住址、有效身份证件号码、社会保障号码或医疗保险号码、联系电话号码等）授予唯一标识号码并确保与患者的医疗记录相对应并永久保存。

3. 可对医嘱下达、传递及执行进行管理，并能校正医嘱使之完整准确；提供药物、诊疗、耗材等项目的字典；还有对医嘱的医保政策符合性进行自动检查和提示的功能；对药品应用的管理功能等。

4. 检验报告的管理功能，特别是危急值结果提示功能、影像展现及测量功能、腔镜检查的浏览功能等。

5. 展现功能，如以趋势图展现患者的生命体征、历次检查结果等。

6. 电子病历系统可为病历质量监控、医疗卫生服务信息及数据统计分析和医疗保险费用审核提供技术支持。包括手术分级管理、临床路径管理、单病种质量控制、平均住院日、术前平均住院日、床位使用率、合理用药监控、医疗费用分类查询、药物占总收入比例的医疗质量管理、控制指标的统计，利用系统优势建立医疗质量考核体系，提高工作效率，保证医疗质量、规范诊疗行为，提高医院管理水平。

7. 提高病案质量，电子病历系统通过提供了完整、权威、规范、严谨的病历模板，避免了书写潦草、缺页、漏项、模糊及不规范用语等常见问题，提高病历审核合格率。

8. 电子病历系统还可以不断扩展，如传染病上报、区域医疗信息对接共享等。

9. 提供第一手有价值的资料，在医学统计、科研方面，会出现典型病历不易筛选、检索统计困难等，通过电子病历系统不仅可以快速检索出所需的各种病历，而且也使得医学统计变得非常简单快捷，为科研、教学提供第一手的资料。

（三）电子病历的书写与管理

1. 电子病历书写按照原卫生部《病历书写基本规范》执行。

2. 电子病历系统为操作人提供专有的身份识别手段，并设置有相应权限，操作人员对本人身份标识的使用负责。医务人员采用身份标识（工号、密码等）登录电子病历系统完成操作并确认后，系统限制医务人员电子签名。实习医务人员、试用期医务人员记录的病历应经过在本医疗机构合法执业的医务人员审阅、修改并予电子签名确认。医务人员修改时，电子病历系统应进行身份识别，保存历次修改痕迹、标记准确的修改时间和修改人信息。

3. 门（急）诊电子病历记录以接诊医师录入确认即为归档，归档后不得修改。

4. 住院病历在患者出院时经上级医师审核后归档。归档后的电子病历由电子病历管理部门统一管理，也需打印纸质版本，打印的纸质版本需统一规格、字体、格式等，归档病案室统一管理。

5. 电子病历系统应具有严格的复制管理功能，不同患者的信息不得复制。

6. 患者诊疗活动过程中产生的非文字资料，如CT、磁共振、超声等医学影像信息、心电图、腔镜检查、录音、录像等，应纳入电子病历系统管理，确保随时调阅，可采取措施使之信息化后纳入电子病历并留存原件。

电子病历信息还处于不断改进完善的过程中，原卫生部已发布《电子病历系统功能规范（试行）》，为电子病历系统的规范、应用和发展提供了重要的指导依据。

第三节　病历书写的基本要求和注意事项

病历书写要求内容真实、完整和连续性，客观如实地反映病情的发生、发展与转归。病历不能臆想和虚构，病历作为医疗档案，是整个医疗行为的真实记录。国家卫生行政管理部门已对病历书写作出严格规范与要求，严禁涂改、伪造、隐匿、销毁或抢夺病历资料。

1. 病历内容要真实、客观、及时、准确、完整　内容的真实、客观来自于医生真实地获取患者临床资料，翔实地问诊、认真地查体、结合实验室检查和其他检查资料，客观分析、进行科学的判断。病历书写要求内容完整，记录及时，书写整洁，字迹清楚，语句通顺、简练，层次分明，条理清楚，标点符号准确，不得涂改或剪贴。描述要准确，用词要恰当。病历编写中的各种症状、体征均要应用医学术语记录，不应使用方言、土语或俗语进行描述。

2. 汉字书写要规范　不得使用自造字、白字、错别字。

3. 对患者诉说的疾病名称应加引号，疾病诊断及手术名称编码按照“国际疾病分类（ICD-10）”要求书写。外文缩写应按人民卫生出版社出版的《英汉医学词典》为准。药物名称可用中文、英文或拉丁文书写，不得用化学分子式。疾病名称或个别名词无恰当的译名者，要写外文原名。

4. 各项记录必须有完整日期　按年、月、日方式书写，必要时或重危急症时，应注明具体时间。病历中的编写日期和时间，在某些急、危、重症患者应详细记录到分钟，如：2017-01-12 13:50。

5. 病历填写内容要全面，不可遗漏。要求字迹清晰，字体规范。

6. 书写各项记录结束时，应签署医师全名或加盖规定的印章，以示负责。

7. 医师书写完成的病历由上级医师进行严格审阅及修改。上级医师修改处的原字迹必须清晰可认，注明修改日期、时间，并签署全名，以示负责。

8. 病历书写过程中，若出现错字时应在错字上用双横线标示，不得采用任何方法抹去原来字迹。

9. 病历书写一律使用阿拉伯数字书写日期和时间。

10. 尊重患者知情权、选择权。医师有交代病情的义务，患者对病情及治疗有知情权和选择权。医师应将病情、治疗目的、治疗方案、可能发生的不良后果、可能出现的风险及处理预案，如实告知患者或家属，并在病历书写过程中要得以体现。必要时由患者或家属签字确认，以保护患者的知情权。同时在诊疗过程中应对治疗方法、输血、麻醉、手术、用药等多种治疗手段及可能发生不良后果，与患者或家属充分协商并将结果记录在病案中，患者对诊疗决定应签字确认，充分体现患者自主选择权。

附：入院病历书写范例

入 院 记 录

姓名：赵××	籍贯：××市
性别：女	现住址：××区××路××段 10 丁 9 号
年龄：26 岁	病史叙述者：本人
民族：满族	可靠程度：可靠
婚姻：已婚	入院日期：2017-07-12　11：30
职业：干部	记录日期：2017-07-12　14：35

主诉：阵发性气促、喘息 10 年，加重 2 小时。

现病史：患者 10 年前因入住新装修房后，感觉胸闷，继而气促、喘息，离开房间后上述症状自行缓解，未经任何诊治。此后，每于接触油漆、汽油、香烟等特殊气味均诱发气促、喘息，脱离环境后症状缓解，随着年龄增长，上述症状出现频繁，逐渐在跑步后、“感冒”后也有气促、喘息发生，影响日常生活、学习。于 2009-04-25 就诊于××医科大学附属医院，肺功能检查：吸入支气管舒张药物后 20 分钟，FEV_1较用药前增加 22%，提示支气管舒张试验阳性，医生建议做过敏原测定，家属拒绝。诊断：“支气管哮喘”，给予“孟鲁司特”5mg，1 日 1 次，每晚睡前口服。病情有所控制，只在剧烈运动时稍有胸闷、气促，休息后缓解，而“感冒”后仍有喘息发生，但较治疗前发作时轻。在医生指导下应用“孟鲁司特”2 年，病情得以控制，自行停药，但病情尚平稳。2 小时前，患者在登山过程中，自觉气促，胸闷，喘息，休息后无缓解，未经任何诊治，症状逐渐加重，并伴有轻咳，咳少量白痰，为进一步诊治来本院呼吸科门诊就诊。门诊以“支气管哮喘急性发作期”收住院治疗。患者发病以来，无发热、无头晕及意识障碍、无胸痛、无恶心、呕吐。饮食、睡眠差，大、小便正常。

既往史：平素体质一般，换季时易“感冒”；“过敏性鼻炎”病史 5 年，每年 8、9 月份为重，未经任何治疗；否认有“肝炎、结核”等传染病史，预防接种按计划进行；否认有手术、外伤史；否认有输血史；有“青霉素”药物过敏史，有食用“海鲜”过敏史。

个人史：本地出生及居住，无外地及疫区居住史；无烟酒等不良嗜好；职业无特殊，无有毒物质接触史，无冶游史。

婚姻史：24 岁结婚，配偶身体健康。生有 1 女，已 1 周岁，身体健康。

月经史、婚育史：月经的颜色正常、量中等，无痛经。

$$13\frac{3\sim5\text{天}}{28\sim30\text{天}}2017\text{-}02\text{-}07$$

足月顺产 1 女，妊娠期间无喘息发生。否认有流产、早产、死产、剖宫产及产褥热史。

家族史：母亲有哮喘病史，应用沙美特罗/替卡松，250μg，1 日 2 次吸入，病情稳定，父亲身体健康，独女。否认有其他与遗传有关的疾病病史。

体 格 检 查

生命体征：体温 36.3℃；脉搏 106 次/min；呼吸 25 次/min；血压 132/90mmHg。

一般状况：发育正常，营养中等，身高 160cm，体重 54kg，端坐位，急性面容，表情烦躁，神志清醒，轮椅推入病房，查体配合。

皮肤、黏膜：皮肤无黄染、四肢末梢无发绀，皮肤弹性可、未见出血点及皮疹，无皮下结节及肿块，未见蜘蛛痣、溃疡及瘢痕，皮肤无水肿。

淋巴结：全身浅表淋巴结未触及肿大。

头颅及其器官：头颅大小、形状正常，头发浓密、分布均匀、无压痛及头皮瘢痕。眼睑无水肿，结膜无充血、水肿，巩膜无黄染，角膜无溃疡，双侧瞳孔等大正圆，直径 3mm，对光反射存在。外耳道未见分泌物，无鼻翼扇动，口唇轻度发绀，牙龈无肿胀，咽部无充血，双侧扁桃体无肿大。

颈部：无颈强直，颈静脉无怒张，肝颈静脉回流征阴性。气管居中，甲状腺无肿大。

胸廓：对称，无畸形、无局部隆起及凹陷，呼吸频率加快、幅度加深。无动脉异常搏动及静脉曲张，无皮下气肿。

肺：①视诊：呼吸运动双侧对称，胸腹联合呼吸。肋间隙略增宽；②触诊：语颤减弱，无胸膜摩擦感及皮下捻发感；③叩诊：叩诊呈过清音，肩胛下角线肺下界在第 11 肋间，肺下缘移动度 5cm；④听诊：双肺呼吸音减弱，可闻及广泛、散在的哮喘音，未闻及湿啰音，无胸膜摩擦音，语音传导减弱。

心：①视诊：心前区无异常隆起及搏动；②触诊：心尖搏动位于第五肋间左锁骨中线内 1.0cm，无震颤及心包摩擦感；③叩诊：心浊音界无扩大，心脏相对浊音界见下表；④听诊：心率 106 次/min，心律齐，未闻及杂音及心包摩擦音。无毛细血管搏动征及枪击音。

心脏相对浊音界

右（cm）	肋间	左（cm）
2.5	2	2.5
2.5	3	3.5
3	4	5
	5	7.5

注：左锁骨中线距前正中线距离 8.5cm

腹部：①视诊：外形平坦，腹式呼吸增强。无皮疹、色素、条纹、瘢痕、疝、静脉曲张，未见胃肠蠕动波，上腹部无异常搏动；②触诊：无腹肌紧张。无压痛、反跳痛、未触及包块；肝脾未触及；③叩诊：肝浊音界正常，无肝区叩击痛、移动性浊音、及肾区叩击痛；④听诊：肠鸣音 4 次/min，未闻及气过水声、振水音及血管杂音。

外生殖器、肛门及直肠未查。

脊柱：无畸形，无压痛，运动度正常。

四肢：关节活动度正常，无畸形、杵状指(趾)，无水肿，肌力、肌张力正常。

神经反射：生理反射存在，病理反射未引出，脑膜刺激征阴性、巴宾斯基征阴性。

辅助检查

血常规：白细胞 $6.9\times10^9/L$，中性粒细胞 70.5%，红细胞 $5.89\times10^9/L$，血红蛋白 121g/L，血小板 $128\times10^9/L$。

肺部 CT：未见异常。

心电图：窦性心动过速。

血气分析：pH 7.43，$PaCO_2$ 43mmHg，PaO_2 62mmHg。

初步诊断：1. 支气管哮喘急性发作期
2. 低氧血症
3. 窦性心动过速。

住院医师：×××

（张 莉）

学习小结

1. 病历是诊治疾病的原始记录。既是医院管理、医疗质量和业务水平的反映，也是具有法律效力的医疗文件。完整而规范的病历书写是每个医师必须掌握的基本功。

2. 本章主要掌握病历的种类、书写格式及内容；熟悉病历书写的基本要求与注意事项。

复习参考题

1. 住院病历内容包括有哪些？
2. 首次病程记录的内容包括有哪些？
3. 简述电子病历的功能。

第二章　诊断的步骤和思维方法

02章

学习目标

掌握	疾病诊断的步骤和临床思维方法；临床诊断的种类、内容和格式。
熟悉	常见的误诊的原因。

诊断(diagnosis)是根据问诊、体格检查、辅助检查得到的资料，通过分析综合、判断推理得出的结论。正确的诊断是治疗疾病的基础和前提，医生从对患者的诊查开始到诊断的确定，必须具备有良好的职业态度、丰富的医学知识，熟练的临床技能，正确的临床思维方法，才能避免误诊、漏诊，提高诊断水平。

第一节　疾病的诊断步骤

疾病诊断的过程一般需要经过临床资料搜集；综合分析资料，形成印象；临床实践、验证或修正诊断这样三个基本步骤。

一、临床资料搜集

(一)病史采集

病史反映疾病发生及发展的全过程，围绕主诉进行系统地询问，详细总结出患者的现病史、既往史、家族史等与疾病诊断相关的内容，并通过系统回顾等方式不遗漏可能与疾病诊断相关的任何蛛丝马迹，以期做出正确的诊断。通过详细的病史询问，即有可能对疾病做出初步诊断。

(二)体格检查

在问诊基础上进行全面系统又重点深入的体格检查，可以发现重要的诊断线索，无论是阳性体征或是阴性的表现，都可以成为诊断疾病的重要依据。在体检时可补充核实病史，边查边问，边查边想，验证核实，融会贯通，才能保证资料的完整性、真实性和准确性，这对全面、正确的诊断具有重要意义。

(三)辅助检查

多数疾病需要有相关的实验室或影像学等辅助检查才能得出正确诊断。在选择相关的检查项目时，既要注意其必要性、成本与效果，还要考虑其敏感性、特异性和安全性问题，尽量选择对疾病的诊断具有重要价值的检查，避免盲目扩大检查范围或单靠辅助检查来诊断疾病。

二、综合分析、形成印象

患者提供的病史往往比较凌乱，缺乏系统性。应将获得的病史、体格检查、辅助检查结果的临床资料，加以归纳整理，结合医学理论和临床经验，运用综合分析，推理判断的方法，得出疾病的初步诊断。

三、临床实践、验证诊断

临床初步诊断确立后，应按照初步诊断给予相应的治疗方案，同时密切观察病情变化以及患者对治疗的反应或效果，进一步验证初步诊断的正确性并修正诊断。对病因不明的复杂病例，可通过疑难病例讨论、进一步检查、试验性治疗或探查性手术等方法，进一步验证诊断或修正诊断。

第二节　临床诊断的种类、内容和格式

一、临床诊断的种类

确定诊断的方法各有不同，按资料来源可根据病史和体检、或通过病原学、病理性或影像学等检查建立诊断；按疾病发生的逻辑关系可分为原发、继发、伴发等。临床上根据诊断的难易程度和直观与否有以下几种诊断方法。

1. 直接诊断　病情简单、直观，根据病史或体征，不需要化验和特殊检查即可作出诊断。如外伤性血肿、急性扁桃体炎等。

2. 排除诊断　临床症状或体征不具特异性，有多种疾病可能性，经深入检查，综合分析，容易发现不符之处，予以屏除，留下 1~2 个可能的诊断再进一步证实。

3. 鉴别诊断　主要症状或体征有多种可能性，一时难以区分，需要不断的比较和权衡、并搜集多种资料予以鉴别。若新的资料不支持原有的诊断，应将原有的可能性剔除，并提出新的诊断，如此不断地比较和权衡，把最可能的诊断从多种相似的疾病群中辨别出来。

二、临床诊断的内容

正确的诊断应该全面、综合并突出重点，包括以下内容：

1. 病因诊断　是根据致病原因所作出的诊断，对疾病的发展、转归、预防和治疗有指导意义，是最理想的临床诊断。如：细菌性痢疾、风湿性心脏病。

2. 病理解剖诊断　根据病变部位、范围、性质和结构变化作出的诊断。如二尖瓣狭窄、肾小球肾炎、肝硬化等。

3. 病理生理诊断　即对疾病所导致的机体功能的变化作出的诊断，常是判断病情轻重、预后和劳动力鉴定的重要依据。如心功能不全、肝肾功能障碍、呼吸衰竭等。

4. 疾病的分期与分型诊断　疾病的分期和分型对判断疾病的严重程度、预后和治疗方案的确定都具有十分重要的意义。如肝硬化有肝功能代偿期与失代偿期之分；传染性肝炎可分甲、乙、丙、丁等多种类型。

5. 并发症的诊断 并发症是指原发病的发展，导致机体或脏器的进一步损害，虽然与原发病性质不同，但在发病机制上有密切关系。如消化性溃疡并发出血、穿孔或癌变，风湿性心瓣膜病并发亚急性感染性心内膜炎等。

6. 伴发病的诊断　伴发病是指和原发疾病同时存在，但是与原发疾病无关的其他疾病。如肺炎患者同时存在高血压病、龋齿等，这些疾病同样可能对机体造成损害甚至影响原发病的治疗，应同样给予诊断和必要的治疗。

对暂时未能明确诊断的疾病，可提出倾向性诊断，如可能诊断、可疑诊断、未排诊断、待排诊断等；亦有以疾病的突出症状或体征为主题的“症状诊断”，用“待诊”方式表达，如发热待诊、肝大待诊等。总之，对于未明确诊断的疾病，必须进一步完善检查，尽快确定诊断。

三、临床诊断的格式

临床诊断的书写要求：病名要规范、书写要标准，诊断要齐全、主次要分明。一般是主要的、急性的、原

发的疾病写在前面，次要的、慢性的、继发的疾病写在后面。完整的、理想的疾病诊断应包括：病因诊断、病理解剖诊断、病理生理诊断、分期、分型、并发症和伴发疾病等。典型的疾病诊断格式举例如下：

1. 风湿性心脏病
  二尖瓣狭窄
  心房颤动
 心功能Ⅱ级
2. 消化性溃疡
  上消化道出血
3. 慢性扁桃体炎

以上诊断应按重要性排列，传统上应书写在病历末页的右下角。诊断之后要有医生签名，以示负责。

第三节　临床思维方法

临床思维方法是指对疾病现象进行调查研究、分析综合、判断推理等过程中的一系列思维活动，由此认识疾病、判断鉴别、作出决策的一种逻辑方法。它不仅是诊断过程中的基本方法，也是随访观察、治疗决策及预后判断等临床活动中不可缺少的逻辑思维方法。临床思维方法的训练需要长期的临床实践，其运用的程度和效率可直接反映临床医师认识和处理疾病的能力和水平。

一、临床思维要素

1. 临床实践　只有通过各种临床实践活动，获取第一手资料，配合辅助检查和密切观察病情变化，才能发现问题，分析问题，并通过实践加以解决。充分的实践、翔实的第一手资料是正确诊断疾病的基础，也是临床思维的源泉，在反复的临床实践过程中，积累和丰富临床经验，诊断水平才能不断提高。

2. 科学思维　科学的思维是正确诊断的前提。因此，在诊断过程中，除了借鉴临床经验外，更应该运用科学的思维方法，既要正确的推理，又要结合临床经验，更要注意疾病发生和发展的规律，诊断的过程要与疾病典型的临床过程在各个环节上相吻合，同时也要对不典型的患者进行合理的诊断推测。

二、临床思维方法

1. 推理　即医生从获得临床资料到推断出疾病相关结论的思维过程。正确的推理过程应符合疾病发生、发展的规律，医生的思路要清晰，对相关疾病的理论知识要丰富，同时应具有一定的疾病诊治经验，推理的过程同样是医生知识积累的过程，通过不断地推理，可以加强医生对疾病的认识，从而为相对复杂疾病的诊治提供经验。

2. 搜寻线索　在获得一定疾病诊断的线索后，虽然暂时不能形成诊断，但这些线索可能为医生提供相应的思路，提示医生应该进一步搜集线索，包括详细的病史询问和体格检查以及相关检查的进一步完善等，这样将为正确诊断的确立提供新的线索。

3. 对照诊断标准　有时患者提供病史比较凌乱，不能对医生的推理提供有序的帮助，而相关的体征匮乏，加之相关的检查内容也不能帮助医生提供系统的临床思维，此时，可以根据相应的资料，逐一对照最有可能的疾病的诊断标准，进而得出相应的结论。

4. 经验参照　医生的临床经验对疾病的诊断至关重要。根据医生积累的临床经验，结合典型和不典型的病例的诊治经过，为临床诊断和治疗提供另外的思路，这同样不失为一种重要的临床思维方式。

三、临床诊断思维的基本原则

1. 以人为本、全面评估的原则　应特别强调患病的主体是人，患者的年龄、性别、体质、生活环境、营养条件、心理状态、文化程度都会对疾病的发生及其临床表现产生影响，只考虑疾病诊断而忽略人的因素，难以作出全面而准确的诊断、制订合理的诊疗计划。临床思维中应摒弃单一的生物医学模式，采纳生物-心理-社会-环境医学模式的新观点，充分考虑患者各方面的情况，全面了解病因，评估病情和预后，才能使诊断思维更全面，使临床诊断更符合实际。

2. 实事求是的原则　必须根据事实分析综合，实事求是地对待客观临床资料，不能仅仅根据自己的知识范围和局部的经验任意取舍，避免主观性和片面性。

3. "一元论"原则　尽量用一种疾病解释患者存在的多种临床表现。当某些临床表现用一种疾病无法解释时，再考虑是否存在其他疾病的可能。

4. 常见病、多发病原则　因疾病的发生概率不同，在诊断时要首先考虑常见病和多发病，其次再考虑少见的疾病，这样可以提高诊断的准确率。

5. 器质性疾病的原则　应首先考虑器质性疾病，以免错失器质性疾病的治疗良机，在所提供的资料无法用器质性疾病解释时，再考虑患者是否为功能性疾病。

6. 可治性疾病的原则　应首先考虑可治性疾病，然后再考虑不可治性或预后差的疾病，以免贻误疾病的治疗。

四、临床诊断思维应注意的问题

1. 注重现象与本质的关系　现象是疾病的外在表现，本质则是疾病的实际病理变化，正确的诊断应该是现象与本质的高度一致。即疾病的表现与疾病的病理改变一致。

2. 注重局部与整体的关系　许多系统性的疾病只表现为局部的临床表现或病理变化，同时局部的疾病也可以造成全身或系统性的改变，因此，在诊断过程中，不能把目光只局限在某一部位或某一器官。

3. 注重主要与次要的关系　患者的某些主要症状或体征实际上只是疾病的一部分表现，如果只侧重这些主要表现，则有可能将医生的思维引向歧途，造成诊断的错误；而某些表面上看起来不十分重要的临床症状或体征，实际上有可能是患者疾病正确诊断的重要的指标。因此，次要的表现对于诊断的辅助作用同样不可忽视。

4. 注重典型与不典型的关系　具有典型的症状和体征的疾病诊断不难，然而，临床上多数疾病的临床表现都不典型，尤其在老年人、婴幼儿、并发其他基础疾病的患者，往往容易导致错误诊断，应引以注意。

五、常见的误诊原因分析

在临床实践中，误诊病例时有发生，其原因包括客观和主观因素两方面。

（一）客观因素

患者对病史记忆不清，讲不清楚，或对病情任意夸大、弄虚作假，使病情失去真实性；其次，体格检查时患者不合作或病情危重（如昏迷、休克、大出血）需要及时抢救，不能仔细询问病史及详细体格检查；或限于疾病的因素，如病情复杂、罕见、不典型或缺乏具有诊断价值的症状或体征等。

（二）主观因素

这是造成误诊的主要原因。首先是责任心不强，工作粗心，问诊、体格检查不认真细致，忽视患者的主诉，忽视常规检查和动态观察；其次是限于业务水平，缺乏对疾病的认识，临床经验不足；临床思维方法不符合辩证逻辑，不善于分析思考、推理判断。

当然，导致临床诊断错误的原因多种多样，关键在于医生要有正确诊断思维方法和步骤，加之应有的医学知识和经验，这样才能做出正确的诊断。

（周汉建）

第四节 典型病例分析

病例一

女性，32岁，已婚。因反复心悸、气促4年，加重伴双下肢水肿1周入院。患者3年前无明显诱因出现心悸、气促，活动后加重，1周前上述症状加重，不能平卧，并出现双下肢水肿，呈凹陷性，下午明显，伴乏力、食欲缺乏、少尿，无咳嗽、咳痰、胸痛等不适。起病以来无明显体重下降。既往有反复“扁桃体炎”和“关节痛”史，无高血压和慢性肾炎或肾病史，无肝炎、肝硬化史，否认有肺结核和支气管哮喘病史。

查体：T 36.5℃，R 30次/min，P 85次/min，BP 120/76mmHg，发育营养良好。半坐卧位，颈静脉怒张。双肺呼吸音粗，两肺底少许细湿啰音，无哮鸣音。心尖搏动位于左侧第5肋间锁骨中线外2cm处，呈抬举性。心尖区可触及舒张期震颤。心界叩诊向两侧扩大。HR 110次/min，心律绝对不齐，心音强弱不等，心尖部可闻及3/6级舒张中晚期隆隆样杂音和向腋下传导的3/6级收缩期吹风样杂音。腹平软，肝右肋下4cm，质软，轻触痛，肝-颈静脉反流征阳性，移动性浊音(-)。双下肢凹陷性水肿。

辅助检查：血常规：WBC 6.0×10^9/L，中性粒细胞63%，淋巴细胞35%，Hb 125g/L；尿常规(-)；大便常规(-)；BNP 670ng/L，ESR 56mm/h，CRP 26mg/L。

【病例分析】

（一）确定水肿的原因

本例患者双下肢凹陷性水肿，为全身性水肿，其常见原因为心源性水肿、肾源性水肿、肝源性水肿、营养不良性水肿等。结合本病例情况，患者无肾炎或肾病史，无高血压病史，尿常规也无异常，不支持肾源性水肿；无肝炎和肝硬化病史，无脾大、腹壁静脉怒张，无黄疸、肝掌和蜘蛛痣，不支持肝源性水肿；无体重明显下降，营养良好，不支持营养不良性水肿；患者有反复心悸、气促4年，心界扩大，心律不齐，二尖瓣区有双期杂音，应考虑心源性水肿。患者有典型心力衰竭的临床症状和体征，如气促、双下肢水肿，半坐卧位、颈静脉怒张、肝大、肝-颈静脉反流征阳性等，BNP升高，支持心力衰竭诊断。

（二）确定心力衰竭的病因

反复心悸、气促，心界扩大，心律不齐，考虑为器质性心脏病。结合患者为年轻女性，二尖瓣区有双期杂音，既往无高血压和糖尿病病史，有反复扁桃体炎和关节痛史，考虑为风湿性心脏病。

（三）确定心力衰竭的类型

气促，活动后加重，呼吸频率过速(R 30次/min)，强迫半坐卧位，两肺底少许细湿啰音，提示左心功能衰竭。双下肢凹陷性水肿，少尿，颈静脉怒张，肝大伴压痛，肝-颈静脉反流征阳性，提示右心功能衰竭，故该患者为全心功能衰竭。

（四）确定心力衰竭的分级与分期：

因患者强迫半坐卧位，静息状态即有气促，故心功能分级应为Ⅳ级；有心界扩大，心律绝对不齐，二尖瓣区有双期杂音，考虑为器质性心脏病，既往和现在有心衰症状，故分期应为C期。

（五）本病例完整诊断为：

风湿性心脏病

二尖瓣狭窄伴关闭不全

全心扩大

心房纤颤

全心衰竭(心功能Ⅳ级、C期)

（周汉建）

病例二

蔡某，女，18岁，学生。因畏寒、发热、咳嗽、左下胸痛3天入院。

2016年5月7日患者与同学外出郊游比较劳累，当晚即感周身不适，次日上午自觉畏寒，继之寒战，十余分钟后转为发热，伴有头痛，周身酸痛，无出汗。经校医检查除体温40.5℃外，其他未发现异常。经肌注药物一支及口服药治疗（具体情况不详），发热不退并出现咳嗽，咳少量黏液性痰。入院前一天痰转为黏液脓性且出现左下胸针刺样疼痛，咳嗽、深吸气可使胸痛加剧。入院当天胸痛更甚，咳嗽时咳出少许铁锈色痰，高热持续不退。家人遂将患者送本院就诊而收住院。发病后食欲减退，尿黄。

既往健康，否认结核病史。家族史无特殊。

体格检查：体温39.8℃，脉搏108次/min，呼吸28次/min，血压98/70mmHg。发育正常，营养中等，神志清楚，皮肤潮红，无黄染，未发现皮疹。浅表淋巴结不大。结膜无充血，鼻窦区无压痛。咽部轻度充血，扁桃体不大。颈软，颈静脉无怒张，气管居中，甲状腺无肿大。胸廓对称，左下胸呼吸运动减弱，左下肺语颤增强，叩诊浊音，呼吸音减弱，可闻及少许湿性啰音及胸膜摩擦音，右肺正常。心脏体检无异常。腹平软，肝脾不大，肠鸣音正常。脊柱四肢正常，肢端无发绀。生理反射存在，病理反射未引出。肛门，外生殖器未检查。

实验室及其他检查：

血常规：RBC：4.53×10^{12}/L，Hb：145g/L，WBC：12.3×10^{9}/L，N：0.89，L：0.11。

尿及大便常规：无异常。

X线胸片：左下肺呈大片状淡薄的密度增高阴影，上界模糊不清，下界与膈肌阴影相连，左肋膈角变钝，余肺野无异常，心影正常。

痰直接涂片：革兰氏染色在白细胞胞质内找到革兰氏阳性细菌，成对排列。

要求：1. 诊断依据？2. 诊断？

【病例分析】

本病例有以下特点：①年青人病前有劳累史；②急性起病，畏寒、高热、咳嗽、咳铁锈色痰，左下肺叩诊浊音，语音震颤增强，听到湿性啰音；③左下胸痛，左下胸听到胸膜摩擦音；④X线胸片左下肺大片状密度增高阴影，左肋膈角变钝；⑤周围血白细胞总数及分类中性粒细胞增高。痰涂片白细胞内找到革兰氏阳性细菌。根据以上特点认为所患疾病为左下肺细菌性肺炎。

本病例突发寒战、高热，咳铁锈色痰，痰中找到成对排列的革兰氏阳性细菌，这些都支持肺炎球菌肺炎（旧称肺炎双球菌肺炎）的诊断。

本病例发病后第二天到入院时一直有左下胸痛，体检左下胸听到胸膜摩擦音，X线示左肋膈角变钝，这些都是诊断纤维素性胸膜炎的证据，故左侧纤维素性胸膜炎的诊断可以成立。

（陈明伟）

病例三

王某，男，32岁，教师。因上腹隐痛5年，大量呕血、便血、晕厥4小时急诊入院。

患者近5年来，常有上腹隐痛，有时放射至前胸部，疼痛节律性不明显，偶有嗳气，反酸，在饮酒、受凉、劳累后加重。有时大便呈黑色，但未引起注意，亦未治疗。于今年2月23日上午工作时，患者自觉上腹部持续隐痛，至下午感头昏、乏力，但仍能坚持工作，晚餐进食少量饭菜后觉上腹部胀痛、恶心，约半小时后呕出食物和咖啡色液体约200ml，不久又呕出暗红色血液约500ml，随后腹部作响，解出黑色大便50克，出厕所时昏倒在地，不省人事，急诊抬送入院。

既往无呕血、黄疸、腹泻病史。曾有血吸虫疫水接触史。

体格检查：体温 36.5℃，脉搏 120 次/min，呼吸 26 次/min，血压 70/50mmHg。发育正常，营养中等，神志清楚，表情淡漠。皮肤黏膜苍白，未见出血点和蜘蛛痣。全身浅表淋巴结不肿大。巩膜无黄染。两肺呼吸音正常。心率 120 次/min，律齐，心尖区可闻及 2/6 级收缩期吹风样杂音，柔和，无传导。腹平软，剑突下有轻压痛，无反跳痛，肝在肋缘下 0.5cm，质软、无压痛、边缘整齐，肝上界在右锁骨中线第五肋间，脾未扪及，腹水征阴性。四肢湿冷。生理反射存在，无病理反射征。

实验室检查：

血常规：Hb：70g/L，RBC：2.9×10^{12}/L，WBC：4.3×10^{9}/L，N：0.82，L：0.17，M：0.01，PC：150×10^{9}/L。

出血时间 2.5 分钟，凝血时间 3 分钟。

血清总蛋白 61g/L，白蛋白 38g/L，血清总胆红素 5.1μmol/L，血清谷丙转氨酶 15U，碳酸氢根 20mmol/L。

乙肝表面抗原阴性，乙肝表面抗体阴性，e 抗原阴性，e 抗体阴性，核心抗体阴性。

大便隐血试验：强阳性，尿常规正常。

要求：1. 诊断依据？ 2. 诊断？ 3. 还需要做什么检查？

【病例分析】

1. 本例诊断依据有：①患者为青年男性；②近五年来有上腹部疼痛病史，在饮酒，受凉后加重，无明显节律性，偶有嗳气、反酸；③突然呕血解黑大便，呕血前有持续性上腹部隐痛，头昏，大便后昏厥；④体格检查：脉搏、呼吸加快，血压下降，表情淡漠，面色苍白，四肢湿冷，剑突下有轻压痛；⑤实验室检查：贫血、中性粒细胞升高，大便隐血试验强阳性。

2. 诊断：

①消化性溃疡并出血。

②失血性休克。

③失血性贫血。

3. 还需要做胃镜或上消化道钡餐检查。

（尹　凯）

病例四

男性，47 岁，工人。因间断胸闷、气喘半年，再发加重 2 周入院。

半年前因受凉后出现胸闷、气喘、呼吸困难，活动时加重，休息后能缓解，曾在本院住院治疗，心脏彩超提示：EF：34%，左心房扩大。心电图提示心房扑动。2 周前无明显诱因觉症状加重，夜间不能平卧，睡眠中有憋醒现象，端坐呼吸，活动量明显受限制，有时休息时亦出现胸闷、气喘。否认高血压、糖尿病、冠心病病史，有吸烟史约 30 年，每日约 20 支。

查体：T：36.5℃，P：124 次/min，R：24 次/min，BP：134/105mmHg。神志清，精神差，急性面容。心前区无隆起，心尖搏动不明显，心浊音界向左侧略扩大，听诊心率 124 次/min，律齐，未闻及明显杂音。两肺部呼吸音粗，未闻及明显干湿性啰音。腹软，无压痛及反跳痛，移动性浊音(-)。双下肢无水肿。

辅助检查：血常规：血小板 309×10^{9}/L；尿蛋白 1+，微白蛋白>0.15g/L；尿酸 476μmol/L、CK-MB 29U/L；凝血六项：凝血酶原时间 13.40 秒，国际标准化比值 1.23，D-二聚体 0.86mg/L。

超声心动图：EF 43%，LA43mm（扩大），二尖瓣口、三尖瓣口、主动脉瓣口、肺动脉瓣口可见反流信号，峰值血流速度分别为 3.53m/s、3.16m/s、3.11m/s、2.65m/s。探查中可见心律不齐。心电图见文末彩插 6-2-1。

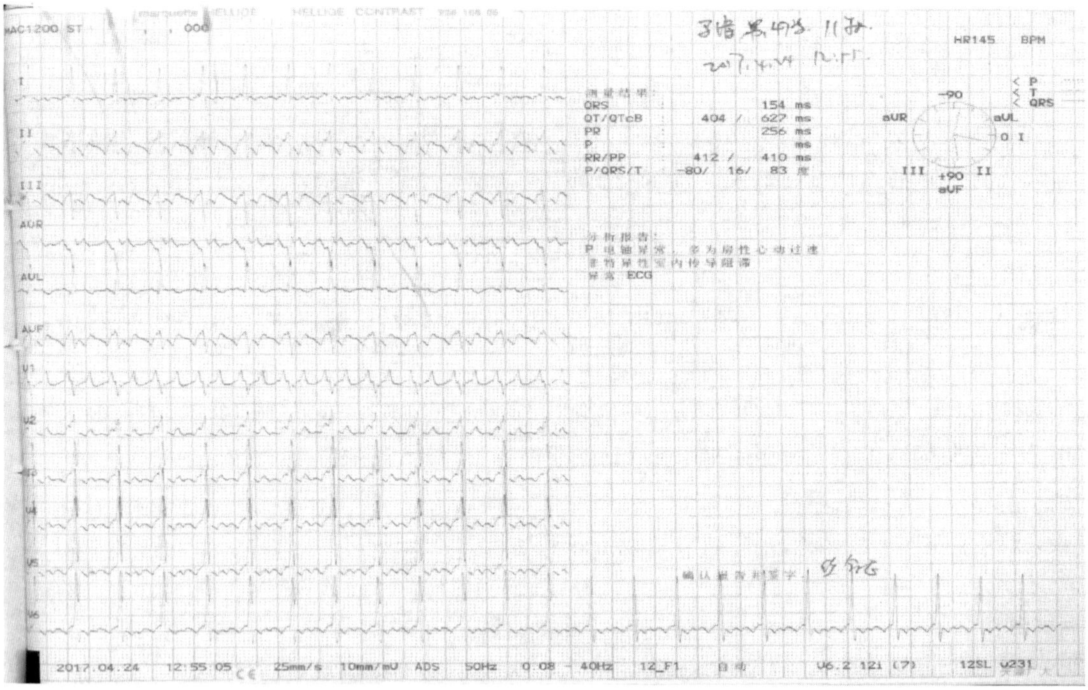

彩插 6-2-1　患者心电图

给予去乙酰毛花苷注射液 0.4mg 静脉注射 2 次，给予地高辛 0.25mg 口服，美托洛尔 25mg/d 口服，华法林片 2.5mg～3.75mg/d，4 天后复查心电图仍为心房扑动，房扑频率 308 次/min，心室率 77 次/min，呈 4∶1 传导。心电图见文末彩插 6-2-2。

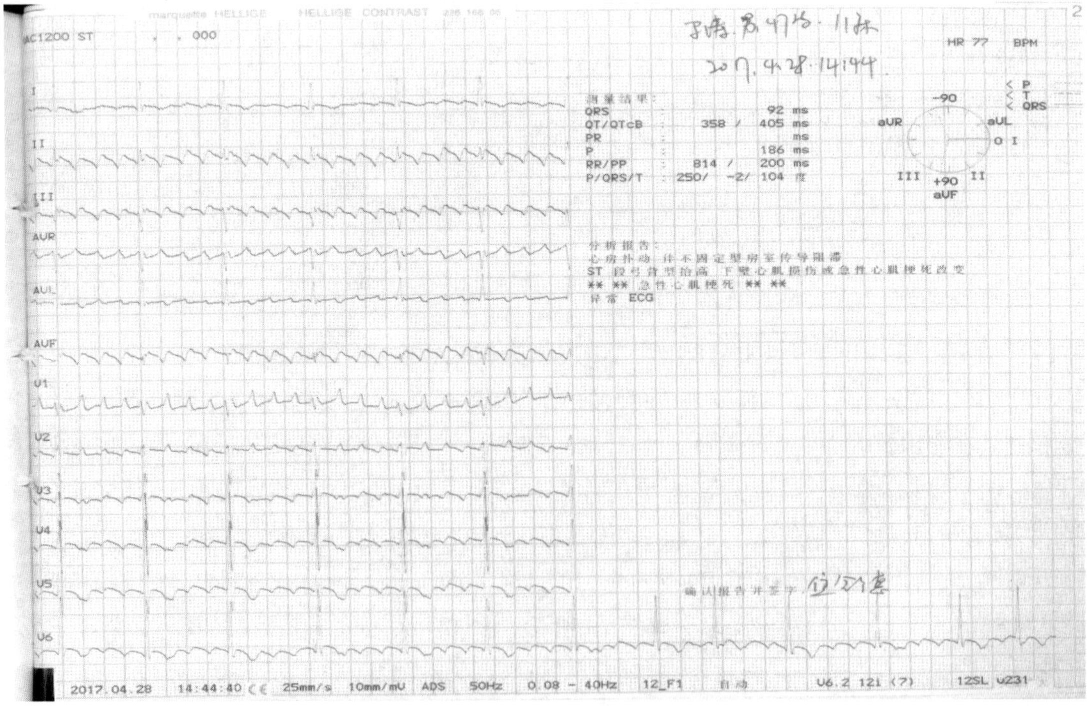

彩插 6-2-2　患者 4 天后复查心电图

5 天后再次复查心电图提示窦性心律，心室率 76 次/min。心电图见文末彩插 6-2-3。

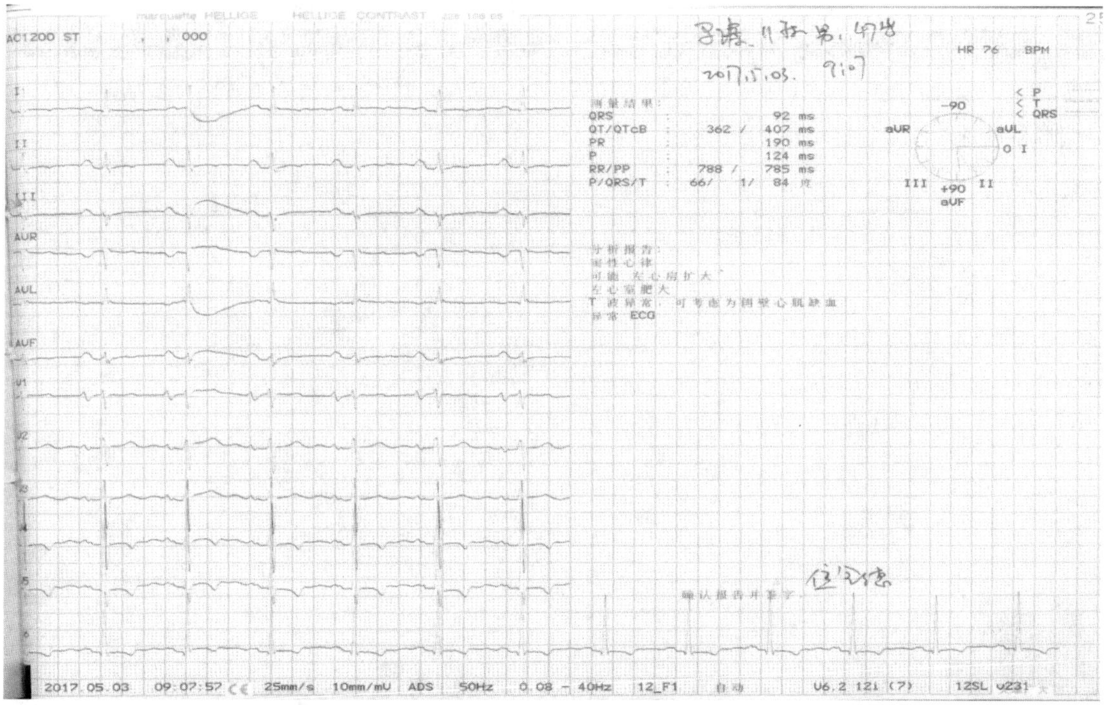

彩插 6-2-3　患者 5 天后复查心电图

【病例分析】

（一）确定心律失常的类型

患者发作性胸闷、气喘，心脏听诊心律齐，未闻及明显病理性杂音。心电图提示：①心房活动呈规律的锯齿状扑动波（F 波），扑动波之间等电线消失，在Ⅱ、Ⅲ、aVF 或 V_1 导联最明显。房扑的频率为 290 次/min。②心室率规则，房室传导比例恒定，呈 2∶1 传导。③QRS 波形正常。患者存在典型的房扑心电图特征，可诊断为心房扑动。

（二）间断出现胸闷、气喘的病因

患者心脏彩超提示：EF43%，LA43mm，左心房扩大，提示存在心力衰竭。患者长期心房扑动，心室率快，心肌供血不足，有效循环减少，故间断出现胸闷、气喘，并会促进心力衰竭的进一步发展，左心衰竭致左心房压力增高，导致肺循环障碍、肺淤血，出现不同程度的呼吸困难。

（三）心房扑动的治疗

1. 药物治疗　①减慢心室率的药物：包括 β 受体拮抗剂、钙通道阻滞剂（维拉帕米、地尔硫䓬）或洋地黄制剂（地高辛、毛花苷 C）。②转复房扑的药物：包括ⅠA（如奎尼丁）或ⅠC（如普罗帕酮）类抗心律失常药，如房扑患者合并冠心病、充血性心力衰竭时，应用类药物容易导致严重室性心律失常，此时，应选用胺碘酮。

2. 非药物治疗　直流电复律是终止房扑最有效的方法。

3. 抗凝治疗　持续性心房扑动的患者发生血栓栓塞的风险明显增高，应给予抗凝治疗。

（任明芬）

学习小结

1. 疾病诊断的过程需要经过临床资料搜集，综合分析资料、形成印象，临床实践、验证或修正诊断这样三个基本步骤。

2. 疾病诊断应包括：病因诊断、病理解剖诊断、病理生理诊断、分期、分型、并发症和伴发疾病等。

复习参考题

1. 如何减少误诊和漏诊？
2. 完整的临床诊断应包括哪些诊断内容？
3. 临床诊断思维的基本原则包括哪些？

参考文献

1. 郑长青.诊断学.3 版.北京：人民卫生出版社，2013
2. 万学红，卢雪峰.诊断学.8 版.北京：人民卫生出版社，2013
3. 陈文斌，潘祥林.诊断学.7 版.北京：人民卫生出版社，2011
4. 欧阳钦.诊断学.1 版.北京：人民卫生出版社，2005
5. 马明信，杨昭徐.物理诊断学.北京：北京大学出版社，2010
6. 葛均波，徐永健.内科学.8 版.北京：人民卫生出版，2013
7. 尚红，王兰兰.实验诊断学.3 版.北京：人民卫生出版社，2015
8. 王鸿利，尚红，王兰兰.实验诊断学.北京：人民卫生出版社，2010
9. 刘成玉，郑文芝.实验诊断学.2 版.北京：人民卫生出版社，2017
10. 王建中.实验诊断学.2 版.北京：北京大学医学出版社，2010
11. 姜泊.胃肠病学.北京：人民卫生出版，2015
12. 莫剑忠，江石湖，萧树东.江绍基.胃肠病学.2 版.上海：上海科学技术出版社，2014
13. 夏薇，陈婷梅.临床血液学检验技术.北京：人民卫生出版社，2015
14. 尚红，王毓三，申子瑜.全国临床检验操作规程.4 版.北京：人民卫生出版社，2015
15. 续薇.医学检验与质量管理.北京：人民军医出版社，2015
16. 府伟灵，徐克前.临床生物化学与检验.5 版.北京：人民卫生出版社，2013
17. 查锡良，周春燕.生物化学.7 版，北京：人民卫生出版社，2008
18. 王兰兰.临床免疫学与检验.5 版.北京：人民卫生出版社，2013
19. 仲人前.自身抗体基础与临床.北京：人民军医出版社，2006
20. 倪语星，尚红.临床微生物学检验.5 版.北京：人民卫生出版社，2012
21. 续薇.医学检验与质量管理.北京：人民军医出版社，2015
22. 中国成人血脂异常防治指南修订联合委员会，中国成人血脂异常防治指南（2016 年修订版）[J]，中国循环杂志，2016，31（10）：937-953

附录一 检验医学常用项目参考范围

一、一般常规检验项目

项目	英文及缩写	参考范围
血液一般检查		
红细胞计数	erythrocyte count	新生儿（6.0~7.0）$\times10^{12}$/L 男性（4.3~5.8）$\times10^{12}$/L 女性（3.8~5.1）$\times10^{12}$/L
血红蛋白	hemoglobin Hb	新生儿 180~190g/L 婴儿 110~120g/L 儿童 120~140g/L 男性 130~175g/L 女性 115~150g/L
血细胞比容	hematocrit，Hct	男 0.40~0.50L/L 女 0.35~0.45L/L
平均红细胞体积	mean corpuscular volume，MCV	82~100fl
平均红细胞血红蛋白含量	mean corpuscular hemoglobin，MCH	27~34pg
平均红细胞血红蛋白浓度	mean corpuscular hemoglobin concentration，MCHC	316~354g/L
红细胞容积分布宽度	red blood cell volume distribution width，RDW	11.5%~14.5%
网织红细胞计数	reticulocyte count	新生儿 3%~6% 成人 0.5%~1.5% 绝对值（24~84）$\times10^9$/L
红细胞沉降率	erythrocyte sedimentation rate，ESR	Westergren 法 男性 0~15mm/h 女性 0~20mm/h
白细胞计数	leukocyte count	新生儿:（15~20）$\times10^9$/L 6 个月~2 岁:（11~12）$\times10^9$/L 成年人:（3.5~9.5）$\times10^9$/L
白细胞分类计数	leukocyte differential count，DC	中性粒细胞 40%~75%， 绝对值（1.8~6.3）$\times10^9$/L 嗜酸性粒细胞 0.4%~8%， 绝对值（0.02~0.52）$\times10^9$/L 嗜碱性粒细胞 0%~1%， 绝对值（0~0.06）$\times10^9$/L 淋巴细胞 20%~50%， 绝对值（1.1~3.2）$\times10^9$/L 单核细胞 3%~10%， 绝对值（0.1~0.6）$\times10^9$/L
血小板计数	blood platelet count，BPC	（125~350）$\times10^9$/L

续表

项目	英文及缩写	参考范围
尿液一般检查		
外观	appearance	淡黄色透明
尿量	volume	成人约 1.0~1.5L/24h，即 1ml/（h·kg） 小儿如按体重（kg）计算，则较成人多 3~4 倍
酸度	pH	4.5~8.0
比重	specific gravity	随机尿标本 1.003~1.030；晨尿>1.020；新生儿 1.002~1.004
蛋白质（mg/L）	protein	定性　阴性
葡萄糖（mg/L）	glucose	定性　阴性
酮体（mg/L）	ketone bodies	定性　阴性
胆红素（mg/L）	bilirubin，Bil	定性　阴性
尿胆原（mg/L）	urobilinogen，UBG	定性　阴性或弱阳性
亚硝酸盐（mg/L）		定性　阴性
隐血 ①Hb（mg/L）②RBC（个/μL）		定性　阴性
白细胞酯酶（白细胞：个/μL）		定性　阴性
维生素 C		定性　阴性
红细胞	erythrocyte	0~2 个/HP
白细胞	leukocyte	<5 个/HP
透明管型	hyaline cast	偶见/HP
含铁血黄素	hemosiderin	定性　阴性
隐血试验	occult blood test	定性　阴性
尿沉渣计数	addis urine sediment count	红细胞<50 万/12h 白细胞<100 万/12h 管型<5000/12h
1 小时细胞排泄率	urine cell excretion rate per hour	男性　红细胞<3 万/h 白细胞<7 万/h 女性　红细胞<4 万/h 白细胞<14 万/h
淀粉酶	amylase	Somogyi 法　血清 35~135U/L 尿<1000U/L
β_2微球蛋白	microglobulin，β_2M	血浆 β_2M　1.0~2.6mg/L 尿液 β_2M　0.03~0.37mg/24h
尿纤维蛋白降解产物	fibrin（ogen）degradation product，F（f）DP	<0.25mg/L
尿钠	urinary sodium	130~260mmol/24h（3~5g/24h）
尿钙	urinary calcium	2.5~7.5mmol/d（0.1~0.3g/24h）
溶菌酶	lysozyme	血清 4~20mg/L 尿液 0~2mg/L
肌红蛋白	myoglobin，Mb	<4mg/L
本-周蛋白	Bence-Jones	定性　阴性
Tamm-Horsfall 蛋白	Tamm-Horsfall protein	29.8~43.9mg/24h 随机尿（0.91±1.71）mg/mmol Cr
免疫球蛋白	immunoglobulin A，IgA	0.08~0.42mg/24h
黏蛋白	Mucoprotein，MP	100~150mg/24h

续表

项目	英文及缩写	参考范围
粪便检查		
量	volume	100~300g/24h
颜色与性状	colour and character	成人　黄褐色成形软便 婴儿　黄色或金黄色不成形糊状便
细胞	cell	上皮细胞或白细胞 无或偶见/HP
粪胆红素	bilirubin，Bil	定性　阴性
粪胆原	stercobilinogen	成人 0.15~0.45g/L
寄生虫、卵	parasites and ova	阴性
隐血试验	occult blood test	阴性
粪脂肪染色	fecal fat staining	阴性
脑脊液检查		
性状	character	无色，清晰透明
比重	specific gravity	腰椎穿刺 1.006~1.008，脑室穿刺 1.002~1.004，小脑延髓池穿刺 1.004~1.008
酸碱度	pH	7.35~7.40
白细胞数	leukocyte count	成人（0~8）$\times10^6$/L 儿童（0~15）$\times10^6$/L 新生儿（0~30）$\times10^6$/L
红细胞数	erythrocyte count	0×10^6/L
细胞分类	leukocyte differential count，DC	淋巴细胞　成人 40%~80% 新生儿 5%~35% 单核细胞　成人 15%~45% 新生儿 50%~90% 中性粒细胞　成人<6% 新生儿<8%
蛋白定性	Pandy test	阴性
蛋白定量	quantitative analysis of protein	腰椎穿刺 0.2~0.4g/L 脑室穿刺 0.05~0.15g/L 小脑延髓池穿刺 0.10~0.25g/L （磺基水杨酸-硫酸钠比浊法）
蛋白电泳	protein electrophoresis	前清蛋白 3%~6% 清蛋白 50%~70% α1 球蛋白 4%~6% α2 球蛋白 4%~9% β 球蛋白 7%~13% γ 球蛋白 7%~8%
免疫球蛋白	Immunoglobulin，Ig	IgA <6mg/L IgG 10~40mg/L IgM <0.22mg/L IgE 极少量
清蛋白	albumin，Alb	100~300mg/L
葡萄糖	glucose	腰椎穿刺 2.5~4.4mmol/L， 脑室穿刺 3.0~4.4mmol/L， 小脑延髓池穿刺 2.8~4.2mmol/L， （己糖激酶法）
氯化物	chloride，Cl	儿童 111~123mmol/L 成人 120~130mmol/L
乳酸脱氢酶	lactate dehydrogenase，LDH	<40U/L
肌酸激酶	creatine kinase，CK	0.5~2U/L

项目	英文及缩写	参考范围
溶菌酶	lysozyme，LYS	阴性或微量
神经元特异性烯醇化酶	neuron specific enolase，NSE	血清活性（7.4±1.9）U/L
天门冬氨酸氨基转移酶	aspartate aminotransferase，AST	<20U/L
腺苷脱氨酶	adenosine deaminase，ADA	<8U/L（速率法）
乳酸测定	lactate	1.0~2.9mmol/L
浆膜腔液检查		
性状	character	清亮透明液体
比重	specific gravity	漏出液<1.015 渗出液>1.018
总蛋白	protein	漏出液<25g/L 渗出液>30g/L
葡萄糖	glucose	漏出液 3.6~5.5mmol/L 渗出液<3.33mmol/L
细胞计数	cell count	漏出液白细胞数<100×10^6/L 渗出液>500×10^6/L
精液检查		
量	volume	一次排精液量 1.5~6.8ml
色	colour	灰白色或乳白色，久未排精者可淡黄色
黏稠度	adhesion	30 分钟液化精液形成不连续的小滴，拉丝长度<2cm
酸碱度	pH	7.2~8.0（平均 7.8）
精子数	sperm count	精子计数（15~213）×10^6/ml。精子总数（39~802）×10^6/每次射精
活动率	sperm activate rate	射精 30~60min 内精子活动率为 80%~90%，至少>60% 伊红染色精子活动率>75%
精子活动力	sperm motility	精子总活动力（PR+NP）40%~78%，前向运动 32%~72%
精子速度	sperm speed	12~55μm/s（28~34℃）
白细胞	leukocyte	<5/HP
红细胞	erythrocyte	偶见
畸形精子率	rate of teratospermia	<20%
果糖	fructose	0.87~3.95g/L
柠檬酸	citric acid	3.49~6.71g/L
前列腺液检查		
量	volume	数滴至 2ml 不等
酸碱度	pH	6.3~6.5
红细胞	erythrocyte	<5/HP
白细胞	leukocyte	<10/HP
卵磷脂小体	lecithin bodies	均匀分布且布满视野
性状	character	乳白色，不透明，稀薄、有光泽

二、血液学检验参考值

项目	英文及缩写	参考范围
骨髓细胞学检查		
增生程度	degree of hyperplasia	增生活跃（有核细胞：成熟红细胞 1：20）
粒红比例	M：E	2~4：1
有核细胞分类计数	karyocyte differential count	原粒细胞 0%~1.8% 早幼粒细胞 0.4%~3.9% 中性中幼粒细胞 2.2%~12.2% 中性晚幼粒细胞 3.5%~13.2% 中性杆状核粒细胞 16.4%~32.1% 中性分叶核粒细胞 4.2%~21.2% 嗜酸中幼粒细胞 0%~1.4% 嗜酸晚幼粒细胞 0%~1.8% 嗜酸杆状核粒细胞 0.2%~3.9% 嗜酸分叶核粒细胞 0%~0.2% 嗜碱中幼粒细胞 0~0.5% 嗜碱晚幼粒细胞 0~0.3% 嗜碱杆状核粒细胞 0~0.4% 嗜碱分叶核粒细胞 0~0.2% 原红细胞<1% 早幼红细胞 0%~1.9% 中幼红细胞 0.2%~2.6% 晚幼红细胞 5.2%~17.5% 原淋巴细胞 0%~0.4% 幼淋巴细胞 0%~2.1% 淋巴细胞 10.7%~43.1% 原单核细胞 0%~0.3% 幼单核细胞 0%~0.6% 单核细胞 0%~6.2% 原浆细胞 0%~0.1% 幼浆细胞 0%~0.7% 浆细胞 0%~2.1% 巨核细胞 7~35 个/1.5cm×3.0cm 骨髓涂片，巨核细胞分类： 原巨核细胞 0%~0.5% 幼巨核细胞 0%~10% 颗粒型巨核细胞 10%~50% 产血小板型巨核细胞 20%~70% 裸核 0%~30% 变性巨核细胞 2%
溶血性贫血检查		
游离血红蛋白	plasma free hemoglobin，FHb	<40mg/L
结合珠蛋白	haptoglobin，HP	（731±420）mg Hb/L
含铁血黄素尿	hemosiderin	定性　阴性
红细胞渗透脆性试验	erythrocyte osmotic fragility test	开始溶血 3.8~4.6g/L NaCl 溶液 完全溶血 2.8~3.2g/L NaCl 溶液
红细胞孵育渗透脆性	erythrocyte incubated osmotic fragility test	未孵育 50%溶血 4.00~4.45g NaCl/L 37℃孵育 24h 50%溶血为 4.65~5.90g NaCl /L
高铁血红蛋白还原试验	methemoglobin reducing test	还原率>75%
血红蛋白电泳	hemoglobin electrophoresis	Hb 区带电泳 未发现异常 Hb 区带 HbA_2定量 正常成人为 1.05%~3.12%
抗人球蛋白试验	Coombs test	直接、间接抗人球蛋白试验均为阴性
CD59/CD55 流式分析	CD59/CD55 flow cytometry analysis	CD59（或 CD55）阴性细胞<5%

续表

项目	英文及缩写	参考范围
血栓与出血检查		
出血时间	bleeding time，BT	出血时间测定器（6.9±2.1）min
血浆 vWF 抗原	vWF：Ag	ELISA 法：70%~150% 免疫火箭电泳法：94.1%±32.5%
血小板黏附功能	PadT	玻珠柱法 62.5±8.6%
血小板聚集试验	PagT	1. 浓度 6×10^{6} mol/L 的 ADP 时 MAR 为（35.2±13.5）%，坡度为（63.9±22.2）度。 2. 浓度 4.5×10^{-5} mol/L 的肾上腺素可引起双相聚集曲线，此时第一相 MAR 为（20.3±4.8）%，坡度为（61.9±22.9）度。
血浆 β-血小板球蛋白	β-TG	（16.4±9.8）ng/ml
血小板第 4 因子	PF4	（3.2±2.3）ng/ml
血小板 α 颗粒膜蛋白-140	GMP-140	放免法（780±490）分子数/血小板 ELISA 法 血浆（1.61 ±0.72）$\times10^{10}$ 分子数/ml
血浆血栓烷 B_2	TXB_2	酶联抗体竞争法（4.5~2.5）ng/L
血小板抗体	platelet antibody，PA	ELISA 法 PAIgG 0~108ng/10^7 血小板 PAIgM 0~40ng/10^7 血小板 PAIgA 0~30ng/10^7 血小板 PAC3 0~129ng/10^7 血小板
全血凝固时间	clotting time，CT	普通玻璃试管法 5~12min 硅化试管法 15~30min
活化部分凝血活酶时间	activated partial thromboplastin time，APTT	手工法： 男性（37±3.3）s（31.5~43.5s） 女性（37.5±2.8）s（32~43s） 较正常对照延长>10s 有意义 仪器法：不同品牌仪器及试剂间结果差异较大，需各家自行制定。
血浆凝血酶原时间	plasma prothrombin time，PT	手工法： 男性 11~13.7，女性 11~14.3，男女平均为 12±1；待测者的测定值较正常对照值延长超过 3s 以上才有临床意义。 仪器法：不同品牌仪器及试剂间结果差异较大，需各家自行制定
凝血酶原时间比值	PTR	1.00±0.05
凝血酶原片段 1+2	prothrombin fragment，F1+2	ELISA 法（0.67±0.19）nmol/L
纤维蛋白肽 A	fibrinopeptide A，FPA	男性（不吸烟者）（1.83±0.61）μg/L 女性（不吸烟、未服避孕药者）（2.24±1.04）μg/L
可溶性纤维蛋白单体复合物	SFMC	定性 阴性 定量 ELISA 法（48.5±15.6）mg/L
凝血酶时间	thrombin time，TT	16~18s（较正常延长 3s 以上有意义）
抗凝血酶活性	AT：A	发色底物法（108.5±5.3）%
抗凝血酶抗原	AT：Ag	（290±30.2）mg/L
蛋白 C 抗原	PC：Ag	免疫火箭电泳法（102.5±20.1）%
蛋白 C 活性	PC：A	发色底物法（100.24±13.18）%
纤维蛋白（原）降解产物	fibrinogen degradation product，FDP	<5mg/L
D-二聚体	d-dimer，D-D	0~0.256mg/L
纤溶酶活性	PL：A	发色底物法（85.6±27.8）%

三、生物化学检验项目

项目	英文及缩写	参考范围
糖及代谢检查		
空腹血糖	fasting plasma glucose，FPG	3.9～6.1mmol/L（70～110mg/dl）
葡萄糖耐量试验	glucose tolerance test oral，GTT	空腹血糖<6.1mmol/L; 服糖后0.5～1h升至高峰，但<11.1mmol/L; 服糖后2h血糖<7.8mmol/L
血浆胰岛素测定	insulin	CLIA法 空腹时为1.9～23mIU/L（13.0～161pmol/L） ECLIA法 空腹时为1.8～17.5mIU/L
胰岛素原	proinsulin	血清0.014～0.009nmol/L
C肽测定	C-peptide	CLIA法 空腹时为0.9～7.1μg/L（298～2350pmol/L） ECLIA法 空腹时为1.1～4.4μg/L（0.37～1.47nmol/L）
胰高血糖素	glucagon	血清20～100ng/L
糖化血红蛋白测定	glycosylated hemoglobin	HPLC法：HbA_1（%）5.0%～8.0%，HbA_{1c}（%）3.6%～6.0%； 亲和层析法：5.0%～8.0%
乳酸	lactate	全血静脉0.6～2.2mmol/L 动脉为静脉血中乳酸水平的1/2～2/3
丙酮酸	pyruvic acid	空腹静脉血浆0.03～0.10mmol/L（0.3～0.9mg/dl） 动脉全血0.02～0.08mmol/L（0.2～0.7mg/dl）
丙酮	acetone	血浆<0.34mmol/L
乙酰乙酸	acetoacetate	血浆<0.1mmol/L
血脂及代谢检查		
总胆固醇	total cholesterol，Ch	化学法和酶法 成人2.86～5.98mmol/L 儿童3.12～5.2mmol/L
胆固醇脂	cholesterol ester，Ch-E	2.3～3.4mmol/L 胆固醇酯：游离胆固醇=3：1
血清甘油三酯测定	triglyceride，TG	<1.70mmol/L
磷脂（以卵磷脂计）	phospholipids，PL	1.4～2.7mmol/L
游离脂肪酸	free fatty acid，FFA	100～660mmol/L
高密度脂蛋白-胆固醇	HDL-cholesterol，HDL-C	>1.04mmol/L
低密度脂蛋白-胆固醇	LDL-cholesterol，LDL-C	<3.37mmol/L
载脂蛋白A1	apolipoprotein-A1，Apo A1	1.2～1.6g/L
载脂蛋白B	apolipoprotein B，Apo B	中青年0.8～0.9g/L 老年人0.95～1.05g/L
无机离子及酸碱平衡检查		
血清钾	potassium，K^+	离子选择电极法3.5～5.3mmol/L
血清钠	sodium，Na^+	离子选择电极法137～147mmol/L
血清氯	chloride，Cl^-	离子选择电极法99～110mmol/L
血清钙	calcium，$Ca2^+$	总钙2.11～2.52mmol/L 离子选择电极法 离子钙1.10～1.34mmol/L
血清磷（无机磷）	inorganic phosphorus，Pi	成人0.85～1.51mmol/L 儿童1.45～2.10mmol/L

项目	英文及缩写	参考范围
血清锌	zinc, Zn	原子吸收分光光度法 11.6~23.0μmol/L
血清镁	magnesium, Mg	0.75~1.02mmol/L
血清铁	Iron	男 10.6~36.7μmol/L 女 7.8~32.2μmol/L
血清铜	copper, Cu	原子吸收分光光度法 男 11~22μmol/L 女 12.6~24.4μmol/L 儿童 12.6~29.9μmol/L
血清硒	selenium, Se	原子吸收分光光度法 儿童 0.74~1.54μmol/L 成人 0.58~1.82μmol/L
血清氟	fluorine, F	原子吸收分光光度法 0.5~10.5μmol/L
血液酸碱度	pH	动脉血 7.35~7.45
二氧化碳分压	partial pressure of CO_2, PCO_2	动脉血 4.65~5.98kPa（35~45mmHg）
二氧化碳总量	total carbon dioxide content, TCO_2	动脉血 3.2~4.27kPa（24~32mmHg）
二氧化碳结合力	carbon dioxide-combining power, CO_2CP	动脉血 22~31mmol/L（50%~70vol%）
氧分压	partial pressure of oxygen, PO_2	动脉血 10.64~13.30kPa（80~100mmHg）
氧饱和度	saturation oxygen, SO_2	动脉血 91.9%~99%
实际碳酸氢盐	actual bicarbonate, AB	动脉血 21~26mmol/L
标准碳酸氢盐	standard bicarbonate, SB	动脉血 21~26mmol/L
缓冲碱	buffer base, BB	45~55mmol/L
碱剩余	Buffuer excess, BE	动脉 −3~+3mmol/L
阴离子间隙	anion gap, AG	8~16mmol/L
肝脏功能检查		
血清总蛋白	total proteins, TP	双缩脲法 65~85g/L
清蛋白	albumin, A, Alb	溴甲酚绿法 40~55g/L
球蛋白	globulin, G	20~40g/L
清球蛋白比值（A/G）	A/G ratio	（1.2~2.4）：1
血清蛋白电泳	protein electrophoresis	醋酸纤维素膜法： 清蛋白　62%~71% α_1球蛋白　3%~4% α_2球蛋白　6%~10% β 球蛋白　7%~11% γ 球蛋白　9%~18%
血清前清蛋白	prealbumin, PA	成人血清 PA 浓度（透射浊度法）为 250~400mg/L（4.55~7.28μmol/L），儿童约为成人水平的一半，青春期急剧增加达成人水平。2 种单位间可按 mg/L×0.0182=μmol/L 换算
血氨	ammonia, NH_3	谷氨酸脱氢酶法 18~72μmol/L
总胆红素	serum total bilirubin, STB	血清 3.4~17.1μmol/L
结合胆红素	conjugated bilirubin, CB	血清 0~3.4μmol/L
非结合胆红素	unconjugated bilirubin, UCB	血清 1.7~10.2μmol/L
丙氨酸氨基转移酶	alanine aminotransferase, ALT	男性 9~50U/L 女性 7~40U/L （试剂中含有磷酸吡哆醛： 男性 9~60U/L 女性 7~45U/L）

项目	英文及缩写	参考范围
天门冬氨酸氨基转移酶	aspartate aminotransferase，AST	男性 15~40U/L 女性 13~35U/L （试剂中含有磷酸吡哆醛： 男性 15~45U/L 女性 13~40U/L）
血清碱性磷酸酶测定	alkaline phosphatase，ALP	男性 45~125U/L 女性（20~49 岁） 35~100U/L 女性（50~79 岁） 50~135U/L 儿童（1~12 岁）<500U/L
血清 γ-谷氨酰转移酶	γ-glutamyl transpeptidase，GGT	男性 10~60U/L 女性 7~45U/L
血清胆碱酯酶	cholinesterase，CHE	速率法 5000~12 000U/L
血清单胺氧化酶	monoamine oxidase，MAO	连续监测法 0~3U/L
血清总胆汁酸	total bile acids，BA	0~10μmol/L
Ⅲ型前胶原氨基末端肽	amino terminal procollagen typeⅢ peptide，PⅢP	41~163μg/L
Ⅳ型胶原及其分解片段	collagenⅣ，CⅣ	放射免疫法 血清 CⅣ NC1 片段（5.3±1.3）μg/ml
层粘连蛋白	laminin，LN	放射免疫法 <（115.7±17.3）ng/ml
透明质酸	hyaluronic acid，HA	放射免疫法 2~115μg/L
肾功能检查		
菊粉清除率	inulin clearance rate	男性 120~138ml/（min · 1.73m^2） 女性 110~138ml/（min · 1.73m^2）
内生肌酐清除率	endogenous creatinine clearance rate，Ccr	成人 80~120ml/（min · 1.73m^2）
血肌酐	serum creatinine，Scr	男（20~59 岁） 57~97μmol/L 男（60~79 岁） 57~111μmol/L 女（20~59 岁） 41~73μmol/L 女（60~79 岁） 41~81μmol/L
血尿素	serum urea，SU	男（20~59 岁） 3.1~8.0mmol/L 男（60~79 岁） 3.6~9.5mmol/L 女（20~59 岁） 2.6~7.5mmol/L 女（60~79 岁） 3.1~8.8mmol/L
血尿酸	uric acid，UA	男性 208~428μmol/L 女性 155~357μmol/L
血清胱抑素 C	cystatin C	免疫比浊法 0.59~1.03mg/L
尿渗量	urine osmole，Uosm	600~1000mOsm/（kg · H_2O），24 小时内最大范围为 40~1400mOsm/（kg · H_2O）
血浆渗量	plasma osmolarity，Posm	275~305mOsm/（kgH_2O） Uosm/Posm （3：1）~（4.7：1）
尿 α_1-微球蛋白测定	α_1-microglobulin，α_1-MG	尿<12mg/L
尿 β_2-微球蛋白测定	β_2-microglobulin，β_2-MG	尿<0.3mg/L
尿 N-乙酰-β-D-氨基葡萄糖苷酶	N-acetyl-β-D-glucosaminidase，NAG	酶联免疫法<18.5U/L
氯化铵负荷试验	ammonium chloride loading test	尿样中至少 1 次 pH<5.5
碳酸氢离子重吸收排泄试验	bicarbonate loading test	尿液 HCO_3^-排泄率≤1%
心肌损害检查		
肌酸激酶	creatine kinase，CK	男性 50~310U/L 女性 40~200U/L
肌酸激酶同工酶	creatine kinase isoenzyme	琼脂糖凝胶电泳法 CK-MM 94%~96% CK-MB<5% CK-BB 极少或无
乳酸脱氢酶	lactate dehydrogenase，LDH	120~250U/L

续表

项目	英文及缩写	参考范围
乳酸脱氢酶同工酶	lactate dehydrogenase isoenzyme	琼脂糖凝胶电泳法 LD_1 14%～26% LD_2 29%～39% LD_3 20%～26% LD_4 8%～16% LD_5 6%～16% 定性 $LD_2>LD_1>LD_3>LD_4>LD_5$
心肌肌钙蛋白 T	cardiac Troponin T，cTnT	ECLIA 法<0.014μg/L
心肌肌钙蛋白 I	cardiac Troponin I，cTnI	CLIA 法<0.034μg/L
肌红蛋白	myoglobulin，Mb	定性：阴性 定量：ECLIA 法：男性 28～72μg/L；女性 25～58μg/L
激素检查		
甲状腺素	total thyroxine，TT4	66～181nmol/L
游离甲状腺素	free thyroxine，FT4	12～22pmol/L
三碘甲状腺原氨酸	triiodothyronine，TT3	1.3～3.1nmol/L
游离三碘甲状腺原氨酸	free triiodothyronine，FT3	3.1～6.8pmol/L
血清促甲状腺激素	thyroid stimulating hormone，TSH	0.34～5.60mIU/L
甲状腺球蛋白	thyroglobulin，Tg	CLIA 法 1.15～130.77μg/L ECLIA 法 1.4～78μg/L
甲状腺素结合球蛋白	thyroxine-binding globulin，TBG	男 12～25mg/L 女 14～30mg/L
甲状腺球蛋白抗体	thyroglobulin antibody，TGAb	化学发光法 60IU/L
甲状腺过氧化物酶抗体	hyroperoxidase antibody，TPOAb	化学发光法 0～35IU/L
反三碘甲状腺原氨酸	reverse triiodothyronine，rT3	0.15～0.43nmol/L
促卵泡激素	follicle stimulating hormone，FSH	男 1.27～19.26IU/L 女 卵泡期 3.85～8.78IU/L 排卵期 4.54～22.51IU/L 黄体期 1.79～5.12IU/L 绝经期 16.74～113.59IU/L
黄体生成激素	luteinizing hormone，LH	男 1.24～8.62IU/L 女 卵泡期 2.12～10.89IU/L 黄体期 1.20～12.86IU/L 排卵期 19.18～103.03IU/L 绝经期 10.87～58.64IU/L
雌二醇（非结合型）	estradiol（unconjugated）	男 7.63～42.6ng/L 未孕女性 卵泡期 12.5～42.6ng/L 黄体期 43.8～211ng/L 排卵期 85.8～498ng/L 绝经后<5.00～54.7ng/L 儿童 男孩 <5.00～20.0ng/L 女孩 6.0～27.0ng/L
孕酮	progesterone	男 0.2～1.4μg/L 女性 卵泡期 0.2～1.5μg/L 黄体期 1.7～27μg/L 排卵期 0.8～3.0μg/L 绝经后 0.1～0.8μg/L

续表

项目	英文及缩写	参考范围
睾酮	testosterone	血清 男 1.75~7.81μg/L 女 <0.1~0.75μg/L 血浆 男 1.68~7.58μg/L 女 <0.1~0.90μg/L
催乳素	prolactin	男 2.64~13.13μg/L 女 绝经前（<50 岁）3.34~26.72μg/L 绝经后（>50 岁）2.74~19.64μg/L
皮质醇	cortisol	血清 上午 6.7~22.6μg/dl 下午 <10μg/dl
醛固酮	aldosterone	血清 男 0.17~0.61nmol/L 女 0.14~0.83nmol/L
促肾上腺皮质素	adrenocorticotropic hormone，ACTH	血清 7.2~63.3ng/L（上午 7：00~10：00 时收集血浆样本）

四、免疫学与血清学检验项目

项目	英文及缩写	参考范围
免疫球蛋白 IgG	immunoglobulin G，IgG	免疫比浊法　成人 7.0~16.0g/L
免疫球蛋白 IgA	immunoglobulin A，IgA	免疫比浊法　成人 0.70~5.00g/L
免疫球蛋白 IgM	immunoglobulin M，IgM	免疫比浊法　成人 0.40~2.80g/L
免疫球蛋白 IgE	immunoglobulin E，IgE	ELISA 法　男 31~5500μg/L 女 31~2000μg/L
免疫球蛋白 D	immunoglobulin D，IgD	ELISA 法　0.6~1.2mg/L
血清 M 蛋白	M protein	蛋白电泳法、免疫电泳法　阴性
总补体溶血活性	complement hemolysis 50%，CH_{50}	试管法 50~100U/ml
血清补体 C3	complement 3，C3	速率散射比浊法 0.9~1.8g/L
血清补体 C4	complement 4，C4	速率散射比浊法 0.1~0.4g/L
血清补体 Clq	complement lq，Clq	ELISA 法 0.18~0.19g/L 免疫比浊法 0.025~0.05g/L
B 因子	factor B，BF	单向免疫扩散法 0.10~0.40g/L
E 玫瑰花形成试验	erythrocyte rosette formation test，E-RFT	Et 64.4% ±6.7%
T 细胞分化抗原	T cell differentiation antigen	流式细胞术 $CD3^+$T 细胞为 61%~85% $CD4^+$T 细胞为 28%~58% $CD8^+$T 细胞为 19%~48% $CD4^+/CD8^+$为 0.90~2.0
B 细胞膜表面免疫球蛋白	surface membrane immunoglobulin，SmIg	免疫荧光法 $SmIg^+$细胞 21%（16%~28%） $SmIgG^+$细胞 7.1%（4.0%~12.7%） $SmIgM^+$细胞 8.9%（6.7%~13.0%） $SmIgA^+$细胞 2.2%（1.0%~4.3%） $SmIgD^+$细胞 6.2%（5.2%~8.2%） $SmIgE^+$细胞 0.9%（0%~1.5%）
B 细胞分化抗原	B cell differentiation antigen	流式细胞术 $CD19^+$细胞 11.74% ±3.73%

续表

项目	英文及缩写	参考范围
淋巴细胞转化试验	T lymphocyte transformation test	转化率：（60.1±7.6）%
淋巴细胞刺激指数	stimulation index，SI	^{3}H-TdR 掺入 SI>2 淋巴细胞转化率正常 SI<2 淋巴细胞转化率降低
NK 细胞活性	natural killer cell activity，NKCA	乳酸脱氢酶释放法 细胞毒指数：27.5%~52.5% 51Cr 释放法 自然杀伤率：47.6%~76.8%
白细胞介素-2	Interleukin-2，IL-2	^{3}H-TdR 掺入法 5~15kU/
肿瘤坏死因子	tumor necrosis factor，TNF	血清定性 阴性 ELISA 法：4.3±2.8μg/L
干扰素	interferon，IFN	ELISA 法 1~4kU/L
甲型肝炎抗体	hepatitis A virus antibody，HAVAb	ELISA 法 IgM 阴性 IgG 阴性
乙型肝炎表面抗原	hepatitis B virus surface antigen ，HBsAg	ELISA 法 阴性
乙型肝炎表面抗体	hepatitis B virus surface antibody，HBsAb	ELISA 法 阴性
乙型肝炎 e 抗原	hepatitis B virus e antigen，HBeAg	ELISA 法 阴性
乙型肝炎 e 抗体	hepatitis B virus e antibody，HBeAb	ELISA 法 阴性
乙型肝炎核心抗原	hepatitis B virus e antigen，HBeAg	ELISA 法 阴性
乙型肝炎核心抗体	hepatitis B virus c antibody，HBcAb	ELISA 法 阴性
乙型肝炎病毒前 S_1 蛋白	pre-S_1 antigen	ELISA 法 阴性
乙型肝炎病毒前 S_1 蛋白抗体	pre-S_1 antibody	ELISA 法 阴性
乙型肝炎病毒前 S_2 蛋白	pre-S_2 antigen	ELISA 法 阴性
乙型肝炎病毒前 S_2 蛋白抗体	pre-S_2 antibody	ELISA 法 阴性
乙型肝炎病毒 DNA	HBV-DNA	PCR 法 阴性
丙型肝炎病毒抗体	hepatitis C virus antibody，HCV Ab	ELISA 法 阴性
丙型肝炎病毒 RNA	HCV-RNA	PCR 法 阴性
丁型肝炎病毒抗原	hepatitis D virus antigen，HCV Ag	ELISA 法 阴性
丁型肝炎病毒抗体	hepatitis D virus antibody，HDV Ab	ELISA 法 阴性
戊型肝炎病毒抗体	hepatitis E virus antibody，HEV Ab	ELISA 法 阴性
抗链球菌溶血素“O”	anti-streptolysin “O”，ASO	速率散射比浊法 正常未感染人群：1~116.0IU/ml 乳胶凝集法 阴性，滴度低于 1：400
肥达反应	Widal s test	直接凝集法O 凝集效价<1：80 H 凝集效价<1：160 A 凝集效价<1：80 B 凝集效价<1：80 C 凝集效价<1：80
结核分枝杆菌抗体	tuberculosis antibody	ELISA 阴性
结核分枝杆菌 DNA	tuberculosis DNA	PCR 法 阴性
C 反应蛋白	C-reactive protein，CRP	免疫比浊法 新生儿<0.6mg/L 婴儿<1.6mg/L 成人<8.2mg/L
汉坦病毒抗体	Hantavirus antibody	ELISA 阴性
流行性乙型脑炎病毒	epidemic encephalitis B virus，EPBV	ELISA 阴性

续表

项目	英文及缩写	参考范围
EB 病毒壳抗原抗体	anti-VCA antibody	ELISA　阴性
梅毒螺旋体抗体	treponema pallidum antibody	未灭活血清反应素（USR）阴性 快速血浆反应素（RPR）阴性 梅毒螺旋体血凝试验（TPHA）阴性 梅毒螺旋体被动颗粒凝集试验（TPPA）阴性
人类免疫缺陷病毒抗体	Anti-HIV antibody	筛选试验 ELISA、FIA、RIA 阴性 确认试验 western blot 阴性
弓形虫抗体	toxoplasma antibody	ELISA 阴性
风疹病毒抗体	rubella virus antibody	ELISA 阴性
巨细胞病毒抗体	cytomegalo virus antibody	ELISA 阴性
单纯疱疹病毒抗体	herpes simplex virus antibody	ELISA 阴性
类风湿因子	rheumatoid factor，RF	乳胶颗粒凝集法（定性）<1：10 阴性 免疫比浊法（定量）<30kIU/L
抗核抗体	anti-nuclear antibody，ANA	间接免疫荧光法　阴性
抗双链 DNA 抗体	double strands-DNA antibody，ds-DNA-Ab	间接免疫荧光法　阴性
抗可提取核抗原（ENA）抗体谱	anti-ENA antibody	免疫印迹法　阴性
抗甲状腺球蛋白抗体	thyroid globulin antibody	间接免疫荧光法　阴性
抗甲状腺微粒体抗体	anti-thyroid microsomal antibody，TMA	ELISA 法　阴性
抗平滑肌抗体	anti-smooth muscle antibody，ASMA	间接免疫荧光法　阴性
抗线粒体抗体	anti-mitochondrial antibody，AMA	间接免疫荧光法　阴性
抗乙酰胆碱受体抗体	anti-acetylcholine receptor antibody	ELISA 法　阴性
抗心磷脂抗体	anti-cardiolipin antibody，ACA	ELISA 阴性
甲胎蛋白	alpha-fetoprotein，AFP	ELISA 血清≤20ng/ml
癌胚抗原	carcinoembryonic antigen，CEA	ELISA 血清≤5ng/ml
前列腺特异性抗原	prostate specific antigen，PSA	ELISA 男性血清 t-PSA≤4.0ng/ml f-PSA≤0.93μg/L f-PSA/t PSA 比值>0.25
组织多肽抗原	tissue polypeptide antigen，TPA	ELISA 血清<80U/L
鳞状细胞癌抗原	squamous cell carcinoma antigen，SCC	ELISA 血清<1.5μg/L
糖链抗原 15-3	carbohydrate antigen 15-3，CA 15-3	ELISA 血清<30U/L
糖链抗原 125	carbohydrate antigen 125，CA 125	ELISA 血清<35U/ml
糖链抗原 19-9	carbohydrate antigen 19-9，CA 19-9	ELISA 血清<37U/ml
糖链抗原 72-4	carbohydrate antigen 72-4，CA72-4	ECLIA 法 血清≤6.9U/ml
前列腺酸性磷酸酶	prostatic acid phosphatase，PAP	RIA、CLIA 法≤2.0μg/L
α-L-岩藻糖苷酶	alpha-L-fucosidase，AFU	速率法 血清<40U/L
神经元特异性烯醇化酶	neuron specific enolase，NSE	ELISA 血清<13ng/ml
人绒毛膜促性腺激素	human chorionic gonadotropin，hCG	RIA　男性 血清≤2.0mIU/ml 女性 血清≤6.0mIU/ml（绝经后） 非妊娠妇女 ≤2.0mIU/ml
降钙素	calcitonin，CT	<100ng/L

附录二　临床基本操作技术

胸膜腔穿刺术

【适应证】

1. 诊断性穿刺,少量抽液用以确定积液的性质。

2. 减压性穿刺,抽液或抽气,以减轻胸水或积气对肺脏的压迫。

3. 治疗性穿刺,胸腔内注射药物、人工气胸、抽吸脓液治疗脓胸等。

【禁忌证】

出凝血功能障碍、病情危重或体质衰弱不能耐受、患者不配合、剧烈咳嗽及肺功能严重障碍、麻醉药物过敏者。

【操作前准备】

1. 应向患者说明穿刺目的,消除其顾虑及紧张情绪,并签知情同意书。

2. 可行超声波检查定位穿刺点,并用蘸甲紫的棉签在皮肤上作标记。

3. 完善血常规、出凝血时间等检查。

4. 物品准备　胸腔穿刺包、无菌手套、治疗盘(碘伏、棉签、胶布、2%利多卡因注射液)、靠背椅、盛放胸水的容器。如需胸腔内注入药物,应提前准备好所需药品。

【操作步骤】

1. 体位　嘱患者取坐位面向椅背,两前臂交叉平放于椅背上,前额伏于前臂上。不能起床者可取半坐卧位,患侧前臂上举置于枕部。

2. 穿刺点选择　选取胸部叩诊实音最明显部位或超声检查定位点进行穿刺。常选择:①肩胛下角线或者腋后线第7~8肋间;②腋中线第6~7肋间;③腋前线第5~6肋间。气胸抽气减压穿刺部位一般选取患者锁骨中线第2肋间。

3. 消毒　以穿刺点为中心,用碘伏以螺旋的方式由内向外进行皮消毒,消毒范围直径约15cm。打开穿刺包外层,戴无菌手套,检查穿刺包内器械,注意穿刺针是否通畅,覆盖消毒洞巾。

4. 局部麻醉　以5ml注射器抽取2%利多卡因适量,沿下一肋骨上缘的穿刺点自皮肤至胸膜壁层进行局部浸润麻醉。首先在皮肤表面将针尖倾斜15度角打一皮丘,然后再垂直皮肤表面进针逐层麻醉,注药前应先回抽,观察无血液、气体、胸腔积液后,方可推注麻醉药。如此反复,当注射器针尖有落空感时,回抽见胸腔积液或气体,说明已麻醉至胸膜腔。

5. 穿刺　术者先用止血钳夹住穿刺针后的橡皮胶管,以左手示指与中指固定穿刺部位的皮肤,右手持穿刺针,在麻醉处缓慢刺入,当针尖抵抗感突然消失时,表示针尖已进入胸膜腔,橡皮胶管后接上50ml或100ml注射器,助手松开止血钳协助固定穿刺针,以防针刺入过深损伤肺组织。术者抽吸胸腔积液,注射器抽满后,助手用血管钳夹闭胶管,术者取下注射器,将液体注入容器中,记量并送检。根据需要抽液完毕后可注入药物。气胸抽气减压治疗，如无特殊抽气设备时，可按抽液方法，用注射器反复抽气，直至患者呼吸困难缓解为止。注意记录抽气量。若有气胸箱，应采用气胸箱测压抽气，抽至胸膜腔内压达0为止。

6. 操作后处理　抽液完毕，拔出穿刺针，穿刺点再次消毒覆盖无菌纱布，稍用力压迫穿刺部位片刻，用胶布固定后，嘱患者静卧休息。观察术后反应，注意有无并发症，如气胸、肺水肿等。

【注意事项】

1. 对精神紧张的患者，可于术前半小时给地西泮10mg，或可待因0.03g以镇静止痛。

2. 因肋间神经及动、静脉均沿肋骨下缘沟内走行，经肋骨上缘穿刺可避免损伤血管及神经。

3. 诊断性抽液50～100ml即可；减压抽液，首次不超过600ml，以后每次不超过1000ml；如为脓胸，每次尽量抽净。疑为化脓性感染时，助手用无菌试管留取标本，涂片行革兰氏染色镜检、细菌培养及药敏试验。做细胞学检查至少需100ml，并应立即送检，以免细胞自溶。

4. 一次抽液不宜过多、过快，否则会使胸膜腔内压突然下降，肺血管扩张，液体渗出量增多，可造成复张性肺水肿。主要处理措施：保持气道通畅，给氧及呼吸支持，维持血容量，应用肾上腺皮质激素、利尿剂、强心剂等药物，酌情应用糖皮质激素，控制液体入量，严格监测病情与酸碱平衡。

5. 操作中应密切观察患者的反应，如有头晕、面色苍白、出汗、心悸、胸部压迫感或剧痛、昏厥等胸膜反应，应立即停止抽液，让患者平卧，观察血压、脉搏的变化。必要时皮下注射0.1%肾上腺素0.3～0.5ml，或进行其他对症处理。

6. 应避免在第9肋间以下穿刺，以免穿透膈肌损伤腹腔脏器。

7. 严格无菌操作，操作中要防止空气进入胸腔，始终保持胸腔负压。

8. 恶性胸腔积液，可于胸腔穿刺抽液后，胸腔内注入抗肿瘤药或硬化剂诱发化学性胸膜炎，促使脏层与壁层胸膜粘连，闭合胸腔。

腹腔穿刺术

【适应证】

1. 诊断性穿刺　穿刺抽液做化验和病理检查，以协助诊断；穿刺以明确腹腔内有无积脓、积血、积液。

2. 减压性穿刺　大量腹水引起膈肌上移，导致胸闷、气促、呼吸困难者，适量放液可以缓解症状。

3. 治疗性穿刺　行人工气腹作为诊断和治疗手段；可以腹腔内注射药物。

【禁忌证】

肝性脑病先兆、腹腔内有广泛粘连、棘球蚴病及卵巢囊肿。

【操作前准备】

1. 向患者说明穿刺的目的，消除其顾虑及紧张情绪，签知情同意书。

2. 术前先嘱患者排空尿液，以免穿刺时损伤膀胱。

3. 放液前应测量腹围、脉搏、血压和检查腹部体征，以观察病情变化。

4. 物品准备 腹腔穿刺包、无菌手套、治疗盘(碘伏、棉签、胶布、2%利多卡因注射液)、盛放腹水的容器。如需腹腔内注入药物，应提前准备好所需药品。

【操作步骤】

1. 体位　取平卧位、半卧位或稍左侧卧位。如放腹水，背部先垫好腹带。

2. 穿刺点选择　①一般常选左下腹部，脐与左髂前上棘连线中外1/3交点处，因为此处不易损伤腹主动脉；②脐与耻骨联合中点上1cm，偏左或右1.5cm处；③侧卧位脐水平线与腋前线或腋中线之延长线的交点；④对少量或包裹性腹水，常须超声指导下定位穿刺；⑤若行诊断性腹腔灌洗术，可在腹中线上取穿刺点。

3. 消毒、麻醉　穿刺部位常规消毒，戴无菌手套，检查穿刺包内器械，铺消毒洞巾，自皮肤至腹膜壁层用2%利多卡因逐层作局部浸润麻醉。

4. 穿刺　术者左手固定穿刺处皮肤，右手持针经麻醉处逐步刺入腹壁，待感到针尖抵抗感突然消失时，表示针尖已进入腹膜腔，即可行抽取和引流腹水，并将腹水置于消毒试管中以备检验使用；诊断性穿刺可直接用无菌的20ml或50ml注射器和7号针头进行穿刺；大量放液时可用针尾连接橡皮管的8号或9号针头，助手用消毒血管钳固定针头并夹持橡皮管，用输液夹子调整放液速度，将腹水引流入容器中记量或送检。腹水不断流出时，应将预先绑在腹部多头腹带逐步收紧，以防腹压骤然降低，内脏血管扩张而发生血压下降甚至休克等现象。

5. 操作后处理　放液结束后拔出穿刺针，消毒后盖上无菌纱布，局部按压或用多头绷带将腹部包扎。

【注意事项】

1. 腹腔放液不宜过快、过多，肝硬化患者一般每次放腹水量不超过3000ml，过多放液可诱发肝性脑病和电解质紊乱，但在补充输注大量白蛋白的基础上（一般放腹水1000ml补充白蛋白6~8g），也可以大量放液。

2. 操作中应密切观察患者，如发现头晕、恶心、心悸、气促、脉搏增快、面色苍白应立即停止操作，并作适当处理。

3. 在放腹水时若流出不畅，可将穿刺针稍作移动或变换体位。

4. 诊断性腹腔穿刺时，如抽出血样液体，要辨别是腹腔内出血抑或穿刺本身所造成的出血。腹腔内出血因腹膜的脱纤维作用而使血液不凝，将血样液体静置片刻，若血液迅速凝固，多系穿刺误入血管所致；若不凝，即为腹腔内出血。

5. 防止腹水沿穿刺针路外渗有如下方法：①迷路进针，在穿刺时勿使皮肤至腹膜壁层位于同一条直线上，方法是当针尖通过皮肤到达皮下后，即在另一手协助下稍向周围移动一下穿刺针尖，然后再向腹腔刺入；②蝶形胶布固定弥合针路；③术后按压穿刺部位1~2分钟；④涂上火棉胶封闭。

6. 术后应严密观察有无出血和继发感染的并发症。注意无菌操作，以防止腹腔感染。

骨髓穿刺术

【适应证】

1. 各种血液病的诊断、鉴别诊断及疗效评估。

2. 不明原因血细胞数量增多或减少及形态学异常。

3. 不明原因发热的诊断与鉴别诊断，可作骨髓的细菌培养及涂片找寄生虫等。

4. 造血干细胞培养及细胞遗传学检查。

【禁忌证】

血友病。

【操作前准备】

1. 向患者说明穿刺的目的，消除其顾虑及紧张情绪，签知情同意书。

2. 骨髓穿刺前应检查出血时间和凝血时间。

3. 物品准备　骨髓穿刺包、无菌手套、治疗盘（碘伏、棉签、胶布、2%利多卡因注射液、涂片所用的载玻片）。如需细菌培养，准备好培养基。

【操作步骤】

1. 穿刺点选择　①髂前上棘穿刺点：髂前上棘后1~2cm处，该处骨面平坦，易于固定，操作方便，危险性极小；②髂后上棘穿刺点：骶椎两侧、臀部上方突出的部位；③胸骨穿刺点：胸骨柄、胸骨体相当于第1、2肋间隙的部位，此处胸骨较薄，且其后有大血管和心房，穿刺时务必小心，以防穿透胸骨而发生意外。但由于胸骨的骨髓液丰富，当其他部位穿刺失败时，仍需要进行胸骨穿刺；④腰椎棘突穿刺点：腰椎棘突突出处。

2. 体位　采用髂前上棘和胸骨穿刺时，患者取仰卧位；采用髂后上棘穿刺时，患者取侧卧位；采用腰椎棘突穿刺时，患者取坐位或侧卧位。

3. 消毒、麻醉　常规消毒局部皮肤，操作者戴无菌手套，检查穿刺包内器械，铺无菌洞巾，然后用2%利多卡因做局部皮肤、皮下和骨膜麻醉。

4. 穿刺　先将骨髓穿刺针的固定器固定在适当的长度上。髂骨穿刺约1.5cm，胸骨穿刺约1.0cm。操作者左手拇指和示指固定穿刺部位，右手持骨髓穿刺针与骨面垂直刺入，若为胸骨穿刺则应与骨面成30°~40°角刺入。当穿刺针针尖接触骨质后，沿穿刺针的针体长轴左右旋转穿刺针，并缓缓刺入骨质。当突然感到穿刺阻力减少，且穿刺针已固定在骨内时，表明穿刺针已进入骨髓腔。如果穿刺针尚未固定，则应继续刺入少许以达到固定为止。

5. 抽取骨髓液　拔出穿刺针针芯，接上干燥的注射器（一般为20ml），用适当的力量抽取骨髓液。当穿刺针在骨髓腔时，抽吸时患者感到有尖锐酸痛，随即便有红色骨髓液进入注射器。抽取的骨髓液一般为0.1~0.2ml，若用力过猛或抽吸过多，会使骨髓液稀释。如果需要做骨髓液细菌培养，应在留取骨髓液计数和涂片标本后，再抽取1~2ml，以用于细菌培养。若未能抽出骨髓液，则可能是针腔被组织块堵塞或“干抽”，此时应重新插上针芯，稍加旋转穿刺针或再刺入少许。拔出针芯，如果针芯带有血迹，再次抽取即可取得红色骨髓液。

6. 涂片　将骨髓液滴在载玻片上，立即做有核细胞计数和制备骨髓液涂片数张。

7. 操作后处理　骨髓液抽取完毕，重新插入针芯。左手取无菌纱布置于穿刺处，右手将穿刺针拔出，消毒后将无菌纱布敷于针孔上，按压1~2分钟后，再用胶布加压固定。

【注意事项】

1. 骨髓穿刺针和注射器必须干燥，以免发生溶血。

2. 穿刺针针头进入骨质后要避免过大摆动，以免折断穿刺针。胸骨穿刺时不可用力过猛、穿刺过深，以防穿透内侧骨板而发生意外。

3. 穿刺过程中，如果感到骨质坚硬，难以进入骨髓腔时，不可强行进针，以免断针。应考虑为大理石骨病的可能，及时行骨骼X线检查，以明确诊断。

4. 做骨髓细胞形态学检查时，抽取的骨髓液不可过多，以免影响骨髓增生程度的判断、细胞计数和分类结果。

5. 由于骨髓液中含有大量幼稚细胞，极易发生凝固。因此，穿刺抽取骨髓液后立即涂片。

6. 送检骨髓液涂片时，应同时附送2~3张外周血涂片。

7. 2岁以下小儿骨髓穿刺以胫骨粗隆前下方为好，因为其他常用穿刺部位尚未骨化好。

8. 骨髓穿刺前应对穿刺针仔细检查，针套与针芯长短、大小、尖端方向是否配套；针芯柄上的凸起能否嵌入针套柄上的凹口内，使针芯不能转动；针尖是否锐利；固定器能否固定住；穿刺针与注射器乳头是否密合。

9. 抽不出骨髓液可能与以下因素有关：①穿刺未达到骨髓腔；②针管被皮下组织或骨块阻塞；③某些疾病导致出现“干抽”，如骨髓纤维化、骨髓有核细胞过度增生。

10. 判断骨髓取材良好的指标　抽吸骨髓一瞬间，患者有特殊的尖锐酸痛感；抽出的骨髓液内含有脂肪小粒。

腰椎穿刺术

【适应证】

1. 诊断脑和脊髓炎症性病变、血管性病变；早期颅内压增高；区别阻塞性和非阻塞性脊髓病变。

2. 气脑造影和脊髓腔碘油造影。

3. 鞘内给药;蛛网膜下腔出血放出少量血性脑脊液以缓解症状。

【禁忌证】

1. 颅内占位性病变,尤其是颅后窝占位性病变。

2. 脑疝或疑有脑疝者。

3. 腰椎穿刺处局部感染或脊柱病变。

【操作前准备】

1. 向患者说明穿刺的目的,消除其顾虑及紧张情绪,签知情同意书。

2. 物品准备:腰椎穿刺包、无菌手套、治疗盘(碘伏、棉签、胶布、2%利多卡因注射液、试管)、闭式测压表或玻璃测压管。如需细菌培养,准备好培养基。

【操作步骤】

1. 体位　患者侧卧于硬板床上,背部与床面垂直,头向前胸屈曲,屈髋双手抱膝紧贴腹部,使躯干尽可能弯曲呈弓形;或由助手在术者对面用一手挽患者头部,另一手挽双下肢腘窝处并用力抱紧,使脊柱尽量后凸以增宽椎间隙,以利进针。

2. 确定穿刺点　通常以双侧髂骨嵴最高点连线与后正中线的交会处为穿刺点,相当于第3~4腰椎棘突间隙,有时也可在上一或下一腰椎间隙进行。

3. 消毒、麻醉　常规消毒皮肤,打开穿刺包,戴无菌手套,检查器械,覆盖无菌洞巾,用2%利多卡因自皮肤到椎间韧带作逐层浸润麻醉。

4. 穿刺　术者用左手固定穿刺点皮肤,右手持穿刺针以垂直背部、针尖稍斜向头部的方向缓慢刺入,成人进针深度约4~6cm,儿童约2~4cm。当针头穿过韧带与硬脑膜时,有阻力突然消失的落空感。此时可将针芯慢慢抽出(以防脑脊液迅速流出,造成脑疝),可见脑脊液流出。

5. 测压　放液前先接上测压管测量压力。正常侧卧位脑脊液压力为70~180mmH_2O(0.098kPa=10mmH_2O)或40~50滴/min。若继续作压颈试验,可了解蛛网膜下腔有无阻塞。即在测初压后,由助手先压迫一侧颈静脉约10秒,再压另一侧,最后同时按压双侧颈静脉。正常时压迫颈静脉后,脑脊液压力立即迅速升高一倍左右,解除压迫后10~20秒,迅速降至原来水平,称为梗阻试验阴性,提示蛛网膜下腔通畅;若压迫颈静脉后,不能使脑脊液压升高,则为梗阻试验阳性,提示蛛网膜下腔完全阻塞;若施压后压力缓慢上升,放松后又缓慢下降,提示有不完全阻塞。但是,颅内压增高者,禁做此试验。

6. 收集标本　撤去测压管,收集脑脊液2~5ml送检;如需作培养时,应用无菌试管留标本。

7. 操作后处理　术毕,将针芯插入后一起拔出穿刺针,消毒后覆盖消毒纱布,用胶布固定。去枕平卧4~6小时,以免引起术后低颅压头痛。

【注意事项】

1. 严格掌握禁忌证,凡疑有颅内压升高者必须先做眼底检查,如有明显视乳头水肿或有脑疝先兆者,禁忌穿刺。凡患者处于休克、衰竭或濒危状态以及局部皮肤有炎症、颅后窝有占位性病变者均列为禁忌。

2. 穿刺时患者如出现呼吸、脉搏、面色异常等症状时,立即停止操作,并作相应处理。

3. 鞘内给药时,应先放出等量脑脊液,然后再等量置换药液注入。

4. 从脑脊液外观可以区别穿刺损伤。正常脑脊液为无色透明液体,血色或粉红色脑脊液常见于穿刺损伤或出血性病变。区别方法:用3个管连续接取脑脊液,如果管中红色依次变淡,最后转清,则为穿刺损伤出血;如各管皆为均匀一致的血色,则为出血性病变。

(温景芸)

索　引

D

E

F

G

H

J

K

L

M

N

O

P

Q

R

S

T

W

X

彩　插

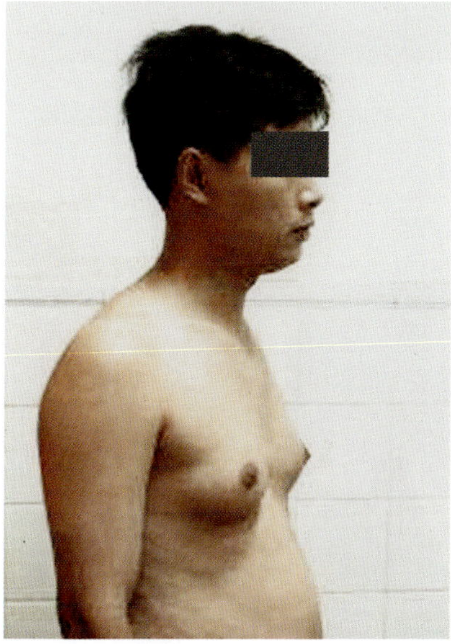

彩插 3-2-1　男性乳腺发育

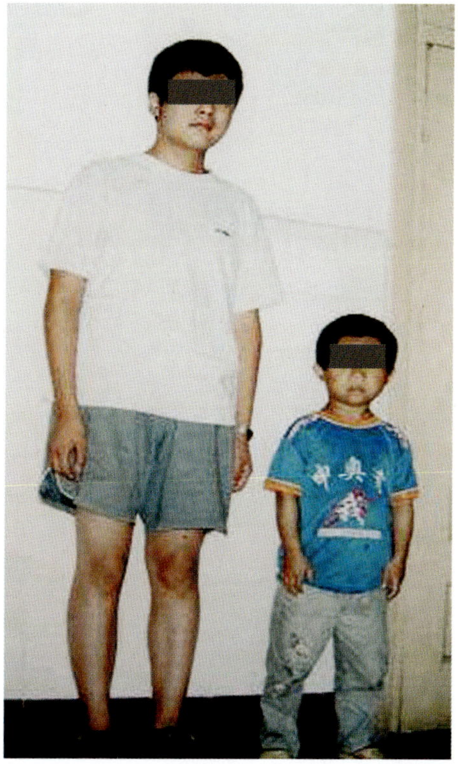

彩插 3-2-2　侏儒症与同龄正常人比较

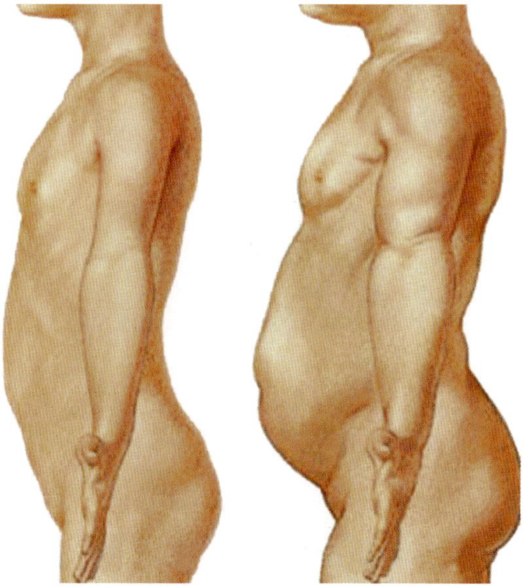

彩插 3-2-3　正力与超力体型

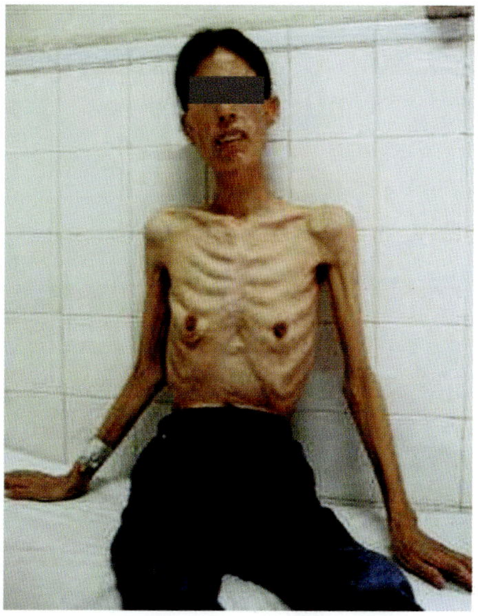

彩插 3-2-4　恶病质

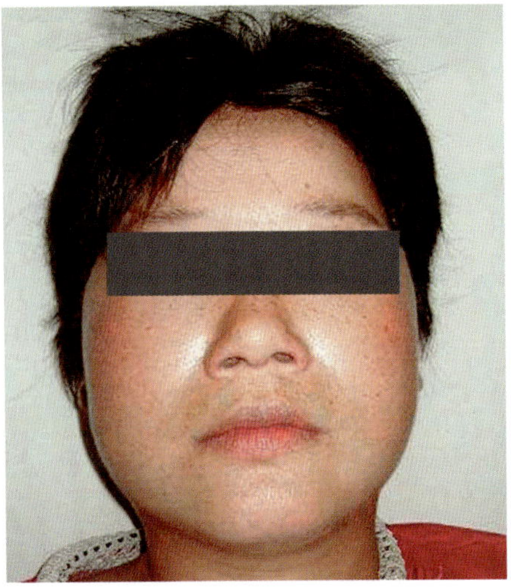

彩插 3-2-5　二尖瓣面容

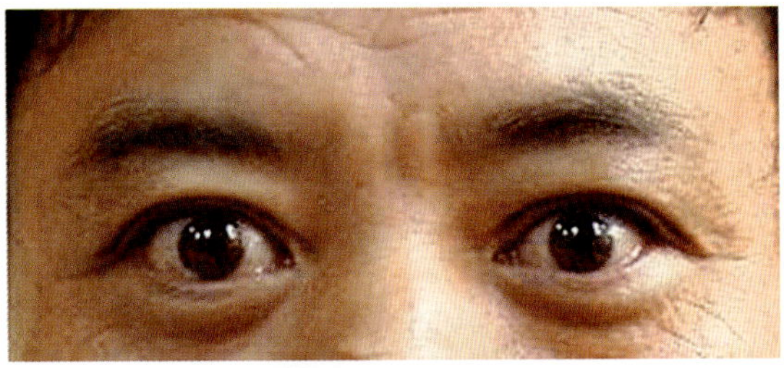

彩插 3-2-6　甲状腺功能亢进面容

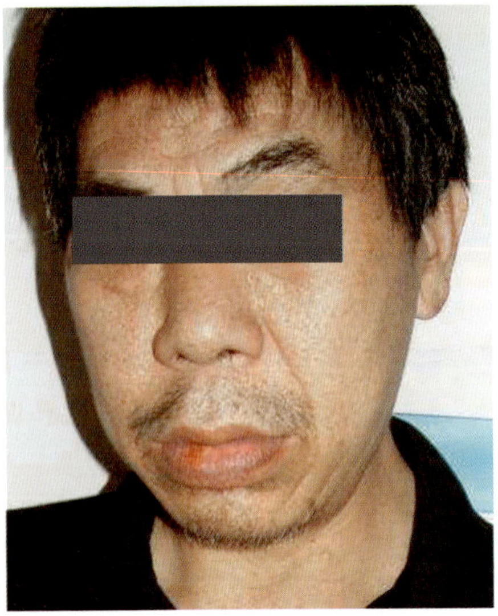

彩插 3-2-7　肢端肥大症面容

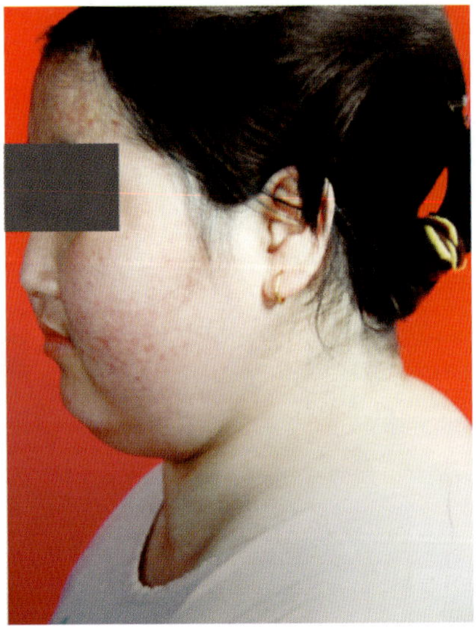

彩插 3-2-8　满月面容

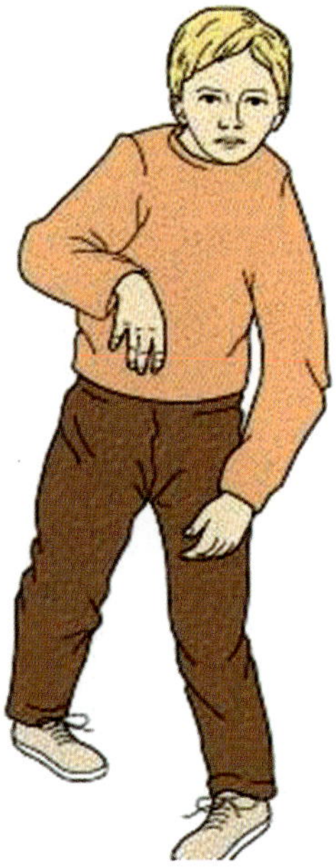

彩插 3-2-9　剪刀式步态

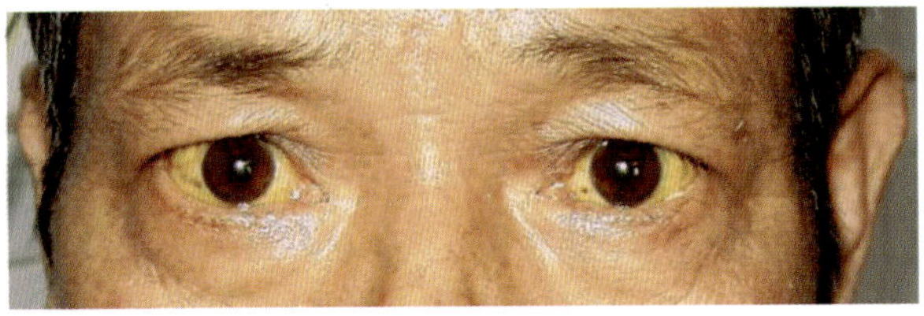

彩插 3-2-10　黄疸

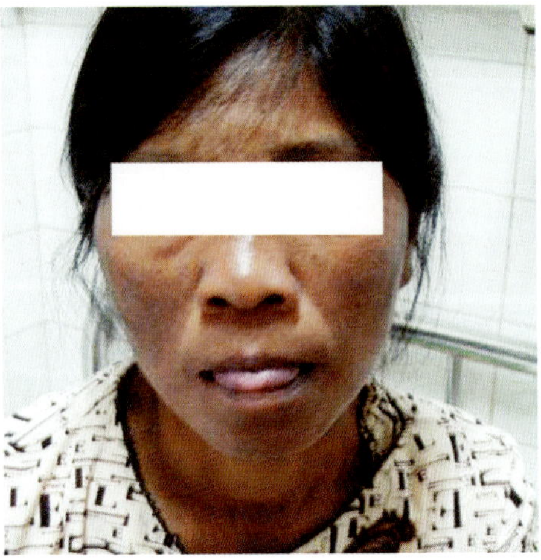

彩插 3-2-11　慢性肾上腺皮质功能不全的色素沉着

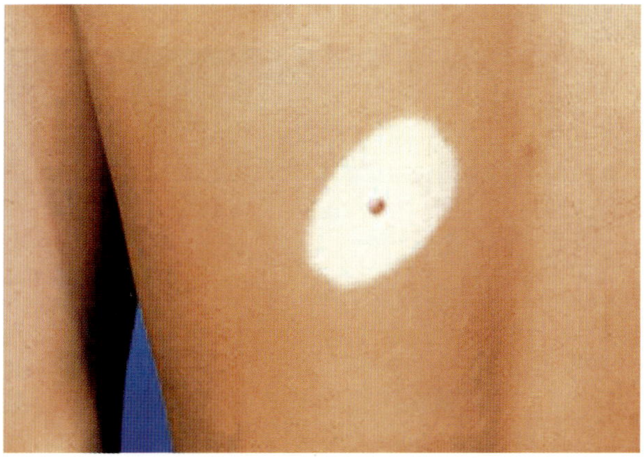

彩插 3-2-12　皮肤白斑

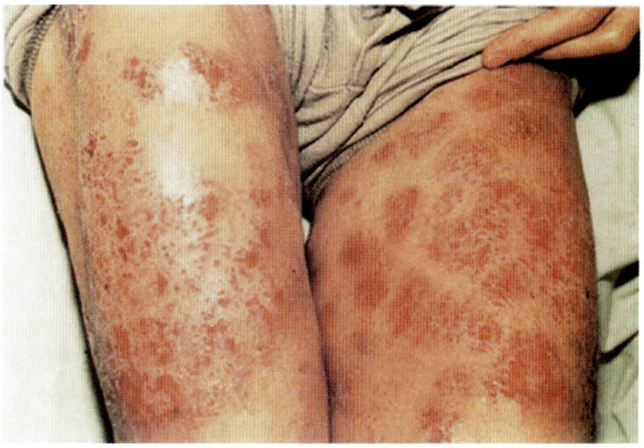

彩插 3-2-13　皮肤斑疹

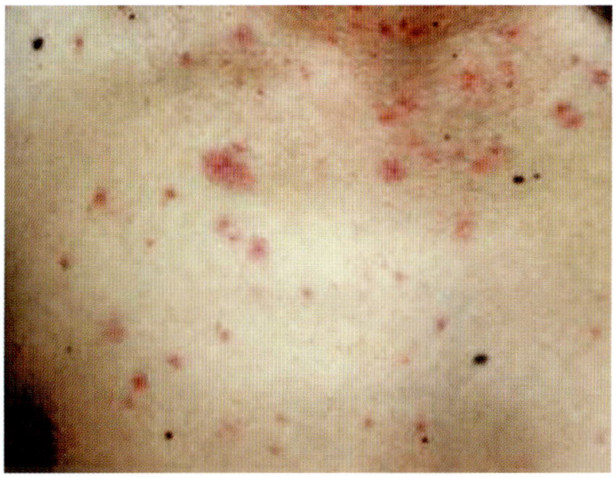

彩插 3-2-14　蜘蛛痣

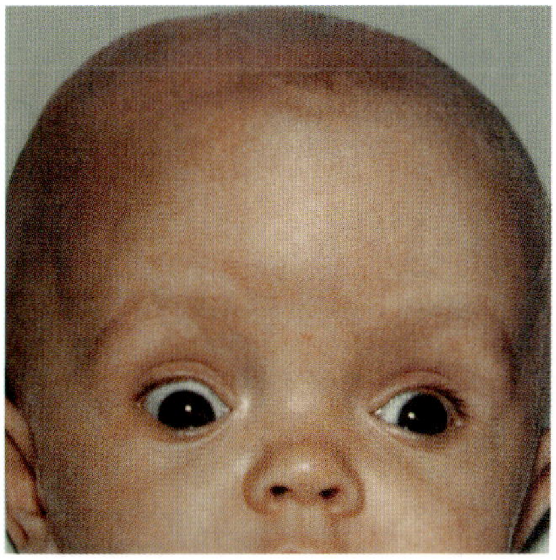

彩插 3-3-1　脑积水

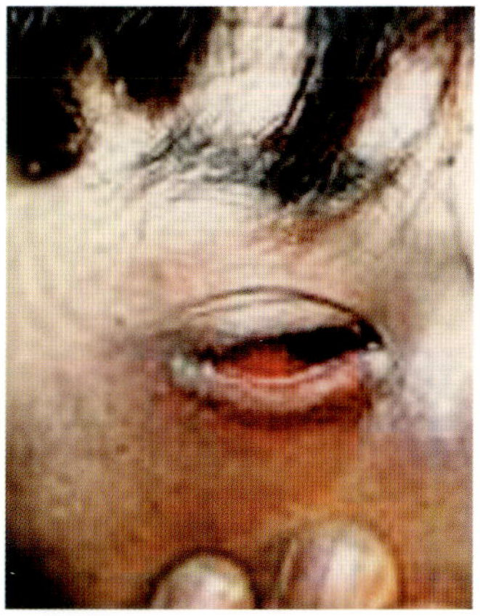

彩插 3-3-2　结膜充血发红

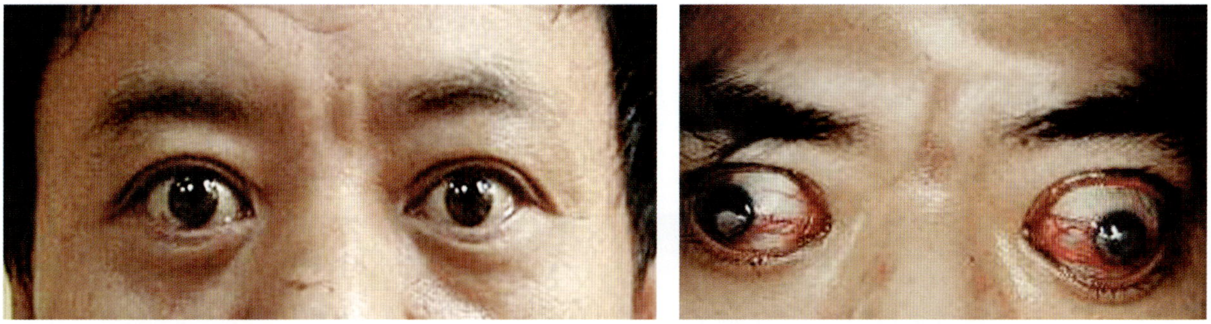

彩插 3-3-3　良性及恶性突眼

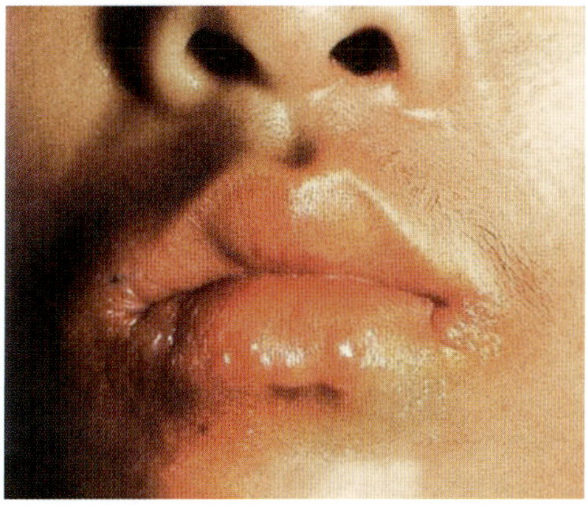

彩插 3-3-4　口唇疱疹

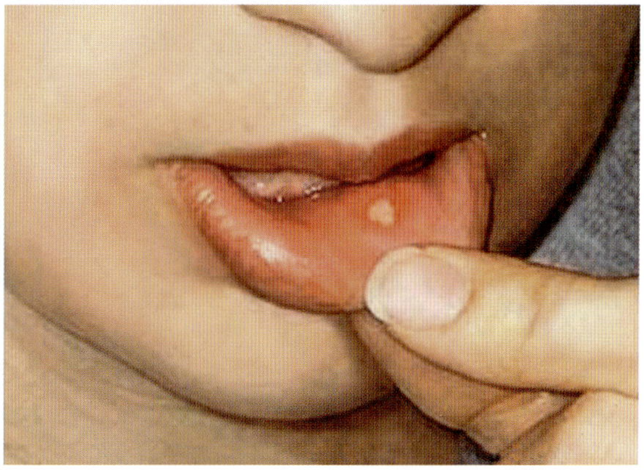

彩插 3-3-5　口腔黏膜溃疡

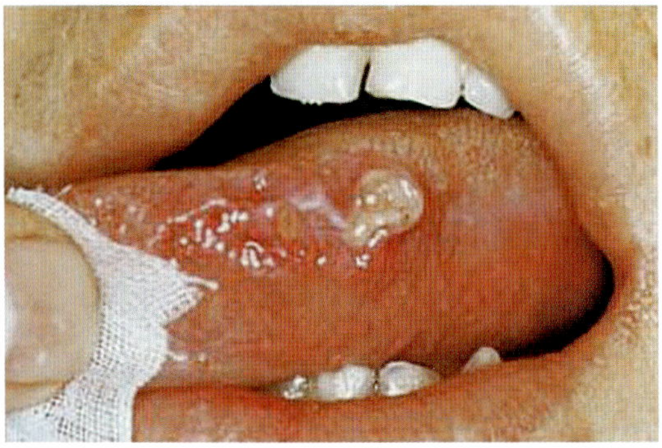

彩插 3-3-6　舌外伤性溃疡

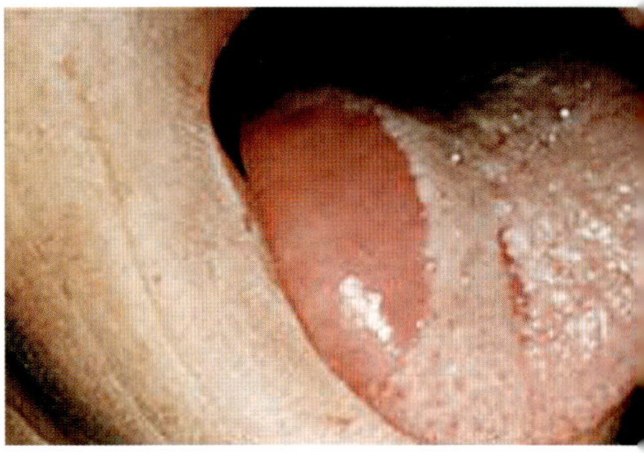

彩插 3-3-7　地图舌

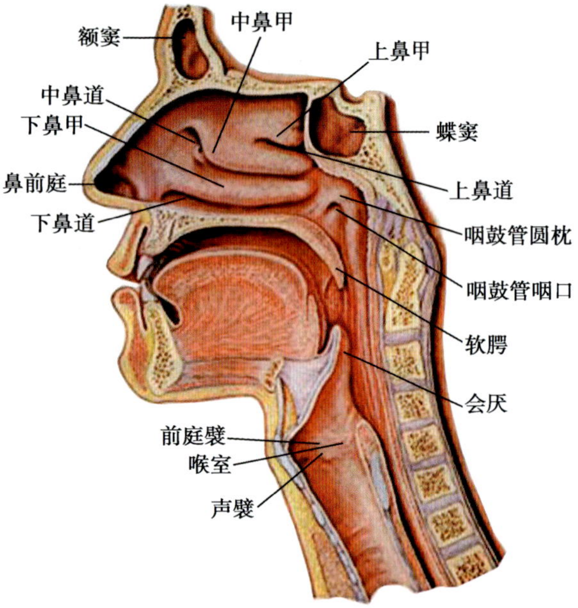

彩插 3-3-8　鼻咽喉矢状面

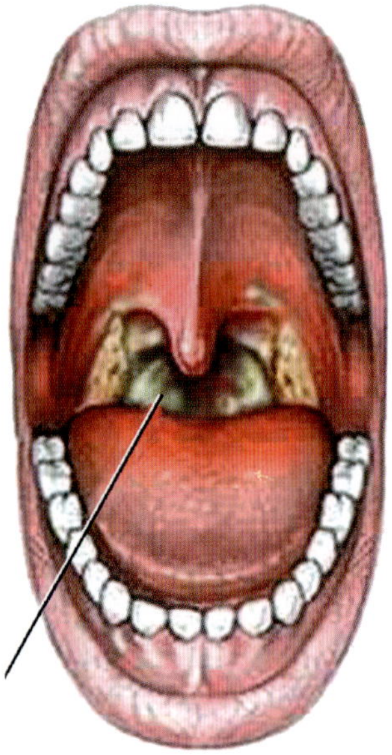

彩插 3-3-9　白喉

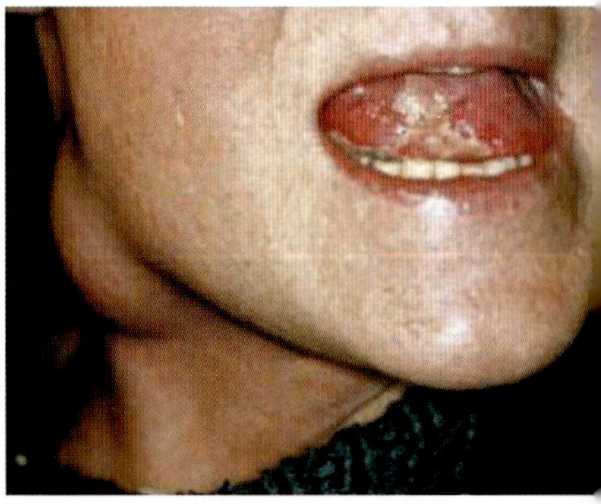

彩插 3-4-1　淋巴结肿大

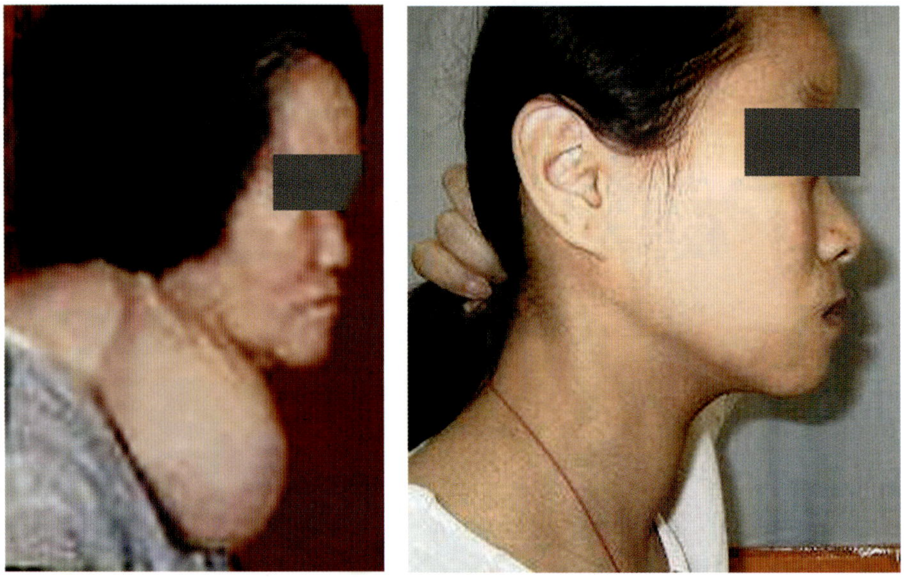

地方性甲状腺肿　　**单纯性甲状腺肿**

彩插 3-4-2　地方性和单纯性甲状腺肿

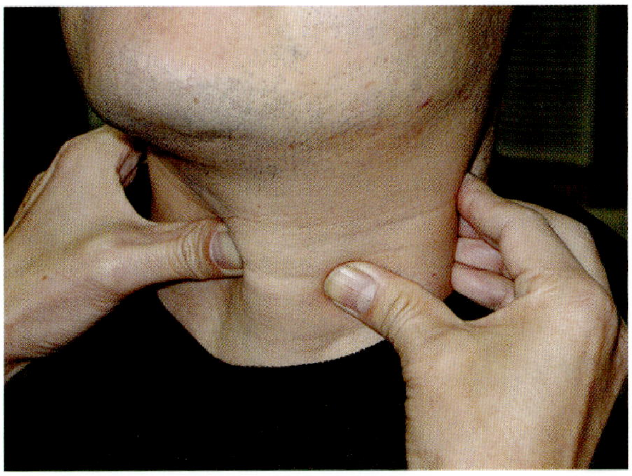

彩插 3-4-3　甲状腺前面触诊

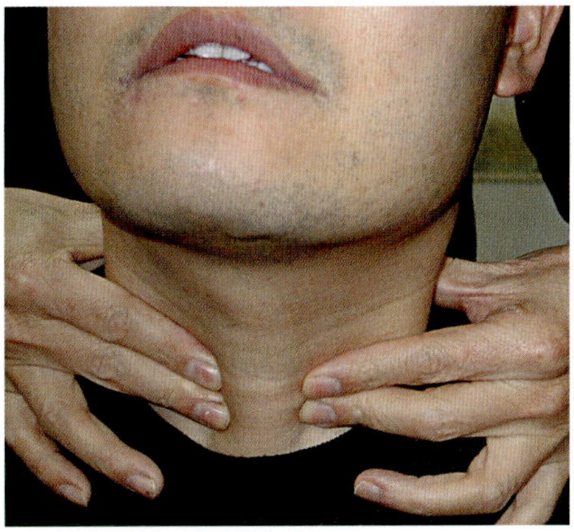

彩插 3-4-4　甲状腺后面触诊

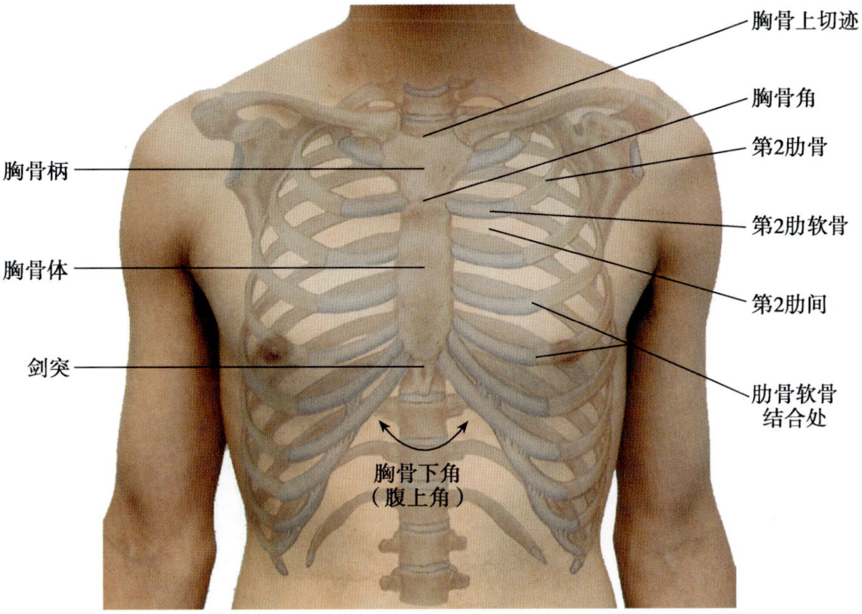

a

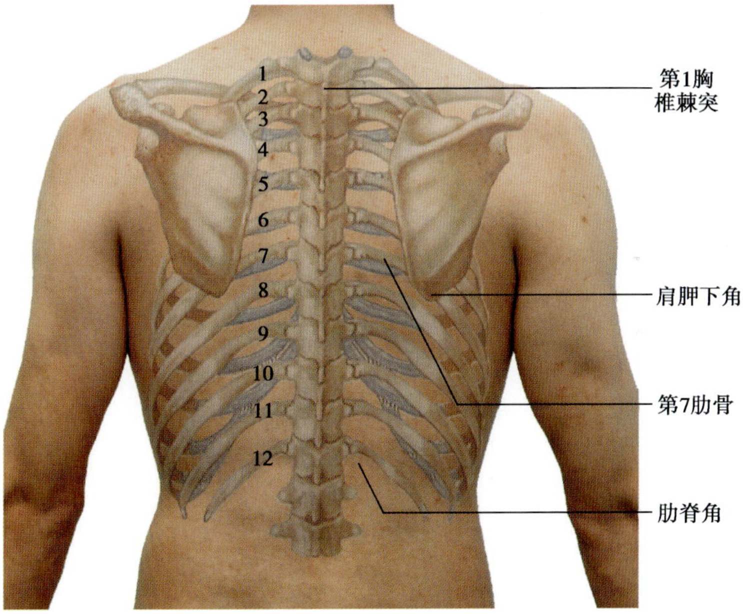

b

彩插 3-5-1　胸廓的骨骼结构

a. 正面观；b. 背面观

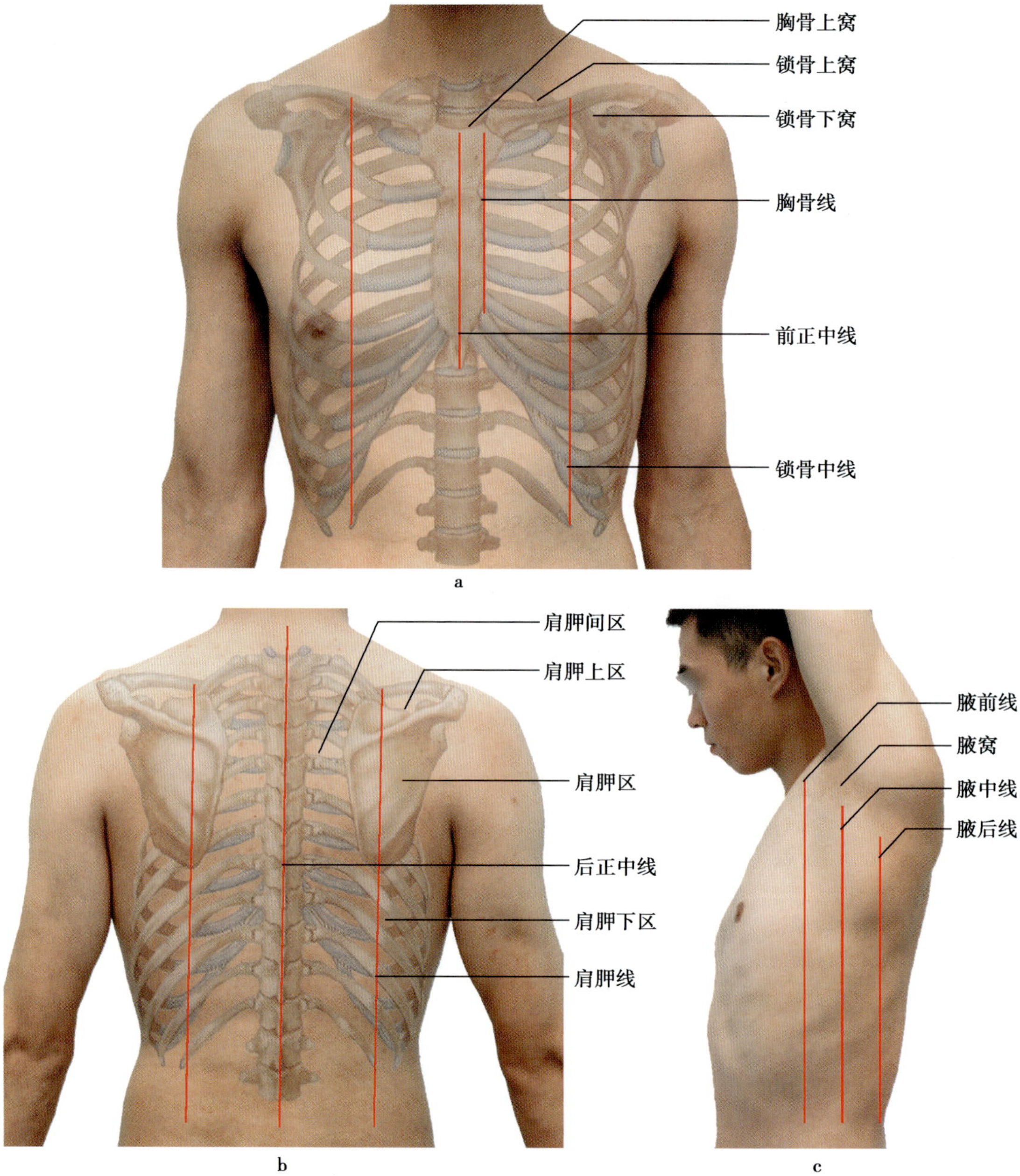

彩插 3-5-2　胸部体表标线与分区

a. 正面观；b. 背面观；c. 侧面观

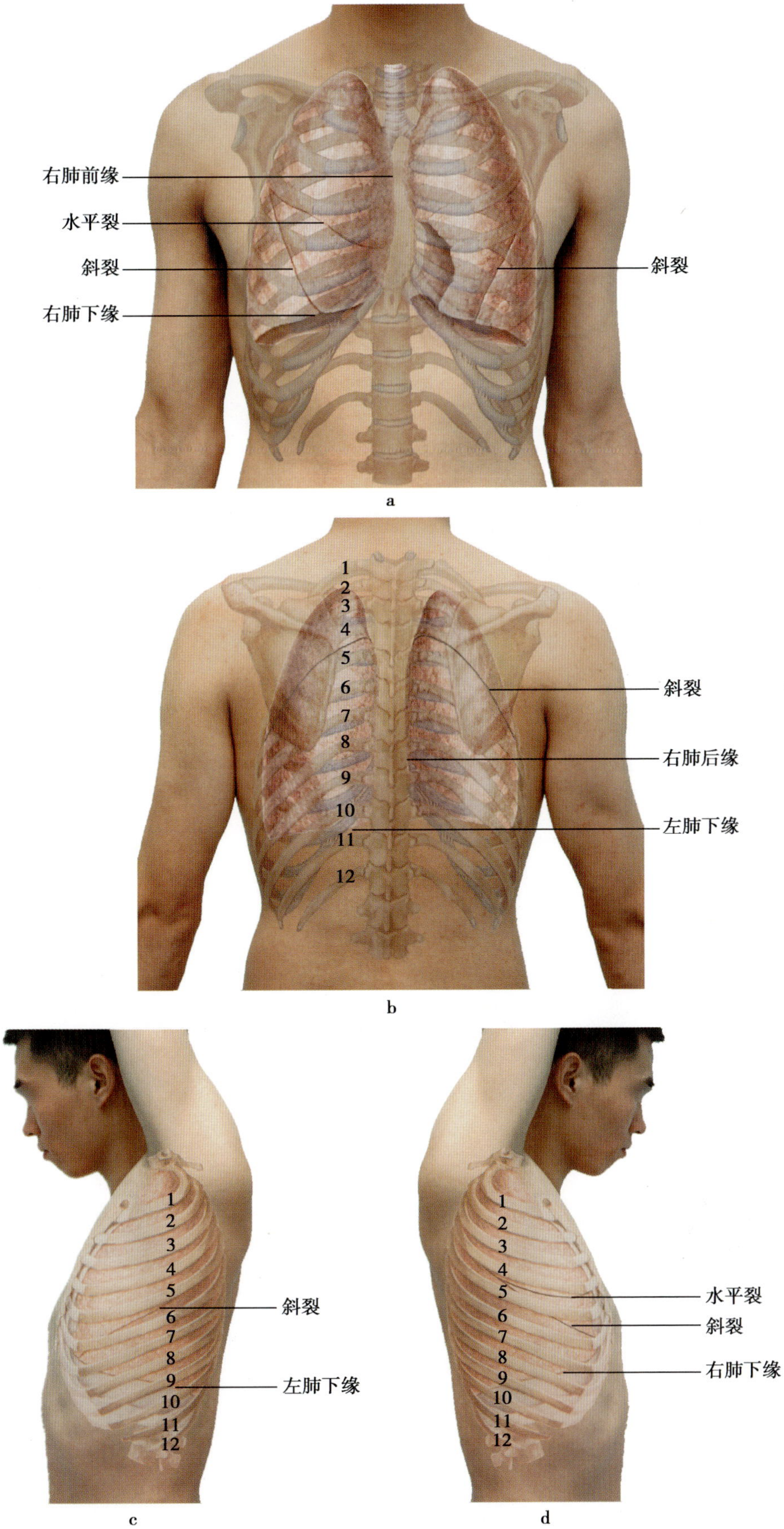

彩插 3-5-3　肺叶及叶间裂在胸壁上的投影位置

a. 正面观；b. 背面观；c. 左侧面观；d. 右侧面观

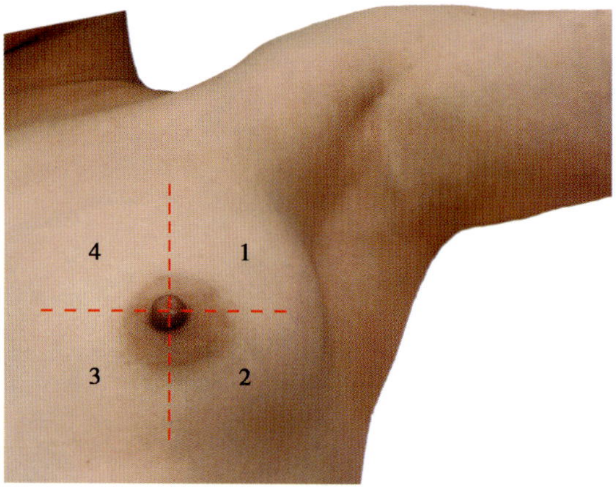

彩插 3-5-5　乳房病变的定位与划区

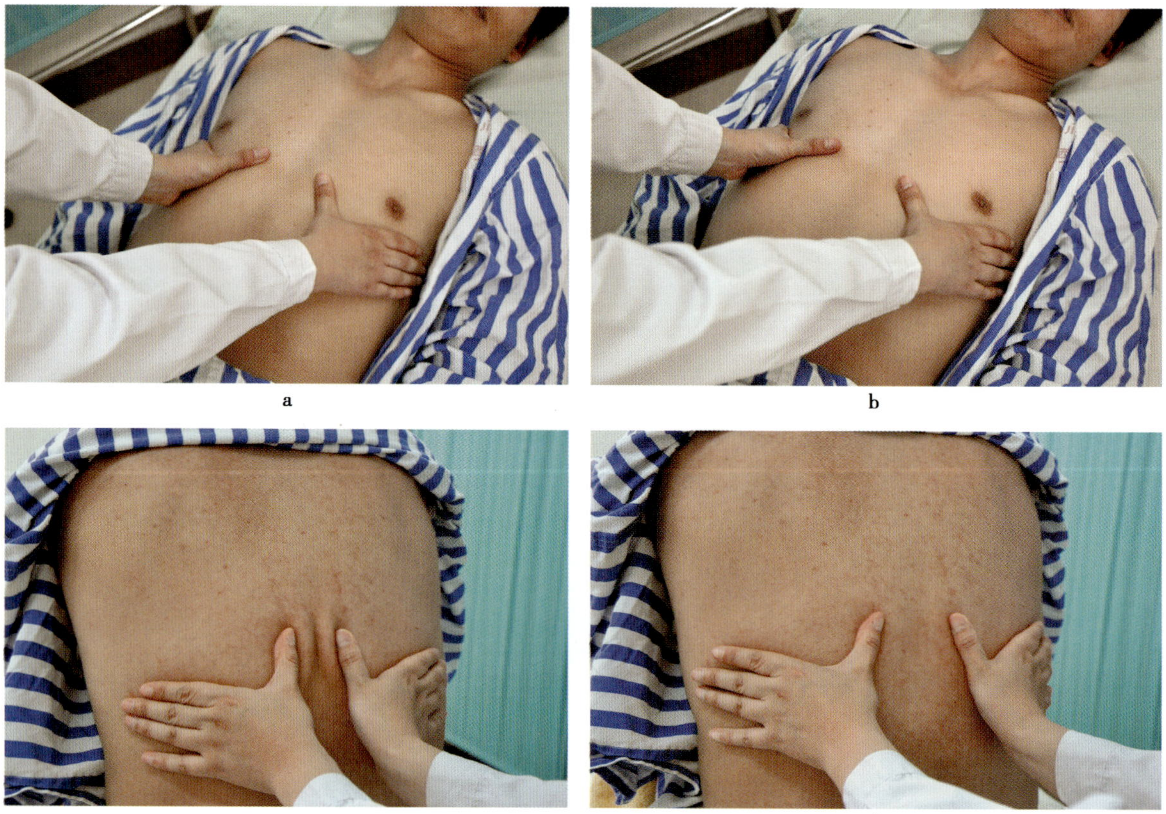

彩插 3-5-7　检查胸廓呼吸动度的方法

a. 前胸部呼气相；b. 前胸部吸气相；c. 后胸部呼气相；d. 后胸部吸气相

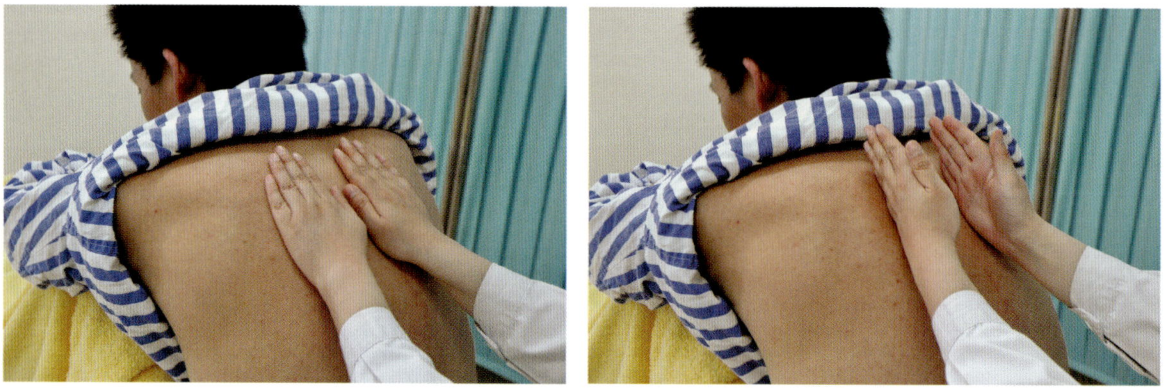

彩插 3-5-8　语音震颤检查手法

a. 双手手掌检查法；b. 手掌尺侧缘检查法

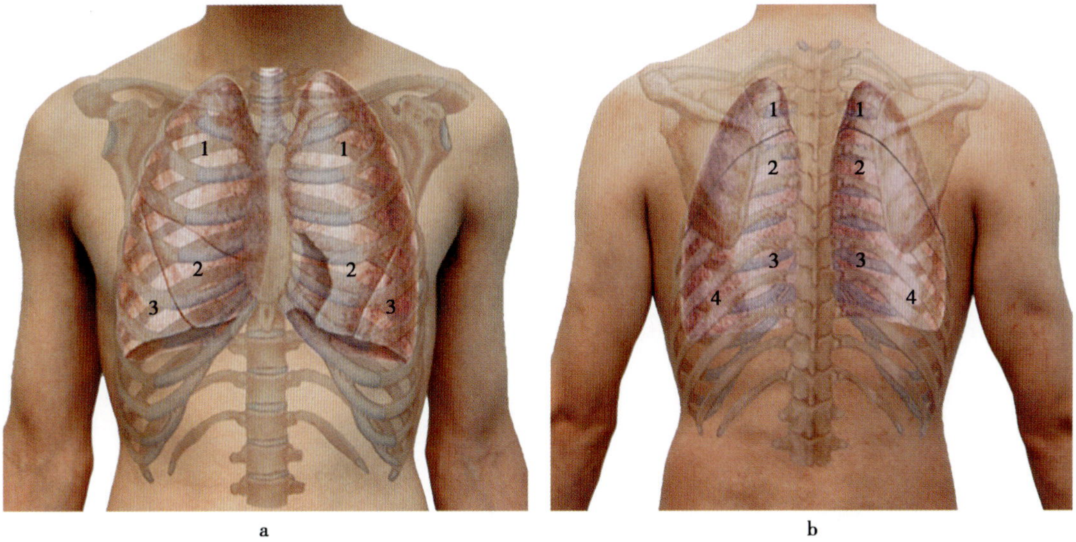

彩插 3-5-9　语音震颤检查的部位及顺序
a. 前胸部；b. 后胸部

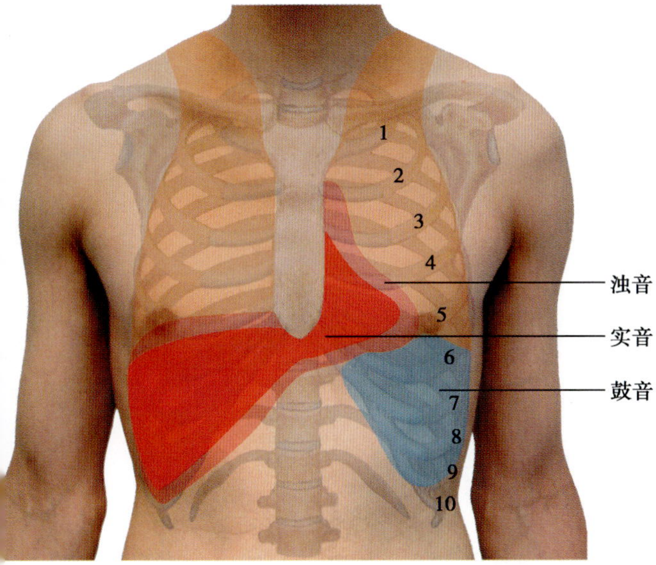

彩插 3-5-10　正常胸部叩诊音

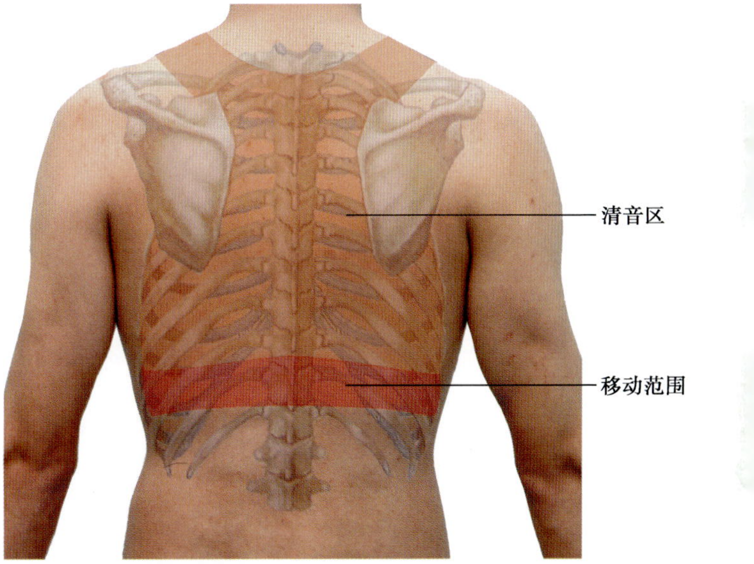

彩插 3-5-11　正常肺尖宽度与肺下界移动范围

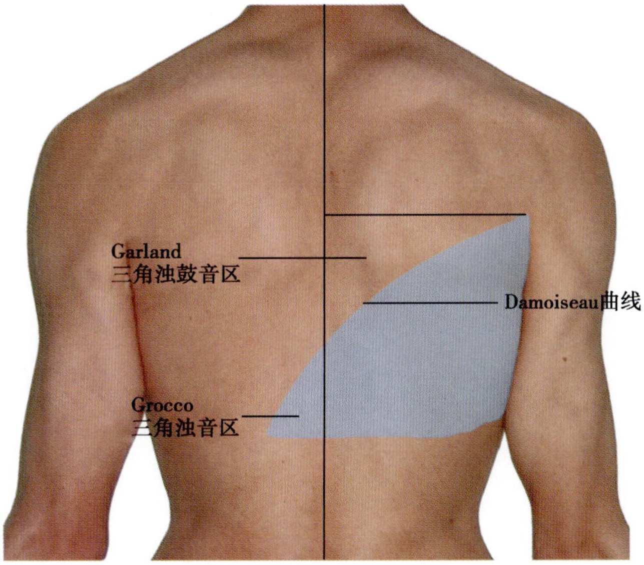

彩插 3-5-12　中等量胸腔积液的叩诊音区（背面）

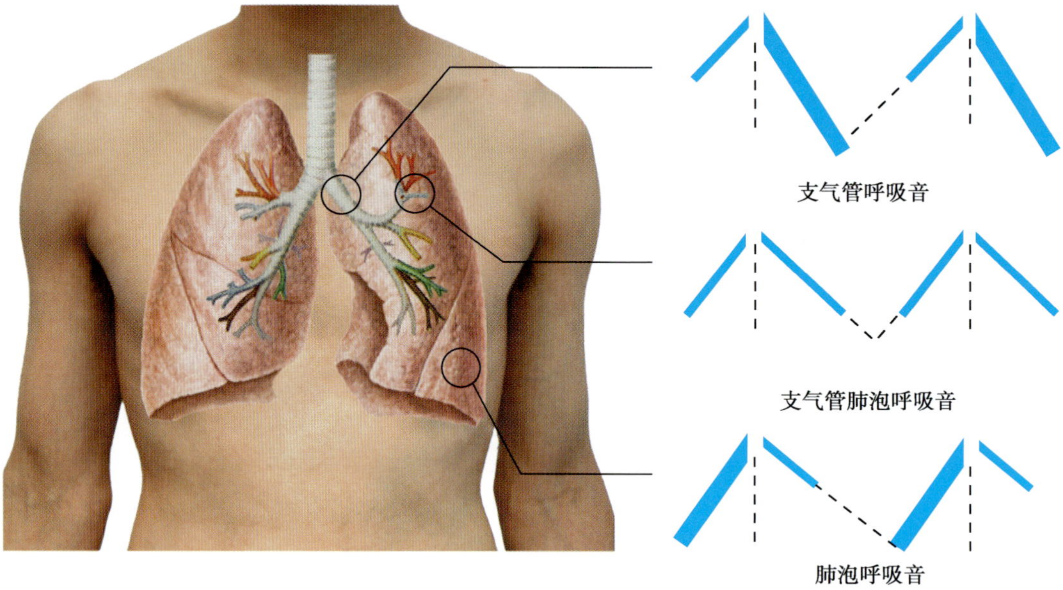

彩插 3-5-13　四种正常情况下呼吸音的分布及特点

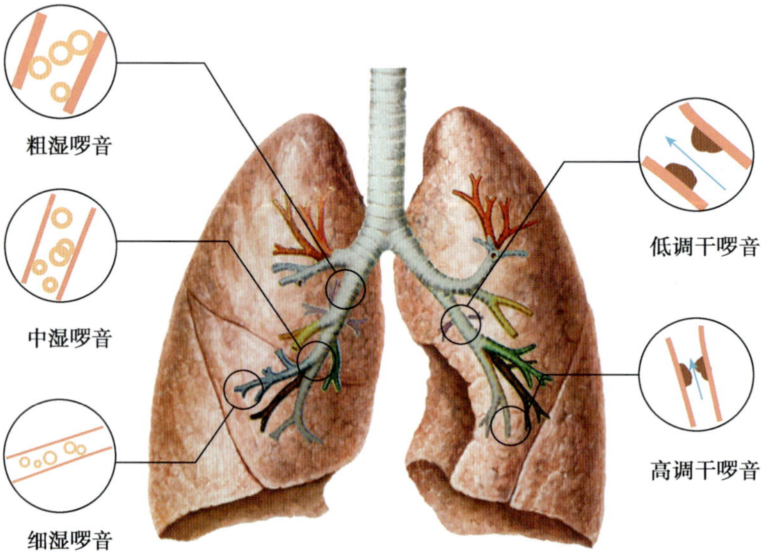

彩插 3-5-15　啰音的发生机制

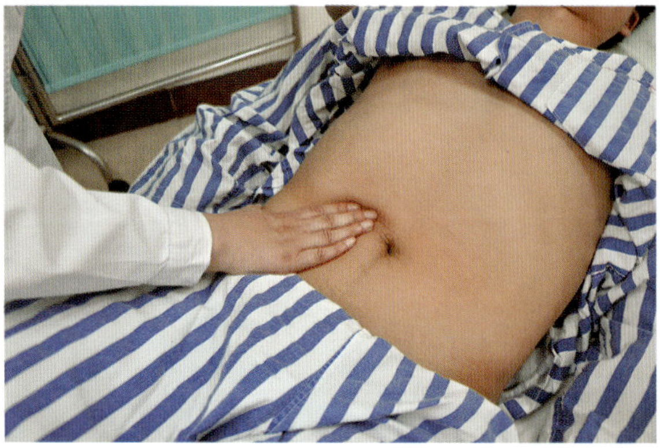

彩插 3-6-7　肝脏单手触诊法

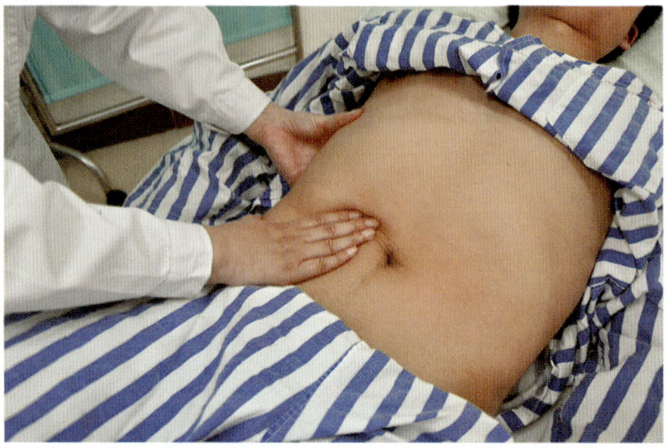

彩插 3-6-8　肝脏双手触诊法

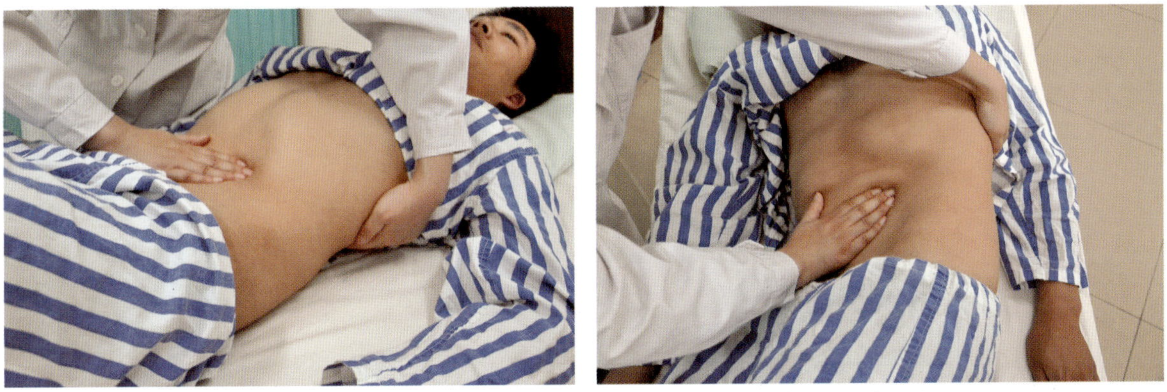

a　　b

彩插 3-6-9　脾脏触诊法

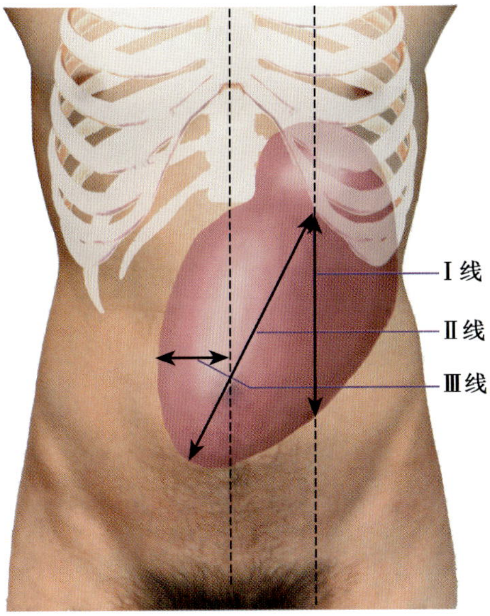

彩插 3-6-10　脾脏肿大测量法

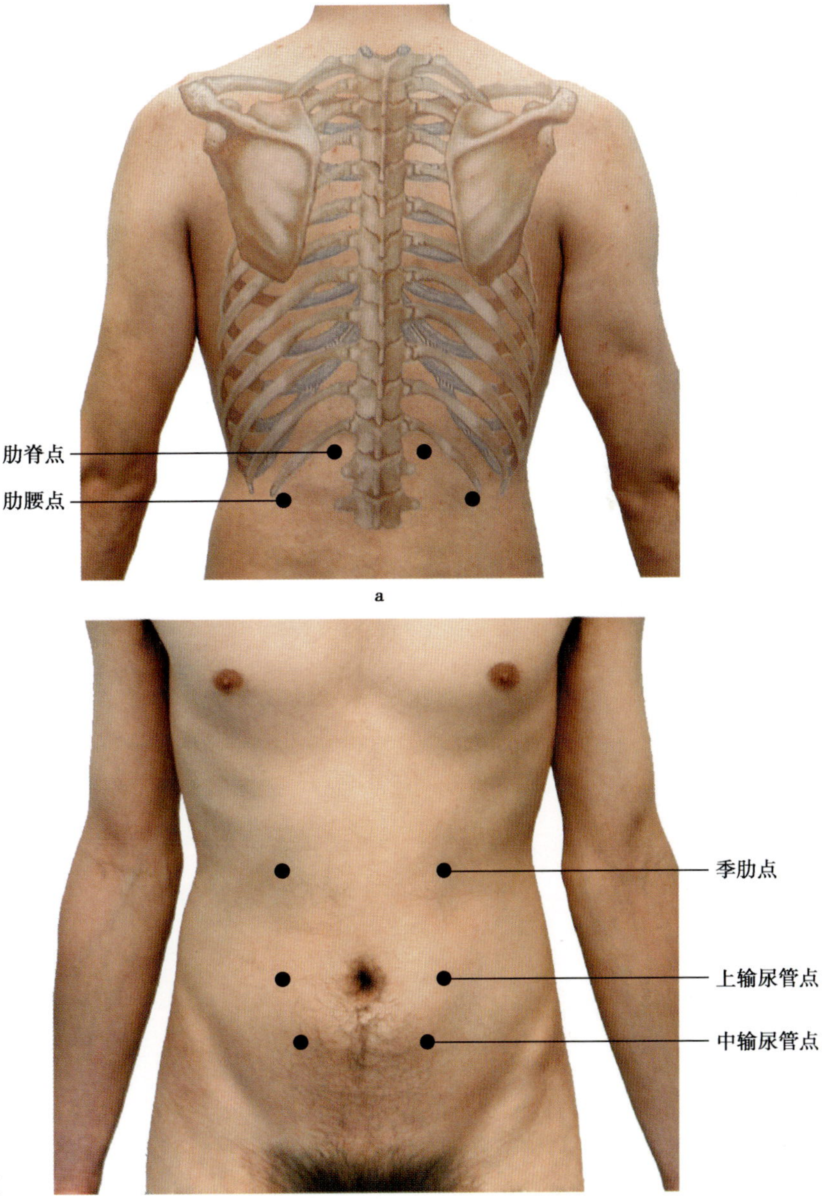

彩插 3-6-11　肾脏和尿路疾病压痛点

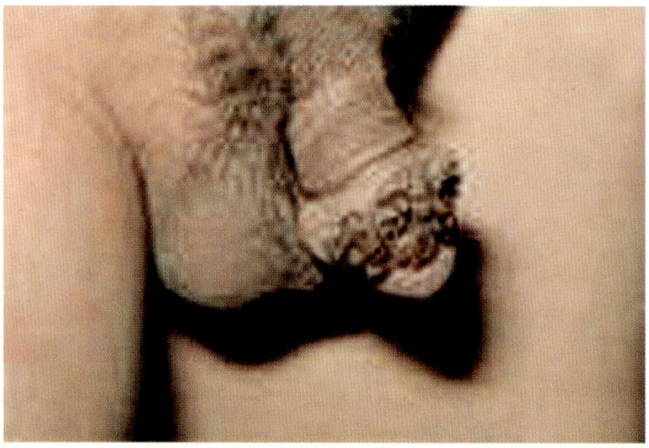

彩插 3-7-1　尖锐湿疣

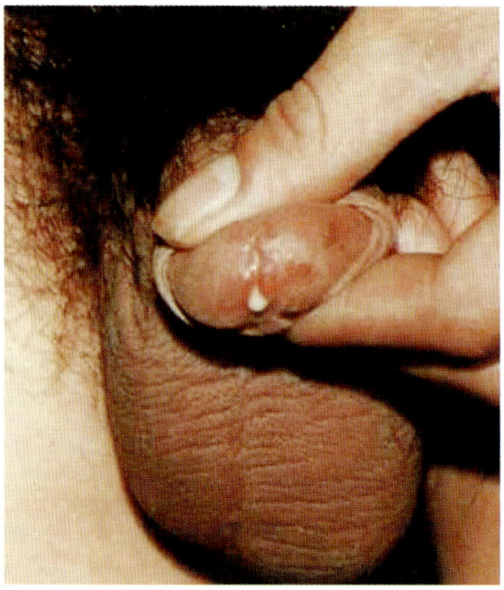

彩插 3-7-2　尿道口检查

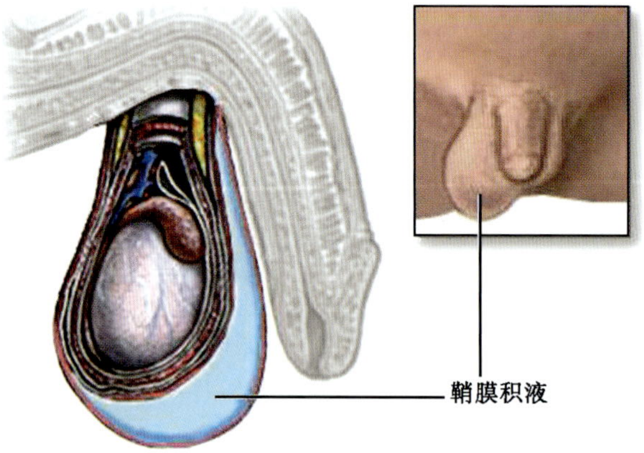

彩插 3-7-3　鞘膜积液

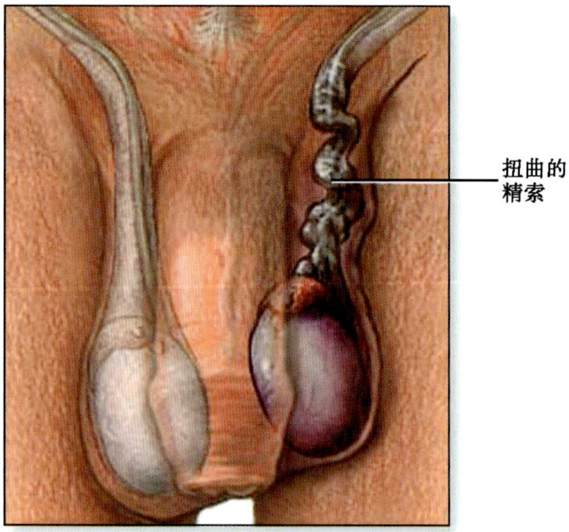

彩插 3-7-4　精索静脉曲张

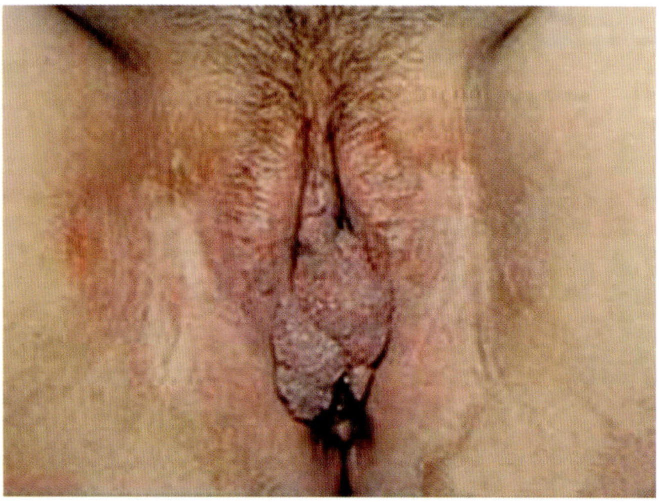

彩插 3-7-5　尖锐湿疣

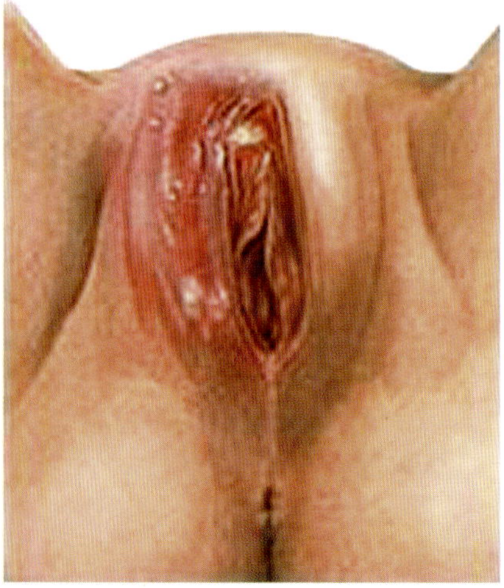

彩插 3-7-6　外阴炎症

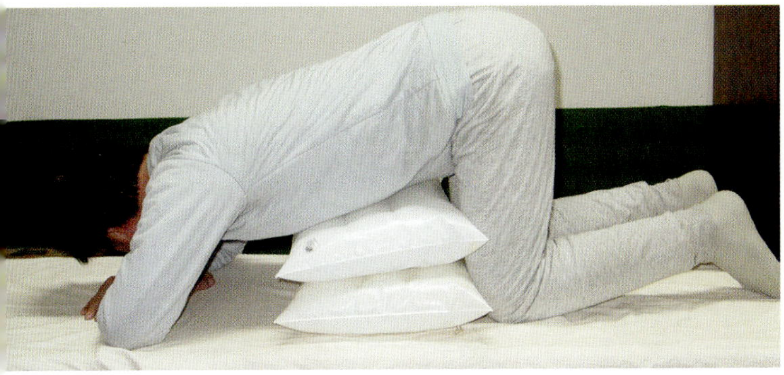

彩插 3-7-7　肘膝位

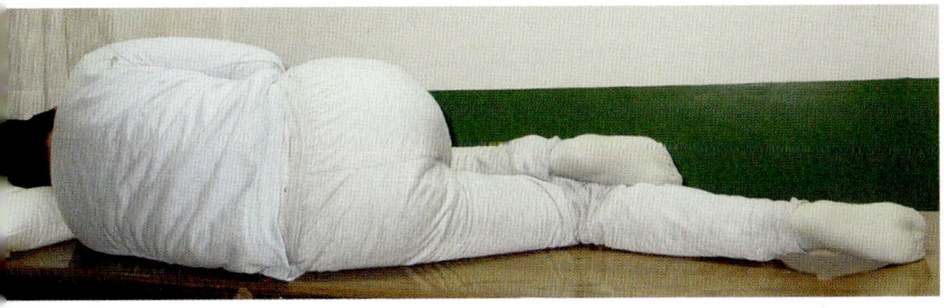

彩插 3-7-8　左侧卧位

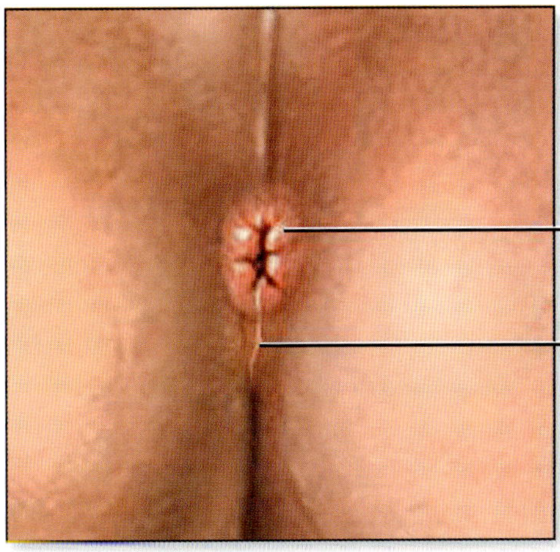

彩插 3-7-9　肛裂

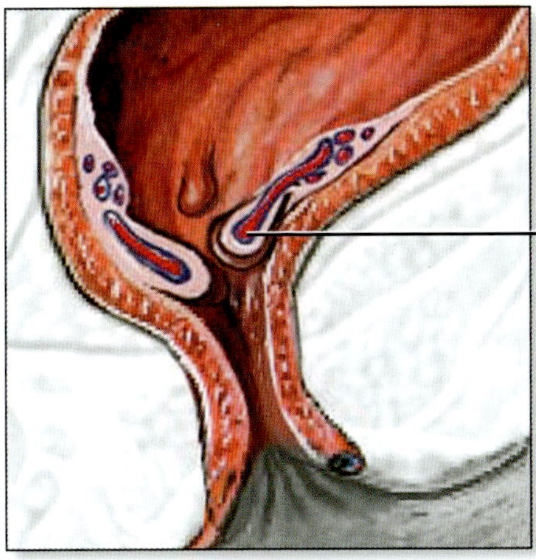

彩插 3-7-10　内痔

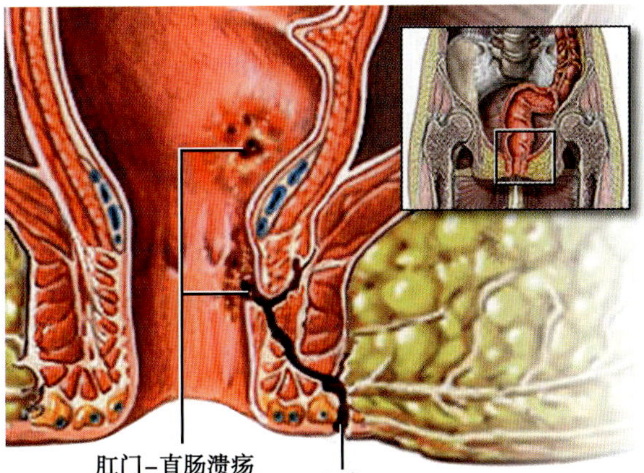

彩插 3-7-11　肛瘘

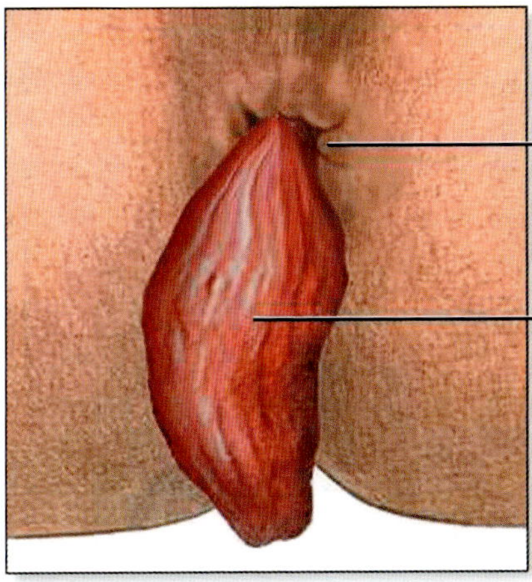

彩插 3-7-12　直肠脱垂

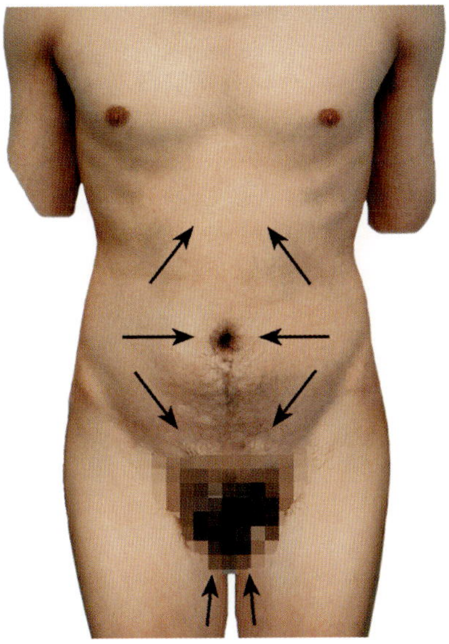

彩插 3-9-1　腹壁反射和提睾反射检查示意图

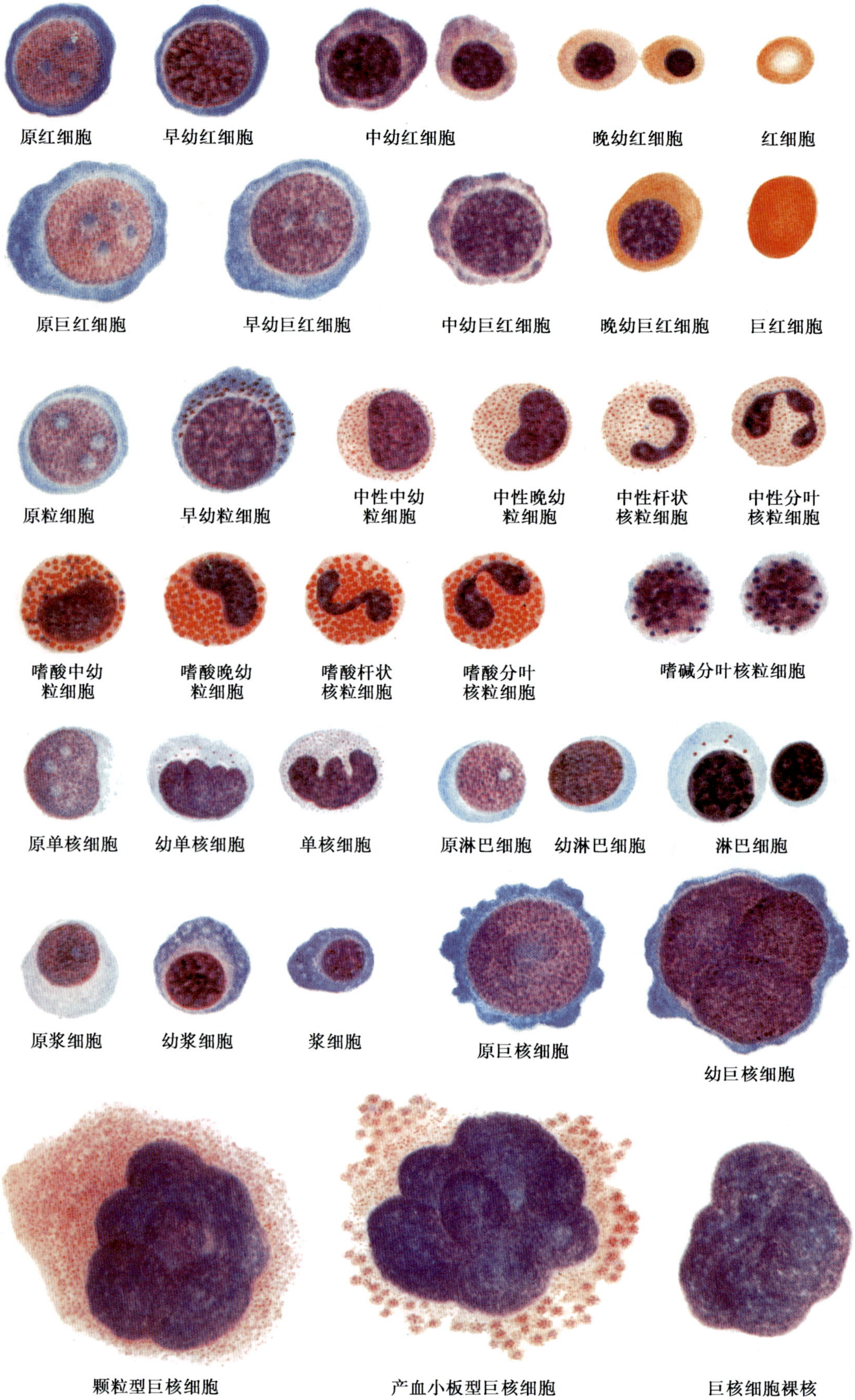

彩插 4-2-3　骨髓中各系列血细胞形态特征

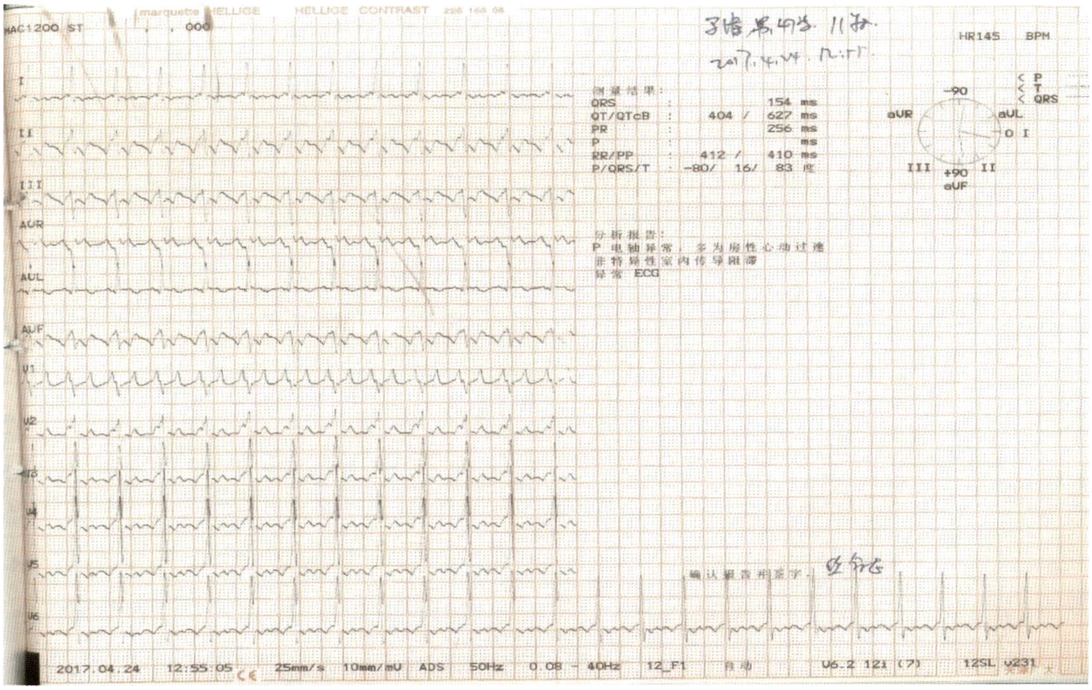

彩插 6-2-1 患者心电图

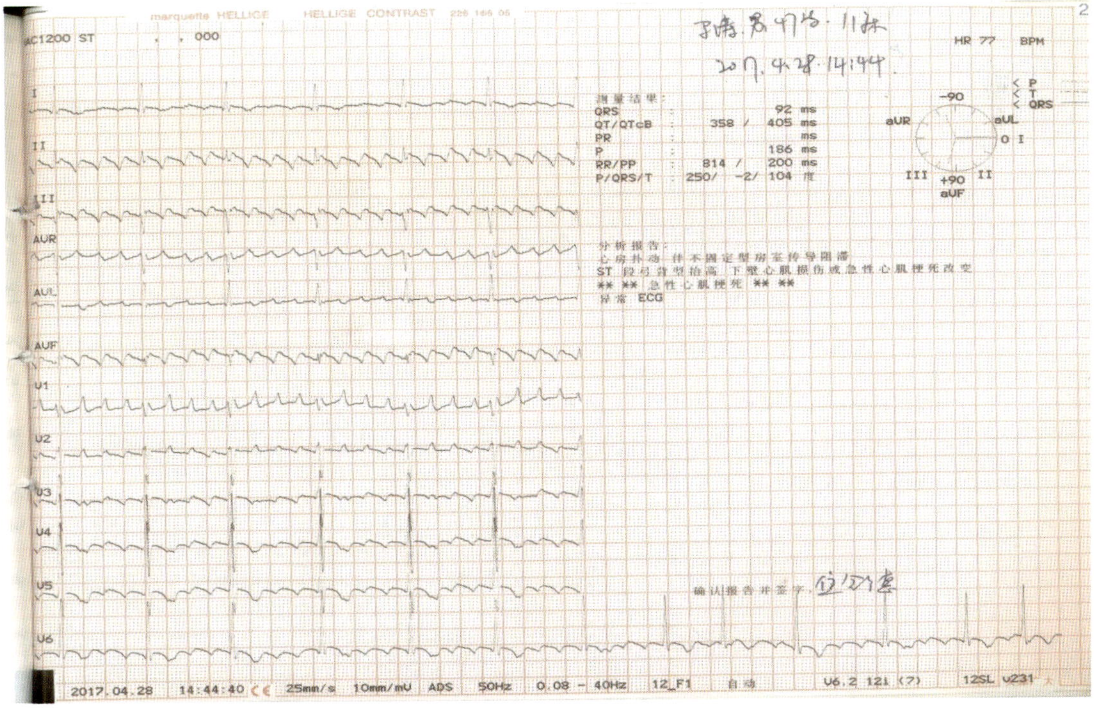

彩插 6-2-2 患者 4 天后复查心电图

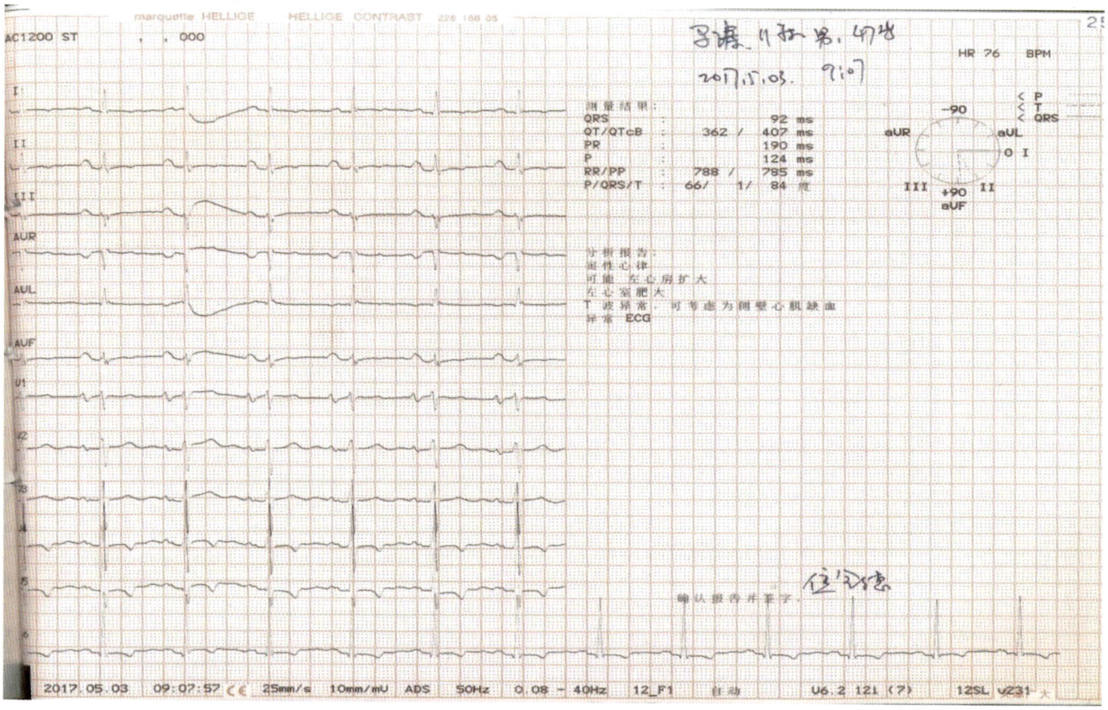

彩插 6-2-3　患者 5 天后复查心电图